Miller's Anesthesia
米勒麻醉学

（第 8 版）

Miller's Anesthesia

米勒麻醉学

（简装版）

原著主编　Ronald D. Miller

原著副主编　Neal H. Cohen
Lars I. Eriksson　　Lee A. Fleisher
Jeanine P. Wiener-Kronish　　William L. Young

主　译　邓小明　曾因明　黄宇光

副主译　李文志　姚尚龙　古妙宁　王国林

第 8 版
第 1 卷

北京大学医学出版社

MILE MAZUIXUE (DI 8 BAN)

图书在版编目（CIP）数据

米勒麻醉学：第8版：简装版／（美）米勒（Miller）
原著；邓小明，曾因明，黄宇光主译. —— 北京：北京大学医学出版社，2017.9（2019.8重印）
书名原文：Miller's Anesthesia
ISBN 978-7-5659-1586-4

Ⅰ.①米⋯ Ⅱ.①米⋯ ②邓⋯ ③曾⋯ ④黄⋯ Ⅲ.①麻醉学 Ⅳ.①R614

中国版本图书馆CIP数据核字 (2017) 第071691号

北京市版权局著作权合同登记号：图字：01-2016-2813

ELSEVIER

Elsevier (Singapore) Pte Ltd.
3 Killiney Road, #08-01 Winsland House I, Singapore 239519
Tel: (65) 6349-0200; Fax: (65) 6733-1817

米勒麻醉学（第 8 版）（简装版）（第 1 卷）

主　　译：邓小明　曾因明　黄宇光
出版发行：北京大学医学出版社
地　　址：(100191) 北京市海淀区学院路 38 号 北京大学医学部院内
电　　话：发行部 010-82802230；图书邮购 010-82802495
网　　址：http://www.pumpress.com.cn
E – mail：booksale@bjmu.edu.cn
印　　刷：北京圣彩虹制版印刷技术有限公司
经　　销：新华书店
策划编辑：王智敏
责任编辑：张李娜　　　责任校对：金彤文　　　责任印制：李　啸
开　　本：710 mm ×1000 mm　1/16　印张：190.75　插页：28　字数：6575 千字
版　　次：2017 年 9 月第 1 版　　2019 年 8 月第 2 次印刷
书　　号：ISBN 978-7-5659-1586-4
定　　价：660.00 元（全套定价）
版权所有，违者必究
（凡属质量问题请与本社发行部联系退换）

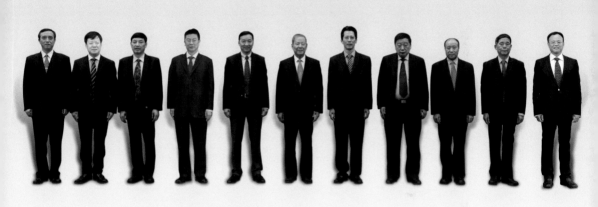

《米勒麻醉学》（第8版）中文版翻译专家委员会委员合影

从左至右：鲁开智　郭曲练　王国林　熊利泽　黄宇光　曾因明　邓小明　姚尚龙　李文志　古妙宁　马正良

主 译 简 介

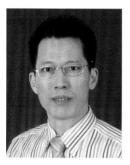

邓小明，1963 年 1 月出生，江西吉安人。1984 年于第二军医大学军医系本科毕业后留校在附属长海医院麻醉科工作，先后师从于王景阳教授、朱诚教授，获得麻醉学硕士与外科学博士学位。1998 年在德国杜塞尔多夫海涅 (Heinrich-Hein) 大学麻醉学研究所任访问教授。1995 年晋升副教授、副主任医师，2001 年晋升教授、主任医师。现为第二军医大学长海医院麻醉科、麻醉学教研室主任、教授、主任医师、博士生导师；任中华医学会麻醉学分会副主任委员兼麻醉科护理学组组长与麻醉学指南共同总负责人、中国高等教育学会医学教育专业委员会常委兼麻醉学教育学组组长、全国高等医药院校麻醉学专业第四届教材编审委员会主任委员、上海市医学会麻醉科专科分会主任委员、全军医学计量科学技术委员会手术与麻醉设备质量安全控制专业委员会主任委员、全军麻醉学与复苏专业委员会副主任委员、国家卫生专业技术资格考试麻醉学专家委员会副主任委员、《中华麻醉学杂志》与《国际麻醉学与复苏杂志》副总编辑等。在疑难复杂高危患者麻醉与围术期管理方面具有丰富的临床经验，在脓毒症的基础与临床方面展开了较深入的研究。获四项国家自然科学基金及多项上海市与军队医疗重点项目等，并获得军队医疗成果二等奖两项。主持我国麻醉学本科教材第四轮修订 / 编写工作、我国麻醉科住院医师规范化培训教材与专科医师培训教材以及麻醉学继续教育教材的编写工作。主编或主译著作或教材二十余部，包括《危重病医学》《麻醉学新进展》(2005、2007、2009、2011、2013、2015) 系列、《现代麻醉学》(第 4 版)、《米勒麻醉学》(第 6、7、8 版)、《中国麻醉学指南与专家共识 (2014 年版)》等。以第一作者或通讯作者发表论文约三百篇，其中 SCI 论文六十余篇。获得原总后勤部"育才奖"银奖、上海市"曙光学者"以及"上海市医学领军人才"与"上海市领军人才"称号。培养毕业博士生 45 名、硕士生 56 名。

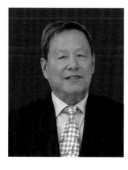

曾因明，1935 年 11 月出生于江苏省江阴市，1959 年毕业于北京医学院（现北京大学医学部）医疗系。现任徐州医科大学终身教授、麻醉学院名誉院长、江苏省麻醉医学研究所所长。兼任江苏省麻醉科医疗质量控制中心主任、中华医学会《国际麻醉学与复苏杂志》总编辑、中国医师协会及中国高等教育学会医学教育委员会特邀顾问等职务。

从事临床麻醉医学工作已 56 年。1983、1987 年分别破格晋升为副教授、教授；1989 年被评为江苏省优秀研究生导师；1990 年被国务院学位委员会评为博士生导师；1993 年获全国优秀教师称号；1993 年及 1998 年两次被江苏省教委授予"优秀学科带头人"称号；1997 年获国家级教学成果一等奖，参加人民大会堂颁奖仪式并受到党和国家领导人接见；2006 年被评为江苏省优秀医学重点学科带头人；2009 年荣获"第三届中国医师协会麻醉学医师终身成就奖"和中华医学会麻醉学分会突出贡献奖。

2006 年退出行政岗位后，继续从事麻醉学教育、学科建设事业和科研活动。2008 年担任《麻醉学》(第 2 版)（供临床医学专业用）主编，《麻醉学高级系列专著》(19 部) 总编。2007、2009、2011、2013、2015 年分别担任《麻醉学新进展》主编。2011、2014 年"新世纪麻醉学人才培养模式的探索与实践"先后获得江苏省高校教学成果特等奖和国家级教学成果二等奖。2012 年"碳酸氢盐生理平衡液及其制备方法"（专利号：ZL 2009 1 0207561.8；专利号：ZL 2009 1 0204868.2）获国家发明专利 2 项。2013 年担任《麻醉学》(第 3 版)（供临床医学专业用）主审；2014 年担任《现代麻醉学》(第 4 版) 主审。2015 年启动《现代麻醉学科管理学》编写工作并担任主编。

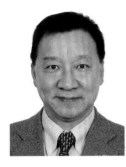

    黄宇光，主任医师，博士生导师，教授，北京协和医院麻醉科主任，北京协和医学院麻醉学系主任。1988 年北京协和医学院研究生毕业，1991 年至 1993 年赴美国犹他大学做访问学者，1994 年晋升副主任医师，1998 年晋升主任医师。

    现任中华医学会麻醉学分会候任主任委员，中国医师协会麻醉学医师分会前任主任委员（2008—2011），北京市麻醉学会前任主任委员（2012—2015），国际麻醉药理学会（ISAP）前任主席（2013—2014），世界麻醉医师协会联盟（WFSA）亚澳区（AARS）常委兼副秘书长，WFSA 质控专家委员会委员，国家卫生计生委麻醉质量控制中心主任，第七届国家卫生标准委员会血液标准专业委员会副主任委员，中华医学会理事，北京医学会常务理事，中国麻醉药理学会副主任委员，《Anesthesia & Analgesia》杂志栏目编委（Section Editor），《Acta Anaesthesiologica Taiwanica》杂志副主编，《中华麻醉学杂志》副主编，《临床麻醉学杂志》副主编，《协和医学》副主编，北京市政协委员，中央保健会诊专家和先进个人，中国生命关怀协会常务理事。

    1998 年获"吴阶平 - 保罗·杨森医学药学奖"二等奖，1999 年获卫生部科技进步二等奖，2006 年获教育部科技进步奖二等奖，2007 年获北京市科技进步奖三等奖，2008 年获中国医师奖，2009 年获国际麻醉药理学会（ISAP）年度最佳论文奖。2014 年当选第六届"全国优秀科技工作者"。2015 年被评为国家卫生计生委"突出贡献中青年专家"。

    1994 年率先在国内倡导和践行患者自控镇痛（PCA）技术。1999 年率先在国内开展神经刺激器定位外周神经阻滞技术。2008 年率先在北京协和医院麻醉科手术室倡导实施 WHO "手术三方核查"制度、不良事件上报和 PDCA(Plan, Do, Check, Act) 质量环。2013 年倡导建立临床合理用血预警系统（Heamovigilance）。2014 年协助国家卫生计生委起草制定国家级《麻醉质控核心指标》和《临床输血技术规范》。2012 年至今在北京麻醉界推行"传承行动"和"牵手行动"。2014 年倡导现代团队医学和围术期患者之家（PSH）。

副 主 译 简 介

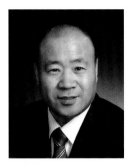

李文志，1960 年 11 月生于黑龙江省。1994 年获日本金泽大学医学博士学位。博士研究生导师，教授，主任医师。现任哈尔滨医科大学麻醉学系主任，哈尔滨医科大学附属第二医院副院长，麻醉学教研室主任，麻醉科、重症医学科主任，黑龙江省"龙江学者"特聘教授，卫生部"有突出贡献中青年专家"，享受国务院政府特殊津贴。任全国高等医学教育学会麻醉学教育学组副组长，黑龙江省医学会麻醉学分会主任委员，黑龙江省麻醉科医疗质量控制中心主任，《中华麻醉学杂志》《临床麻醉学杂志》常务编委，《国际麻醉学与复苏杂志》副总编辑，民盟黑龙江省委副主任委员，全国政协委员。

从事麻醉学临床、教学工作至今 31 年，获得黑龙江省"优秀教师""省优秀研究生指导教师""省教学名师"称号。主编《危重病医学》。主讲的"危重病医学"课程为国家级精品课程、国家资源共享课程等。培养博士研究生 34 名，硕士研究生 58 名。主要从事围术期多器官功能保护的研究。近年来发表论文 242 篇，其中 SCI 收录 48 篇。出版著作 22 部，主编 10 部，主持国家自然科学基金面上项目 4 项。以第一完成人身份获教育部科技进步二等奖 1 项、黑龙江省科技进步二等奖 3 项、三等奖 1 项。

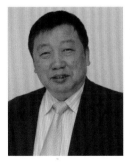

姚尚龙，1956 年 3 月出生于安徽桐城。1990 年获同济医科大学麻醉学博士学位。享受国务院政府特殊津贴，二级教授，主任医师，"华中学者"特聘教授，博士生导师。现任华中科技大学附属协和医院副院长，麻醉与危重病医学研究所所长兼麻醉科主任。中华医学会麻醉学分会副主任委员，中国医师协会麻醉医师分会前任会长，中国高等教育学会医学教育专业委员会麻醉学教育学组副组长，全国高等医学院校麻醉学专业教材编审委员会副主任委员，全国卫生专业技术资格考试麻醉学专家委员会主任委员，全国住院医师规范化培训考核麻醉专业专家委员会主任委员，湖北省麻醉质控中心主任。

从事教学工作近三十年，培养博士研究生生五十余名。主要从事麻醉机制、急性呼吸窘迫综合征（ARDS）重症治疗、疼痛治疗、心肺脑复苏和体外循环损伤机制研究工作。先后承担 10 项国家自然科学基金项目（其中 1 项国家自然科学基金重点项目）和十余项省级课题，发表论文三百余篇，其中五十余篇被 SCI 收录。获发明专利 1 项，实用专利 4 项，其中便携式电子视频喉镜专利成功转让并得到广泛使用，此专利获湖北省技术发明一等奖。另获湖北省科技进步一等奖、中华医学会科技进步三等奖、卫生部优秀教材二等奖、教育部提名科技进步二等奖等众多奖项。2015 年获"中国消除贫困奖"及"最美医师"荣誉称号，被《健康报》授予"生命英雄——科技之星"称号。2014 年被聘为德国麻醉与危重病学会通讯会员。主编和参编专著三十余部，担任《现代麻醉学》（第 4 版）主编、卫生部住院医师规范化培训教材《麻醉学》主编、《临床麻醉学》（第 1、2、3 版）主编、《介入手术麻醉学》主编、《临床麻醉基本技术》主编等。担任《中华麻醉学杂志》《临床麻醉学杂志》《国际麻醉与复苏杂志》《中华生物医学工程杂志》《中国医刊》副总编辑。

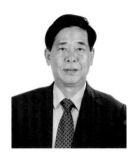

古妙宁，1950 年出生，广东五华人。第一军医大学硕士研究生毕业。1996 年起任南方医科大学南方医院麻醉科主任，现任主任医师、教授、博士生导师。曾任中华医学会麻醉学分会第九届委员会委员，两届广东省医学会麻醉学分会主任委员。现任广东省麻醉质量控制中心主任，《国际麻醉学与复苏杂志》副总编辑，《米勒麻醉学》中文版（第 7 版、第 8 版）副主译；《中华麻醉学杂志》《临床麻醉学杂志》《南方医科大学学报》《中山大学学报（医学科学版）》等国内核心期刊特邀审稿专家或编委。2015 年荣获中华医学会麻醉学分会"中国麻醉学贡献奖"。

从事麻醉学与危重病医、教、研三十多年。获军队科技进步二等奖一项，获广东省科学技术、军队科技进步三等奖多项。主持国家自然科学基金项目一项、广东省自然科学基金项目多项。以第一作者或通迅作者发表论文约两百篇，其中 SCI 收录十余篇。主编专著《器官移植的麻醉及围手术期处理》《中华临床急诊丛书：临床急诊麻醉与复苏学》《围麻醉期与处理》《妇产科麻醉学》，副主编（译）或参编专著、教材多部，包括《麻醉学新进展》（2009、2011、2013、2015）系列、《米勒麻醉学》（第 6、7、8 版）、《胃肠手术麻醉学》《微创手术麻醉学》《现代麻醉学》（第 3 版）等。培养毕业博士研究生 35 人，硕士研究生 40 人。

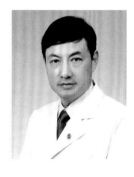

王国林，现任天津医科大学总医院副院长、麻醉科教授、主任医师、博士生导师，麻醉科、重症医学科学科带头人，天津市麻醉学研究所所长。教育部医学教育临床教学研究中心副主任、教育部高等学校教学指导委员会委员，临床实践教学分委会副主任，中华医学会麻醉学分会常委，中华麻醉学会神经外科学组组长，中国医师协会麻醉医师分会副会长，中国高等教育学会医学教育专业委员会麻醉学教育学组副组长，天津市医学会麻醉学分会主任委员，天津市临床麻醉质控中心主任。任《中华麻醉学杂志》和《国际麻醉与复苏杂志》副总编辑，《临床麻醉学杂志》和《天津医药》常务编委。主编专著 12 部，参编专著 15 部。发表核心期刊论文 260 余篇，其中 SCI 收录 40 篇。获国家自然科学基金项目 5 项，天津市科技支撑项目 1 项，面上项目 2 项，教育部博士点基金项目 1 项。获天津市科技进步奖二等奖 2 项。业务专长：临床麻醉、重症治疗。

译 者 名 单

主 译

邓小明　第二军医大学长海医院
曾因明　徐州医科大学附属医院
黄宇光　中国医学科学院北京协和医学院北京协和医院

副主译

李文志　哈尔滨医科大学附属第二医院
姚尚龙　华中科技大学同济医学院附属协和医院
古妙宁　南方医科大学南方医院
王国林　天津医科大学总医院

翻译专家委员会（按姓氏笔画排序）

马正良　南京大学医学院附属鼓楼医院
王国林　天津医科大学总医院
邓小明　第二军医大学长海医院
古妙宁　南方医科大学南方医院
李文志　哈尔滨医科大学附属第二医院
郭曲练　中南大学湘雅医院
姚尚龙　华中科技大学同济医学院附属协和医院
黄宇光　中国医学科学院北京协和医学院北京协和医院
鲁开智　第三军医大学西南医院
曾因明　徐州医科大学附属医院
熊利泽　第四军医大学西京医院

主译助理 （按姓氏笔画排序）

卞金俊　第二军医大学长海医院
易　杰　中国医学科学院北京协和医学院北京协和医院
倪　文　第二军医大学长海医院
曹君利　徐州医科大学附属医院

翻译委员助理 （按姓氏笔画排序）

王海云　天津市第三中心医院
张　伟　南京大学医学院附属鼓楼医院
张诗海　华中科技大学同济医学院附属协和医院
陈　妍　第三军医大学西南医院
侯丽宏　第四军医大学西京医院
姜　妤　南方医科大学南方医院
郭悦平　哈尔滨医科大学附属第二医院
黄长盛　中南大学湘雅医院

审校专家名单 （按审校章节排序）

曾因明　徐州医科大学附属医院
曹君利　徐州医科大学附属医院
黄宇光　中国医学科学院北京协和医学院北京协和医院
左明章　北京医院
郭　政　山西医科大学第二医院
孙　莉　中国医学科学院北京协和医学院肿瘤医院
田　鸣　首都医科大学附属北京友谊医院
董海龙　第四军医大学西京医院
易　杰　中国医学科学院北京协和医学院北京协和医院
邓晓明　中国医学科学院整形医院
李天佐　首都医科大学附属北京世纪坛医院
王国林　天津医科大学总医院
于布为　上海交通大学医学院附属瑞金医院
罗　艳　上海交通大学医学院附属瑞金医院
邓小明　第二军医大学长海医院
李金宝　第二军医大学长海医院
徐国海　南昌大学第二附属医院
岳　云　首都医科大学附属北京朝阳医院
吴安石　首都医科大学附属北京朝阳医院
王天龙　首都医科大学宣武医院
王东信　北京大学第一医院

刘志强　上海市第一妇婴保健院
丁正年　江苏省人民医院
张　兵　哈尔滨医科大学附属第二医院
潘　鹏　哈尔滨医科大学附属第二医院
崔晓光　哈尔滨医科大学附属第二医院
席宏杰　哈尔滨医科大学附属第二医院
俞卫锋　上海交通大学医学院附属仁济医院
张延卓　哈尔滨医科大学附属第二医院
郭悦平　哈尔滨医科大学附属第二医院
赵国庆　吉林大学中日联谊医院
杜洪印　天津市第一中心医院
马正良　南京大学医学院附属鼓楼医院
顾小萍　南京大学医学院附属鼓楼医院
郭曲练　中南大学湘雅医院
徐军美　中南大学湘雅二医院
陈彦青　福建省立医院
欧阳文　中南大学湘雅三医院
古妙宁　南方医科大学南方医院
徐世元　南方医科大学珠江医院
刘克玄　南方医科大学南方医院
喻　田　遵义医学院
韩如泉　首都医科大学附属北京天坛医院
李成辉　中日友好医院

冯　艺	北京大学人民医院	张诗海	华中科技大学同济医学院附属协和医院
米卫东	解放军总医院	尹　宁	东南大学附属中大医院
高　鸿	贵阳医学院附属医院	衡新华	昆明医科大学第一附属医院
徐铭军	首都医科大学附属北京妇产医院	罗爱林	华中科技大学同济医学院附属同济医院
董振明	河北医科大学第二医院	陈向东	华中科技大学同济医学院附属协和医院
王秀丽	河北医科大学第三医院	孟凡民	河南省人民医院
郭向阳	北京大学第三医院	麻伟青	成都军区昆明总医院
谭　刚	中国医学科学院北京协和医学院北京协和医院	毛卫克	华中科技大学同济医学院附属协和医院
李文献	复旦大学附属眼耳鼻喉科医院	闵　苏	重庆医科大学附属第一医院
王祥瑞	上海交通大学医学院附属仁济医院	刘　斌	四川大学华西医院
朱文忠	第二军医大学长海医院	刘　宿	第三军医大学大坪医院
方向明	浙江大学医学院	陈力勇	第三军医大学大坪医院
朱科明	第二军医大学长海医院	杨天德	第三军医大学新桥医院
袁红斌	第二军医大学长征医院	鲁开智	第三军医大学西南医院
顾卫东	复旦大学附属华东医院	顾健腾	第三军医大学西南医院
薛张纲	复旦大学附属中山医院	甯交琳	第三军医大学西南医院
姜　虹	上海交通大学医学院附属第九人民医院	郑　宏	新疆医科大学第一附属医院
李士通	上海交通大学附属第一人民医院	毕　敏	第三军医大学西南医院
严　敏	浙江大学医学院附属第二医院	刘保江	山西医科大学第一医院
黑子清	中山大学附属第三医院	陶国才	第三军医大学西南医院
马武华	广州中医药大学第一附属医院	易　斌	第三军医大学西南医院
刘敬臣	广西医科大学第一附属医院	姚立农	第四军医大学唐都医院
谢玉波	广西医科大学第一附属医院	侯丽宏	第四军医大学西京医院
招伟贤	广州中医药大学第二附属医院	王　强	第四军医大学西京医院
靳三庆	中山大学附属第六医院	咸思华	哈尔滨医科大学附属第四医院
余剑波	天津市中西医结合医院	杨承祥	中山大学附属佛山医院
黄文起	中山大学附属第一医院	彭书峻	中山大学孙逸仙纪念医院
屠伟峰	广州军区广州总医院	王婷婷	华中科技大学同济医学院附属协和医院
王英伟	复旦大学附属华山医院	夏中元	武汉大学人民医院
曾维安	中山大学肿瘤防治中心	张马忠	上海交通大学医学院附属上海儿童医学中心
王　晟	广东省人民医院	王国年	哈尔滨医科大学附属第三医院
嵇富海	苏州大学附属第一医院	侯立朝	第四军医大学西京医院
杨建平	苏州大学附属第一医院	邵东华	江苏大学附属人民医院
田国刚	三亚市人民医院	李伟彦	南京军区南京总医院
陈晔明	南方医科大学第三附属医院	孙焱芫	第四军医大学西京医院
熊利泽	第四军医大学西京医院	张　野	安徽医科大学第二附属医院
吕　岩	第四军医大学西京医院	顾尔伟	安徽医科大学第一附属医院
缪长虹	上海复旦大学附属肿瘤医院	张铁铮	沈阳军区总医院
徐美英	上海交通大学附属胸科医院	马　虹	中国医科大学附属第一医院
吴东进	上海交通大学附属胸科医院	张　卫	郑州大学第一附属医院
刘　进	四川大学华西医院	王士雷	青岛大学附属医院
王　锷	中南大学湘雅医院	方　波	中国医科大学附属第一医院
王焱林	武汉大学中南医院	熊君宇	大连医科大学附属第二医院
贾　珍	青海大学附属医院	于建设	内蒙古医科大学附属医院

宋子贤　河北医科大学第四医院　　　　　　周华城　哈尔滨医科大学附属第四医院
贾慧群　河北医科大学第四医院　　　　　　连庆泉　温州医科大学附属第二医院

译者名单（按翻译章节排序）

朱珊珊　江苏省徐州市第三人民医院

龚亚红　中国医学科学院北京协和医学院北京协
　　　　和医院

张瑞林　山西医科大学第二医院

丁　超　中国医学科学院北京协和医学院肿瘤医院

甄　宇　首都医科大学附属北京友谊医院

王　鹰　首都医科大学附属北京友谊医院

路志红　第四军医大学西京医院

马　爽　中国医学科学院北京协和医学院北京协
　　　　和医院

朱　斌　北京大学国际医院

杨　冬　中国医学科学院整形医院

孙艳霞　首都医科大学附属北京同仁医院

陈　怡　天津医科大学总医院

王海云　天津市第三中心医院

张丽芸　上海交通大学医学院附属瑞金医院

包　睿　第二军医大学长海医院

杨　涛　第二军医大学长海医院

胡衍辉　南昌大学第二附属医院

梁应平　南昌大学第二附属医院

张　忱　首都医科大学附属北京朝阳医院

崔　凡　北京大学第一医院

李怀瑾　北京大学第一医院

肖　玮　首都医科大学宣武医院

王佳艳　首都医科大学宣武医院

徐振东　上海市第一妇婴保健院

孙　杰　江苏省人民医院

顾小萍　南京大学医学院附属鼓楼医院

徐咏梅　哈尔滨医科大学附属第二医院

刘金锋　哈尔滨医科大学附属第二医院

岳子勇　哈尔滨医科大学附属第二医院

赵延华　上海交通大学附属仁济医院

周姝婧　上海交通大学附属仁济医院

李　凯　吉林大学中日联谊医院

侯跃东　山东大学齐鲁医院

于金贵　山东大学齐鲁医院

喻文立　天津市第一中心医院

翁亦齐　天津市第一中心医院

赵洪伟　天津医科大学肿瘤医院

王　靖　天津医科大学肿瘤医院

李冰冰　南京大学医学院附属鼓楼医院

张　伟　南京大学医学院附属鼓楼医院

卢悦淳　天津医科大学第二医院

宦　烨　中南大学湘雅医院

黄长盛　中南大学湘雅医院

戴茹萍　中南大学湘雅二医院

俞增贵　福建省立医院

李　丹　中南大学湘雅三医院

赵振龙　南方医科大学南方医院

张鸿飞　南方医科大学珠江医院

姜　妤　南方医科大学南方医院

王海英　遵义医学院

曹　嵩　遵义医学院

陈唯韫　中国医学科学院北京协和医学院北京协
　　　　和医院

范议方　首都医科大学附属北京天坛医院

尹毅青　中日友好医院

徐嘉莹　中国医学科学院北京协和医学院北京协
　　　　和医院

曲　歌　中国医学科学院北京协和医学院北京协
　　　　和医院

李　旭　中国医学科学院北京协和医学院北京协
　　　　和医院

刘艳红　解放军总医院

宋锴澄　中国医学科学院北京协和医学院北京协
　　　　和医院

曹　莹　贵阳医学院附属医院

刘　旸　贵阳医学院附属医院

董　鹏　首都医科大学附属北京友谊医院

张青林　首都医科大学附属北京妇产医院

黄立宁　河北医科大学第二医院

石　娜　河北医科大学第三医院

徐　懋　北京大学第三医院

韩　彬　北京大学第三医院

陈恺铮　复旦大学附属眼耳鼻喉科医院

肖　洁　上海交通大学医学院附属仁济医院

许　涛　第二军医大学长海医院

卞金俊　第二军医大学长海医院

刘　灿	浙江大学医学院	王　洁	华中科技大学同济医学院附属协和医院
何星颖	第二军医大学长征医院	谭　虎	第三军医大学新桥医院
张细学	复旦大学附属华东医院	杨纯勇	第三军医大学西南医院
金　琳	复旦大学附属中山医院	张　秦	新疆医科大学第一附属医院
丁　明	复旦大学附属中山医院	郭志佳	山西医科大学第一医院
孙　宇	上海交通大学医学院附属第九人民医院	郭　巧	第三军医大学西南医院
马皓琳	上海交通大学医学院附属第一人民医院	赵　品	第四军医大学唐都医院
郁丽娜	浙江大学医学院附属第二医院	阎文军	甘肃省人民医院
王　勇	广州中医药大学第一附属医院	杨丽芳	第四军医大学西京医院
林育南	广西医科大学第一附属医院	王　颖	哈尔滨医科大学附属第四医院
毛仲炫	广西医科大学第一附属医院	王汉兵	中山大学附属佛山医院
石永勇	广州中医药大学第二附属医院	冯颖露	华中科技大学同济医学院附属协和医院
郑志楠	中山大学附属第六医院	刘慧敏	武汉大学人民医院
张　圆	天津市中西医结合医院	杨　磊	华中科技大学同济医学院附属协和医院
周秋雯	中山大学附属第一医院	黄梦玉	华中科技大学同济医学院附属协和医院
孙　瑗	上海交通大学医学院附属新华医院	王　坤	哈尔滨医科大学附属第三医院
张颖君	中山大学肿瘤防治中心	丁文刚	哈尔滨医科大学附属第二医院
殷　伟	苏州大学附属第一医院	朱萧玲	第四军医大学西京医院
王颖林	同济大学附属上海东方医院	王韶双	第四军医大学西京医院
雷　翀	第四军医大学西京医院	吴　进	江苏大学附属人民医院
袁宏杰	第四军医大学西京医院	聂　煌	第四军医大学西京医院
许平波	上海复旦大学附属肿瘤医院	蒋玲玲	安徽医科大学第二附属医院
蒋琦亮	上海交通大学附属胸科医院	李　锐	安徽医科大学第二附属医院
刘光跃	四川大学华西医院	陈　曦	第四军医大学唐都医院
林　静	四川大学华西医院	孙莹杰	沈阳军区总医院
翁莹琪	中南大学湘雅医院	刘功俭	徐州医科大学附属医院
陈　敏	华中科技大学同济医学院附属协和医院	荆　娜	中国医科大学附属第一医院
王学军	青海红十字医院	张　洁	郑州大学第一附属医院
徐尤年	华中科技大学同济医学院附属协和医院	陈凤收	中国医科大学附属第一医院
夏江燕	东南大学附属中大医院	刘学胜	安徽医科大学第一附属医院
石琴芳	华中科技大学同济医学院附属协和医院	万小健	第二军医大学长海医院
钱金桥	昆明医科大学第一附属医院	刘　洁	大连医科大学附属第二医院
周　静	华中科技大学同济医学院附属同济医院	任晓燕	中国医科大学附属第一医院
陈晔凌	华中科技大学同济医学院附属同济医院	鲁显福	安徽医科大学第一附属医院
毛卫克	华中科技大学同济医学院附属协和医院	都义日	内蒙古大学附属医院
张加强	河南省人民医院	石海霞	内蒙古医科大学附属医院
黄章翔	成都军区昆明总医院	崔伟华	内蒙古医科大学附属医院
钟　琦	华中科技大学同济医学院附属协和医院	朱　倩	首都医科大学附属北京友谊医院
陈向东	华中科技大学同济医学院附属协和医院	柴叶静	河北医科大学第四医院
郝学超	重庆医科大学附属第一医院	雍芳芳	河北医科大学第四医院
彭丽桦	重庆医科大学附属第一医院	刘金锋	哈尔滨医科大学附属第二医院
周　棱	四川大学华西医院	倪育飞	温州医科大学附属第二医院
迟冬梅	四川大学华西医院	马　宇	第二军医大学长海医院
王思洋	四川大学华西医院	王晓琳	第二军医大学长海医院
毛庆祥	第三军医大学大坪医院	王嘉锋	第二军医大学长海医院

刘　征　第二军医大学长海医院

刘　毅　第二军医大学长海医院

李斌本　第二军医大学长海医院

张伟时　第二军医大学长海医院

孟　岩　第二军医大学长海医院

陈　辉　第二军医大学长海医院

余喜亚　第二军医大学长海医院

赵珍珍　第二军医大学长海医院

项明琼　第二军医大学长海医院

周　懿　第二军医大学长海医院

倪　文　第二军医大学长海医院

侯　炯　第二军医大学长海医院

盛　颖　第二军医大学长海医院

樊玉花　第二军医大学长海医院

黎　娜　第二军医大学长海医院

薄禄龙　第二军医大学长海医院

蒋政宇　第二军医大学长海医院

原 著 者 名 单

ANTHONY R. ABSALOM, MBChB, FRCA, MD
Professor
Department of Anesthesiology
University of Groningen
University Medical Center Groningen
Groningen, Netherlands

OLGA N. AFONIN, MD
Former Assistant Clinical Professor
Department of Anesthesia and Perioperative Care
University of California, San Francisco, School of
    Medicine
San Francisco, California

PAUL H. ALFILLE, MD
Assistant Professor of Anaesthesia
Harvard Medical School
Director, Thoracic Anesthesia Section
Department of Anesthesia, Critical Care, and Pain
    Medicine
Massachusetts General Hospital
Boston, Massachusetts

PAUL D. ALLEN, MD, PhD
Adjunct Professor
Department of Molecular Biosciences
School of Veterinary Medicine
Adjunct Professor of Anesthesia
School of Medicine
University of California, Davis
Davis, California
Professor of Anaesthesia Research
Leeds Institute of Biomedical & Clinical Sciences
School of Medicine
University of Leeds
Leeds, United Kingdom

J. JEFFREY ANDREWS, MD
Professor and Chair
Department of Anesthesiology
University of Texas Health Science Center
    at San Antonio
San Antonio, Texas

CHRISTIAN C. APFEL, MD, PhD, MBA
Associate Adjunct Professor
Departments of Epidemiology and Biostatistics
University of California, San Francisco, School of
    Medicine
San Francisco, California

JEFFREY L. APFELBAUM, MD
Professor and Chair
Department of Anesthesia and Critical Care
University of Chicago
Chicago, Illinois

CARLOS A. ARTIME, MD
Assistant Professor
Associate Director, Operating Rooms
Department of Anesthesiology
University of Texas Medical School at Houston
Houston, Texas

ARANYA BAGCHI, MBBS
Clinical Fellow in Anesthesia
Department of Anesthesia, Critical Care, and Pain
    Medicine
Massachusetts General Hospital
Harvard Medical School
Boston, Massachusetts

DAVID J. BAKER, DM, FRCA
Emeritus Consultant Anesthesiologist
SAMU de Paris and Department of Anesthesia
Necker Hospital
University of Paris V
Paris, France

ANIS BARAKA, MB, BCh, DA, DM, MD, FRCA (Hon)
Emeritus Professor
Department of Anesthesiology
American University of Beirut Medical Center
Beirut, Lebanon

ATILIO BARBEITO, MD, MPH
Assistant Professor
Department of Anesthesiology
Duke University Medical Center
Anesthesia Service
Veterans Affairs Medical Center
Durham, North Carolina

STEVEN J. BARKER, PhD, MD
Professor Emeritus
Department of Anesthesiology
University of Arizona College of Medicine
Tucson, Arizona

SHAHAR BAR-YOSEF, MD
Assistant Consulting Professor
Department of Anesthesiology and Critical Care Medicine
Duke University Medical Center
Durham, North Carolina

BRIAN T. BATEMAN, MD, MSc
Assistant Professor of Anaesthesia
Harvard Medical School
Attending Physician
Department of Anesthesia, Critical Care, and Pain
    Medicine
Massachusetts General Hospital
Boston, Massachusetts

CHARLES B. BERDE, MD, PhD
Chief, Division of Pain Medicine
Department of Anesthesiology, Perioperative, and Pain
    Medicine
Boston Children's Hospital
Professor of Anaesthesia and Pediatrics
Harvard Medical School
Boston, Massachusetts

D.G. BOGOD, MB, BS, FRCA, LLM
Honorary Senior Lecturer
University of Nottingham
Consultant Anaesthetist
Nottingham University Hospitals
NHS Trust
Nottingham, United Kingdom

DIPTIMAN BOSE, MS, PhD
Assistant Professor
Department of Pharmaceutical and Administrative Sciences
College of Pharmacy
Western New England University
Springfield, Massachusetts

EMERY N. BROWN, MD, PhD
Warren M. Zapol Professor of Anaesthesia
Department of Anesthesia, Critical Care, and Pain Medicine
Massachusetts General Hospital
Harvard Medical School
Edward Hood Taplin Professor of Medical Engineering
Institute for Medical Engineering and Science
Professor of Computational Neuroscience
Department of Brain and Cognitive Sciences
Massachusetts Institute of Technology
Boston, Massachusetts

RICHARD BRULL, MD, FRCPC
Professor
Department of Anesthesia
University of Toronto
Site Chief
Department of Anesthesia
Women's College Hospital
Staff Anesthesiologist
Toronto Western Hospital
University Health Network
Toronto, Ontario, Canada

DAVID W. BUCK, MD, MBA
Department of Anesthesiology
Cincinnati Children's Hospital Medical Center
Cincinnati, Ohio

MICHAEL K. CAHALAN, MD
Professor
Chair of Anesthesiology
Department of Anesthesiology
University of Utah
Salt Lake City, Utah

ENRICO M. CAMPORESI, MD
Professor Emeritus
Department of Surgery
University of South Florida
Tampa, Florida

JAVIER H. CAMPOS, MD
Executive Medical Director of Operating Rooms
Professor
Vice Chair of Clinical Affairs
Director of Cardiothoracic Anesthesia
Medical Director of the Preoperative Evaluation Clinic
Department of Anesthesia
University of Iowa Hospitals and Clinics
Iowa City, Iowa

XAVIER CAPDEVILA, MD, PhD
Professor of Anesthesiology
Department Head
Department of Anesthesia and Critical Care Unit
Lapeyronie University Hospital
Montpellier, France

ROBERT A. CAPLAN, MD
Medical Director of Quality
Seattle Staff Anesthesiologist
Virginia Mason Medical Center
Clinical Professor of Anesthesiology
University of Washington Medical Center
Seattle, Washington

MARIA J.C. CARMONA
Professor, Doctor
Division of Anesthesia of ICHC
University of São Paulo Medical School
São Paulo, Brazil

LYDIA CASSORLA, MD, MBA
Professor Emeritus
Department of Anesthesia and Perioperative Care
University of California, San Francisco, School of Medicine
San Francisco, California

NANCY L. CHAMBERLIN, PhD
Assistant Professor
Department of Neurology
Harvard Medical School
Assistant Professor
Beth Israel Deaconess Medical Center
Boston, Massachusetts

VINCENT W.S. CHAN, MD, FRCPC, FRCA
Professor
Department of Anesthesia
University of Toronto
Head, Regional Anesthesia and Acute Pain Program
Toronto Western Hospital
University Health Network
Toronto, Ontario, Canada

LUCY CHEN, MD
Associate Professor of Anaesthesia
Department of Anesthesia, Critical Care, and Pain Medicine
Massachusetts General Hospital
Harvard Medical School
Boston, Massachusetts

HOVIG V. CHITILIAN, MD
Assistant Professor of Anesthesia
Harvard Medical School
Staff Anesthesiologist
Department of Anesthesia, Critical Care, and Pain
  Medicine
Massachusetts General Hospital
Boston, Massachusetts

CHRISTOPHER G. CHOUKALAS, MD, MS
Assistant Clinical Professor
Department of Anesthesia and Perioperative Care
University of California, San Francisco, School of Medicine
Staff Physician
Department of Anesthesia and Critical Care
San Francisco Veterans Affairs Medical Center
San Francisco, California

CASPER CLAUDIUS, MD, PhD
Department of Intensive Care
Copenhagen University Hospital
Copenhagen, Denmark

NEAL H. COHEN, MD, MS, MPH
Professor
Department of Anesthesia and Perioperative Care
University of California, San Francisco, School of Medicine
San Francisco, California

RICHARD T. CONNIS, PhD
Chief Methodologist
Committee on Standards and Practice Parameters
American Society of Anesthesiologists
Woodinville, Washington

CHARLES J. COTÉ, MD
Professor of Anaesthesia
Harvard Medical School
Director of Clinical Research
Division of Pediatric Anesthesia
MassGeneral Hospital for Children
Department of Anesthesia Critical Care and Pain
  Management
Massachusetts General Hospital
Boston, Massachusetts

†CHAD C. CRIPE, MD
Instructor of Anesthesiology and Critical Care
Department of Anesthesiology and Critical Care
  Medicine
Perelman School of Medicine
University of Pennsylvania
The Children's Hospital of Philadelphia
Philadelphia, Pennsylvania

CHRISTOPHE DADURE, MD, PhD
Professor of Anesthesiology
Head of Pediatric Anesthesia Unit
Department of Anesthesia and Critical Care Unit
Lapeyronie University Hospital
Montpellier, France

BERNARD DALENS, MD, PhD
Associate Professor
Department of Anesthesiology in Laval University
Clinical Professor
Department of Anesthesiology
University Hospital of Quebec
Quebec City, Quebec, Canada

HANS D. DE BOER, MD, PhD
Anesthesiology and Pain Medicine
Martini General Hospital Groningen
Groningen, The Netherlands

GEORGES DESJARDINS, MD, FASE, FRCPC
Clinical Professor of Anesthesiology
Director of Perioperative Echocardiography
  and Cardiac Anesthesia
Department of Anesthesiology
University of Utah
Salt Lake City, Utah

CLIFFORD S. DEUTSCHMAN, MS, MD, FCCM
Department of Anesthesiology and Critical Care
Perelman School of Medicine
University of Pennsylvania
Philadelphia, Pennsylvania

PETER DIECKMANN, PhD, Dipl-Psych
Head of Research
Capital Region of Denmark
Center for Human Resources
Danish Institute for Medical Simulation
Herlev Hospital
Herlev, Denmark

RADHIKA DINAVAHI, MD
Anesthesiologist

---

†Deceased.

D. JOHN DOYLE, MD, PhD
Professor of Anesthesiology
Cleveland Clinic Lerner College of Medicine
Case Western Reserve University
Staff Anesthesiologist
Department of General Anesthesiology
Cleveland Clinic
Cleveland, Ohio

JOHN C. DRUMMOND, MD, FRCPC
Professor of Anesthesiology
University of California, San Diego
Staff Anesthesiologist
VA Medical Center San Diego
San Diego, California

RICHARD P. DUTTON, MD, MBA
Executive Director
Anesthesia Quality Institute
Chief Quality Officer
American Society of Anesthesiologists
Park Ridge, Illinois

RODERIC ECKENHOFF, MD
Vice Chair for Research
Austin Lamont Professor
Department of Anesthesiology and Critical Care
Perelman School of Medicine
University of Pennsylvania
Philadelphia, Pennsylvania

DAVID M. ECKMANN, PhD, MD
Horatio C. Wood Professor of Anesthesiology and
    Critical Care
Professor of Bioengineering
University of Pennsylvania
Philadelphia, Pennsylvania

MARK R. EDWARDS, BMedSci, BMBS, MRCP, FRCA, MD(Res)
Consultant in Anesthesia and Perioperative Research
University Hospital Southampton
Southampton, United Kingdom

CHRISTOPH BERNHARD EICH, PD DR MED
Department Head
Department of Anaesthesia, Paediatric Intensive Care,
    and Emergency Medicine
Auf der Bult Children's Hospital
Hannover, Germany

MATTHIAS EIKERMANN, MD, PhD
Associate Professor of Anaesthesia
Harvard Medical School
Director of Research
Department of Anesthesia, Critical Care, and Pain
    Medicine
Critical Care Division
Massachusetts General Hospital
Boston, Massachusetts

LARS I. ERIKSSON, MD, PhD, FRCA
Professor and Academic Chair
Department of Anesthesiology, Surgical Services, and
    Intensive Care Medicine
Karolinska Institute and Karolinska University Hospital,
    Solna
Stockholm, Sweden

NEIL E. FARBER, MD, PhD
Associate Professor of Anesthesiology,
    Pharmacology and Toxicology & Pediatrics
Departments of Anesthesiology and Pediatrics
Children's Hospital of Wisconsin
Department of Pharmacology and Toxicology
Medical College of Wisconsin
Milwaukee, Wisconsin

MARC ALLAN FELDMAN, MD, MHS
Staff Anesthesiologist
Department of General Anesthesiology
Director, Cole Eye Institute Operating Rooms
Cleveland Clinic
Cleveland, Ohio

LEE A. FLEISHER, MD
Robert Dunning Dripps Professor and Chair
Department of Anesthesiology and Critical Care
Professor of Medicine
Perelman School of Medicine
University of Pennsylvania
Philadelphia, Pennsylvania

PAMELA FLOOD, MD, MA
Professor
Department of Anesthesiology, Perioperative, and Pain
    Medicine
Stanford University
Palo Alto, California

STUART A. FORMAN, MD, PhD
Associate Professor of Anaesthesia
Harvard Medical School
Associate Anesthetist
Anesthesia Critical Care and Pain Medicine
Massachusetts General Hospital
Boston, Massachusetts

KAZUHIKO FUKUDA, MD
Professor
Department of Anesthesia
Kyoto University Faculty of Medicine
Kyoto, Japan

DAVID M. GABA, MD
Associate Dean for Immersive and Simulation-Based
    Learning
Stanford University School of Medicine
Stanford, California
Codirector
Simulation Center Anesthesiology and Perioperative
    Care Service
VA Palo Alto Health Care System
Palo Alto, California

SARAH GEBAUER, MD
Assistant Professor
Department of Anesthesiology and Palliative Care
University of New Mexico
Albuquerque, New Mexico

SIMON GELMAN, MD, PhD
Chairman Emeritus
Department of Anesthesiology, Perioperative, and Pain
  Medicine
Brigham and Women's Hospital
Boston, Massachusetts

DAVID B. GLICK, MD, MBA
Associate Professor
Department of Anesthesia and Critical Care
University of Chicago
Chicago, Illinois

LAWRENCE T. GOODNOUGH, MD
Professor of Pathology and Medicine
Stanford University
Director, Transfusion Service
Stanford University Medical Center
Stanford, California

SUMEET GOSWAMI, MD, MPH
Associate Professor of Anesthesiology
Cardiothoracic Anesthesiology and Critical Care
Columbia University Medical Center
New York, New York

SALVATORE GRASSO, MD
Section of Anesthesia and Intensive Care
Department of Emergency Organ Transplantation
University of Bari
Bari, Italy

ANDREW T. GRAY, MD, PhD
Professor of Clinical Anesthesia
Department of Anesthesia and Perioperative Care
University of California, San Francisco, School of
  Medicine
San Francisco General Hospital
San Francisco, California

WILLIAM J. GREELEY, MD, MBA
Chair and Anesthesiologist-in-Chief
Department of Anesthesiology and Critical Care
  Medicine
The Children's Hospital of Philadelphia
Professor of Anesthesia and Pediatrics
Perelman School of Medicine
University of Pennsylvania
Philadelphia, Pennsylvania

THOMAS E. GRISSOM, MD
Associate Professor
Department of Anesthesiology
R Adams Cowley Shock Trauma Center
University of Maryland School of Medicine
Baltimore, Maryland

MICHAEL P.W. GROCOTT, BSc, MBBS, MD, FRCA, FRCP, FFICM
Professor of Anesthesia and Critical Care Medicine
Integrative Physiology and Critical Illness Group
Division of Clinical and Experimental Science
Faculty of Medicine
University of Southampton
Anaesthesia and Critical Care Research Unit
University Hospital Southampton
Southampton, United Kingdom
The Royal College of Anaesthetists
London, United Kingdom

MICHAEL A. GROPPER, MD, PhD
Professor and Acting Chairman
Department of Anesthesia and Perioperative Care
Professor of Physiology
Investigator, Cardiovascular Research Institute
University of California, San Francisco, School of Medicine
San Francisco, California

WENDY L. GROSS, MD, MHCM
Vice Chair, Anesthesia for Interventional Medicine
Division of Cardiac Anesthesia
Department of Anesthesiology, Perioperative, and Pain
  Medicine
Brigham and Women's Hospital
Boston, Massachusetts

†FOUAD SALIM HADDAD, MD, FACA, DABA
Clinical Associate
Department of Anesthesiology
American University of Beirut Medical Center
Beirut, Lebanon

CARIN A. HAGBERG, MD
Joseph C. Gabel Professor and Chair
Department of Anesthesiology
University of Texas Medical School at Houston
Houston, Texas

C. WILLIAM HANSON, MD, FCCM
Professor of Anesthesiology and Critical Care
Professor of Surgery and Internal Medicine
Chief Medical Information Officer and Vice President
University of Pennsylvania Health System
Perelman Center for Advanced Medicine
Philadelphia, Pennsylvania

GÖRAN HEDENSTIERNA, MD, PhD
Professor in Clinical Physiology
Uppsala University
Uppsala, Sweden

EUGENIE S. HEITMILLER, MD, FAAP
Professor
Departments of Anesthesiology/Critical Care Medicine
  and Pediatrics
Division of Pediatric Anesthesiology/Critical Care Medicine
Johns Hopkins University School of Medicine
Baltimore, Maryland

---

†Deceased.

THOMAS M. HEMMERLING, MD, DEAA
Associate Professor
Department of Anesthesia
McGill University Health Center
Associate Director
Arnold and Blema Steinberg Medical Simulation Center
McGill University
Associate Director
Institute of Biomedical Engineering
Director, ITAG Laboratory
University of Montreal
Montreal, Quebec, Canada

HUGH C. HEMMINGS, Jr., MD, PhD, FRCA
Joseph F. Artusio, Jr., Professor and Chair of
    Anesthesiology
Professor of Pharmacology
Weill Cornell Medical College
Attending Anesthesiologist
New York Presbyterian Hospital
New York, New York

ZAK HILLEL, MD, PhD
Professor of Clinical Anesthesiology
Department of Anesthesiology
College of Physicians and Surgeons
Columbia University
Director of Cardiothoracic Anesthesiology
St. Luke's-Roosevelt Hospital Center
New York, New York

NAOYUKI HIRATA, MD, PhD
Instructor
Department of Anesthesiology
Sapporo Medical University School of Medicine
Sapporo, Japan

TERESE T. HORLOCKER, MD
Professor of Anesthesiology and Orthopaedics
Department of Anesthesiology
Mayo Clinic
Rochester, Minnesota

STEVEN K. HOWARD, MD
Staff Anesthesiologist
Anesthesiology and Perioperative Care Service
VA Palo Alto Health Care System
Associate Professor of Anesthesiology, Perioperative, and
    Pain Medicine
Stanford University School of Medicine
Stanford, California

YUGUANG HUANG, MD
Professor and Chairman
Department of Anesthesiology
Union Medical College Hospital
Beijing, China

MICHAEL HÜPFL, MD
Consultant
University Clinic for Anaesthesia, Intensive Care, and
    Pain Therapy
Head of Medical Simulation
Medical University Vienna
Emergency Physician
Chair of European Trauma Course Austria
Vienna, Austria

ROBERT W. HURLEY, MD, PhD
Professor of Anesthesiology
Vice Chairman of Pain Medicine
Department of Anesthesiology
Medical College of Wisconsin
Milwaukee, Wisconsin

FUMITO ICHINOSE, MD, PhD
Professor of Anaesthesia
Harvard Medical School
Attending Physician
Department of Anesthesia, Critical Care, and Pain
    Medicine
Massachusetts General Hospital
Boston, Massachusetts

SAMUEL A. IREFIN, MD, FCCM
Associate Professor
Anesthesiology and Intensive Care Medicine
Cleveland Clinic Lerner College of Medicine
Case Western Reserve University
Cleveland, Ohio

YUMI ISHIZAWA, MD, MPH, PhD
Instructor of Anaesthesia
Harvard Medical School
Assistant Anesthetist
Department of Anesthesia, Critical Care, and Pain Medicine
Massachusetts General Hospital
Boston, Massachusetts

VESNA JEVTOVIC-TODOROVIC, MD, PhD, MBA
Harold Carron Professor of Anesthesiology and
    Neuroscience
Department of Anesthesiology
School of Medicine
University of Virginia
Charlottesville, Virginia

KEN B. JOHNSON, MD
Professor
Department of Anesthesiology
University of Utah
Salt Lake City, Utah

OLUWASEUN JOHNSON-AKEJU, MD
Instructor in Anaesthesia
Harvard Medical School
Department of Anesthesia, Critical Care, and Pain
    Medicine
Massachusetts General Hospital
Boston, Massachusetts

DAVID W. KACZKA, MD, PhD
Associate Professor
The University of Iowa Hospital and Clinics
Department of Anesthesia
Iowa City, Iowa

BRIAN P. KAVANAGH, MB, FRCPC
Chief, Department of Anesthesia
Departments of Anesthesia and Critical Care Medicine
University of Toronto
Toronto, Ontario, Canada

JENS KESSLER, MD
Department of Anaesthesiology
University Hospital
Division Center for Pain Therapy and Palliative Medicine
Heidelberg, Germany

TODD J. KILBAUGH, MD
Assistant Professor of Anesthesiology, Critical Care
    Medicine, and Pediatrics
The Children's Hospital of Philadelphia
Department of Anesthesiology and Critical Care Medicine
Perelman School of Medicine
University of Pennsylvania
Philadelphia, Pennsylvania

TAE KYUN KIM, MD, PhD
Associate Professor
Department of Anesthesia and Pain Medicine
Pusan National University School of Medicine
Busan, South Korea

JAMES D. KINDSCHER, MD
Professor of Anesthesiology
Department of Anesthesiology
Kansas University
Director, Liver Transplant Anesthesiology
Kansas University Hospital
Director, Kansas Society of Anesthesiologists
Kansas City, Kansas

BENJAMIN A. KOHL, MD, FCCM
Chief, Division of Critical Care
Program Director, Adult Critical Care Medicine
    Fellowship
Medical Director, Penn eLert Telemedicine Program
Department of Anesthesiology and Critical Care
Perelman School of Medicine
University of Pennsylvania
Philadelphia, Pennsylvania

ANDREAS KOPF, MD
Department of Anesthesiology and Critical Care Medicine
The Free University of Berlin
Charité Campus Benjamin Franklin
Berlin, Germany

SANDRA L. KOPP, MD
Associate Professor of Anesthesiology
Department of Anesthesiology
Mayo Clinic
Rochester, Minnesota

PRIYA A. KUMAR, MD
Professor of Anesthesiology
University of North Carolina School of Medicine
Chapel Hill, North Carolina

ARTHUR M. LAM, MD, FRCPC
Medical Director
Neuroanesthesia and Neurocritical Care
Swedish Neuroscience Institute
Swedish Medical Center
Clinical Professor
Anesthesiology and Pain Medicine
University of Washington
Member, Physician Anesthesia Services
Seattle, Washington

GIORA LANDESBERG, MD, DSc, MBA
Associate Professor
Anesthesiology and Critical Care Medicine
Hadassah-Hebrew University Medical Center
Jerusalem, Isreal

JAE-WOO LEE, MD
Associate Professor
Department of Anesthesiology
University of California, San Francisco, School of
    Medicine
San Francisco, California

GUILLERMO LEMA, MD
Professor
Division of Anesthesiology
Pontifical Catholic University of Chile
Chief of Cardiovascular Anesthesia
Clinical Hospital
Santiago, Chile

BRIAN P. LEMKUIL, MD, FRCA, FCCM
Assistant Clinical Professor
Department of Anesthesia
University of California, San Diego
San Diego, California

CYNTHIA A. LIEN, MD
Professor of Anesthesiology
Department of Anesthesiology
Weill Cornell Medical College
New York, New York

LAWRENCE LITT, MD, PhD
Professor
Department of Anesthesia and Perioperative Care
Department of Radiology
University of California, San Francisco, School of Medicine
San Francisco, California

KATHLEEN LIU, MD, PhD, MAS
Associate Professor
Departments of Medicine and Anesthesia
University of California, San Francisco, School of
    Medicine
San Francisco, California

LINDA L. LIU, MD
Professor
Department of Anesthesia and Perioperative Care
University of California, San Francisco, School of Medicine
San Francisco, California

ALAN J.R. MACFARLANE, BSc (Hons), MBChB (Hons), MRCP, FRCA
Honorary Clinical Senior Lecturer
University of Glasgow
Consultant Anaesthetist
Glasgow Royal Infirmary and Stobhill Ambulatory Hospital
Glasgow, United Kingdom

MICHAEL E. MAHLA, MD
Professor of Anesthesiology and Neurosurgery
Department of Anesthesiology
University of Florida College of Medicine
Gainesville, Florida

ANUJ MALHOTRA, MD
Assistant Professor
Department of Anesthesiology
Pain Management Division
Icahn School of Medicine at Mount Sinai
New York, New York

VINOD MALHOTRA, MD
Professor and Vice-Chair for Clinical Affairs
Department of Anesthesiology
Professor of Anesthesiology in Clinical Urology
Weill Cornell Medical College
Clinical Director of the Operating Rooms
New York-Presbyterian Hospital
New York Weill Cornell Center
New York, New York

JIANREN MAO, MD, PhD
Richard J. Kitz Professor of Anaesthesia Research
Harvard Medical School
Vice Chair for Research
Department of Anesthesia, Critical Care, and Pain Medicine
Massachusetts General Hospital
Boston, Massachusetts

JONATHAN B. MARK, MD
Professor and Vice Chairman
Department of Anesthesiology and Critical Care Medicine
Duke University Medical Center
Chief, Anesthesiology Service
Veterans Affairs Medical Center
Durham, North Carolina

†ELIZABETH A. MARTINEZ, MD, MHS
Anesthesiologist
Department of Anesthesiology, Critical Care, and
   Pain Medicine
Massachusetts General Hospital
Harvard School of Medicine
Boston, Massachusetts

J.A. JEEVENDRA MARTYN, MD, FRCA, FCCM
Professor of Anaesthesia
Harvard Medical School
Director
Clinical and Biochemical Pharmacology Laboratory
Massachusetts General Hospital
Anesthesiologist-in-Chief
Shriners Hospital for Children
Boston, Massachusetts

LUCIANA MASCIA, MD, PhD
Department of Anesthesia and Intensive Care
University of Torino
S. Giovanni Battista-Molinette Hospital
Torino, Italy

GEORGE A. MASHOUR, MD, PhD
Bert N. La Du Professor and Associate Chair
Department of Anesthesiology
Faculty, Neuroscience Graduate Program
Faculty, Center for Sleep Science
University of Michigan Medical School
Ann Arbor, Michigan

MAUREEN McCUNN, MD, MIPP, FCCM
Associate Professor
Anesthesiology and Critical Care
R Adams Cowley Shock Trauma Center
University of Maryland School of Medicine
Baltimore, Maryland

BRIAN P. McGLINCH, MD
Assistant Professor
Department of Anesthesiology
Mayo Clinic
Rochester, Minnesota

DAVID McILROY, MB, BS, MClinEpi, FANZCA
Staff Anaesthetist
Adjunct Senior Lecturer
Department of Anaesthesia and Perioperative Medicine
Alfred Hospital and Monash University
Melbourne, Australia
Adjunct Assistant Professor
Department of Anesthesiology
Columbia University
New York, New York

CLAUDE MEISTELMAN, MD
Professor and Chair
Department of Anesthesiology and Intensive Care Medicine
Hopital Brabois
University of Lorraine
Nancy, France

JANNICKE MELLIN-OLSEN, MD, DPH
Consultant Anaesthesiologist
Department of Anesthesia, Intensive Care, and
   Emergency Medicine
Baerum Hospital
Vestre Viken Health Trust
Oslo, Norway

†Deceased.

BEREND METS, MB, PhD, FRCA, FFA(SA)
Professor and Chair of Anesthesiology
Milton S. Hershey Medical Center
Penn State Hershey Anesthesia
Hershey, Pennsylvania

RONALD D. MILLER, MD, MS
Professor Emeritus of Anesthesia and Perioperative Care
Department of Anesthesia and Perioperative Care
University of California, San Francisco, School of
    Medicine
San Francisco, California

VICKI E. MODEST, MD
Assistant Professor
Harvard Medical School
Anesthetist
Department of Anesthesia, Critical Care, and Pain
    Medicine
Massachusetts General Hospital
Boston, Massachusetts

TERRI G. MONK, MD, MS
Professor
Department of Anesthesiology and Perioperative
    Medicine
University of Missouri
Columbia, Missouri

RICHARD E. MOON, MD, FACP, FCCP, FRCPC
Professor
Departments of Anesthesiology and Medicine
Duke University Medical Center
Durham, North Carolina

JONATHAN MOSS, MD, PhD
Professor
Department of Anesthesia and Critical Care
University of Chicago
Chicago, Illinois

GLENN S. MURPHY, MD
Director, Cardiac Anesthesia and Clinical Research
Department of Anesthesiology
NorthShore University HealthSystem
Evanston, Illinois
Clinical Professor
Department of Anesthesiology
University of Chicago
Chicago, Illinois

JAMIE D. MURPHY, MD
Chief, Division of Obstetric Anesthesia
Assistant Professor
Department of Anesthesia and Critical Care Medicine
Department of Obstetrics and Gynecology
Johns Hopkins University Hospitals
Baltimore, Maryland

PHILLIP S. MUSHLIN, MD, PhD
Research Associate
Brigham and Women's Hospital
Boston, Massachusetts

MICHAEL MYTHEN, MBBS, FRCA, MD, FFICM,
FCAI (Hon)
Smiths Medical Professor of Anaesthesia and
    Critical Care
Institute of Sport Exercise and Health
University College
London, United Kingdom

PETER NAGELE, MD, MSc
Assistant Professor of Anesthesiology and Genetics
Department of Anesthesiology
Washington University
St. Louis, Missouri

MOHAMED NAGUIB, MB, BCh, MSc, FCARCSI, MD
Professor of Anesthesiology
Cleveland Clinic Lerner College of Medicine
Case Western Reserve University
Staff Anesthesiologist
Department of General Anesthesiology
Cleveland Clinic
Cleveland, Ohio

SHINICHI NAKAO, MD, PhD
Professor and Chair
Department of Anesthesiology
Kinki University Faculty of Medicine
Osakasayama, Osaka, Japan

ARUNA T. NATHAN, MBBS, FRCA
Assistant Professor of Anesthesiology and Critical Care
    Medicine
Department of Anesthesiology and Critical Care Medicine
The Children's Hospital of Philadelphia
Perelman School of Medicine
University of Pennsylvania
Philadelphia, Pennsylvania

PATRICK J. NELIGAN, MA MB, BCH, FCARCSI, FJFICM
Department of Anaesthesia and Intensive Care
Galway University Hospitals
National University of Ireland
Galway, Ireland

MARK D. NEUMAN, MD, MSc
Assistant Professor
Department of Anesthesiology and Critical Care
Perelman School of Medicine
University of Pennsylvania
Philadelphia, Pennsylvania

STANTON P. NEWMAN, DPhil, DipPsych, FBPS,
MRCP(Hon), CPsyhol
Professor
Health Services Research Center
City University London
London, United Kingdom

THEODORA KATHERINE NICHOLAU, MD, PhD
Clinical Professor of Anesthesia and Perioperative Care
Department of Anesthesia and Perioperative Care
University of California, San Francisco, School of Medicine
San Francisco, California

DAVID G. NICKINOVICH, PhD
Consulting Methodologist
Committee on Standards and Practice Parameters
American Society of Anesthesiologists
Bellevue, Washington

EDWARD J. NORRIS, MD, MBA, FAHA
Professor and Vice Chairman
Department of Anesthesiology
University of Maryland School of Medicine
Director and Chief
Department of Anesthesiology
Baltimore VA Medical Center
VA Maryland Health Care System
Adjunct Professor
Department of Anesthesiology and Critical Care Medicine
Johns Hopkins University School of Medicine
Baltimore, Maryland

ALA NOZARI, MD, PhD
Assistant Professor of Anaesthesia
Harvard Medical School
Chief, Division of Orthopedic Anesthesia
Department of Anesthesia, Critical Care, and Pain
  Medicine
Attending Physician
Neuroscience Intensive Care Unit
Massachusetts General Hospital
Boston, Massachusetts

FLORIAN R. NUEVO, MD
Department of Anesthesiology
University of Santo Tomas and Philippine Heart Center
  Hospital
Manila, Philippines

NANCY A. NUSSMEIER, MD, FAHA
Physician Editor, Anesthesiology
UpToDate, Wolters Kluwer Health
Waltham, Massachusetts
Department of Anesthesia, Critical Care, and Pain Medicine
Division of Cardiac Anesthesia
Massachusetts General Hospital
Harvard University
Boston, Massachusetts

SHINJU OBARA, MD
Assistant Professor
Department of Anesthesiology
Fukushima Medical University School of Medicine
Fukushima, Japan

CHRISTOPHER J. O'CONNOR, MD
Professor
Department of Anesthesiology
Rush University Medical Center
Chicago, Illinois

JEROME O'HARA, MD
Associate Professor of Anesthesiology
General Anesthesiology
Cleveland Clinic
Cleveland, Ohio

PAUL S. PAGEL, MD, PhD
Professor of Anesthesiology
Director of Cardiac Anesthesia
Clement J. Zablocki Veterans Affairs Medical Center
Milwaukee, Wisconsin

MANUEL PARDO, Jr., MD
Professor and Vice Chair for Education
Residency Program Director
University of California, San Francisco, School of Medicin
San Francisco, California

PIYUSH M. PATEL, MD, FRCPC
Professor of Anesthesiology
University of California, San Diego
Staff Anesthesiologist
VA Medical Center San Diego
San Diego, California

RONALD PAULDINE, MD
Clinical Professor
Department of Anesthesiology and Pain Medicine
University of Washington
Seattle, Washington

ROBERT A. PEARCE, MD, PhD
Ralph M. Waters, MD, Distinguished Chair
  of Anesthesiology
Professor of Anesthesiology
Department of Anesthesiology
School of Medicine and Public Health
University of Wisconsin, Madison
Attending Anesthesiologist
University of Wisconsin Hospital and Clinics
Madison, Wisconsin

MISHA PEROUANSKY, MD
Professor of Anesthesiology
Department of Anesthesiology
School of Medicine and Public Health
University of Wisconsin
Attending Anesthesiologist
University of Wisconsin Hospital and Clinics
Madison, Wisconsin

ISAAC N. PESSAH, PhD
Professor of Toxicology
Department of Molecular Biosciences
School of Veterinary Medicine
University of California, Davis
Davis, California

BEVERLY K. PHILIP, MD
Professor of Anaesthesia
Harvard Medical School
Founding Director, Day Surgery Unit
Brigham and Women's Hospital
Boston, Massachusetts

YURY S. POLUSHIN, JuS
Professor
Military Medical Academy
President of the Russian Federation of Anaesthesiologists
    and Reanimatologists
St. Petersburg, Russia

KANE O. PRYOR, MD
Director of Clinical Research
Director of Education
Associate Professor of Clinical Anesthesiology
Associate Professor of Clinical Anesthesiology in
    Psychiatry
Department of Anesthesiology
Weill Cornell Medical College
New York, New York

PATRICK L. PURDON, PhD
Assistant Professor of Anaesthesia
Harvard Medical School
Researcher
Department of Anesthesia, Critical Care, and Pain
    Medicine
Massachusetts General Hospital
Boston, Massachusetts

MARCUS RALL, DR MED
Founder, InPASS (Institute for Patient Safety and
    Simulation Team Training)
Department of Anesthesiology
District Hospital Reutlingen
Reutlingen, Germany

V. MARCO RANIERI, MD
Department of Anesthesia and Intensive Care
University of Torino
S. Giovanni Battista-Molinette Hospital
Torino, Italy

LARS S. RASMUSSEN, MD, PhD, DMSc
Professor
Department of Anaesthesia
Center of Head and Orthopaedics
Rigshospitalet
University of Copenhagen
Copenhagen, Denmark

MARIJE REEKERS, MD, PhD, MSc
Staff Anesthesiologist
Department of Anesthesia
Leiden University Medical Center
Leiden, The Netherlands

ZACCARIA RICCI, MD
Department of Cardiology and Cardiac Surgery
Pediatric Cardiac Intensive Care Unit
Bambino Gesù Children's Hospital, IRCCS
Rome, Italy

MARK D. ROLLINS, MD, PhD
Associate Professor
Sol M. Shnider Endowed Chair for Anesthesia Education
Director, Obstetric and Fetal Anesthesia
Department of Anesthesia and Perioperative Care
Department of Obstetrics, Gynecology, and
    Reproductive Sciences
Department of Surgery
University of California, San Francisco,
    School of Medicine
San Francisco, California

STEFANO ROMAGNOLI, MD
Department of Human Health Sciences
Section of Anaesthesiology and Intensive Care
University of Florence
Careggi University Hospital
Florence, Italy

CLAUDIO RONCO, MD
Department of Nephrology, Dialysis, and Transplantation
International Renal Research Institute
San Bortolo Hospital
Vicenza, Italy

STANLEY H. ROSENBAUM, MA, MD
Professor of Anesthesiology, Internal Medicine, and Surgery
Director, Division of Perioperative and Adult Anesthesia
Vice Chairman for Academic Affairs
Department of Anesthesiology
Yale University School of Medicine
New Haven, Connecticut

PATRICK ROSS, MD
Assistant Professor of Clinical Pediatrics and
    Anesthesiology
Children's Hospital Los Angeles
Department of Anesthesiology Critical Care Medicine
Keck School of Medicine
University of Southern California
Los Angeles, California

STEVEN ROTH, MD
Professor
Chief, Neuroanesthesia
Department of Anesthesia and Critical Care
University of Chicago
Chicago, Illinois

DAVID M. ROTHENBERG, MD, FCCM
The Max S. Sadove Professor and Residency Program
    Director
Department of Anesthesiology
Associate Dean, Academic Affiliations
Rush University Medical Center
Chicago, Illinois

MARC A. ROZNER, PhD, MD
Professor of Anesthesiology and Pain Medicine
Professor of Cardiology
University of Texas MD Anderson Cancer Center
Houston, Texas

ISOBEL RUSSELL, MD, PhD
Associate Professor
University of California, San Francisco, School of Medicine
San Francisco, California

MUHAMMAD F. SARWAR, MD, FASE
Associate Professor of Anesthesiology
Director, Division of Cardiac Anesthesia
Department of Anesthesiology
SUNY Upstate Medical University
Syracuse, New York

RICHA SAXENA, PhD
Assistant Professor
Harvard Medical School
Center for Human Genetic Research
Massachusetts General Hospital
Boston, Massachusetts

RANDALL M. SCHELL, MD, MACM
Professor of Anesthesiology, Surgery, and Pediatrics
Academic Vice Chairman
Residency Program Director
Department of Anesthesiology
University of Kentucky
Lexington, Kentucky

REBECCA SCHROEDER, MD, MMCi
Associate Professor
Department of Anesthesiology
Duke University Medical Center
Anesthesiology Service
Veterans Affairs Medical Center
Durham, North Carolina

JOHANNA SCHWARZENBERGER, MD
Clinical Professor of Anesthesiology
Department of Anesthesiology
Geffen School of Medicine at UCLA
University of California, Los Angeles
Los Angeles, California

BRUCE E. SEARLES, CCP
Associate Professor
SUNY Upstate Medical University
Syracuse, New York

DANIEL I. SESSLER, MD
Michael Cudahy Professor and Chair
Department of Outcomes Research
Cleveland Clinic
Cleveland, Ohio

CHRISTOPH N. SEUBERT, MD, PhD, DABNM
Associate Professor of Anesthesiology
Chief, Division of Neuroanesthesia
Department of Anesthesiology
University of Florida College of Medicine
Director, Intraoperative Neurophysiologic Monitoring
    Laboratory
Shands Hospital at University of Florida
Gainesville, Florida

STEVEN L. SHAFER, MD
Professor
Department of Anesthesia
Stanford University
Stanford, California

ANDREW SHAW, MB BS, FRCA, FCCM, FFICM
Professor
Chief, Division of Cardiothoracic Anesthesiology
Vanderbilt University
Nashville, Tennessee

KOH SHINGU, MD, PhD
Professor and Chair
Department of Anesthesiology
Kansai Medical University
Hirakata, Osaka, Japan

LINDA SHORE-LESSERSON, MD, FASE
President-Elect, Society of Cardiovascular
    Anesthesiologists
Professor of Anesthesiology
Hofstra Northshore-LIJ School of Medicine
Director, Cardiovascular Anesthesiology
New Hyde Park, New York

FREDERICK SIEBER, MD
Professor
School of Medicine
Director of Anesthesia
Johns Hopkins Bayview Medical Center
Department of Anesthesiology/Critical Care Medicine
Johns Hopkins Medical Institutions
Baltimore, Maryland

ELSKE SITSEN, MD
Staff Anesthesiologist
Department of Anesthesia
Leiden University Medical Center
Leiden, The Netherlands

MARK SKUES, BMEDSCI, BM BS, FRCA
Consultant Anaesthetist
Countess of Chester NHS Foundation Trust
Chester, United Kingdom

ROBERT N. SLADEN, MBChB, MRCP(UK), FRCP(C), FCCM
Professor and Executive Vice-Chair
Chief, Division of Critical Care
Program Director
Anesthesiology Critical Care Medicine Fellowship
Department of Anesthesiology
College of Physicians and Surgeons
Columbia University
New York, New York

THOMAS F. SLAUGHTER, MD, MHA
Professor of Anesthesiology
Head of Public Health Sciences
Fellowship Director
Cardiothoracic/Cardiovascular Anesthesia
Program Director
Adult CT Anesthesiology
Wake Forest School of Medicine
Winston-Salem, North Carolina

PETER D. SLINGER, MD, FRCPC
Professor
Department of Anesthesia
University of Toronto
Toronto, Ontario, Canada

IAN SMITH, BSC, MB BS, MD, FRCA
Senior Lecturer in Anaesthesia
University Hospital of North Staffordshire
Stoke-on-Trent, United Kingdom

CHRYSTELLE SOLA, MD
Associate Professor
Pediatric Anesthesia Unit
Department of Anesthesia and Critical Care Unit
Lapeyronie University Hospital
Montpellier, France

KEN SOLT, MD
Assistant Professor of Anaesthesia
Harvard Medical School
Assistant Anesthetist
Department of Anesthesia, Critical Care, and Pain Medicine
Massachusetts General Hospital
Boston, Massachusetts

MICHAEL J. SOUTER, MB, ChB, FRCA
Professor
Department of Anesthesiology and Pain Medicine
Adjunct Professor
Department of Neurological Surgery
University of Washington
Chief of Anesthesiology
Medical Director
Neurocritical Care Service
Harborview Medical Center
Seattle, Washington

MARK STAFFORD-SMITH, MD, CM, FRCPC, FASE
Professor
Director, Fellowship Education and Adult Cardiothoracic
   Anesthesia
Department of Anesthesiology
Duke University Medical Center
Durham, North Carolina

RANDOLPH H. STEADMAN, MD, MS
Professor and Vice Chair
Department of Anesthesiology
Chief, Anesthesia for Liver Transplant
David Geffen School of Medicine at UCLA
University of California, Los Angeles
Los Angeles, California

CHRISTOPH STEIN, MD
Professor and Chair
Department of Anesthesiology and Critical Care
   Medicine
The Free University of Berlin
Charité Campus Benjamin Franklin
Berlin, Germany

MARC E. STONE, MD
Associate Professor
Program Director
Fellowship in Cardiothoracic Anesthesiology
Department of Anesthesiology
Mount Sinai School of Medicine
New York, New York

MATTHIAS F. STOPFKUCHEN-EVANS, MD
Staff Anesthesiologist
Department of Anesthesiology, Perioperative, and Pain
   Medicine
Brigham and Women's Hospital
Boston, Massachusetts

GARY R. STRICHARTZ, PhD, MDiv
Professor of Anaesthesia and Pharmacology
Harvard Medical School
Co-Director, Pain Research Center
Department of Anesthesiology, Perioperative, and Pain
   Medicine
Brigham & Women's Hospital
Boston, Massachusetts

MICHEL M.R.F. STRUYS, MD, PhD
Professor and Chair
Department of Anesthesiology
University of Groningen
University Medical Center Groningen
Groningen, Netherlands
Professor of Anesthesia
Ghent University
Gent, Belgium

ASTRID G. STUCKE, MD
Assistant Professor of Anesthesiology
Department of Anesthesiology
Children's Hospital of Wisconsin
Milwaukee, Wisconsin

ECKEHARD A.E. STUTH, MD
Professor of Anesthesiology
Department of Anesthesiology
Children's Hospital of Wisconsin
Milwaukee, Wisconsin

JAN STYGALL, MSc
Health Psychologist
Hon Research Fellow
Health Services Research Center
City University London
London, United Kingdom

VIJAYENDRA SUDHEENDRA, MD
Assistant Professor
Department of Surgery and Anesthesia
Alpert Medical School of Brown University
Providence, Rhode Island
Chief, Department of Anesthesia
St. Anne's Hospital
Fall River, Massachusetts

LENA S. SUN, MD
Emanuel M. Papper Professor of Pediatric Anesthesiology
Professor of Anesthesiology and Pediatrics
Vice Chairman, Department of Anesthesiology
Chief, Division of Pediatric Anesthesia
College of Physicians and Surgeons
Columbia University
New York, New York

BOBBIE-JEAN SWEITZER, MD
Professor of Anesthesia and Critical Care
Professor of Medicine
Director, Anesthesia Perioperative Medicine Clinic
University of Chicago
Chicago, Illinois

JAMES SZOCIK, MD
Clinical Associate Professor
Department of Anesthesiology
University of Michigan
Ann Arbor, Michigan

DEEPAK K. TEMPE, MBBS, MD
Professor and Head
Department of Anaesthesiology and Intensive Care
G.B. Pant Hospital
University of Delhi
New Delhi, India

KEVIN K. TREMPER, MD, PhD
Professor and Chair
Department of Anesthesiology
University of Michigan Medical School
Ann Arbor, Michigan

KENNETH J. TUMAN, MD, FCCM
The Anthony D. Ivankovich Professor and Chairman
Department of Anesthesiology
Rush University Medical Center
Chicago, Illinois

MICHAEL K. URBAN, MD, PhD
Medical Director
Post-Anesthesia Care Unit and Step Down Unit
Department of Anesthesiology
Hospital for Special Surgery
Associate Professor of Clinical Anesthesia
Weill Cornell Medical College
New York, New York

GAIL A. VAN NORMAN, MD
Professor
Department of Anesthesiology and Pain Medicine
Adjunct Professor, Bioethics
University of Washington
Seattle, Washington

ANNA M. VARUGHESE, MD, FRCA, MPH
Cincinnati Children's Hospital Medical Center
Department of Anesthesiology
University of Cincinnati
Cincinnati, Ohio

STEVEN G. VENTICINQUE, MD
Professor of Clinical Anesthesiology and Surgery
Program Director
Anesthesiology Critical Care Fellowship
Director, TRISAT Critical Care Consortium
Director, Audie L. Murphy VA Hospital Surgical
    Intensive Care Unit
Department of Anesthesiology
University of Texas Health Science Center at San Antonio
San Antonio, Texas

DANIEL P. VEZINA, MD, MSc, FRCPC
Associate Clinical Professor of Anesthesiology
Department of Anesthesiology
University of Utah
Salt Lake City, Utah

JØRGEN VIBY-MOGENSEN, MD, DMSc
Emeritus Professor
Retired

MARCOS F. VIDAL MELO, MD, PhD
Associate Professor of Anesthesia
Massachusetts General Hospital
Department of Anesthesia, Critical Care, and Pain
    Medicine
Harvard Medical School
Boston, Massachusetts

JAAP VUYK, MD, PhD
Associate Professor
Vice Chair of Anesthesia
Department of Anesthesia
Leiden University Medical Center
Leiden, The Netherlands

DAVID B. WAISEL, MD
Department of Anesthesiology
Perioperative and Pain Medicine
Boston Children's Hospital
Associate Professor of Anaesthesia
Harvard Medical School
Boston, Massachusetts

CHONG-ZHI WANG, PhD
Research Associate Professor
Department of Anesthesia and Critical Care
University of Chicago
Chicago, Illinois

DENISE J. WEDEL, MD
Professor
Department of Anesthesiology
Mayo Clinic
Rochester, Minnesota

MARK S. WEISS, MD
Assistant Professor of Anesthesiology and Critical Care
Director of Inpatient Anesthesia Endoscopy Services
Perelman School of Medicine
Hospital of the University of Pennsylvania
Philadelphia, Pennsylvania

CHARLES WEISSMAN, MD
Professor and Chair
Department of Anesthesiology and Critical Care
  Medicine
Hadassah-Hebrew University Medical Center
Hadassah School of Medicine
Hebrew University
Jerusalem, Israel

ROGER WHITE, MD
Consultant
Department of Anesthesiology
Professor of Anesthesiology
Mayo Clinic College of Medicine
Consultant (Joint Appointment)
Division of Cardiovascular Diseases
Department of Internal Medicine
Consultant (Joint Appointment)
Division of Prehospital Care
Department of Emergency Medicine
Mayo Clinic
Rochester, Minnesota

JEANINE P. WIENER-KRONISH, MD
Anesthetist-in-Chief
Massachusetts General Hospital
Boston, Massachusetts

DUMINDA N. WIJEYSUNDERA, MD, PhD
Anesthesiologist
Department of Anesthesia and Pain Management
Toronto General Hospital
Assistant Professor of Anesthesia
Assistant Professor of Health Policy Management and
  Evaluation
University of Toronto
Scientist
Li Ka Shing Knowledge Institute of St. Michael's Hospital
Toronto, Ontario, Canada

CHRISTOPHER L. WRAY, MD
Associate Professor
Department of Anesthesiology
David Geffen School of Medicine at UCLA
University of California, Los Angeles
Los Angeles, California

CHRISTOPHER L. WU, MD
Professor
Division of Obstetric Anesthesiology
Division of Regional Anesthesia and Acute Pain Medicine
Department of Anesthesiology
Johns Hopkins Hospital
Baltimore, Maryland

VICTOR W. XIA, MD
Clinical Professor
Department of Anesthesiology
David Geffen School of Medicine at UCLA
University of California, Los Angeles
Los Angeles, California

MICHIAKI YAMAKAGE, MD, PhD
Professor and Chair
Department of Anesthesiology
Sapporo Medical University School of Medicine
Associate Editor-in-Chief, *Journal of Anesthesia*
Sapporo, Hokkaido, Japan

CHUN-SU YUAN, MD, PhD
Cyrus Tang Professor
Department of Anesthesia and Critical Care
University of Chicago
Chicago, Illinois

WARREN M. ZAPOL, MD
Reginald Jenney Professor of Anaesthesia
Harvard Medical School
Department of Anesthesia, Critical Care, and Pain
  Medicine
Massachusetts General Hospital
Boston, Massachusetts

SEBASTIAN ZAREMBA, MD
Research Fellow
Harvard Medical School
Research Fellow
Department of Anesthesia, Critical Care, and Pain
  Medicine
Massachusetts General Hospital
Boston, Massachusetts

JIE ZHOU, MD, MS, MBA
Department of Anesthesiology
Perioperative and Pain Medicine
Brigham and Women's Hospital
Harvard Medical School
Consulting Staff
Dana-Farber Cancer Institute
Boston, Massachusetts

MAURICE S. ZWASS, MD
Professor of Anesthesia and Pediatrics
University of California, San Francisco, School of
  Medicine
Chief, Pediatric Anesthesia
UCSF Benioff Children's Hospital
San Francisco, California

译 者 前 言

在国家第十三个五年计划的开局之年，我们与国内众多麻醉学专家学者，将《米勒麻醉学》（第8版）中文版呈现在全国读者面前。

随着医学科学技术的高速发展，现代医学已进入精准医疗的时代。在享受医学发展所带来的技术进步和知识更新的同时，日渐复杂的疾病类型和医学挑战接踵而来。麻醉学作为一门快速发展的学科，在基础医学、临床医学等诸多学科的推动下，近年来涌现了众多新知识、新理论、新技术和新方法。麻醉学所涉及的范畴不断拓展，内涵不断深入。麻醉医师及时更新自己的知识结构，不断在麻醉学亚专业领域深入探索，既体现自身价值，更有助于患者预后。

《米勒麻醉学》（第1版）于1981年问世。此前，美国并没有质量优良的麻醉学专著与教材。该书甫一出版，就获得了巨大成功。1986年，《米勒麻醉学》（第2版）出炉，厚达2400页的三卷本获得了更佳的口碑。从这时起，《米勒麻醉学》即被视为当今麻醉学的百科全书式教材。《米勒麻醉学》（第3版）于1990年出版，两卷本的风格自此延续至今。2014年10月，《米勒麻醉学》（第8版）问世。三十余年间，《米勒麻醉学》作为当代麻醉学领域最为完整和全面的学科专著，对麻醉学的发展产生了深远影响。

2006年，我们首次组织翻译并出版《米勒麻醉学》（第6版）中文版。2010年，《米勒麻醉学》（第7版）中文版问世。十年来，我们一直为能翻译和出版这样一本权威的麻醉学巨著而骄傲。我们也高兴地看到，广大的读者朋友在这十年间给了我们持续的支持和鼓励。来自麻醉同道的批评和指正使这本学科译著日渐完善和成熟，也让我们对着手组织翻译出版《米勒麻醉学》（第8版）中文版充满信心。

《米勒麻醉学》（第8版）在继承上一版卓越传统的基础上，对每一章节都进行了细致的修订和更新，并补充了近年涌现的相关知识和内容。全书共新增10个章节，部分章节进行了分拆和整合。新增的章节包括："第21章 胃肠道生理学和病理生理学""第32章 非阿片类镇痛药""第65章 姑息医学""第75章 器官获取的麻醉""第78章 胎儿手术及其他胎儿治疗的麻醉""第86章 麻醉机器人的管理""第90章 非手术室内的麻醉""第112章 ASA临床指南的证据分级和评价"。特别是在第112章中，《米勒麻醉学》首次涵盖了美国麻醉医师协会（ASA）的临床实践指南并对其中的内容进行了评估和分析，从而更好地服务全球麻醉从业人员。《米勒麻醉学》第8版反映了近5年来全球麻醉学学科的众多变化和信息更新，对我国麻醉学的发展和全国同道的临床、科研与教育工作具有重要意义。

《米勒麻醉学》（第8版）的翻译工作从2015年3月启动，历经译者翻译、专家审校、主译再审校、编辑部三审三校、译者主译清样审读等多个流程，共完成该专著全部112章的翻译、校订和出版工作。这些工作得到了全国诸多高等医学院校和各大医院的麻醉学专家与学者的帮助和支持。译者和审校专家们在繁忙的日常工作之余，不辞辛劳地完成了本书的翻译和校订工作，为该书的顺利出版奠定了坚实的基础。在此，我们对他们的工作表示感谢并致以敬意。同时，我们也要感谢翻译专家委员会所有成员的努力和奉献，感谢北京大学医学出版社的王智敏副编审等对全书编辑工作的付出，感谢主译助理卞金俊副教授、曹君利教授、倪文副教授、易杰教授在翻译、审校与协调工作中付出的巨大辛劳，感谢上海长海医院麻醉科团队严谨的审校与清样校对工作。《米勒麻醉学》（第8版）篇幅宏大，内容丰富，在较短的时间内对全书进行翻译校订，难免有不足和疏漏之处，我们恳请广大读者批评指正，以便再版时予以更正。

当前，现代医学正以前所未有的速度向前迈进，我们愿与全国同道一起，为推动我国麻醉学事业的发展和跃进而不懈奋斗！

邓小明　曾因明　黄宇光
2016 年 5 月

原 著 前 言

30 多年来，《米勒麻醉学》一直是全球范围内现代麻醉学实践的最为完整和全面的参考资源，它已经被翻译成了好几种语言并畅销全球。自从第 7 版 2010 年问世以来，我和副主编们以及 Elsevier 的出版员工们就第 8 版中如何保证《米勒麻醉学》继续保持作为本学科在全世界最有影响力和最全面的著作等问题进行了许多讨论。我们一起通过各种途径搜集信息并向全世界的同行征求对第 7 版的评价和建议。我们仔细更新了每一个章节并引入了一些新的章节，这些章节都代表了在过去这个学科发展的 5 年中麻醉学的变化和最新的信息。审订后的结果都展现在了正文的内容中。

《米勒麻醉学》第 8 版中出现的一些新章节主要通过两种方式编撰：一是引入自过去的版本发布以来越来越重要的内容；二是把一些很大的章节拆分成两个较小的部分。新引入的内容主要展现在了十个章节中，比如"麻醉与围术期神经毒性"（第 15 章）、"胃肠道生理学和病理生理学"（第 21 章）和"姑息医学"（第 65 章）。

历史上，麻醉一直被视作术中护理。近几年来，围术期护理中的术前和术后阶段被放到了越来越突出的地位。这个进步可以从我们机构的名称中看出来，因为越来越多的麻醉科已经更名为更加体现麻醉和围术期管理两个方面的名称。同样的，"围术期管理"（第 3 章）和"麻醉管理模式"（第 12 章）章节被包含了进来。药理学上的发展使得一些新的章节成为了必要，如"非阿片类镇痛药"（第 32 章）。因为器官移植不断发展，"器官获取的麻醉"（第 75 章）被引入。我和副

主编们认为我们应该着眼于未来，从而加入了"胎儿手术及其他胎儿治疗的麻醉"（第 78 章）和"麻醉机器人的管理"（第 86 章）。最后，在非手术室环境下的麻醉管理多年来呈扩张趋势，所以"非手术室内的麻醉"（第 90 章）成为必需的章节。

对 4 个章节的拆分使得拆分后的 8 个章节吸引了极大关注。这也使得我们可以更加全面地来展现可以反映目前最新知识的资料。下表展示了这些新章节是如何拆分创建的。

第7版章节	第8版章节
11.睡眠、记忆和意识	13.意识、记忆和麻醉
	14.睡眠医学
29.肌肉松弛药及其拮抗剂的药理学	34.神经肌肉阻滞药药理学
	35.神经肌肉阻滞作用的拮抗
37.神经肌肉疾病和恶性高热	42.神经肌肉疾病和其他遗传性疾病
	43.恶性高热和肌肉相关疾病
75.眼耳鼻咽喉手术麻醉	84.眼科手术的麻醉
	85.耳、鼻、喉科手术的麻醉

将这些章节拆分成两个部分还有一个值得注意的优势，我们将一些被认为是各学科领域的权威们纳入到了我们的专家作者名单之中。同时，关于输血和凝血的章节以总分类为"患者血液管理"的三个章节

（第 61、62、63 章）所代替。

在编写此书之时，我们获得了一个特别的机会并且成就了第 112 章——"美国麻醉学会（ASA）临床指南的证据分级和评价"。很多年来，ASA 对大量临床和麻醉学专科活动制定了实践指南。这些指南的制定基于定义明确的并与其他多资源相整合的操作流程，包括对文献的全面检查和麻醉从业者的临床观点。我们认为 ASA 的指南对我们临床实践具有积极的影响，并且纪录和了解他们的历史和制定指南的流程也是十分重要的。我们感谢 Richard T. Connis、David G. Nickinovich、Robert A. Caplan 和 Jeffrey L. Apfelbaum 在本版中组织的这些指南。

对目录的修订和作者的挑选是一个十分繁重的过程。最初，我与副主编和出版社员工们在网上讨论了新的目录和可能的作者名单。我们接着以团队的身份仔细审核并挑选了论题专家。一般参与编写了第 7 版相关章节的作者被邀请继续编写第 8 版。为了保证上交的章节是更新后的并符合我们的质量标准，我们发起了非常全面的审核程序，由我和副主编以及编辑分析师 Tula Gourdin 一同参与。在我们完成审核后，每个章节的手稿接着被发给出版商进行进一步的审核并生成版面校样。然后所有章节被送往编辑和作者们进行最后的审核循环。我们始终坚持这种严格而全面的编辑流程，以确保我们可以呈现出本领域无可比拟的国际性著作。这个版本是对世界最有声望的麻醉医生的知识和经验的收集。它全面地囊括了麻醉学、麻醉学附属专业和相关主题，并且我们对这些内容的质量和准确性给予了高度关注，以便把最好的内容呈现给我们的读者。

我们尤其对第 2 章"国际麻醉概况、实践及法律问题"感到骄傲。这一章在之前的版本中已有介绍在此版本中以新的和更新的内容继续呈现。在此版本中，我们在全球的麻醉学领军人物中引出了个人贡献。每位作者描述了他们国家或区域麻醉学的发展和现状。

下面的内容加入到了此版本中：

1. 对巴西麻醉学的讨论（Maria J.C. Carmona）。

2. 来自日本（Nayuki Hirata）、欧洲（Jannicke Mellin-Olsen）和俄罗斯（Yury S. Polushin）的新的共同作者们。

3. 关于世界多区域的安全和医疗法律主动权。

很多章节的作者并非来自美国。我们对这个版本的全部决定都伴随着我们要使这本著作变得真正国际化的巨大动力。幸运的是，信息科技的快速发展让临床观念的全球传播变得容易；同样也排除了很多例外，大部分国家不再在学术上被隔离。

除了我们的作者们，《米勒麻醉学》的副主编们对麻醉学的贡献在全球都得到了承认。其中的一名副主编，William L. Young, MD，在此版本开始审订时逝世。"追忆"部分总结了 Bill 对麻醉学的巨大贡献和对爵士乐的热情。在我们围绕着写作、编辑、撰写第 8 版的过程中，Dr. Young 的影响和对卓越的奉献都一直陪伴着我们。

我们希望表达我们对本书 112 章的每一位作者的感谢，也包括那些以往版本中的各位作者们，他们的努力为这个版本奠定了基础。《米勒麻醉学》如果没有他们的努力和奉献是不可能完成的。我们同样感谢副主编 Neal H.Cohen、Lars I. Eriksson、Lee A. Fleisher 和 Jeanine P. Wiener-Kronish 以及 William L. Young。我们也对编辑分析师 Tula Gourdin 持续的贡献表示感谢，他管理着与参编者和出版商的沟通联系，促进手稿和校样的流通并且核对了每个能够保证各个章节尽可能精确和连续的细节。我们同样希望感谢出版商——Elsevier 以及他们的员工——所提供的帮助和奉献，特别是执行内容策划师 William R. Schmitt，高级内容开发专员 Ann Ruzycka Anderson，以及高级项目管理师 Doug Turner。

Ronald D. Miller, MD, MS

（蒋政宇　译　卞金俊　审校）

追　忆

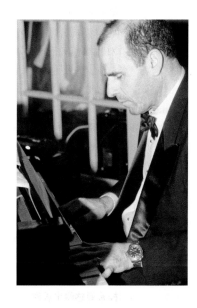

William L. Young, MD

1954.8.6—2013.8.1

（摄于 2008 年 11 月 15 日，加州大学旧金山分校麻醉学部 50 周年庆典晚宴）

麻醉及围术期医学科教授，副主任

神经外科及神经内科学教授

加州大学旧金山分校医学院脑血管研究中心主任

《米勒麻醉学》第 6 版至第 8 版副主编

(Courtesy Christine Jegan.)

William L. Young 博士是 James P. Livingston 麻醉科及加州大学旧金山分校（UCSF）围术期医学科主任。他是一位卓有成就的麻醉医生，也是一位多产的研究者。他的工作对神经麻醉的学术发展产生了巨大的影响，也对我们理解神经血管疾病的机制、病理生理学和患者的治疗产生了深远的影响。

在 2009 年，他被授予了美国麻醉学会卓越研究奖，这是 ASA 授予研究者的一个最高奖项，而他也是这个奖项的不二人选。他为 UCSF 建立多学科的脑血管研究中心提供了极大帮助，这拓展了我们学科在神经外科学、影像学、神经内科学和其他神经科学研究领域的影响及边界。在我们学科成立 50 周年庆典上接受采访时，Bill 说："从根本上来说，我们学科的现状应该成为我们所探寻的问题的结果，而不是原因，而我们所触及到的应该远比我们所掌握的更远。"正是这样的追求成就了他如今的事业，并为麻醉学继续的繁荣指明了方向。

Bill 在印第安纳州的 Munster 长大，而我们很巧地同在印第安纳大学念医学院。1985 年，在完成了纽约大学医学中心的临床麻醉训练后，他成为了哥伦比亚大学医学院的一员，也正是在那里，他完成了他的临床和科研培训。之后，他迅速成长为在麻醉学领域内美国国立卫生院（NIH）基金资助下硕果累累的研究人员。2000 年，他重新回到了 UCSF 并成为了 James P. Livingston 的教授，麻醉及围术期医学科的副主任。他所做出的不能磨灭的对卓越的奉献对我们科的同事们及整个 UCSF 校园都产生了巨大的影响。他的科研产出和获得的 NIH 的基金相得益彰。从 1990

年开始他便持续受到 NIH 的基金资助，自 1994 年开始受到 NIH 并行资助，并且从 1999 年开始获得至少 3 次、最多 5 次的 NIH 并行资助。他是麻醉学历史上接受 NIH 基金资助最多的人员之一。

他是"脑血管畸形综合研究"项目的首席主任，并在 2009 年获得了另一个 5 年的连任。Bill 卓越的经历开始于他获得"麻醉教育与研究基石奖（FAER）"；他的成功正是 FAER 和 ASA 所追求的方向。Bill 的专注与追求卓越时平和的态度一直激励着我，他也是整个 UCSF 学院的典范。

他研究的内容甚至更加让人瞩目。从早期研究麻醉对颅脑的影响开始，他逐渐转移到了少有研究的麻醉状态下的病理生理学、神经重症医学和关于术中病理生理学的神经外科学。这也使得我们对再灌注性充血以及灌注压的理解获得突破，而这些研究与对动静脉畸形的治疗息息相关。这个工作同样使得流行病学、临床风险预测和影像学的研究得以发展。当他从哥伦比亚大学回到 UCSF 时，Bill 开始通过分子与基因技术研究血管重构和血管生成的脑血管生物学。研究巨大脑动脉瘤的患者时，他使用网络模型，与生物工程师和影像学科学家联合进行创新研究。

Bill 同样是 NIH 所期望的领导者。从 1997 年直到他逝世，他参与了许多 NIH 的审核委员会。2005 年，他成为了临床神经科学和疾病研究分会的一员。2008 年，他被选为第一届美国国立神经障碍与卒中研究院（NINDS）脑血管畸形研究所联合主席。其在 Madrid 的研究所集合了五十多位国际的临床和基础学专家。此外，Bill 在扩大进行高层次临床和基础研究的麻醉医生的数量上提供了巨大帮助，填补了 ASA 领导者们和一些 Rovenstine 讲师所提出的空缺。

他在帮助青年学者获得职业进步奖项上也取得了巨大成功，并作为早期导师获得了 7 次 NIH 资助的 K awards（K08、K23、K25）和三次美国心脏学会的发展奖。他也是第一位被 NIH 承认的致力于指导工作的老师，并获得了 1999 年的 K24 奖。他的几名学生如今已成为了哥伦比亚大学、康奈尔大学和 UCSF 的学者。

他在编辑、出版上所承担的责任同样十分广泛，在 *Journal of the American Heart Association-Stroke* 和 *Neurosurgical Anesthesia* 等杂志担任过编辑，他早年也是 *Anesthesiology* 的副编辑。他同样是 *Cerebrovascular Disease* 这部专著的联合主编，《米勒麻醉学》第 6 版、第 7 版和第 8 版的副主编。

也许最能完美彰显 Bill 对工作多层面的努力是他作为一个爵士乐迷和专业级别的爵士乐钢琴家。我自己作为一名钢琴手，同样也被他在爵士乐中所使用的多个和声进阶创新性和复杂性所折服。当他搬到旧金山时，他被爵士乐现场所吸引并用他的方式轻松地和我们城市的顶级专业爵士音乐家们打成一片。并且，在我们学科成立 50 周年，三百多名出席者的庆典派对上，他为我们演奏了餐后曲。所以当 Bill 能做别人做不到的事情时，为什么要去聘用其他人呢？

通过使用在麻醉训练中所收获的独特技能，Bill Young 为许多麻醉医生需要掌握的对脑血管障碍的生物学认识和管理做出了巨大贡献。他说："如果我们麻醉医生来照顾一个血管病患者，那么我们应该尽力去理解这个疾病所有的进程，并且不接受我们所提出问题和所从事的研究的本质上的任何先验性限制"。他的求索始于床旁，并促成了使用最具创新性和富有成效的生理性方法来理解当前的这些疾病，而他则持续地以 NIH 项目领导者的身份进行这些研究，直到他逝世。在达到现今生理学技术的极限之际，Bill 认识到，只有在一个富有思考性的实验室并从在床边时就开始思考，才可能获得真正的进步。

正因为以上种种原因，我和我的同事们缅怀 Bill Young，缅怀他追求卓越全身心奉献的一生。

Ronald D. Miller, MD, MS
（蒋政宇 译　卞金俊　审校）

目　　录

第 2 卷

第三部分
麻醉药理学

第四部分
麻醉管理

第 3 卷

第 4 卷

第五部分
成人亚专业麻醉管理

第一部分

绪　　论

第1章　现代麻醉实践的范畴

Lars I. Eriksson • Jeanine P. Wiener-Kronish • Neal H. Cohen •
Lee A. Fleisher • Ronald D. Miller

朱珊珊 译　曹君利　曾因明 审校

致谢：编者及出版商感谢 Dr. William L. Young 在早前版本中对这一主题所作的贡献，他的工作为本章节奠定了基础。

要　点

- 麻醉医学的进步和麻醉实践范畴的拓展促进了日益增多的复杂患者的整体医疗。对于处在年龄谱两端的患者（即低龄和高龄），这一点尤其重要。从 1981 年第 1 版的 46 章到 2014 年第 8 版的 112 章，本书章节数目的变化即是反映麻醉学范畴拓展的例证。

- 麻醉学医疗服务范畴的拓展部分归功于微创或无创手术数量的增加。对于麻醉医师来说，这些变化意味着机遇与挑战共存。需要施行麻醉的场所不断拓展到手术室外、门诊和其他地方。这些实践上的改变需要具有不同背景和技术的新的人员加入。这些改变也为认识包括远程医学在内的以满足不同患者和医学人员需要的一些新医疗模式提供了机遇。虽然这些新方法创伤较小，但是需要在非手术室的地点施行麻醉，因此，对于麻醉来说，一个主要的挑战在于如何保障患者安全。

- 总体来说，全球范围内对质量、资格、过程标准化的规定将会改变麻醉施行的方式。更多标准化的流程将会被采用。这些规定将会允许和要求对临床实践和研究进行更多的评估，以确定最优的麻醉方法以及为每一位患者提供服务的从业人员的临床能力。

- 学科的亚专科化以及高级执业护士、麻醉助理和其他人员的参与使得麻醉行业的劳动力正在发生变化。拥有高级学位护士的增多将对麻醉专业的实践有更多的影响。团队管理将更普遍，因此，医师和护士之间的团队协作联系将成为影响患者预后的一个至关重要的决定因素。

- 在基础科学和努力改进质量的基础上，麻醉实践取得了令人瞩目的进展。虽然这些进展已经对患者的治疗质量和安全做出了巨大的贡献，但是麻醉学的发展现状显示，无论是麻醉学研究的广度还是范围都不足以确保其持续进步。必须鼓励麻醉医师参与研究，以保持甚至增强我们在医学整体中的学术立足点。多学科协作的研究机会会增多，这些机会需要善加利用，以培养更多的受过科研训练的麻醉医师。寻求另外的基金来源支持学科也是必要的。

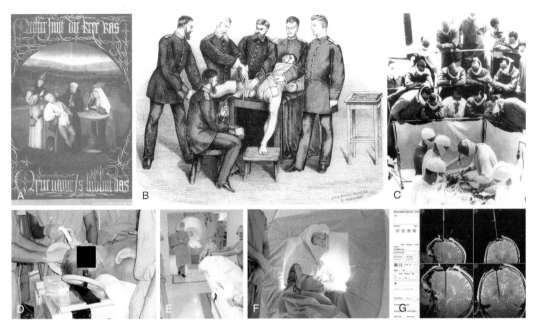

图 1-1 麻醉和围术期医学范畴及设置的变化。A. Hieronymus Bosch（c. 1450-1516）治疗精神错乱。此图描绘医师试图取出患者脑中的"石头"，以期治疗精神错乱。B. Friedrich Esmarch 使用麻醉和消毒术实施截肢手术。C. Harvey Cushing 正在实施手术，Harvey Cushing 学会成员在观摩（1932）。D. 在实时磁共振成像下定位深部大脑刺激器来治疗帕金森病，整个过程都在放射科磁共振仪下进行，患者被麻醉后（D）推入磁共振仪中（E）。为颅内放置电极设置无菌区域（F），在实时磁共振引导下植入电极（G）*(A, Museo Nacional del Prado, Madrid. B, Woodcut from Esmarch's Handbuch Der Kriegschirurgischen Technik [1877]; Jeremy Norman & Co. C, Photograph by Richard Upjohn Light (Boston Medical Library). D to G, Courtesy Paul Larson, University of California–San Francisco, San Francisco Veterans Administration Medical Center.)*

麻醉和围术期医疗的范畴及医疗实践改变的推动力量（图 1-1）

　　1940 年以来，麻醉学科对医疗行业做出了巨大的贡献。历史文献中已经详细记载了麻醉医师对于外科患者治疗中的贡献。随着全身麻醉和区域麻醉的新方法和有助于处理复杂生理和解剖（例如气道）情况的新技术的应用以及监测手段的改善，麻醉医师和外科医师能够为更多的复杂患者提供治疗且并发症较少。与此同时，麻醉医师在其他许多方面都有助于改善患者的治疗，包括但不局限于心肺复苏的新方法，动脉血气分析仪、监测气体交换的脉氧仪等的技术进步，重症医学亚专科的创立，以及疼痛医学和输血医学的进步。每一个进展都使患者受益匪浅，同时这些进展也使麻醉学的范畴得到显著的拓展。本书中的 112 个章节对这些进展给予详述。每一章也都对其所述主题的进展有所体现。麻醉医师在为个体患者提供优质的医疗服务之外，还致力于解决社会的医疗需求。通过手术室和整个现行的医疗保健体系，麻醉医师为工业化国家相当大的一部分人口提供医疗服务。每年全世界 7% ~ 8% 的人口在接受外科手术或诊断性治疗的过程中需要麻醉。因此麻醉和围术期管理对于全球性的公共健康有着重要的影响，在全世界的医疗卫生体系中有着重要的作用。另外，麻醉专业已经延伸到围术期医学之外，包括重症医学、疼痛管理、睡眠医学和姑息治疗。

　　诊断学、药理学以及医疗技术上的进步使那些处于年龄两极的患者（极低龄和极高龄）以及伴有复杂合并症的患者接受麻醉和手术成为可能。围术期医疗的全面进展同时促进了创伤更小的外科新技术和资源的迅速发展。由于麻醉学科参与管理更多具有复杂合并症的患者，外科预后已经得到显著的改善。同时，麻醉学被公认为现代医院的支柱学科，其范畴已扩展至手术室外。

　　大多数患者已经了解麻醉对他们的医疗是何等重要，同时，在 *To Err is Human*[1] 这本书中，美国国家科学院医学研究所（Institute of Medicine=，IOM）对麻醉医师在患者安全中的贡献以及为之所付出的积极努力给予公开的赞扬[1]。这些围术期医疗质量和安全性的提高是整个专业努力的结果，包括临床实践团队和学术研究部门以及他们的培训项目。通过紧密协作取得对麻醉机制、生命器官功能调节、围术期器官衰竭和并发症机制的根本性理解是至关重要的。在围术期管理、疼痛治疗和危重医学领域，新的治疗方法和先进的监测设备已经提高患者安全和改善预后。

尽管麻醉学科在医疗卫生体系中的作用已经拓展并对医疗整体质量和安全起着显著的作用，但是医疗卫生行业持续经历巨大的改变，这些改变将会影响未来麻醉学科的角色、职责和范畴，在美国如此，在世界范围内亦如是。在现代围术期医疗过程中，麻醉从业者的参与度和作用逐渐增加。围术期医疗的一个延伸领域就是在术前和术后使用潜在生物学指标对不良预后进行更专业的术前评估和风险评测。随着对高危患者术后加强和延续治疗的重要性增加，麻醉医师的任务将拓展，麻醉和围术期医疗将更多样化。另外，工业化国家的总人口中老龄人口比例增加，这部分人群中许多伴有合并症，在其围术期治疗过程中，麻醉医师的参与愈发关键。由于这些患者的临床治疗过程复杂，所以医疗带来的经济负担在世界范围内将会逐渐加重。通过对外科治疗的必要性进行更严格的审查、要求从业者确保医疗质量以及应用临床路径以保证标准化治疗，可以限制医疗费用支出的增加。在一个变化中的医疗卫生体系里，麻醉和围术期医疗需要有设计完善的质量控制以及预后评估体系来确保提供的医疗服务在质量和安全性上都是最高的。患者预后、费用以及成本 - 效益分析等相关评估信息将提供给纳税人、政府机构和公众。

技术因素对临床医疗也有着十分重要的影响。对于外科治疗来说，技术上的进步使得外科创伤更小的同时副作用（例如组织损伤、疼痛、并发症风险）更少。这些进步可缩短围术期时程，减少后续住院治疗的需求。新的设备使远程监控成为可能，这种措施不仅可用于手术或术后患者，同样适用于康复保健和在家的患者。麻醉也可以在手术室以外的非传统地点开展，如重症监护治疗病房（ICU）、医院其他地方或其他可能的临床治疗地点。麻醉从业人员的组成也正在发生变化，将会有更多的人加入，成为一个整合性的团队，为更多的患者提供服务。在这个团队中，麻醉医师可以通过远程监控对患者身边的人员进行医学指导。麻醉执业护士和其他医务人员的参与可以使麻醉医师在围术期管理、快速反应团队、伤员分类以及手术室外的复苏等领域发挥更大的作用。

目前，考虑到为上百万的患者改进个人医疗记录

并提供重要数据，电子病历正在世界范围内使用。最终，自动预警系统的数据采集和整合可以做到最低程度的（甚至无需）人工录入。外科设备、麻醉和输注泵、监护仪的完全整合将能够分析患者的所有数据，从而促进患者治疗的便捷化。通过分析海量的患者信息，可以评价麻醉质量，从而评估预后和促进循证医学的发展。一个例证是在对骨科手术患者的研究中，通过数据挖掘比较效果，这些研究结果证实采用神经丛阻滞技术的患者预后较优[2-3]。而且，可以从不同环境和国家的患者身上前瞻性地采集数据，以便比较围术期的预后，从而确定最优的方法[4]。在这个约有46 000 名患者的调查研究中，其中4% 在出院前死亡，在死亡的患者中多数（73%）在手术后未进入ICU。该研究结果表明，外科手术后有计划地转入ICU 的患者预后要优于那些计划外转入ICU 的患者。考虑到围术期死亡的发生率高于预期，未来还将会继续类似的研究，包括在美国开展同样的研究。这些研究将有助于了解导致围术期死亡的重要因素，为进一步开展可改善预后的治疗方法的研究提供新思路。

IOM 对美国医疗系统的效益和支出进行了描述和评价（Report Brief，2013 年1 月）[5]。他们把美国的医疗卫生取得的成果与其他国家进行了比较。美国的人均医疗费用要高于其他国家，但是在平均预期寿命上排在世界第17 位。IOM 认为，美国人在包括婴儿死亡、创伤、青少年妊娠、人类免疫缺陷病毒（human immunodeficiency virus，HIV）、药物相关死亡、残疾，特别是肥胖和糖尿病等在内的这些方面的医疗支出更高。他们还指出，美国有很大一部分人口没有保险，没有医疗安全保障，并且药物滥用、暴力和使用枪支的比例更高。与其他国家相比，美国人从国民健康基本安全保障网制度中获益较少。在另一份报告（Report Brief，2013 年7 月）[6] 中，IOM 提出国民健康保险（Medicare）支付（即美国人就医主要的资金来源）需要"在医疗卫生体系中围绕服务的价值而不是服务的量进行再调整"。这些结论，特别是有关服务价值的需求的论调是目前医疗体系发生重大变化的基础。麻醉学科必须了解医疗体系上的所有变化，以判断如何参与并从中获益以及保持本学科在质量和安全上的领导者地位。

本文强调的对麻醉医疗支付的影响也是整个医疗支付体系中存在的共性问题，并非仅仅局限于美国。医疗服务的质量和花费在世界范围内都是一个挑战。这个行业内发生的改变对麻醉学科在临床实践和服务方式两方面的角色都有着显著的意义。由美国麻醉医师协会（American Society of Anesthesiologists，ASA）制定的部

分指南中明确指出，麻醉学科在满足患者需求过程中应承担领导者的角色（见第 112 章）。

正如前文提到的，大型临床数据库对于改善和提高临床医疗来说将是一个有价值的工具。在这些数据库中通过数据挖掘技术来评价治疗过程和方法，以确定最优方案。在这些改变中，麻醉学科以其在医疗卫生服务体系中不断拓展的作用，成为不可或缺的参与者。外科大手术的预后应引起更多的关注，这需要足够大量的临床研究将重点放在与生存率和生存质量相关的、以患者为中心的预后评价上。我们只能推测麻醉实践在未来会是什么样的，这些改变对麻醉学和围术期医疗的整体范畴会有重要的影响，因此麻醉学科应该迎接这些新机遇。分析当前国内外麻醉学的重点可以为展望麻醉学的未来打下基础 [7]。

社会的老龄化

全球人口老龄化和麻醉与手术方式的改进导致高龄患者接受复杂外科手术的数量增加。这些患者通常全身器官功能减退，慢性病的发生率增高（见第 80 章）。在美国，国家社会保险系统 Medicare 负担 4700 万以上美国人的医疗费用，其中 3900 万人年龄在 65 岁以上，800 万人身患残疾（数据来自 IOM）。与年轻患者相比，老年患者接受外科手术的频率更高，这一点并不出人意料。例如，根据疾病控制与防治中心针对住院治疗患者的调查，2005 年约 4500 万人接受了住院手术治疗，这一数量与门诊手术量相当。1995—2004 年接受髋关节置换手术的患者中，65 岁及以上的老年患者人数增加了 38%，而膝关节置换术的比例则增加了 70%。

医疗地点的转变

由于住院治疗费用高昂，出资机构（政府和私人保险公司）正在迫使医务人员在非传统地点提供更多的医疗服务，这些地点包括院内门诊以及其他费用更低的地点 [8]。微创手术技术以及麻醉上的进步正在促进这种转变。在过去的几十年中，在院内门诊和医院外地点施行的手术麻醉量显著增加。随着这一转变过程，决定何时由麻醉医师或其他麻醉人员施行麻醉、何时可以由其他替代人员在有或无监督的前提下施行麻醉以及麻醉医师在制定标准流程中的作用变得至关重要。很多时候麻醉医师也许不是必需的，例如给一位其他方面都健康的患者施行清醒镇静，但是许多情况下麻醉医师仍然是最合适的人员。这些情况不仅包

括气道不畅风险大（如深度镇静），还包括许多麻醉医师的参与可以改善临床预后且往往降低医疗总费用的临床情况。麻醉医师需要在其各自的医疗单位或体系中积极参与制定医疗标准、实施最佳路径和证明临床价值。

很多情况下，由于医疗费用和功能转型的部分原因，术后护理从医疗场所转移到家中。对有些家庭来说，这种转变带来显著的医疗和社会问题。由于医疗过程从医院内转移到非医院场所，麻醉医师必须参与决定最恰当的医疗流程，了解如何驾驭这样的转变。技术上的进步（如远程监控）可以使这些改变更便捷，并且为麻醉医师在这些新背景下在管理患者方面发挥作用创造机会 [9]。

医 疗 支 出

在美国，医疗支出接近国民生产总值的 18% [10]，因此人们很关心医疗费用增加的原因，并试图找到降低费用的方法以及如何使花掉的钱产生更多的价值。在美国，医疗技术的进步似乎是造成医疗费用增加的主要成本因素，因为在一定程度上，全世界的医疗费用支出都在增加，不管是什么样的支付体系 [11-13]。老龄人口和慢性病患者的增加也造成医疗支出增多 [14]。

费用的逐步增加迫使人们从所花的钱中得到更大的价值。目前已经有"按疗效支付方案"（pay-for-performance program），即为那些与文献证据一致的医疗服务支付费用，不为与文献证据不一致的医疗服务支付 [15-17]。大多数情况下，至少在美国，效果评估在于考核过程而不是考核预后（例如，对于麻醉过程，考核是否皮肤切开前 1h 内给予抗生素而不考核感染率）。这种按疗效支付的理念已经推广到了其他国家，特别是英国 [18]。

在非手术领域，"按疗效支付方案"的概念已经被研究了好几年 [19-20]。在美国，除了执行"按疗效支付"外，还越来越多地强调不为"不该出现的事件"付费，如褥疮和尿路感染等，除非有证据表明患者在入院时即已罹患，否则不予支付相关医疗费用。这种方法的意义在于对出现的并发症不予以支付，尤其是可以预防的并发症（不该出现的事件）。由于麻醉医师的作用是在围术期进行全程管理，包括术后重症监护和术后疼痛治疗，因此麻醉医师有机会去干预可能导致预后不良和费用增加的医疗过程。但在传统观念中，这些过程不属于麻醉医师的管理范围。例如，及时恰当使用抗生素对防治手术部位感染有重要作用，但在"外科护理改进项目（the Surgical Care Improvement

Project，SCIP）"开展之前，许多麻醉医师认为抗生素的使用不属于他们的工作范畴[21]。麻醉医师和重症监护医师对重症患者的呼吸机相关性肺炎的发生率以及液体治疗策略所致的预后起很大作用[22]。但对于一些既往提出的评估指标，特别是否将呼吸机相关性肺炎作为医疗质量评估指标，还存在相当大的争议[23]。疼痛已经被认为是人体第五大生命指标，而且术后疼痛管理是麻醉医师对医疗费用支出具有主要影响作用以及和医院内其他科室医师相互合作的一个领域。

程序评估和质量判定

麻醉学是最先致力于减少并发症风险的学科之一，这在一定程度上归功于循证指南和标准的建立。美国麻醉医师协会的标准和实践要求很好地体现这一重要的医学发展方向[24]。麻醉学科应该继续参与这些项目并且与其他学科（包括但不仅限于外科）开展合作。在美国，麻醉医师已经加入到美国胸外科医师协会的数据库和"国家外科质量改善项目（the Nationou Surgical Quality Improvement Project，NSQIP）"中[25-26]。近年来，美国心血管麻醉医师协会已经与美国胸外科医师协会展开对话。另一方面，麻醉医师早期即参与"医疗改进和外科护理改善项目"[27]的质量改进工作。而且，在许多国家，麻醉学在院前医疗、多学科重症医学和疼痛医学的质控体系的发展中起着关键作用。

另一个会对麻醉医师和所有的内科医师造成影响的质量评估措施是资格认证的新要求。这种评估不仅仅是在再注册认证的时候进行，而且会持续地进行。资格认证将要求麻醉医师遵循更多的流程。安全麻醉的概念包括临床整体管理的标准化，后者包括标准化流程的发展和应用。标准化并非僵化的医疗改革，它应被视为评估过程和预后的途径。在质量控制和资格评估方面，麻醉医师应成为领导者并可以为执业麻醉医师和受训的内科医师制定评估标准。这样的评估同样适用于注册的护理麻醉师和其他医疗行业从业人员。在某些情况下，资格认证需要用到模拟人或其他方式以模拟临床情况，特别是对那些较少执行的流程。

"流程变革"已经在医疗服务中蓬勃开展，其课程讲述如何改变医疗中的行为和流程。这些要求可能是强制性且令人沮丧的，但它们为开展更多的研究提供机会，这些研究能确定那些可实际改善患者预后的流程。这些要求也使麻醉医师在团队管理中承担领导者的角色成为可能。要达到这个目标，麻醉医师需要学习新的技能，包括领导力训练、沟通技巧的提高、在追求卓越的临床医疗和教育的团队氛围中为人处事的方法等。

在医疗过程的系统化管理上，麻醉医师训练有素且有着悠久传承，这一点可追溯到50年前的麻醉机核查表。将这种技能从术中扩展到治疗的整个过程非常重要。对这些原则的理解使麻醉医师能在各种各样的手术场所（包括门诊外科中心和医学中心）担负领导责任。

从业人员变化

目前美国医师从业人数约为250 000人，他们中的1/3年龄已超过55岁，并很可能到2020年之前退休[28]。尽管20世纪60年代美国医学院校入学人数翻了一番，但在1980—2005年间入学人数却未达到如此增幅。如此一来，医学毕业生人数为零增长。而在这段时期，美国人口却增加了超过7000万，这就造成了医学院校毕业生和医疗需求之间的矛盾状况。其他地方也有同样的情况（关于欧洲劳动力的改变，详见第2章）。

整体来看，在美国的医学院校中女性入学率明显增加，目前在校女生约占50%[29-30]。即使将兼职时间考虑在内，女性工作时间也不如男性多[22]。并且，即使不考虑性别因素，在过去的40年间，医师的工作时间已经缩减[28, 31]。这样是为了减少职业疲劳的发生率和长时间值班的情况，工作时间的减少可能有助于在改善生活方式的同时提高医疗质量，但也带来相应的后果。为了应对值班时间的缩减，解决麻醉医师队伍年龄结构老化的问题，劳动力的需求必将增加。

美国已经实施了一系列的办法来拓展劳动力。对国际医学毕业生的招聘持续增长，约有60 000名住院医师是国际医学毕业生，占培训住院医师总数的25%[32]。在美国，正骨疗法学校的数目有所增加，能够培养高级护理人才，包括训练护士成为护理麻醉师的学校也在增多[28]。考虑到对医疗保健需求的增加主要是因为老年人口的增加，要解决这个问题可能需要一支医师和非医师人员整合在一起的从业人员队伍。

科 学 研 究

就创新性研究而言，与其他学科（特别是临床学科）相比，大多数数据显示麻醉学科获得的资助情况不佳。根据美国国家卫生研究院（National Institute of Health，NIH）公开的数据资料，Reves[33]比较了麻醉学科与其他一些医学学科，得到的数字令人忧心：麻

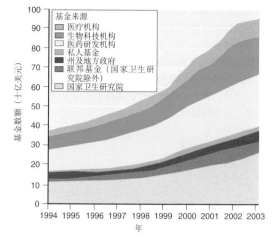

图 1-2　美国 1994—2003 年间的科研支出 *(From National Center for Health Statistics: Health, United States, 2007, with Chartbook on Trends in the Health of Americans. <http://www. ncbi.nlm.nih. gov/books/bv.fcgi?indexed=google&rid=healthus07.chapter.t rend-tables>; National Center for Health Statistics: Health, United States, 2007 With Chartbook on Trends in the Health of Americans Hyattsville, MD: 2007. <http://www.cdc.gov/nchs/hus/previous. htm.>(Accessed 19.05.14.))*

醉学科在获得基金资助方面排在倒数第二位。同样令人担忧的是，在 Reves[33] 的报告于 2007 年发表以前，这个低排名已经持续了很多年，并且从那以后并没有得到改善。但是，美国麻醉学科在获得 NIH 资助方面垫底的这一事实会继续成为一个问题，主要是因为施加于医疗实践的外部压力普遍影响到所有专业。NIH 并不是影响这个学科基金的唯一来源，事实上，NIH 甚至不是美国研究基金的最大来源（图 1-2）[34]。虽然与生物基础学科相比，医学研究资助情况不佳，但是在过去 10 年中，所有的资助机构对医学和生物医学研究领域的研究经费支出已经翻番。事实上，许多临床和基础研究从 NIH 以外的来源或其他联邦项目中获得了资助。这些来源包括基金会（如麻醉教育和研究基金会）和企业以及当地学会机构。有些单位习惯上将来源于临床的部分收入用于支持研究，特别是对年轻人员的资助。

在美国，研究基金资助的短缺和对人员临床要求的提高从同行评审期刊的论文发表情况可见一斑。在麻醉学期刊上，非美国本土作者发表的原创性同行评审论文显著增加。造成这一改变的原因可能是多因素的，但值得分析。有人认为这是由于欧洲和亚洲的研究者得到比美国同行更多的资助。但是，按人均计算的话，尽管科研人员在人口总数中的比例是相似

的，但是欧洲的科研经费仅为美国的 10%[35]。美国食品与药品监督管理局（Food and Drug Administration, FDA）的政策可能要承担部分责任。在 20 世纪 80 年代和 90 年代，许多新型麻醉药物和镇痛药物的研究都是在美国启动的。目前，大多数新药首先是在美国以外的国家获得批准。因此，新药的临床研究常常不是在美国而是在最初获得批准的国家开展。过去，许多年轻麻醉医师的研究工作起步于由企业资助的新药研究，而目前这一情况已不像过去那样普遍。

推进临床发展，将基础科学转化为临床实践需要多学科研究者的共同参与。实际上，已有的学科分类仍沿袭着 19 世纪或 20 世纪初期的概念，而新兴学科的建立基本都横跨目前的学科和专业。查看任何一个大型研究院的学术部门名册时，你会发现各种"中心""项目"和"研究所"的数目在日益增加，这也反映了生物医学领域分支间的相互依存性越来越强[36-37]。在基础科学部门出现了许多结合在一起的名称，如"生理与细胞生物物理学""解剖与细胞生物学""生物化学与生物物理学""细胞与分子药理学"等，现在想仅仅通过研究题目和研究方法来和其他学科的研究课题加以区分已变得越来越难。在那些不牵涉到患者治疗的领域，虽然情况没有那么复杂，但是也明显存在这种趋势，也许血管内外科即可作为体现医学专科中技术进步和历史分类发生冲突的示例[38]。随着这种改变，要取得学科的进步，麻醉学必须积极地探索协作性的研究环境或者组织架构，从而可以使麻醉学科的发展与相关基础学科（如流行病学和公共卫生等）团体和部门密切合作。

医学科研是通过对医学现象的系统调查研究来直接或间接提高医疗水平的原始创造性工作。但麻醉学可以以新的创造性的方式来解读研究问题，在利用临床数据库具体管理相应患者时，起到评估临床实践、医疗预后以及评价个体化最佳用药的作用。麻醉质量研究所（由 ASA 赞助）已经建立一个强大的麻醉数据库，将有助于提高人们对目前临床实践和预后的理解认识，并为未来医疗的进步提供有价值的指导意见。

与既往相比，麻醉医师更多地参与到围术期预后的评估以及对药物和技术的效果评价，NIH 在麻醉方面的培训资金数目增加佐证了这一点。

麻醉医师必须持续参与到围术期医疗的所有方面，以对临床和政策研究施加影响力。基于此，麻醉学科研究的一个潜在重点就是与围术期预后相关的、涉及各学科的、各种新的或争议性的临床项目。完全有理由相信，未来医疗费用将与治疗过程的质量和效果挂钩进行经济补偿，这一过程已被证明行之有效，诸如

在随机对照试验中，麻醉医师和外科医师参与评估效果并确定适于接受手术的患者人群。大疱性肺气肿患者的肺减容术的随机对照试验即为一个例证[39]。对于症状轻微的脑血管病变，可以用同样的方法去评估高危患者争议性的或费用高昂的治疗过程[38, 40]。通过加入多学科组成的团队，麻醉医师可以对患者治疗过程中的麻醉以外的其他方面施加影响力，并且在优化手术流程方面保持关键的贡献者角色。

除优化临床实践和推动围术期医疗之外，麻醉学科作为一个医学专业应保持在基础科学和临床研究的前沿，这一点对麻醉学科的发展至关重要。其他学科越来越积极地参与到医疗和卫生政策的研究中，并提供高级学位（包括其学科的博士学位）。他们的贡献对满足患者的整体医疗需求很重要，但是医师在医学调查研究中努力实现并扮演领导者的角色非常关键。制定医疗服务规范的政府机构和部门、患者的诉求和我们对优质、安全、高效医疗的承诺正是过去 50 年中我们这一专业的基石。

参 考 文 献

见本书所附光盘。

第 2 章 国际麻醉概况、实践及法律问题

Ronald D. Miller

龚亚红 译　左明章　黄宇光 审校

致谢：编者及出版商感谢 Akiyoshi Namiki（日本）、Olga N. Afonin（俄罗斯）和 Peter Simpson（欧洲）在前版本章中所作的贡献，以及 Andrew Schwartz（上版作者）为整个章节的编写做出的贡献，他们的工作为本章节奠定了基础。

本章提纲

本章提纲（续）

手术室内现代电子化监护设备的价值在几年前的一次国际麻醉学会议中得到了认可和强调。因为合适的监护（见第 50 章）能够提高患者的安全性，一位讲者希望全世界的医院都能够使用这些监护设备。但在提问环节中，一位来自其他国家的医师（他们国家的设备资源比较紧缺）表达了他的沮丧和不同意见。他认为，在他们国家还有很多事情比监护更重要，而监护设备所需要的费用限制了其使用的范围。但另外一位医师同样来自于资源缺乏的国家，却不同意这位医师的观点，他认为通过对现有各种监护设备的比较，可以根据每个医院的资源现状选择最合适有效的设备。紧接着世界各地的参会人员针对这一问题展开了深入的讨论。当然，对于某家医院而言，采用何种方法使用他们有限的资源并没有一种标准方案。但来自不同国家拥有不同文化、资源和观点的医师相互交流观点，其意义是重大的。通过这种讨论，专家们才能够设立全球基本安全标准来提高患者的安全水平，改善患者的预后。

本章所讨论内容"国际麻醉概况与实践"的灵感正是来源于这种讨论。本书的主编 Ronald D. Miller 在其职业生涯中有幸能够与全世界顶级的麻醉学专家沟通交流。与国际麻醉学同行的合作交流使他萌发了了解北美洲以外地区麻醉实践和发展的想法。他希望通过描述不同地区的麻醉起源和发展情况来帮助我们更好地理解当代社会中不同地区是如何相互影响的。

这个章节是 Miller 教授实现该想法的第一步。他邀请这些年来他曾经碰到过的许多同行（来自世界各地的顶级麻醉学家）撰写他们国家或地区的麻醉学发展和实践。当这些专家的手稿收集完毕之后，我们发现这些内容意义十分重大，极其具有创造性、教育性和启发性。但由于各位专家所撰写的内容都十分丰富，我们的编辑工作也面临着巨大的挑战。不同地区之间的文化、政治、经济和发展水平存在巨大的差异，从而使得来自不同地区的作者所强调的观点、发明以及历史时期也各不相同。我们充分发挥不同作者的主观能动性，让他们自由地描述他们国家或地区的特点，因此不同作者所撰写的内容范围和重点也不尽相同。我们希望在不远的将来，这个话题能够涵盖更多有关麻醉实践的内容，且能够纳入目前尚未涵盖的国家和地区。

正是由于编写工作难度十分之大，我们邀请

Schwartz 教授将每位作者所撰写的内容整合成一个有机的章节，但又不损害各自的完整性。Miller 教授和 Schwartz 教授最后决定将这些内容按照时间顺序分成三个特定的时期。每个时期再按照不同的地区进行分述，每个地区的内容均由各位国际麻醉学专家们所撰写。我们的目标是尊重各位专家所做出的贡献，并尽可能地保留每一位专家的呼声，我们希望通过这种编辑方法能够达到我们的目标。

Miller 教授对所有参与本章撰写的专家教授们表示诚挚的谢意，感谢他们能够花时间和精力来撰写这些精彩的内容，同时由于时间和篇幅的限制，有很多精彩内容还没有纳入本章，Miller 教授对此深表遗憾。他深信您将阅读到的本章的内容只是其所做的第一步工作，它肯定不能够完整深入地描述整个世界麻醉学的发展史。而在以后的版本中，他会进一步广泛而深入地探讨世界麻醉学的焦点问题。

本章的第一部分描述了从远古时代到 20 世纪早期麻醉学的发展历史。2000 多年以来，每个地区的麻醉实践都在手术镇痛等需求的推动下不断地发展进步。

第二部分描述了 20 世纪 20 年代到 20 世纪 80 年代早期的麻醉学发展历史。在这个时期当中，现代通讯技术迅猛发展，国际交流日益频繁，因此麻醉学技术的交流也日益频繁。临床医师和研究者开始定期地出国交流，接受国外的教育和培训，并在各种学术会议上聆听别的学者演讲。随着国际期刊的发展，麻醉学新技术的普及变得更加迅速。

第三部分描述了从 20 世纪 80 年代早期直至现在的麻醉学发展史。这个时期是一个令人欢欣鼓舞的时期，因为现在的麻醉医师不论在哪个地方实施麻醉，都能够学习到有关保障麻醉安全的最基本的信息。尽管不同地区之间医疗资源的丰富程度仍存在较大的差异，且有些差异仍可能使麻醉安全受到影响，但至少全世界的麻醉医师都知道该如何避免最基本的可能威胁患者生命的麻醉并发症。无论多偏远的医师，只要拥有电脑，就能够获悉围术期管理的基本原则。知识将不再是一个限制因素。但遗憾的是，经济资源的匮乏会限制现代设备的购置。

为整合一位作者的内容，本章新增了第四部分内容介绍麻醉安全和医学法律方面的问题。

本章的结尾部分就不同国家和地区的临床麻醉发展方向提出了若干问题。不同国家的麻醉实践应该如何整合？我们应该如何提高全世界的临床麻醉水平？当然，编者也认识到许多国际组织在致力于提高全世界的医疗质量。虽然这些问题都不是三言两语就能回答清楚的，但是通过请求世界各地的顶级专家介绍各自国家的麻醉变革和发展现状，这种相互学习必能增强各国之间信息和知识的交流。

国际麻醉的早期历史

20 世纪初期以前，国际信息交流明显受限。但编者认为对不同国家的麻醉起源进行比较不但十分有趣，而且十分具有教育启发意义。针对患者的需求，不同地区的临床医师缓解疼痛和手术麻醉的方法各不相同但却类似。在很多地方，中草药、阿片类药物和酒精是缓解疼痛的主要药物。

但地区和地区之间也不是完全隔绝的。正如本书中所描述的，文化和信息也可以通过一些传统的方法进行传播交流，比如战争和贸易至少可以让部分麻醉技术得到交流和共享。尤其是 1846 年有关乙醚麻醉的文章首次发表，更成为麻醉学领域发展的分水岭。

巴西（Maria Carmona）

1847 年 5 月 25 日，Roberto Jorge Haddock Lobo 医师在 Rio de Janeiro 军队医院实施了巴西的首例乙醚麻醉。乙醚很快被氯仿替代，后者得到广泛使用，直至新的麻醉药物被发现并应用于临床实践。在 20 世纪以前，麻醉基本上都由护士和外科医师实施。

印度（Deepak K. Tempe）

印度的麻醉历史可以追溯到 Susruta（印度古代一位伟大的外科医师）时期。在 Susruta 时期，也就是大约公元前 600 年，外科手术中的镇痛主要采用阿片、酒精和印度大麻（一种草药）。外科学被称为 "salya-tantra"（salya，箭或其他锐利武器的断端；tantra，操作）[1]。

很多年后，大约在公元 980 年，Pandit Ballala 在 *Bhoj Prabandh* 一书中提到 Raja Bhoj 国王在一种名叫 sammohini 的麻醉药物的作用下完成了颅脑手术。这种草药也曾经被涂于手术伤口，以促进伤口的愈合。他们使用一种名叫 sanjivan 的药物帮助 Raja 复苏并恢复意识[2]。

大约 900 年以后，即 1846 年，美国首次将乙醚麻醉方法公诸于世。1847 年 3 月 22 日，印度 Calcutta 市一位名叫 O'Shaughnessy 的外科医师实施了乙醚麻醉[3]。之后，氯仿也曾被用作麻醉药物，但是因相关的并发症较多而口碑不佳。尽管氯仿麻醉在 1890 年之前就已经基本被淘汰，但在印度，氯仿麻醉却一直沿用到了 1928 年。

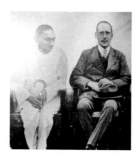

图 2-1 手术后 Mahatma Gandhi 和外科医师 Col. C. Maddock 的合影 *(Courtesy Professor Kalpana Kelkar, Head of Anesthesiology, Sasoon Hospital, Pune, India.)*

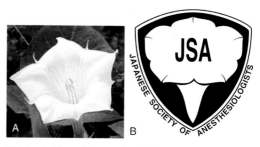

图 2-3 A. 曼陀罗是 Seishu 研制的第一种全麻药物 mafutsusan 的主要成分；B. 曼陀罗现在是日本麻醉协会（Janpanese Society of Anesthesiologists，JSA）会标

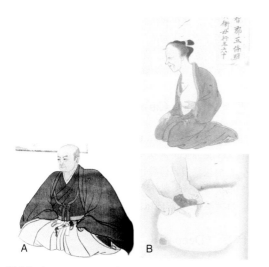

图 2-2 A. Seishu Hanaoka（1760—1835），日本麻醉和手术先驱；B. Seishu 的弟子记录了他在 Kan Aiya（上图）身上实施的第一例全麻手术（乳腺切除术，下图）*(With permission from Wakayama prefecture and Naito Museum of Pharmaceutical Science and Industry.)*

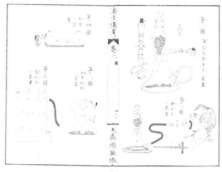

图 2-4 1850 年，Seikei Sugita 将描述乙醚麻醉材料和方法的荷兰文献翻译成日文，从而将该麻醉方式引入日本 *(With permission from Medical Library of Tokyo University.)*

历史上有几个和临床麻醉相关的有趣病案报道。其中之一为 1925 年 1 月 12 日在印度 Pune 的 Sassoon 医院（图 2-1）为 Mahatma Gandhi 实施的急诊阑尾炎手术。手术期间发生了停电事件，Mahatma Gandhi 接受开放式氯仿点滴麻醉，手术在一盏煤油灯和一个手电筒的照射下顺利完成[4]。

日本（Naoyuki Hirata 和 Michiaki Yamakage）

在日本，Seishu Hanaoka（图 2-2A）于 1804 年 10 月 13 日首次在手术中实施全身麻醉，他可能是日本最早实施全身麻醉的医师，比 W. Morton 向世界介绍

乙醚麻醉早 42 年[5]。Hanaoka 采用一种叫 mafutsusan 的混合中草药（主要包含曼陀罗）给一位乳腺癌患者 Kan Aiya（图 2-2B）实施全身麻醉。Hanaoka 的同事记录了麻醉和手术经过。根据记录，患者口服 mafutsusan 后出现嗜睡和意识消失，然后 Hanaoka 实施了乳腺切除术，患者没有出现体动。几个小时后，患者从麻醉中恢复过来。但手术后四个半月患者死亡。自第一例全身麻醉下乳腺癌切除术后，Hanaoka 改进了他的手术和麻醉技术，做了 200 多例全麻手术。他招收了许多医学生到他的学校并私下培训他们。因此，Hanaoka 的方法对西方医学影响很小。但 Hanaoka 的手术和治疗方法在日本影响十分深远，同时也为现代西方手术方式在日本快速有效的传播奠定了基础。曼陀罗作为 mafutsusan 的主要成分，被当作日本麻醉医师协会的会标（JSA，图 2-3）。

1850 年，即 Hanaoka 实施首次全身麻醉后 46 年，Seikei Sugita 将乙醚麻醉引入日本。他将 J. Sarluis 描述乙醚麻醉材料和方法的荷兰文章翻译成日文（图 2-4）。

荷兰文的文本也不是原始文本，是 1847 年由 J. Sarluis 从德文翻译而来 [5a]。正如前文所提到的，当时日本和国外的交流十分有限。日本只和中国及荷兰有贸易往来。因此，在 19 世纪，日本主要从荷兰获得有关西方医学的知识和信息。

中东（Anis Baraka 和 Fouad Salim Haddad）

在公元 5 世纪，随着希腊罗马帝国的沦落，中东见证了阿拉伯 / 伊斯兰文化的崛起。在一百多年时间（公元 632—732）内，古阿拉伯的疆土向外拓展了 3000 英里以上，从印度的西部边界开始横跨北非和西西里，直至西班牙大西洋海岸线上的安达卢西亚。他们的文化和古埃及、古希腊、古罗马帝国、叙利亚、波斯以及古印度的文化相互融合。许多阿拉伯 / 伊斯兰、基督教以及犹太学者对阿拉伯文化中所蕴含的知识进行了翻译、修正和推广。这种变革后的新文化一直延续了近 1000 年，成为中世纪的主导文化。这种文化经西班牙和西西里传播到欧洲大陆后，也为欧洲的文艺复兴做出了不可磨灭的贡献。

在这个时期，一些杰出的阿拉伯 / 伊斯兰、基督教以及犹太学者在医学、哲学、天文学、数学以及化学等科学领域做出了许多重要的贡献。因此大量知识被世代传承，其中对麻醉领域做出重要的贡献的学者包括：① Al-Rhazi（公元 865—925），出生于波斯的雷伊，描述了瞳孔对光反射和喉返神经的喉支 [6]；② Avicenna（公元 980—1037），出生于波斯的布哈拉附近，他介绍了多种能够缓解疼痛的药物：阿片、莨菪和曼陀罗等，在 Canon of Medicine 一书中，他介绍了气管插管："必要的时候，可将黄金、白银或其他合适金属制作的管子插进喉咙以支持呼吸"（图 2-5）[7-8]；③ Ibn Al Nafis（公元 1208—1288），出生于叙利亚大马士革附近的古莱什

部落，他在 Sharh Tashrih Al Qanou 一书中纠正了 Galen 有关血液流动的理论，Galen 认为右心室的血液经室间隔上一个肉眼看不见的小孔流到左心室（图 2-6A）；Ibn Al Nafis 则宣称左右心腔之间没有直接相连的通道，厚

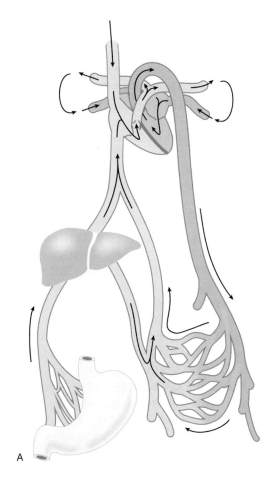

A

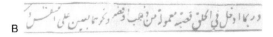

图 2-5　A. 拉丁文版的经口插管：*Et quandoque intromittiture in gutture canula facta de auro aut argento: aut silibus ambobus, adjuvando ad inspirandu*；B. 阿拉伯语版的经口插管，翻译为"必要的时候，可将黄金、白银或其他合适金属制作的管子插进喉咙以支持呼吸"*(From Haddad FS: Ibn Sina [Avicenna] advocated orotracheal intubation 1000 years ago: documentation of Arabic and Latin originals. Middle East J Anesthesiol 17:155-162, 2000.)*

图 2-6　A. Galen 的血液流动理论。根据 Galen 的理论，血液通过静脉（绝大多数从肝发出）和动脉（从心脏发出）流到外周组织。少部分血液从心脏的右心室流到肺部。他认为绝大多数血液都通过室间隔上的小孔从右心室流向左心室；B. Ibn al-Nafis 手稿的照片，他否认室间隔上存在小孔，并介绍了目前为大家所熟知的肺循环

厚的室间隔上也没有穿通的空隙。他还介绍了现代我们所熟知的肺循环（图 2-6B）[9-10]；④ Al-Khawarizmi（公元 840 年去世），出生于波斯巴尔赫，是一位声名远播的数学家，他提出了"流程"的概念，流程实际上是一种数学工具，而现在被定义为"逐步解决问题的程序"[11]。

睡眠海绵的使用

中古时代，在手术前采用睡眠海绵进行吸入性麻醉诱导的观念最早起源于阿拉伯[12-13]。9 世纪，随着阿拉伯攻克了西西里，阿拉伯的医学书籍也被翻译成了拉丁文，因此阿拉伯医学，包括睡眠海绵，在意大利南部（萨勒诺，Monte Cassino）占据了主要地位。此后阿拉伯医学又从意大利南部传播到了欧洲的其他地区，在中古时代广为盛行[13]。当然还有一种可能是 Michael Scot 将睡眠海绵从西班牙的安达卢西亚带到了欧洲[14-15]。

中古时代以后，19 世纪发生的重大政治事件对中东地区各个国家的医学发展产生了重大的影响。首先是 1798 年拿破仑攻克了埃及，应该说中东国家对西方医学的了解就是从这个时期开始的。为了赢得埃及人民的合作，拿破仑将各个领域的专家都带到了埃及[16]。1805 年拿破仑离开埃及以后，Mohammad Ali 开始执政，他仍然致力于科学知识的传播。Mohammad Ali 将欧洲和法国的医师调派到军队来照顾伤员。其中最杰出的一位医师是 1825 年调到埃及的 Antoine Berthelemy Clot 医师（后来改名为 Clot Bey）（1793—1868）。1835 年，Bey 在开罗的 Kasr Al Aini 医院建立了一个医学院，这是当时中东地区唯一的一个阿拉伯医学院[16]。

埃及的复兴也通过不同方式对中东其他地区的医学产生了影响，例如通过促使学生到 Kasr Al Aini 医院学习医学，或者通过埃及军队（Ibrahim Pasha，Mohammad Ali 的儿子）对抗叙利亚的战役进行传播（1831—1840）。开罗医学院的毕业生能够在中东地区的贝鲁特、大马士革、Allepo、耶路撒冷、萨法德、Nablus、海法和拿撒勒等所有大城市中行医。所以从理论上说，中东地区各大城市所采用的镇痛方法应该和开罗的相同。在开罗的医院，术中镇痛药物包括草药和解痉药物[16]。据了解当时没有吸入性麻醉药物。

1831—1840 年，Ibrahim Pasha 入侵叙利亚以后，埃及在西方传教士的影响下建立了两个军队医院（分别位于 Allepo 和大马士革），并且开设了免费医疗诊所[16 17]。在战役期间，Clot Bey 首次派遣 5 位黎巴嫩学生到 Kasr Al Aini 医院学习医学[16]。

最后，1860 年大屠杀之后西方势力（美国、法国和英国）开始干涉黎巴嫩，大量的传教士涌入黎巴嫩，建立了更多的医学院和医院。1866 年美国建立了叙利亚新教徒大学，1920 年改名为美国贝鲁特大学。1883 年法国也建立了自己的医学院（Faculté Française de Médecine）[16]。

现代麻醉学传入中东

1846 年，继乙醚麻醉应用于外科手术的首篇文章发表之后，这种新的麻醉技术在世界范围内迅速得到了推广[18-19]。1846 年 12 月传至伦敦，1847 年 1 月传至巴黎，27 年以后，即 1873 年，这种新技术在美国外科医师 George Post 教授（图 2-7A）的帮助下传到了贝鲁特[16]。

1863 年，Post 教授来到黎巴嫩主持传教士工作。1867 年，他和其他传教士一起建立了一家医学院，即后来的叙利亚新教徒大学。1873 年，Post 教授用阿拉伯语撰写了一本外科专著，其中有一个章节专门介绍全身麻醉，开创了中东地区此类书籍的先河。该专著提到了贝鲁特叙利亚新教徒大学 Johanniter 医院在为关节脱位患者进行关节复位过程中采用氯仿镇痛的方法。为了介绍这种方法，Post 教授还创造了一个阿拉伯词汇"kulfera"来表示氯仿。Post 教授是黎巴嫩和中东地区当之无愧的现代麻醉学先驱（图 2-7B）[16]。

从 19 世纪后期到 20 世纪中叶，黎巴嫩叙利亚新教徒大学和中东地区其他医学院校的毕业生可能都采用乙醚或氯仿开放点滴麻醉复合局麻或腰麻。内科医师、学生、护士、修女以及技师很有可能也在实施此类麻醉。

俄罗斯（Yury S. Polushin）

俄罗斯的医学史可以追溯到中世纪欧洲的医学史。在 18 世纪和 19 世纪，俄罗斯帝国许多与麻醉技术有关的信息都来自欧洲医学界的领军人物，例如在手术前 15min 使用"雪"，使用镇痛药物维持呼吸循环的稳定，促进伤口的愈合，以及使用风箱进行机械通气等。此外，俄罗斯的麻醉医师和中东、印度的麻醉医师一样，也获悉了 1846 年 10 月 16 日所实施的乙醚麻醉，此后这一天被定为俄罗斯麻醉医师的法定节假日。短短 4 个月以后，莫斯科的 F. I. Inozemtzev 教授成为俄罗斯第一位在手术当中使用乙醚麻醉的医师。

大约在同一时期，一位名叫 Vassili von Anrep 的俄罗斯医师发表了一篇文章，这篇文章促进了局部麻

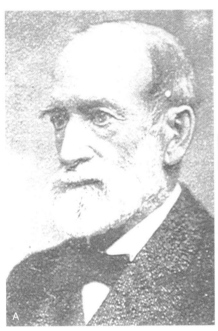
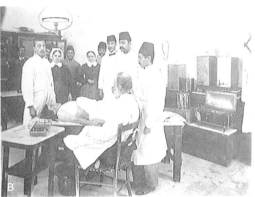

图 2-7 A. George Post 教授（1838-1909）；B. George Post 教授在手术间里，一位女性患者躺在手术台上

醉技术的飞速发展。1879 年，他介绍了可卡因在表面麻醉和皮下浸润麻醉中的作用。可卡因是由德国化学家 Friedrich Gaedcke 在 1855 年分离发现，Gottingen 大学的学生 Albert Niemann 在 1859 年提纯，1884 年第一次使用于患者。在 1904 年普鲁卡因合成之前，可卡因是临床应用中唯一的局部麻醉药物。

当时 von Anrep 的局部麻醉理念非常盛行。许多来自欧洲和俄罗斯的著名医师（Shleich、Lukashevich、Vishnevskiy 和 Bier）都在局部麻醉的发展中做出了突出的贡献，从而为疼痛治疗提供了更多的方法，如局部术野麻醉、局部浸润麻醉、神经阻滞、神经丛阻滞、静脉麻醉和椎管内麻醉。

俄罗斯医师 Nikolay Pirogov（1810—1881）是一位杰出的内科和外科医师，他在欧洲的全身麻醉领域颇负盛名。他第一次介绍了全身麻醉的副作用及其可能的严重并发症。他指出麻醉医师要熟悉每一种麻醉药物的药理学特性和临床作用，且医学教育过程中要开设专门的麻醉学课程。同时，他还介绍了许多种现代麻醉技术，包括气管插管吸入全麻、静脉麻醉、经直肠使用麻醉药物以及腰麻。Nikolay Pirogov 医师在战场伤员的镇痛方面做出了巨大的贡献，从而增加了手术成功率和伤员生存率。（R.D. Miller：尽管战争给人类带来了巨大的危害，但它确实也推动了创伤及其

他外科大手术中的麻醉技术的发展，包括 19 世纪晚期的俄罗斯帝国。）

1904 年，俄罗斯医师 S. P. Feodorov 和 N. P. Kravkov 介绍并演示了采用静脉麻醉药 Gedonal 实施全凭静脉麻醉的方法。此外，他们还第一次实施了复合麻醉技术，麻醉诱导采用 Gedonal 而麻醉维持采用氯仿吸入。

俄罗斯医师在输血领域也做出了突出的贡献（见第 61 章）。1901 年，Karl Landsteiner 发表了他的重大发现，即人类可能存在不同的血型。1909 年，他在原来的研究基础之上进一步提出 A、B、AB 和 O 型四种血型分类。他指出同种血型的患者之间进行输血不会导致血细胞的破坏，而不同血型的患者之间进行输血则会出现灾难性的血细胞破坏现象。由于这一杰出的贡献，1930 年 Landsteiner 获得了诺贝尔奖。1907 年，俄罗斯医师 Yanskiy 也介绍了四种血型，并制定了输血的基本原则，但他的工作却鲜为人知。

几年之后，第一次世界大战爆发，随后 1917 年的十月革命推翻了俄罗斯帝国的君主制度。20 世纪 20 年代早期，由于内战、贫穷以及政权的变更，苏俄的政治、经济、科学技术的进程发生了巨大的变化，而这些变化无疑也使医学的发展受到了巨大的影响。20 世纪 20 年代，随着斯大林的掌权，苏俄和欧洲其他国家之间的信息交流被终止了，俄罗斯的医师不得不在

对外隔绝的情况下继续诊治患者，发展医学科学。而另一方面，世界其他国家的医师也无法了解俄罗斯的医学发展情况。

世界交融时期：1920—1980 年

20 世纪 70 年代晚期，本书主编 Miller 教授在荷兰度假期间曾在当地一家大学的附属医院做了一个讲座。当时在听讲座的人群当中有一位来自厄瓜多尔的年轻麻醉医师。这两位医师在讨论麻醉实践和未来发展的过程中成为朋友，而两人之间的学术交流也一直持续到了今天。这次偶然的际遇也正是本书主编对世界不同地区麻醉学发展的不同途径产生兴趣的起始。

但他们这种跨文化的交流并不罕见。从第一次世界大战末到 20 世纪 80 年代初大约 60 年的时间里，随着航空交通运输技术和现代通讯技术的发展，世界各地的麻醉医师开始在形形色色的讨论会上碰头交流。

医师们开始接受国外的医学培训和教育。不同国家的讲者开始频繁地到国外宣讲新的麻醉思想和技术。学术和科研期刊、国际会议和教科书的增长也为麻醉实践的普及奠定了良好的基础。

巴西（Maria Carmona）

第二次世界大战给巴西医师提供了学习和锻炼麻醉技术的良好机会（战争推动麻醉进步的又一个案例）。1948 年，巴西麻醉学会（Brazilian Society of Anesthesiology，SBA）成立，自此以后，SBA 和联邦医学委员会为巴西麻醉政策和指南的制定做出了突出的贡献。

智利/南美洲（Guillermo Lema）

一般概况

地理学差异和经济发展的不平衡造就了南美洲的麻醉发展现状。南美洲有安第斯山脉（全世界最长的洲际山脉）、五个沙漠地区和热带雨林，这些地理特征使得南美洲国家的发展具有鲜明的特征。地理多样性将许多国家分隔开，形成了巨大的自然分界线。

移民人口和本地居民的遗传特点也丰富了他们的特点。绝大多数国家都具有鲜明的特征，国家之间的差别十分迥异。这些差异渗透于人民生活的各个层面。

南美洲的经济发展还受到了其他国家、经济资源以及投资政策的影响。有人认为大多数国家的发展速度应该相同，但事实并非如此。

移民发挥的作用同样十分重要。欧洲移民具有更高的教育水平，同时具备勇于克服困难的坚强决心，这种优秀的品质融入南美洲社会，使某些国家的发展更加良好快速。医学也是如此。

在过去的 50 年中，南美洲国家必须克服当地结构和经济方面的各种困难，而这些困难明显影响民众的日常生活。

很显然，由于南美洲不同国家之间的经济自由发展，国家之间的发展差距显著扩大，而经济差异对医学，包括麻醉的发展所产生的影响显而易见。

一般而言，经济的发展能够促使医疗服务更加完善便利，但南美洲许多国家的情况却并非如此。尽管人均收入有所增加，但医疗服务却未能像预期的那样得到改善，其原因可能与医学复杂性和医疗成本的增加有关。实际上，许多患者认为他们接受了很好的医疗服务，但根据国家卫生服务政府权威部门证据显示，绝大多数国家并没有达到预期目标。

当我们要讨论这些地区的麻醉发展时，应该预先考虑到这些基本情况。

医学

影响南美洲整体医疗水平，尤其是麻醉手术发展的主要因素来自欧洲。长期以来，尤其是 20 世纪前 60 年，许多医师都在不同的欧洲国家接受医学培训，包括法国、德国和 Scandinavian 国家。

欧洲对南美洲医学的影响中有一个重要的例子就

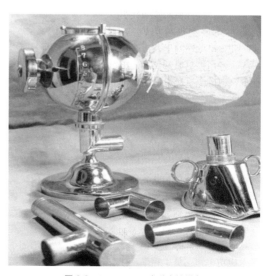

图 2-8　Ombrédanne 麻醉实施设备

是 Ombrédanne 在南美洲的广泛使用（图 2-8）。这个用于实施乙醚麻醉的设备是于 1908 年由法国外科医师 Louis Ombrédanne（1871—1956）发明的。南美洲可能是唯一一个在临床中广泛使用该设备的大洲。

当然，乙醚并不是当时使用的唯一一种麻醉药物。环丙烷也曾应用于临床麻醉。但智利在使用该麻醉气体的过程中曾发生过戏剧性的事件，最后导致该药物禁用。1963 年于圣地亚哥 Manuel Arriarán 医院，一个儿科手术室内环丙烷气罐发生爆炸事件，两个小男孩和四名医师（其中两名为麻醉医师）死亡。这个事件迄今为止仍是全世界最严重的麻醉相关的恶性事件。因此，许多新标准，包括禁用环丙烷等，应运而生，以避免类似事件的发生。

欧洲对南美洲的重大影响一直持续了很多年。直至 20 世纪 70 年代，北美洲对南美洲的影响逐渐增加，并持续至今。许多国家都明显受到了北美洲的影响，包括阿根廷、巴西、哥伦比亚、智利和乌拉圭，他们拥有先进的技术、监护设备和药物，并与北美洲的许多协会具有紧密的联系。其他南美洲国家经济和文化发展相对落后，与其他国家的交流也比较缺乏。

除了巴西以外，南美洲的主要语种是西班牙语，语言差异也是妨碍医师与外国协会沟通的重要障碍之一。只有个别国家将英语列为第二语言。因此，只有在某些特殊的场合，医师才能够使用流利的英语进行交流，如分享医学经验、参加会议及阅读医学和麻醉学杂志。

将英语设为第二种语言对于医师全面获取信息、了解医学发展的最新动态十分重要。如果某位医师不熟悉英语，那么他的医学知识很可能会落后。遗憾的是，很多国家目前的现状正是如此。

即使可以在网上获取医学信息，相应的外语（如英语）也还是需要掌握的，因此外语教育应该成为医学本科和研究生教学的组成部分。目前有很多西班牙文的医学杂志，但是麻醉医师必须明白英语仍然是医学领域中最常用的语言。

中国（黄宇光）

20 世纪早期，西方医学开始传入中国，与此同时现代麻醉学技术也开始逐渐被临床医师采用。当时，麻醉主要由护士及外科医师来实施。而专门实施麻醉的医师只有少数几位西方专职麻醉医师，如协和医科大学的马月琴教授。

1949 年中华人民共和国成立以后，一些医学先驱，如上海的吴珏和李杏芳教授，北京的谢荣、尚德延和谭惠英教授等相继从美国和欧洲回到中国，成为中国麻醉学发展的奠基人。

到 20 世纪 50 年代，中国国内仍然只有一些简单的麻醉方法，如乙醚开放式点滴麻醉、气管插管吸入麻醉，以及单纯普鲁卡因腰麻。随后，外周神经阻滞和连续硬膜外麻醉逐渐被引入中国。从 20 世纪 50 年代到 80 年代，中国最流行的麻醉方式是静脉普鲁卡因联合麻醉以及连续硬膜外麻醉。在 20 世纪 60 年代，由于麻醉药物和麻醉监护设备十分紧缺，中国的麻醉医师根据中国传统针灸技术能够缓解疼痛的原理发明了针灸麻醉。此外，在 20 世纪 70 年代，中国麻醉医师还研究了中草药在麻醉中的作用。在 20 世纪 70 年代晚期，随着中国改革开放的成功和政府的开放政策，国外许多新型麻醉药物和设备被引入中国。与此同时，针灸麻醉和中药麻醉由于麻醉效果不够确切且不良反应较多而逐渐被淘汰了。

麻醉学专业体系的建立

早在 20 世纪 50 年代，中国的麻醉医师就已经开始凭借心肺复苏技术参与危重患者的抢救，从而建立了自己的专业体系。如 1959 年，天津医科大学的王源昶教授曾在《中华外科杂志》中报道了一例采用胸外按压技术抢救剖宫产手术中病危患者的案例。从 20 世纪 70 年代开始，国内许多医院在麻醉医师的协助下逐步建立了重症监护治疗病房（ICU）和麻醉后恢复室（PACU）。

中国医师也参加了众多的国际会议和专业团体（图 2-9）。中国第一届麻醉学会议于 1964 年在南京召开，会议期间大家对中国麻醉学的发展及取得的成就做了系统的回顾。1979 年，中国第二届麻醉学会议在哈尔滨召开，会议期间成立了中华医学会麻醉学分会（CSA）。尚德延教授被选举为第一届 CSA 主任委员。此后，CSA 每 3～4 年召开一次会议。

与此同时，麻醉学专业刊物也取得了突破性的进展。其中最重要的代表人物是吴珏教授，他是当时中国麻醉界的领军人物，1954 年编写了《临床麻醉学》，1976 年编写了《实用麻醉学》。

从美国引入的西方医学对中国现代医学的发展起了很大的推动作用。其中 1917 年由洛克菲勒基金会建立的北京协和医院（PUMCH）就是一个很好的例子。时至今日，北京协和医院仍然是中国医学界的象牙塔。1949 年，北京协和医院的一部分教授移居台湾，其中有一些外科教授转行进入麻醉科，成为台湾麻醉学领域的先驱。他们为台湾现代麻醉学的建立和发展做出了不可磨灭的贡献。

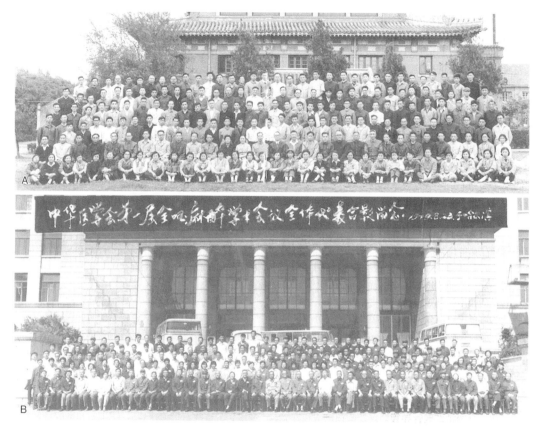

图 2-9　A. 1964 年，南京，中国第一届全国性麻醉学会议的参会者；B. 1979 年，哈尔滨，第二届全国性麻醉学会议的参会者，会议期间成立了中华医学会麻醉学分会

印度 （Deepak K. Tempe）

大约 30 年前，印度手术室的麻醉设备仍然十分简陋，通常只包括一台简单的麻醉机，一套吸引器，或者再加一个心电监护仪。甚至连氧气供应都只能依赖瓶装的氧气罐，很少有医院能够配备中心医疗气体供应系统。1954 年，韦洛尔安装了第一个医疗管道系统。

时至今日，我们都十分清楚手术后管理对手术的成功与否至关重要，但在以前，许多患者手术后都会直接被送回病房，只有极少数患者会被送往恢复室。后来临床医师逐渐认识到手术后的患者通常需要在专门的病房中进行监护。1963 年印度德里的一个军队医院设立了第一间 ICU。值得注意的是，美国第一间由麻醉医师建立的 ICU 也是在同一年于旧金山的加利福尼亚大学创建。

经历了 20 世纪的发展，印度麻醉医师开始认识到专业协会的重要性。1946 年，他们开始酝酿组建印度麻醉医师协会（Indian Society of Anaesthesiologists，ISA），并于 1947 年正式成立。1949 年，第一届 ISA 会议在孟买一个外科医师会议上召开，而第一届独立的 ISA 会议于 1965 年在 Hyderabad 召开。Macintosh 教授和 Gray 教授是这次会议的重要嘉宾。1953 年 6 月，ISA 出版了第一本官方杂志。1956 年，ISA 加入了世界麻醉医师协会联合会（World Federation of Societies of Anesthesiologists，WFSA）。2012 年，这个协会从最初的 19 人发展壮大到了近 18 500 人。1946 年，孟买大学最早设立了麻醉学专业文凭（the Diploma in Anesthesia，DA），1955 年 Bihar 的 Darbhanga 医科大学开始设立硕士课程（麻醉学硕士）。

日本 （Naoyuki Hirata 和 Michiaki Yamakage）

在 20 世纪早期，日本政府开始援用西方医学，而使用了很长时间的东方医学逐步被摒弃。日本政府从德国（当时的普鲁士）邀请了很多老师来日本教学，并派遣日本学生到德国学习。当时局部麻醉比全身麻醉更受到德国医师的推崇。因此，日本的外科医师十分关注局部麻醉，而全身麻醉在美国和英国发展十分迅速。

1950 年，Meyer Saklad 来到日本参加日美医学教育联合会。他向日本的外科医师介绍了许多麻醉学新知识，包括全身麻醉。他的讲座在日本外科教授中掀起了轩然大波。自那次讲座之后，日本的麻醉学进入了快速发展时期。1952 年，东京大学成立了麻醉科。1954 年，日本麻醉医师协会（Japanese Society of Anesthesiology，JSA）成立。

中东（Anis Baraka 和 Fouad Salim Haddad）

第一次世界大战末，中东被西方列强瓜分为几个小国家，并沦为英国和法国的殖民地。中东地区麻醉方法的选择完全取决于负责实施麻醉的国外外科医师，以及负责实施乙醚或氯仿麻醉的本地或外国护士、非麻醉医师和技师。同时在这个时期，中东的一些国家（如叙利亚、苏丹和伊拉克等）建立了医学院[17]。

到第二次世界大战末，石油产业的发展推动了中东地区经济的发展，这就意味着医院能够利用更多的资金来购买麻醉机、气管导管以及硫喷妥钠，因此中东地区的许多国家都拥有了这些麻醉用品。大批新毕业的外科医师涌入中东地区，使得麻醉医师变得十分紧缺，因此麻醉医师的培训也得到了加强。此外，为了改善中东地区许多国家麻醉医师紧缺的局面，麻醉护士和技师的培训也逐渐增多，但是随着经过严格培训和资格认证的国内外麻醉医师进入中东国家，护士和技师又逐渐淡出了历史舞台。

20 世纪后半期，中东地区所有的国家都十分注重麻醉学的发展。世界卫生组织（WHO）在鼓励和资助毕业后的临床医师到哥本哈根世界麻醉培训中心接受麻醉学培训中做出了巨大的贡献。

麻醉学专业体系的建立

和世界其他地方一样，中东地区的麻醉事业取得迅速发展的前提在于建立一个独立的麻醉科室。麻醉科应该有自己的科室结构、员工配备、住院医师培训体系、科学研究项目以及得到国际学术机构授权的资格认证系统。经过这个时期的发展，麻醉学实现了里程碑式的突破。

《中东麻醉学杂志》（Middle East Journal of Anesthesiology）自 1966 年创刊以来，不断发展并延续至今。该杂志的创刊目的在于推动中东麻醉学教育，为麻醉学术交流提供平台，促进医学和麻醉学的发展。该杂志目前已被美国医学索引和医学文献分析与检索系统收入。

此外，在 20 世纪 60 年代和 70 年代，许多中东国家都建立了本国的麻醉学会，从而进一步提高了麻醉专业的临床水平，提升了麻醉医师的专业形象。1990 年，泛阿拉伯麻醉和危重病医学协会成立，并成为世界麻醉医师协会联合会的一员。泛阿拉伯协会每隔 2 年在其中一个成员国召开泛阿拉伯麻醉和危重症医学会议。

俄罗斯（Yury S. Polushin 和 Olga N. Afonin）

虽然苏联内战结束之后整个国家仍处于政治动荡、经济困难的局面，但医疗服务系统却经历了翻天覆地的改革，并取得了许多成就。举国上下打响了战胜疾病、提高卫生保健水平的战役。成千上万名没有收入来源的人参加了短期护士培训项目。培训结束之后，他们冒着生命危险深入到全国各地去教育民众，诊治各种致命的疾病。过了几年，他们的付出得到了回报。他们控制了许多传染病，并建立了许多疾病防治体系。这段历史告诉人们疾病的预防（包括疫苗）十分重要，所以苏联的医师开始对预防医学展开了研究工作。

与此同时，莫斯科的 Vadim Yurevich 医师首次采用枸橼酸来保存血液。1928 年，他的同事 Vladimir Shamov 医师首次采用尸体血进行人体输血，而也就是这一举措开启了一个崭新的医学领域——移植术。

1926 年，A. A. Bogdanov 教授在莫斯科成立了第一个以研究血液的使用和贮存为主要目的的输血研究所。该研究所的医师首次制定并发表了有关休克系统的治疗方法，其中包括创伤性休克、低血容量性休克以及烧伤相关性休克。俄罗斯医师所做出的另一项杰出的医学贡献是建立了电解质和酸碱平衡紊乱的诊断方法，并采用复合盐溶液、血液代用品以及完全胃肠外营养液来治疗电解质和酸碱平衡紊乱。

1924 年，俄罗斯的 S. S. Bryuchonenko 和 S. I. Chechulin 研制并试用了全世界首台人工心脏机器，这台机器是现代体外循环机器的前身。外科手术变得越来越复杂，因此需要采用更先进的方法来暴露腹腔和胸腔内的脏器。Henry Hickman 发明的风箱被改造成各种各样的人工机械通气的机器，其中包括很著名的哈佛"铁肺"，哈佛"铁肺"于 1928 年首次在波士顿投入使用。

1936 年在莫斯科，苏维埃社会主义共和国联盟（USSR）医学科学院复苏实验室开始研究终末期重要脏器的血流动力学情况以及濒危脏器的复苏治疗方法 [20]。V.A.Negovsky 是实验室的领军人物，他在复苏治疗整合到临床医疗行为的过程中起到了十分重要的作用。

1939 年，N. L. Gurvich 和 G. S. Yun'ev 发现了间接心脏按压和电除颤的生理学机制及方法。这些方法成功挽救了俄罗斯许多行复杂心胸手术的患者。

1947 年，M.Anichkov 在列宁格勒军事医学科学院采用肌松药实施了首例气管插管全身麻醉。S.M.Grigoriev 和 M.N.Anichkov 编写的《气管插管全身麻醉在胸科手术中的应用》一书中记录了这一事件。

随着这些新技术在复杂外科手术中的应用以及神经肌肉阻滞药物的推广，俄罗斯的医学急需发展一个新的亚专业——麻醉专业。该专业的医师需要掌握广博的知识，其中包括生理学、生物化学、外科学、药理学、神经病学、传统麻醉学以及危重症医学。

1958 年，俄罗斯的第一个麻醉科在列宁格勒军事医学院成立。同年，第二个麻醉科在莫斯科的一个心胸外科中成立（现在的俄罗斯医师研究生教育医学院），与旧金山加利福尼亚大学麻醉科的成立同年。第一期麻醉医师研究生培训课程历时 4 个月。此后，麻醉医师培训项目增设了专门的麻醉学课程，需要更多的培训时间并包含了重症医学的基础知识。

麻醉学所覆盖知识的宽泛性以及患者潜在问题的复杂性，意味着一位新的麻醉专科医师需要花费更长的时间来为他们的职业生涯做好准备。而新成立的麻醉科和重症医学科需要很多这个专业的人才来参加教学和医疗工作

1966 年，苏联卫生部颁布了"提高全国麻醉和危重病医学水平的法令"。政府这个行为使麻醉合法化，并为当时的麻醉学发展提供了必要的经济和行政支持。麻醉学科的合法化对其职能定义和组织构架也提出了相应的要求。绝大多数医院都设立了麻醉科，而大学也设立了麻醉学系。自 1969 年起，麻醉学和重症医学融合成为一个专业，名为麻醉-复苏学。

现代麻醉学时期：世界现代麻醉学概要

过去的 30 年对于麻醉学而言是一个令人振奋的时期，因为临床和基础研究在世界范围内的分享使得临床麻醉比以往任何时候都更加安全，更加完善。

今天，不论在哪个国家工作，所有的麻醉医师都能够获取安全实施麻醉所需要的相关信息。但是，世界上仍然还有一些地区无法购买保障麻醉安全所需要的仪器设备。这个部分主要介绍以下重要内容：各个国家麻醉实施人员的角色和职责、仪器和设备、教育和认证、学术团体、世界各地麻醉医师所开展的研究，以及安全性和医学法律相关事宜。

麻醉实施人员的角色和职责

巴西 (Maria Carmona)

现在只有麻醉医师才能实施麻醉，同时实施两台以上的麻醉是不允许的。换而言之，麻醉医师一次只能为一名患者实施麻醉。联邦医学委员会提出的与麻醉相关的提案（CFM 1802/06）推荐术前常规麻醉评估，同时规定了安全实施麻醉和术后护理所需要的最低结构和设备标准。

心电图、无创动脉血压监测和脉搏血氧饱和度是实施所有麻醉都必须具备的监护。辅助呼吸或机械通气的患者需要监测呼气末二氧化碳（$ETCO_2$）。

智利 / 南美洲 (Guillermo Lema)

在过去 50 年中，麻醉医师参与了 PACU 的工作，而近些年来麻醉医师成为 PACU 的主要管理者，是该领域医疗标准的制定者。儿科麻醉和心血管麻醉通常由相应亚专科麻醉医师实施。在疼痛治疗和重症医学领域，麻醉医师的影响同样十分重大。这些部门绝大多数都由受过麻醉培训的人员来管理。

这一地区另一有趣现象在于，很多医师（包括麻醉医师）需要在公立医院和私立医院中做出选择。以往，麻醉医师往往都在公立医院工作。但后来私立诊所及其他机构吸引了许多麻醉医师，他们逐渐减少了在公立医院上班的时间，最后只是上午在公立医院上班。但目前，麻醉医师受到严格的专业职责和工资分配等限制，必须完全在一家医院（公立或私立）工作。

绝大多数私家诊所都是由私人财团经营的，受到严格的经济管制。麻醉医师和其他医师的活动都受到限制，他们中只有一小部分人员参与医院管理事务。

尽管公立医院的资源在不断增加，但是这些资源投入的收益却低于预期，其原因可能与其管理者不是医师有关系。因此，经济方面的限制和地位问题使得公立医院的诱惑力低于私立医院。

中国 (黄宇光)

近 10 年来，随着医学教育环境的不断改善，麻

醉学科的持续发展以及麻醉医师自身素质的不断提高，中国麻醉医师的整体水平和地位也有了显著的提升。学科的人才梯队也在不断完善，每年都有大批医学院校优秀毕业生进入麻醉住院医师培训计划。随着经济的持续发展，目前中国临床上使用的麻醉药物、麻醉方法及监测手段已与发达国家基本相同。麻醉学科的发展直接促进了手术科室的可持续发展。

在中国，麻醉学科的范畴涵盖了临床麻醉、疼痛治疗、急救复苏和体外循环等。临床麻醉方面的工作范畴和灵活性在不断地拓展，例如，中国麻醉医师可以在大医院通过继续教育项目接受经食管心脏彩超（transesophageal echocardiography，TEE）检查的培训，其中部分知名医师还获得了美国和香港的高级TEE资质认证。这些临床医师具有独立于超声专科医师以外的术中超声检查资格。因此，国家的任务在于培训麻醉医师，使其在不久的将来具备多学科才能。除了手术室内麻醉之外，越来越多的麻醉医师走出手术室，为各种内镜检查、减胎手术以及微创操作的患者提供安全舒适的手术室外麻醉，得到了患者及医师同行的认同与尊重。

麻醉学科已从多个层面逐步发展成为围术期医学。患者血液管理和围术期血液保护技术是全世界所面临的问题。多年以来，中国卫生部（Ministry of Health，MOH）[2013 年整合为卫生与计划生育委员会（National Health and Family Planning Commission）]投入上千万元美元资助临床合理用血问题的研究和改善工作，而麻醉医师在这个项目的研究和推进工作中起到了举足轻重的作用。卫生部是该项目的领导部门，而北京协和医院麻醉科作为该项目的牵头单位，联合武汉、上海、华西、浙江等地医院麻醉科，在这个项目的实施上做出了巨大的努力。

目前，全国性指南和血液管理规范已被大部分省市接受，极大缓解了临床血荒问题并最大限度地避免了异体输血的并发症。此外，许多医院成立了疼痛科，为住院患者提供了理想的疼痛治疗服务。麻醉科已经成为医院中举足轻重的科室，科室的地位越来越高，而许多医院的麻醉科主任也逐渐走上院领导的岗位。

此外，麻醉科医师已成为许多多科合作项目中的中坚力量，这也充分体现了麻醉医师在医师同行、医院领导及卫生部领导心目中的地位在稳步提高。WHO在全世界范围内推广的"初级创伤救治（primary trauma care，PTC）"项目旨在大力提高医务人员的创伤救治水平。中华人民共和国卫生将这项意义十分重大的项目推广工作交给了中国医师协会麻醉学医师分会及急诊医师分会。经过两年半的努力，该项目一

共培训了来自 15 个省市 1927 个医院的 4847 名医师和护士，极大提高了中国初级创伤救治的整体水平。而该项目的顺利开展得到了受众医师和当地医院领导的认可和好评，充分体现了麻醉医师这个团体的执行力、凝聚力和感召力。

欧洲（Lars I. Eriksson 和 Jannicke Mellin-Olsen）

欧洲麻醉科的主要工作范围包括手术室内麻醉、术后管理、重症医学、疼痛治疗和危重急诊医学。

"麻醉医师即围术期医师"这一理念的提出是麻醉学史上的一个里程碑，在欧洲各国得到了长足的发展。许多医疗领域的领导都是麻醉医师，他们对医院管理有一个很好的全局观。此外，近些年来麻醉医师在推动患者安全方面做出了很多贡献。

在某些国家，比如捷克共和国、德国、意大利、摩尔多瓦、挪威和英国，30% 以上的麻醉医师从事重症医学工作。即使是在危重症医学成为独立学科的国家，如西班牙和瑞典，麻醉医师依然参与着危重症的治疗工作。有一部分医师群体希望在欧洲层面建立更多的亚专科，如重症医学。迄今为止，麻醉医师认为这项提案是起反作用的，并断言重症医学的发展重点应该是医师能力和技能的规范与发展。急诊医学目前在欧洲是一个独立的专业，但麻醉医师将危重急诊医学纳入了自己的职业范畴。在某些国家，很多麻醉医师还参与了急性和慢性疼痛的治疗工作[19]。

和美国不同，绝大多数欧洲国家只有麻醉医师才能实施麻醉。在大多数欧洲国家也有护士参与，但护士的工作和职责不同。一般而言，护士有两种模式参与麻醉工作。一种模式是护士麻醉师，他能够在没有医师在场的情况下独立实施麻醉。护士麻醉师一般先有护士学位，然后再经过 1~4 年的培训，获得另一个学位，根据当地的规定和制度，护士麻醉师能够执行由麻醉医师制订的麻醉方案，包括给药、气管插管和监护。护士麻醉师和麻醉医师共同实施麻醉的国家有 Scandinavia、荷兰、法国、斯洛伐克共和国和保加利亚。另一种模式是巡回护士或麻醉护士，他们能够辅助麻醉医师的工作，但不能实施超过护士职责范围的直接与患者相关的操作，如麻醉给药和静脉输液。与芬兰、德国、意大利、罗马尼亚、英国以及其他国家不同，在爱尔兰和 Malta，甚至连后一种模式都是不允许的[21]。

印度（Deepak K. Tempe）

目前印度政府在健康领域的投入占整个 GDP 的

1%。在下一个五年计划中（2012—2017），投入的百分比将上升至 1.5%[22]。政府在健康领域的投入比例与美国和欧洲（6%～7%）比起来相差甚远。在印度，麻醉可以由合格的麻醉医师实施，也可以由麻醉受训者在合格的麻醉医师监督下实施。在有些州，如德里，政府明确指令麻醉必须由合格的麻醉医师来实施，也就是说只有拥有研究生认证资格且在临床执业的麻醉医师才能实施麻醉。

麻醉医师的职责也在发生变化，但 ISA 和卫生部官员并没有对麻醉医师的职责做出过明确的定义。但目前众所周知的是，麻醉医师的工作绝不仅限于手术室内麻醉。印度麻醉医师的执业范围通常还包括：①术前评估和术前优化治疗；②患者的围术期管理；③围术期的疼痛治疗；④危重患者的管理；⑤急性疼痛、慢性疼痛以及癌痛的治疗；⑥复苏技术的实施和培训；⑦门诊手术患者的麻醉管理；⑧参与建立和管理卫生健康组织；⑨医院灾难性事件处理的协调人；⑩医疗和医疗相关员工的培训工作。

除了上述职责之外，自然灾难和人为灾难给麻醉医师的工作提出了额外的挑战。由于麻醉医师具备提供紧急生命支持和围术期管理的技能，在 2001 年 Gujrat 地震和海啸灾难性事件中，他们就冲在紧急营救的前线，参与了现场手术室搭建以及受难者的营救工作。同样，在 2011 年孟买和德里坟墓爆炸事件中，麻醉医师在急诊手术和围术期管理中也起到了主导作用。

术前评估　患者的术前评估和术前准备都是手术安全中不可分割的组成部分。但 20 世纪 80 年代以前，印度没有专门的麻醉门诊，而目前基本上所有的医院都成立了专门的麻醉门诊，对术前患者（包括门诊手术患者）进行筛查。在某些政府医院，麻醉门诊设立在门诊部，表明其为门诊的一部分。因为手术患者罹患心血管和其他系统疾病的概率越来越来，麻醉门诊也越来越重要。在麻醉门诊，麻醉医师会回顾和优化患者其他疾病的治疗情况，并检查有无新发的疾病和健康情况。麻醉门诊改善了患者的预后，改善医患之间的关系并使患者对麻醉更加了解。有些医院还设立了科普项目，每个月给患者及其家属开展讲座（带图解），使他们对麻醉技术和麻醉过程更加了解。

手术室　手术室仍然是麻醉实践的主战场，在这里，麻醉医师要为手术患者提供安全的麻醉服务。手术室也是医院能源消耗最大的地方，同时也是很多私立医院创收的主要来源，因此手术室的高效运转对于医院而言十分重要。但目前对于手术室如何才能高效运转并没有既定的共识。麻醉医师积极参与手术室高效运转的管理体制，尤其是在急症手术的检伤分类中起到了十分重要的协调作用。此外，麻醉医师还负责手术室的设备和仪器配备[23]。安全是另外一个重要问题。麻醉医师以及手术室内其他工作人员的职业安全（尤其是针扎伤相关问题）已经受到了重视，如何预防这些职业损伤已经成为一个十分重要的问题。

恢复室和术后重症监护治疗病房　恰当的术后监护对手术的成功而言十分重要。现在在印度，医师会根据手术情况和患者的自身条件决定患者术后是返回恢复室还是 ICU。印度目前有很多工作模式不同的恢复室或 ICU。这个部门还没有统一的名称。术后病房、恢复室、高依赖病房、重症监护治疗病房和术后恢复室描述的都是同一个地方。在某些医院，尤其是大手术和复杂手术较多的医院里，ICU 和恢复室通常没有严格的区分，只是划定了一个病房同时用作 ICU 和恢复室。

而在术后 ICU 和恢复室做了明确区分的医院，患者术后应该返回哪里主要取决于患者的合并症情况。如果患者病情危重，需要呼吸机辅助呼吸或进行细致的循环功能监测，就会被转到 ICU。如果不需要呼吸机和循环监护，患者就会被转到恢复室。进行日间手术的患者出院前也会被转到恢复室进行观察。

绝大多数恢复室由麻醉医师管理，对于 ICU 而言，则有一部分由麻醉医师管理。各家医院的具体情况各不相同，他们会根据自己医院的情况而定，而没有明确统一的规范。

日间医疗和其他领域　尽管日间医疗可能拥有庞大的潜在患者群体，也受到大家的推崇，但实际上日间医疗开展的情况却并不乐观。我们没法提供准确的相关数据，但总体而言，私立医院提供日间医疗。政府医院由于后勤的原因，开展日间医疗的比例相对较低。但随着短效麻醉药物和现代手术技术（各种微创手术）的产生，这种状态必将发生变化。节省患者和医院的费用，加快患者的周转是推动开展日间医疗的主要因素。日间医院的安全问题也受到了普遍重视，但到目前为止 ISA 或其他有关管理部门还没有为日间医疗制定相关的指南或建议。

除手术室之外，还有一些地方也经常需要麻醉技术的支持。这些领域对多数麻醉医师而言通常比较陌生，而且这些场所通常也不具备手术室里常规配备的设备。但随着学科的发展，这些部门对麻醉方面的需求却越来越多。需要麻醉支持的部门包括放射科（CT、

MRI 以及介入放射学）、心脏导管室、电生理检查室、内镜检查中心、电惊厥治疗室等。做这些操作或检查时往往需要患者保持镇静，但由于 MRI、电生理检查和介入治疗等操作时间较长，患者容易变得焦虑，因此可能需要全身麻醉。此外，为了适应特殊部门的需求，麻醉过程中可能会需要一些特殊的设备，如长呼吸环路以及与 MRI 兼容的设备等。同时麻醉医师也应该熟悉不同学科的特殊要求，以确保患者的安全。

危重症医学　因为麻醉医师对循环呼吸系统的生理学基础及呼吸治疗方面十分精通，所以麻醉医师最初参加危重患者的抢救时主要关注的是呼吸治疗。此外，危重患者的管理被认为是麻醉医师在手术室内工作的延伸。麻醉医师利用呼吸机治疗需要控制通气的患者，最终使患者脱机拔管。

但后来人们逐渐明白，呼吸功能仅仅是危重患者治疗中的一个方面（虽然是很重要的一个方面）。所以麻醉医师开始学习其他方面的内容，包括心血管系统的支持、营养、感染以及其他疾病的诊治等。但麻醉医师对危重症医学的兴趣却是消长交替，而同时其他领域的专家也开始逐渐地介入该领域。目前，印度的重症监护治疗病房分为两类，一类由未受过麻醉学培训的内科医师管理，而另一类则由麻醉医师管理。

目前得到大家普遍认同的观点是：重症监护治疗病房应该由全职治疗危重患者的重症医学专家来管理。这一共识包括三个关键事项：①由专门的专家管理重症监护治疗病房，该专家的专业可以不受限制（如果没有危重症医学的执照）；②每个医院可以根据自己医院现有的人员条件对 ICU 进行管理，管理的首要目标就是尽可能地提供最好的医疗服务；③危重患者的诊治往往需要一个团队的合作，因此要鼓励 ICU 的医师在治疗特殊患者时聆听不同专家的意见，以便改善患者的预后。

在印度，重症医学培训一直都是麻醉科住院医师培训项目的一部分，但印度国家考试委员会在 2001 年启动了一项为期两年的重症医学培训项目，这个项目起初设立了 6 个培训点，现在已经增加到了 25 个。麻醉医师、胸科医师以及全科医师都能够报名参加这个培训项目。很明显，目前重症医学专家的人数远远无法满足全国各地所涌现的 ICU 病房的需求。为了增加重症医学专家的人数，印度重症医学协会启动了一项为期一年的学位培训课程（共 335 个席位）和为期一年的临床学术培训（共 66 个席位）[24]。这些培训增加了印度重症医学专家的人数。麻醉医师在培训中所占的席位约为 50%，其次是全科医师（30%）和胸科医

师（20%）。这个项目的各个培训点学员人数都爆满提示大家对这个专业的兴趣十分浓厚。2010 年 8 月，印度医疗委员会修正通知，将重症医学定义为一个独立的专业。因此，在不久的将来，重症医学就会设立博士后课程。

总而言之，重症医学在印度已经成为一个新的专业。但因为该领域仍缺乏具备充分资质的医师，所以对该领域有兴趣的麻醉医师和内科医师仍继续在该领域工作。而这种情况仍然会持续一段时间，直到合格的重症医学专科医师人员充裕，足以承担该领域的工作。根据目前重症医学专家人数估算，这个转化期持续的时间可能会相当长。作者相信转型期过后，重症监护治疗病房将会由专职的重症医学医师来管理，而麻醉医师转化来的重症医学医师将不再实施麻醉，内科医师转化来的重症医学医师也不会再做内科工作。麻醉医师会更关注术后护理问题，包括疼痛治疗和短期呼吸支持。

印度目前新出现的一个问题是抗生素的滥用，导致很多耐药菌株的出现[25]。新德里金属 β- 内酰胺酶 -1 NDM-1 在印度的出现和流行受到了高度关注[26]。编码 NDM-1 基因的质粒可能会在世界范围内传播。全世界临床医师应该联合起来，合作预防耐药菌株的出现和流行[27]。

疼痛治疗　在过去的 30 年中，急性疼痛和慢性疼痛的治疗越来越受到大家的关注。但就印度而言，疼痛治疗仍处于启蒙阶段，疼痛门诊的数量十分有限，而且国内也没有正规的疼痛治疗相关的培训项目。据估计，印度只有 10% 的医疗院所具有疼痛门诊，因此疼痛医师几乎都必须到国外接受培训[28]。目前疼痛治疗的焦点仍然是慢性疼痛，其中也包括癌性疼痛。许多医院的麻醉科开展了神经阻滞疗法，有的医院甚至开展了针灸疗法。但是，很少有医院能够开展射频消融、椎管内镇痛泵植入或脊髓电刺激治疗等操作。现在的观点是将疼痛作为一种疾病来治疗，尤其是对于存在神经功能紊乱的患者以及缓解疼痛是唯一治疗措施的癌症终末期患者而言。

此外，大家对急性疼痛的治疗意识也在逐步提高，有人甚至提出了为患者提供完全无痛手术的想法。WHO 将疼痛定义为第五生命体征，且将缓解疼痛视为人类的基本权利。目前有许多种药物和仪器（患者自控镇痛泵，椎管内、硬膜外和胸膜内镇痛泵）能够使患者的手术过程变得相对无痛。而事实上，围术期急性疼痛的治疗是麻醉医师的首要任务，也是恢复室和 PACU 医师的主要任务。但总体来说，印度的疼痛

治疗还有很多方面需要改善。

印度的疼痛研究协会在 1984 年成立，拥有来自 25 个不同专业的 1300 名会员[29]。该协会的宗旨是提高印度疼痛治疗的水平，但是由于大家对疼痛治疗的意识比较淡薄，协会的工作面临着巨大的挑战。绝大多数医师会让患者学会忍受疼痛，而患者也相信疼痛是他们罹患疾病的必然结果。此外，许多医师相信把患者转给疼痛治疗科就是承认他们的治疗存在缺陷，而患者的疼痛一旦缓解，他们就不会再来就诊了[28]。作者期待印度的疼痛治疗场所能够得到改进。

日本 (Naoyuki Hirata 和 Michiaki Yamakage)

日本的麻醉医师会在手术室、急诊科、ICU、疼痛门诊以及姑息治疗病房工作。JSA 推荐围术期管理应该由有经验的麻醉医师或由住院医师在有资质的麻醉医师指导下实施。根据 2005 年 JSA 会员调查显示，在医学院附属医院中，超过 90% 的手术麻醉由麻醉医师或受指导的住院医师实施。另一方面，在非医学院附属医院中，有 10% 的手术麻醉仍然由手术医师实施。日本没有护士麻醉师的培训项目。JSA 调查同时显示麻醉医师白天的工作时间中 60%～70% 是在手术室内，10% 在 ICU，13% 在急诊室，30% 进行教学和科研工作（医学院附属医院），而非医学院附属医院中教学和科研工作时间占 12%。

中东 (Anis Baraka 和 Fouad Salim Haddad)

在中东，麻醉通常由合格的麻醉医师来实施。麻醉受训者和麻醉护士可以在合格的麻醉医师的监管下实施麻醉。此外，中东各国的麻醉学协会负责制定镇静和镇痛指南，供非麻醉医师人员在临床实践中参考。

麻醉医师的工作职责范围包括术前评估、术前用药、患者的优化以及术后 PACU（术后 24h）和 ICU 的麻醉管理。术前知情同意书必须由麻醉医师填写，然后由患者、患者监护人或其法律代理人签字。

麻醉的场所不只是局限在手术室内，还包括放射科、日间麻醉以及产房的产科麻醉。此外，疼痛治疗，无论是急性疼痛还是慢性疼痛都已成为麻醉医师的工作，且疼痛治疗逐渐成为了麻醉的一个亚专业。麻醉亚专业也在迅速发展，包括产科、心胸外科、儿科麻醉，以及危重症医学和疼痛治疗。

俄罗斯 (Yury S. Polushin 和 Olga Afonin)

直到 20 世纪 80 年代，俄罗斯才建立了标准化的麻醉培训系统，该培训体系包括麻醉护士培训课程和研究生教育课程（包括 1 年麻醉实习培训或 2 年住院医师培训）。所有的培训课程都将危重症医学列为必修的内容。受培训的人员需在主治医师的指导下参与手术室和 ICU 的诊疗工作，并参加必修课的学习。同时医院也鼓励学员加强自我教育。培训结束后，学员必须通过资格考试（面试）才能获得麻醉 - 复苏学医师文凭。

不同培训点之间的培训质量和培训经验存在明显的差异，且目前也没有统一标准的考试制度。许多认真的麻醉医师会到临床医师继续教育学院继续参加"资格提高"课程。但也有些专科医师在培训课程结束后就不再继续接受其他有关危重病医学的培训。

到 20 世纪 80 年代末，大家逐渐意识到监督培训质量的重要性以及建立标准化考试制度的必要性。同时，苏联的对外封锁也开始松懈，大家开始慢慢地接受其他国家所普遍认同的标准化培训和治疗方法。此时医学的发展看到了新的希望，但是好景不长。20 世纪 80 年代"经济大萧条"使苏联的经济发展出现了失衡，政治结构也开始逐渐地衰退。到 20 世纪 80 年代末，共产主义领导人进行了一场彻底的改革，以期挽救国家的经济，但遗憾的是这场革命最终导致了苏联的解体。

随后，政府对整个医疗机构的财政支出逐渐减少，直到最后完全取消。所有缺乏资金的项目，包括科研、教育、新技术和新教育方法的开发均被冻结。由政府投资的卫生医疗机构也全部倒闭了。许多医师为了养家糊口而不得不放弃医师这个职业。也正是在这个时期，私立医院应运而生。但在当时，绝大多数人都无法支付私立医院的医疗费用。因此，患者由于无法得到合适的药物或治疗而死亡的现象并不少见。这种情况一直持续到了 20 世纪 90 年代中叶才开始逐渐好转。但这些伤害所带来的阴影即使到了今天也没有完全消退。

东南亚 (Florian R. Nuevo)

东南亚国家联盟（Association of Southeast Asian Nations，ASEAN）包括文莱达鲁萨兰、柬埔寨、印度尼西亚、老挝、马来西亚、缅甸、菲律宾、新加坡、泰国和越南。在过去的 5 年中，这些地区的麻醉医师工作发生了显著的变化。麻醉医师赢得了同事和大众的尊重和认可，在手术室和日间手术中心拥有无可争议的地位。除了手术麻醉之外，麻醉医师的亚专业迅速发展，其在疼痛治疗和重症医学领域的地位同样受到了同事的认可。

ASEAN 麻醉医师在疼痛治疗领域地位提高的一个实例是 2004 年东南亚疼痛治疗协会（ASEAPS）的

成立。该协会的主要目的是促进疼痛领域的研究和发展。其鼓励麻醉医师和其他专业的专家共同合作，为解决持续增加的急性术后疼痛、癌痛和慢性非癌性疼痛的治疗问题创建一个高性价比且切实可行的治疗模式。他们设立了统一的客观标准，为政府倡导充分的疼痛治疗，尤其是癌痛的治疗铺平了道路。现在在疗养所和姑息治疗中，麻醉医师也是领军人物。

麻醉学发展的另一个方向是越来越多刚获得麻醉医师培训认证的医师成为了重症医学专科医师，专注于儿科重症医学、心胸重症医学、神经外科重症医学和外科重症医学领域。这一发展使得麻醉医师的主导作用扩展到了 ICU，而以往 ICU 主要由心脏学专家、呼吸学专家和外科医师管理。

同时不得不提的还有，参加亚洲心胸麻醉协会（Asian Society of Cardiothoracic Anesthesia，ASCA）的人数在逐渐增加。ASCA 是亚洲心脏麻醉医师的联合体，重点强调麻醉医师在术中承担 TEE 监测职责的重要性。现在 ASEAN 的心脏麻醉医师面临着接受挑战的关键时期，目前他们在手术室内必须就这一问题与心脏学专家加强交流沟通。

ASCA 努力将 TEE 列入重要的麻醉监护手段，这一举措极大地推动了心脏学专家、外科医师和心脏麻醉医师之间的沟通合作。日本心脏麻醉医师协会在 TEE 使用方面起到了前锋作用，其所属的日本围术期经食管超声委员会受到了美国和欧洲认证委员会的认可。在过去的 5 年中，ASCA 在许多麻醉学会议中开展了 TEE 的基础培训班。现在，ASCA 计划开展更多 TEE 的中级培训，并向当地的心脏麻醉医师开展高级 TEE 培训。预计在未来的 5 年中，ASEAN 心脏麻醉培训。

医师会和日本、中国、韩国以及台湾的心脏麻醉医师一样独立。

当超声引入麻醉学科后，骨科手术中外科医师对神经阻滞的需求越来越高，技术的提高使得骨科手术患者的镇痛越来越完善。

在 ASEAN 麻醉医师群体中，绝大多数医师都乐观向上。当麻醉医师超越了原来产房和手术室内麻醉工作范畴时，他们也要更加清醒地认识到自己的职责所在，才能真正成为名副其实的围术期专家。

麻醉护士在这些国家目前还没有自主权。他们是围术期麻醉管理团队的组成部分，但必须受到麻醉医师的监督管理（表 2-1）。麻醉护士作为麻醉实施者只有在泰国、印度和台湾这三个地方是合法的。在这些国家和地区，医师设计并开展麻醉护士培训项目。但在菲律宾、新加坡和马来西亚这些国家，麻醉依然只能由合格的麻醉医师实施。

带着职业自豪感，ASEAN 麻醉医师已成为他们所在国家医疗领域强有力的领导者。他们在社会热心人士的呼吁下帮助社会，并和政府部门合作不断改进围术期管理。在不久的将来，麻醉医师被任命为质控官员或医院领导者将不再是一件稀奇的事情。

设备和仪器

巴西　(Maria Carmona)

巴西的地理面积和人口数位居世界第五，拥有 2 亿人口。尽管巴西宪法规定健康是每位居民的权利，为民众提供健康保障是政府的职责，但政府的实际投入和民众的需求之间仍存在巨大差距。巴西在健康领

表 2-1　东南亚国家麻醉团队的人员组成和工作职责范围

	印度尼西亚	马来西亚	菲律宾	新加坡	泰国
工作人员					
麻醉医师	是	是	是	是	是
麻醉护士	是	否	否	否	是
麻醉的职责范围					
麻醉	是	是	是	是	是
疼痛治疗	是	是	是	是	是
重症医疗	是	是	是	是	是
工作模式					
麻醉医师和麻醉护士	麻醉护士由麻醉医师培训和监督		群体培训逐渐得到支持		麻醉护士由麻醉医师培训和监督

域的总财政投入占 GDP 的 8.4%，其投入比例只有美国政府的一半。此外，巴西有近一半的医疗费用由私立医疗机构承担。因此，麻醉质量和整个医疗系统质量一样呈现出了巨大的地域差别，且与当地的经济发展水平密切相关。除了在个别城市中有一些政府或私立医院具备很好的麻醉管理外，在其他多数贫穷的城市或郊区，不论是政府医院还是私立医院，医疗质量都比较差。但政府医院和私立医院之间也存在一些动态的变化。由于公立医院存在一些官僚现象，而私立医院的医疗系统明显优于公立医院，所以有时也会出现公共资金流向私立医院，导致公立医院的资金和人员减少的现象。这种公立 - 私立医院之间的关系，以及越来越多的人开始进入私立医院使巴西的卫生体系进入了缓慢而被动的私立化过程。

巴西人口老龄化速度之快也到了前所未有的地步，是全世界第六大老龄化国家。尽管长寿是衡量一个国家健康状况的重要指标之一，但它也是公共卫生领域的一个巨大挑战，增加了麻醉管理的复杂程度。

关于产科管理，尽管 WHO 指南中明确指出剖宫产率应该控制在 5%～15%，但巴西的剖宫产率接近50%——几乎是全世界最高的国家。剖宫产率不论是在私立医院还是公立医院都很高，而椎管内麻醉是此类手术最常用的麻醉方式。

区域麻醉在巴西十分流行，因为这种麻醉方式具有很多优势，如有利于术后恢复、患者能够保持自主呼吸、胃食管反流误吸的风险更低、和全麻比起来护理更加简便。巴西的麻醉医师在不同区域麻醉技术方面具备丰富的经验。

麻醉所需的设备和药物绝大多数都是在巴西生产的。巴西有好几家设备生产商，他们的设备能够与世界上最好的设备相媲美。他们的产品不但在国内销售，还出口到其他拉丁美洲和非洲国家。此外，世界上最著名的设备生产商和医药公司也在巴西生产产品。但是为了改善民众的医疗条件，需要有更多的激励措施鼓励生产一般药物，以替代昂贵的品牌药物。

智利 / 南美洲（Guillermo Lema）

南美洲不同国家之间的经济发展水平存在较大的差异，从而使得各国对医疗保健所投入的资源也存在着巨大的差异，因此各国之间的公共健康管理情况也有所不同。而且，在很多国家麻醉学的发展都被政府放在相对次要的位置上，因为政府部门通常会认为麻醉是一个成本很高（技术设备的花费），而对患者健康状况影响较小的学科。

有一些国家（阿根廷、巴西、哥伦比亚、智利和乌拉圭）的麻醉专业非常成熟，他们拥有现代化的麻醉设备、先进的监护技术、各种类型的麻醉药物以及辅助药物，而这些设备和药物完全可以与欧美相媲美。

不同医院之间麻醉技术有所不同，现有的麻醉方法种类较多。吸入麻醉历史悠久，且所有的医院都在使用这种麻醉方法。全凭静脉麻醉在现代麻醉中使用比较广泛，且受到年轻医师的推崇。而区域麻醉在所有的国家都得到广泛的应用，且每个国家都有自己的培训项目和学术会议。

尽管有些国家拥有先进的设备、监护仪器和药物，能够与欧美国家相媲美，但也有一些国家只能够提供麻醉所需要的最基本的条件。因此，价格因素是医疗领域的重要限制因素。实际上，这种现象在全世界十分普遍。但医疗资源的分布差异在逐渐缩小，因为从中国、印度、巴西和某些欧洲国家进购设备的价格比北美洲产家的价格低廉很多。

中国（黄宇光）

随着中国经济的飞速发展，麻醉学科的仪器和设备也得到了质的飞跃。除个别不发达地区外，省级医院的麻醉机、多功能监护仪、呼气末气体监护仪与手术间的配比基本都达到了 1：1。发达地区的三级医院还配置了高级的密闭环路麻醉机、肌松监测设备、麻醉深度监测设备、凝血功能监测设备、超声定位仪、神经刺激仪、三维 TEE 以及 PiCCO 等高级血流动力学监测设备。部分医院还配置了 MRI 兼容的麻醉监护仪和呼吸机，为手术室外的麻醉安全提供了有力的保障。困难气道车的配置以及各种困难气道设备（视频喉镜、喉罩）的普及培训使气道管理的整体水平得到了很大的提高。

但中国幅员辽阔，各地区的经济发展水平很不平衡，这就导致了各地区麻醉仪器设备配置的不均衡。目前，基层医院的基础麻醉设备仍比较匮乏，局部调查显示：二级医院麻醉机和手术间比例为 0.7：1～0.8：1，而一级医院麻醉机和手术间的比例仅为 0.5：1。临床麻醉安全全面临着挑战。为了解决这种现状，2012 年，中华人民共和国卫生部发布了《麻醉科质量控制》，该规范对各级医院麻醉科的人员配置、人员资质以及设备配置和设备管理制定了详细的要求，提出了临床麻醉安全的最低监测标准，该规范的出台和实施有望切实改变这种不良现状。

欧洲（Lars I. Eriksson 和 Jannicke Mellin-Olsen）

为了反映欧洲国家之间的地区差异，WHO 列举了 53 个国家，从 Scandinavia 和德国到格鲁吉亚和乌兹别克斯坦。欧盟有 28 个成员国，还有 9 个国家正在申请加入，这几个国家多数位于东欧。

欧盟国家虽然在政治和经济上有合作关系，但他们的医疗系统、研究和教育以及语言文化都有很大的差异，反映出不同国家之间的差异仍然十分显著。

印度 (Deepak K. Tempe)

印度的麻醉学发展十分迅速，昔日的开放式氯仿和乙醚麻醉已经转变为拥有高科技设备的现代化手术室，他们不但拥有麻醉工作站和先进的监护仪器，而且还设立了 ICU、PACU、疼痛门诊以及术前访视门诊。实际上，在过去的二三十年中，印度的手术室经历了翻天覆地的变化。现在手术室的结构配备基本上已经完全标准化，每个手术间都拥有先进的麻醉工作站、监护系统以及网络连接系统。手术室的更新很大程度上得益于私有资源的投资和医院的有效管理。这些企业医院所建立的国内最先进的手术室完全可以与国际上最好的手术室相媲美。

但和其他许多事情一样，印度的医疗卫生系统存在的一个明显的特征是各个地方之间的差异很大。尽管有一些企业医院和私立医院拥有先进的手术室，但政府医院中除了德里和孟买等几个市级医院之外，其他政府医院的设备却十分缺乏。总体来说，政府医院面向的是普通人群，患者人数众多，医院往往十分拥挤。而乡村医院的情况则更加落后，因为这些医院通常只提供初级卫生保健，所以医院里只有基本的医疗设备，而手术室里的设备也只能满足小手术的需要。但在这些乡村医院中，有时候也能够实施非凡的手术。例如 2012 年 6 月 20 日，来自 Christian 医学院的六名 1982 年的毕业生和他们的教授一起在 Madhya Pradesh 的 Betul 地区成功完成了一例连体婴儿分离手术。这是印度第一例在农村医院完成的连体婴儿分离术。手术所需要的仪器设备是从私人厂家借用的。这个案例说明，如果政府和医师足够重视，这种复杂的手术也能够在偏远地区开展。现在在印度仍有不同类型的手术室存在，但我们希望在不久的将来，这种差异能够消除，手术室的格局能够逐渐统一化。

医疗质量服务的认证　2006 年，为了响应患者的需求，给卫生事业的发展设立标准，印度质控委员会成立了医院和卫生服务系统认证委员会 (National Accreditation Board for Hospitals and Healthcare Providers, NABH)。通过 NABH 认证标准的医院能够提供高质量的医疗服务，从而能够保障患者的安全。越来越多的医院正在努力，希望能够通过该认证标准，但要想通过 NABH 认证，他们必须达到其所设立的标准。因此，NABH 标准的设立对整个国家的医疗质量控制来说是一件好事。目前已经有 219 个医院通过了 NABH 认证。这些医院多数都是私立医院，但也有部分公立医院通过了 NABH 认证[30]。

从 Mahatma Gandhi 在开放式氯仿麻醉下接受手术治疗开始一直到今天，麻醉学的发展道路十分曲折且充满了挑战。但令人欣慰的是，印度的麻醉学最终还是紧跟时代的步伐，取得了长足的发展。即使是政府首脑，如州长、内阁总理和外交部长也不会再到其他国家去实施复杂的手术。麻醉医师拥有了最先进的机器和设备，能够为最高行政长官实施麻醉管理。平衡麻醉所需要的药物，如芬太尼、咪达唑仑、七氟烷和阿曲库铵，以及全方位监护设备，镇痛所需要的患者自控镇痛泵现在在大医院都已经随手可得。

印度麻醉学院　成立印度麻醉学院 (ICA) 的想法始于 2001 年。其目的是为 ISA 设立一个学术分支机构，其功能是监督和指导全国的麻醉培训，从而使麻醉培训能够统一化。因此，ICA 有望成为印度医疗委员会的重要顾问机构。同时，ICA 还承担了大量麻醉指南的编写工作。现有的西方指南往往很难应用到印度的临床实践中。ICA 同时还承担了麻醉学位的授予工作。2008 年 ICA 正式于官方注册，目前有 450 名会员[31]。

日本 (Naoyuki Hirata 和 Michiaki Yamakage)

下面关于日本麻醉仪器和设备的总结摘录自《麻醉学杂志》，且已获得该杂志的同意[32]。

在 20 世纪 80 年代，全身麻醉主要采用氟烷或恩氟烷复合氧化亚氮。芬太尼和阿片类镇痛药物也有，但是很少应用，因为很多人认为它会导致苏醒延迟。硬膜外麻醉的使用频率比现在要高。例如，上肢手术或乳腺癌手术通常会使用颈段硬膜外麻醉。当时的静脉麻醉药物只有硫戊巴比妥和氯胺酮，哮喘患者也用这些药物，尽管这些药物会诱发组胺的释放。麻醉诱导期应用去极化肌松药物琥珀胆碱，而非去极化肌松药物泮库溴铵是术中维持肌松的唯一药物。在 20 世纪 80 年代，大家没有意识到急诊手术中急性肾衰竭会加重，所以有些患者在手术后因为泮库溴铵的残余作用而发生苏醒延迟。

从 20 世纪 80 年代开始，许多麻醉药物开始进入日本。麻醉药物种类的增加和麻醉监护设备的发展使得麻醉变得更加安全，更加舒适。但日本在麻醉药物的使用方面，除了七氟醚之外，其余都远落后于欧美国家（可能与其独特的医疗体系有关）。瑞芬太尼、罗库溴铵和地氟烷最终也引入了日本。2010 年，舒更葡糖在日本被批准应用于临床，比欧洲晚了 2 年。在撰写这部分内容的时候，舒更葡糖在临床拮抗剂使用量中已经占到了 70% 的比例，这个比例在全世界可能是最高的。

随着喉罩技术的不断改善和 ProSeal 喉罩（Jersey，英国）的推广，喉罩在全身麻醉中的应用越来越广泛，因为 ProSeal 喉罩密封性好，周围漏气较少发生。虽然一般在腹腔镜手术、胸科手术或长时间手术中不建议使用喉罩，但喉罩的适应证主要还是由麻醉医师自己把握。如果喉罩的密封性足够严密且能够维持有效的正压通气，麻醉过程中喉罩通常在肌松药物的作用下用于机械通气。将来喉罩的使用可能会越来越广泛。

在欧美国家，由于住院费用十分昂贵，因此日间手术越来越流行。但是，日间手术在日本却十分少见，因为绝大多数患者都有国家或私人医疗保险。但随着全面医疗体系的引入，大家还是希望住院时间能逐渐缩短，尽管很难预测这对麻醉方法的选择是否会产生影响。

在日本，不同地区和医院之间的术后镇痛方法差异很大。在欧美国家，患者自控镇痛十分流行，约有 2/3 的患者单纯使用静脉阿片类药物。而静脉阿片类药物复合硬膜外镇痛似乎只用于上腹部手术或胸科手术。但在日本，硬膜外镇痛复合或不复合静脉阿片类药物占所有术后镇痛方式的 50%。

最后，日本的专科医院（包括大学附属医院）的手术量仍然在持续增长，其原因可能与人口老龄化及患者的合并症增多有关。采用神经阻滞或单纯采用全身麻醉的病例也在逐渐增多。

中东（Anis Baraka 和 Foaud Salim Haddad）

中东地区所采用的麻醉机、监护仪以及麻醉药物都符合国际协会（如美国麻醉医师协会）制定的规范。每一位在全身麻醉或区域麻醉下手术的患者都要常规监护心电图、脉搏血氧饱和度、无创动脉血压和呼气末二氧化碳。危重患者或行心脏手术的患者监护项目还包括肺动脉导管、混合静脉血气、脑氧饱和度、有创动脉血压监测和血气分析。图 2-10 显示了贝鲁特美国大学医学中心的手术室布局以及冠状动脉旁路移植术患者的监护情况，该中心拥有先进的麻醉设备。

术前需要常规检查麻醉设备和气体以及注射器上的药物标签。此外，麻醉医师、手术医师和手术室护士一起在手术开始前执行三方核查政策以确认患者、手术类型和手术的部位。

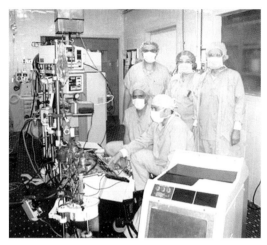

图 2-10　贝鲁特美国大学医学中心的手术室，图中展示了冠状动脉旁路移植术中最新的麻醉设备和监护仪器

俄罗斯（Yury S. Polushin 和 Olga N. Afonin）

到 20 世纪末，前总统戈尔巴乔夫执行的政治、经济和社会改革项目使整个国家面临着巨大的政治危机。苏联政府分裂为几个不同的州，导致国家经济后退，不同地区之间已经建立起来的联系也遭到破坏。在医疗领域，医疗设备厂家基本全部停产，医药公司也停产或撤离苏联。这给苏联人民的生活带来了剧烈的影响。经济体系发生了变化，所以国民医保政策也需要发生相应的变化。苏联需要废除现有的医疗体制，建立新的医疗体制，整个医疗系统进入了一个十分艰难的历史时期。而对于十分依赖经济支持的麻醉和重症医学两个学科，在这个时期发展尤为艰难。在许多小医院，由于无法更新设备和药物，麻醉科几乎面临关闭。医师和护士的薪水十分之低，麻醉专业的声誉下降，麻醉相关人员也变得十分紧缺。USSR 麻醉医师和重症医学联合科学协会也随之解散，被许多没有得到合法认证，也没有权利的地方组织所取代。

改革结束 20 年后俄罗斯经济开始复苏，政府重新对医学发展投入大量资源。新的医疗体制开始建立，好几个地区成立了多功能的医学中心，政府投入资金扶持医院的学科建设，包括麻醉科和重症医学科。2011 年俄罗斯联邦政府卫生部颁布了一个新的法令，规定了扶持医院麻醉科和重症医学科的程序。随着这些改革措施的出现，麻醉科重新开始吸引有活力的年轻医师。此外，俄罗斯麻醉医师联盟的地位也得到了加强，且成为俄罗斯联邦的附属组织。俄罗斯麻醉医师和其他国家同行之间的交流也得到了加强。

当然，医疗改革还远没有完成，有些单位还没有做出明显的改变。虽然现在已经有了装备精良且很有影响力的现代化医院，但医疗服务仍然处于短缺状态，尤其是在医疗资源匮乏的偏远地区。医务人员十分短缺，从而限制了医疗教育系统的深度改革，无法符合国际上的要求。但无论如何，进步仍是十分显著的，且随着俄罗斯联邦政府的支持，医疗系统将继续得到稳步的改善。

东南亚 (Florian R. Nuevo)

在过去两年中，这个地区最重大的变化就是必须对所有使用可导致意识水平改变的麻醉药物的患者进行脉搏血氧饱和度监测。脉搏血氧饱和度监测是 WHO 手术安全核查列表的内容之一，现在也已经成为绝大多数东南亚认证机构检查的项目之一。这个改变主要归功于与 WHO 紧密合作的 WFSA，使得脉搏血氧饱和度监测成为手术安全核查项目的一部分。在 2010 年 WFSA 安全麻醉实践国际标准中，WFSA 将脉搏血氧饱和度列为所有麻醉必备的监测项目。

尽管在过去 5 年中，没有确切的数据能够表明脉搏血氧饱和度监测的应用可降低术中死亡率，但没有哪位 ASEAN 麻醉医师会认为使用全麻药物时不需要监测脉搏血氧饱和度。而且，麻醉人员问卷调查也进一步证实这项措施是明智的。

手术室外麻醉仍然存在巨大的挑战。由于缺乏合适的设备和充足的人手，麻醉安全往往会受到影响。一个典型的案例就是缺少 MRI 兼容性的设备和仪器。很多情况下，因为缺乏 MRI 兼容的氧饱和度监测仪，麻醉医师在给行 MRI 检查的患者实施镇静的时候只能通过呼吸运动模式的观察来判断镇静患者的呼吸情况。

呼气末二氧化碳监测在手术室内应用并不普遍，通常仅仅局限在腔镜手术中使用。这种情况在中低收入地区比较典型。想要将呼气末二氧化碳监测推广至手术室和 ICU 每一位机械通气患者，仍有很长的路要走。

目前该地区还存在的另一个持续无法解决的挑战是通过美国材料和试验协会验证的合格麻醉设备仍旧匮乏。因此，混合麻醉气体（如空气 - 氧气或空气-氧化亚氮）、闭合环路麻醉或低流量麻醉技术的使用和开展受到了很大限制。在没有现代麻醉机的地方，100% 纯氧吸入还是一种常态。在发展中国家，临床实践中还需要使用压缩氧，因为使用压缩氧能够降低成本，使手术室外的氧供更加便捷。

喉罩的应用使本地区困难气道的管理水平得到了极大的提高。纤维支气管镜对麻醉医师而言至今仍是稀罕之物。喉罩挽救了很多无法插管无法通气的患者。还有一项提高本地区气道管理水平的措施是东南亚所有麻醉会议上都会开展与厂商合作的困难气道管理培训班。

乌干达／撒哈拉以南的非洲国家 (Ronald D. Miller 和 D.G. Bogod)

最近一个社论指出，美国每年花费在每个人身上的医疗费用为 8233 美元[33]。相反，在中低收入国家，医疗费用很少超过每人每年 30 美元[34]。医疗质量方面，2007 年一项研究对乌干达 1/4 以上的麻醉医师进行了问卷调查，只有 23% 的医师认为他们目前所拥有的设备符合保障成人麻醉安全的最低要求。调查问卷所涉及的内容包括：能否了解最新的麻醉学信息、最基本的手术室设备以及最基本的麻醉药物。而对小儿麻醉的安全而言，只有 13% 的医师认为他们的麻醉设备符合保障儿童麻醉安全的最低要求[35]。

有关脊椎麻醉方面的调查显示，一半以上的麻醉医师经常无法得到必需的局麻药物，而其他医师则无法随时得到脊椎麻醉穿刺针。只有 23% 的麻醉医师能够在两台手术之间找到刷子来清洗气管导管[35]。

在有关剖宫产手术的调查中，几乎所有受调查的麻醉医师（94%）都认为他们没有充足的设施来保障这一手术的安全实施。超过 3/4 的医师无法随时拿到硫酸镁，而一半医师则说他们根本就没有硫酸镁[35]。*Anesthesia* 的主编 D. G. Bogod 在该期杂志的评论中写道：

> 这项问卷调查的数据显示，不管医务人员多么尽心尽力地工作，2700 万乌干达人每次在接受麻醉时都像在买彩票——这个彩票的奖项是良好的预后，但中奖的胜算却非常小。而作者无法告诉我们的事情是这种情况是否只局限于乌干达……把一个国家的现况推广到其他国家固然是不明智的，但乌干达的情况也不可能与撒哈拉以南其他非洲国家的情况大相径庭……如果乌干达的情况如此糟糕，那么埃塞俄比亚、索马里、坦桑尼亚以及其他许多邻近国家的情况很可能会更加糟糕[35]。

《米勒麻醉学》第 7 版也发表了上面这段文字。那在过去的五六年中，情况有没有发生改变呢？目前已有文献介绍麻醉人员现状（在下文中介绍），但仪器和设备的状况相对不是很明朗。下面这段引文[36] 提示情况不是很乐观：

> 最常用的技术是全身麻醉（保持自主呼吸或机械通气）。急诊手术的麻醉通常由没有医学经验的麻醉人员在没有经过系统培训和监督，又缺少常用的麻醉药物和设备的情况下实施……死亡率和并发症的发生率很高。

这段描述强烈提示仪器和设备相当紧缺。

教育、资格认证以及执业医师的人数

巴西 （Maria Carmona）

目前，超过 10 000 名巴西麻醉医师隶属于 SBA——世界第二大麻醉协会。此外，还有相对一部分医师既不隶属于 SBA，也没有明确的专业隶属，他们也做着麻醉医师的工作，主要分布在小乡镇或贫穷国家。但在过去的 10 年中，麻醉医师短缺的情况在巴西的很多城市越来越突出，原因包括老年人口越来越多、外科和诊断性操作种类增多、麻醉专业培训时间从 2 年延长至 3 年。巴西麻醉医师主要在手术室做麻醉工作，很少参与重症医学、疼痛治疗和科研工作，可能与人手短缺有关。人手短缺的现状使得培训中心的招生人数不断扩大，住院医师培训项目中的麻醉专科培训也逐渐增多。

在巴西，麻醉住院医师同时受教育部和 SBA 管理，每年大约有 650 名医师参与为期 3 年的麻醉专科培训项目。最好的住院医师培训项目在大学附属医院，还有 93 个培训中心分布在中等医院中。住院医师会在不同的培训中心接受强化培训，以保证他们能够安全地为患者实施麻醉。所有的中心都通过了认证，他们能够给学员提供良好的培训，培训他们如何进行术前评估、主要的麻醉技术、重症监护和疼痛治疗。理论和实践培训后，住院医师每年都要参加 SBA 举办的考试，然后 SBA 根据特殊的评价标准颁布各个培训中心的排名情况。参与培训的住院医师多数是巴西人，但也有一部分学员来自拉丁美洲和讲葡萄牙语的非洲国家。住院医师培训项目中的培训老师都经过 SBA 的认证，少数人拥有 PhD 学位。PhD 学位是麻醉学中的最高学位，专业医师需要通过 SBA 举办的多项选择测验和口试才能获得该学位。

高质量的教学和临床培训与薄弱的科学研究形成鲜明的对比，而后者也是巴西麻醉最大的弱点。拥有结构完善的麻醉学科的大学很少，且在科研产出方面做出的努力也不多。尽管 SBA 也鼓励住院医师在接受

培训期间参与科研培训，但很少有中心能够提供相应的机会。但这种现状正在逐渐改变，许多中心意识到了科研对教学的促进和辅助作用。每年，巴西都有大批的麻醉医师加入研究生培训项目，有些博士研究生会在巴西或国外参加博士后培训项目。《巴西麻醉学杂志》是 SBA 的官方杂志，国内大多数麻醉学研究都发表在该杂志或其他高影响力的国际麻醉学相关杂志上。

智利 / 南美洲 （Guillermo Lema）

麻醉医师培训在南美洲是一项持续的项目。但是关于需要培训多少麻醉医师以及培训的时间和质量要求，政府部门和麻醉协会之间的观点相差甚远。南美洲不同国家之间的麻醉培训项目质量并不相同。政府部门开展了部分项目，但绝大多数项目是由医科大学开展的。

大家对于培训所需的最基本的长度周期达成了共识。不管是政府开展的还是医科大学开展的培训项目，一个完整的培训周期都是三年。有些国家额外增设了一年科研或亚专业培训。但是由于缺少政府的经济支持，额外增设一年培训的阻力很大。此外，有些国家麻醉教学场所需要获得由某些大学和科学协会组成的委员会的认证，但某些未获得认证的机构也在从事麻醉教育。这些未认证场所正逐渐地被禁止从事教学工作。

政府和科学协会在麻醉医师培训数量的问题上观点也不相同。政府希望培养更多的麻醉医师，而大学机构注重培训的质量。尽管困难重重，但麻醉医师和他们的科学协会在培训认证方面还是产生了巨大的影响。

虽然大学和麻醉协会的医学培训在逐渐完善和进步，但是临床麻醉医师仍然十分紧缺。公立医院没有足够的麻醉医师，而大学的培训项目已经满负荷运转。为了培养更多的麻醉医师，政府给大学施加压力，希望他们招收更多的培训生。大学一方面在尽量扩招，而另一方面在为维持良好的培训质量而不懈努力。大家都在为解决麻醉医师短缺的问题各尽其职。而在不久的将来，我们会看到努力的成果。

麻醉学会议的目的在于教育住院医师和其他年资更高的麻醉医师。麻醉学也有相关的杂志，虽然其影响力远不如美国科学信息研究所（Institute for Scientific Information，ISI），但大家正在努力使其成为国际医学数据库的一部分。

中国 （黄宇光）

目前，中国麻醉医师的培养模式基本上都是：医

学生首先在医学院校接受 5～8 年的基础医学本科教育（部分完成 5 年基础本科教育的毕业生会继续参加 3～5 年的麻醉学硕士或博士研究生教育）。应聘到麻醉科的住院医师将进入 5 年的住院医师培训计划。

由于中国的经济发展存在地区差异，不同医学院校和不同医院之间的教育水平也存在明显的地区差异。虽然麻醉医师的总体素质在日益提高，但我们依然看到，基层医院麻醉科住院医师的医学基础相对薄弱，且基层医院提供的麻醉知识和技能培训也跟不上大医院的水平。因此，大医院的麻醉医师技术能力明显优于基层医院的麻醉医师。

为了解决这种人力资源地区分布不平衡的情况，我国从 2000 年开始大力推广住院医师规范化培训制度。这项制度首先从四川、北京、上海以及其他某些大城市开始试点，目前已经在全国范围内推广。医学毕业生从医学院毕业后，必须在拥有麻醉住院医师培训资质的培训中心接受正规培训，并通过国家相应的考试才能到其他医院进行执业。而 2012 年发布的《麻醉科质量控制》对各级医院麻醉执业人员的培训资质也做出了明确的规定，以切实提高基层医院麻醉科年轻医师的执业水平和能力。同时中华医学会麻醉学分会和中国医师协会麻醉学医师分会面向基层医院大力开展各种继续教育培训工作。我们希望通过这些工作，努力提高中国麻醉医师的整体水平。

总体来说，中国麻醉学科的人才队伍在日渐壮大。随着麻醉医师整体地位的显著提升，毕业后投身麻醉专业的医学生也越来越多，麻醉专业已经成为成绩优异的医学生争相选择的专业之一。而许多大医院的麻醉人才梯队中，高学历人才所占的比例日益升高。在国内知名医院的麻醉科，硕士研究生以上学历甚至占全科人员的 75% 以上。但由于基础薄弱、医院编制等问题，目前中国麻醉专业人员总体的质和量与临床客观需求仍相距甚远。因此，中国的麻醉医师大部分处于高负荷的工作状态中，亟待更多的优秀人才加入这个队伍。

欧洲 （Lars I. Eriksson 和 Jannicke Mellin-Olsen）

1958 年欧洲共同经济体（European Economic Community，EEC）成立后不久，来自六个内部成员国（比利时，法国，西德，意大利，卢森堡和荷兰）的学术组织成立了欧洲医学专家联合会（European Union of Medical Specialists，UEMS）。很快，UEMS 和 EEC 建立联系，为欧洲医学专业培训项目制定了基本原则。目的是为欧洲将来高标准的医学专科培训项目制定基本原则，继而为欧洲建立统一合作的培训项目奠定基础。这也有利于医学专科医师在欧洲国家之间自由流动。为了达到此目的，1962 年 UEMS 特意在主要的亚专业中设立了专家板块。其中有一个板块名为欧洲麻醉医师委员会（EBA），这个板块包含了复苏和重症医学。EBA 的任务是政治性的，是 UEMS 和欧盟（European Union，EU）的麻醉学分支。EBA 也是麻醉学科和其他学科，包括重症医学、疼痛治疗、教育和患者安全等多科协作的沟通窗口。

移民和人力流动　EU 将麻醉专科培训的时间定为 3 年，但在绝大多数 EU 国家，需要成为合格的麻醉医师通常需要经过 4～7 年的培训。每个国家的培训项目内容差异很大。但不论在哪个欧洲国家获得专科执业认证，都可以得到其他 EU 国家的认同，因此，欧洲国家专科医师可以自由流动执业。尽管这与 EU 精神相吻合，但其中也存在一些问题。有时候，有些麻醉医师会因为培训不充分或语言沟通技巧欠缺而导致无法胜任在新受聘医院的工作。

和世界上其他地方一样，欧洲城市中医院的医疗质量和执业机会以及经济发展更好。同样地，不富裕的 EU 成员国对麻醉医师培训投入的结果却是受培训者去 EU 内的其他国家工作，通常是从东欧转到西欧。当然，导致这种移民现象的主要原因还是经济和职业发展机遇。近来，经济发展差异导致了新的一波从南欧到北欧的移民高峰。

不同欧洲国家之间麻醉医师的供需差异显著不同，其原因也十分复杂。所有国家都面临着老龄化问题，都需要更多的医疗服务，因此也需要更多的医务人员。另一个影响因素是欧洲劳动时间指令——一个规定每个人每周工作最长时间的强制性法令。此外，不论是年轻的男性还是女性麻醉医师，大家都倾向于在家庭上花更多的时间和精力，而在医院少花些时间。这些问题共同导致了目前绝大多数 EU 国家麻醉医师短缺的局面。

麻醉医师紧缺的局面愈演愈烈，因为政府没有一个长远规划，当出现可以避免的问题时只是寻求临时解决方案。这个现象在所有国家都存在，但由于各国的历史文化差异，其表现出来的形式各不相同。当经济紧缩时，这些矛盾更加突出，即使经济发达的国家也不得不降低培训要求，招收培训质量更差的麻醉医师。

但关于欧洲工作量现状和移民情况的统计数据比较含糊，且常常有很多错误。而且遗憾的是，这些数据无法显示每位麻醉医师是否全天满负荷工作或是否在多个国家注册执业。有些学生到国外学习，然后回国工作也会被算入移民人数。这些因素都造成了工作量计算的误差。撇开统计数据的缺陷不谈，欧洲麻醉医师的平均数量在过去的几十年中有所增长是毋庸置疑的[19, 37]。EU 老成员国比新成员国增加更加明显，原因与需求、培训、移民以及其他因素都有关系。据不完全统计，西欧麻醉医师的平均数量为 14.5/100 000 人口，但东欧仅为 6.1/100 000 人口[19]。

在绝大多数欧洲国家，医疗服务都是由政府投资的，虽然在个别地区有个别现象。但在某些西欧国家（卢森堡和荷兰），超过 50% 的麻醉医师参与个体营业，Scandinavia 地区和英国则很少（少于 5%）有麻醉医师个体营业，尽管个体营业的人数也在增加。

欧洲麻醉学协会　欧洲麻醉学协会（ESA）相当于 ASA。但两者之间存在一定的差异。ASA 是一个国家的国家级协会，而 ESA 则是 30 多个国家（2013 年的数据）的联合体。欧洲 25 个（或更多）国家（小国家中 10% 以上的从业麻醉医师）参加了 ESA 理事会。理事会成员的任务是推动和协调欧洲国家麻醉医师协会的国内和国际活动。此外，各个国家在 ESA 下面分别设立了各自的子团体，被称为国家麻醉学协会委员会。

ESA 的目的是促进欧洲国家之间的信息交流，传播麻醉信息，通过推动教育、科学和信息交流提高麻醉专业水平；提高和保障成员国的利益；通过创办全国或国际麻醉学活动提高欧洲各国麻醉医师的水平，从而提高麻醉患者的服务质量和安全性。

欧洲麻醉学年会是 ESA 最重要的学术会议，ESA 还会举办其他学术活动，如秋季会议。教育、研究和提供专业资源是 ESA 开展学术活动的主要目的。

欧洲麻醉学、疼痛和重症医学研究生培训项目　2011 年，EBA 在咨询各个国家的协会、ESA 和其他相关团体后，颁布了新版研究生专业培训项目[38]。新项目从以机构和培训过程为中心转变为以培训效果为中心。

几年前，EU 规定麻醉医师专业培训需要 3 年时间。但制定这个规定的时候，麻醉的复杂性相对较低。这个规定目前仍然有效，但是绝大多数 EU 国家目前的培训时间都在 4 ~ 7 年，这个培训模式是传统的以过程为中心的模式。有几个国家政府希望能够缩短培训时间，降低培训费用，但受到了 EBA 的强烈反对。

从 2001 年起，EBA 规定最短的培训时间为 5 年，其中重症医学至少培训 6 个月，急诊医学 3 个月，疼痛治疗 3 个月。推荐采用模拟培训和临床病例培训。这些指南在 2008 年得到进一步更新。2011 年，培训项目规定培训时间最短为 5 年，但重症医学培训至少 1 年。现在的指南规定，培训时间的长短主要取决于受培训的麻醉医师是否已经合格，而不只是接受了多少年培训。

培训项目以加拿大医学教育指导专家制定的 7 种临床专业为基础。换句话说，有 10 个一般核心标准（如疾病治疗、患者评估和准备、麻醉非技术性技能和质量安全控制健康经济学）和 7 个特殊标准（如产科麻醉、多模式疼痛管理）。针对每一个标准，都有理论知识、技术性技能、临床病例管理能力以及工作态度等几个考核方面。这种培训项目的教学大纲也是全新的。

培训课程的更新使得评估的方法也需要在既往总结式考核的基础上做出相应的更新[39]，例如开展自我评估、临床表现评估和患者管理问题等。一体化培训体系正在建立网上评估系统。摩尔多瓦和罗马尼亚已经引入了新的培训体系，其他欧洲国家也在逐渐改变培训体系。

欧洲麻醉学和重症医学文凭　1984 年设立的欧洲麻醉学和重症医学文凭（European Diploma in Anesthesiology and Intensive Care，EDAIC）包括两个部分的考试，主要考核麻醉学、重症医学以及疼痛治疗方面的知识。它为所有欧洲国家的麻醉学培训及知识考核设立了一个统一的欧洲标准，有些国家（瑞典、澳大利亚、匈牙利和波兰）已经将这项文凭考试列为国内考试的一部分。考试地点根据需要在指定的地方（欧洲范围内）举行。

第一部分是多选题，该部分有多种语言版本，包括英语、法语、德语、意大利语、西班牙语以及俄语。多选题部分又包括两部分内容，其中一个部分考核基础的生理学、药理学、物理学、临床测量方法及统计学知识，而另一部分则考核麻醉临床实践和麻醉亚专业知识。这部分考试主要针对已经完成 2 年麻醉学培训的医师。第二部分包括 4 场口试，每场考试都有 2 名考官，以便相互监督。口试的大纲由考试委员会制定，而每一场考试的内容又包括临床实践、危重症医学和全身麻醉。考生可以在考试中心所规定的范围内选择口试的语言种类。第二部分考试是整个培训的结业考试，顺利通过第二部分考试的考生可以获得 EDAIC 文凭。因为 EDAIC 只是一种麻醉学知识评估，所以它并不能替代每个国家所设立的专业技能、专业态度及专业品行的考核，这些考试是每个国家根据当地具体的情况所制定的，每个医学生在从事专科临床工作之前都必须通过这些考试。

欧洲麻醉教育委员会（Committee for European Education in Anesthesiology，CEEA）作为欧洲麻醉学教育基金会（Foundation for European Education in Anesthesiology，FEEA）的一个基地于 1986 年成立。该项目包括 6 门课程，涵盖麻醉学、重症医学、急诊医学和急性疼痛管理的全部内容，以每个国家各自的语言在 3 年内完成。最初的目标在于为欧洲共同体提供麻醉学的继续教育。随着欧盟的拓展，FEEA 被引入新成员国和其他欧洲国家。1995 年起，在与 WFSA 的合作中，更多新的 FEEA 中心在世界其他地方成立，如拉丁美洲、非洲和亚洲。2009 年，FEEA 的活动移交至 ESA，而 CEEA 则作为 ESA 和 WFSA 的联合委员会存在，目前已有 100 多个 CEEA 中心。

ESA/EBA 联合医院巡视及培训认证项目　ESA/EBA 联合医院巡视和培训认证项目（Hospital Visiting and Training Accreditation Program，HVTAP）是于 1996 年 1 月由 ESA 和 EBA 联合创办的常务委员会，其主要目的是鼓励欧洲开展麻醉培训项目，并提高麻醉培训的标准，确保培训机构能够满足 EBA 所设立的麻醉培训指南的要求。HVTAP 和 EDAIC 两套系统的共同目的都是为了提高欧洲麻醉专业的整体医疗水平，使临床麻醉变得更加和谐安全。医院巡视的内容包括员工情况的详细介绍，医院、科室（研究所）以及培训机构的组建等。巡视的目的是对医院的教学和培训项目进行全面的评估，并组织员工集体讨论如何进一步完善优势项目，发展和改进弱势环节。随后 HVTAP 委员会会给医院提供一份详细的访视报告以及改进的意见和（或）鉴定书。

印度 (Deepak K. Tempe)

在印度，研究生麻醉医师资格认证方法主要有两种。第一种是由医学院麻醉科所设立的为期 3 年的麻醉学博士学位培训项目，该项目接受印度医学理事会（Medical Council of India，MCI）的管理，由理事会监督培训的课程以及其他教学和培训的标准。第二种是由国家考试委员会所颁发的全国专业医师资格证书（Diplomate of National Board，DNB）。此外，MCI 还负责管理医学院所设立的为期 2 年的"麻醉学文凭（diploma in anesthesiology，DA）"培训项目。

1992 年，国家明文规定没有经过 MCI 的批准，任何人都不得设立新的医学院或研究生训练课程，所有医学院都必须有 MCI 的推荐意见。在增加这部分

后（即 10a），印度医学领域的教育和培训项目得到了标准化，且最低培训标准也得到了强调和重视。1998 年，最高人民法院再一次强调 MCI 的管理权利，它指出印度所有的医学院都必须接受 MCI 的管理和调控。时至今日，所有已经获得 MCI 认证的本科生教育课程每隔 5 年都要接受一次 MCI 检查小组的审查。因此，印度的麻醉学教育和培训项目通过设立培训设备（地方、器材、人力资源和从属结构）和培训课程的最低标准而达到了全国标准化。

专业的发展　在过去 10 年当中，印度医学生对麻醉专业的兴趣越来越浓厚。以前研究生麻醉培训课程的候选人都是根据 MBBS 考试成绩进行选拔的。而现在，医学生则要参加统一的入学考试，其考试成绩将决定其能从事的专业领域。在有些邦，如德里，这种制度已经沿用了将近 25 年。

表 2-2 列举了 2002—2007 年马哈拉施特拉邦和德里邦麻醉科博士入学考试在所有博士中的最高排名和最低排名。表格中的数据显示医学生学习和从事麻醉学专业的兴趣正在逐渐增加。医学生对麻醉兴趣增加的原因可能与麻醉学专业领域的拓展以及良好的发展前景有关，并且，从事普通外科和普通内科等专业都要接受进一步的亚专业培训，这也促使学生转而投向麻醉学方向。在德里，麻醉科是最受医学生欢迎的 6 个科室之一，其他 5 个科室分别为放射科、皮肤科、儿科、整形外科以及妇产科。这与 15～20 年之前的情况截然相反，当时麻醉科是最不受欢迎的 5 个科室之一。

印度总共有 381 个医学院，50 078 个招生席位[40]。其中麻醉学博士生招生人数为 1386 名，麻醉医师文凭席位 644 名。此外，印度卫生和家庭保健部将 DNB 资

表 2-2　2002—2007 年马哈拉施特拉邦和德里邦麻醉学博士生在所有博士生中的成绩总排名

| 年份 | 马哈拉施特拉 | | 德里 | |
	最高排名	最低排名	最高排名	最低排名
2002	228	854	65	98
2004	无考试		53	96
2005	405	642	32	96
2006	160	606	33	99
2007	106	504	61	85

注释：所有专业总的博士生招生人数德里邦为 140 人，马哈拉施特拉邦为 450 人。因为医学生通常会同时参加几个邦的入学考试，所以最低排名超过了马哈拉施特拉邦总的招生人数

格认证等同于其他大学所颁发的博士学位，麻醉学大约有 200 个 DNB 席位。

招生人数的确立也是一个巨大的挑战，因为目前我们对印度麻醉医师的需求人数并不清楚。根据一项评估显示，印度人口目前约为 12.7 亿，有麻醉医师 35 000 ～ 40 000 名（数据由 ISA 主席 Anjan Dutta 博士提供）。这些麻醉医师绝大多数都在城市医院里。这个数据与英国比起来相差甚远，英国只有 6400 万人口，但麻醉医师数量有 12 000 名[41]。卫生部门的官员也注意到了这个事实，因此在过去的 5 年中，麻醉学研究生培训席位增加了 1 倍。而限制席位进一步增加的原因是培训老师和医学院的缺乏。因此，虽然情况有所改善，但麻醉医师紧缺的局面仍持续存在。大家普遍认为，为了患者的安全，不适合开展麻醉短期培训项目来弥补麻醉医师数量的不足[42]。ISA 同时建议，在博士培训期间，最后一年的学生可以在合格的麻醉医师监督下工作 3 ～ 6 个月[43]。但政府部门正在积极筹备产科麻醉短期培训项目，以改善产科麻醉医师短缺的局面，提高产科患者的安全。某些邦（如 Andhra Pradesh）已经开展了类似项目。德里高级人民法院声明，麻醉抢救和急诊产科护理培训仍将持续进行，直至麻醉医师的人数充裕为止[32]。但这些医师只能在政府乡村医疗中心实施麻醉。

日本 (Naoyuki Hirata 和 Michiaki Yamakage)

在日本，麻醉医师专科资格分别受政府和 JSA 认证。要受到政府的认证，受训者必须在合格麻醉医师的指导下在 2 年时间中实施 300 例以上的全身麻醉。另一方面，JSA 认证要求麻醉医师接受为期 5 年的临床培训，实施各类麻醉，最后需要通过口试、笔试和技能考试。目前考试通过率约为 60%。为了更新 JSA 认证（政府认证不需要更新），麻醉人员必须每 5 年汇报一次他们的麻醉经验、教学情况和学术活动。第一次得到 JSA 重新认证后，麻醉医师就上升为上级麻醉医师。因此，在日本，执业 10 年以上的麻醉医师才能成为上级麻醉医师。

中东 (Anis Baraka 和 Fouad Salim Haddad)

中东地区各个国家的麻醉科工作人员都拥有阿拉伯委员会或其他外国学术机构（如美国麻醉学委员会和英国皇家麻醉学院）的资格认证。

MD 毕业后，麻醉住院医师培训需要 4 年时间。随后可能会有 1 ～ 2 年的亚专业培训，如疼痛治疗、重症医学、产科麻醉和心胸外科麻醉等。麻醉专科认证和培训医院的委员会认证必须得到国内麻醉学协会的认同。麻醉学协会同时还管理医学培训及医学继续教育。

除了地区性麻醉学年会，如埃及麻醉学年会（图 2-11A）和泛阿拉伯地区麻醉学年会（图 2-11B）以外，中东的麻醉医师还会积极参加其他麻醉学会议，如泛非洲会议、ESA 和 ASA。此外，他们还积极参与世界麻醉医师会议（WCA）和 WFSA 的相关活动。

俄罗斯 (Yury S. Polushin 和 Olga N. Afonin)

时至今日，俄罗斯的麻醉学教育仍需要进一步改进和完善。有必要按照世界通用标准建立规范的住院医师培训项目。研究生教育学院最近参照国际毕业考试标准建立了新的标准考试体系，用以考核新毕业的麻醉医师的知识能力水平。

东南亚 (Florian R. Nuevo)

ASEAN 成员国麻醉培训时间为 2 ～ 3 年（表 2-3）。有些国家使用欧洲模式，有些国家使用美国模式（见第 9 章），而其他国家则将世界各国的培训模式进行整合，创建了自己的新模式。当然，培训模式的选择很大程度上受到了国家现有教育系统的影响。目前，麻醉医师紧缺的局面仍持续存在，大多数国家都在审核他们的培训课程，以适应各自的需要。

到国外接受培训，如去美国或欧洲，对于年轻医师来说最大的障碍在于经济压力，尤其是对于中低收入国家的医师。因此，许多年轻麻醉医师选择去新加坡、马来西亚或泰国接受麻醉培训，因为这些国家更近且费用更低。而且，这些国家的培训也十分成熟。但印度尼西亚只有 10 个经过认证的培训机构，对大多数印度尼西亚人而言几乎不可能进入麻醉培训机构。因此，许多人来到菲律宾接受为期 3 年的麻醉住院医师培训。菲律宾接受来自许多国家的培训生，包括尼泊尔。

西太平洋麻醉中心　设在菲律宾马尼拉的西太平洋麻醉中心（ACWP）是由 WHO 西太平洋地区办公室、菲律宾大学、中国医学委员会以及 WFSA 于 1970 年 1 月联合创办。每期培训时间为 11 个月。

培训中心的创办目的是缓解当地麻醉医师紧缺的局面，提高麻醉医师对麻醉安全的防范意识。该培训中心的宗旨不是提供一套完整的麻醉培训系统，而只是侧重于麻醉学基础理论的培训。它的目的是帮助学生打好坚实的理论基础，以便于学生将来能够通过其他培训课程成为一个合格的麻醉学专家。

培训中心的生源十分广泛，包括太平洋爱尔兰岛、东南亚、南亚、香港、台湾、韩国、日本、伊拉克、俄罗斯和苏丹。这个项目在当地已经连续开展了16 年，而该中心的许多学员也已经成为十分有威望的

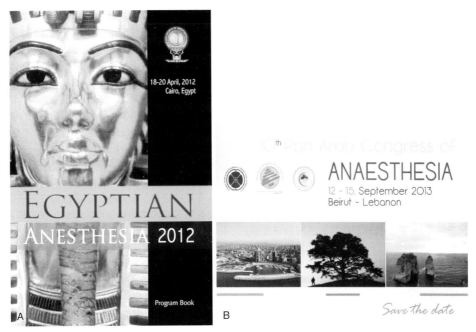

图 2-11　A. 2012 年埃及麻醉医师年会；B. 2013 年泛阿拉伯麻醉学大会

表 2-3　东南亚国家麻醉医师教育组织形式、资格认证需求和认证委员会

	印度尼西亚	马来西亚	菲律宾	新加坡	泰国
医学教育受到哪个国家影响	英国	英国	美国	英国和美国	英国
麻醉住院医师	3.5 年		3 年		3 年
亚专业培训	根据不同亚专业，培训时间各不相同				
疼痛			有	有	有
产科			有	有	
心血管 / 胸科	有	有	有	有	
儿科			有		
重症医学		有		有	有
神经外科麻醉	有	有		有	有
资格认证 / 资格认证组织 / 医学继续教育	印度尼西亚麻醉医师执行管理委员会	马来西亚麻醉医师协会	菲律宾麻醉学委员会	新加坡麻醉医师协会	泰国皇家麻醉医师学院

麻醉医师，该项目为许多国家的麻醉学发展和麻醉学安全做出了突出的贡献。遗憾的是，1986 年，ACWP 停止了办学活动。

　　曼谷地区麻醉培训中心　ACWP 关闭之后，泰国及时成立了另一个培训中心，即曼谷地区麻醉培训中心（Bangkok Anesthesia Regional Training Center，BART），该中心获得了 WFSA 教育委员会的部分经济支持。BART 成立的原因也是为了满足邻近国家，包括老挝、柬埔寨、越南和蒙古等国家麻醉医师培训的要求。BART 项目至今仍在开展，且声誉很好，因为培训学生回到自己国家后，为本国麻醉事业的发展做出了巨大贡献。

乌干达/撒哈拉以南非洲国家
(Ronald D. Miller 和 D.G. Bogod)

根据 Hodges 及其同事的调查显示[44]，91 位接受调查的麻醉实施人员中只有一位是医学麻醉医师，这意味着乌干达许多接受过正规训练的麻醉医师为了寻找更好的生活可能都选择到西方国家去工作了。此外，该调查还显示麻醉人员获取最新麻醉学方面的教科书也存在很大的问题——在接受调查的人员当中只有不到一半的人能够获得最新的麻醉学教科书[35]。

下面这个段落在第 7 版中也有刊出，其指出该地区麻醉医师和设备的短缺逐渐得到大家的认同。2007 年，有文章报道，"90 年代麻醉医师的绝对数量在减少。绝大多数麻醉由受过相关培训的护士麻醉师来实施"[34]。由于年龄问题，15 年后短缺现象会出现。有经验的麻醉医师数量过少，以至于绝大多数国家都没有足够数量的麻醉医师来培训下一代麻醉实施人员。

这些年来，该地区麻醉医师短缺的现象已经受到了国际麻醉组织和团体的关注，他们为改善该地区的麻醉做了很多工作（如脉搏氧饱和度仪使用的增加）。几年前，撒哈拉以南非洲的一家乡村医院开展了麻醉和外科平行培训项目。这个项目的初衷是为特定地区培养综合医疗人才。尽管这个培训项目的最终效果不得而知，但这也是为解决卫生设备和人员紧缺所做出的创新。

令人鼓舞的是，*The Lancet* 杂志上报道了有关撒哈拉以南非洲国家麻醉相关死亡率的讨论。随着信息技术的发展，要对不同国家和地区之间的预后结果进行比较变得越来越简单。Bainbridge 及其同事[45]比较了发达国家和发展中国家麻醉相关死亡率的差别。发展中国家的麻醉相关死亡率比发达国家至少高 2～3 倍。剖宫产是最常见的手术，死亡率接近 1%[46]。此外，在几个低收入国家，不管患者的基本情况多么复杂，麻醉几乎都由非医师人员实施，而且没有人监管。

对发展中国家和贫穷国家麻醉状况的关注最终有利于提高该国家的麻醉水平。信息技术的革新能够指导我们关注需要关注的对象，其重要性越来越凸显。现在我们只强调了死亡率，以后还需要更多更复杂更详细的数据来进一步指导临床变革方向。

亚 专 业

巴西 (Maria Carmona)

为了推动麻醉学科的发展，刺激教育和管理，

SBA 成立了特定的委员会，如针对门诊麻醉、心血管和胸科麻醉、产科麻醉、静脉麻醉、围术期医学、区域麻醉、器官移植、姑息治疗、睡眠障碍、恶性高热、复苏、创伤治疗、困难气道等的委员会。最近又成立了职业健康、质量和安全委员会。复苏和困难气道委员会开设了特别的继续教育培训班。SBA 同时还设立了实体和虚拟的图书馆，给大家提供所需的科学文献以及既往学术会议的视频资料。

智利/南美洲 (Guillermo Lema)

在南美洲，只有哥伦比亚的法律体系中才有针对医学专业的法律。而其他国家的医师在行医过程中，并没有相关的法律能够保障医师的行医资格和能力。有一些医师虽然已经从事麻醉工作许多年，但实际上他们只接受过低水平的培训。在有些国家，外科医师甚至在技师的帮助下兼任麻醉和手术操作人员。目前绝大多数国家都已经摒弃了这种做法，但是在少数国家，这种局面仍然存在，并得到了政府的授权和认可，如玻利维亚、厄瓜多尔、巴拉圭和委内瑞拉。

现在，绝大多数国家的法律都规定，只有临床医师才能够实施麻醉。但问题在于受过正规培训的麻醉医师十分紧缺，因此有些国家的麻醉医师并没有接受过正规完整的培训。尽管如此，专业资格认证工作（包括麻醉医师资格认证）正在日趋完善。许多国家成立了医学组织和麻醉学协会，倡导合适的医师资格认证方法。在智利、哥伦比亚和其他国家，政府在所有医学专业基础认证方面达成了明确共识，其中包括只有特定的得到全面认证的大学才能开展医学专业培训项目。因此，到 2013 年末，只有在合格的机构完成培训的人员才是合格的麻醉医师，只有他们才能在公立医院或私人诊所工作。

印度 (Deepak K. Tempe)

早在 20 多年以前，麻醉医师就已经认识到心脏外科和神经外科手术的麻醉管理不同于其他手术的麻醉管理。所以现在有一些麻醉医师专门致力于这些手术的麻醉，但是心脏麻醉和神经外科麻醉还没有成立独立的科室。而全印度医学研究所（All Indian Institute Medical Sciences，AIIMS）在这方面开创了先河，1986 年，AIIMS 成立了心脏麻醉和神经外科麻醉两个科室。同时针对这些亚专业的博士后课程也应运而生。从 2002 年起，AIIMS 针对这两个亚专业设立了专门的课程，从 2003 年起，Thiruvananthapuram 的 Sri Chitra Tirunal 医学科学研究所设立了心脏麻醉课程。但亚专业博士后席位的数量却十分有限，心脏麻醉的博士后

席位只有 4 个，而神经外科麻醉只有 2 个。2002 年，国家考试委员会启动了一项心脏外科麻醉 DNB 资格项目（为期 2 年），项目最初设立了 4 个席位，现在已经增长到了 18 个席位。

日本 (Naoyuki Hirata 和 Michiaki Yamakage)

尽管在日本，绝大多数麻醉医师都能够实施多种手术的麻醉管理，但心血管麻醉管理需要特殊的技术已经得到了普遍认同。近来，TEE 已成为心血管麻醉中重要的诊断和治疗措施。日本心血管麻醉医师协会建立了心血管麻醉医师认证体系。要成为该亚专业的麻醉医师，必须有丰富的心血管麻醉的临床经验，且通过 2004 年由日本围术期 TEE 委员会设立的 TEE 考试。这个麻醉亚专业的成立可能有助于推动心血管麻醉的进步。

学术和研究活动

巴西 (Maria Carmona)

SBA 是一个结构严谨的组织，同时负责监督以及与联邦政府合作，参与麻醉相关法律和法规的制定工作。SBA 网站（http://www.sba.com.br）也有一个特殊的版块供民众交流。SBA 每年都会举办麻醉学年会，各个州和地区学会也会举办各自的年会。除了一些科研和教学讲座外，大会也给教育和政治委员会提供了专题版块。每 4 年，巴西麻醉学会和葡萄牙麻醉医师协会联合举办一次会议。SBA 和其他南美洲麻醉医师协会合作不是十分紧密，但是拉丁美洲区域麻醉协会主管南美洲地区的麻醉学发展，每年也会创办自己的年会以及其他学术活动。

总之，完善的培训项目和经济条件的不断改善是巴西麻醉质量得到长足发展的重要原因。

智利/南美洲 (Guillermo Lema)

时间、经费和专业知识是开展科学研究的基础，也是保证出版物和国际交流的基础。而南美洲许多国家都不具备开展科研活动所需要的基本条件。只有少数医科大学的附属医院才有能力开展高质量的、研究结果能够发表在权威杂志（如美国 ISI 收录期刊）上的临床研究，而这些医院绝大多数都位于智利、巴西和阿根廷。政府和一些同行认为，与科研相比，南美洲还有其他更重要更紧迫的问题需要解决，但作者并不这样认为。

科研是一种学习的工具，所以至少应该鼓励大学附属医院的麻醉科住院医师开展科研工作。但遗憾的是，

科研并不产生收入，所以很多临床工作者都不愿意将他们的时间和精力花在科研上。尽管有些国家设立了一些科研基金项目用来资助临床研究，但绝大多数国家并没有。麻醉学的基础研究在南美洲实际上并不存在。

医药公司对科研的资助力度也较弱，公司的资助力度主要取决于他们所生产的药物在临床当中的应用情况。由于经济上的限制，许多医院在多数情况下都会选择使用非专利药，所以大型的医药公司通常也不愿意资助科研活动。简而言之，南美洲目前基本上没有开展麻醉学方面的基础研究。

利益冲突问题也越来越突出，但是管理措施仍然很薄弱。许多公立医院和私立医院的麻醉科都受到了经济问题的困扰。根据作者的观点，从医疗公司获取经济支持是一个明显的趋势。尽管麻醉学科从医药产业获取资金相对较少，但其他专业（如心脏学和眼科学）从公司获取经济支持并不受限制。

中国 (黄宇光)

目前中国国内有两大麻醉学术团体，中华医学会麻醉学分会（Chinese Society of Anesthesiology，CSA）和中国医师协会麻醉学医师分会（Chinese Association of Anesthesiologists，CAA）。其中，CSA 成立于 1979 年，其使命是努力提高麻醉学科的学术水平，为患者提供优质的临床服务。CAA 成立于 2005 年，其使命是不断改善麻醉学科人才梯队和整体素质，呵护麻醉医师的身心健康。CSA 和 CAA 分别于每年的 9 月份和 4 月份召开全国年会，每次参会的人数均达到数千人。随着麻醉学科的不断发展，麻醉亚专业也得以展开，CSA 成立了十多个亚专业。建立和发布了三十多个临床麻醉相关的指南和专家共识。

1986 年，北京国际麻醉学会议顺利召开。会议邀请了许多国际知名的专家，Ronald Miller 教授（本书的主编）作为主讲人受邀参与会议。在这次会议以后，中国麻醉医师的国际学术交流活动开始逐渐增多。1986 年第一届中日临床麻醉论坛召开以后，CSA 和日本临床麻醉协会达成协议每 2 年举办一次论坛。

随着学科的发展，中国麻醉医师与世界麻醉医师的交流日益增多，同时中国麻醉医师也逐渐得到国际组织的认同，许多著名的中国麻醉学教授也参与了国际著名麻醉学术团体的活动，谢荣教授、罗爱伦教授和吴新民教授先后被英国皇家学院授予名誉院士称号。黄宇光教授被推选为 2012 年国际麻醉药理学会（ISAP）候任主席和世界初级创伤救治委员会（PTC Foundation）理事。熊利泽教授当选为世界麻醉学会联盟常务委员。2012 年，左云霞教授被选为亚洲儿科麻

醉医师协会主席。

中国现有的麻醉学术期刊主要包括《中华麻醉学杂志》《临床麻醉学杂志》《中国疼痛医学杂志》和《麻醉与镇痛》（中文版）。近年来，国家投入了大量科研基金，每年麻醉学科得到 100 多项国家自然科学基金项目的支持，中国大陆作者平均每年发表的 SCI 论文超过 500 篇。在国际麻醉学术会议上发表的论文数量也在逐年增加。

欧洲 （Lars I. Eriksson and Peter Simpson）

欧洲麻醉学院 在欧洲麻醉学院（European Academy of Anesthesiology，EAA）于 1978 年成立以前，欧洲仅有 EBA 一所麻醉学专业机构。EAA 有五项目标：①提高学科的技术水平；②改善麻醉医师的培训系统，加强临床和理论教育，培训结束时对他们的能力进行考核；③举办各种类型的学术会议；④推动麻醉学及相关学科的科研工作；⑤促进麻醉医师之间的交流，讨论他们所关心的话题。

EAA 的会员及专家人数有限，随着欧洲麻醉学的发展，其被认为是独一无二的优秀人才组织。1992 年，ESA 成立并且面向所有的麻醉医师。ESA 的主要目标为召开每年一次的欧洲麻醉学会议，以取代 4 年一次的世界麻醉学大会，并支持教育和科研活动。ESA 所关心的问题是改进临床麻醉实践和为协会会员提供帮助，而 EAA 则建立了 EDAIC 和期刊 *European Journal of Anaesthesiology*（EJA），并与 EBA 联合建立了医院巡视和培训认证系统。

当时的第四个麻醉学组织是欧洲国家麻醉医师协会联盟（Confederation of European National Societies of Anesthesiology，CENSA），这个组织是 WFSA 在欧洲的分会。

随后的一段时间，欧洲不同麻醉学术团队的重要性使得每位麻醉医师需要参加一个以上的麻醉学组织，从而从不同的组织当中获益。因此，1998 年大家决定将前 ESA、EAA 和 CENSA 合并成一个组织。2001 年，三个组织正式合并，成立了一个名为欧洲麻醉医师联盟的临时组织。2005 年 1 月，代表欧洲所有麻醉医师利益的新的欧洲麻醉学协会临时组织成立，2006 年 1 月新协会正式成立。此外，因为先前三个组织的责任完全不同，且基本上没有任何重复，所以新协会力求要把自己建立成一个强有力的、全面的麻醉学组织。在新的组织框架下，CENSA 转变为 ESA 国家麻醉学协会委员会，根据各国麻醉学协会会员数量，每个国家都有该委员会一定数量的代表。CENSA 成为了 WFSA 的欧洲分会。

现在 ESA 会开展各种各样的活动（如出版 EJA 期刊、建立欧洲麻醉学组织并召开各种麻醉学会议）以推动欧洲麻醉学的发展，ESA 的首要目标是提高和保障临床麻醉的安全性和有效性。该学会支持会员的兴趣点，并促进麻醉学、危重病医学、疼痛医学以及急诊医学相关信息的交流和传播。ESA 通过举办学术会议以及颁发助学金和奖学金等方式来鼓励各种科研学术活动。此外，ESA 在提高和统一麻醉学标准方面也起到了重要的作用，通过开展培训项目、EDAIC 项目、在职培训考试以及 HVTAP 等项目来推动医学生教育、继续教育以及麻醉医师资格认证等事宜。新 ESA 的构架目前也正在酝酿改造，包括条例的修改。

《欧洲麻醉学杂志》（EJA） EJA 是 ESA 的官方杂志，所有 ESA 成员都可以获得 EJA 杂志。该杂志为月刊，所有权归 ESA，同时也是 EBA 的官方杂志。有一组编辑负责该杂志的内容，发表高科学质量的原创文章，偏重于人类的实验室研究和临床观察及临床相关的实验室研究。该杂志也发表受当局委托的麻醉、疼痛和危重症医学方面工作的综述，以及社评、评注、书评、新闻和通知。另外除 EJA 外，ESA 每年发表 4 次实时通讯，涉及 ESA 成员感兴趣的内容、通知及正式公告。

印度 （Deepak K. Tempe）

ISA 自 1947 年成立以来，其会员人数已经从 19 人壮大至 2014 年的 21 000 人。1991 年成立的南亚麻醉医师联合会成员国包括印度、孟加拉国、斯里兰卡、巴基斯坦、尼泊尔和马尔代夫。现在，印度还有一些独立的心胸麻醉协会和神经麻醉协会。印度心血管和胸科麻醉医师协会（Indian Association of Cardiovascular and Thoracic Anesthesiologists，IACTA）已成立 16 年，每年召开一次会议。IACTA 为通过相应考试的心脏麻醉学者提供奖学金。另外，其与印度心脏超声协会合作启动了一项关于 TEE 的奖学金项目。从 2007 年开始，开展了一项有关围术期 TEE 的国家范围内的培训班，以便于心脏麻醉医师能够学习此项技术。现在在绝大多数心脏病治疗中心，这项技术都能够常规开展。IACTA 还出版了 *Annals of Cardiac Anaesthesia*，该期刊已经出版了 15 年，是第一本被美国国家医学图书馆和 MEDLINE 数据库收入的印度麻醉专业期刊，随后还有《印度麻醉学杂志》和《临床药理学》。此外，许多学会也相继成立，包括疼痛研究（1984 年成立）、重症医学（2005 年成立）和产科麻醉等领域（2005 年成立）。亚洲心脏麻醉、神经麻醉和儿科麻醉也相继成立。

印度的学术和科研活动随着亚专业的成立而不断增加。其中，心脏麻醉的工作尤为突出。一篇发表在《心胸和血管麻醉杂志》上的文章指出，印度在过去十年中发表的文章数量仅次于美国，位居世界第二。尽管印度的论著相对较少，但其研究活动还是不容忽视的[47]。

日本（Naoyuki Hirata 和 Michiaki Yamakage）

如前文所述，JSA 成立于 1954 年，之后每年举办一次年会。针对心血管、儿科、产科、老年、监护和设备、神经阻滞、科研以及教学的麻醉亚专业相继成立。截至 2012 年，JSA 共有 5450 名注册的麻醉医师，3341 名监督麻醉医师。绝大多数日本的麻醉医师和国际同行保持密切交流，而且为了保持自己的专业性，每年日本有 250 名麻醉医师参加 ASA 年会。

此外，JSA 从 1987 年开始出版 SCI 收录期刊《麻醉学杂志》，该杂志接收了许多来自世界各国的文章，每年刊出的文章增长至近 180 篇。

中东（Anis Baraka 和 Salim Haddad）

中东地区的许多麻醉医师通过参加学术会议和讲座，阅读各种国际麻醉学出版物和期刊以及与世界各国麻醉医师建立友谊合作关系，来了解全世界麻醉学的最新发展动向。中东地区的一些麻醉医师，包括现在已经移居到国外的医师，已经成为本专业的领军人物，他们在肌松药[48-50]、半开放麻醉、产科麻醉[51]、儿科麻醉[52-53]以及开胸心脏手术病理生理学等[54]研究领域中做出了突出的贡献。此外，中东也有很多出版物。《中东麻醉学杂志》由黎巴嫩贝鲁特美国大学的麻醉科出版，杂志远销世界各地，受医学文献检索数据库收录（图 2-12）。

俄罗斯（Yury S.Polushin 和 Olga N. Afonin）

除了少数医疗中心之外，绝大多数麻醉医师在实施极度有创的操作和有潜在危险的研究时缺乏有效的监督措施。脉搏血氧饱和度、气体分析和二氧化碳监测在许多中心仍然是奢侈的监护措施。医学研究也是政府投资的，但仍需依赖医师的自身追求，因为医师要在临床工作之余花费自己的业余时间来做科研。俄罗斯的麻醉医师和其他专业的医师一样，将他们的诉求转达至政府。卫生部批准了几个医疗服务的改进项目，但要想在俄罗斯建立一个与国际接轨的安全高效的卫生健康服务体系，还需要做出巨大的改革，投入庞大的资金支持。多个国家的经验显示，投入大量的原始资金可以改善民众的健康状况，从而降低医疗和

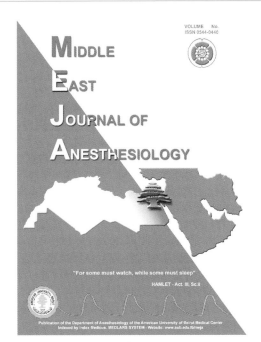

图 2-12 《中东麻醉学杂志》封面

疾病相关费用。俄罗斯作为一个曾经在医学和麻醉学发展中做出过突出贡献的国家，如果能够重新回到国际舞台上，成为推动健康发展的组成国家之一，那将是令人鼓舞的一件事情。

东南亚（Florian R. Nuevo）

为了减少东南亚国家在医疗和麻醉实践当中所存在的差异（使东盟各国的麻醉医师加强合作，达成更多的共识），两位麻醉学领域的先驱（菲律宾的Quintin J. Gomez 教授和马来西亚的 Saywan Lim 教授）在第四次亚洲大洋洲麻醉医师会议（WFSA 的一个区域代表大会）后于 1974 年 9 月在吉隆坡的一次会议上设想成立东南亚国家麻醉医师协会联盟（Confederation of ASEAN Societies of Anesthesiologists，CASA）。在时任 WFSA 主席 Gomez 教授（1976—1980）的领导下，第一届 ASENA 麻醉代表大会于 1979 年 12 月在菲律宾马尼拉举行。

CASA 的主要任务是通过每两年召开一次麻醉学会议（称为 ASEAN 麻醉医师会议）来促进当地麻醉专业的发展。在该会议上，ASEAN 的麻醉医师能够接触来自美国、欧洲以及其他国家的国际麻醉学专家，并向他们学习最新的麻醉学技术。同时他们也鼓励来自东南亚的学员和年轻麻醉医师在会议上汇报他们的

临床和科研结果，同时鼓励他们以演讲者或培训志愿者的身份参加各种科教活动。

目前，隶属 CASA 的学会也在开展麻醉相关的研究活动，但是仍有较大的改进空间。大部分临床药物试验由医药公司资助，研究成果很少发表在同行评审的麻醉学期刊上。另一不足在于难以将研究成果翻译为高质量的研究性论文。《ASEAN 麻醉学杂志》是该地区研究成果发表的主要期刊。

随着时间的推移，CASA 的目标也逐渐明确。他们努力促使各成员国之间加强交流，提升麻醉专业的形象，并通过增进地区与国际之间的信息交流来推动各个地区麻醉学专业的发展。CASA 也支持与其他区域麻醉学的交流，如南亚区域合作联盟，成员国包括阿富汗、孟加拉国、不丹、印度、马尔代夫、尼泊尔、巴基斯坦和斯里兰卡等。

很多亚专业组织也逐渐成立，目前有亚洲与大洋洲产科麻醉学协会、亚洲儿科麻醉医师协会、ASCA、亚洲与大洋洲区域麻醉协会、亚洲神经外科麻醉和重症医学协会、ASEAPS 等。CASA 和这些亚专业组织提供了丰富的知识与信息，从而为该区域麻醉学的发展和麻醉医师自身的进步铺平了道路。

尽管面临着恐怖主义和流行性疾病（如禽流感、重症急性呼吸综合征等）的威胁，ASEAN 两年一度的会议一直持续在举行，这与学会领导的坚持和 CASA 成员国的热情和友情是分不开的。参加会议的医师人数从 400 多人壮大到了上千人，参会的麻醉医师有些来自 ASEAN 国家，也有些来自其他国家和地区，如日本、韩国、中国、沙特阿拉伯、蒙古和中东等。会议的演讲者有些来自当地 ASEAN 国家，有些则是来自美国、欧洲、加拿大、澳大利亚和新西兰等国家的国际麻醉学专家，这些专家的费用由 WFSA、医药公司、麻醉学协会或专家本人支付。

安全和医学法律提案

智利/南美洲（Guillermo Lema）

医学法律问题和患者关注的问题目前还没有纳入认证的范围。令人欣喜的是，麻醉医师都愿意接受认证，而医院和诊所也要求在他们机构工作的人员通过认证。

此外，医学团体意识到并已采纳了亚专业认证体系和国内国际公立和私立医院的认证体系，并强调了与患者及家属恰当的沟通、不同操作规范的设立，以及书面知情同意书的重要性。死亡率和并发症发生率的上报也有利于帮助患者更好地了解其所要接受的医疗服务。

中国（黄宇光）

麻醉毋庸置疑是一个高风险的行业。前文提到中国地区发展不均衡，不同级别的医院医疗水平存在显著差异，因此不同级别医院的麻醉安全系数也存在明显的差别。建立统一良好的麻醉安全质控体系，强调安全性是提高全国麻醉整体安全系数的重要保障。中国卫生部于 2011 年成立了全国麻醉质量控制中心，开展了多项安全质控工作，包括建立全国标准化麻醉单、推广手术三方核查制度和不良事件上报制度，并于 2012 年 6 月建立了全国麻醉质控标准和评价指标。至今，中国的每个省都成立了麻醉质量控制分中心，逐步形成了完善的全国麻醉质量控制网络系统。

欧洲（Lars I. Eriksson 和 Jannicke Mellin-Olsen）

针对麻醉患者安全的赫尔辛基宣言 麻醉医师在很多情况下是患者生命和健康的守护神，不论患者是在手术间、急诊室、重症监护治疗病房还是在承受剧烈疼痛时。据估计，欧洲每年约有 200 000 例患者死于外科手术导致的并发症。EBA 和 ESA 及其他团体紧密合作，于 2010 年创立了关于患者麻醉安全的赫尔辛基宣言[55]。宣言强调了麻醉医师、患者、临床合作伙伴、医疗资助者以及医药和设备公司各自的职责。它强调了教育、培训和人为因素的重要性。宣言罗列了我们要达到目的所需的基本要求，参与医疗服务的人员都受邀签署了该宣言。EBA、ESA、卫生官员、患者组织、WHO、WFSA、UEMS 代表和其他人员参与了宣言签署活动。绝大多数欧洲麻醉学协会也很快签署了该宣言。此后，该宣言被翻译成其他语言版本，并被绝大多数欧洲国家采纳。为了跟进和保障宣言的实施，EBA 和 ESA 成立了患者安全工作小组。

出乎意料的是这个宣言获得了全世界的广泛关注。CASA 的国家以及拉丁美洲的国家也签署了这个宣言。2011 年，南亚学会签署了一个类似的班加罗尔宣言。澳大利亚、新西兰和加拿大的协会很快也支持该宣言。这些支持表明全球医师都在共同努力推动患者的安全。

另一个与患者安全相关的项目是生命盒项目（Lifebox），最初由 WFSA、英国及爱尔兰麻醉医师协会以及哈佛公共卫生学院发起，提倡在全世界每一个手术室内使用脉搏氧饱和度仪，包括教育、培训和同行支持。其目的是为了减少地区之间氧饱和度监测的差异。ESA 和其他欧洲麻醉学团体响应了该项目。

印度 （Deepak K. Tempe）

印度麻醉实践的医学法律问题　和绝大多数其他国家一样，没有经过政府医疗委员会或印度医疗委员会的职业认证，在印度行医是非法的[56]。医学职业在印度十分神圣，医师的地位一度与上帝相当。这种情况一直持续到 20 世纪 80 年代，在此之前，人们无条件接受疾病的预后。但随着社会组织和新闻媒体的宣传逐渐增多，人们的意识形态和观念也发生了改变[57]。医疗行业的商业化和医疗改革的失败也是导致情况改变的原因。

1986 年消费者保护行动（CPA）称消费不公现象逐渐增多。CPA 的 2(1)(0) 对"服务"一词做了定义，2(1)(d) 对"消费者"进行了定义。一开始，医务人员是否应该被视为服务者还存有争议[58-59]。但 1995 年，高级人民法院法官在裁定印度医疗协会 Shantha 病例中称，医务人员为患者提供医疗服务时接受的咨询、进行的诊断和治疗（不论药物还是手术治疗）都适用于 2(1)(0) 部分规定的"服务"范畴。此外不论是公立医院还是私立医院，只要向患者收取费用就适用于CPA。在有些医院，即使患者接受免费医疗也可以去消费者法庭投诉服务不到位[60]。同样，麻醉医师虽然不直接受雇于患者（受外科医师、私立诊所或公立医院雇佣），但也要按照 CPA 支付赔偿[61]。

因此，绝大多数由于医师疏忽大意导致的病例纠纷，患者都会到消费者法庭投诉，因为这些法庭费用较低且结案迅速。根据服务的质量和赔偿要求，这些投诉分别会在地区、邦或全国委员会上结案。

CPA 使得以保护医疗行业为初衷的印度医学互助会和 IMA 意见很大，同时也在资深医师中引发了热议。最后他们不得不接受 CPA 可覆盖医疗行业[57]。

和其他国家一样，印度的保险公司也认为麻醉是一个高风险行业。此外，公众对麻醉风险的认识相对不够。因此，麻醉并发症通常不像外科并发症那样容易被患者接受。许多时候，投诉的对象一般是主治医师（通常是外科医师）或医院，而麻醉医师只是被投诉对象的一部分。从近年来井喷式诉讼案例来看，印度社会开始重视患者的权利，如医学责任认定，以及医疗过失、违反知情同意和隐私泄露等引起的索赔案例等[62]。但是慢慢地，患者也逐渐意识到除非有明显证据证实医师存在过失，否则也很难得到补偿[63]。

要证明医疗过失并成功举证需要满足四个标准：第一，必须投诉某一项医疗职责；第二，必须证实这项职责执行缺失或失败；第三，投诉者曾因为麻醉医师的过失而遭受损失；第四，麻醉医师的行为和相关损失必须具有显著的相关性[64]。这些标准和西方国家的标准类似[65]。因此，遵守 Bolam 法则有助于麻醉医师自我防范。根据 Bolam 法则，如果医师按照适当做法合理行医，则其不为自己作出的诊断、治疗或者拒绝对患者提供信息负有责任[66]。这一原则在印度成为一个很大的难题，因为麻醉领域几乎没有相关的指南。除了最低监护标准之外，卫生部门或 ISA 针对不同的临床问题并没有设立相关的标准处理方法和指南。在这个问题上，ICA 被寄予厚望解决这个问题。针对临床麻醉中的不同问题，需要制定相关的指南。但这项任务极具挑战，因为不同地区之间设备和技术差异十分显著。

目前，印度大部分麻醉医师倾向于遵从英美指南。不幸的是，这些指南可能在很大范围内都不适合印度的医疗情况，一味用这些指南作为基准可能会带来问题。首先，需要确保临床医师遵照的这些理念和原则没有过时；其次，即使没有过时，临床实践也需要时时更新。另外，指南中给出的专业标准可能比较模糊或不易理解，在不同临床情境中可作不同解读。由于指南的缺乏和含糊不清，印度很多医疗官司的判定都是以民意为导向的，这里的"民意"主要来自于一些专家组成的地区医疗议会。这里不是说 ICA 不应该制定这些指南，相反，至少在一些常见医疗问题中是非常需要的，如剖宫产、腔镜手术或心脏病患者进行非心脏手术中，指南都是非常需要的。

政府的医疗理事会在这些事务中起了带头作用。他们有责任确保不合格的人员不能参与医疗实践，且在出现医疗纠纷时，要提供专家意见。例如，1997 年德里医疗理事会（DelhiMedical Council，DMC）就承担了处分医疗纠纷或提供补偿，以及反对随意投诉行为等任务[67]。目前，警察局和刑事法院会常规将所有医疗投诉发给 DMC，以获取专家评审意见。但消费者法庭对于投诉事件，可能会征求也可能不征求专家意见。但除外一些显而易见的案例（如血管钳落在腹腔内），一般案例还是会征求专家的意见。他们会向DMC 或者其他同行征求专家意见。此外，DMC 也会直接接到投诉案例。

DMC 有一个执行委员会（由 DMC 的执行会员和 1～2 名该领域的专家组成）作为筛查委员会，一旦筛查委员会找到了初步证据，就会将案例转给纪律委员会。纪律委员会包括一名立法机构成员（由发言者提名）、一名法律专家、一位由政府提名的知名人士、一名涉及纠纷领域的医学知名专家和一名由德里医学协会提名的工作年资 10 年以上的成员[67]。依据纪律委员会通过的决议能够对投诉案件进行判决。但是，执行委员会和纪律委员会的所有决议都需要经过理事会的批准，理事会由 20 人组成。表 2-4 显示了德里州过去 5 年中患者对医师和麻醉医师的投诉案例数量[68]。可以发现投诉内容其实都是一些琐碎的事情，如过度收费、实施了不必要的检查、行医者没有合格的执照、实验室结果报告出错、出具假的医学证明，以及医疗疏忽导致非致命的患者损伤。有些案例直接投诉麻醉医师，但通常情况下麻醉医师是在患者投诉医院或主管医师（通常是外科医师）时被牵连在内。

有一种特殊的情况：外科医师在做某些小手术（如清创术或缝合术）时，可以自己实施局部麻醉。通常没有麻醉医师时，外科医师或别的医师都会自己实施局部麻醉。有时，局麻药反应可能会导致严重的后果，而这时麻醉医师往往被邀请参与复苏抢救工作，因此在患者投诉时就会被牵扯在内。因此，即便麻醉医师没有参与麻醉操作，也有可能会被牵扯到法律诉讼中。同样，有些临床医师会在没有麻醉医师在场的情况下使用氯胺酮和丙泊酚。尽管有些人认为可以这么做[69]，但多数人还是认为麻醉医师必须在场[70]。但由于印度麻醉医师的紧缺，难以实现在所有应用麻醉药物的场合，麻醉医师都在场。而这些只是 ICA 所需要面对和解决的众多挑战中的一个而已。

在印度，大家相信解决问题的方法不只有一种。麻醉医师有权利选择治疗方案，在急诊手术中选择方案更多。国家委员会和高级法院规定，医师必须具备合理的知识和技能，并实施合理的医疗操作。但另外一个具备更高知识和技能的医师提出不同的治疗方案并不意味着前一个医师就一定是疏忽大意[71]。因此，单纯质控医师疏忽大意是不够的，投诉者需要援引专家证据或意见来证实医师工作中存在疏忽大意，而且必须排除其他合理的质疑[72-73]。

随意投诉医师的现象在印度日渐增多，尤其是CPA 介入之后。法院也意识到了这一点[74-75]，法院对

疏忽大意的医师毫不仁慈，但也会避免对医师的恶意中伤。法院指示，无论投诉对象是医院还是医师，投诉到消费者法庭还是刑事法院，在通知当事医师或医院之前，法院首先要将案例发送给案例涉及的相关领域中有经验的医师或医师委员会进行鉴定。只有当鉴定医师或医师委员会报告案例中确实有初步证据显示医师或医院存在疏忽大意时，才能发传条给当事医师或医院。同时法院还规定，警察不能因为有患者控告就随便逮捕一位医师。检察官在审查当事医师之前，必须获得独立的权威专家的审查意见。这样一项司法制度给医师带来了很大的安慰。

CPA 给印度的临床麻醉带来了明显的影响。麻醉医师必须获得患者的书面知情同意书，术中保持高度警惕，不断按照新指南更新自己的知识，并掌握相应的技能。完整准确的病例记录是他们在诉讼案件中自卫的有力工具。根据印度法律，一个案例在消费者法院审查，2 年内可以结案。因此，从案件发生到法庭听证，中间的时间延搁较短。因此，麻醉记录要尽可能准确、完善、整洁。此外，建立良好的医患关系是避免医疗纠纷的重要手段之一。

ISA 和 ICA 需要尽快针对不同的临床问题颁布相关指南、指导意见和流程方案，以便司法系统能够按照 Bolam 法则来处理具体的案例。

东南亚（Florian R.Nuevo）

和美国一样，医疗过失相关的官司在 ASEAN 区域逐年增加。因为一些中低收入的国家负担不起必需的仪器、麻醉制剂和相关药物，而避免医疗过失需要强制性的高标准监控。

麻醉医师的不均衡分布、一些地区的贫困、必备药物的缺乏、基础设施或资源的匮乏都进一步加剧了患者的安全问题。

尽管在麻醉教育、抢救技能等方面已经有所进步，围术期麻醉相关并发症仍然存在。目前，大家已经逐步意识到非专业技术以及人为因素对于患者预后的重要影响。这些因素都应在麻醉培训项目和医学类研究生教育项目中作为专项进行讨论。同时，也应重视文化差异，并针对上述问题寻求有效的解决措施。

所幸的是，改革的浪潮不断推进，几乎所有国际性的麻醉组织都针对麻醉安全执业制定了一些指南或标准。马来西亚率先发布了国家医疗审计系统，这一点是非常值得赞扬的。新加坡和泰国目前也在使用这一系统模型。泰国发展了自己的国家麻醉事件上报系统，而通过 ASEAN 的麻醉领导作用，该系统在其他 ASEAN 地区也被积极鼓励使用。

表 2-4　2007—2011 年德里投诉医院和医师的案例数

年份	总投诉例数	投诉麻醉医师	投诉医院和主管医师，但麻醉医师被牵连在内
2007	105	0	7
2008	79	1	7
2009	98	0	8
2010	199	1	6
2011	107	0	10

WHO"安全手术挽救生命"组织帮助唤起人们的患者安全意识。目前，麻醉患者安全问题已成为公众健康焦点，因其与手术及麻醉的并发症发生率及死亡率息息相关。

关于患者麻醉安全的赫尔辛基宣言号召使用更多的实践指南，这一号召得到了 CASA 成员的全力支持。很多安全措施正在制定中。

目前的挑战是认真履行这些安全举措并使其能够持续发展。为支撑这些患者安全项目，坚定的领导力是必需的。为所有利益相关者必须紧密合作，才能在患者安全问题上抹平一道道鸿沟。

结　论

正如本章所介绍的，全世界范围内的麻醉学科和麻醉学专业都取得了重大的发展。但各个国家之间的发展速度和麻醉医师的工作范畴还存在一定的差异，导致这种差异的原因是多方面的，其中最主要的原因是各国之间的资源差异以及社会经济和政治条件的差异。尽管如此，不管在哪个国家，患者都会觉得现在实施麻醉比 20 年或 30 年前安全得多（但也存在例外，本章中有描述）。提供安全的麻醉需要知识、资源和足够的合格麻醉医师。在过去的 10 年中，医疗资源，包括麻醉资源越来越充裕。但世界上仍有些地区缺乏足够的培训和资源，撒哈拉以南非洲地区就是一个例子。

值得庆幸的是，国际组织已经开始尝试解决这个问题。

本章曾经反复地提到，知识的传播、专业的完整性、麻醉医师的好奇心以及对高水平麻醉的不懈追求是最强有力的进步。随着信息技术的发展，麻醉医师能够从其他地方的同行那里学习先进的技术和知识，从而更好地了解并满足患者的需求。

那么现在我们的奋斗方向又是什么呢？有些专家建议，我们应该在现有成就的基础之上进一步加强各个国家之间的学科联系，如对不同国家之间麻醉技术的有效性开展深入的对比研究和多中心的联合研究。而其他人则认为这种对比研究的意义并不大，因为各个国家之间的医疗资源和临床实践存在很大的差异。编者则希望，有一天全世界的麻醉医师能够组成一个智慧团，共同解决麻醉领域中所存在的重大问题，从而促进麻醉学的发展并造福于社会。正如本章开篇所提到的，本章的目的并不是比较世界各国之间麻醉水平的差异，而是鼓励全世界的麻醉医师进行更多的交流。对于本章的编写，多国麻醉学领军专家为我们选送了十分有意义的内容，本书主编感到非常激动和荣幸。把这些内容放在一起，我们会发现全世界麻醉学的发展历程其实是一个十分神奇的故事。

参 考 文 献

见本书所附光盘。

第3章 围术期管理

Neal H. Cohen

张瑞林 译 郭 政 审校

要 点

- 麻醉的实践已经从传统的手术室环境扩展到整个医院和门诊工作的其他场所。同时，麻醉学已涵盖了急性和慢性疼痛的管理、危重症医学、姑息医学和睡眠医学。
- 麻醉学领域的扩大使麻醉医师有机会在围术期患者管理中发挥更加广泛的作用，为患者提供自围术期到转至门诊的治疗。
- 不幸的是，医院与围术期医疗费用持续攀升。为了应对日益增加的医疗费用，并强化医疗质量与患者安全，医疗费用支付机构正在修订费用支付方法，以更好地实现医疗目标。政府（如医疗保险）和私人支付机构（如保险公司）正在执行打包支付和其他支付方式，将管理并发症和可防范性伤害相关的风险转移给医疗服务提供方（如医院和医师）。
- 在这样的环境下要提供理想的围术期医疗服务需要多学科更密切的相互合作以及新型的医疗模式。已实施的许多支付模式对医疗结果产生了不同的影响。提供高性价比医疗服务的关键在于明确外科医师、麻醉医师以及其他医疗服务从业人员的角色与责任。尽管非麻醉医师（包括医院管理者）非常有助于解决手术患者的一些临床需求，但是麻醉医师在整个围术期管理方面起到更显著的作用，包括使患者获益、优化医疗质量与结果、提高术中及术后医疗效率。
- 达到这些目标需要重新评估整个围术期的管理策略，包括术前评估、术中管理及术后管理。这些目标的实现也有赖于完整、客观、实时的临床与财务数据以及分析这些信息的专业人员，以提供最佳医疗服务并提高效率。
- 目前已实现许多围术期管理模式，并取得不同程度的成功。围术期患者之家（perioperative surgical home，PSH）是新型管理模式的典范，它可使患者受益极大，使患者、医疗服务从业人员、医院及医疗费用支付方的目标达到一致，同时显著改善围术期疗效。

50 年前，麻醉主要局限于手术期间，大多数临床收入来自与手术患者麻醉、治疗相关的服务。渐渐地，麻醉职业范畴扩展至围术期，包含了术前评估、手术中患者管理及术后麻醉副作用的观测与评估。尽管这种治疗模式及其相应的支付方式在过去被认为是比较合适的模式，但今天，患者需求的变化、治疗的复杂性以及不同卫生保健从业人员角色的变化迫使我们改变围术期管理模式，以优化临床疗效。

本章回顾了麻醉学实践范畴的演变和扩展。麻醉管理贯穿于围术期，包括术前评估及制订疗效最佳的方案，手术中的治疗和术后治疗与康复策略。因此，麻醉医师执业范畴的拓展使麻醉医师参与患者围术期全方位的治疗，这样总体上可改善治疗效果，降低治疗费用。

扩展麻醉执业范畴的动力来自多个方面。首要原因是麻醉医师要承担为患者围术期提供优质安全的治疗并满足患者需求的义务。为了达到这一目标，需对患者围术期全程进行关注，而不是只局限于术中和术后的短期治疗。

第二，同等重要的是强调麻醉医师在增加循证医学实践、限制不必要或多余的治疗、为围术期患者提供更高效的治疗（尤其是手术期的即刻治疗）方面起着不可缺少的作用。毫无疑问，住院患者治疗的高成本，特别是术前有合并症的患者接受复杂外科手术治疗构成医疗费用逐步上升的主要原因[1]。尽管这些服务对于保证患者麻醉和手术的准备非常重要，但有一些治疗是基于传统或经验，并非来源于循证医学的依据。同时麻醉医师执业范畴的演变和拓展为麻醉医师提供了新的机会，使其参与到患者的整个围术期治疗及其标准的制定。有一些麻醉医师已成为某些外科手术团队的核心成员，为提高整体疗效，他们和外科医师一起合作开拓临床路径，确定提高术前治疗的方法，同时确立术中和术后的治疗策略。例如，参与器官移植手术的麻醉医师（见第 74 章）常被邀请参与患者的选择、术前管理、术中和术后的治疗。通过这些努力，许多从前需要进入 ICU 治疗的器官移植患者现在不再需要进入 ICU 治疗，缩短了患者的住院时间[2]。另外，在心脏外科（见第 67 章）、小儿外科（见第 93章）、神经外科（见第 70 章）和其他一些亚专业，麻醉医师的参与使围术期患者的治疗得到同样的改善。在这些范例中，麻醉医师、外科医师和团队其他医师在手术室与手术室外的精诚合作是提高疗效和减少治疗费用的关键。

麻醉医师在围术期的治疗还包括疼痛治疗和重症医学。疼痛治疗策略在急、慢性疼痛治疗中产生积极的影响（见第 64、96、98 章）。更为合理的围术期疼痛治疗（尤其对长期慢性疼痛的患者）在围术期疗效方面起到积极的影响，缩短了许多患者的住院时间，并提高了患者满意度[3-5]。同样，麻醉医师在重症患者围术期 ICU 治疗中发挥了重要作用。在提高 ICU 利用率、减少机械通气并发症、提供脓毒血症早期的诊断与治疗、改善肾衰竭患者的治疗策略方面，重症治疗医师的价值已得到了认可[6-9]（见第 96、101～103、105 章）。尽管麻醉医师不经常参与患者出院后的治疗，但是麻醉医师参与应对和解决患者出院后与围术期治疗相关的问题可能对改善疗效、降低治疗费用、提高患者满意度方面产生积极的影响。

第三方面在过去 10 年里越来越重要，即卫生保健费用（尤其是围术期治疗费用）的普遍增加、麻醉医师和外科医师在技能方面的提高，使过去由于潜在的慢性疾病、麻醉风险、手术复杂昂贵且可能导致术后恢复期延长而无法手术的患者接受外科治疗成为可能。除外手术费用，治疗并发症、出院后治疗及再次入院治疗也会迫使患者支付大笔额外费用[10]。对这些常被低估的费用的认识影响着围术期治疗费用支付和管理的模式。例如，在美国，政府医保和商业保险公司已经开始关注与治疗并发症相关的费用，包括与麻醉治疗相关的一些费用。支付方一直缩减并发症治疗相关的费用，并拒绝支付再次入院的治疗费用[11-12]。麻醉治疗被认为与术后并发症的发生相关，其可能会延长 ICU 治疗时间，甚至影响临床疗效。例如，中心静脉导管感染、呼吸机相关肺炎、褥疮和肾衰竭都直接或间接地与麻醉治疗相关。实施积极的治疗策略对减少这些并发症非常有效。在患者围术期管理中，麻醉医师的参与可在提高临床疗效和降低治疗费用方面起到显著的积极作用。

另外，医疗费用支付方式的变化，即由按服务收费（FFS）转变为选择性捆绑支付，对外科医师、麻醉医师和其他一些相关医疗从业人员正在产生重大影响。例如，对住院治疗、医师服务和在某些情况下的康复治疗与意外或特殊外科手术提供一次性支付[10]。目前在美国，FFS 支付仍是最普遍的支付方式，每一位为患者进行针对性治疗服务的医务人员均会得到补偿。因此，支付单位并不鼓励多学科协作治疗。尽管 FFS在护理质量和资源共享方面的影响被广泛争议，但它仍然被证明导致了过度治疗和削弱了学科合作[13]。通过对 FFS 的回顾性调查，我们认识到了它的不足，许多可选择的支付方式已经被采纳。这些支付方式对麻醉医师及其在围术期的角色产生重大影响。例如，麻醉医师可以帮助减少外科患者的治疗费用，他们可通过捆绑支付方式、政府提出的节俭计划以及责任保险组织（ACOs）获益。尽管和支付方式相关的争议每个国家情况不同，且超出了本章讨论的范畴，但这些新的支付方式的出现还是会对麻醉的实施产生重要的影响。同时多样的支付模式为麻醉医师或其他学科医师在围术期治疗中扩展执业范畴提供了潜在的机会。

最后，虽然麻醉医师执业范畴的扩大在围术期管理方面有积极的影响，在某些案例中体现了高性价比的有效治疗，但也导致麻醉专业细化，在某种程度上减弱围术期的整体治疗，出现片面治疗。在当前的治疗模式下，围术期治疗很少仅由麻醉医师单独完成，更常见的是多学科的协作，发挥各自独特的作用。现在，患者手术前准备常在专业的术前评估门诊进行，它独立于手术室与其他门诊。该评估在外科手术前进行，麻醉医师通常是通过电子资料而非和患者面对面交流来了解患者的一般情况，确定诊疗计划。手术室治疗由一名麻醉医师或麻醉治疗团队完成。术后治疗[包括麻醉恢复室（PACU）、疼痛治疗及ICU治疗]是由另外的麻醉团队来完成。尽管对患者的全面治疗而言，每一步治疗都很重要，但麻醉医师之间的协作对优化治疗、了解和实现患者治疗目标、提高疗效非常关键。为实现上述治疗目标，需要推行新的围术期医疗模式以更好地发挥麻醉医师在围术期的作用。

围术期管理

本书对麻醉医师在围术期的多方面作用的讨论将贯穿始终。例如，第38章强调麻醉医师在术前评估和管理中的不同角色。一般情况下，对于健康状况良好的患者可能不需要复杂的术前评估和治疗[14-15]。但随着外科学和麻醉学的发展，我们已经可鉴别哪些患者需要更全面的评估，包括大量检查及合并疾病的治疗[16]，以增加患者顺利度过手术和术后康复的可能性。有些患者的术前评估和治疗需要某些专科医师参与，如心脏科医师、肾脏科医师和呼吸科医师。但在多数情况下，完善的术前准备方案最好由麻醉医师来确定，因为麻醉医师更了解慢性疾病对围术期的影响，同时也了解麻醉对生理的影响。麻醉医师可提供手术麻醉前的评估与最优化治疗，减少不必要的术前评估与治疗，保障围术期安全。同样，麻醉医师无论是独立或是参加治疗团队，都可主导手术期间患者的治疗（有些时候是麻醉护士实施）。麻醉医师不管是亲自实施还是间接指导都能够并且也应该在患者术前准备、术中治疗、术后治疗与康复中发挥重要的作用。重要的是，麻醉医师必须和外科医师、手术室护士及其他工作人员进行有效的沟通，进行患者术前核查，确保患者与手术匹配正确，确保所有物品和设备就位、正常，使手术室及其资源高效运转，优化协调患者从术前到术后的治疗。

全世界的医院都在尝试新的方案来改善患者术中管理，减少并发症发生，降低治疗费用。手术患者核查表的实施已被证明可提高患者在手术期间的安全性[17-19]（见第4章和第6章）。外科手术前的例行核对（如暂停手术）可减少手术部位错误的发生率，促进手术参与人员的交流，优化患者治疗[20]。有些医院和手术服务机构在每一台手术结束时实施核查说明，确定已完成的手术程序，确定患者术后的期许，确保所有与手术相关的物品数量正确，防止其滞留在手术区域[21]。这些措施不仅成功减少术中并发症，而且在某些案例中降低了治疗费用及手术室资源的浪费。例如，英国国民医疗保健体系创立高效手术室（The productive Operating Theatre，TPOT），增加手术例数，提高患者疗效[22-23]。这个流程包含了手术开始前和手术结束时的例行核对，以确定术中和术后的重要事项正确无误。此流程的实施可减少差错事故的发生，帮助患者安全度过手术期，增加手术室使用率，缩短手术床周转时间，减少手术室损耗。这些努力也显示出了显著的经济效益。英国国民医疗保健体系在医院的其他科室正在推行同样的方案，例如在"高效手术室"的基础上推行"高效病房"[24]。这样的模式和机制应该实施于整个围术期的综合治疗中，确保患者顺利康复。

传统上，麻醉医师更专注于手术期间对患者的治疗。从手术室环境过渡到手术室外工作，代表麻醉医师获得另一个重要的机遇，即在完成手术期间对患者安全和高质量的治疗的基础上，进一步改善整个围术期疗效。临床安全性的进步得到美国国家科学院医学研究所和其他机构的公认[25]。这得益于更好麻醉药物的使用、新的麻醉技术以及监测技术（如脉搏氧饱和度监测、呼气末二氧化碳图和超声心动图的进步（见第44章）。麻醉治疗对患者术后即刻和长期恢复的影响已经被日益关注和重视，包括住院患者和出院后未重视和未被诊断的麻醉和手术并发症的患者。例如，手术后需要气管插管，大多数患者会出现拔管后数日的哮喘和吞咽困难，这样会削弱对气道的保护，尤其患者在睡眠期间[26]。患者出现术后肺炎，至出院时仍无临床表现，吞咽困难是其原因吗？同样，最常见的院内感染是肺炎和手术部位感染，这也证明手术期间（术中）的管理是术后疗效的重要决定因素[27]。许多其他的术中治疗策略也影响患者术后的远期疗效。有三个例证支持此结论。第一，术中补液及血管升压药物的应用影响术后代谢状态和肾功能[28-29]。第二，术中血糖水平影响伤口愈合[30]。第三，最近认为，无论是小儿还是成人，术中麻醉剂的应用均对术后认知功能有影响[31-33]。因此，麻醉医师有责任和机会明确引起这些和另外一些并发症的原因。我们需要知道如何使用麻醉剂会更有效地减少不良后果，并有效治疗这些并发症。

围术期管理策略

基于上述原因，围术期治疗策略一定要比过去更为广泛。大多数患者只需要一般性的术前评估或术后随访。有些患者则需要强化的围术期支持，尤其是术前和术后的治疗。另外，许多手术和围术期管理方案对患者和付费者来说，既无效又昂贵。麻醉医师具有独特的背景，他们了解医疗环境，具备所有临床专业知识，能够处理这些问题和确保最佳围术期治疗。为达到这些目的，麻醉医师需重新评估现行的医疗模式。在大多数临床病例中，由一名麻醉医师单独参与所有围术期治疗已不再可能，也不适合现行医疗模式。在围术期，术中和术后治疗会由不同的麻醉医师参与。在某些病例中，甚至包括兼顾疼痛治疗和重症加强治疗的麻醉医师参与完成围术期治疗。在这样的治疗模式下，需要增强参与患者治疗的其他医师与麻醉医师之间的沟通和合作。电子病历是有价值的临床信息来源，但是它不能够替代医务人员之间的直接沟通，特别是在遇到复杂临床问题的治疗时（见第 4 章和第 6 章）。

这样的合作治疗模式对接受简单手术的健康患者来说似乎不必要。但麻醉医师在围术期治疗的重要作用对大多数患者来说毋庸置疑。例如，接受简单手术的患者常会在术后发生容易被忽略的并发症，需要及时的评估和治疗。麻醉医师、外科医师和护士对患者提供指导和宣教信息，有益于帮助他们度过术后治疗期，通常此时患者不具备完全理解或处理相关信息的能力。因此，即使在处置一些"简单"病例时，麻醉医师能够帮助患者处理术后的难题，并协助患者从术后顺利过渡到初级保健医师处。外科医师可以向初级保健医师转达手术治疗的经过，但他很少涉及麻醉相关并发症的处理、气道管理或潜在的气道阻塞，以及麻醉剂、镇痛剂、肌肉松弛剂的作用。出院后的术后评估有助于判断是否有麻醉并发症发生，有助于解决患者及其亲属关于术后事项的疑虑和担忧。在多数情况下，电话或远程咨询、指导足以解决患者的临床问题。有一些患者需要面对面术后随访。有些麻醉科在术前评估门诊完成这类患者的术后随访。开展术后评估与治疗有助于外科医师、初级保健医师和患者共同保障高质量的术后康复。通信技术和医学信息学的不断进步增进了整个围术期患者和医师的交流。

在围术期，除了对每一位患者需多学科协作治疗外，对那些存在基础疾病、接受复杂手术以及需延长住院时间的患者，必须制订一个正式、强化、完善的围术期治疗方案。另外，对那些需要专业护理和康复治疗的患者以及出院后需家庭护理的患者，其出院后治疗的维护、疗效的评估和治疗方案的按需修改仍存在很大挑战。究其本质而言，这些患者的围术期治疗需要多学科专家协作，包括但不仅仅限于麻醉亚专科医师、外科医师和专科医师。对患者而言，治疗医师观点多样和拥有专业知识是最必需的。尤其是对多种疾病并存又经历了复杂手术的患者，这种协作治疗的牵头者一定是由一位能够将多学科知识与患者需求和

目标整合成一个综合诊疗方案的医师来承担。在过去，这个角色是由患者的初级保健医师来承担的，并贯穿于整个围术期。随着围术期治疗的复杂性增加、人口结构的变化，以及为减少总体治疗成本而提供有效的协作治疗的需求，麻醉医师有更多机会承担这个角色。这样，需要麻醉医师将行医范畴调整到适应这种新的治疗模式的要求，而且在许多情况下，麻醉医师需获得新的临床和管理技能，才能为患者提供与他们期望值相一致的有效的最佳治疗。

通常，对一个在围术期治疗中寻求较多参与机会的团队来说，最具挑战的阻碍来自于他们自己的成员。团队的所有成员必须对治疗模式达成共识，且与他们的期望相一致。要得到全科的支持，关键是要明确患者的围术期治疗是需要多学科医师参与的综合治疗。治疗团队的每一位成员必须保证参与整个围术期中其所承担的治疗。这些治疗过程将由许多不同亚专业的麻醉医师参与，每一位医师承担不同的临床任务。围术期协作治疗的一个例证是对有慢性严重疼痛病史拟行复杂外科手术的患者的管理。患者在术前需接受全面、系统的评估，在此基础上拟定最优治疗方案。在手术中，患者由另外一位麻醉医师提供治疗和实施麻醉，这位医师会了解患者所有在术前评估中确诊的临床疾病和问题，并且和患者进行有效的沟通和交流。当这位患者术后需要转到 ICU 治疗（包括呼吸机支持、加强呼吸治疗、血流动力学监测和液体治疗）时，从手术期间麻醉医师的治疗过渡到 ICU 麻醉医师的治疗是无缝对接、连续的。患者的疼痛治疗是由疼痛医师和重症麻醉医师一起参与共同实施完成的（见第 64章和第 68 章）。剩余的治疗由麻醉科一位医师管理，帮助患者过渡到下一个治疗科室或回家康复，确保与初级保健医师或家庭看护人员的有效沟通。尽管这个围术期治疗模式与许多现实不同，但它代表了优化围术期治疗的医疗模式，并且利用了麻醉医师在整个围术期患者治疗和管理方面的专业知识和特长。

虽然临床专业知识对于医师为个体患者提供最佳围术期治疗是必需的，但围术期管理的新方法要求每种医疗实践应有必要的临床和财务数据以及解读分析能力。大型区域性和全国性组织正在对由多专业组成的围术期医疗情况进行分析，决定哪些过程需要改进，以使患者受益，提高工作效率。但对于较小型的医疗实践，要想具有如此丰富的专业知识和获取信息颇具挑战。因此，在美国采纳了与预获得麻醉实践的大型区域性和全国性组织大量整合的麻醉实践医疗模式 [34]。在这个情况下，较大的治疗团队能够确保优化围术期治疗所需的医疗资源，实现麻醉医师参与围术

期治疗的临床和经济价值。一些医院已经开始招募人员，以补充麻醉医师临床技能的多样化，确保麻醉科具备多方位临床专家来优化围术期治疗。多学科协作的围术期治疗能够确保麻醉科医师执业范畴的拓展以及建立临床医疗和医疗管理数据库，证明麻醉医师参与围术期治疗对患者和医疗机构的价值。从管理学角度，这种医疗模式使得医院或者保健机构在与医疗费用支付机构谈判中处于更为有利的地位，尤其是在分担捆绑支付金额的谈判中。由于医疗运行管理和分析能力对优化围术期治疗是必需的，所以，每一位医师必须掌握这种知识和能力，收集相关资料，以成功应对麻醉实践面临的许多挑战。

围术期治疗模式

多数医疗体制和医疗机构在寻求有效的途径和措施，降低医疗费用，提高效率，维持或不断改善医疗质量。实现这些不同的目标并不容易。单一的医疗模式不能解决多个病种或不同医疗机构遇到的问题。目前，许多围术期治疗模式在运行，有些是成功的，有些模式是否成功仍待考量。尽管围术期治疗模式包括麻醉医师，但对于病情复杂的患者的术前与术后管理，其他相关学科的医师也有参与，并获得了较好的临床效果。基于以上经验，围术期医疗模式的关键在于：①纳入特殊类型患者的诊疗流程，要有详细的说明（如特殊外科手术的操作流程）。②要保存足够的临床和财务数据用来评估治疗模式。③阐明所有参与医师之间的协作和合作流程[35]。随着围术期管理模式的改进，人们已经开始从住院患者的全科住院医师模式和慢性疾病患者的医疗之家模式中吸取经验。

以患者为中心的医疗之家

医疗之家又称以患者为中心的医疗之家（PCMH），是由初级保健医师为改善患者健康状态提供综合治疗的医疗模式[36]。PCMH的关键作用是通过综合治疗减少患者去急诊科就诊和住院治疗的概率。在这类患者的治疗中，包括了许多用于减少治疗费用和提高临床疗效的治疗策略。此模式常常会利用不同人员的作用，包括高级护理人员、呼吸治疗师、物理治疗师、患者律师等来参与治疗慢性疾病，如哮喘、慢性阻塞性肺疾病（COPD）、心力衰竭和糖尿病。PCMH的费用包括治疗费和协作治疗的费用。这个医疗模式尽管在治疗费用方面的成功不那样显著，但在改善疗效方面的优点已经凸显，尤其是对慢性疾病患者的治疗[36-38]。在一些病例的管理中，PCMH模式反而导致了住院率的

增加[36]。尽管PCMH模式总体上来讲是成功的，但对于如何达到最高效的围术期治疗，有些教训值得我们借鉴。第一，术前评估必须综合考量，有助于术前和术后及时发现并且有效控制潜在的临床风险（见第38章）。在围术期，麻醉医师对合并慢性疾病的患者必须独立判断处理，而不能遵从其他医师的意见。第二，在术后医疗中，对慢性合并症和手术、麻醉并发症的治疗要同等重视。如糖尿病周围神经病变的患者可能不能仅仅依照传统的治疗方法康复，而需要制订个体化的治疗策略。第三，围术期的管理还需要依赖其他人员，如内科医师及高级护理人员。围术期治疗成功的关键是要确立每一位参与治疗的医师在合作团队中的角色，相互之间要不断地交流患者的治疗需求，利用有效的数据分析医学治疗和方案运行情况，即费用与治疗效果的分析。

外科的住院医师负责制（外科医师模式）

另一种模式在美国和世界其他国家的医院也在实施，这种治疗模式是外科（住院）医师负责制。它是针对住院患者实施的接诊医师负责制模式。许多研究已经证明其临床价值和其他的优势[39-40]；这个治疗模式多数时候是针对伴有潜在慢性疾病的急诊患者。但在许多医院，随着外科患者数量的增加，围术期患者治疗中外科医师角色变化，以及围术期患者治疗复杂程度的增加都在推动着外科住院医师负责制模式的拓展，以应对患者全面治疗的需求[41-42]。许多医疗机构已经雇佣一些外科住院医师（个别主治医师）与特定外科服务机构协作，进行住院患者的院前、院后治疗。外科住院医师负责制医疗模式呈多样化，有些与内科医师和儿科医师培训相结合，而在另一些模式中由一名对围术期治疗感兴趣的外科医师承担。每一种治疗模式发挥着类似的作用。

许多外科住院医师模式是成功的，尤其是在改善慢性合并症的治疗中。尽管文献证明此模式在患者住院时间和再次入院率方面的优势有限，但在提高疾病治疗的及时性和患者、医务人员满意度方面还是积极有效的[41]。同时，这种医疗模式并不完整，如外科医师可能因为集中精力处置慢性疾病（如糖尿病、高血压），而忽略了围术期的其他治疗。为了完善这种医疗模式，必须将外科医师训练成管理复杂手术患者围术期治疗的高手。只有在把患者合并症和其他围术期问题全面、综合地考虑和控制的情况下，才能体现外科住院医师模式的优势。例如，神经科医师必须理解如大脑自动调节和临床干预对脑血流动力学的影响的概念。在和其他手术部门合作时，主管医生需要关注类

似的问题。

外科住院医师负责模式已得到较大的扩展，使得外科医师的精力能够更多地集中于手术室内。但在这种医疗模式中，外科住院医师（不论是承担非手术任务的外科医师还是内科医师）与麻醉医师在患者围术期治疗中的关系仍不确定。在一些病例中，患者的围术期治疗在手术结束后马上由麻醉医师转交给外科医师；在另一些病例，则是由麻醉医师转交给重症医师（麻醉科重症医师或重症医学科医师），但是患者基础疾病的治疗仍然由外科医师承担。在后一种情况中，麻醉医师、重症医师和患者外科主管医师在围术期管理的角色和责任需进一步明晰，确保患者综合治疗以及过渡期的治疗。当每一位合作医师责任明确时，以上两种医疗模式在围术期的管理均可能是有效的。同样重要的是，患者出院后转为门诊治疗时，参与其住院期间治疗的所有医师必须进行协调，确保门诊医师了解手术过程和它的影响，包括麻醉剂应用的任何影响，方便患者在门诊进行治疗。

快速康复外科

快速康复外科（enhanced recovery after surgery，ERAS）是另一个关于接受大手术的患者围术期管理创新方法的例子[43-44]。ERAS 方案采用了循证医学概念和证据优化患者围术期治疗效果，其目的是围术期全方位优化治疗，促进患者术后全面恢复。ERAS 强调全面的围术期管理，尤其是术前宣教、疼痛治疗、早期康复，特别是对接受腹腔镜手术和结直肠外科手术的患者。文献显示，这个方案可成功使患者住院时间缩短 30%，术后并发症的发生率降低 50%[45-47]。

ERAS 方案的主要特征是它的多学科和协同性治疗，体现在术前、术中与术后治疗的无缝隙衔接过渡，以另一种路径改善围术期治疗。ERAS 强调了麻醉医师在提供最佳围术期治疗中的价值，可帮助患者早期下床活动，早期恢复胃肠功能，早期启动机体自身营养支持。虽然 ERAS 主要针对胃肠微创手术术中和术后的最佳化治疗，但对其他类型的外科手术的围术期治疗应该具有同样的效果。

围术期患者之家

尽管 ERAS 能为微创手术患者提供理想的连续的治疗策略但本章前面讨论过的多数治疗模式可为手术患者提供个体化的治疗。一些方案可能改进了患者的术前筛查和评估，另一些方案可减少术中并发症和手术费用，还有若干方案改善了术后治疗。大多数治疗模式对疗效、医疗质量和总体费用均有积极的影响，

但还有许多病例治疗的总费用并没有减少。更重要的是术前、术后的综合治疗和过渡期的治疗还不是最理想的。

麻醉医师在手术室内和手术室外价值的扩大，为他们成为围术期治疗医师提供了机会[48-50]。随着与手术相关的围术期治疗的复杂性增加，从术前患者疾病的管理到术后出院患者病情的随访，需要一个贯穿围术期的协同（综合）治疗方案。最近，美国麻醉医师协会（ASA）提议发展 PCMH 基础之上的围术期患者之家（PHS）[51-53]。PSH 强调贯穿患者围术期的临床协同治疗，旨在优化术后疗效，促进患者从围术期到术后康复的过渡。在 PHS 模式中，围术期患者的临床治疗是由麻醉医师参与的治疗团队依据循证医学制订临床治疗路径，提高患者疗效，降低整体治疗费用（包括术后康复费用，如家庭护理和特殊护理设备）。和 PCMH 一样，PSH 的设计理念也是以患者为中心。这个方法需要对围术期治疗经验重新评估，以确保围术期治疗的每一步均以患者的需求为主。尽管 PSH 理念主要在某些类型的患者中实施，且其效果仍不明确，但目前的结果显示，PSH 作为一种更加全面、完善的围术期治疗模式，可提高疗效和患者（和医院）的满意度，同时可降低治疗费用[53-54]。

ASA 所设想的 PSH 有五个主要目标：

1. 确保患者接受正确的手术方案，促进外科医师、麻醉医师和治疗团队其他成员之间的充分沟通，形成围术期的协同治疗。
2. 提供理想的术前评估和治疗计划，包括潜在的慢性疾病的管理。
3. 为临床治疗制定和实施贯穿围术期的循证指南。
4. 患者的围术期临床治疗管理是连续且衔接紧密的。
5. 评估并且公开治疗结局和疗效。

PSH 模式对某些类型的手术患者的围术期治疗是很有效的。从中也可能总结出若干适用于所有外科手术患者的围术期治疗常规及策略。临床路径和对临床治疗新的评估方案使患者、医疗机构和支付机构三方受益。

结　论

住院患者统计学数据特征的变化对医院、医疗体系和医疗从业人员都构成严峻挑战。许多医院外科住院患者的数量在持续增长。许多手术患者患有潜在的合并症，不仅使手术和麻醉管理变得更加困难复杂，

而且需要多科医师的协同治疗，包括初级保健医师、外科医师、麻醉医师和其他专科医师。本章阐明了围术期协同治疗和优化治疗面临的一些挑战和困难。尽管尚无单一模式可以满足解决所有临床问题和患者需求，但医疗模式的一个重要元素在于确保从患者术前评估到术后康复的围术期治疗的协同性和连贯性。目前，有众多围术期治疗模式可供选用，但是对于不同类型的患者、不同类型的手术和医疗服务水平参差不齐的医院（或医疗机构），应该根据具体情况选用针对性的医疗模式。在这些管理模式中，麻醉医师角色的拓展要求其具备收集和分析治疗结局和费用数据的能力，同时制订临床疗效最佳的治疗方案。PSH 是一个具有创造性的新型医疗模式，它已经使部分患者明显受益，通过汲取其他医疗模式（包括 ERAS、外科住院医师模式和 PCMH）的经验和优点，兼顾患者、医疗从业人员、医院和支付机构的目标，可显著提高围术期治疗效果。

参 考 文 献

见本书所附光盘。

第4章　手术室管理

Lames D. Kindscher

丁超　甄宇　王鹰译　孙莉　田鸣审校

感谢：编者及出版商感谢 Dr. Melissa Rockford 在前版这一主题中所作的贡献，他的工作为本章节奠定了基础。

要　点

- 规划手术室管理体系，将控制权和决策权集中到一个职位（例如手术室医疗主任）对于维持手术室功能于最佳状态具有很多优势。
- 改进手术安排方法能够使手术室达到最高工作效率。专用手术日可使手术室工作人员有更好的可预见性和满意度。
- 准时开台、标准化外科手术进程及加快手术间的周转都是手术室高效运转的关键因素。
- 传统手术室的利用率评估不能真实反映出手术室的运行状况。最新的方法是关注手术室的生产力，它越来越多地被用来配置手术室资源。
- 管理日常手术安排需要认真计划，同时要时常重新评估手术安排，以便处理好手术时间、加台手术和取消手术的变化。
- 手术室主任必须在手术室内营造一种专业氛围，不允许违规行为的存在。
- 手术室管理通常还面临非手术室麻醉数量增多的问题（见第90章）。
- 详尽的手术室信息系统对于追踪手术室工作情况、制订评估报告和改进方案至关重要。手术室成本核算对于手术室主任做出资源配置的指导性决策也极为重要。

手术室（operating room，OR）是医院收入和支出的主要部门之一[1]。医院的主管人员如今必须关注手术室运营的可盈利性，这种重视使得手术室管理得到飞速的进步和发展。目前，手术室管理的目标是建立更加正规和有效的管理体系，取代之前被错误定义的手术室决策和管理体系。过去10年间，涌现了一大批关于手术室管理的研究文献和书籍（见参考文献列表）。

发展历史

手术室和医院内非手术室麻醉已经历过一场变革。与20~30年前相比，手术室的组织结构和日常管理发生了显著变化[2]。过去，手术室的利润很高。手术室首先要考虑的是最大限度地为外科手术提供方便，得到更大的市场份额，而成本控制没有那么受重视。大多数外科患者需要住院床位，因而手术的安排主要受限于各病房的床位数。医院管理者认为手术室内任何新的投资都会增加收入。在这一繁荣发展的期间，医院的收入相当可观。因此，只要有需求，医院就会引进新设备或扩建手术室。外科医师只要愿意，就可以安排手术，通常是遵循先来后到原则。管理手术室的权利分别掌握在几乎没有指导手术室经验的医院管理层和对手术室大小事务了如指掌的手术室护士长手中。医院管理层需要同时负责医院的很多部门，因此他们将手术室日常事务管理权交给手术室护士长，使之成为手术室的实际领导。很多后勤保障工作（手术室保洁、门卫、器械耗材管理以及被服清洗）已从手术室的行政结构中独立出来。后勤工作的简化降低了手术室工作的复杂性。而医师在管理手术室功能方面通常发挥有限的作用。

外科手术越来越复杂，因而对手术室手术时间的竞争也变得激烈起来。外科医师和麻醉医师开始对医院的手术室管理模式产生不满。手术室管理委员会的成立为医师们提供了一个向医院领导吐露心声的平台。医院和手术室管理委员会共同制订出管理手术室的相关规定和政策。为复杂手术提供专用手术间及增加手术安排的需求使得各个专科拥有了自己特定的手术时间，即"专用手术日"。专用手术日使外科医师进行手术安排时有了更好的可预见性，同时也使得医院能为患者提供必需的支持。但手术室日常管理权仍然主要掌握在护士长手中。

随着诊断相关组的赔偿和按人计价的护理费越来越普遍，手术室收入开始降低。医院管理者意识到手术室的供应维护及配备专业护理人员开销巨大。同时，医院的整体手术利润开始缩水，从 1997 年的 6.3% 减少到 1999 年的 2.7%[3]。至 1999 年，43% 的非营利性医院实际上都在赔钱。以上损失迫使医院领导重新审视该如何运行手术室。如果手术室消耗医院年度预算的 9%～10%，医院则需要经过分析并控制成本。随着全面医疗体制改革和被称为"守门员"的初级医保的出现，医院做出对专科医师和外科手术的需求量降低的预期，并相应减少了住院床位，限制手术室的扩张。这些改变直接使得手术室运行和管理陷入了困境。

但外科手术量并未如预期那样减少。手术需求的增长速度已经超出了手术室及其工作人员的承受能力。在控制成本以获得最大效益的同时，医院床位、重症监护治疗病房（ICU）床位以及手术室医务人员的短缺更增加了管理的压力。医院期望手术室在经历这些变革的同时，能够保证医师和患者有较高的满意度。医院管理层意识到，他们需要医师领导阶层更直接地管理手术室的复杂事务。一些医院会指定各医疗科室的主任参与管理，并给予这些处于手术室领导地位的医师更多的发言权和管理权。最开始，这种由外科医师组成的手术室管理结构仅存在于少数教学医院，现在扩大到全世界许多公立和私立的医院。

随着提高成本效益成为医疗服务关注的焦点，大量经费开始投入到门诊患者的医疗设施建设中。在美国，日间手术中心以及诊室开始取代传统医院，成为大部分外科手术实施的场所（见第 89 章）。目前即使在美国的大型社区医院和学术中心，也只有不到 1/3 的手术患者来自院内病房。门诊手术和大型三级诊疗机构的高效运行越来越具有挑战性，更需要手术室相关管理专家的出现和精准的手术室管理。关注领导层的结构和手术室管理技巧，以改善手术室功能，从而实现有条理的手术室管理。

手术室管理系统

手术室复杂而且设备投资巨大，因此需要一套能够快速适应并且整合不同部门的管理系统。随着医疗和管理需求的不断改变，手术室的管理系统需要快速应变并完成安排调度。传统的手术室遵循"自上而下"的管理风格，医院管理层完全不熟悉手术室的日常工作情况。手术室护士长常被委派管理手术室，但护士长可能对于手术医师和麻醉医师的具体需求知之甚少，从而导致手术室管理困难重重。这成为快速解决手术室不断变化的需求的障碍。针对这个难题，手术室主任的概念应运而生。最初这一职位被定义为"手术室独裁者"，即具备绝对权威和决策权的领导者。这种管理方式也存在缺点，其意味着"独裁统治"，剥夺了其他医师的权利。因此，这种管理方式在实际应用中鲜少成功。

合理的手术室管理需要手术室核心人员的参与，同时也要提供透明公开的管理措施，以不断改进手术室管理。手术医师、麻醉医师、护士以及医院领导者均需要通力合作，共同参与这一复杂部门的管理。手术室管理的工作内容包括手术排班、制定手术标准、制定相关条例规范及对未来决策方案的规划。

手术室主任的产生是为了解决手术室不同科室成员（外科医师、麻醉医师、护士和医院管理者）竞争优先权的问题。为了使手术室更有效地运行，手术室主任必需平衡各个部门成员协作时各自的优先权。外科医师想得到最大限度的方便和服务、便利的手术室通路和最新最先进的手术器械。护士希望能确切预计手术时间，使手术标准化。麻醉医师希望充分利用手术室的高峰工作时间，在手术开台和接台时得到充分的支持。医院管理者希望在人员和设备成本最低的情况下，取得较高的手术室利用率。上述部门的优先权相互竞争，可能导致冲突并降低生产力。手术室主任的任务就是使各科室能够更有效地合作。这一管理结构最大的优点在于，将管理与控制权集中于某位知识结构全面的权威人士，使得手术室能快速适应变化，不断改进。手术室主任管理体制的创立提高了手术室绩效，提高了医护人员和患者的满意度，使之快速适应市场生产力的改变，改善了系统的内部交流，并加强了对手术室规章制度的响应与执行。图 4-1 的组织结构描述了手术室主任如何参与手术室管理。

麻醉医师适合担任手术室主任这一职位的原因有很多。一般而言，麻醉医师对手术室有较全面的认识，

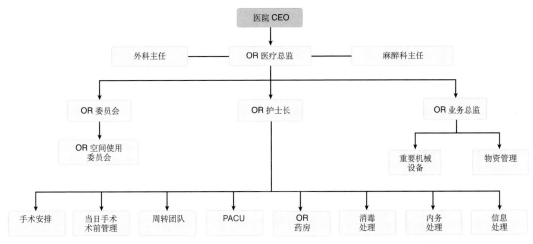

图 4-1　此图描述了手术室主任的手术室管理模式。CEO，执行总监；OR，手术室；PACU，麻醉后恢复室

框 4-1　手术室主任的必备特质
• 富有经验，通常处于职业生涯的稳定期 • 临床技能过硬 • 人际交往能力强 • 正直、受人信赖 • 客观公正，能平衡各方观点 • 领导风格被一致认可 • 分析问题和处理问题能力强 • 能够管理具体数据 • 能抽出大量时间与精力管理手术室 • 拥护医院方针 • 有较好的长期愿景计划 • 协调及监管能力强

了解手术室工作流程的每个部分。与医院管理层一致，麻醉医师的目标也是希望手术室平稳高效地运行。麻醉医师熟悉术前、术中以及术后恢复的过程，懂得如何使手术室一体化运转。同时，他们也了解各个外科专业，并能更好地平衡外科专业间不同的需要。麻醉医师的日常工作就在手术室，处理紧急事件更为迅速有效。框 4-1 列出了成为手术室主任的必备特质。

围术期服务保障主任是对手术室主任进行补充的另一职位，其职责是管理在麻醉术前门诊、手术室和麻醉恢复室内工作的医务人员（见第 96 章）。这一职位的工作和手术室主任息息相关，因为术前和术后的问题会直接影响手术室运转的流畅。术前或术后产生的任何问题均会像瓶颈一样降低手术室的效率。

手术室主任面临着许多挑战。其需要花费很多时间在临床工作以外的事务上，如参加会议、计划项目或协调手术室工作等。手术室主任需要从其团队内或科室内调配人员来满足其日程安排的需要，完成自己在手术室的临床任务。医院应视手术室主任的工作为一项投资，并提供适当的职务补贴。同样，外科和麻醉科主任需要将其部分手术室管理权交给手术室主任。为这一职位付出的时间和精力可能会限制手术室主任在本科室、组织或学术机构的发展。手术室主任必须做出一些艰难的抉择，并经受住批评和挑战。除此之外，手术室主任可能还需要额外的商业培训或数据处理的支持。

处理手术室的矛盾是对手术室主任的另一项考验，可能也是其最不愿意处理的一项工作。随着手术室"文化"的觉醒，营造所有工作人员互相尊重的专业氛围势在必行[4-5]。手术室应制定操作规程，包含日程规章、外科医师出勤率、记录要求以及行为准则等。手术室环境强度高、压力大，也是医师最容易出现违规行为的地方。手术室主任在制定明确的制度减少破坏性行为时应该起主导作用。框 4-2 列举了处理违规行为的步骤[6]。违规者或试图绕过规章制度者干扰系统运行的行为会引起手术室其他工作人员的不满[6]。因此，手术室主任应当设定手术室团队协作的基准。

2002 年，美国麻醉临床管理协会（Association of Anesthesia Clinical Directors，AACD）针对会员开展了一项调查（框 4-3）[7]。调查显示，原本起源于学术机构的手术室主任的概念，现在已经被许多大学附属医院和私立医院采纳使用。79% 的手术室主任就职于床位超过 200 张的医院。该调查显示，各医院的职务补贴差别较大，大多数手术室主任每年补助薪酬少于 1

框 4-2　处理违规行为的方法

- 对手术室人员进行医院规章制度以及违规行为概念的宣教。
- 设定此行为识别和报告的最低阈值。
- 对违规行为反应迅速。
- 对事不对人。
- 只针对当前发生的问题，既往不咎。
- 不接受借口或辩解。
- 制定明确的行为修正标准，直接追踪到个人。
- 避免公众场合下进行处罚，尽量在安静的私下场所处理，有 1 ~ 2 个证人在场。
- 找出医师工作过程中可能成为压力来源的事情。通常手术室外因素会导致手术室内的破坏性行为。
- 全面加强违规行为相关政策的执行。如果违规医师不改正而是继续违规，将其开除可能是最好的解决方法。
- 公正执行政策。不允许区别对待，高职称医师也应一视同仁。通常，对某一医师进行处置会显示出自己执行医师行为标准的态度严明，并阻止他人对此违规行为的模仿。

框 4-3　美国临床管理协会 2002 年关于手术室医疗主任的调查

医院类型	
教学医院	44%
社区医院	33%
大学附属医院	33%
医院床位数	
< 50	5%
50 ~ 100	4%
100 ~ 200	13%
200 ~ 500	54%
> 500	25%
医疗主任的医院补贴（/ 每年）	
0	40%
0 ~ $10 000	25%
$10 000 ~ $25 000	18%
$25 000 ~ $50 000	13%
$ > 50 000	4%

万美元。附录 4-1 为 AACD 关于手术室主任职责的指南。相关信息可查询 AACD 网站（www.AACDhq.org）。

如果医院要设定手术室主任这一职位，应该先明确规定该职位的职责、发展潜力和薪酬。就像之前提到的，最初设立这一职位，往往都是因为手术室医务人员的矛盾和不满难以解决。新任命的手术室主任如先找到容易解决的问题并将之处理，则能够迅速获得支持和认可。与手术室护士长和手术室业务管理者共同协作可以整合资源，以满足变化的需求。定期与医院上级领导及手术室工作人员进行交流，有助于确定

项目实施方案以及未来的工作计划。手术室主任的工作涉及其他医师的工作目标和优先权。只有医院管理部门和各位医师共同参与才能成功变革，同时双方都需要妥协才能找到可行的解决办法。手术室委员会需要与医院管理部门一起，基于公平、公正的原则，修订合理的规则和标准。手术室虽然也鼓励个人贡献，但是团队协作才是重中之重。在手术室主任管理手术室的过程中，Alan Marco 的"博弈论"在许多情况下都可用以借鉴[8]。

为了进一步改进手术室管理，可将管理团队细化分工，给不同职能小组制订更为详细的任务和权利范围。通常，有必要将负责确认手术室的使用及判断手术时间和安排各科室专用手术日的管理小组独立出来。分配人力资源和贵重仪器设备的小组最好也只负责这部分工作。此外，设备规划、纪律检查和质量控制均可成立专门的小组，以便于手术室管理。这些小组应服从手术室管理委员会和手术室主任的管理。

手术室职能目标

手术室环境较复杂，其绩效依赖于不同职能、不同分工的团队通力协作。有人将手术室比作三足之鼎，由外科各科室、麻醉科和手术室护理人员共同支撑。如果任何一方不能尽其职责，则整个"鼎"就将坍塌。手术室管理的目标之一是整合各科室各部门，使之成为和谐的团体。手术室的功能有几个重要部分。手术安排、麻醉前门诊评估、首台手术开台时间、接台手术预测、接台情况、加台手术和取消手术的管理，以及手术室员工的雇佣等对于手术室职能最大化都十分重要。

手术排班

精确的手术排班是有效运作外科手术的关键组成。排班不当会引起手术当日的延误和混乱，也会导致患者、外科医师及麻醉医师的不满。手术排班包括对实施手术必需的人力、设备、空间及时间的评估、组织和安排。

大部分手术室都有电子化的排班系统，信息数据的整合极其重要。数据记录的错误和忽略［包括患者姓名、年龄、患者的位置（住院或门诊）、手术名称或手术持续时间］都会影响手术室功能的良好运转。因此，输入信息应谨慎认真，避免犯错。许多计算机系统可以显示已经发布的手术病例，以确定与之相匹配的可用设备的数量，从而防止高级设备预订超标，包

括 C 型臂 X 线机、显微镜或机器人设备。

　　准确预测手术时间对于手术排班同样重要[9]。错误评估手术时间会影响接台手术的预计开始时间[10-11]。不同医院和不同外科医师的手术时间差别较大，故收集各个外科医师的手术资料很重要[12]。Strum 等人曾研究了手术时间的不确定因素对手术安排的影响[13-14]。此后，Dexter 等人又将既往手术时间的资料和贝叶斯方法相关联，以优化手术时间的预测[15-16]。但由于不同外科医师差别很大，同一手术步骤亦有许多不同，一台手术真正的手术时间很难预测。如果医院有既往的电子记录，则可通过既往一系列类似的手术预测手术时间。排班系统会在手术上传后按照术式给出预计时间。手术医师将在此时间的基础上，依据其对患者情况的了解和手术难度的预测来相应增减时间[17]。在笔者的医院，基于此系统，50% 的手术在预定时间的前后 30min 以内完成，15% 的手术超过预定时间 30min 以上，35% 的手术比预定时间提前 30min 以上完成。

　　实际上，预测手术结束的时间点并不符合逻辑，正如 Dexter 和 Macario 所述[11, 16]，手术时间是一个概率性预估，其时间段有上限和下限。例如，外科医师要预测为某胰腺占位患者进行 Whipple 术的时间，而既往该医师完成此类手术的时间平均为 4h。既往同类手术中，60% 因为肿物无法切除，手术时间平均为 3h；另外 40%，Whipple 术完成的平均时间为 6h。尽管平均手术时间稍多于 4h，但实际上没有一台手术刚好用了 4h 完成。手术时间也不能用 Bell 曲线描述，而是常常右移。Dexter 建议使用贝叶斯分析方法来预测手术时间[9]。预测手术时间的另一个挑战是，由某一特定医师实施的特定手术中，多于 1/3 的手术因无足够的历史资料而无法进行准确预测。通过结合既往资料及患者特殊情况进行预测，并允许手术医师将手术时间上下各调 10%，可能对手术时间提供最好的预测。

　　历史上，手术室曾按照"开放手术日"安排手术。手术医师按先到先得的原则使用开放的手术间。这种手术安排方式在手术时间没有要求且所有术间适合各类手术的情况下是可行的。但开放术间的安排方式会产生很多无法预料的情况。在外科医师短时间内即决定实施手术的情况下，很难保证有空闲的手术间。为适应不同手术的需要，还需要将各种复杂仪器在各个手术间之间搬来搬去。同时，手术安排会时松时紧，差别显著，导致手术室整体效率低下，且难以预测手术需求或分配资源。

　　由于上述开放手术系统的局限性，手术室排班开始向"专用手术日"的管理方式发展。专用手术日的排班方式在一定程度上保证了特定群体或手术医师的手术室利用率。在这种排班方式下，医院给某位外科医师或特殊群体在特定的日期分配特定的手术间。然后，该外科医师或群体可以安排自己的手术间和时间。这种排班制度使专科手术间（即配有心肺机的心胸外科手术间、配有天花板固定悬挂式显微镜的眼科手术间，以及专用腹腔镜手术间等）得以发展。

　　专用手术日有几个最佳操作标准。例如，将手术日分配给某手术科室（如骨科或妇产科）而非某特定医师，会使工作效率更高。此外，全天的专用手术日（8h 均可用）较半天专用手术日效率更高，因为这样可以更好地预测患者周转和手术开始的时间。人员和设备的流动减少有利于改善手术室建设，并缩短周转时间。

　　为使专用手术日成功实施，医院应该建立管理制度。例如，手术室可衡量手术需求量（如过去每周手术时间），然后再根据这个数据分配给各个外科组一定的时间。这一制度制定的关键包括提前安排手术日程、周转时间[18-19]、占用时间或释放时间[19-20]。释放时间是指不再为特定外科组保留专用手术时间，这在不同的外科专业和医疗机构间存在较大差异[21]。相对于择期手术（如整形手术或关节置换手术等），某些相对紧急、准备时间较短的手术，例如心血管大手术，其释放时间应更短。限期手术（如癌症或创伤）也需要更短的释放时间并尽快安排手术（表 4-1）。一旦达到释放时间，剩余时间（未被专用手术日占用）就可以按照先到先得的原则安排给手术医师。

　　医院应该密切关注专用手术日的应用情况并依据院内手术的变化进行调整。例如，如果某外科组使用

表 4-1　手术释放时间建议

科室	释放时间
心胸外科	1 天
血管外科	2 天
骨科	3 天
神经外科	4 天
小儿外科	1 周
普通外科	1 周
妇科	1 周
眼科	1 周
耳鼻喉科	1 周
整形外科	2 周

了其专用手术时间的 90% 以上，这个外科组就很难再增加手术或变动手术安排。如果专用手术时间的利用率较低（60%～70%），则对于其他需要提前几天计划安排手术的手术医师来说，难以获得可预订的手术时间。各部门需要设定手术时间利用的限度，以便决定如何设定或取消专用手术日[22-23]。这些限度应由一个有代表性的群体设定，包括医院管理者、主刀医师、麻醉医师和护士。医疗机构在执行这些规定时，应公正、平等，以避免不端行为改变手术室的利用率[8]。制定规则的群体应该监管并加强规则的执行力度。

如今，医院会安排大部分的手术间作为专用手术间，保留部分手术间留给手术量较少的医师或急诊加台手术。开放手术间的数量和可利用性取决于急诊和加台手术的数量。如果医院择期手术较多，则应该将80% 的手术间用于专用手术间，剩下的 20% 用于开放手术。如果医院大量医生没有专用手术间，则应开放25%～30% 的手术间。已有一些学者提出了如何使专用手术日最大化和减少变化以改善手术室利用率的方法[24-25]。

做出扩建手术室和提供更多专用手术日的决定是比较复杂的。由于手术室成本较高，建造一间手术室需花费 1 百万美元以上，因此医院必须谨慎规划外科手术设施的扩增。Wachtel 提出扩建手术室须考虑一些重要因素，包括将新增的专用手术室安排给单位时间利润最高，发展潜力最大，或者对额外医疗资源（如 ICU 床位等）需求不大的亚专科手术医生。

Sulecki 等人的回顾性文章研究了在某家大型医疗体系内，12 个独立的手术场所间流动进行手术的情况。研究结果显示，在不同场所流动进行手术无助于提高效率。即使将患者从繁忙的手术室转移到空闲手术室进行手术，手术医师的总手术时间、从一个场所到另一个场所花费的时间，以及到达诊所和其他办公场所花费的时间等均限制了流动手术室的利用率。

手术排班的另一个重点是如何管理非手术室麻醉患者（如进行内镜检查、放射学检查、CT 以及磁共振成像检查的患者等）的手术。尽管这些患者并不进入手术室，但会占用围术期资源。他们通常需要专门的麻醉团队，在麻醉恢复室进行恢复，且需要进行术前准备。医疗机构应将这部分患者纳入手术排班，以协助围术期的医务人员和麻醉排班人员，合理分配资源，并追踪日间排班的进展。

术前门诊

当 75%～80% 的外科患者是直接由个人住所进入

手术室时，优化患者的医疗状态变得极具挑战性。这促进了术前门诊的发展。术前门诊通过一系列评估和检测体系来保证最好的术前准备。这一部分内容将在第 38 章详述，而其对于手术室管理的价值不容忽视。在患者需要更多的时间进行评估或进行化验检查的情况下，手术安排会延迟。安排有序的术前门诊能够减少手术取消的情况以及避免手术延迟。同时，术前门诊还可降低术后并发症的发生，从而减少附加费用以及手术资源的占用。在作者所在的医院，与未进行术前门诊诊疗的患者相比，术前门诊的患者取消手术的情况更少，并且准时开台的比例更大。

准时开台和手术延迟

手术室委员会讨论最激烈的话题可能就是准时开台和接台。第一台手术延迟开台和两台手术之间等待时间过长会降低手术室效率，并影响到手术室工作人员的情绪。以士气作为出发点，准时开台非常重要。准时开台可带来有形（手术排班）和无形（情绪和节奏）的益处。如果从第一台手术就开始延迟，将会引起患者和手术医师的不满，甚至可能导致对医院管理层的投诉。准时开台率被广泛提及的原因之一是，其时间点易于查询，并且不会受到前一台手术延迟等因素的影响。通常，开台准时率高的医院其接台时间也较短。因此，开台准时率是衡量手术室管理的标准之一。对开台时间的概念达成共识是必要的。手术医师认为手术开始时间是切皮时间，麻醉医师认为手术开始基于麻醉诱导完成的时间，护士则认为手术开始时间是手术间准备就绪后。对手术开始时间的不同理解会导致对手术室开台时间的误解和不满。

1997 年，AACD 的一个小组发布了"手术时间"术语表，制定了手术室事件和时间期限的标准[25]。此术语表已被美国麻醉医师协会（ASA）、手术室护士协会（Association of Operating Room Nurses，ARON）和美国外科医师学会（American College of Surgeons，ACS）采纳，并成为手术室内的标准说明性术语。该术语表的摘录见附录 4-2。术语表中规定手术开始时间是患者进入手术室的时间。而在明确延误接台手术的原因时，此时间并无用处。此外，外科医师指出，患者进入手术间的时间并不能代表具体的切皮时间。更新的概念如"麻醉完成"（anesthesia ready，AR）或"麻醉释放时间"（anesthesia release time，ART）[27] 可能在确定外科准备的完成和切皮时间方面更有帮助。AACD 术语表将"麻醉完成"定义为患者已经获得了充分的麻醉，可以开始进行手术准备，剩余的麻醉操作不会妨碍体位调整和患者的手术准备。作者所在的医院回顾了患者从进入手术室到完成准备的时间，其中非复杂手术（患者仰卧位，无有创监护）有78%可在15min内完成准备，复杂手术（非仰卧位，有创监测）从开始到完成准备平均需要30min。这些资料有助于外科医师预测手术间开放（患者进入手术室）到完成准备所需的时间。

手术准时开始取决于很多因素。患者必须准时到达，完成术前准备，包括配合所有术前医嘱（禁食、药物治疗、实验室检查）的执行。术前的临床检查和评估有助于减少手术的延迟，同时降低费用[28-29]。术前/入院程序需要充足的工作人员、组织和空间安置患者，并让患者能与外科医师和麻醉医师见面沟通。手术室护士必须准备好手术间和手术器械。麻醉人员需要检查手术间内的麻醉设备、准备药品、完成病历书写、建立静脉通路以及针对特殊患者和手术需要完成相关准备。外科医师需要完成患者的知情同意、病史、体格检查的采集，并回答患者的问题、解决其需求。

常见的错误概念是，麻醉因素导致大多数手术间开台推迟。许多手术室医疗主任所做的无对照报告也不支持这一说法。最近，我们研究了能导致开台延迟的所有原因，并将其分类为患者相关因素、外科医师相关因素、麻醉医师相关因素和护士相关因素。结果（框4-4）显示，绝大多数开台延迟是由外科医师造成的。开台延迟最常见的外科医师相关原因见框4-5。

准时开台是复杂又有挑战性的工作。如将"准时开台"定义为患者在预定的开始时间进入手术间，则第一台手术的延迟率为40%~90%[30-31]。如将"准时开台"定义为患者进入手术室的10min内，则延迟发生率为5%~50%。明确延迟原因，努力清除延迟因素使手术流程顺畅，改善术前医疗人员、患者、外科医师、护士和麻醉医师之间的交流，营造以保障准时开

台为己任的氛围（文化），都将有助于手术准时开始。框4-6列举了其他能使手术准时开始的关键因素。

降低开台手术延迟的直接经济收益取决于医院里手术的类型和数量[32-33]。在Dexter和Apstein的研究中，延迟时间每减少1min，当天手术结束只早了1.1min[34]。如果医院手术间数量较少，且手术按照预定时间完成，则减少延迟时间不会带来经济利益。例如，8个手术间中如果平均2个手术间晚开台10min，但所有的手术间均在护士轮班的8h内完成手术，则手术准时开台并不会节省开支。而对于一家拥有大量手术间的医院而言，如果部分手术间运行超过8h，则减少这部分延迟的时间可能节省时间和开销。

"延迟"这一术语可用于描述手术安排中所有手术预计开始时间和实际开始时间之间的时间差。它既可用于开台手术，又可用于接台手术。Wachtel和Dexter列举了与手术时间延迟有关的几项因素[35-36]。与预期一致，开台手术的延迟时间较接台手术少。由于手术持续时间不可预测，如果开台手术时间较长，则第二台手术必定较预定时间延迟。尽管手术医师认为最常见的延迟发生在下午护士换班期间，但实际上延迟高发的时间段是在上午11点到下午1点间，此时间段大多数手术正在进行，同时很多接台在周转。这一时段以后延迟变少，可能是由于部分手术结束早于预期，或者手术接到未被占用的其他术间，从而将延迟的时间中和。解决延迟的最佳策略是重新进行手术安排，估计可能晚开始的手术或者可能长于预期的手术时间，之后对此台手术进行术间调整，从而提高开

框 4-4　开台手术延迟原因

外科因素	60%
患者因素	20%
麻醉因素	6%
护士因素	14%

框 4-5　手术医师相关手术延迟的原因

- 病历缺少病史和体格检查
- 未获得知情同意
- 安排了新的实验室检查或实验检测结果未出
- 手术安排顺序或术式的改变
- 外科医师未及时到达手术间

框 4-6　增加手术准时开始率和降低周转时间的关键因素

增加手术准时开始率的关键

- 在患者进入手术室前无需外科医师到场。
- 使用专用手术时间来预先安排手术间的使用和外科医师的位置。
- 为复杂手术配备专用团队。
- 术前医嘱和术前检查标准化。
- 术前一天回顾患者病历，在患者准备好前确认可能存在的延误因素。
- 术前一日电话告知患者，明确手术相关事项并解答患者疑问。
- 手术开始前，在术前准备室要有专门的工作人员有效处理患者的需要。

降低周转时间的关键

- 组建周转小组进行清洁和准备术间。
- 一位手术医师在同一手术间完成其全部手术。
- 安排专科护士和麻醉医师。
- 手术安排尽量准确，减少变更（如手术顺序改变、取消手术、加台手术等）。
- 术前过程流水线化。
- 确保在手术周转过程中及时沟通所有工作人员。

台时间。

周转时间

手术室不同工作人员对"周转时间"的定义有所不同，因而常导致误解[37-38]。低年资外科医师可能会认为他们的"下台时间"（从前一患者切口缝合到下一患者切皮开始之间的时间）就是周转时间；高年资外科医师认为，周转时间是从他们离开手术台（由低年资住院医师或医学生关闭切口之前）到下一台手术回到手术室的时间。于是，外科医师常会抱怨接台时的低周转率严重影响了手术的安排。手术室护士将周转时间视为将上一台手术用过的器械拿走到下一台手术的器械准备好的时间。麻醉人员则认为周转时间是前一位患者被送入麻醉恢复室（PACU）到下一位患者进入手术间之间的时间。由于对周转时间有如此多的理解，针对手术室这部分功能的衡量及改进均十分困难[39]。在 AACD 术语表（见附录 4-2）中对周转时间的定义是从前一位患者离开手术室到下一位患者进入手术室的时间。周转时间仅适用于第二台手术的安排紧接第一台手术的情况。

送接患者时手术间空置的这段时间是非常忙碌的。护士需要将使用过的器械归还以便于清洗消毒。保洁人员需要清洁地面，并对所有台面，包括手术台进行擦拭消毒。护士还需要为下一台手术准备并摆好器械，此后还要核实下一位患者、确认病历完整以及手术名称正确。麻醉医师需要将上一位患者转入 PACU，评估生命体征，向 PACU 护士交班，并交接病历。之后需要交还未使用的药品，并为下一台手术准备药品。他们还需确认麻醉设备已更换并齐备。最后，麻醉医师还需要访视下一位患者，签署知情同意书，告知麻醉方案并回答患者的问题。

多系统相关的因素会影响周转时间，各个部门需要共同高效协作。需要注意的是术前准备过程（见第 38 章），即有效率地进行术前准备，迅速找出需要的病历和术前化验单，医院转运部门要在手术室通知时确保找到患者[40]。药物管理系统需要保证普通药物和特殊管制药物的领取。周转团队需要为下一台手术组织、清理并准备好手术间。PACU 需要运转良好以保证手术室的高效周转[41-42]。病房及 ICU 床位有限，可能会需要术后患者直接从 PACU 出院，从而限制了 PACU 对手术室患者的容纳量。第 96 章会进一步讨论改善 PACU 功能的方法。以上每一个因素都会影响团队转运能力。

合理的周转时间并无统一标准。在大多数医疗中心，周转时间仅占全部手术时间的 10% ~ 20%。简单

框 4-7　平均周转时间	
全髋关节置换术	44min
全膝关节置换术	46min
膝关节镜检	38min
冠状动脉旁路移植术	52min
腹腔镜胆囊切除术	30min
白内障摘出术	21min

手术（如白内障摘出术等）的周转时间基本上可保持在 10min 或更短。但如果是两台心脏搭桥手术或者两台骨科手术，周转时间则需 45min 甚至更长。手术间准备的复杂程度和患者的个体化准备均影响周转时间。框 4-7 列出了各种手术的平均周转时间[43]。某些特殊手术的周转时间也有参考资料[43-44]。在一项针对 4 家教学医院的回顾性研究中，周转时间是 34 ~ 66min[45]。如果医院正在寻求自己特有的周转时间以确定改善手术室利用率的实际目标时，可参考这份资料。

尽管缩短周转时间可能会使每台手术节省 5 ~ 10min，但这些节省下来的时间未必会使单个手术间的排班出现大块时间的缩短。减少周转时间可以提高效率和密集度，从而可能改进手术准备和手术完成时间。缩短周转时间带来的无形的好处可能才是最重要的。降低周转时间有助于团队建设，并利于医院获得最大手术室效能。但过度关注周转时间反而得不偿失。周转时间减少固然可能带来利益，但一旦出现问题，就需要花更多时间进行补救，也很冒险[44]。周转时间同样也是医院顾问们热衷讨论的话题之一，因为这也是外科医师和医院管理者所关心的问题。实际上，大多数致力于降低周转时间的措施仅能使手术结束时间稍有提前[45]。例如，一个手术间安排 4 台手术，并使周转时间减少 10min，这样节省的总时间就是 30min。如果常规手术时间超过 8h，即使节省出来的时间可以减少超时产生的费用并提高满意度，却并不能挤出足够的时间来安排其他手术。

手术室利用率

手术室利用率是个重要概念，它不但指引着手术室管理的方向[46]，也是手术室主任工作的重要部分。为了理解手术室利用率的概念，理解 AACD 术语表中的几个定义很重要（也见附录 4-2）：

* **手术时间**：从手术室开始使用到房间清理完的时间。这说明全部的时间是用来进行手术的，不能用作其他目的。
* **资源时间**：手术室配置工作人员以及用来进行手术

的时间的总和。许多手术室配备工作人员的的常规资源时间是 8h（例如，上午 7 点 ~ 下午 3 点）。资源时间不包括加班或听班人员在手术室的工作时间。资源时间可作为一个标准来计算专用或开放择期手术的时间利用率。

- **原始利用率**：患者在手术间里的时间与可利用的资源时间的比值。它不包括手术间的准备和周转时间，因此低估了手术间用于手术的实际时间。
- **校正百分利用率**：与原始利用率类似，但其包括手术准备时间和周转时间。该数值能更准确反映手术室用于手术而非其他用途的时间。

利用率是最常用的概念，可依据一个外科组或团队所拥有的专用时间来测定。例如，一骨科医师组从周一到周五有两个专用手术间，他们每周的资源时间是 80h（2 个手术间 ×5d/ 周 ×8h/d）。如果总手术时间（手术室内时间加周转时间）是每周 72h，则校正百分利用率是 90%（72h/ 周 ÷80h/ 周）。

定期调查手术室利用率是很重要的。为使各科室获得的手术时间有效平衡，医院应依据 3 ~ 6 个月的利用率情况对专用手术时间进行重新评估。为了使医院能把利用率用于追踪外科的手术情况和分配手术时间，最好将手术时间按外科组或科室分配。把手术时间分派给外科医师个人在应用时存在更大的可变性，导致较低的利用率。

理想利用率并无明确的定义。手术室各团队对理想利用率的理解各不相同（表 4-2）。当利用率升至 80% 以上时，外科医师就很难安排患者进行手术，等待时间延长会使患者产生不满情绪。研究表明，在美国，大部分择期手术患者为了手术愿意等待 1 周时间 [24]。由于没有可用的手术时间，长于 1 周的等待必然导致患者和外

科医师的不满，可能部分患者会转院。而利用率过低则意味着失去创收的机会。麻醉医师通常更希望在常规资源时间内工作，同时顾及危重急症。

利用率的平衡点取决于对手术室固定成本与可变成本的比值以及偿还能力的综合评估。医学顾问经常提出，手术室应将 80% ~ 85% 的利用率作为目标。由于医院需要为扩建手术室提供证据，此数据曾作为 20 世纪 70 年代医院的评价标准。而多数手术室设定 70% ~ 85% 的利用率，以使利益最大化并减少体制压力。依照发展趋势，随着手术量的增长和可用手术间的减少，医院整体的原始利用率会稳步上升（图 4-2）。1999 年的数据显示，医院内手术室的利用率高于流动手术室（分别为 73% 和 55%）[47]。追踪所有手术室的利用率可为扩建手术室的必要性提供有力证据。

手术室成本与利用不足和利用过度均有关系。即使不考虑利用率，手术室也存在固定成本。利用率不足导致收入降低，难以抵消固定成本。利用过度（手术结束时间晚）则可能需要支付护士加班费或雇佣临时护士，这意味着单位时间内使用手术间的成本增加了。此外，如频繁加班，工作人员会因此不满甚至辞职，这就增加了招聘新员工的成本。最近许多研究试图找到某种方法，以最大限度地利用手术室或协助安排手术，以提高利用率 [47-48]。但由于大多数手术间即便到了最后一分钟仍可能有变动，如手术取消、增加手术、急诊手术等，所以将这些设想应用于手术室实际工作仍存在局限性。

利用率不应该用来评价手术室的工作效率。利用率实际上只是一个资源消耗的尺度。例如，如果外科医师 A 做一台腹腔镜胆囊切除术需要 2.5h，他在自己的 8h 专用手术时间内可以做 3 台这样的手术，其原始利用率是 94%（2.5h×3 台 =7.5h，7.5h/8h = 94%）；但外科医师 B 只用 1h 就能完成腹腔镜胆囊切除术，在

表 4-2　利用率的适宜范围

利用率	医院管理者	麻醉医师	手术室护士	外科医师
> 100%	++	--	---	----
85% ~ 100%	+++++	++	-	--
70% ~ 85%	+++	++++	+	±
55% ~ 70%	+	+++	+++	++
< 55%	--	-	++	++++

Mazzei W: AACD Workshop on Operating Room Management, 2003
负的程度（-，--，---，----）和正的程度（±，+，++，+++，++++）。例如，+ 代表轻度适宜，而 +++++ 代表强烈适宜。同样，- 代表轻度不适宜，而 ---- 代表强烈不适宜

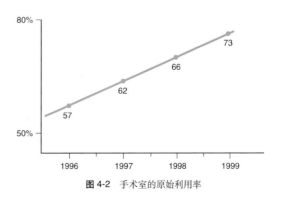

图 4-2　手术室的原始利用率

8h 内可以完成 6 台。他的原始利用率是 75%（1h×6 台 = 6h，6h/8h = 75%）。尽管医师 A 有着较高的利用率，但是医师 B 有更好的利润率。表 4-3 说明了这一计算过程。

医院正在更加精确地分析手术室的产出。通过观察每名外科医师产生的利润以及消耗的成本，可以得出每个人的利润率。尽管研究证明，几乎所有外科医师的手术都在创造利润，但是利润跨度很大[49]。表 4-4 举例说明了以此方法形成的相关报告。手术室管理者和医院正越来越多地使用此类信息，做出手术室资源的相关决策。框 4-8 列出了改善手术室利用率、产出和效率的关键因素。

另一个实现手术室功能的重要方法是考虑手术室工作量（需求）和安排好的护士固定换班时间（通常8h）。部分关于手术间运行的术语包括：

手术室工作量：手术室当日手术时间和周转时间的总和。

分配时间：某日为手术医师或手术组预留的时间（即专用术日）。

低利用时间：分配时间与手术室工作量之差（如果差值小于 1 则归为 0）。

过度利用时间：手术室工作量与分配时间之差（如果差值小于 1 则归为 0）。

手术室劳动力成本：1.0× 分配时间 + 1.5× 过度利用时间。

手术室时间无效值：低利用时间 + 1.5× 过度利用时间。

按照术语的定义，即便手术室工作量仅 7h，当班护士仍按照 8h 制度给予薪酬。低利用时间可能不足以进行另一台手术，这样即便提早收工也无法降低成本，因此该手术间不会产生更多利润。如果某手术室的工作量为 10h，便产生了 2h 的过度利用时间，这样需要按照超时的费率支付薪酬（正常工资的 1.5 倍）。如果加班导致员工不满，为留住员工或招募新员工需要增加成本，这样过度利用时间的代价更大。因此，相比控制低利用时间，控制过度利用时间更为重要。在一项关于手术室管理的回顾性研究中，Wachtel 和 Dexter 表达了这一观点[50-51]。对于手术室主任来说，他的工作目标应该是：限制过度利用时间，将过度利用限制在少于 1/3 的手术间，而允许约 2/3 的手术间出现低利用，在护士换班之前结束手术。这样，就能在限制成本的同时获得更高的经济收益。

表 4-3 原始利用率的计算

	手术时间（h）	手术量	总手术时间（h）
外科医师 A	2.5	3	7.5
外科医师 B	1.0	6	6.0
外科医师 A	7.5 手术时间 /8.0h 可用手术时间 = 94% 原始利用率		
外科医师 B	6.0h 手术时间 /8.0 可用手术时间 = 75% 原始利用率		

框 4-8 增加手术室周转的关键

- 安排全天的专用手术日而不是半天。
- 手术医师应在同一手术室完成自己的所有手术。
- 确认手术安排准确，减少延误。
- 术前过程流水线化，术前检查标准化。
- 有专业的护理和麻醉团队。
- 组织需求的物资及设备，以简化手术间准备流程。
- 关注手术的开始和周转，营造准时和高效的氛围。
- 如果加台手术较多，可计划另开手术间或安排合适的可用术间。
- 手术过程中应确保沟通顺畅，所有工作人员均能掌握手术进程。

表 4-4 手术室评估报告

外科医师	手术量	总收费	平均收费 / 台	手术时间（min）	每台平均手术时间（min）	收费 / 手术时间（min）
Green	53	$43 116	$813	1150	22	$37.49
Jones	17	$16 802	$988	989	58	$16.99
Smith	10	$17 179	$1718	588	59	$29.22
Rogers	19	$11 947	$629	800	42	$14.93
Wilson	12	$13 341	$1112	1052	88	$12.69
Lynch	13	$7398	$569	883	68	$8.38

日常手术安排

日常手术安排的"运作"是个复杂的工作[52]。一份准确而且切合实际的排班表是实现手术日的最重要因素。日常手术日程常由麻醉医师与手术室护士长共同制订。日程安排者必须做出合适的决定，并考虑到变更手术、解决增加手术或取消手术以及利用护理和麻醉的人员力量去有效地完成手术排班。手术室护士长愿意接受排班运行时产生的风险的话，就可能显著减少未利用的手术间，同时麻醉团队的产出也会显著提高[53]。有趣的是，最近 Masursky 等人发表的研究显示，当手术室护士长拥有优先决策权时，可能与增加生产力背道而驰[54]。护士长会优先考虑护理方面和预算的问题，这就导致了更多的低利用时间，从而降低了生产力。基于这些原因，医师和护士长共同建立有利于手术室系统发挥功能的管理体系是尤为重要的。

使手术顺利进行需要几个步骤（框 4-9）。首先，手术前一天晚上和手术当天早晨都要反复检查手术安排。查找影响手术顺利进行的可能问题，例如延迟开台、手术医师偏好或加手术、更换手术的可能性。手术当天，手术安排者应时常进手术间巡视，检查各手术间开台情况、手术进展以及周转情况。由于外科手术存在高度可变性，手术计划常有改动，及时调整很重要。手术室应该建立一套追踪系统，监测日常手术进程的同时，使手术室工作人员得以了解手术安排的调整，包括手术开始、完成、取消和增加等。

每个手术间都会遇到加台手术或取消手术的情况。加台和取消手术的情况越多，手术安排就会越复杂[55-57]。目前尚无针对手术安排变更的国家标准，将标准设定为手术加台率低于 12%，手术取消率低于 4%，这样

才能有效地安排手术。手术取消率的变化取决于患者数量和外科操作，但大体在 6% ~ 9%[28]。如果某一手术室的手术取消率高于此范围，需要对其原因进行评估。降低取消率的一个方法是组织正规高效的术前门诊对患者进行检查和评估。术前门诊可减少手术当天的延误或取消[28]。框 4-10 列出了取消手术的一些常见原因。

取消手术会显著影响手术室的生产力以及手术安排的选择性。最近 Dexter 等人和 Tung 等人分别针对取消手术产生的影响发表了相关回顾研究[58-59]。增加手术和取消手术的情况使手术的安排变化很大，因此手术前两天就积极地安排手术计划是徒劳无功的。从手术前两天开始，手术室主任就应该着手考虑安排手术并调整安排表，以使手术室利用率最大化并减少过度利用时间。手术日前两天内预测手术净增加时间的一种方法是判断可利用的开放时间和低利用时间。手术前一天，手术室主任应该仔细斟酌的排班计划，以平衡过度利用与低利用的手术间。如果护士可以接受灵活工作时间制度，则要考虑安排护士的数量，以限制过度利用时间。取消手术的可预测因素中与患者相关的因素包括门诊预约取消次数、医疗保险状态以及未进行术前麻醉评估等。其他可能增加手术取消率的因素包括手术科室（如普通外科手术＞妇产科手术）和医院规模（大型或教学医院＞中小医院）的不同。在德国的一项研究中，最常见的取消手术的原因包括组织/资源基础（如过度利用时间、危重手术缺少ICU 床位），其次就是患者出现病情变化[60]。

为高效地解决加台手术问题，需要有一个明确的

框 4-9　顺利完成日常手术安排的 10 个步骤

1. 术前一天的下午核对手术安排，找出可能的困难并确定其出现的可能性。
2. 手术当日早晨检查手术安排，注明取消和加台手术。
3. 依次查看手术间，确保能准时开台。
4. 通过获得的标准手术时间，对手术进程进行预估计。
5. 上午 10 点左右到午后高峰时段手术间的周转。
6. 为加台手术制定便于理解的制度。
7. 寻找可用的空置术间，供手术安排较晚的术间分台或加台手术使用。
8. 尽早确定取消的手术，重新安排术间和人员完成其他手术。
9. 设定宜于手术分配模式，以满足手术量的需要。利用非标准化的接班制度，以使手术室不必在下午过早关闭。
10. 利用病历追踪系统，使其他人员可以了解何处需要资源来完成手术。

框 4-10　手术取消的常见原因

患者
自己取消或缺席
需要再次考虑
患者未禁食
建议转到其他医疗机构

外科医师
没有时间，忙于急诊或其他手术
认为不存在手术指征
患者需要进一步诊断检查

麻醉医师
患者需要进一步的诊断检查

医院
护理人员未到位
缺少必需设备或手术的植入物
手术安排错误，手术日期错误
缺少床位，ICU 床位已满

鉴别分类系统。一般来说，已经安排的择期手术优先权高于加台手术，但不是绝对的。一台危急手术就可能使事先安排好的择期手术被延迟或取消。因此，处理和安排危急重症手术也需要遵循一个合理的制度。表 4-5 列出了一个用于处理急诊病例的规则。

在手术日程安排的专用时间，外科医师通常有助于控制加台手术的安排。如果某个外科团队或科室很

忙，那么他们会将手术只安排在手术日，而其他时间要出门诊，不能到手术室来。外科医师通常是自己把加台手术安排进他们的手术日。这种情况下，加台手术应被编入手术医师的专用手术间。如果医院加台手术较多，接在原定的择期手术之后会使加台手术开始的时间很晚，这样的情况下，手术室就应该安排合适的人力物力支持。护士的工作时间传统是 8h（上午 7 点 ~ 下午 3 点），为了照顾到工作较晚的手术间，可能需要修改为 12h 工作制（上午 7 点 ~ 下午 7 点）或错开的工作时间（上午 10 点 ~ 下午 6 点）。麻醉科也必须安排人员满足这段非峰值手术时间。如果医院有大量急诊加台手术（正如在创伤中心等医疗机构中常见的），那么，开放一间或几间手术室并为这类手术配备备用医疗人员可能是行之有效的解决方法。

即使计划周全，手术本身的不可预见性仍使日常手术安排充满挑战性。手术安排者与手术医师之间的和谐关系有助于化解手术安排可能产生的矛盾。Macario 关于博弈论的文章中将这些人际关系对手术室的影响做了一个有趣的类比 [11]。这个方法有助于有效安排手术以及为团队的成功获取支持。例行回顾利用率报告和日常安排手术对于寻找改进的契机（包括缩短低利用手术时间）很重要（图 4-3 和图 4-4）。无论如何追求手术安排的高效率，患者的医疗服务质量都应始终放在首要地位。

表 4-5　加台手术管理

紧急手术	急诊	择期手术
30min 内进入手术间	2h 内进入手术室	无时间限制
例如腹部枪伤	例如阑尾切除术或异位妊娠	例如重置透析管
安排至任一开放手术间	安排于有工作人员的空闲的专用手术间或手术取消的房间	安排在当日择期手术完成的手术间
如果没有开放手术间，则使用任一已周转好并备好的手术间	如果没有开放术间，则使用主刀医师的择期术间。 如果主刀医师无可用手术间，则使用同一科室的手术间。 如果同一科室没有手术，则使用安排最少的手术间	

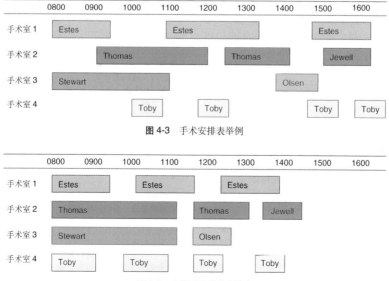

图 4-3　手术安排表举例

图 4-4　改善后的手术安排表

麻醉工作

对于手术室主任来说，将麻醉工作管理囊括在手术室管理范围之中很重要。通常，如果手术室的工作程序顺畅，并能达到最大效率，麻醉工作的生产力也将会增加。更好的手术安排、准时开台、高效周转以及合理安排加台手术和取消的手术，都将使麻醉工作的效率随之提高。麻醉工作管理的两个主要方面是人员安排和药品成本问题。在美国，麻醉相关支出占全部医疗支出的 3%～5%[61]。尽管其中大部分涉及的是人力成本[62]，但麻醉相关的药品仍占据医院费用最高的 20 种药品中的大部分。

优化麻醉人员配备以满足手术安排是越来越受到关注的热点[63]。麻醉人员分配取决于可提供的人员和当时的环境。单个麻醉医师或多个麻醉医师共同管理患者，两者的优劣尚无定论[64]。同时，手术室还需要考虑专科团队，如心脏、器官移植、产科、创伤和小儿外科等对麻醉亚专业组的需求，而这可能会限制最大程度利用现有人员的可能。麻醉上级医师监督手术间的比例可能会影响首台手术的开台时间和质量[65]。如今，越来越多的麻醉科室针对亚专业团队的加班情况向医院申请财务补贴。补贴的薪酬模式有多种，目标是使麻醉医师和医院都受益。在这些模式中，也有针对任务相关性补贴的薪酬模式，从而可提高生产力[66-67]。

随着麻醉工作计量的压力越来越大，手术室已经对其进行了改进[68-69]。麻醉工作量的测算已从简单的出勤率进化为更为复杂的手术量和加班情况的综合计算[70-71]。Abouleish 等人调查得出，教学医院和私立医院的工作计量差别明显[69]。同样薪酬待遇下，教学医院的麻醉医师要比私立医院麻醉医师工作时间长 30%（7.8h vs. 6.0h）。制订鼓励性的工作计划有利于提高生产力并留住医师[72-73]。麻醉药物价格较高，因而也是降低医院成本的持续关注点[74]。总体来说，药品成本占医院总手术成本的 5.6%，而麻醉药品占总药品成本的 22%[75]。新上市的麻醉药品通常价格更高（如肌松药、麻醉镇痛药、止吐药等）。这些新药会提高患者周转率（通过降低手术室或 PACU 停留时间等）或者增加患者满意度（如更快恢复、术后恶心呕吐发生率更低等），从而显示出较高的性价比，但也有一些研究对此提出了相反意见[76]。很多因素可导致仪器资源利用率和药品成本的变化，因而药品选择带来的变化很难真实评估，同样，评估这些变化的固定成本和可变成本之比也很难。如果麻醉相关的支出占患者总医疗支出的 6%，这些支出的一半很可能是固定成本。另外的 3%（药品和器材的支出等）手术室可以调控。但

实践证明，加强调整麻醉药物的使用只能小幅减少总的药品成本。在许多手术中，节约用药难以实施，麻醉医师最终还是会恢复以前的用药习惯[75]。

手术室质量和患者安全（亦见第 6、7 章）

质 量 准 则

美国住院治疗费用异常昂贵，但费用增加却没有带来所谓标准化或预后改善。因此，政府和私人团体提出了许多建议，包括通过标准化医疗和建立评估预后的反馈机制的方法提高医疗质量。外科医疗改进项目（SCIP）针对手术部位感染的减少制定了许多准则。遵循外科医疗改进项目的这些准则并达到其设定的指标已越来越多地与薪资相关联，并用来赢得市场份额。一些政府项目，如"按劳付薪"项目等也同样被用来推动标准化医疗，以实现低成本下改善收益的目标。彻底革新美国医疗健康的《平价医疗法案》中有许多条款用来处理最佳操作方案的反馈和遵守。其中的许多法规都涉及手术患者和手术室内的行为，因此手术室主任必须确保有执行力和策略能成功达到要求。医疗保险和医疗补助服务中心（CMS）以及联合委员会运用这些法规对医院进行评估鉴定。手术室主任必须熟悉相关法规并协助收集相关数据。由于手术室主任对手术室职能和政策的了解，这些外部机构来实地考察时，手术室主任占据主导地位。

在医疗系统，手术室工作既复杂又重要。所以，有大量的机构和规章制度来监督手术室的工作。手术室主任必须熟悉这些机构和规章，以保证手术室内部能够遵章办事。框 4-11 列举了这些相关部门。

手术室主任因为医院的委任，必须遵守医院制定的规章制度。患者和工作人员的安全（传染源、火灾隐患、激光辐射和用电安全），以及适当地使用和追踪药品及医疗设备也应是其关注的重点。州和地方（美国，译者注）规章与医院的政策一样，都对手术室有着特殊的要求。对手术室内的医师来说，给予一定的权利并监督工作质量是首要的。通过内部数据的采集和质量监控可反映个体医师和手术室的工作绩效。

手术安全核查表

随着对手术室质量改进的日益重视，手术安全核查表这一概念被引入。手术安全核查表保证了手术按照最佳的步骤进行[77]。Atul Gawande 在《安全核查表应用指南》这本书中推广了这一概念。安全核查表已

框 4-11　手术室机构和调控部门

- 联合委员会（The Joint Commission）
- 流动卫生保健委任协会（Accreditation Association for Ambulatory Healthcare，AAAH）
- 药品执行管理局（Drug Enforcement Administration，DEA）
- 食品与药品监督管理局（Food and Drug Administration，FDA）
- 疾病预防控制中心（Centers for Disease Control and Prevention，CDC）
- 卫生和公共事业部（Department of Health and Human Services，DHHS）
- 医疗保险和医疗补助服务中心（Centers for Medicare and Medicaid Services，CMS）
- 职业安全与卫生管理局（Occupational Safety and Health Administration，OSHA）
- 美国国家标准研究院（American National Standards Institute，ANSI）
- 国家消防协会（National Fire Protection Association，NFPA）
- 国家质量保证委员会（National Committee for Quality Assurance，NCQA）
- 国家科学院 / 医学院（National Academy of Sciences/Institute of Medicine）
- 安全医疗器械法（Safe Medical Devices Act）
- 健康保险变更和责任法（Health Insurance Portability and Accountability Act，HIPAA）

在航空航天领域被证实了其对安全性的提升作用。世界卫生组织也计划增加手术安全核查表的使用，以降低错误的发生。由于手术室是护士、手术医师和麻醉医师共同工作的场所，在此复杂环境下的工作压力易导致错误频繁发生。使用手术安全核查表可避免手术部位错误之类的情况发生及确认药物过敏等。手术室主任应该权衡手术安全核查表的核查项目数量，以保证手术室运行的效率和质量。

电子病历系统

随着有关医疗信息的联邦新法规出台，电子记录保存医疗信息的方法得到了推广。医院付出了可观的经费来完善所有患者的信息，以符合新法规的规定。每天，手术室产生大量医疗信息。对于电子系统而言，收集整理这些数据是一项巨大的挑战 [78]。麻醉信息管理系统（anesthesia information management systems，AIMS）是增加依从性、提高质量以及增加收益的有效途径 [79-80]。这些系统可以提示一些重要的医疗行为，如给予抗生素等。AIMS 能够准确获得数据并记录可能产生的错误，这引发了关于其如何使麻醉团队获益的思考。但随着 AIMS 越来越精细和自动化，它们为手术室主任提供了大量数据资源，用来追踪完成情况和收益。

手术室成本核算

从经济角度管理手术室是个高难度的任务。大多数医师并未接受过正规的商务培训，不熟悉手术室的财务管理。而卫生保健是个极其复杂的金融产业，消耗了美国国民生产总值的 17.6%。

目前，在非盈利组织进行管理控制变得越来越复杂 [81]。手术室的财务管理类似于运行一个商业机构 [82-83]。医院可将手术室归类为消费中心或盈利中心。如果将其归为消费中心，要提高手术室在医院里的经济地位，就要将重点放在减少手术室成本上。但是，如果认为手术室是一个盈利中心，手术室主任必需关注成本和收入间的利润，使利润最大化。医院会关注手术室的财务绩效，这是十分合理的。手术室可能会占医院总成本的 40%，但同时也要负责全院收入的 70% [1]。随着可移动的卫生保健活动逐渐脱离医院，许多医院已经成为了为三级医疗体系提供手术场所的机构。对手术室进行控制成本、提高收入，会增强医院的盈利能力和业务拓展能力。

手术室主任需要对成本核算有个基本的了解，这样才能保证做出有效的手术室决策。成本核算注重的是运行手术室的成本，并以此确定医疗服务的最佳价格。医院管理者应该利用这些信息，即成本核算可以帮助计划和控制工作、做出决策和改善手术室服务质量和效率。框 4-12 为相关财务术语表。

分清成本和费用的区别至关重要。成本包括一个特定医疗操作相关的所有固定和可变的开支。费用则是全部成本加上利润再减去医院付给保险公司的费用。美国在 20 世纪 70 ~ 80 年代，医院大多施行附加成本做账理论。在附加成本做账时，医院会在手术成本上加上一定的钱（即利润），然后把最终的收费价格提交给保险公司。但由于赔偿减少，保险公司开始签订单向物价服务的合同，而不将医院的服务成本计算在内。医院不同科室的成本价格比相差很大 [1]。例如，斯坦福医院成本价格比分别为：麻醉科 0.29，化验室 0.50，外科病房 0.92 [1]。

由于服务定价的任意性和赔偿的可变性，手术室经营相关政策的制定还是要根据成本而非费用。成本可划分为固定成本和可变成本。固定成本（系统开销）是与手术量无关的、短期内不变的成本。手术室的固定成本包括租金、外科器械和重要设备的折旧、雇佣正式员工和管理人员（手术室主任、医疗记录和保卫人员）的费用。如果医院改变手术室配套设备的数量或手术室工作人员的预算量，固定成本在较长的时期内可能发生变化。可变成本会随着手术量的变化直接

框 4-12　**手术室财务术语**	
费用	基于资源消耗的产品或操作的费用
成本	提供服务时的实际支出
固定成本	系统开销。不管工作量的多少，在某一个时期内不会增加或减少的成本
可变成本	随着工作量的变化直接增加或降低的成本
利润	收入-成本（包括固定和可变成本）
毛利	收入-可变成本
容量	在不提高固定成本的情况下，手术室能进行的最大工作量

增加或减少。手术室可变成本包括一次性物品、缝线、纱布、移植物以及合同工。手术间成本的 56% ~ 84% 是固定成本[84]。减少短期和中期成本只适用于手术室的可变成本部分，这部分是手术室成本最少的一部分，而固定成本仍保持不变。

手术室成本核算有两种方法：自上而下法和自下而上法。自上而下记账法是使用成本价格比进行评分，并评价特定操作的成本。这一计算方法简单易行，但是存在严重不足，即不够精确，比值会因成本或价格任一因素的变化而变化。这样很难进行不同时期之间的比较，因为难以分清成本价格比的变化是因为成本、价格还是两者共同的变化。相比之下，自下而上记账法（微成本计算）更为精确，但需要一台手术所有的详细费用记录。此一方法也要求把成本分为固定成本和可变成本，这使得对手术室的规划更易进行。

手术室利润等于总收益减去总成本。手术室必须产生利润以补偿医院其他科室的亏损（例如急诊科）。但在评估手术量的变化时，"毛利"这个概念更加重要。毛利等于总收入减去可变成本。毛利越大意味着医院用来支付全部固定成本的资金越多。

1999 年，Macario 的一篇回顾性研究中[84]列举了一个关于手术室成本分析的具体例子。在此研究中，作者发现腹腔镜胆囊切除术患者的医疗费用大部分发生在手术室[84]。其中手术室（37%）、麻醉（7%）、PACU（6%），以及手术相关的化验检查和药费占所有住院医疗费用的 50% 以上。对于任何手术操作而言，大部分费用都发生在手术的第一个小时。这些费用包括房间准备、基本耗材、纱布、手术器械和手术植入物。第一个小时以后，手术成本减少，主要由劳动力成本组成。经过进一步分析，Macario[84]得出结论，一间手术室的基本成本为每分钟 13.54 美元，不包括手术特需需要（如腹腔镜套管针和移植物等）。其中，基本成本的 62% 属于固定成本，剩余 38% 为可变成

本。一些节约成本的措施（如改变手术操作）仅会影响可变成本。各个医院的手术室成本不同，取决于劳动力和管理成本[85-86]。流动手术场所管理成本低，整体成本较传统医院手术室减少 20%。

成本分析的潜在益处在于可以合理减少成本。例如，麻醉成本（包括机器的折旧、耗材和麻醉药品）平均占一台手术医院总成本的 6%[1]。这其中，固定成本和可变成本约各占 50%。为了减少手术室麻醉成本，医院只能改变麻醉成本中的可变成本部分。因此，当需要在麻醉工作中节约成本时，仅占医院总成本的 3% 的麻醉费用可以有所变动[1]。PACU 也是个固定成本很高的地方——其固定成本高达 PACU 总成本的 67%[1]。基于以上原因，很难通过改变临床习惯来大幅度减少 PACU 的成本。

卫生保健行业和手术室最大的可变成本是人力成本[87]。外科手术量的不可预测性以及持续较晚的手术都可能增加劳动成本。按照《公平劳动标准法》的规定，如果每周工作时间超过 40h，加班工资应为正常工作时间工资的 150%。如果手术室不能合理安排人员工作时间，人力成本就会显著增加。为了尽量减少加班时间，采用 12h 轮班，即交错的护士值班制，并建立更好的手术安排制度，都有助于减少劳动力成本。仔细分析护理要求，构建最佳人员结构，即可显著影响手术室的成本[88-89]。

有人对不同外科医师为医院创造的毛利进行了研究，这些研究表明，几乎所有的外科医师产生的毛利都是正数[49, 90]。但不同外科医师产生的毛利额度差别很大，在某些手术中甚至会相差 10 倍[91]。为了增加手术室的收益，尽量增加高利润外科医师的手术量会产生最大的影响。但在给这些手术医师分配更多专用手术时间之前，须明确几个问题。首先，如果手术量或手术时间增加，外科医师的利用率会不会降低？外科医师的手术是否需要占用有限的医疗资源（如 ICU 床位、专业护理）？手术室能否提供足够的资源（如手术房间、护士、麻醉医师等）来配合增加的工作量，同时还能保证固定成本不变？如果增加的手术量需要更多的设备及人力（如新手术室和手术护士），固定成本就会增加，从而抵消利润。显然，手术室主任需要准确的信息，追踪成本并做出合理决策，以提高手术室的绩效。

总　结

手术室作为一个复杂的环境，对医院的成功经营至关重要。医院已经重新评估了手术室的经营体系，

以强调手术室质量和成本,同时提高效率。为使手术室的运转更有效率,重新规划手术室的管理至关重要。这样的规划逐渐倾向于将全部责任集中到一个人,即手术室主任身上。

手术室主任必须了解手术室经济学并使用合理的策略进行成本控制并增加收益。一个全面的、可以获得并组织手术室资料的手术室信息系统对手术室主任来说是很重要的。医院设置了业绩目标,并配备了调控部门对手术室质量进行测评。手术室信息系统有助于监控手术室是否达到这些目标和标准。同时,制订能使手术室成功运营的商业计划,实现手术室功能改进,也需要手术室信息系统提供详细的资料。

手术室主任作为围术期的总管涉及很多职责。该职位必须集中精力保证患者能在围术期顺畅、高效地度过。精确的手术安排、准时开台、高效周转和规范的手术管理都是手术安排运转成功的关键。手术室主任必须制定出相关政策来处理手术安排的突发情况,如加台手术、急诊手术和手术取消等。此外,手术室主任还需要构建相关体系来控制手术和麻醉的成本。尽管手术室达到最佳状态存在很多挑战,但一个高效、成功运转的手术室能使医院、麻醉医师以及工作在此环境中的外科医师都受益匪浅。

参 考 文 献

见本书所附光盘。

附录 4-1　麻醉科临床主任和手术室主任工作指南

Ⅰ.麻醉科职责
　A.人员管理
　　1.长期人事安排
　　2.日常专业医师/住院医师/注册麻醉护士的分配。保证住院医师接触各种病例并与术者良好协作
　　3.员工的统计和筹备。向主任推荐
　　4.建立代表所有临床科室的管理团队
　B.二级专业范围
　　1.安排合适的专业人员进行日常工作和备班工作
　　2.安排住院医师二级专业科室轮转
　C.日常手术
　　1.每日早晨检查当日的手术安排
　　2.早交班制度
　　3.安排当日手术的临时变更
　　4.解决临床遇到的问题和工作人员间的摩擦
　D.参与者的职责(不同医院差别很大)
　　1.术前评估临床/入院前的检查
　　2.检查麻醉设备/监护
　　3.医疗质量保证/质量管理程序
　　4.术中风险的预测
　E.临床主任的评价和任命
　　1.临床定向管理工作需要制定特殊标准
　　2.最好是临床渠道任命
　　3.教学时间有限
　　4.研究领域涉及管理、统计和临床科研
Ⅱ.手术室/医院/医疗人员的职责
　A.日程安排和数据收集
　　1.每天检查/最后裁定手术安排

　　2.监管日程安排/资料处理人员
　　3.执行日程安排规程
　　4.管理手术室利用率的数据并向特定主管部门提交报告
　B.交流中心(手术室前台)
　　1.建立迅速有效的服务平台
　　2.监督前台人员
　C.临床主任对手术室护士、PACU护士及相关人员的管理(不同医院差别很大)
　　1.领导和监督手术室工作人员
　　2.加强与护理部和医院管理层的联系
　　3.可作为手术室管理者,完成预算制订、耗材管理和医疗质量控制
　D.与主要相关部门联络
　　1.医院行政管理部门(正式职位)
　　2.护理部
　　3.手术室委员会(可能担任委员会主席)。由外科、麻醉科和医院管理者委托权力
　E.医院行政管理部门的基本支持
　　1.办公室、秘书、日程安排者和其他必需的工作人员
　　2.合理的经济补偿
　　3.行政管理权
Ⅲ.要求具备的资格
　A.高资历、合适的学术职称——副教授或正教授有利于该职位
　B.精通或致力于临床——临床能力强,受敬重是一大优势
　C.教育资历——在谈判、人际交往和商务管理方面有过正规训练和经验

附录 4-2　AACD 制定的手术时间术语表摘录

手术间准备完毕：手术间已清理并备好下一台手术必需的器械和设备的时间。

开台时间：患者进入手术室的时间。

准备完成：各项准备工作已完成，患者也准备好进行手术或手术开始的时间。

手术时间：手术间开始准备到术后手术间清理完成的时间。包括一台手术所需要的在手术室内的所有时间。它考虑了手术间准备与手术间清理的差别，因为不同手术操作对备用物品和设备的需要也不同。

周转时间：从前一位患者出手术间到下一位患者进入手术间的时间。

资源时间：已排定的手术可用时间的总和（例如，专用手术时间和开放手术时间之和）。

专用手术时间：为某一手术或外科医师保留的手术时间。在一个确定的期限内（如手术前 72h），只安排特定手术。

开放手术时间：不为任何特定手术保留的手术时间，根据手术室的规定可以安排给任何手术或外科医师。

原始利用率：对于整个体制来说，它是指患者在手术室内的时间与资源时间的百分比。对于个别手术来说，它是患者在手术室内的时间占专用手术时间的百分比。

校正应用百分数：个人专用的手术时间 + 超出的手术时间 × 100/ 专用手术时间。

工作利用率：它是指一台手术在资源时间利用它的专用手术时间的百分比。它在原始利用率的基础上进行了调整，除去了准备和清理手术间的时间，因为这段时间患者并不在手术间内。它可超过 100%，因为包含了资源时间内的专用手术时间之外的时间做的手术。

第5章 医学信息学

C. William Hanson
路志红 译 董海龙 审校

要 点

- 计算机硬件系统有很多功能都与人类的神经系统相似，处理器与脑作用相同，而总线相当于传导通路，也作为记忆和交流设备。临床信息系统和多数医疗设备的核心部分都是计算机。

- 计算机操作系统是计算机软件程序（如浏览器、文字处理系统和 E-mail 程序）和硬件间的界面或转换器。用于支持医疗信息的软件使得计算机能够管理临床所用信息，包括对数据进行操作以优化患者的医疗，并促进医务人员间的沟通。

- 医院信息系统是接口子系统的网络，硬件和软件集成后用于满足医院或医疗系统的多种计算需求，包括商业服务（预约、入院、出院和收费）和临床服务 [电子病历（electronic health record，EHR）、医嘱录入系统、实验室和影像学检查以及其他医疗信息]。

- 电子病历是患者医疗的计算机化记录，全面记录患者所有临床异常、管理和医疗纠纷和解情况，其已取代了传统的纸质记录。

- 计算机化医嘱录入系统（computerized provider order entry，CPOE）的设计旨在将医嘱过程中的差错降至最低，提高患者医疗效率，并在录入时提供决策支持。CPOE 系统确保为患者提供安全的医疗，并将患者原有基础疾病考虑在内，以降低重复下医嘱的可能性，分析用药间的不相容性，并减少冗余。

- 决策支持系统（decision support systems，DSSs）可为医务人员提供当前临床实践的描述、确定最佳实践方案、提供该类疾病和管理的最新信息。DSSs 还可在必要时自动干预患者医疗和为患者提供管理其临床疾病的信息。

- 《健康保险便携性与可问责性法案》（health insurance portability and accountability act，HIPAA）为一项综合性法规，其中部分是为了加强患者数字化信息的隐私和安全。《经济与临床医疗健康信息技术法案》是 2009 年《美国复苏与再投资法案》的一部分，是为了推进健康信息科技的采纳和使用。它还提到了健康信息电子传递中隐私权和安全性的考虑。由于这一法案涉及临床信息管理中的若干重要议题，所有临床工作人员均应了解这一法案，以降低医务人员与患者间电子化交流中的风险。

- 医务人员逐渐能通过网络与患者进行交流并进行远程医疗。人们逐渐开始进行远程医疗来使服务较差地区的患者更易于获得专业医疗，并优化其所接受的临床医疗服务。要发挥远程医疗的优势，需要技术的进步、患者获取服务途径的改善以及新的付费模式。随着技术的进步、赔偿制度的建立以及立法的完善，远程医学也会得到持续的发展。

计算机硬件

中央处理器

中央处理器（central processing unit，CPU）是现代计算机的"大脑"，位于主板上。主板是计算机的"骨骼"和"神经系统"，通过一系列外部设备与计算机其他部分乃至周围世界联系。信息以"比特（bits）"的形式通过"总线"在计算机中传递，总线是计算机的信息高速公路或"神经"。比特聚集为有意义的信息，方式与点和虚线在摩斯码中的使用一样。比特是计算机工作的指令 / 程序与数据 / 文件的构成单元。

现在 CPU 是工程学的重要部分，完全可以与大桥、大楼的规模相媲美，但它又是如此无处不在，如此隐藏不露，以至于我们中大部分人不知道它的宏大。在创建新的 CPU 时，芯片设计师所创造的相当于一座城市，有交通系统、公用工程、住宅，还有政府。每次他们用新一代的芯片创造出一个新 CPU 的时候，这座"城市"就会大大扩展，尽管仍不到一个指甲盖大小。

出于本文所需，CPU 可被看作是其中有两条高速公路的一个黑匣子：一条是数据，另一条是指令。在这个黑匣子里，CPU（图 5-1）使用指令来确定如何处理数据——例如如何将作者现在敲在键盘上的动作转换为一个句子。CPU 的内部时钟就像一个节拍器，控制着执行指令的速度。

计算机处理信息的速度至关重要，特别是将其用于临床时。临床医师希望每一次与计算机、键盘或设备互动时都能立即得到回应。多数人觉得 CPU 的时钟速度［按兆赫（MHz）或千兆赫（GHz）计］是其性能速度的决定因素。实际上，CPU 的性能是由多种因素决定的，如果拿手术室来做类比的话，麻醉医师

也是熟悉这些因素的。首先，将计算机的时钟速度与手术速度相比较，快速的时钟也就相当于快速的手术医师，反之亦然。其次，CPU 还有高速缓存部分，它是数据和指令的存储区，相当于术前等候区。信息沿总线在 CPU 内运行，总线相当于手术室的数量。换句话说，CPU 可能因高速缓存很小或很慢而受限，同样术前准备区床位的缺乏或手术间数太少也会限制手术周转。

处理器的速度是由内部总线宽度、时钟速度、内部缓存的大小和速度以及其预见的有效性决定的。最后一点似乎令人费解，如以手术室类比，可以根据同一外科医师以前做同一类型手术所用时间推测本次手术的时间。现代处理器使用的是"推测、预测和显示并行性"技术，可将 CPU 效能发挥至最大，此处不再赘述。

真正的通用计算机不同于其先辈之处在于，无论速度慢、体积小（如智能手机所用设备），还是高效快速（如超级计算机），在给予充足时间的情况下都可以完成同样的任务。该定义出自"计算机之父"之一 Alan Turing。

每种类型的 CPU 都有其自己的指令集，实质上是它的语言。CPU 家族（如 Intel 处理器）都会使用一种通用语言，尽管根据其所用芯片不同可有一些差别。其他的 CPU 家族则会使用一种完全不同的语言。复杂指令集计算机（CISC）的词汇表要比精简指令集计算机（RISC）丰富得多，但后者会比前者更有效率。事实上两种计算机的构成方式都可运行同样的程序（即任何窗口式操作系统），因此都是通用计算机。

存　储　器

存储器是计算机储存信息，并让使用者提取数据

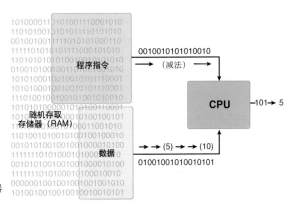

图 5-1　程序和数据同时以单个数据位的方式储存在存储器中。程序指示中央处理器（CPU）对数据进行操作

以进行任务或完成互动的方法。计算机存储器的种类多种多样，CPU 中的内存很小，运行速度很快，而速度更慢、通常更大的存储介质则可以是固定的（硬盘），也可以是移动的（光盘、闪存）。

对临床应用来说，我们需要的理想存储器应当是容量无限而速度又很快，就像我们希望候区可容纳所有当天手术的患者，让一例手术完成后下一例患者可以立即转入手术间。但这会非常昂贵，可能永远也无法达到这一目标。与十几年前相比，数据存储日益受到重视，因为中央处理器速度已经超过了存储速度，所以 CPU 在等待数据从存储器读取过程中会空闲一段时间。

计算机设计者们已经想出了一些方法让数据传输衔接更紧密。这就要求同时在多个位置存储同一数据的不同拷贝。例如，笔者现在正编辑的文章中的一句话可能被存储到 CPU 附近的高速存储器，同时包括这句话的较早拷贝的整个文件会被存储至速度较慢、容量较大的存储器（图 5-2）。在编辑结束时，两个版本会合二为一，新的句子会被插入文章中。

靠近 CPU 的高速存储器指的是缓存，它有着不同的大小和速度。高速缓存可比作手术室的术前和术后等候区，都代表了快速可达的缓冲区。现代计算机设有一级和二级缓存，可以被整合入 CPU 芯片或放置在主板上邻近 CPU 芯片的位置。高速缓存通常为静态随机存取存储器（SRAM），而较大较慢的"主要存储器"则由动态随机存取存储器（DRAM）单元组成。RAM 的特点包括可读写（与只读存储器相反），断电时消失，以及比磁盘驱动器上的存储器

要快得多。

要理解存储器存取时间和 CPU 速度不相匹配的后果，可以设想以下情况：现在最快的硬盘存取速度为 10ms（得到随机信息块所需的时间）。如果一个 200MHz 的 CPU 每次从硬盘读取新数据时都要等待 10ms，那么在实际工作的每个时钟循环之间都要闲置 200 万个时钟循环。何况计算机从光盘或数字磁盘获得数据所需的时间比从硬盘要长 10 倍。

通　信

计算机中有许多功能上独立的部分，它们需要进行无缝而及时的通信。键盘和鼠标需要发出信号，显示器需要持续刷新，存储器需要正确地被读写。CPU 通过若干系统作为通信和数据途径来协调这些工作。在新型计算机上，有的总线执行特定功能，如通过专用视频总线与图像处理器通信，而其他的则为通用总线。

总线就好比是计算机各部分间的高速公路（图 5-3）。在大多数计算机中，总线的宽度各异，主线通常是最宽的，其他的较窄，容量也较小。数据（比特）并行沿总线传输，就像一队士兵，其时间间隔固定，由计算机的时钟速度决定。较早的计算机主线为 4 或 8 比特宽，而新型 Pentium 级计算机的总线宽达 64 或 128 比特。当代计算机都有多核处理器，其中集成多个 CPU 可同时对多个复杂问题进行处理。

输入输出总线将外部设施（如鼠标、键盘、移动磁盘驱动器和游戏控制器）连接至计算机的其他部分。这些总线越来越快，越来越标准化。通用串行总线（universal serial bus，USB）是现在通用的标准，还有 Apple 特有的 FireWire 总线。这些总线允许通过标准接口进行外部设施的即插即用，用户将设施插入这类端口后，操作系统可识别该设施，无需特别设置就可以使用。这是历史性的进步，之前用户常常需打开计算机外壳来接入新配件，再用特定软件驱动来进行设置，以建立计算机和设备间的通信。

除本地计算功能外，现代个人计算机已经成为我们连接入网络的通道，是互联网的终端。就像房子和电话一样，每台计算机都必须有自己的标识符（地址，电话号码），以便接收针对自己的通信。这种地址的例子是互联网协议（Internet Protocol，IP）地址和 MAC（media access control）地址。IP 地址被临时或永久地分配至网络上的某一设备（通常为计算机），旨在与互联网上的其他设备相区别。MAC 地址用于识别分配

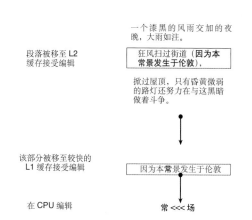

段落被移至 L2
缓存接受编辑

该部分被移至较快的
L1 缓存接受编辑

在 CPU 编辑

一个漆黑的风雨交加的夜晚，大雨如注。

狂风扫过街道（**因为本常景发生于伦敦**），

掠过屋顶，只有昏黄微弱的路灯还努力在与这黑暗做着斗争。

因为本**常**景发生于伦敦

常 <<< 场

图 5-2　文章编辑中使用几个存储区备份同一文档，以便随时访问

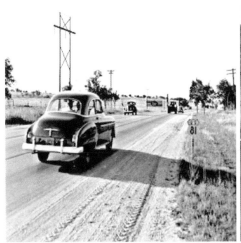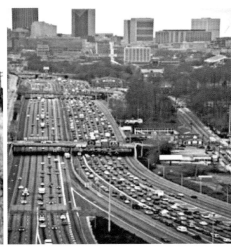

图 5-3 总线就像公路，可用通道数目可类比为总线容量

了 IP 地址的计算机的网卡。

计算机还应具备正确类型的硬件来接受和翻译基于互联网的通信。所有新式计算机均装有有线和无线网卡，基本取代了以往用作网络通信的调制解调器这一硬件设备。而通过已有电话线来通信的调制解调器还可用作音频通信，网卡通过计算机间通信专用频道来通信，基本都比调制解调器要快。

尽管我们常常把互联网看作一个大网络，但了解一点计算机网络的历史还是很有指导意义的。最初出现的是两种不同形态的网络：办公网络和互联网的雏形。最早的办公网络在 Palo Alto 研究中心设计，该中心就是做出了好几项主要的计算机创新的 Xerox 研究实验室。该办公网络被称为 Ethernet，是"未来办公室"的一部分，其中文字处理设备和打印机都连接在一起。ARPAnet 是国防部高级研究项目部创建的，连接着主要大学的计算机主机。这两种网络逐渐有机地融合，现在我们拥有的是连接全世界计算机的一个无缝隙网络。

网络技术和计算机技术的发展速度几乎一样快。如计算机中的总线一样，网络对于世界的作用就像高速公路。主干网络（图 5-4）遍布全世界，容量惊人，就像州际高速公路。容量较小的系统接入主干网络中，交通由路由器计算机来控制。为了更易于处理，在传递前信息会被切割成独立的数据包，分别自动传至目的地，在目的地再重新组合。互联网数据包可通过硬接线、光缆或无线网络来传至目的地。

计算机软件

操作系统和程序

操作系统（Operating System，OS）是计算机的"管理部门"。就像市政机构一样，OS 负责协调计算机各部分的工作，包括硬件和各种软件程序，以保证计算机顺利运行。特别是随时控制 CPU、内存、交互设备以及所运行的所有程序。OS 还提供一系列规则和规程，新程序都必须遵循这些规则才能参与 OS。

尽管对我们大多数人来说，提起操作系统就会想起 Apple 和 Windows，但还应该介绍一些别的操作系统。Linux 这一操作系统源代码开放，无专利性，供个人计算机使用，尽管公开售卖，但有很多热情的编程人员不断为其更新、编制新程序。此外，各个手机、平板电脑和智能设备也有其自己的操作系统，其功能和个人计算机 OS 是相同的。

操作系统可分为四大类（图 5-5）。实时 OS 常用于运行某特定机器，如科学仪器，而且也仅用于该用途。单用户、单任务 OS 就像手机上所有的系统一样，同一时间只有一名用户进行一项工作，例如拨号、浏览或 E-mail。现在大多数笔记本和台式机都装备的是单用户多任务 OR，一名用户可以同时进行若干项工作，例如文字处理、E-mail 和浏览。最后，多用户多任务 OR 常用于大型计算机，可同时为多名用户运行多项任务。

所有 OS 的核心工作都是相同的：CPU 管理、存

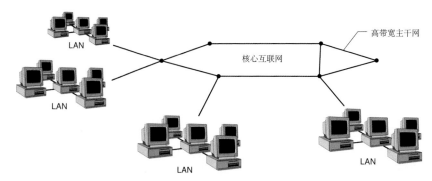

图 5-4 低速网络连接到覆盖全球的高速核心网络。LAN, 局域网

储器管理、存储管理、设备管理、应用交互界面和用户交互界面。OS 将所接受的软件任务分解为可运行的几大块，然后依次将其发送至 CPU 进行处理，此处不再赘述。OS 还与不同内存间的数据流合作，并确定在何处对这些数据进行长期存储，并记录其轨迹。OS 为应用程序提供一致的交互界面，因此我们在店里买到的第三方软件可以在 OS 上正确运行。

最后一点，也是最重要的一点，OS 管理着与用户的交互界面。现在通常为图像式用户交互界面。

电子邮件（E-mail）

通过互联网进行 E-mail 联系比基于浏览器的万维网要早出现几十年。实际上，最早的 E-mail 是用于大型计算机的"分时段"多用户情况下各用户间的交流。E-mail 曾被用于大型高校用户团体间的非正式和学术交流。E-mail 通信条款要求每条信息包括发送者、地址和正文，此处不再赘述。这一条款被称为简单邮件传输协议（Simple Mail Transfer Protocol, SMIP），信息传送过程如下：发件人经软件信息程序（如 Outlook、Gmail）编写信息，随后输入收件人地址，发送信息。该信息经一系列邮箱周转，就像普通信件的投递过程一样，最后到达收件人的邮箱，等待"拾取"。

尽管 E-mail 对组织和人们间的联系起着巨大的正面作用，但它也带来了许多意想不到的问题，包括垃圾信息、隐私问题，以及需要建立新规范。

"垃圾信息"一词源自于 Monty Python 的喜剧。垃圾信息这一问题无处不在，以至于大多数经互联网传递的信件都是垃圾信息。垃圾信息实际上是大批的电子邮件，是 SMIP 的设计者们始料未及的。垃圾邮件是 E-mail 联系的普遍问题，但对医用 E-mail 而言，

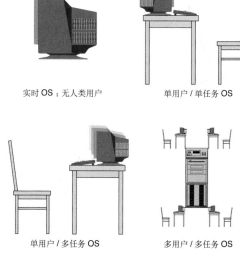

实时 OS：无人类用户　　　单用户/单任务 OS

单用户/多任务 OS　　　多用户/多任务 OS

图 5-5 几种操作系统配置

隐私和规范问题尤为重要。

美国医疗信息协会在定义医疗中 E-mail 相关问题上起着主导作用。该组织将患者 - 医务人员 E-mail 定义为"基于计算机的、存在合同关系的临床工作人员与患者间的联系。在该合同关系下，医疗提供者对患者的医疗负有明确的责任"[1]。医疗人员间的医疗性联系是与之并行的议题[2-5]。还有一类医疗性联系是医务人员在无"合同关系"下提供医疗。后者一个极端的例子是医师读过"患者"提交的基于网络的表格后开具勃起功能障碍治疗的处方并收费。

理论上来讲，E-mail 是与患者交流的良好途径[6-9]。

由于它的非同步性，两个无法在同一时间共同存在的不同群体可以有效地进行交流（图 5-6），它还代表了其他两种非同步交流方式的中合体：语音邮件和传统邮件。E-mail 还可以调整为简短交谈、更有条理的交流以及信息广播（如公告）。患者可以向医师间断发送更新（血压、血糖）。医师也可以选择通过提供有关新病情或计划进行的治疗的教育材料进行随访。

尽管 E-mail 对于医学有许多益处，但应用起来仍有许多风险[10]。有些问题是所有 E-mail 传递过程共有的。与普通信件相比，E-mail 这一交流方式并不正式，也未经滤过，像对话一样具有即时性但缺乏视频和音频特征。字符图示（例如":)"可用来表示微笑）是补救这一问题的方法之一。

E-mail 还可以说是永久的，因为即使从本地文件删除了邮件，在邮箱备份中仍然存在其拷贝（图5-7）。因此每封 E-mail 从责任和可复原性的角度考虑都是可被发现的。在发送 E-mail 前必须对其信息和内容进行详细审查，以免后悔。

可能患者和医务人员间交流最重要的就是缺乏患者医疗信息的安全性。E-mail 还易发生发件人和收件人间的"守护链"任一环节无意或恶意的隐私或数据泄露。黑客可以从无保护的 E-mail 中获得敏感的医疗信息，甚至可以改动医师发给患者的 E-mail 中的医嘱

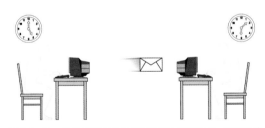

图 5-6　E-mail 是患者和医师之间有效的交流方式，因为这种交流不需要双方在同一时间出现

和检验结果。

HIPAA 明文规定对有关患者医疗的电子通信应加以保护。通信安全的三个前提是鉴定（发件人和收件人是否确为其人）、加密（信息发送过程中未被阅读或被篡改）和加盖时间 / 日期戳（信息发送的时间和日期能够被证实）。尽管在医疗团体中这些技术还未得到广泛应用。

本文对 E-mail 鉴定、加密和加盖时间戳的具体方法不进行详细叙述。可能的方法是用算数上相连的成对数字（键），用户的公共键是公布的，可通过中心登记处查到（如同电话簿），而与之相关联的私人键则是保密的（图 5-8）。公共键加密结合传统加密用以将信息安全地传过公共网络，确保信息只能被某用户阅读，并对信息做数字签名。

尽管 E-mail 越来越多地被用于患者 - 医师和医师 - 医师间的医疗通信中，但它还没有被通用。原因包括医师不信任这种媒介、对软件不熟悉、缺乏标准、缺乏对 E-mail 通信所耗费时间的明确的补偿方法。但有些专业学会已经发表了对医疗实践中 E-mail 管理的专家共识。框 5-1 列举了一些通用的专家共识。但即使采用了这些安全措施，E-mail 也可能依然不是与患者交流的最佳途径。最重要的是在使用 E-mail 时，E-mail 系统应当加密以尽量降低被其他人非授权进入的风险。医务人员本人很难确认患者的 E-mail 是否加密。此外，尽管 E-mail 账户中的信息被"保存"了，但它仍然无法成为永久性医疗记录的一部分。因此，通过 E-mail 进行的交流造成了若干风险，包括交流的文件记录、信息是否被收到的确认以及是否进行了适当的随访的确认。大多数电子医疗记录（electronic health records，EHRs）现在都可以选择直接通过 EHR 进行交流——提供交流的文件记录，进行化验结果查询，促进医患间的随访交流。这一有保障的交流对于增进患者医疗和随访非常有效，尽管电子交流有时候无法满足高风险患者的需求[11]。

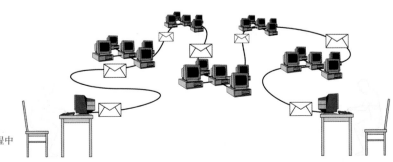

图 5-7　E-mail 在互联网传送过程中留下了自身的拷贝

浏 览 器

许多人都把互联网和万维网当做一回事。互联网是世界性网络，而万维网是互联网的一种应用，其特点是通过浏览器与用户交互。浏览器于 1990 年由欧洲核研究组织（即通常所说的 CERN）的 Tim Berners-Lee 发明。Marc Andreessen 编写了 Mosaic 浏览器，随后又编写了 Netscape 浏览器，后者像随后的众多浏览器一样有一个"图形用户界面（GUI）"，使用名为"超文本链接标示语言"（hypertext markup language，HTML）的一种特定"语言"。微软后来意识到万维网的必然性，建立了自己的浏览器版本——Internet Explorer。

浏览器像 word 处理程序和 E-mail 程序一样是计算机程序，具有 GUI。从某种程度上来讲，它可以被看作是收音机或是电视，也是与外界媒体交互的界面。网页的地址可比作电视或收音机的频道或频率，浏览器可"调至"该地址。实际上，我们计算机上的本地浏览器与互联网上某处的服务器相互通信（按地址栏上所列的地址），使用名为 HTML 的通信协议作为语言。本地计算机上所显示的网页首先是建立在服务器上，随后才发送至我们的计算机。

最初的 HTML 语言非常简单，局限性很大，例如只可用于创建很简单的网页。随后出现了一系列新的语言和协议，例如 Java、Javascript、ActiveX、Flash 等，这些语言都加强了 HTML 的功能。新的浏览器支持交互性、安全性、视频和音频内容的显示等功能。尽管浏览器通信的很多议题都不在本章讨论范围之内，但此处仍需提到一些内容。

Cookies 这一名词用以表示由互联网服务器（例如 Google 或 Yahoo）储存在硬盘上的小段文本，使网站得以存储与其交互的终端计算机的信息。Cookies 使服务器了解信息，例如你在购物时放入虚拟购物车内的物品条目（图 5-9）。尽管 cookies 本身并无风险，但使用浏览器还有其他风险。

就像电视机一样，浏览器在互联网中的作用就像窗户，很久以来它都被认为是安全的，因为该窗户是单透的玻璃。不幸的是，许多让我们能与网站交互的新功能都有固有的漏洞，使得恶意程序可以侵入你的计算机或是追踪从网站到网站的活动。Google 和 Facebook 等公司现在可以从个人和用户群与网络的互动中获得他们高度详细的信息。保护计算机的最好办法包括及时安装软件生产商提供的所有更新和补丁，以及使用杀毒软件，并及时更新病毒库。保护隐私权的最佳方法是尽量不在网络上存储个人信息，在每个网站使用不同的不易被破解的密码。

医学中的计算机及其运作

医学信息系统

现代医院信息系统介于统一单独的综合系统（一

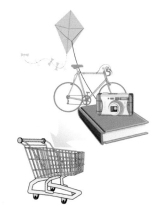

图 5-8 公共 / 私人钥匙加密，图中 Joe 通过 Bob 的公共钥匙发给 Bob 一条只有其本人通过私人钥匙才能看到的消息

框 5-1　医疗机构中 E-mail 通信的推荐法规

所有医务人员 - 患者间 E-mail 均应加密。
通信者必须经鉴定（确保你的身份真实）。
患者的私密性应受保护。
防止对 E-mail 的未经授权的访问（电子或纸质）。
患者应就电子通信的范围和类型提供知情同意书。
电子通信应当（理想状态下）发生在已有医师 - 患者联系的背景下。
在线交流应被视为患者医疗记录的一部分并纳入记录。

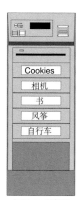

Amazon 服务器

图 5-9　Cookies 由网站使用，例如记录用户在购物车中的物品条目

个服务方提供系统所有组件）和"最佳选择"模式（best-in-breed）组合的系统（多个服务方提供的组件通过交互界面或交换"机"相互连接）之间[12-15]。前者优点是协同性良好，而后者在一些组件方面要好得多。

医院信息系统的组成部分包括管理、临床、档案、收费和商业系统[16-18]。医疗信息技术越来越受政府调控、安全顾虑和标准的约束。标准对于系统间的协同作用至关重要，可确保各系统均使用统一的术语[19]。

医疗标准 7（Health Level 7，HL7）是医疗设备间通信的一套公认的规则和协议。临床环境管理说明（Clinical Context Management Specification，也称为 CCOW）使得终端用户能够准确无误地读取两个完全不同的"后端"临床系统的结果，就像二者是一体的一样。通用的医学术语或词汇表有医学系统化术语（Systematized Nomenclature of Medicine，SNOMED）和国际疾病分类（International Classification of Diseases，分类中的 ICD 语系）[20]。现代复杂的医疗信息系统通常将地理位置分散的一群系统编为一个大的"内联网"。例如，一家医院的本部可能与地理位置上很远的一处门诊共享同一内联网，或者同一医疗系统内的数家医院可能处在同一个内联网中。某些组件可能需要沿网络"主干"进行物理性的连接（图 5-10），而有的可能通过虚拟私人网络（virtual private network，VPN）相连，使得远程用户可以出现在同一网络内[17]。

电子医疗记录

电子记录（见第 4 章）还被称为计算机化医疗记录、计算机化患者记录、电子患者记录和电子医疗记录（EHR）[21-24]。很明显，不同情形下需要完全不同的 EHRs，而这些 EHRs 最终需要进行无缝交互[25-26]。

历史上，患者的记录是由医院或医生来控制或"拥有"的，这些记录以 EHR 的形式展现后带来了一系列隐私、安全以及相关团体经济利益方面的问题。例如，患者对记录中信息的隐私权和安全性比较关注，并声明他们对医疗记录中的信息具有所有权和控制权。相反，传统而言医生"拥有"其患者的记录，并在诊治的过程中将这些记录转给其他医师（尽管对患者进行了适当的告知）。更重要的是，医院和医疗系统一直以来都控制着医疗记录，对其行使权力。传统记录向电子记录的转换、医疗系统与医师实践的互操作性，以及与患者交流的增进，都引起了医疗记录拥有权概念的明显改变。医疗保险和医疗补助服务中心（Centers for Medicare and Medicaid Services，CMS）采用了一些规定，它们也关注了健康信息所有权问题，并进行了设计，以便患者更易于看到出院小结。患者有权质疑医疗记录中的信息，医务人员应对患者的需求做出回应，包括修改不完整或不准确的信息，或者是将患者的不一致意见记录在案。每次诊治后医生应当为患者提供获得出院小结的途径，包括评估、所行医疗措施和所有用药调整的信息。这一改进使患者有更多的责任来"管理"他们的医疗信息，确保其准确性，并限制他人获得这些信息。

目前基于软件的 EHR 的发展是 20 世纪 80 年代和 90 年代医院信息系统发展的一个缩影，当时单个系统与整合模块之间存在竞争。最佳选择的商品化系统或"内部制造"特定位置使用的系统已出现，如自动麻醉 EHRs[27-28] 和重症监护治疗病房（ICU）EHRs

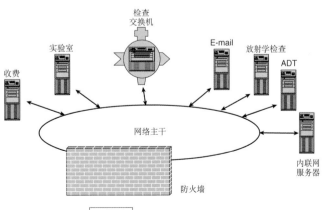

图 5-10　现代医疗信息系统的组件由网络主干相连。ADT，入院、出院和转院

（图 5-11）。同时，大型服务方也建立了住院和门诊通用的 EHRs。卫生系统不可避免地面临同样的选择，要在整体 EHR 和单项优势 EHR 软件间做出取舍。

医学协会最近发表了一篇报告，确立了 EHR 的几个关键方面，包括整体的、纵向患者资料，患者的病情，与赔偿有关的规章制度，医嘱和数据的录入，能提供有关疾病、处理、药物相互作用和风险概况的决策支持工具。

理想的电子记录可为医务人员间通信提供工具。EHR 还应当为管理和研究迅速提供人口学信息。

美国退伍军人健康管理局是 EHR 执行的一个成功范例，但在大多数医院内，医嘱、记录和报告仍为纸质。此外，很少有小型医疗机构能实现计算机化，因为它们所面临的障碍是难以克服的。

医疗记录计算机化在技术上的障碍固然明显，但来自体制的、财政的和政策上的障碍也不容忽视[28-31]。使用 EHR 意味着对临床医疗实践的方式从根本上进行重组[32-33]。例如，许多年长的医生很少有机会接触计算机，使用计算机反而会降低其工作效率，在对工作效率要求日益增高的今天这将成为医疗记录计算机化的障碍（图 5-12）。

尽管有这些障碍，政府和私人股东们还是在建立鼓励机制、奖励机制和降低成本来促进 EHR 的使用。EHR 系统可能最终会被强制作为参与某些美国保险计划（例如 Medicare）的条件。2009 年《美国恢复与再投资法案》为健康信息科技（health information technology，HIT）提供了 190 亿美元的资助，鼓励医院和医生们使用有资质的 EHR。要拿到 EHR 鼓励奖金，医院或医生需要通过达到 CMS 设定的一些目标来表明他们"有意义地使用"了 EHR。有效使用 EHR 奖励计划分若干阶段进行。第一阶段在 2012 年结束，当时 50% 的医生和 82% 的医院都用上了 EHR，比之前有了显著进步。第二和第三阶段计划分别于 2014 年和 2016 年结束。上述阶段越来越强调使用总体健康记录中的信息来促进患者质量与安全。

EHR 最初是用来将医疗记录中的信息加以数据化，并使其更易于被获取。此外，EHR 可通过减少管理中由于缺乏合作而造成的冗余和错误来改进患者医疗。尽管这些已意义非凡，但一份包括了门诊和住院信息的综合健康记录还将为单个患者和患者群体的医疗带来很多别的益处。电子记录带来了一系列契机，例如促进患者医疗实施、提高效率、减少辅助医疗服务（例如实验室检查、放射学检查、家政以及转运）中的冗余，以及许多管理功能的自动化（例如收费和赔偿）。EHR 还可增进医患间交流，并促进教育、医务人员规定、临床与转化研究、公共卫生和政策的制定（图 5-13）。

EHR 核心功能有 8 类：①管理患者健康信息和数据。②提供患者检查的结果。③计算机化医嘱录入（CPOE）。④决策支持，可自动产生提示来为医生提供指导和支持循证实践。⑤医生间或医患间的交流工具，可以自动生成患者支持工具（如描述疾病或出院指导的小册子）。⑥管理程序可以整合入 EHR 内，包括排班系统、收费管理和保险确认。第⑦和第⑧，将报告系统整合入 EHR 内可以大大简化内部和外部报告的过程。

尽管独立麻醉信息管理系统（anesthesia information management systems，AIMS）已经存在了 10 年，但由于它们一直在功能上是独立的，也就意味着它们与电子门诊和住院记录没有整合在一起。而随着门诊与住院 EHR 的日益普及，同时受到联邦的奖励机制激励，麻醉界也需要配置能与临床和收费软件交互或者整合在其中的 AIMS（如 KLAS 报告）。

在 AIMS 的选择上要权衡是选最好的还是企业化的模型，权衡功能性和整合性，还要考虑麻醉科的需求和医院需求间的平衡。应当考虑到的因素包括获得术前信息的难易度（术前信息往往是电子化输入到另一系统或模块中）、术中使用的难易度以及与手术室设备和其他系统（如检验科、手术结束

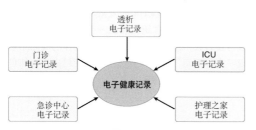

图 5-11　开发商提供了不同用途的电子健康记录

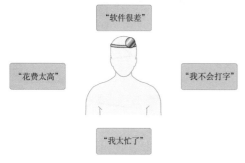

图 5-12　实施电子健康记录的障碍

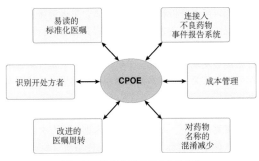

图 5-13　计算机化医嘱录入的优点

后接收患者的医护人员获得患者信息的系统）的整合程度。因为电子系统已经比较成熟，就互操作性（KLAS）和医疗质量而言，医院和麻醉界的需求已经日趋统一[33a]。医院和医生们在财政方面的风险日益增加，公众也对他们越来越关注，因此他们必须能获得已发表的有关质控措施的数据，例如针对手术医疗改进项目（SCIP）的数据，这一项目是全国性的质控组织联盟行动。麻醉医师在遵从这些措施的实施方面起着重要作用，AIMS 是记录和溯源这些遵从行为的重要工具。

AIMS 越来越多地被嵌入到更整体的医院 EHR 中去，使得患者在接受手术的过程中保持信息的透明化。就像同样高科技而且数据量很大的 ICU 一样，手术室很需要采集监护仪和输注泵的自动化数据，这可以解放医生的双手，节省他们解读仪器的时间，但记录中采集的数据需要验证，以免有错误的数据被记录在案。不准确的数据记录可能发生在正常医疗的情况下，例如在冲洗传感器或是变换患者体位的过程中血压可能被人为地升高。大部分 ICU 系统强制对生命体征进行验证（例如在正式将数据录入前）；而多数 AIMS 允许医生对单个数据元素进行修改（尽管会有审计记录），但不需要验证。

对通用医疗记录的概念此处需特别加以说明。医务人员往往希望能获得来自另一地点的医疗记录的数据，尽管通用医疗记录的模式有很多（例如存储于闪存等硬件上由患者持有的记录），但它们存在许多问题。患者可能不能或不想持有这一记录，医生如何安全的将信息转至患者的存储介质内尚不清楚，而且 USB 之类的硬件设备很容易遗失。近年来 Microsoft 和 Google 都尝试提供一种由患者控制的个人健康记录，但还未能获得推广应用。大型服务商现在正在采用一种更实用的方式，即为患者提供在线医疗"库"，患者可对其进行读写和存取控制。

计算机化医嘱录入

许多医院都已建立了 CPOE 系统，CMS 的奖励计划在其中功不可没，但美国仍有 50% 的医院还未配备该系统。处方错误是不良用药事件最常见的原因，而无论是否配备决策支持工具，CPOE 都被普遍认为是减少处方失误和对处方进行管理所必不可少的。CPOE 受关注始于医学协会 1999 年的报告《人人都会犯错：建立更安全的医疗系统》，该报告中指出，每年因医疗失误引起的死亡为 44 000～98 000 例。但是，尽管 CPOE 有极大潜力，如果设计不佳或开展不利的话，其将无法得到应用，甚至还可引起失误。

广义上，CPOE 指基于计算机的医嘱系统，用以使医嘱过程自动化，无论是用药医嘱或是病理学、放射学检查医嘱。使用 CPOE 可以给出符合医院处方规范的标准、完整和易读的医嘱，并将医嘱自动发送至药房（图 5-13）。CPOE 还经常配备决策支持系统（DSS），下一部分将对此做详细介绍。

CPOE 只有成为患者医疗过程中的基本部分，才能成功发挥作用。CPOE 应用的组织方面在最近美国医学信息学协会发布的专家共识中已有叙述，该共识重点阐述了一个成功的 CPOE 系统的 9 个要素。

1. 掌握所有执行 CPOE 所需的资源，包括政策的、地区的和内部的。
2. 在执行 CPOE 过程中一直受到本单位领导阶层的支持。
3. CPOE 系统在各方面都能得到资助，包括人员的培训。
4. 能预先知道 CPOE 对体系中各部分工作流程会产生何种影响（图 5-14）。
5. 确保每位使用该系统的医务人员都能通过节省时间的措施（医嘱系统等）达到性价比的升高。
6. 选择恰当的部署策略，是一步到位还是逐步进行。
7. 关注技术方面的问题，例如如何取代过时的旧系统。
8. 综合进行培训和支持。
9. 在开展 CPOE 系统后设计一个持续质量改进的计划。

用药安全对患者安全至关重要，因为用药错误是不良事件的一个关键原因。根据医学研究院的报告，每年有 150 万患者因用药失误而受害，经济损失达 35 亿美元。计算机化药物管理系统被设计用于覆盖从开处方到给药的整个用药过程，其中包括以下几个关键

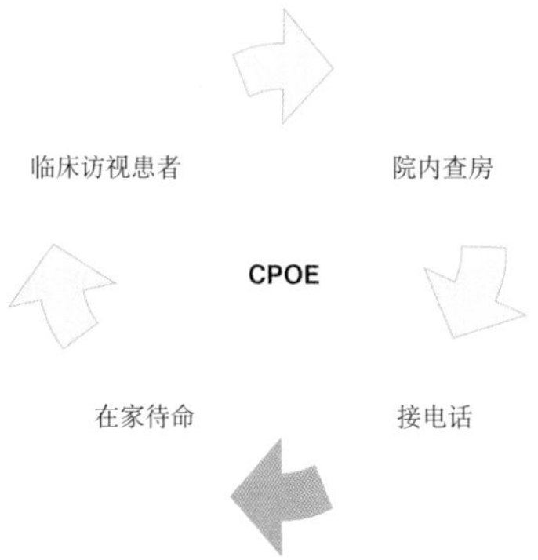

图 5-14 计算机化医嘱录入系统整合至整个医疗机构的工作流程

要素：

1. 计算机化医嘱录入（CPOE）。
2. 电子化用药记录。
3. 电子处方。
4. 整合药房管理系统（可包括药房机器人的药物分发与标识）。
5. 在患者转运至不同环境或交接给不同医师时进行电子化药物调节。
6. 条形码药物管理使用药名称、用药患者和用药时机都正确。

目前由于电子化可以产生许多医疗功能，许多供应商都在医学管理领域努力研发，医务人员也不可避免地遇到了与各系统、不同处方案、各药典间整合有关的问题。有的供应商瞄准了端对端整合，而有的则关注医疗过程中的某一环节。

数 据 登 记

电子记录、医嘱录入系统和自动化设备交互界面是采集麻醉数据并将其汇集成数据库的一些方法。这些数据存储于本地的供应商特定的数据库中（即AIMS 特定的数据库），传送至医院或系统"储存库"，并与其他数据源组合，或是被提取至多机构的登记系统［如密歇根大学主办的多中心围术期转归小组（Multicenter Perioperative Outcomes Group，MPOG*）］。MPOG 是一个"集合了大量观察性住院电子病历数据、患者自诉的预后和长期管理性预后"的学术联盟。

---

* Multicenter Perioperative Outcomes Group: <http://mpog.med.
umich.edu/>

数据库可用于分析和追踪单个患者、患者群体或者病理状况。大型复杂数据集已经使得其他很多行业发生了转变，例如，在数据集基础上通过智能化模式识别算法能够发现伪劣产品、分析购买模式或是计算选举结果，与此类似，围术期数据库也已被用于评估围术期医疗[34]。

2011 年，麻醉质量研究院创立了一套全国性系统来采集与麻醉、疼痛管理、围术期医疗有关的不良事件。该系统被称为麻醉事件报告系统（Anesthesia Incident Reporting System，AIRS）。AIRS 是一个数据库，采集的是麻醉中与过敏反应、设备故障、药物不良反应、罕见血管或神经损伤及与 EHR 使用有关的并发症。数据为匿名提交或通过安全加密的网络链接提交，用于教育目的或者监控与新药物、新技术、数据记录或患者风险因素有关的麻醉患者安全的趋势。

决策支持系统 / 人工智能

整合入 EHR 和 CPOE 的决策支持工具可以提供现有的医学知识、最佳医疗实践、收费规范信息和管理功能的快捷入路，还有利于成本控制。尽管其结构多种多样，但 DSS 往往介于专家系统（由专业领域专家制定规范，将其用于决策支持）和自主系统（具有"学习"功能，对大型数据集合进行观察研究）之间。例如，一个能对某一医师的医嘱进行自动筛选从而建立一套处方模式的系统就属于后者。

DSS 可按以下三种方式之一"行动"：它可能是个被动系统，按要求对信息做出反应；也可能是半自主的，只有在某些情况下才发出警报或警告；它还可能是自主的，可自动生成一个医嘱套餐或管理一个医疗过程，例如按照预置的规范进行自动呼吸机脱机。

临床医师对 DSS 的功能会有若干要求，例如能够进入已有的全国专家共识指南、在下医嘱时能同时显示患者相关的信息、智能报警、提醒进行患者特殊处理（如免疫治疗）、能对自己的绩效与同行进行比较（这在某种程度上有助于持续改进绩效）。

《健康保险便携性与可问责性法案》和数据安全

《健康保险便携性与可问责性法案》（HIPAA）制定于 1996 年，最初用于保护工作人员免于在换工作的过程中失去医疗保险（便携性），并保护他们医疗信息的完整性、机密性和可用性（可问责性）。HIPAA 涉及自动化医疗信息的三个关键方面：隐私、通用编

码格式和安全 [35-40]。

隐私方面的目标是那些需要保护的医疗信息，而账单确保了患者控制该信息使用的权力，因为这些信息与医疗、医疗产业和研究都有关。HIPAA 强制要求建立通用编码集，这些编码覆盖了疾病分类等内容，并提供了全国医务人员和患者的身份号。截至目前，对后者的很多顾虑阻碍了它的应用。法律安全方面主要涉及了患者医疗信息得到保护的物理和电子方法（图 5-15）。

《经济与临床医疗健康信息技术法案》（HITECH）是 2009 年《美国恢复与再投资法案》的一部分，它的最终规定代表了"HIPAA 隐私与安全法则自实施以来的颠覆性改变"[†]，并于 2013 年 9 月生效。该法则拓展了医师和其他医务人员在患者受保护的健康信息（PHI）方面的责任，拓展了与医务人员有业务往来从而可以获取 PHI 的团体的责任，并对违背这些责任的处罚做出了规定。

远 程 医 学

远程医疗和远程医学是医疗服务跨越空间、时间、社会和文化障碍的应用。远程医学在许多学科都得到了应用，包括外科、急诊医学、心脏学、皮肤病学、眼科学、神经病学、消化内科学、康复医学和危重症医学 [27, 41-52]。但是，尽管远程医学对患者获得医学信息已经产生了巨大的影响，仍然有很多因素阻碍着远程临床医疗的广泛应用，包括执照、证书、渎职和赔偿等问题。尽管远程医学在飞速发展，技术的进步也不断开创出新的应用，但包括执业者跨州的资格认证以及如何对远程医疗的医师进行补偿等问题仍亟待解决。

远程医学有望让医疗水平低下地区得到医疗服务，向远程专家提供接触医疗信息的机会，让无需进行身体检查的患者在家中就医。此外，现在正在研发新技术，如远程介入和远程呈现。远程介入使地理上分散的人们能够在一个虚拟空间内协作，而远程呈现系统通过视频和机械装置与传感器远程进行"看、摸和移动"物体（图 5-16）。

现在已经有用腹腔镜和机器人装置来远程操作的远程手术示范项目。在许多医学领域还有一大批项目正在开展，赔偿部门也开始建立针对远程医疗的赔偿方法。此外，还有几项进行远程医学的商业化系统，

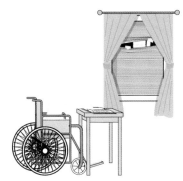

图 5-15　HIPAA 立法安全方面涉及了通过物理方法防止未授权用户访问受保护的医疗信息

包括远程放射线片解读（有些情况下是由世界范围内的具备适当执业资格的放射科医师来进行解读），以及由远程虚拟 ICU 进行重症监护。

远程医学在提供麻醉方面也有其特别的用处。麻醉医师可通过远程医疗链接来进行术前评估、麻醉监护和围术期会诊，也可以进行模拟和培训。例如，在人烟稀少的地区，麻醉医师可以优化偏远地区患者的术前准备，以免患者辛辛苦苦来到医院或手术中心后才发现有问题而需要取消其日间手术。目前有很多产品可以对患者进行远程生命体征监护，并且配有音频和视频链接，以便麻醉者可以对别处的医务人员进行远程支持（例如在战争或灾难环境下）。同样，这些设备和链接可以用于复杂操作的远程会诊。尽管远程术前评估很常见，但执照、认证、专业可靠性和收费障碍等问题都需要在远程医疗普及前得到解决。最后，智能化模拟套件使得我们可以对学生进行远程培训。

远程医学将最终在很多方面改变医学实践。同样可以确定的是，技术发展的速度必将超过管理体制、赔偿制度以及立法的改进速度 [53]。

移 动 设 备

健康信息技术中另一个飞速发展的领域是移动设备（如手机和平板电脑）或小型的、可连 Wi-Fi 的设备（如笔记本电脑或上网本）上可用的软件。

尽管移动技术的应用极大地改进了医务人员的工作流程，但也带来了沿无线网络传递 HIPAA 保护信息和这一信息到达移动设备终端后安全性的风险。尽管此问题并不在本章讨论范围内，但毫无疑问，移动医疗信息技术利大于弊。降低风险的措施

[†] 详见 HIPAA 总括最终法规 <http://www.ama-assn.org/resources/doc/washington/hipaa-omnibus-final-rule-summary.pdf>

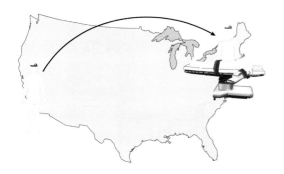

图 5-16 远程呈现是指模拟在患者床旁进行检查的能力

包括加密、密码保护,以及采用技术来让医务人员对受保护数据进行操作而无需将其存储于设备上。

目前已经有可对患者进行远程监护的新设备面世或进入评估。例如,现在已经可以通过远程传递脉搏氧饱和度、血压、血糖和其他数据来管理术后患者或协助指导慢性病患者的管理。还有一些设备可用于确定患者是否按处方用药或是否遵从临床指导。移动技术的进展对任何一位患者或是麻醉医师来说都是有其适应证的。围术期使用这些技术来管理患者还未得到大范围评估。智能手机应用软件(例如 Airstrip)可以进行远程监护、事件回顾、趋势分析和报警传递。这些对于目前的大部分麻醉并不适用,但对于负责管理多个手术间或多个地点麻醉的医师来说就很有用,可以提供生命体征和事件报警。这些设备应用的发展对围术期医疗以及麻醉医师在术前术后管理患者中的职责都可产生显著影响,

参 考 文 献

见本书所附光盘。

第6章　质量改进与患者安全

† Elizabeth A. Martinez • Anna M. Varughese • David W. Buck • Eugenie S. Heitmiller

马爽　朱斌译　易杰　黄宇光审校

致谢：编者及出版商感谢 Dr. Peter J. Pronovost 在前版本章中所作的贡献，他的工作为本章节奠定了基础。

要　点

- 质量是医疗服务体制的一种不可或缺的特性。在理想状态下，每个系统通过完美的设计来实现其欲达到的目标。医疗质量的改进可能需要我们重新调整工作的方法。对于麻醉从业人员的挑战之一是将围术期医疗（尤其是手术室）的效率与安全以及其尽可能最佳的质量相结合（见第3、4、7章）。

- 患者、医务工作者、保险公司、调控机构、认证机构以及医疗服务购买者对医疗卫生质量与安全改进的需求日益增长，这要求麻醉医师和其他麻醉从业人员能持续评价其所提供的医疗服务的质量。

- 医疗质量的改进要求对工作表现进行评定。临床医师获取其日常工作表现反馈的能力增强，部分得益于日益增多的信息系统应用。然而，对于如何评定医疗质量，目前尚未达成共识。

- 评定的目的在于学习和改进。评定系统必须整合于质量改进系统之中。医疗提供者必须要主动配合并改进。同时，还应有关于改善现行医疗体制的观点或假说。同样，临床团队也必须具有模型来测试改进并执行那些使结果得以改善的改进。

- 包括住院死亡率在内的结局指标已构成评估医疗行为和质量的基础。但单纯医院死亡率反映的医疗质量并不完全，未包含质量的所有范畴。为了从整体来评估医疗质量，需要对结构（医疗服务的架构）、过程（我们的服务内容）以及结果（我们达到的目标）三个方面指标进行平衡设置。

- 改进医疗质量需要建立有效、可靠以及具备可操作性的质量指标。评定那些真正达到优质的临床医疗将不仅仅有助于麻醉学界，同时也有助于整个医疗卫生行业。临床医疗领域的优秀范例将作为其他麻醉从业人员的模范。

- 开发一项质量评定的方法需要以下几个步骤：对待评估的临床领域行优先排序，选择测定的类型，书面完成定义和设计规范，开发数据收集工具，对数据收集工具进行预实验并评估指标的有效性、可靠性和可行性，

†Dr. Elizabeth Martinez 是一位优秀的朋友，一位令人喜欢、精力充沛的同事，一名心系患者的模范内科医生，一位热情、富有成效的质量改进研究者。她于 2013 年 9 月 19 日去世。她将被所有认识她的人缅怀。

开发评分与分析规范，收集基线数据。

- 改进医疗质量与患者转归的最佳机会将在很大程度上来自新治疗方法的发现，也可以来自对已知有效治疗方法的深度挖掘。
- 已经用于航空工业的一种减少复杂性并创建安全冗余的系统能确保关键进程的发生。麻醉实践也可从减少复杂性和创建冗余中受益。
- 医护人员可以围绕三个关键领域努力开展患者安全与质量改进：①将证据转化为实践；②识别与减轻危害；③改善（安全）文化与沟通。尽管以上这些领域各自需要不同的手段，但均可帮助医疗卫生机构评估患者安全与质量方面的进步。

改进质量和降低医疗费用的需求在科学文献及新闻中已反复强调。改善医疗、减少差异性以及降低费用已日益成为许多国家的当务之急。质量改进（quality improvement，QI）项目致力于解决这些问题，其不仅仅改进医疗的提供方式，也可对从业人员职业满意度以及机构认同感产生积极影响[1]。

本章目的在于提供一个可在麻醉学及危重症医学领域开发并实施 QI 项目的实用框架，同时确保其科学性及可行性。为了完成这个目标，我们将回顾 QI 的科学知识，展示评估 QI 项目能否促进改进的手段，并描述数个成功的 QI 案例。

什么是质量？

质量的定义

W. Edwards Deming 是一位学者、教授、作家、演讲家以及商业领袖、企业及政府的顾问，他将质量定义为"适用于客户的质量标准的一致性和可靠性的可预测程度"[2]。在 QI 领域中，这种早期的质量定义源于其在工业生产领域的应用。但是，当"质量"一词应用于医疗卫生领域，与参与生产消费品时的关注点不同，其重点是关注于治疗大类疾病的微妙之处和可能的结果。医疗卫生行业中使用术语"质量"有时会导致防御性态度、经济考量甚至道德争议。

在医疗卫生领域，质量对于不同的人可以有不同的含义。例如，一位女儿会通过她年迈的母亲被护士治疗时受到尊重的程度来评估质量，心脏外科医师可以将他/她刚刚完成手术的患者心脏功能改善的百分比视为质量，企业通过提供给其员工医疗服务的及时性和性价比以及其底线效应来评估质量。最终，社会可以通过医疗体系是否将医疗提供给那些需要它的人——无论其文化或社会经济背景——来评估质量。

尽管在商业及医学领域，质量有众多的定义。但在 QI 领域，医疗卫生行业应有一个统一的"质量"定义。质量的定义对其指标的测定和改进都有影响。为了帮助医疗卫生行业的"质量"定义标准化，美国医学研究所（Institute of Medicine，IOM）在 1990 年的一篇题为《医疗保险：一项旨在质量保证的策略》的文章中发表了自己的定义。IOM 将"质量"定义为"针对个人及人群的卫生服务使期望的健康结果实现的可能性所增加的程度，并与当前的专业知识相一致"[3]。该定义包含了测定方法、目标导向、过程与结局、个人与社会偏好以及专业知识的动态等多种元素。IOM 对质量的定义在医疗卫生行业获得了最为广泛的接受。

医疗卫生质量的六大目标

IOM 随后在其 2001 年的报告《跨越质量鸿沟》中列出了质量的六大目标[4]。这些目标包括并超出了曾在其早期报告《人非圣贤，孰能无过》中描述的患者安全问题[5]。这些目标作为质量评估和改进的基础，已经被包括美国医疗卫生质量改进委员会（Institute for Healthcare Improvement, IHI）在内的许多组织采用。

IOM 的六大目标包括：安全性、有效性、以患者为中心、及时性、高效性以及公平性。

1. 安全性　在任何时候，患者或医疗行业的员工都不应当受到医疗卫生系统的伤害，包括医疗交接班以及"下班时间"，例如夜间或周末。错误可以被归类为计划中的动作失败（例如将错误的药物应用于某患者），或者整个计划都是错误的（例如误诊以及后续对患者错误治疗[4]）。患者应当提前被告知详实的医疗行为风险与获益。如果出现并发症，医务人员应当充分告知，向患者及家属提供帮助，并且引起足够的注意以预防该错误的再次发生。

2. 有效性　当证据存在时，有效的医学需要对每个患者的治疗循证决策。现有的最佳证据应当与临床专业知识以及患者价值观相结合以形成治疗计划。在有效医疗中，医疗从业者通过向将会受益的人群提供治疗避免医疗不足，同时也限制为那些不太可能从中受益的人群提供治疗，以避免医疗过度。

3. 以患者为中心　以患者为中心的医疗是尊重患者的偏好、需求以及价值观，并且使用这些因素来指导临床决策[4]。根据 Gerteis 及其同事的观点[6]，以患者为中心的医疗包括尊重患者的价值观，医疗的协同与集成，知情、沟通与宣教，身体上的舒适，减轻恐惧和焦虑的情感支持以及家庭成员与朋友的参与。互联网上获得健康信息的急剧增长已经使得更多患者充分知情并主动参与他们的医疗。以患者为中心的医疗拥护这个趋势，并将为患者及家人提供更多的权力与控制。以患者为中心的医疗包括共享决策制订、患者及家属参与讨论、患者对医疗记录的所有权、优化时间安排以最大程度降低患者不适，以及不限制探视时间[7]。

4. 及时性　减少等候时间对患者及医疗从业人员而言都是重要的。长时间的等待意味着缺乏对患者时间的尊重。此外，延误可能不仅仅影响患者的满意度，也可能影响及时的诊断与治疗。对于医疗工作人员而言，设备或信息可用性的延误可降低职业满意度以及充分执行他们工作的能力。

5. 高效性　日益升高的费用促使对医疗卫生领域浪费的审查。这些浪费包括劳动力、资金、设备、物资、创意和精力[8]。提高效率可减少浪费，在给定的成本下增加产出。效率测定的示例包括平均住院时间、再住院率以及诊断的平均治疗费用。在许多情况下，效率能够通过消除浪费而改善，使患者医疗质量提升。

6. 公平性　公平医疗指医疗质量不因个人特征（如性别、种族、所在地理位置、社会经济地位等因素）发生变化。IOM 从两个层面定义了公平医疗。在人群水平，公平医疗意味着缩小或消除不同族群间的差异。在个人层面，它意味着在性别、种族、年龄、民族、教育程度、性取向、残疾或所在地理位置方面不存在歧视[4]。

质量评估方法

质量保证 vs. 持续质量改进

尽管持续质量改进（continuous quality improvement, CQI）与质量保证（quality assurance, QA）二词常常可以互换使用，但二者之间存在着实质性的差异。大多数医学 CQI 系统是建立于传统的 QA 基础之上，应用"标准"来定义质量[9]。标准可以被定义为"可接受的"操作水平。例如，心脏术后总死亡率的标准为低于 3%，但是，心脏术后死亡率为 3%（与 4% 或 2% 相比）是否可以接受？同样，头颅外伤评估的标准是入院后 4h 内行脑部 CT 检查，但是在某些情况下，头部外伤患者可能需保证更早的 CT 扫描。

大多数标准在本质上主观随意，且常常缺乏医疗专家的共识[9]。另外，QA 系统通常只在标准未能达到时才响应。传统的基于标准的 QA 系统的范例包括同行评审系统以及发病率和死亡率的回顾。这些系统常常以标记某些案例或从业人员进行深入调查的形式存在。从业人员可能认为这种深入的调查是一种惩罚，因为只有"失败"或"害群之马"才被标记，而且过程的失败并非在每个案例中都与结局相关。因此，QA 系统本质上是评判性的，且如果不谨慎应用，可能会因一些不能掌控的随机因素来裁定从业者承担责任。而在另一方面，CQI 系统越来越受到欢迎，因为其认识到错误总会发生且需要不同的应对。通常优质的医疗不是通过 QA 系统分析确定的。有时，优质被定义为不犯错误。那么，好（可接受）的医疗与优质的医疗之间存在差异吗？

医疗卫生系统是一系列相互关联的过程，每个过程都会导致不同的结果。与 QA 系统不同，CQI 系统包括一个清楚的处理途径以及改进过程或结果的规范。规范是一个明确的、可衡量的关于过程或结果重要属性的描述[9]。规范确定了需要测定的变量，但通常未设定可接受的限值或标准。一旦 CQI 系统的规范已定义，所有的结果或病例（而非仅仅是失败案例）都通过这些规范进行评估。系统随后尝试通过修复过程而非人员来纠正错误。因此，CQI 目标在于改变过程，并将改进构建到过程之中，在质量故障发生之前预防它们。引用 Phillip Crosby 的话，"造就质量的系统是预防，而非评估"[10]。

改进的框架

改进的模型

改进的过程可以通过系统性方法提高效率并改善效果。改进的模型（由培训和管理咨询公司 Associates in Process Improvement 开发）就是这样一种在不同领域组织采用的方法，目前已被 IHI 使用。它是一种应用科学方法来测试和实现改变的结构化动态模型[11]。1939年，物理学家、工程师和统计学家 Walter A. Shewhart 引入了现代 IQ 科学理念[12]。他引入了包括规范、生产和检验在内的三步科学流程，并表示"这三个步骤必须以一个圆运行，而非一条直线"[13]。在 19 世纪 40年代，他的门生 W. Edwards Deming 将这些内容应用于政府与工业界，同时发展出计划、试验、研究、实施(Plan, Do, Study, Act, PDSA) 循环（表 6-1）[14]。PDSA 模型添加了三个基本问题的改进，形成了质量改进模型（图 6-1）[13]。

从改进的三个基本问题开始改进项目有助于为项目设定一个清晰的方向，定义什么是成功并假设成功的干预措施。改进的三个基本问题是：

1. 我们试图完成的是什么？（目的）改进的目的（或目标）应当是具体的（specific）、可衡量的（measurable）、可操作的（actionable）、有关联性的（relevant）以及有明确的时间性（time-specific）（又被称为 SMART 目标）。改进的想法可能来自于采访那些受过程影响的人，如员工或患者。想法亦可以来自检查之前的运营、临床或财务流程中的数据。

2. 我们如何知道改变是否是一种改进？（指标）理想情况下，指标应当直接与项目的目的或目标相关联，并应当保证过程的利益相关者获利[11]。当可能需要随时间的变化测定改变时，则使用定量指标。这些指标提供了反馈，从而使我们能够知道改变是否是一种改进。但是，并非所有项目都有一个易于量化的结果，而且这些结果更可能为定性的。在可能的情况下，值得花时间和精力来识别将目标转化为量化结果的机会。这些将更易于用来交流成功经验。

3. 我们能做出的何种改变将导致改进？（改变）最终导致改进的改变常常开始于观察、模仿他人的成功以及头脑风暴。对过程及其关键驱动因素的理解越深入，产生成功改变的可能性越高。

这三个基本问题之后进行一轮 PDSA 循环，后者

是测试和实现之前产生的改变想法的框架。改进可能需要不同时间小型测试的多轮循环。实施前在小范围内测试改变，可以降低风险。针对改变的小型测试也可有助于克服改变导致的个人阻力。通过重复循环，可以获取更多的知识，并可持续地修正或改变行为。模型第一部分中定义的指标可有助于确定改变是否成功。这些指标通常随时间而绘制成运行图和对比图（图 6-2 及图 6-3）。通过成功和失败的测试均可获取知识。最终，PDSA 循环同时测试了改变，也在大规模或不同的临床领域实现了成功的改变。

精益方法与六西格玛（/6Σ）

作为改进模型的补充，CQI 举措的提倡者还有许多其他的框架。这些框架中的两类——精细生产以及六西格玛——将在此简要讨论。这些框架有时可以联合使用，例如精细六西格玛。无论应用何种框架，通

表 6-1　计划、试验、研究、实施（PDSA）循环的步骤

步骤	描述
计划	为测试改变做出计划。 包括结果的预测以及如何收集数据
试验	在小范围内测试改变。 记录包括数据、观测值以及发现的问题
研究	应用由上述步骤得到的数据，建立新的知识并做出预测。 知识通过成功和失败的测试均可获取
实施	采用改变，或将获取的知识用于计划，或改良行动的下一个测试计划

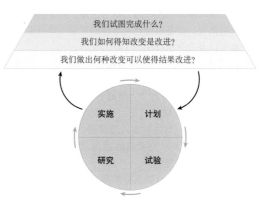

图 6-1　改进模型图 *(From Langley GJ, Moen RD, Nolan KM, et al. The improvement guide: a practical approach to enhancing organizational performance. San Francisco, 2009, Jossey-Bass. With permission from John Wiley & Sons.)*

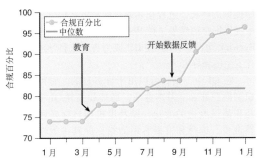

图 6-2　运行图示例。该图显示了随时间变化的业绩测定曲线。横轴（*x*）以月份显示时间，纵轴（*y*）表示业绩测定——术前抗生素应用合规百分比时间图

过保留结构化和一致的 CQI 方法可以获益。

　　精益方法起源于日本制造业，尤其是丰田生产系统[15]。近期，精益方法已在医疗行业获得成功。两项值得关注的范例分别是 Virginia Mason 医疗中心以及 ThedaCare 公司，二者已通过应用精益原则改组其机构。事实上，ThedaCare 报告其在 2004 年通过减少应收账款、重新安排工作人员、减少电话分诊时间、减少文字工作时间以及较少药物配送时间等，节约了330 万美元[15]。

　　精益方法聚焦于以更少的资源为消费者（即患者）创造更多的价值。过程中的每一步骤都被评估，以区分哪些步骤增加价值而哪些不增加。终极目标是消除一切浪费，从而使得每一步骤都对过程增加价值。精益方法的其他关键要素包括减少工作流程的不均匀性——如我们可能在 ICU 收治或急诊病例中所发现的——以及消除人员与设备的过负荷工作。决定精益方法改进的五条原则如下[11]：

1. 确定患者寻求的价值。Virginia Mason 医疗中心对其所有过程均强调"患者第一"[15]。
2. 确定并绘制价值流。进行术前评估（见第 38 章），绘制从确定手术直至手术当天的患者流程（病史采集和体格检查、术前咨询、实验室检查、影像学检查、会诊等）。在这个过程中，所有的步骤都需要说明原因，包括患者到前台、实验室的流程等。过程中每一步所花费的时间都应被记录。
3. 使增值步骤间的流动更加流畅。消除不增加整体进程价值，但可能浪费医护人员或患者时间或精力的步骤。此过程的一个范例是在患者术前评估中消除不必要的检查或会诊，以及减少可纠正的效率低下所导致的额外等候时间。
4. 在步骤间创造牵引力。患者需求应触发后续进程的启动。例如基于手术需求开放手术间或增加人员配备，而不是为每个外科医师或科室安排固定的时间。
5. 继续这个过程以追求完美，直至达到最大价值而无浪费。

　　20 世纪 80 年代摩托罗拉从一个苦苦挣扎的公司向一个高品质、高利润机构的转型促进了六西格玛方法的发展。六西格玛的两个关键基本目标为：理论上几近完美的过程和对减少差异性的大量关注[16]。事实上，一个六西格玛进程或一个偏离平均值 6 个标准差的进程，对应于每百万发生 3.4 个失误。

　　医疗卫生行业常常远低于此标准。在 1998 年的报告中，Chassin 报道因丢失受到伤害的住院患者为四西格玛水平（$10^4/10^6$），抑郁症治疗不佳的患者为二西格玛水平（$580\,000/10^6$），而符合条件的心脏病发作幸存者未接受 β 肾上腺素能阻滞剂的为一西格玛水平

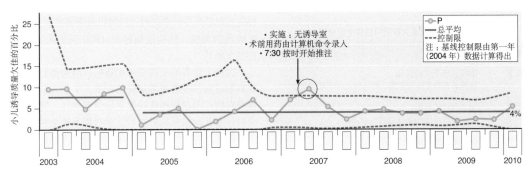

图 6-3　监测麻醉诱导过程质量的运行图示例，通过诱导合格核对表测量。灰色实线标记平均值，虚线表示控制上限（upper control limit ,UCL）和控制下限（ lower control limit, LCL）（平均值 ±3 标准差）。圆圈表示一个单独的特殊缘由导致诱导质量变化。ICC，诱导合格核对表评分 *(From Varughese AM: Quality in pediatric anesthesia, Paediatr Anaesth 20:684-696, 2010.)*

(790 000/10^6) [17]。相比之下，Chassin 发现麻醉学是医疗卫生行业中接近六西格玛水平的一个专业，由麻醉导致的死亡水平低至 5.4/10^6 [17]。与医疗卫生行业相比，航空事故为五西格玛进程（230/10^6），而传统公司约在四西格玛左右运行，约等于每百万发生 6200 个失误[17]。考虑到失误常常直接与成本紧密相关，失误率有着显著的经济影响。

六西格玛类似于改进模型，其使用了一个简单的框架以指导改进，在本例中应用了定义、测定、分析、改进和控制（Define, Measure, Analyze, Improve, Control, DMAIC）[16]。DMAIC 的步骤在表 6-2 中进行了描述。如前所述，许多组织已经通过在 CQI 工作中结合不同方法学的元素发现最大利益。这方面一个流行的例子是精细六西格玛，将流程和价值的改进与失误和差异的减少相结合。另外，来自这些策略的个人工具，例如 PDSA 循环或 DMAIC 进程，可以用于适当的地方。

质量改进的指标与工具

应用指标以指导改进的概念源自于医疗和工业。应用数据以改进患者健康起源于 19 世纪中叶的两位先锋——Florence Nightingale 以及 John Snow。Nightingale 应用英国士兵死亡率的数据以指导战地医院环境卫生的改进。同样，Snow 应用霍乱发病率和地理位置的数据，发现疾病发病率与来自 Broad 街道水泵的水有关。在 20 世纪初，麻省总医院的外科医师 Ernest Codman 第一个提倡随访患者结局，以使不良事件得以确定，同时使未来患者的医疗做出改进。在 19 世纪 70 年代，Avedis Donabedian 强调了指标的重要性，并描述了一个基于结构、进程以及结局的用于评估医疗卫生质量的模型。其中，结构指医疗卫生

所提供的环境，进程指其通过何种方法提供，结局指所提供医疗的结果。在 1991 年，Paul Baltaden 与 Don Berwick 建设了 IHI，使 IHI 成为将改进科学应用于医疗卫生的领导者之一[18]。

在 QI 中，指标可以用于许多目的。它可以用来识别问题并确立基本业绩、通知和指导 QI 项目、选择和测试改进的变化，以及用机构目标来评估与调整进步。选择和发展有用的指标颇具挑战性。理想的指标必须全面、经过仔细定义、面向目标群体并且测定负担最小。目标群体常常包括临床工作人员，所以指标应当满足并匹配这些工作人员所服务的特殊患者人群的临床目标。指标应当通过临床医疗从业人员的表面有效性测试。若可行，国家层面或机构层面的指标也应当使用，但是它们不可能总是与当地目标群体相关或可靠。在机构内，目标群体应当包括部门领导，这样指标方可与机构的重点工作及战略目标相匹配。

过程与结局指标

指标应当包括以下内容：

1. 过程指标　强调医疗提供过程的指标（例如围术期患者 β 肾上腺素能阻滞剂的应用、预防手术部位感染的抗生素管理）。
2. 结局指标　处理来自这些医疗服务的患者结局，例如临床和功能的结局或服务满意度（如发病率、死亡率、住院时间、生活质量以及对护理的看法）。
3. 平衡指标　处理进程变化的可能结果［例如，当做出进程改进以提高效率时，其他结局（如患者满意度）不应受到不利影响］。

这些指标各有其优点与局限性[19]。一组全面的指标应当包括至少一个过程、结局以及平衡指标。另外，在恰当的时候，结构性指标如（ICU 医护人员比例）亦很重要[20-21]。

医务工作者易于接受过程指标，因为他们可展示其影响进程并改善患者结局的程度。从业人员普遍感觉到对医疗的过程而非结果更加负有责任，因为结局受到许多其他指标的影响[19]。用过程来衡量质量的一个障碍具有可持续性。随着医学的进步，医务人员需要不断地进行知识更新。

过程指标用于评估医疗服务的提供方式，其较结局指标可能更易于测定和实施，对医疗服务的洞察力也更深入[22]。过程评定可提供业绩的即刻反馈，从

表 6-2　精细过程或六西格玛过程中的步骤

步骤	描述
定义	确定改进项目的目标。 获得必要的支持与资源，将其放入一个项目组中
测定	建立合适的指标。 测定现行系统的基线业绩或表现
分析	检测系统可能的改进区域
改进	通过实施想法改进系统。 统计验证改进
控制	新系统制度化并监控其时间稳定性

而实现医疗服务的快速改进。过程评定的优点还有：①医务工作者往往具有表观效度，即医务人员相信可使用这些数据来改进医疗；②风险调节重要性较小，因此可进行大范围的实施。此外，医务人员、专业学会和政府部门或支付机构的共同努力也使得过程评定更为可行[22]。

有效的过程评定应与重要的预后存在因果关系，过程的变化应能引起预后的相应变化。改善患者预后最有利的时机在于发现如何提供某种治疗（过程），这种治疗已知是有效的，可产生某种预期的结果[23]。例如，在置入中心静脉导管前洗手和使用氯己定（洗必泰）消毒局部皮肤已知可降低导管相关血液感染（catheter-related bloodstream infections，CRBSIs）[24]。这一类的过程评定可表明患者是否可靠地接受了可预防并发症的循证医疗措施。

过程评定时，患者因素、评定偏倚和已有干预措施都对预后有影响。应事先对过程和预后的关系进行科学的阐述，并得到同行的广泛接受（尽管被接受的东西也有可能是错的）。总之，过程和预后评定的平衡有助于了解改进的努力，并证明这些努力措施改善了患者的生活。

对风险调节和长期随访的需求较为复杂。如果某一预后结果不常发生，那么医务人员则会得到有意义的实时反馈。例如，CRBSIs 发生率的证据（结局评估）需要 3 个月的数据（因为很少有患者出现感染），而为减少感染所进行的循证实践（过程评估）在一周内就能可观察到（因为对所有患者都可评估是否接受了干预措施）。尽管如此，消费者和管理者仍越来越多地要求预后评估来改进医疗并降低费用。重点是放在预后评估还是过程评估上取决于采集数据的科学性和可行性之间的平衡。

为了使测定有效，以下原则非常重要：首先，指标应当聚焦于改进团队有权改变的事物，而且一开始应该是简单、小规模地关注过程本身而非人群。第二，指标应当可实际操作，寻求可用性（而非完美），并且适应工作环境和成本限制。第三，指标的数据应当易于获取。寻求工作完成的同时即获取数据的方式使得测定被植入日常工作中。第四，定性数据（如患者不满意的原因）往往是高度信息化且易于获取的，同时应当补充定量数据（如患者对治疗满意的百分比）。最后，应用指标时，平衡是关键。一组指标的平衡性将有助于回答以下问题：我们是否以其他部分为代价改善了我们系统的一部分？

测定不应当压倒变化进程。改进团队应当尽可能减少测定的负担。测定能够对资源应用、医护人员业绩以及患者产生直接和间接的影响[25]。对医疗业绩和结局的测定可能是昂贵的，特别是数据采集过程为手动且涉及病历回顾时。测定的负担通过电子病历系统以及计算机命令的输入得以减轻，尽管这些信息技术系统的安装和维护也很昂贵。此外，这些资源可能无法在一个系统或机构内平等提供，导致在医疗服务提供上存在差异。

测定固定是医务人员行为中的一项意外后果，可能发生在应用过程指标时。例如，当一个过程指标（如"接收到运动计划的糖尿病患者的百分比"）被应用，而非结局指标（如"患者对糖尿病管理的改善"），临床医师就能明白应该定义那些重要的事情。因此，过程的测定变成了头等大事，而不是预期的结局[25]。或者，临床医师可能变得过于关注什么被测定了，以至于医疗的不同方面未被同等重视。此外，突出过程而非结局指标可能通过演示过程而扼杀创新，从而抑制了过程水平的创新。实践的变化确实有一定的效用，因为医疗实践是动态的，而且是通过创新产生的医疗新方法的临床试验。最后，QI 指标的表现可能不与患者对临床医疗的偏好相匹配。如不将患者偏好纳入考量，可导致患者对其医疗卫生执业者和系统的满意度、信任和信心下降[25]。因此，选择一组与前述属性相符的合适的指标是一个平衡举措。

分析与展示质量改进数据

数据解读和了解过程的变化是 QI 工作的基础。改进的核心数据元素是最为重要的，这些数据可被收集以作为行动的基础。其次，数据的解读需要置于过程之中。最后，分析技术应当滤除过程中的杂质因素。聚合数据或汇总统计通常不过滤系统杂质，且未能呈现出足够丰富的内容以指导执业人员正确的行动或过程改进的方向。

Shewhart 假设数据同时包含了信号与噪声。为了研究，必须将信号从噪声中分离[26]。CQI 科学定义了进程中两种类型的变量：随机变量与特异性变量。随机变量又称称为偶然因素变量，来自过程所接受的输入以及过程本身固有因素的不同。随机变量是系统内随机背景噪声，并且在整个过程中都发生。特异性变量亦被称为特殊因素变量或归因变量，并不像背景噪声那样发生于所有的时间，而是来自一个或多个特定的原因，不是系统的一部分。当特异性变量存在时，过程不稳定，应当努力了解产生这种变异的特殊原因。当特异性变量不再存在时，过程变得稳定，只剩下随机或常见变量[9]。CQI 旨在消除每个过程的特异性变量，只剩下随机变量。一个基于标准的 QA 系统无法成功从特异性变量中分辨随机变量，并试图纠正所有的变量。纠正随机变量的尝试必将失败，其将会被 CQI 定义为"篡改"。当一个过程仅表现出随机变量，该过程需要被评估，以确定其是否在一个可接受的水平运行。若非如此，该过程需要被修改，以使得平均值向期望的方向移动。过程的标准化常常是减少随机变量与改进过程的关键。

运行图与控制图

运行图和控制图是数据的图形显示，使得观察趋势和模式随时间的变化成为可能。它们是确定改进策略是否有效的最佳工具。运行图（见图 6-2）亦被称为时间序列图，将研究变量或指标以点在纵轴上表示，将时间以点在横轴上表示。平均线或中心线是中位数。至少需要 12 个数据点以建立基线，需要至少 20 ~ 25 个数据点以发现趋势或模式。运行图应当用改变测试加以注解，以提供可以解读数据的内容。以下四项规则可以用于运行图，来确定是否存在非随机模式或发现改变是否引起了改进：

1. 当 6 个或更多连续点高于或低于中位数时提示出现了偏移；
2. 当 5 个或更多的点增加或减少时提示存在某种趋势；
3. 运行被定义为一系列连续点位于中位线的同一侧；
4. 天文数据点是指一个明显异常的非正常点（异常值）[11]。

因为变化的是自然时间，数据随时间展示的运行图是在过程环境中解读数据的有力工具。

控制图（图 6-3）[27] 亦被称为 Shewhart 图 [11-12]，是运行图的扩展，用于分辨特异性变量与随机变量。类似于运行图，控制图变量在纵轴上以点表示，时间在横轴上表示。但是，控制图的中心线或平均线是平均数而非中位数，而且控制上限（upper control limit, UCL）和控制下限（lower control limit, LCL）通过计算得出。UCL 和 LCL 对应于平均值 ±3Σ。当数据点在这些控制限以内时，过程被认为是处于"控制之中"[11]。随机变量或过程常规节律引起的变量产生一个稳定的过程。但是，在含有特殊因素变量的不稳定过程中，数据点可超出 UCL 或 LCL[28]。

仪表盘与记分卡

指标仪表盘的功能就像是飞机或汽车的仪表面板，提供正在发生事情的实时反馈。平衡记分卡或"全系统指标"类似于仪表盘，用于提供质量的完整图像。平衡记分卡由 Kaplan 和 Norton 开发，被定义为"通过将目标、行动和指标与机构的战略相关联，在企业的各级水平描述、实施和管理战略的多维度框架"[29]。一组指标应当反映一个机构的文化与使命。整体来看，该组指标提供了对当前表现的评定并能够指导机构未来改进的方向。指标的平衡性可确保一个领域的改进不会影响其他领域的结局而产生不良影响。

其他 QI 评估和沟通工具

在大多数情况下，改进模型或精细西格玛等 QI 框架足以帮助指导改进的开发、测试、实现和推广。但是，为了更好地理解系统或过程中的问题，QI 专家已经开发或配备了多种方法或工具。其中的一些方法与工具帮助查看系统和过程，且可组织和沟通信息。这些将在以下部分描述。

了解一个过程或系统如何工作是对其改进的基础。流程图是获得了解的一种方法。流程表或流程图是在流程绘图中应用的一种重要改进工具。其可提供被研究过程的可视化图像，定义过程的一系列活动以图像形式呈现出来。流程图确定和澄清过程中的所有步骤。它们还可帮助团队理解过程的复杂性并识别改进的机遇。

失效模式和效应分析是一项系统、主动的识别和解决过程相关问题的方法。它应用了标准化的分析方法，包括识别过程中的不同步骤并解决其失效模式、效果及可能的干预措施。

关键驱动因素示意图（Key Driver Diagram, KDD）（图 6-4）是将一个团队已开发的改进理论和想法组织起来的另一种方法[30]。KDD 同时结合改进背后的理论（关键驱动）以及用于测试改变的想法，来呈现项目的目标或结局[11]。最初，驱动因素图帮助规划隐藏于改进的结局背后的描述性理论。当这些理论被测试后，驱动因素图则被升级和增强，以开发预测性理论。KDD 极为有用，因为其在努力改进期间提供了一个团队心智共享模型。

干预工具的改进

在 QI 和患者安全的不断努力中，出现了许多重新组织实施医疗的工具。QI 干预工具用于改进沟通和团队工作。这些工具的范例包括每日目标表、简报 / 汇报以及核查清单。

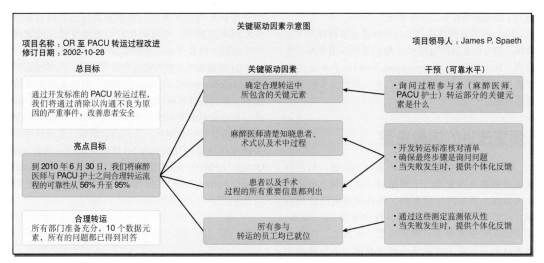

图 6-4　为改进由手术室（operating room, OR）到麻醉后恢复室（postanesthesia care unit, PACU）的转运过程而开发的关键驱动因素图（key driver diagram, KDD）示例。该表整合了项目的总目标与亮点目标、过程中固有的关键驱动因素以及针对各关键驱动因素的特殊干预 *(From Spaeth J, Varughese A: Improving the OR to postanesthesia care unit handoff process: a quality improvement initiative. Society for Pediatric Anesthesia Meeting Abstract, San Diego, CA, 2011.)*

每日目标表

　　自 2001 年 7 月开始，John Hopkins 医院 ICU 使用每日目标表以促进多学科查房时的交流[31]。每天早晨完成一页的核查清单，以建立医疗计划、确立目标，并对每位患者潜在的安全风险进行回顾（图 6-5）。目标表与患者放在一起，必要时给予更新，作为涉及该患者治疗的所有工作人员的信息表单。对其改进后，亦可在其他护理单元或在手术室（operating room, OR）签名转出、急诊查房时使用（见第 101 章和第 102 章）。

　　在实施每日目标表之前，一个初始调查发现医疗团队成员在查房时不能回答以下两个简单问题："你知道该患者当天要达到什么目标吗"和"对于该患者当天要完成哪些工作"。正是这一现象促使我们建立每日目标表。调查表明低于 10% 的住院医师和护士知道当天的医疗目标，这并不足为奇，因为传统的查房一般注重的是就该疾病对医疗人员进行教学，而非针对该患者的治疗所需做的工作。实施每日目标表后约 4 周，95% 的住院医师和护士知道每位患者的治疗目标。另外，John Hopkins 医院外科 ICU 的患者住院时间从平均 2.2 天缩短到了 1.1 天[31]。

简报和汇报

　　与每日目标表一样，简报和汇报是促进学科间交流和团队工作的有效工具。两者都用于手术室、ICU 护士和 ICU 医师，或手术室护士与麻醉护士交接时[32-34]。简报是指在开始手术前向所有团队成员有条理地回顾该病例。汇报在手术完成后进行，团队回顾成功与失败之处，以及下一步值得改进的地方（图 6-6）。

　　手术室简报的例子包括介绍每位团队成员的姓名和角色，确认患者、手术部位和手术方式是否正确，口头确认是否每位团队成员均知道手术程序和手术成功需要做的工作。检查所有需用到的设备（如电凝）、药品（如合理的抗生素）和血液供应。询问"哪方面有可能出故障"，讨论减轻和应对可能存在的危险的计划（见第 3 章）。

核查清单

　　医疗和其他行业都已经在使用核查清单来确保不会遗忘工作中的重要步骤。食品药品监督管理局推荐在交接患者和使用麻醉机前用核查清单来确保设备和监护仪运行正常[33, 35]。作为 Johns Hopkins 医院减少 CRBSI 的质量改进项目的一部分，核查清单可降低复杂性，引入冗余安全检查。核查清单通常由护士完成，放在 CVC 置管车内，以保障放置 CVC 的最佳操作的依从性。如果核查清单未得到遵守或是无菌技术不严格，护士有权终止操作。这一措施使 CRBSI 的总体发生率降低了 66%，之前的平均发生率为 2.7/1000，之后 3 个月和 18 个月均为 0[36]。总之，这些 QI 工具都是为了使交流和技术工作标准化。

　　Haynes 及其同事描述了应用核查清单指导围术期暂停、简介和汇报的过程[37]。他们表明应用世界卫生组织（World Health Organization, WHO）手术安全核查清单（图 6-7）[38] 降低了死亡率，并减少了住院患者的并发症[37]。

质量改进的信息来源

　　QI 项目的发展首先需要确定一个问题，然后收集基线数据并建立改进干预措施。在干预之后重新收集数据。若发现干预有效，将设定持续的监测或审计，以确保变化保持不变。作为审计的一部分，必须向医疗服务提供者提供反馈。传统上，医务工作者获取其日常工作反馈的能力有限，部分是因为缺乏信息系统以及缺乏针对如何测定医疗质量的一致意见[39]。

　　QI 项目的想法可以通过多种来源确定，但是他们通常始于当地医务人员的调查和投入，以及对报告发病率的回顾。额外的信息可来自文献、国家指南的回顾、质量指标以及外部或内部评审的信息。

　　QI 数据的来源横跨临床和管理领域，包括循证医学（evidence-based medicine, EBM）和循证临床实践指南、来自认证机构以及非盈利安全组织的警告、医学专业协会提出的标准与指南、终审诉讼数据库以及政府机构管理的数据库。美国政府机构［包括医疗卫生研究与质量局（Agency for Healthcare Research and Quality, AHRQ）、CMS 以及国家质量论坛（National Quality Forum, NQF）］促进医疗卫生质量测定的发展与报告[40]。

事 件 报 告

　　捕捉有害系统的自愿事件报告已经成功用于改进患者医疗和促进 QI 项目[41]。因为自愿事件报告在医疗卫生行业的潜力已被认识到，这种报告已经变得不

房间号 ＿＿＿＿		换班： ☐ AM ／ ☐ PM
安全	要将患者自 ICU 转出需要做什么？	
	患者最大的风险因素？如何减轻风险？	
	应当报告哪些事件或变化？ 有无 ICUSRS 问题？	
患者治疗	镇痛镇静管理	疼痛目标 ＿＿＿ /10
	心脏管理 回顾 ECG	HR 目标＿＿＿ ☐ 达标 ☐ ↑ ☐ ↓ β-受体阻滞剂
	容量状态 午夜容量净目标	平 ☐ 正 ☐ 负 ＿＿ 净＿＿（cc） ☐ 患者确定
	肺：呼吸机，呼吸机集束化治疗，HOB↑，脱机	☐ OOB/ 肺灌洗 / 活动
	SIRS/ 感染 / 脓毒症评估 Temp>39℃度或 <36℃；HR>90 次 / 分 RR>20 次 / 分或 PaCO$_2$<32mmHg WBC>12×10^9/L、<4×10^9/L 或未成熟粒细胞 >10%	☐ 无现存 SIRS/ 脓毒症问题 ☐ 已知或怀疑有感染 ☐ 血培养两份 / 尿 / 痰 ☐ 更换抗生素 ☐ 停止脓毒症集束化治疗
	导管 / 引流管可以拔除吗？	是 / 否
	GI/ 营养 / 肠道营养配方： 需要放置 TPN 导管、ND 管、PEG 吗？	☐ TPN ☐ NPO/ 高级饮食
	患者接受 DVT/PUD 预防措施了吗？	是 / 否
	能停药、改为口服或调整药量吗？	
诊疗计划	今日所需化验检查 / 治疗	
	已安排好的实验室检查	
	需要 AM 试验 /CXR 吗？	
	会诊	
描述	主要服务更新了吗？	
	告知家属最新情况了吗？ 关注社会议题了吗？ 长期 / 姑息治疗	

图 6-5 ICU 每日目标单示例。CXR，胸片；DVT，深静脉血栓；ECG，心电图；GI，胃肠道；HOB，床头；ICUSRS，ICU 自行报告系统；ND，鼻 - 十二指肠；NPO，禁食水；OOB，离床活动；PEG，经皮内镜胃造瘘；PUD，消化道溃疡疾病；RR，呼吸频率；SIRS，全身炎症反应综合征；temp，体温；TPN，完全肠外营养；WBC，白细胞计数

简报：每次手术前
团队介绍：姓名，角色，将名字写在字板上
确认：患者 ID 带，知情同意书（大声读出），标记手术部位，手术体位，告知患者手术（如为清醒患者），H&P 或临床记录
有无任何安全、设备、仪器、植入物等方面问题？
如需要，是否给予抗生素？
应再次给予抗生素的时间是什么？
是否需控制血糖或给予 β 受体阻滞剂？
患者体位是否能使伤害减至最小？
消毒液是否正确使用，无蓄积并自然晾干？
手术的目的和关键步骤是否经过讨论？
是否有所需数量的血可供使用？
是否需预防 DVT？ 如需，加以叙述。
是否给患者保温？
为该手术安排的时间是否合适？
主治医师是否回顾了最近的实验室检查和放射学检查结果？
汇报：每次手术后
有没有哪方面需改进以使该病例更安全或更有效？
是否完成手术部位感染数据采集表？
患者的姓名、病史号、手术标本名称和左右利手情况是否记载下来？（必须由手术医师单独确认）
仪器是否有故障？ 有无报告？
是否讨论过转送至术后恢复室的计划？ ❏ 液体管理？ ❏ 病历表中记录输血情况？ ❏ 抗生素剂量和应在术后恢复室再次给予的时间间隔？ ❏ 疼痛管理 /PCA 计划？ ❏ 术后恢复室需要立即给予的新药物？ ❏ 是否需 β 受体阻滞剂？ ❏ 是否需控制血糖？ ❏ 是否需预防 DVT？

图 6-6　手术室简报与汇报工具示例。DVT，深静脉血栓；H&P，病史与查体；ID，编码

那么具有惩罚性，同时更关注系统而非个人。当自愿事故报告被合理应用时，可帮助识别患者的危险，之后能变成 QI 努力的焦点，以减轻那些危险[42]。与其他评估已经受到伤害的患者的方法不同，自愿事件报告提供了从未遂事故（事件未导致伤害但有潜在风险）中学习的潜力。QI 项目的一项丰富资源是这些未遂事故以及潜在的风险，故而应强调事件的预防。

所有的麻醉科都应备有一个用于捕捉不良事件和未遂事故的程序。尽管绝大多数科室有报告的程序，但出于各种原因许多事件未被报告。科室应当鼓励无惩罚风险的自愿报告。电子捕获不良事件、未遂事故以及投诉可以提供数据，通过分析以确定趋势并评估风险对患者的伤害程度。

频繁发生的低伤害事件应当与偶发的高伤害事件同样重要。在地方一级，关注发生较为频繁的不良事件（如围术期皮肤擦伤、实验室标本标注错误）或可以被高频率测定的过程（如手消毒、合理应用抗生素）是更为有效的方法。对于极少发生的伤害性事件，QI 举措可能包含一个更为广泛的多中心参与的国家不良事件数据库分析。

在单一机构中极少发生的事件可通过多机构事件报告系统大量收集。该系统允许分析常见原因，增加我们主动预防的知识基础。更大型的多机构数据采集系统包括大学健康系统联盟（www.uhc.edu），其可支持事件报告与数据库，可用于开发 QI 项目、标杆分析以及循证实践。特别关注罕有发生的麻醉相关事件的报告系统已经得到开发，包括由 AQI 创建的麻醉事件报告系统（www.aqihq.org/airs/airsIntro.aspx）和小儿麻醉协会的 QI 项目"安全苏醒"（www.wakeupsafe.org）。AIRS 项目每月在 ASA 通讯上发布一个学习病例，包括含有学习要点的报告病例的总结。

范围更广泛的匿名和自愿参与的国际事故报告系统也在文献中进行了分析并且提供了重要信息，例如英国严重事故报告与学习系统[43]（www.nrls.npsa.nhs.uk/ report-a-patientsafety-incident/ serious-incident-reporting-and-learningframework-sirl/）以及澳大利亚事故监视研究[44]。这些事件的登记系统不要求事件是值得报告的人为失误或可预防事件，同时也是 QI 项目

手术安全核查清单

麻醉诱导前	→	切皮前	→	患者离室前
(至少由护士与麻醉医师执行)		(由护士、麻醉医师以及外科医师共同执行)		(由护士、麻醉医师以及外科医师共同执行)

麻醉诱导前
(至少由护士与麻醉医师执行)

患者是否已确认他/她的身份、手术部位、术式及同意书?
☐ 是的

手术部位是否已标记
☐ 是的
☐ 不适用

麻醉机及药物是否已核对无误?
☐ 是的

患者是否已连接脉搏搏氧饱和度仪并正常工作?
☐ 是的

该患者是否有:

过敏史?
☐ 没有
☐ 是的

困难气道或误吸风险
☐ 没有
☐ 是的,且设备/辅助可用

失血量> 500ml 风险(小儿 7ml/kg)?
☐ 没有
☐ 是的,且设备/辅助可用

切皮前
(由护士、麻醉医师以及外科医师共同执行)

☐ 确认所有团队成员已经介绍了他们自己的姓名与角色。

☐ 确认患者姓名、术式以及切口位置。

预防性抗生素是否已在过去 60min 内应用?
☐ 是的
☐ 不适用

严重事件的预期
手术医师陈述
☐ 重要或非常规步骤是什么?
☐ 该病例手术时间多长?
☐ 预期失血量是多少?

麻醉医师陈述
☐ 患者是否存在特殊情况?

护士团队陈述
☐ 消毒灭菌(包括指示结果)是否已完成?
☐ 仪器是否存在任何问题或状况?

是否已展示必要的影像学资料?
☐ 是的
☐ 不适用

患者离室前
(由护士、麻醉医师以及外科医师共同执行)

护士口头确认
☐ 手术名称
☐ 手术器械、纱布、针头清点完成
☐ 标本标记(大声朗读标本标签,包括患者姓名)
☐ 是否存在需要解决的任何仪器问题

外科医师、麻醉医师及护士共同陈述
☐ 对患者恢复和管理的关键内容是什么?

核查清单并非尽善尽美,鼓励添加或修改以适应当地实践规范。

图 6-7　WHO 手术安全核查清单 *(Reproduced with permission from World Health Organization. WHO Surgical Safety Checklist. www.safesu rg.org/uploads/1/0/9/0/1090835/surgical_safety_checklist_production.pdf.)*

想法的来源。

尽管自愿系统通常证明富有成效,但是仍有许多事件和未遂事故频繁漏报。捕捉这些事件的一种方法是调查当地医务工作者,以获取他们关于最近一名被伤害的患者或下一个可能被伤害的患者分别是怎样的想法。员工安全评估调查的过程将在本章后面进行描述(见"合作项目"以及"基于单位的全面安全计划")。员工安全评估调查对于为 QI 项目鉴别问题尤其有帮助。另外,若员工发现了问题,他们抱有既定的兴趣参与 QI 努力的可能性将更大。

发表的文献

文献回顾为特殊领域的 QI 主题提供了想法和指

导干预的信息。例如,若 QI 项目的计划是为了减少心脏麻醉的危害,文献回顾可以提供不同心脏麻醉风险的报道。一旦某一临床领域的主题被选定,应再次进行文献搜索,以确定类似的 QI 项目是否已经执行以及他们是否获得成功。类似的信息将协助设计未来的举措。文献也提供了确定指南和(或)循证实践的已发表报道,其可作为未来项目的基础[45-46]。

国家举措与质量指标

AHRQ 是国家质量测定清算所和国家指南清算所共同的数据来源。国家级的专业组织,如美国麻醉医师协会(American Society of Anesthesiologists, ASA)以及重症医学会(Society for Critical Care Medicine, SCCM)提供关于该特定领域的指南。ASA 已经支持了许多重要指南的回顾和发展，可以作为 QI 举措的丰富来源。这些指南覆盖了一系列的实践活动，包括深静脉穿刺指南、阻塞性睡眠通气功能障碍患者管理指南以及术前禁食管理指南 [47-49]。对于那些同样也涉及到重症医学领域的指南和规程，其确实改进了特殊医疗过程（如 ICU 镇静与脱机规程）的表现。此类规程缩短了机械通气的时间和 ICU 停留时间 [50-51]（见第 101 章和第 102 章）。

对国家质量指标的回顾是另一个 QI 主题想法的来源。来自 CMS 的国家举措，如医师质量报告系统（Physician Quality Reporting System, PQRS）以及外科医疗改进项目（Surgical Care Improvement Project, SCIP）提供了质量指标并且与业绩支付相关。联合委员会（The Joint Commission, TJC）的网站（www.jointcommission.org）列出了患者安全目标和国家质量核心指标，在网站浏览期间调查认证。在 2004 年，TJC 与 CMS 在一项名为医院质量评估的举措中调整为一致的指标。这些指标也被私人非营利性会员机构 NQF 认可，其创立目的在于医疗卫生质量指标和报告（www.qualityforum.org）国家战略的发展和执行。NQF 的功能之一是认可特定的质量和安全指标（共识的标准），然后再整合到其他的国家质量举措中。在美国经 NQF 认可的标准的目标是成为测定医疗卫生质量的主要标准。麻醉项目日益关注专业相关的标准，因为需要评估设备是否合乎规范，且要求根据这些主管部门的标准报告其运行情况。

SCIP 为国家级的公私合作实体，它提出了围术期 QI 的框架，在一项国策上正与 TJC 和 CMS 展开合作（www.qualitynet.org）。该举措同时使用了过程与结局指标（框 6-1），以关注重要临床领域，包括手术部位感染、围术期心肌梗死、静脉血栓形成、死亡率和再次入院。

发展举措的区域性和全国性组织数量的增长刺激了特定的循证实践和结局的报告。这些举措亦决定了 QI 的地方区域选择（表 6-3）。将这些指标报告给 CMS 可受到基于绩效而支付的激励。国家级专业组织（如 ASA）正在制订该特殊领域的指标。

结 局 研 究

比较不同的过程决策或不同医疗服务的结局的差异是结局研究的基础。结局研究 [52] 具有确定医疗中的差异并判断其是否能改善接受麻醉的患者结局的潜力。结局研究中的一个关键问题是风险调整，这项颇具挑战性的目标需要一个强有力的数据库。应用管理数据来识别患者的危险因素具有诸多限制。专为研究、标杆分析以及 QI 设计的注册中心是以此为目的的优秀资源。

美国胸外科医师协会（Society of Thoracic Surgeons, STS）以及国家手术质量改进项目（National Surgical Quality Improvement Programs, NSQIP）均是登记结局研究的范例。STS 数据库成立于 20 世纪 90 年代初，目前几乎纳入了美国所有心脏外科中心，并且已经开发出稳定的风险分层

框 6-1　外科医疗改进项目的过程与结局指标

手术部位感染
- 预防性使用抗生素：
  - 手术切皮前 1h 内使用
  - 抗生素选择合理
  - 手术后 24h 内终止（心脏手术患者为 48h）
- 心脏手术患者控制术后早晨 6 点血糖
- 住院期间确诊术后伤口感染（结局）
- 手术患者进行合理备皮
- 结直肠手术患者术后即刻体温正常

心脏手术
- 非心脏血管手术者，有冠状动脉疾病证据，围术期接受 β 受体阻滞剂治疗
- 入院前已开始 β 受体阻滞剂治疗的手术患者，围术期继续用药
- 在住院期间和术后 30 天内诊断术中或术后急性心肌梗死（结局）

静脉血栓形成（VTE）
- 有 VTE 预防措施医嘱的手术患者

- 术前 24h 到术后 24h 内接受合理的 VTE 预防措施的手术患者
- 住院期间和术后 30 天内诊断术中或术后肺栓塞（结局）
- 住院期间和术后 30 天内诊断术中或术后深静脉血栓（结局）

呼吸
- 从术后当天（第 0 天）到术后 7 天之间所记录的机械通气患者需要头高位的天数
- 住院期间诊断术后呼吸机相关肺炎（VAP）的患者（结局）
- 从术后当天（第 0 天）到术后 7 天之间所记录的机械通气患者需要应激性溃疡预防措施的天数
- 病历中有脱机程序医嘱的手术患者（规程或临床路径）

总体
- 术后 30 天内的死亡率
- 术后 30 天内的再次入院率

静脉通路
- 永久性院内终末期肾病血管通路（包括自体动静脉瘘）的比例

表 6-3　麻醉相关的非营利性及政府质量改进组织

质量改进组织	网站	描述
医疗研究和质量部 (Agency for Healthcare Research and Quality, AHRQ)	www.ahrq.gov	首席联邦领导机构，负责改进医疗质量、安全、效率和效力
美国医疗质量协会 (American Health Quality Association, AHQA)	www.ahqa.org	代表改进医疗质量的质量改进组织和专家
麻醉中患者安全基金会 (Anesthesia Patient Safety Foundation, APSF)	www.apsf.org	推动更好地理解麻醉伤害的研究和计划
疾病控制与预防中心 (Centers for Disease Control and Prevention, CDC)	www.cdc.gov	健康与人类服务部最主要的执能部门之一
急诊医疗研究院 (Emergency Care Research Institute, ECRI)	www.ecri.org	应用科学研究去挖掘何种医疗技术、设备、药品和过程为最佳
医疗改进研究院 (Institute for Healthcare Improvement, IHI)	www.ihi.org	以剑桥和麻省总院为基地的医疗改进机构
安全医疗实践研究院 (Institute for Safe Medication Practices, ISMP)	www.ismp.org	美国唯一一所全力投入医疗差错的预防和安全用药的 501（c）（3）组织
医疗质量改进委员会 (Medicare Quality Improvement Community, MedQIC)	www.medquic.org	医疗和质量改进专家的全国性知识论坛
全国质量论坛（National Quality Forum）	www.qualityforum.org	目的为建立和实施全国性的医疗质量和报告策略
全国患者安全基金会 (National Patient Safety Foundation, NPSF)	www.npsf.org	一个独立的 501（c）（3）组织，其使命为改进患者安全

模型。针对该数据库的发现所采取的措施已使死亡率明显下降，例如围术期应用 β 肾上腺素能抑制剂和阿司匹林（见第 3 章）以及胸廓内动脉冠状动脉旁路移植术的应用。NSQIP 是一个更新的注册中心，由美国退伍军人事务部（the U.S. Department of Veterans Affairs, VA）开发。来自风险调整结局数据库的发现已用于识别医疗的差异性。基于这些发现所做出的改变已使全 VA 网络的结局得到改善。NSQIP 已经被美国外科医师联合会（American College of Surgeons, ACS）用于提供医院之间的比较。目前，有 350 余家普通外科中心参与 [53]。参与的医院提交一系列普通外科常见术式的手术患者样本的详细数据。之后他们将收到比较他们的结局与整个队列结局的图形显示。手术中心接下来将应用这些数据来确定在哪些领域他们能够做出改进并且启动以其为关注点的 QI 项目。例如，Kaiser Permanente 集团应用该信息开发了降低围术期插管时间延长的患者比例的 QI 项目 [53]。

ASA 以为改善麻醉结局为目标，通过从电子麻醉实践数据系统中直接抓取病例特异性的数据，创立了麻醉质量研究所（Anesthesia Quality Institute, AQI）以及国家麻醉临床结局注册系统（National Anesthesia Clinical Outcomes Registry, NACOR）。这些资源仍在继续发展并推进，从而改进麻醉结局。麻醉所做出的另一重要努力是多中心围术期结局集团（Multicenter Perioperative Outcomes Group, MPOG），其由密歇根大学的研究人员领导。MPOG 已经建立了提供数据到一个统一数据库的麻醉实践团队的全国网络。MPOG 的目标是开发一个多机构协作与数据共享的结构，用于开发信息技术的基础架构；收集具有广泛差异的围术期数据，以利于以患者为中心的研究；开发统计基础架构，以利于分析数据，以及提供各研究机构工作人员在结局研究方面合作的学术场所（http://mpog.med.umich.edu）[52]。

内部或外部机构评审

医疗服务过程的内部或外部机构评审可以为 QI 计划提供重要的见解与想法。除了外部监管审核，机构有望执行质量内部评审并确定改进的领域。这些评审常被用于机构水平的 QI 项目。

私人保险机构

许多私人保险现在都在收集某些安全方面的数据。Leapfrog 组织就是这样一家单位。Leapfrog 医院质量和安全调查对医院进行三项循证安全实践方面的评估：①使用电子医嘱系统；②循证医院转诊；③ICU 医师人员安排。2010 年，NQF 安全实践加入了 Leapfrog 安全实践评分（第四个飞跃），其基于其他 NQF 支持的实践的绩效水平（www.leapfroggroup.org）。Leapfrog 报告其调查的结果和分级情况，允许雇主将结果用作选择雇员参保就医医院的依据。

随着医疗成本和预算的不断增高，公共与私人保险公司对责任意识的需求也日益增加。作为回应，在商业中已得到成功应用的绩效支付作为改进质量的手段被引入。绩效支付（pay for performance，P4P）是指奖励达到付费方一系列目标的从业人员的金融激励政策，这些目标包括高效性（更低价格的合格医疗）、向付款人提供数据和指标以及改进质量与患者安全（www.ahrq.gov/qual/ pay4per.htm#1）。纳入 P4P 的指标以及基于绩效的指标必须是循证的、与国家目标相一致或在缺乏证据时以共识为依据。此外，评定方法应当可靠、有效、可行，计划应为自愿实施。尽管 P4P 的策略是为了匹配医疗质量与收费，但是迄今为止，P4P 对医疗质量的影响还是比较小的。目前，一些医疗保险项目也因为某些医院获得性病情而拒付费用。

PQRS 是一个报告项目，联合应用激励支付和支付调整以促进合格的专业人士向 CMS 报告质量信息。医师（麻醉医师）和执业者（认证注册的麻醉护士和麻醉助理）可以通过向 CMS 报告指标的依从性赚取 2% 的奖金。大多数麻醉团体通过它们的计费软件报告以下指标：及时合理的预防性抗生素应用以预防手术部位感染，恢复室入室体温正常（或记录了主动保温措施），以及在中心静脉穿刺时注意到一系列消毒警示（应用中心静脉核查表）。额外 0.5% 是授予那些参与维护注册项目的特殊专业人员。该项目第一步是奖励大家的参与，最终，临床指标的成功依从将成为奖励支付的基础。目前的一个问题是支付是否降低了那些不受关注的结局或之前报告系统中未列出的指标。额外的指标正在被评估，把它们整合到国家举措和（或）P4P 的方法仍在开发中 [54-55]。

质量改进项目举例

QI 框架工作和工具的范例已经讨论过。该部分将介绍质量和安全改进的宽泛举措，这些举措应用了本章前面提到的一些方法与工具。

合 作 项 目

合作是改进医疗的一种方法。质量改进合作涉及为同一个目标工作的两个或更多医疗卫生团队的参与。在医疗卫生方面，应有多学科代表（来自所有与受关注领域相关的临床与管理领域）参与协作。协作可以在单个机构内发展，也可在多个医疗卫生机构间开展。合作项目通常由一个担负以下职责的领导团队：

1. 决定所应用的循证干预措施，同时将这些呈现给参与单位（若循证干预不可用，团队将制订基于当地和广泛专家共识的干预措施）。
2. 建立数据收集方法（定义、收集方法和反馈机制）。

成功合作的关键因素是建立成员培训过程以及干预与障碍分享过程。通过小组讨论［会议和（或）电话会议］，团队可以了解其他团队解决问题的最佳实践和创新方法。另外，合作带来了分享的动力与热情，增加了可持续性 [21, 56-57]。

IHI 应用合作来改进患者医疗已经超过了 10 年。在 2003 年，他们推出了"2003 突破系列合作" [58]，其具有以下关键标准步骤特征：选题、专家成员招聘、招募参与团队、学习期、执行期、改进模型、总结性会议与出版物以及指标与评估（图 6-8）。

Sawyer 及其合作者报告了"将证据向床旁转化的机制以及营造患者为中心的文化"的成功合作 [59]。合作包括将证据转化为实践（translating evidence into practice, TRIP）以及基于单位的整体安全计划（Comprehensive Unit-Based Safety Program, CUSP）。这种方法已经在几次大型合作中被重现和验证（图 6-9）[59-61]。

TRIP 模型融入了以下关键步骤并强调指标的改进以及将数据反馈至团队的重要性。

1. 通过同行评议发表文章的回顾，确定与结局改进相关的循证干预。
2. 选择最大程度影响结局的目标导向的干预措施，并将它们转化为行为。在选择行为时，应关注治疗效果最强的干预（需要治疗的数量最小）以及最小的应用障碍。
3. 制订与实施评估干预（过程）或结局的指标。
4. 测定基线表现并建立数据库，以便精确管理数据并

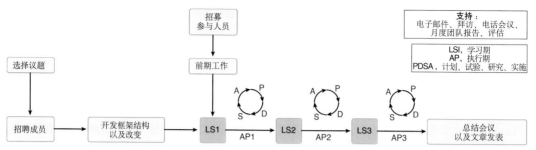

图 6-8 突破系列合作模型 *(Reproduced with permission from Institute for Healthcare Improvement: The Breakthrough Series: IHI's Collaborative Model for Achieving Breakthrough Improvement. IHI Innovation Series white paper, Boston, 2003. http://www.ihi.org/knowl edge/Pages/IHIWhitePapers/TheBreakthroughSeriesIHIsCollaborativeModelforAchievingBreakthroughImprovement.aspx.)*

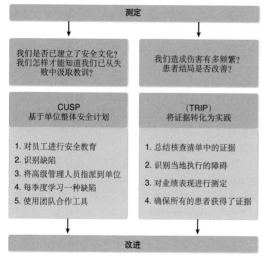

图 6-9 将证据转化为实践（TRIP）：确保患者接受循证医疗的四个基本步骤 *(Reproduced with permission from Sawyer M: Using evidence, rigorous measurement, and collaboration to eliminate central catheter-associated bloodstream infections, Crit Care Med 38:S292-298, 2010.)*

及时向团队反馈。

5. 确保患者通过四个步骤接受循证干预：参与、教育、执行和评估（表6-4）。

合作的形式还包括参与团队的面对面年会以及定期电话会议，这些形式强调实际执行过程的教育、支持这些过程的证据基础以及经验的分享。首先，每周电话交流可提供整个项目的最初概貌，描述每一个人的职责并介绍将要应用的工具。一旦合作开始，每月的内容沟通电话需贯穿整个计划期间，并且将所采取的干预措施的证据或其他即将实施的计划以幻灯片形式展示。每月的培训电话可使团队成员分享他们的干预执行情况以及克服障碍的想法。

合作中纳入的 CUSP 项目提供了一种结构化的方法，以改进安全文化并识别和减轻伤害（即从错误中学习）[31, 34]。CUSP 为一种五步骤项目，目前已经在 ICU 经受测试并成功用以改进质量和安全（表6-5）[62-63]。

安全文化在 CUPS 实施前和实施 1 年后分别被评估，以评价项目的影响。有多种文化评估工具可供使用[64-65]。AHRQ 提供免费在线调查（www.ahrq.gov）。最初的测定提供了员工在其临床领域对安全文化的认知以及他们对机构的患者安全举措的认知的基线评估。

教育是 CUSP 的一个重要方面，其为工作人员提供了一套新的"透镜"，通过它可以识别危险并建议系统更改以改进医疗。这些教育的目的在于确保员工：①知晓安全是一个系统属性；②学习可靠医疗卫生设计的概念；③知晓改变管理的基础。在安全科学的教育讲座后，项目成员被要求辨别他们所处临床领域的患者安全隐患，并提出改进干预的建议。在这个过程中，项目成员回顾来自其单位的事件报告、责任诉讼以及前哨事件。另外，还有两个问题："你觉得下一个患者将怎样受到伤害"以及"我们如何预防它的发生"。

在完成调查和教育部分后，机构的高级领导（如院长、副院长、主任）参与一个部门或一个临床领域。这位领导每月参与该单位的查房，以帮助项目成员将安全放在首位，确保他们有资源实施改进，并使他们负责评估安全的改进与否。项目成员被要求每月学习一个缺陷，每个季度实施一项改善医疗服务的工具[31, 34]。

CUSP 首先在 ICU 进行了预试验，之后在整个

表 6-4　通过合作确保患者接受循证干预措施的四个步骤
（以导管相关血流感染为例）

步骤	行为	示例
参与	揭示问题	将本单位 CRBSI 发生率与全国的情况进行比较
教育	为医护团队成员制订教育计划	在多学科团队会议和大讨论时提出循证医疗措施 提出改进医疗和评定预后的计划
执行	建立安全文化 降低过程的复杂性 在过程中引入后备力量 定期召开小组会议	建立对 CRBSI 零容忍的文化 确定所有置入 CVC 所需的消毒设备和耗材都到位且可方便获取 使用关键步骤核查清单来减少 CRBSI 每周集中精力完成 1～2 任务，确定对该项任务负责的团队成员
评估	评定与提供反馈	建立数据采集计划和用以追踪过程的数据库 给予人员实时反馈，将过程公布于醒目处 识别引起缺陷的原因

CRBSI，导管相关血流感染；CVC，深静脉导管

表 6-5　基于单位的整体安全项目的五个步骤

步骤		描述
1.	提供培训材料	通过讲座和其他培训资料对工作人员进行安全理论教育
2	完成识别患者安全问题的表格	询问如下问题： • 下一位患者会如何受危害？ • 这一危害如何预防？ • 建立自愿事件报告
3.	安排一名高级管理人员负责某一区域	高级管理人员与该临床区域的所有成员会面，做到： • 协助区分出安全措施的优先次序 • 解决系统变更遇到的障碍 • 提供资源 • 做出医院方面对患者安全的承诺 • 培养高级领导者和工作人员间的关系
4.	从缺陷中学习	集中于 2～3 个安全议题上 • 降低过程中的复杂性 • 建立独立的备用力量，以确保关键步骤的完成
5.	执行团队合作工具	执行计划，例如核查清单、培训以及每日目标等，目的在于改进团队工作以及交流

Johns Hopkins 医院以及 Michigan Keystone 项目的医院中实施[60]。在预试验中，一个由临床领域医务人员组成的患者安全团队负责监督项目。为了实现最佳效果，该团队包括了作为 ICU 医师安全之首的 ICU 主任、护士长、另一名 ICU 医师及护士、一名风险经理或患者安全官员以及机构的一名高级执行人员。当医师及护士至少奉献他们时间的 20% 用于改进质量与患者安全进而领导项目时，项目运转最佳。第一个单元是测试点，接下来来自其他临床领域的团队将从其成功与失败中进行学习。终极目标是让医院内的所有领域均通过 CUSP 组织与管理安全。

CUSP 与安全文化的显著改进密切相关。阳性安全报告的比例从 CUSP 前的 35% 上升至 CUSP 后的 60%[63, 66]。另外，团队通过 CUSP 识别并消除数个特定的隐患。通过询问项目成员下一个患者可能如何受到伤害，ICU 创立了专门的 ICU 转运团队，设置床旁药剂师，执行每日目标表，清楚地标记硬膜外导管以防止意外静脉连通，以及实施经静脉起搏包的装备标准化[67]。另外，应用 CUSP 减少了住院时间和护士换班。

总之，CUSP 为改进安全文化提供了若干益处，同时是实施安全或 QI 干预或项目的医务人员依从性的初级行动。它提供了足够的结构来将改进患者安全的模糊目标转变为集中策略；而它又足够灵活，允许各单位关注其最重要的工作。CUSP 提供了一个场所，引入严格的研究方法，像实验室研究一样去识别和消除隐患，并且具有改善患者结局的潜力。

质量改进项目的挑战与障碍

多中心和（或）单家医院的项目可能会由于以下原因而失败：资源匮乏、缺乏领导力的支持、团队成员期望和目标的模糊、缺乏沟通、过于复杂的研究计划、数据收集管理不力、将精力浪费于"重蹈覆辙"而非采用实践证明有效的手段等。成功的合作需要一种准备迎接改变的团队氛围（团队的价值观、态度和信仰等）以及有相同安全观并了解患者质量与安全科学（即医疗的组织及提供的技术成分）的参与者。

展望：研究、教育与伦理

很多 QI 研究与实践有待完成。患者医疗改进具有切实的机遇，同时改进围术期医疗质量的压力持续增加。医疗质量改进需要具备测定和改进行为的能力。

我们需要研究来开发临床医师认为有效的质量指标，并且学习如何确保所有的患者可靠地接受被推荐的干预；需要创新来开发可被多学科应用的信息系统。麻醉医师和专业学会可能需要与质量评估专家合作，以发展和实施质量指标。未来的努力应该平衡质量指标的可行性和有效性，开发综合方法以改进质量，包括开发集束化治疗、减少复杂程度以及创建独立的后备力量等策略。

临床医师现在需要改进质量的必要技能。只有当所有人都认为质量与安全是他们的主要工作而非额外活动，同时医疗机构织提供条件来监督和改进业绩表现时，医疗卫生才会最终跨越质量的鸿沟。一线医务工作者必须了解质量和安全科学，并且认识到安全风险出于系统隐患而非个人能力。这是我们实习生培训的组成部分。麻醉住院医师培训计划的 CQI 已获高度评价十年有余 [68]。近年来，在培住院医师被提出要掌握六大核心竞争力（由医学研究生教育认证委员会强制要求 [69]），同时 IOM 提出了改进的六大目标（表 6-6）[4]。为连接这两组目标并将其临床应用于培训，Bingham 及其同事开发了一个被称为"医疗矩阵"的框架，在改进方面既可用作教育工具也可用作研究工具 [70]。

随着越来越多的智能重点与医疗卫生资源指向 QI 项目，QI 的伦理问题开始浮出水面。QI 项目一般都免除人体研究项目的严格审查。但是，一份关于应用 QI 方法改进医疗质量与安全的伦理学的 Hastings 中心报告指出，一些 QI 项目可能包含对患者的风险，应当接受正式的审查 [71]。该报告列举了可能需要审查的 QI 举措，例如随机设计、使用新颖的治疗方法、涉及研究人员、监测反馈延迟或者由外部资源支持。应当鼓励 QI 活动的报告，例如，应当需要一个内部审查委员会的批准并用标准的格式报告结果。上述所有实践支持一个前提，那就是高质量医疗的分配既是科学又是艺术。

总 结

医疗卫生机构需要一个系统化的方法来应对患者安全的三个方面：①将证据转化为实践；②识别并移除风险；③加强文化与交流。本章中讨论所有方法的基本原则是，医疗质量的改善要求从业人员必须能够评估其业绩表现。医疗卫生从业人员通常在获取日常工作表现的反馈方面能力有限，部分是由于缺乏信息系统以及在如何测定医疗质量这个问题上缺乏共识 [39]。因此，许多医疗卫生从业人员都无法获取业绩表现数据，从而并不知道他们的实施结果如何（或是否有结果）。由于消费者、支付方、监管机构以及受益人越来越需要关于医疗质量的证据，故对质量指标的需求将会增长。为了满足这些需求，麻醉医师必须应用有效的措施来评估其所提供医疗的质量，并在患者的围术期医疗中应用最佳循证实践。

致谢

本章很大程度上得益于 Claire Levine 周到的编辑。

参 考 文 献

见本书所附光盘。

表 6-6　医学研究生教育认证委员会（ACGME）要求的 6 项核心能力和 IOM 的 6 项质量改进目标

ACGME 核心能力	IOM 质量改进目标
1.　患者医疗护理	安全
2.　医学知识	及时
3.　人际交流技巧	有效
4.　专业技巧	高效
5.　基于系统的实践	公正
6.　基于实践的学习和改进	以患者为中心

第7章　人员绩效与患者安全

Marcus Rall • David M. Gaba • Steven K. Howard • Peter Dieckmann
杨 冬　孙艳霞 译　李天佐　邓晓明 审校

要　点

- 优秀的临床表现不只是通过运用丰富的医学知识即可达到，人员因素、团队成员间的互动以及医疗体系的构成情况也起着重要作用。因此研究人员绩效及其相关的结构因素亦很重要。
- 整个医疗体系及其具体临床机构必须有适宜的结构特性，从而有助于培养患者安全的医疗实践（例如加强安全文化建设、完善有效的事故报告与分析系统）。
- 高可信度机构理论描述了一个能够执行复杂、高风险任务而保持极低失败率的系统的重要特征。在这样的系统中也会发生失误，但是这些系统可防止错误及其不良后果扩大化（快速恢复）。
- 在麻醉学这样的动态领域，在认知过程模式中所述的持续性的决策制定是获得患者安全医疗的关键。
- 关于人力因素的研究已经发现了一些导致错误发生的机制，理解这些心理"陷阱"（如"固着错误"）可帮助麻醉医师避免或减少此类错误。
- 危机资源管理训练的引入和普及（包括现实模拟练习）正在初步提高麻醉以及其他急救领域的患者安全性。
- 像所有人一样，每一位麻醉医师的绩效都会受到噪声、疾病、老龄，特别是睡眠剥夺和疲劳等"业绩形成因子"的负面影响。
- "任务分析"是人力研究中的一项特别技术，其在理解麻醉医师工作方面一直发挥着作用。
- 观察麻醉医师在常规操作或处理不良事件（使用现实患者模拟）时的表现可改善我们对重要决策的制定、团队互动，提高认知辅助工具（如核查清单或急诊手册的影响力）。
- 患者安全性在麻醉学领域的未来发展将需要跨学科的研究和培训、系统安全性和机构学习的改善及医疗产业各个层面的参与。

人员绩效对患者安全的影响

每一例麻醉中最重要的部分就是麻醉医师的人员绩效及其与患者安全的关系。有超过 70% 的意外事件与人为因素有关。在一个医疗体系中，麻醉医师的表现对患者的安全起着至关重要的作用，因此针对这一领域的医疗专业人员的培训教育需要不断改进。本章旨在对麻醉中人员绩效以及系统安全的重要性予以概述，并对关键的安全因素及方法进行初步的介

绍。麻醉本质上就是一项具有风险的行业。但随着风险活动的进行，其历程实际上就是医疗行业其他领域患者安全的一个模板[1-2]。美国医学研究所（Institute of Medicine，IOM）称："麻醉是一个在（患者）安全性上做出了重大改进的领域"[3-4]。然而，机构安全理论告诉我们，安全（管理）是一个永无止境的过程，哪怕只有一个患者由于麻醉而受到伤害都太多了［正如美国患者麻醉安全基金会（Anesthesia Patient Safety Foundation，APSF）所提出的"零容忍"："没有患者应

该因麻醉而受到伤害"]。对此 Cooper 和 Gada[1] 写道：

　　"麻醉医师仍应对其面临的风险保持警觉，为能在患者安全保障事业中保持领先地位而骄傲，并保持所需的热情，继续积极地追求'麻醉零伤害'"。

　　由于人员绩效（以及模拟评估）的大部分工作都开始于并且重点关注手术室（operating room，OR）内的麻醉，因此本章主要涉及手术室中的绩效和安全。但大多数原则和问题也同样适用于麻醉后恢复室（post-anesthesia care unit，PACU）、重症监护治疗病房（intensive care unit, ICU）和急救医学，在疼痛治疗和其他一些麻醉相关领域也有一定程度的适用性。对 ICU 有特别兴趣的读者，我们选出了一些文献作为导读材料 [5-22]。

　　实施安全麻醉要依靠专业的麻醉医师对有关手术操作、患者麻醉中和麻醉后的生理、麻醉药和辅助用药的特性以及围术期监护患者的方法和生命支持设备相关知识的恰当应用。本章的麻醉医师指所有从事麻醉工作的人员，包括医师、有资质并注册的麻醉护士（CRNA）或助理麻醉师。

　　传统观点认为，经过充分培训的麻醉医师应能正确地实施麻醉，未取得最佳结果是由于麻醉技术和知识的不足，因此特别注重麻醉知识和技术的培训与运用。不良后果极少被归咎于麻醉医师的疏忽或个人能力不足。现在有一种更全面的观点认为，麻醉医师本身——既作为一种职业又作为一名个体——对应其不同的工作环境有相应的优势和弱点。人类的工作表现在某些方面非常灵活与强大，但在其他一些方面却又十分有限。人们容易分心、出现偏倚或失误。本章分析了决定麻醉医师绩效的一些人格特征。这些人格（也被称为人员因素）绝不是常量，例如，某位医师可能在一种情况下沟通行之有效，但在下一个充满挑战性的沟通环节中掉链子。

　　麻醉医师的职业领域极具挑战性，至少与类似航空业这种易激发公众想象力的领域一样困难。过去 25 年，对这一动态复杂领域中专业判断和决策制定的本质与局限性进行了新的研究。模拟技术在这一研究中发挥了重要作用，并为训练麻醉医师处理其工作中面对的挑战创造了新的机遇，第 8 章探讨了模拟人和模拟技术应用的进展。

　　有关人员绩效和患者安全的文献有很多，可采用标准的参考性内容 [23-34]（附录 7-1），本章仅列举部分与麻醉医师工作关系最密切的部分。此外，本章并未就人机互动及工作环境的实体设计的内容进行深入探讨。麻醉中人员因素的这些方面，或者说人类工效学本身也举足轻重，我们为读者列出了一些详细回顾这些问题的参考书籍和文献 [35-46]。

麻醉操作领域的特性

　　麻醉操作是复杂的动态领域，其认知特性是许多真实任务领域所共有的。自本世纪开始，对复杂动态世界的分析已经不再运用以往的决策制定理念 [47]。经典的决策制定方法都是数学技术（例如决策理论和多属性效用理论）。它是过去认识人员绩效所使用的主要框架，在决策制定与执行的简化型实验研究中发挥着良好的作用，但部分研究者发现把它用于真实环境下的决策制定和执行时则困难重重 [47]。Orasanu 与其同事 [47] 指出了这种自然产生的复杂动态世界的 8 个特性，具体在麻醉领域如下：

1. **非良构问题。** 不同于传统的决策试验，真实环境中不只需要制定一个单一的决策，麻醉医师和外科医师要做出一系列相关的决策。患者的生理情况也并非独立的随机变量，而是与先前的决策和行为呈因果相关。

2. **动态环境的不确定性。** 动态性是由常规与反常变化或事件的频繁发生、迅速发展以及患者生理和对干预措施应答的不可预知造成的。术中麻醉的患者处于不断变化的状态中，许多事件都超出了麻醉医师的掌控。尽管预防措施可降低一些事件发生的可能性，但仍有一些事件无法避免，因为它们是医疗操作中不可避免的不良反应（如术中失血）。一些不可预测和不断变化的事件与预先计划好的方案相互冲突，进而影响麻醉医师的行为。我们不是总能直接监测患者的真实状况，必须通过主观的临床观察和电子监测设备的数据来推断。然而这些数据并不完美，因为不像在工业系统中，传感器的设计和建立都在最关键的部位，以测量最重要的数据，在患者身上，设备一般都连接在容易监测的地方，尤其是使用无创的方法进行测量。大多数生理功能是通过体表测得的微弱信号间接观察的，因此易于受到各种电子和机械的干扰。无创测量方法还易受仪器制造和解读误差的影响。而且，即使麻醉医师知道患者的确切状态，患者对干预的反应也是不可预知的。

3. **时间压力。** 由于手术室资源有限，高效利用手术室会造成持续的时间压力。在每个病例中病情瞬息万变，发展迅速且必须及时处理，由此会产生更强的瞬时时间压力。

4. **变化的、难以界定的或相互冲突的目标。**病例管理的多个目标（如血流动力学的稳定性、为外科医生提供好的手术条件、麻醉的迅速苏醒）可能相互冲突。外科医师的目标有时会与麻醉医师的目标相冲突。所有这些目标在手术过程中都会随着患者情况的动态变化而变化。

5. **行动 / 反馈环路。**行动的时间常数和其效应都很短暂，要以秒或分来计。决策制定和行动是环环相扣的，而不是在相互独立的环路里执行。大多数决策及行动的执行和评估都是增量性的，通过评估前一个行动 / 反馈环路的效应来决定下一步行动。

6. **高风险。**风险高的原因是，即使是健康患者行择期手术，也会有无处不在的真实存在的损伤、脑损害甚至死亡的风险。许多开始看似无害的触发事件最终结果常是灾难性的。即使是适当的干预，也会有不良反应，有些不良反应可能还很严重。有些风险是无法避免的。不像民用航空，在问题发生时可以延迟或取消行动，在手术室内这是不可能的，而且可能有必要立即手术来处理威胁生命的情况。与军事航空相似，权衡行动（麻醉和手术）风险和不行动风险常常很难。

7. **多个参与者。**麻醉领域涉及了多个不同专业背景的参与者，每个人都有自己的一套目标、能力和局限性。在有些情况下，人与人之间，包括麻醉人员间或麻醉人员与其他手术室团队成员间的相互关系，都会影响工作环境。

8. **组织目标和规范。**麻醉医师的工作要全面遵循手术室、麻醉科、医院及本专业已明确或未成形的规范。有时决策只是为了符合这些规范，即便这些规范不完全是经过麻醉医师认可的。

尽管这些特征中有许多都适用于其他医学领域，但麻醉领域比较独特的地方在于这八个特征都很明显。麻醉学与门诊或住院医学间的差异尤其体现在动态性、时间压力和不确定性的强度，而危险就潜藏在下面。

手术室和重症监护治疗环境下的安全文化建设

麻醉医师专业的剖析：机构与执行间的关系

心理学家与研究真实工作环境的认知工程师把每一个行业描述为一个领域，每个领域都具有区别于其他领域的特征，包括所执行任务的属性、任务间的关系，执行任务的时间表以及执行成功的标准。本章主要讨论的是麻醉执行的领域，主要是手术室、麻醉恢复室（postoperative care unit，PACU）以及重症监护治疗病房（intensive care unit，ICU）（又见第 4 章、第 109 章及第 110 章的内容）。然而就像 Reason[48-51] 及 Cook、Woods、McDonald[52] 所指出的，执行领域所发生的事件基本上是由其所处组织或管理环境所决定的，以至于执行者自己都认为他们是这个系统以往错误决策的"受害人"。

在平日的实践中，这些区别都隐藏着或很模糊，机构与管理元素的正面或负面作用通常都深植在日常规范里，很难被分离出来。这个系统中引起人们兴趣的信息常来源于相对异常的情况、意外或几乎发生的失误，而不是普通的事件。例如，哥伦比亚号航天飞机失事的调查揭示了美国国家航空和宇宙航行局（NASA）在执行流程和安全文化建设中的一系列潜藏的错误：事故很可能并不是反常、偶然的事件，而是根植于 NASA 的历史以及空间飞行计划的文化里[53]。

报告认为这些因素与导致事故的直接技术因素相等同。人们过去认为错误指的是决策和行动所导致的不良结果。目前人们逐渐认识到"错误"一词作为行为分类的手段（归咎和指责的判定）是不恰当的，而仅仅是用来识别紧急情况下行为的一种方法。在本文中，读者必须理解"错误并非发生意外的原因"，相反，错误常常是一些潜在因素综合所致的结果。不仅如此，错误还必须结合其他一些状况，才会导致意外或不良事件的发生[54]。图 7-1 阐明了这一概念。在执行领域可不断涌现一些错误，而另一些则是由组织环境引起的。英国曼彻斯特大学的一位心理学家 James Reason 将后者描述为"潜在错误"：

这些错误的不良结果在系统中长时间处于隐秘状态，只有在结合其他因素并冲破系统屏障时才会显现。最容易产生此类错误的是这样一些人：（他们的）活动在时间和空间上均无法直接操控，如设计师、高层决策者、建筑工人、管理者和维护员[54]。

潜在错误可能存在于所有复杂系统中，Reason 用一个医学术语形容它们是"固有菌群"。就像体内的微环境一样，固有菌群一直处于控制之中，直到一系列局部环境"与这些固有菌群以微妙且常常不太可能的方式结合，对抗系统的防御，并带来灾难性的后果"（图 7-2）。这一"威胁与错误模式"也被德克萨斯州大学著名的航空心理学家 Robert Helmreich 所力证（图 7-3）[55]。

麻醉环境中可存在多种隐藏的失误。可能包含了如下问题：手术如何预订、如何分配到各个麻醉医师、非住院患者的术前评估应作何准备及在增加手术周转或避免取消手术与规避风险间该如何权衡利弊。潜在

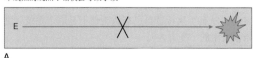

不成熟的观点：错误会导致事故

A

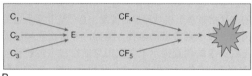

现代观点：更深层次的因素使得错误导致事故的发生

B

图 7-1 错误（E）与不良后果之间的关系。A. 错误不是导致事故的原因，但在极少数情况下，可以直接产生不良后果。多重根源（C_1、C_2、C_3）会导致这种错误的发生。B. 多数情况下，错误最终致不良后果还需要一些辅助因素（CF_4、CF_5）的作用。事件报告系统应该在事故发生前试图查找所有可能导致事故发生的根源与辅助因素并加以干预，以防事故的发生 *(Modified from Rall M, Manser T, Guggenberger H, et al: Patient safety and errors in medicine: development, prevention and analyses of incidents [in German], Anasthesiol Intensivmed Notfallmed Schmerzther 36:321-330, 2001 with permission.)*

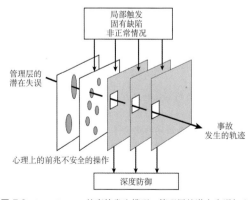

局部触发
固有缺陷
非正常情况

管理层的
潜在失误

事故
发生的轨迹

心理上的前兆不安全的操作

深度防御

图 7-2 Jame Reason 的事故发生模型。管理层的潜在失误加上心理上的前驱症状及操作层面的触发事件会导致事故的发生。多数情况下，系统内部的一个或多重防御层会阻止事故的发生。但是潜在的错误或触发因素所致的无法预见的管理与操作的失误会冲破系统的层层防御，最终导致事故的发生 *(Redrawn from Reason JT: Human error, Cambridge, 1990, Cambridge University Press.)*

错误也可能由麻醉设备及其用户界面的设计导致，有些情况下这些设计会引导临床医生犯下错误，这种错误则是不可原谅的。制造缺陷和常规维护失误也属于潜在错误。

突发事件的调查必须明确其潜在失误和常见失误，无论发生在机构管理环境还是执行领域。若只关注常见失误，就有可能导致操作人员成为《第 22 条军规》（美国著名小说）情境中"系统的受害者"，被迫在"注意安全"的警示下将工作能力最大化。只强调他们的工作而忽略他们必须承受着的潜在压力会导致他们变得过分防御，合作能力下降。Cook、Woods 和 McDonald [52] 指出，如果沿着一起事故的线索链去寻找，总能在操作者的部分找到失误。如果分析止步于此，操作者（如麻醉医师）就会被错误地指责，而其真正原因应该要回溯到整个机构中的潜在错误。如果这些潜在的错误一直没有被找出来并改正，持续存在于系统中，很可能会在未来再次引发事故链。这一点在 Reason 的事故轨迹中有图示（图 7-2）。

安全与生产的不均衡

达到最佳的安全程度格外困难，原因在于安全与生产之间的信息和关注度固有的不均衡性（表 7-1）[54]。对于生产的投入可以很轻易地设计和测量，生产的反馈可以很容易获得和解释。但对安全的投入则难以计划，其投入也难以测量。最重要的是，安全管理的反馈向来既弱又模糊。那些本可能发生却又没发生的意外该怎么测量呢？只有当灾难降临后，安全失误的损失才得以显现。

组 织 安 全

自 20 世纪 90 年代以来，在探讨患者安全和如何减少组织结构错误方面出现了一些里程碑式的著作和运动 [3, 30, 50, 56-62]。IOM 在 1999 年的报告《人非圣贤，孰能无过》[3]，是美国有关患者安全问题的高度觉醒之作。该报告对此领域的主要文献进行了总结，指出"每年有数以万计的人由于医疗失误而死亡，数十万计的人正在或侥幸没有遭受非致死性伤害，而这些伤害本该在真正高质量医疗体系中较大程度地避免发生。"这一报告最重要的建议如框 7-1 所示，它引发了全国性的提高患者安全的运动。

IOM 委员会随后的美国医疗质量报告名为《跨越质量的鸿沟——21 世纪的一个新型医疗体系》[56]，其采用系统化方法来改善整个医疗系统。它声明

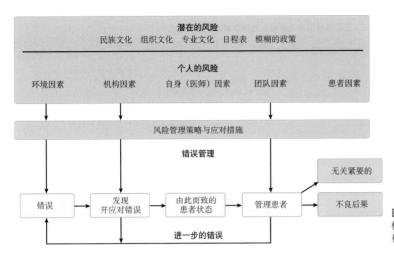

图 7-3　德克萨斯州大学风险与错误模型。该模型描述了错误的发展过程，常被用于事件与事故的分析

表 7-1　安全信号与生产信号的不均衡

生产	安全
生产的反馈容易获得相对连续的准确测量（"税收""收入""花费"）并以积极的方式表明成功之处	传统的"安全"的测量既不直接又不连续，显得杂乱无章，不利于分析解释，甚至有欺骗性
成功是以肯定的形式表明（收入增加）、被明显强化，并极力突显（基线就是一个公司的"底线"）	反馈形式是"负面"的（更少的事件或事故），本身缺乏强化价值，并且只有在避免事故或危急之事时才会突显
由于资源投入（金钱、精力、时间）与产出目标间关系相对确定，采用反馈更容易	即使被正确解读，但由于资源投入与安全目标之间的关系并不确定，采用反馈很困难

修订自 Modified from Reason JT: Human error, Cambridge, 1990, Cambridge University Press

> **框 7-1　IOM 的报告《人非圣贤，孰能无过》中的推荐建议**
> • 将患者安全作为一个公开的严肃的目标
> • 对于安全给予清晰可见的强烈关注
> • 采用非惩罚体系报告与分析错误
> • 纳入易理解的安全原则，如标准的简化工具、物资及流程
> • 建立多学科的体系，采用已经由其他产业（包括模拟）证实的模式促进团队工作与交流

From Kohn LT, Corrigan JM, Donaldson MS: To err is human: building a safer health system, Washington, DC, 1999, National Academy Press

"我们现有的医疗与我们应该达到的医疗之间隔着的不是一条缝隙，而是一道鸿沟"，因为现有医疗系统伤害不断，无法体现其潜在的益处。报告总结道："现有的医疗体系无法做到这项工作，更加努力尝试也不会有结果。但改变医疗体系将能够做到。"下面我们将探讨麻醉管理与患者安全的组织和系统方面的内容。

　　对于在高风险活动中的机构安全有若干思想派别。两个理论——正常事故理论（normal accident theory，NAT）和高可靠性组织理论（high reliability organization theory，HROT）——在许多领域主导着对安全的讨论，自 20 世纪 80 年代以来，它们日渐频繁地应用在医疗领域中 [51-60, 63]。NAT 最初由社会学家 Charles Perrow 在三里岛（宾夕法尼亚）核事故之后公布 [64]，已被他和其他人应用在多个不同领域，如商业飞行、海运以及核武器管理。HROT 最初由加州大学伯克利分校的一组研究者公布，也应用于多个领域，包括航空母舰飞行甲板、近海石油平台、空中交通管制、核能生产以及金融交易产业（Karlene Roberts，个人通讯）。本文简要总结了这些研究者对机构安全的观点，见表 7-2。

正常事故理论

　　正常事故理论（normal accident theory，NAT）主要聚焦于系统的两个特征：①系统要素间相互作用的复杂性；②系统要素间存在紧密耦合。当系统某部分发生的变化迅速改变该系统的其他部分时，系统就是紧密耦合的。例如某些生理系统不会立即受到其他系统变化的影响，而某些核心成分（如氧供和血

表 7-2　正常事故理论与高可靠性组织理论的互补观点

HROT	NAT
通过良好的机构方案与管理可以防止事故的发生	在一个复杂的环环相扣的体系中事故是不可避免的
安全是首位的机构目标	安全只是众多相互竞争的目标之一
信息冗余会加强安全，重复与交叉使得可靠的体系摒弃不可靠的部分	信息冗余会经常导致事故，它会增加交互作用的复杂性及不透明性，并且通过社会逃避及暗示行为鼓励冒险
决策制定的分散有助于对突发事件采取快速可行的现场反应	机构的矛盾性：非集权化有助于管理复杂的各个部分，而集权化有助于管理紧密耦合的体系
"可靠性文化"鼓励现场人员做出统一的恰当的反应来提高安全性	纪律紧张的、社会化的、孤立的军事化模型与民主价值观不符
不断实践、培训及模拟能产生并维持高可信度的操作	机构缺乏处理不可想象的、高风险的或是政治上不受欢迎的实践的能力
从事件中（有效的事件报告）学习的行为是有效的并且可以通过模拟与预测获得有益的补充	推卸责任、错误报告及历史重建的偏倚会削弱学习的力度

流）是紧密耦合并强烈地相互作用的。患者的生理可能与外部系统（如呼吸机和血管活性药物输注等）紧密耦合。当复杂性与紧密耦合并存时，一系列异常事件有时可被隐藏，并出现复杂的或难以预料的后果。系统中明显的错误一般不会引起事故，因为它们终归会被系统的多层检查和防御体系所捕获（图 7-2）。在存在复杂相互作用和紧密耦合时，即使一个小的混乱也能引起正常系统行为失控。Perrow 称此为"正常事故"，因为这种小混乱很常见，会出现于正常的系统操作中 [64]。他提出注意力应指向加强恢复途径，以便在小事件发展为严重事件前对其做出妥善处理。

复杂性与紧密耦合：麻醉领域中的潜在错误

很明显，麻醉领域中存在许多紧密耦合的复杂的相互作用 [65]。在某种程度上，其复杂性源于所用设备的多样性及其互相连接，但实际上这比炼油厂、747 飞机或者航天飞机要简单得多。复杂性更重要的一个来源是患者的"不确定的复杂性" [65]。人体是由许多部分构成的极其复杂的系统，我们对各部分的联系仅有模糊的认识。因为身体许多系统相互影响，所以患者是紧密耦合的主要位点。此外，麻醉状态可能消除这种相互作用的系统间的缓冲，从而加速它们之间以及患者和外部机器之间的联系。Galletly 和 Mushet [66] 研究了麻醉的"系统错误"，观察了与"神经肌肉阻断

药物的使用、循环呼吸系统疾病、某些特定类型的手术操作以及全麻药物相关的紧密耦合 [66]，并观察到高浓度氧与空气混合气体、预充氧和自主呼吸技术间存在较松散的联系"。

根据 NAT 的观点，我们蒙蔽了自己，相信我们能控制有风险的技术并阻止灾难；而实际上我们在管理和设计上所做的许多努力只会增加系统的不透明性和复杂性（在栅栏上捅更多的洞），从而增加事故发生的概率。这些因素的结合为事故的发生提供了肥沃的土壤——实际上，根据 NAT 理论，这使得一些"正常的"日常过错、小错误和事故不可避免地发展为悲剧性事故。NAT 常对医疗机构实施高风险操作而无失误的能力持"悲观的"观点。

研究者对风险的确切概念进行了构建和讨论。在 Dianne Vaughan 对挑战者号飞船爆炸的有力分析中的表述可能是最清楚的：

> 风险不是某个物体的固定属性，而是由个体根据既往经历和现处环境而构建，并施加于对象和环境上。个体评估风险和他们评估其他所有事一样——是以个体世界观为依据的。

Vaughan 的主要论点是挑战者号的爆炸不是因为"冒险的"管理者打破了"规则"，而是因为系统演变使得过度的风险成为了"遵循规范"的一部分。这是深植于产出压力的"生产文化"系统的必然反应，把异常发现理解为正常是常有的事（"将偏差正

常化"），并且"结构性保密"在各部门间、生产商与 NASA 间以及工程师与管理者间严格执行。可悲的是，许多同样的现象再一次发生，导致了哥伦比亚号的事故[53]。不幸的是，围术期环境中也存在着这些系统特征。

高可靠性组织理论

　　与 NAT 的悲观观点相反，HROT 观点认为，尽管很难做到，但正确组织人员、技术和流程可在可接受的绩效水平上处理复杂而有风险的活动[61, 67]。尽管事故永远无法完全消除，但高可靠性组织（HROs）（图 7-4）可以通过是否冒绝对小的风险获得较高的工作效益来判定。这一观点尤其适用于麻醉学，因为对许多患者而言，放弃手术治疗并非可行的选择，而且医师必须经常面对患者安全的挑战。过去几年间 HROT 的概念几经变革，高可靠性组织的核心特征如框 7-2 和框 7-3 所示[68-70]。

　　HROT 的一个关键方面是安全文化。自从 IOM 的报告发表以来，医疗机构已开始注意"文化"的某些要素。然而，多数注意力却都投向了系统中的"责备文化"，更加强调对于该问题谁应受责备，而非如何能阻止问题的发生。而安全文化则跳出了这些范围，因为其研究的是个体和组织怎样完成他们的工作。文化由价值（什么是重要的）、信念（事件如何有效运转）以及规范（事情起作用的方式）组成。这些因素如框 7-2 所示。需注意的是，文化在组织中是高度统一的，并由执行者持续巩固，而非更多依赖于规则的强制执行。

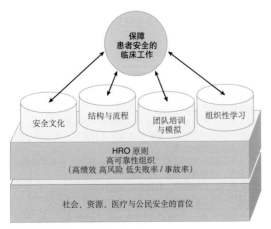

图 7-4　高可靠性组织

麻醉中的高可靠性组织理论

　　在 HRO 的某些要素中，麻醉学向来突出，尤其在复杂的技术性安全测量方面。麻醉在更全面地执行 HRO 的原理和技术方面不断加强[63]。实际上，麻醉医师不仅是患者安全运动的总推进者，还是将 HROT 理论运用于医疗行业的领军人。在 2003 年，APSF 开始初步实施高可靠性围术期医疗（见 *APSF Newsletter* 特别篇，2003 年夏，www.apsf.org）。框 7-3 总结了 HRO 应用于医疗体系的要素。

团队和交流

　　与航空、军队、警察和消防团队不同，手术室团队的指挥结构模糊。医师（外科医师和麻醉医师）名义上比护理和技术人员级别更高，但在围术期即刻，每位医师对患者负有同等责任。传统上，外科医师被认为是"船长"，甚至有合法的守则让他们担负手术室内所有成员行动的责任。尽管这个合法的守则形式上已经被遗弃，但仍有部分遗留在手术室环境的组织结构与文化的许多方面。但是，当外科医师与麻醉医师同时看护一名患者时，他们同样负有责任，这使得指挥权、等级与操控权变得十分复杂。

　　每位医师、护士与技术员都有其相应的知识、技

框 7-2　安全文化所含的要素 *

价值

- 安全是最重要的目标，重于生产与效率
- 永远关注可能出现的失败而非过去的成功
- 必要的资源、鼓励与奖励机制并不单单为了优化生产还为了优化安全服务

信念

- 安全必须被积极管理
- 就安全而言，医疗常规与流程的重要性等同于（或重于）个人的奉献、技能与努力
- 安全与错误必须公开，需彻底地从正常或者不良事件中学习

标准

- 下级人员可忽视等级制度提出安全问题或质疑不明之处
- 鼓励寻求帮助，甚至（或特别是）有经验的人员寻求帮助也是常事
- 常进行明确的沟通
- 等级平等——上级听取下级的意见，下级知无不言；忽视等级制度寻求帮助是常态
- 对于在安全方面理性地犯错误的人员予以奖励，即使他们坚信的担忧是不正确的

Modified from Weick KE: Organizational culture as a source of high reliability, Calif Manage Rev 29:112-127, 1987.
* 部分高可靠性组织理论在框 7-3 中有描述

框 7-3　医学中高可靠性组织的要点

安全文化的建设（见框 7-2）

优化结构与流程

- 无论等级与专业，决策制定依赖于那些对于特定问题有丰富知识或经验的人员
- 多个学科的人员（如心脏外科、心脏麻醉、手术室护士、转机灌注人员、ICU）汇集成一个临床团队，需强调团队合作和弹性工作
- 正规的流程即是在一个病例开始前适时地将信息传达给每一个团队成员（病例汇报或术前核对）
- 日程安排应保证工作与值班时间在合理范围，避免过度疲劳。对于处于高度紧张状态的人员给予支持，必要时采取换班的方法
- 尽可能采用标准化的操作、器械与设备，以便同样的工作或是手术才能无论何人参与都能采用相似的操作方法。相反，必要的时候（急症或是不良反应时）团队又能采用弹性工作，应对当时的情形不拘泥于标准化常规。
- 积极鼓励使用预先设计的程式、核对表与认知辅助工具
- 随时随地均可获取最新信息

在常规流程与模拟中进行培训与实践

- 病例结束后进行工作汇报
- 定期进行非惩罚式的评估来给予当前反馈，并为特定的培训提供培训要点
- 行团队人员管理时启动或反复进行单学科或多学科的模拟训练（见第 8 章）
- 临床人员与团队应定期在 OR、PACU 与 ICU 进行应对危急情况的演习或模拟训练
- 住院医师的培训使用指导教材。培训目标及一名住院医生所负的相应责任与其目前在复杂任务中的熟练程度相吻合

组织性学习

- 组织性学习采用稳健机制，包括前瞻性学习（事前考虑如何优化方案与操作，如失败模型与效果分析）与回顾性学习（对不良事件、幸免事件及问题进行分析，如根源分析）
- 分析问题首要考虑的是如何避免而不是责怪何人。评估改良的流程并将其恰当应用，流程的改变反映出分析的恰当

能和责任范畴，但它们之间相互交叉重叠。

严格来说，团队的定义是"2 个或 2 个以上人员通过动态地、互相依赖和相互适应地互动，去完成着一个有价值的共同目标、目的或使命。他们各自行使特定的角色或功能，而他们的成员资格有一定时限性"。一个团队区别于小组的显著特征在于小组是一群缺乏特定任务和特定角色的个体集合。在手术室中，所有团队成员有着共同的目标，就是患者良好的预后。然而，对于如何实现这一目标，患者管理中的哪个因素应最优先，仍存在诸多分歧，这些分歧是由于手术室团队本身由多学科团队组成（即外科学、麻醉学、护理学、灌注和放射学），它们各自有自己的指挥等级，自己的整体特性（专业

位置、文化、传统和历史），自己的一套患者管理的局部目标和目的。各队之间的差异如此惊人，以至于一些研究者称他们为独立的部落（摘自 Conference on Human Error in Anesthesia，Asilomar，加利福尼亚，1991）。

每个队伍由多个有效合作的成员组成，而各队伍一起工作组成团队。这一过程成功的关键部分是建立和维持对工作环境的共享心理模型。完成了这一部分，不同的个体就能向着一个共同的目标贡献他们的力量。作为一个队伍或团队，一起工作的经历可有助于构建共享心理模型。

Cook 和 Salas [61-62] 对团队和团队知识进行了有趣的陈述（框 7-4）[71-72]。在他们看来，"团队知识"不仅是各个团队成员知识的总和，他们认为需要采用新的方法来获得团队知识（例如采用整体的综合手段）。在团队知识中他们区别出"团队精神模式"和"团队处境模式"。为明确团队知识，还需要更广泛的"团队认知"信息，包括团队知识本身、团队决策制定、团队环境认知以及对团队的理解。图 7-5 所示为团队认知和团队知识的组成部分 [71]。

身份和等级效应

身份和等级效应在团队绩效中很重要。特别是在紧急情况下，下级往往会听从其上级，即使此人的表现不尽人意。在航空业中，一些飞机坠毁就发生在专横的机长搭配不够果断的下属（第一副驾驶员和飞行工程师）的情况下。即使当下属知道出了问题时，团队依然无法有效应对。

就像麻醉实践一样，在航空业中需要不断地培训。尽管机长负责整个飞行，但在飞行的各段航程，机长和第一副驾驶员（实际上正在受训成为机长）一般轮流承担"飞行的飞行员"和"不飞行的飞行

框 7-4　团队合作原则

重视团队领导
团队成员分工及责任明确
对于任务、队友及目标达成共同的理解才可长期合作
花时间将任务前汇报、操作表现及任务后汇报形成一定之规
重视团队合作的效果
个人的临床经验对于患者安全来说是必须的但也是不够的，合作、沟通及协助能力也很重要
团队须有一个清晰的、有价值的远景规划
从错误中学习、自我修订及适应性是一个高效团队的标志

From Salas E, Rosen MA, King H: Managing teams managing crises: principles of teamwork to improve patient safety in the emergency room and beyond, Theoret Issues Ergonomics Sci 8:381-394, 2007

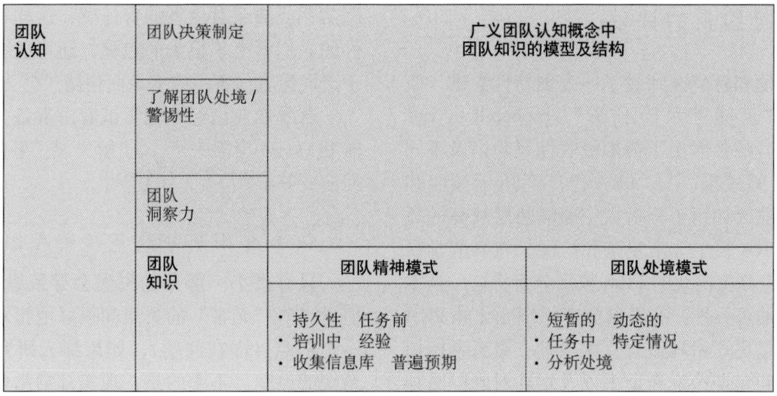

团队认知	团队决策制定	广义团队认知概念中 团队知识的模型及结构	
	了解团队处境 / 警惕性		
	团队 洞察力		
团队 知识		团队精神模式	团队处境模式
		• 持久性　任务前 • 培训中　经验 • 收集信息库　普遍预期	• 短暂的　动态的 • 任务中　特定情况 • 分析处境

图 7-5　团队认知与团队知识的组成

员"角色。每个角色均仔细定义，各自任务不同但相互关联（飞行的飞行员处理飞行控制，不飞行的飞行员处理无线电通讯和其他任务）。在麻醉学中，受训者和主治医师在患者管理中的角色常不太明确。受训者需完成所有任务，偶尔会得到指导教师的协助 [即通常所说的认知支架培训方法的一部分]。危机中不同任务的确切责任并未预先定义。有趣的是，麻醉中的危急事件常被认为与两个因素有关，即"正在教学中"和"监督不足"[63]。

等级的一个主要问题被称作"暗示教学"和"暗示学习"，人们在活动中（常常不自知地）给予"暗示"，并被他人习得 [74]，下属对于上级所给出的那些暗示非常敏感。这些暗示可以阻止下属的行动甚至是质疑。此现象的一个结果就是本应对患者给予"多重监护"的一队或一组医疗人员可能无法达到目标，因为其中一人的观点主导了整个小组。

效 益 压 力

社会和组织环境也是麻醉医师效益压力的一个来源（见第 3 章、第 4 章及第 6 章）。效益压力意味着施加在员工身上的经济和社会压力使得他们把效益而非安全放在首位 [64]。在麻醉学中，这通常意味着保持手术室快速运转，极少取消手术，并尽力缩短手术间隔。原则上，安全与效率是可以齐头并进的。高可靠性的诸多方面，如标准化操作流程（standard operation procedure，SOP）、操作前简报、平等的组织架构等，可以使系统的运行更平和，也更安全。然而工作量的压力常常影响安全。

举例来说，当麻醉医师屈从于这些压力时，他们可能跳过适宜的术前评估和计划，或可能不进行充分的使用前设备检查。即使做了术前评估，来自手术医师（或其他人）的公开或隐蔽的压力也会让麻醉医师在患者存在严重或失控的健康问题的情况下，仍同意继续进行手术。效益压力可使麻醉医师选择那些在其他情况下他们认为是下策的技术。

Gaba 等 [75] 报道了一项对加利福尼亚麻醉医师效益压力的随机抽查。他们发现，49% 的答复者都遇到过因所受压力而损害患者安全的情况。30% 的麻醉医师报告他们承受想取消手术而外科医师要求继续手术的强大或极强的压力。应注意到，20% 的人同意"若我取消一个病例，会给我和这位外科医师以后共事造成不便。"

效益压力还导致麻醉医师的仓促行事，这是不安全行为的一个心理学先兆。在调查中，对"为了加快手术开始，我改动了自己正常的实践操作程序"这一项，20% 的答复者回答"有时"，而 5% 的人回答"经常"。20% 的答复者认为外科医师的压力会强烈或极强地催促麻醉准备或诱导，重复暴露于这些冲突可导致麻醉医师将压力内在化；38% 的答复者感到与外科医师相处有强烈或极强的内在压力；48% 的人报告有避免拖延病例的强大内在压力。麻醉医师可能会违背自己更好的判断而被迫继续工作，甚至在没有明显的压力时也是如此。

研究工作环境中这些方面的因素很困难，因为这种相互关系受到经济因素的推动，也受到不同医学文化背景的组织和人员间复杂网络的影响。改变环境同样挑战重重。

麻醉中风险因素的评估

一组工程师和麻醉医师做了一个创新性尝试，研究一项名为"可能性风险分析"（probabilistic risk analysis，PRA）的技术用于模拟级联性风险以及不同类型组织干预的效果[76-77]。PRA已广泛用于核能和其他高风险行业（如用于分析太空船隔热层故障的风险）。完整的PRA模型非常复杂和广泛。在麻醉学研究中，应用一个高度简化的PRA模型分析将这一技术用于医疗护理的可行性。有关麻醉中组织变化的PRA分析表明，通过更严密地监督住院医师、用患者模拟装置进行培训和定期换发新证书以及定期对麻醉医师能否胜任工作进行医学考试可最大限度降低患者的风险。但是由于决定与执行元素数量庞大，而对于作出决定和行动后成功或失败的可能性所知十分有限，一直没能发展出应用于麻醉学风险评估的全面PRA模型。PRA方法虽然可能是帮助临床医师做出关键决策和治疗选择的一个有用的尝试，但是如作为安全管理的量化技术它永远不可能做出任何有意义的贡献。

人们对于在医疗流程中使用程序定向系统分析越来越越感兴趣。例如德国Tübingen的一个研究小组在一家医科大学附属医院进行了一项程序引导系统分析，评估麻醉系统对工作过程中出现的变化和干扰的调控能力[78]。这些研究表明，小组内部工作过程可得到良好调节，但由于麻醉工作系统与其他系统高度的相互依赖性，需进行大量的协调活动。

成功的事件报告系统的特征

从问题中学习的事件报告系统

提高患者安全（以及HROT的核心）的一个重要策略就是"组织性学习"。这种学习可以是前瞻性的（提前考虑进程的变化及它们如何影响安全），也可以是回顾性的（从已经发生的事故中学习）。大多数高风险和高可靠性的产业都尽力创造回顾性学习的体系，一般集中于报告、调查和分析明显事故或失误，以及未出现负面结果的虚惊事件[30, 54-55, 79-82]。有关成功的事件报告系统 [incident reporting systems (IRSs)] 在一些文章中有详述[5, 7, 22, 50, 60, 83-102]（见第6章）。

历史上，医疗系统中过失的调查一直被"责备文化"所妨碍[100-104]，在这种文化里，指名、归咎和羞辱是事件报告和回顾的主要特征，专家分析和集中力量发展系统防范措施则被搁置一旁。在责备文化中，将失误、事故或虚惊事件主要归因于知识缺乏、态度恶劣，或缺乏对患者的责任感，这样导致涉及不良事件的人们背上了很大的包袱，还可能会加重当事者对于造成患者伤害的内在负面情绪[104-105]。

麻醉专业已经率先尝试着由责备文化向安全文化转变——安全第一[1-2]，了解失误、事件和不良事件如何演变等[5, 30, 50, 63, 82-83, 85, 106-115]。

失误本身不是导致事故的原因

只有极小一部分的失误会导致患者的不良预后。但是这些"无害"的失误却很好地指示出了系统中的一个弱点（潜在问题），如果深入研究，可能会推动系统的改变。不幸的是，现实却常常相反。不良事件没有发生，常被解读为系统是"成功"的，暗藏的弱点则被忽略了。大多数情况下，一个复杂系统中的错误并不是导致事故的唯一原因，也很少不可避免地导致不良事件（图7-1A）。事实上，首先有一些潜在的原因（图7-1B中的$C_1 \sim C_3$）有时会导致失误，而后"需要"其外的附加因素（CF_4、CF_5）才能引起事故的发生。现代IRS模型的一个主要目的是鉴别出那些更可能导致失误的因素，还有那些使得不良结果发生的附加因素。通过报告和分析图7-1中$C_1 \sim C_3$和CF_4及CF_5这些因素，就可能在事故发生很久之前就消除或减弱其可能性。

"如果汇报是安全的并且为专家分析提供了有用的信息，便可明显地改进安全措施"[90]

IRSs若能很好地构建和执行，会在系统安全方面提供实质上的改进（图7-6）。我们所知的医疗系统现存的明显的弱点与优势最终已经被提炼并昭示于众了。IRS常被理解为"学习系统"，类似于英国国家医学部国家患者安全局的全国报告与学习系统。

有效的IRSs能够获得其他系统很难揭示的有关医疗系统的洞见。在这个意义上IRSs是打开了"系统之窗"[106]。

如果仅有报告表或信息数据库是不能建立有效的报告系统的。只有当它们被当作一个完整的系统构建、成立并维持下去（图7-7和图7-6），成功地植入组织或产业中时才是有效的。框7-5中的任何条件缺失或出错都会局限系统的成功[98]。

应该报告什么？

应该报告什么的不确定性是IRS中的一个障碍[117]。在航空业中，已经很有必要建立一个"事件"（没有负面结果的）报告系统，该系统区别于意外事故的

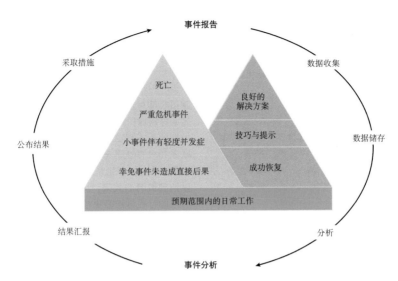

图 7-6 作为一个完整系统的事件报告系统流程模型。图示为其流程示意图：数据必须严密采集及储存，并独立分析，结果应以相关的可视化形式呈现，并且以合适的方式向利益相关者公布，促使上报的组织采取具体的措施。需要上报所有的事件、错误及独立的结果。一个创新的体系还应包含那些正面报告 *(Figure by P. Dieckmann.)*

报告与分析系统。当然，航空业中意外事故的发生常常立即就得到了知晓，并且从来都是"出乎预料"的；而在医疗体系中的每个人都会得病或是死亡。事实上许多人都是在其接受医疗诊治的过程中去世的。负面结果根植在疾病的发展过程中，因此在医疗环境中判断哪些结果是"失误"或"事故"所导致的非常困难。许多人认为在医疗行业的事故报告系统中，应尽可能报告所有重要的事件，无论是否发生负面事件。事实上，系统还可以征求"正面事件"的报告，即那些危险的临床环境下仍出现好结果的事件。总体来说，要求报告的事物应该非常广泛，即抛出一张"大网"来寻找所有相关的情况。

报告格式应该是什么样的？

那种主要依靠报告者在事件"原因"的一系列选择框中打钩的报告系统已被证实是没有用处的。事实上，以航空安全报告系统（ASRS）为例，报告系统已被认为"事件计算是在浪费时间"（引自 ASRS的一位创始人 Charles Billings）。在一个自愿的报告系统中，你是无法估计特定问题出现的真实次数的。相似地，趋势分析由于时间频率和报告频率的混淆性，也是不适宜的。文本描述形式的事件报告更有帮助，它可识别在报告中学到的东西。世界卫生组织的事件报告指南[87] 也支持这一观点：

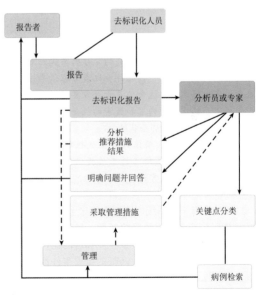

图 7-7 具有去标识化特点的现代的事件报告体系的数据处理。首先，报告要通过专业的去标识化人员进行完全的去标识化方可行数据分析，多学科人员组成的团队对报告进行分析并且及时反馈给汇报单位的管理部门是十分重要的。在所有利益相关人员中，分析与反馈的过程是透明的

框7-5　有效的事件报告系统的重要特征

- 事件上报整合于组织体系中，并得到管理方面的全力支持
- 对于上报者及涉及人员不惩罚不制裁
- 可行保密或者匿名汇报，并积极采取去标识化（需要该领域专门技术）
- 法律保护及最先进的数据保密措施
- 独立的组织体系：报告发给组织体系外的或组织外的可靠亚单位（外部信托中心，如 AIRS 报至 NASA）
- 对如何使用系统进行培训，使得与患者安全相关的人员（如医生、护士及技术员）均可以很容易地填写报告
- 上报容易并且快捷
- 培训相关人员如何书写有价值的报告（如重点关注人为因素，同样重视医疗技术方面）
- 反馈及时，包括收到报告、分析及建议措施
- 每份报告均由专家分析（专家分析团队来自多学科专业，不但包括医学背景的专家，还包括人员绩效及分析方法学的专家）
- 对于挑选出来的病例行深度分析，采用失败模型或根源分析及以改善未来系统安全性为目的的效果分析
- 及时纳入改良措施，以保证系统的"反应性"并使其有所不同
- 评估改良措施与特殊医疗，避免"更不利的改良"（权宜之计，无助于潜伏危险的解决）
- 对支持病例的报告、分析给予组织性支持，并纳入改良措施
- 对持续改进部门积极主动的安全文化给予支持（系统角度）

数据来源于参考文献 30, 87, 90,116

然而，推动针对患者安全的学习的多数因素缺乏界定清楚的数据成分，因此许多权威专家认为报告中包含描述性语言以传达含义是十分重要的。描述性的报告提供了抓住丰富内容和线索的机会，从而得以探究和理解造成失误的那些状况。

实际上，有些人相信只有描述性的报告才能对导致事故的系统暗藏缺陷的本质提供有意义的认识（Richard Cook，个人言论）。

显然没有一个系统能够探查临床上的所有问题，即便是那些造成严重缺陷的问题。尽管事件报告中有一些新的举措旨在增加事件被报告的比例，但目前所知现行系统有 50% ~ 96% 的重要事件都没有被报告 [118-119]。

报告系统的法律问题

特别是在医疗责任诉讼常见的司法系统中，某些法律问题会影响报告系统。首先，在有些情况下，有些类别的事件需要依法报告给当局。在美国，有些药物不良反应事件和医疗设备故障是需要依法报告的。此外还有一些州对"永不事件"（即在排除系统故障的条件下永远不该发生的事件）启动了强制报告程序。

对于多数报告者来说，报告是否保密或匿名、报告本身是否对报告人实施一定程度的豁免权是非常重要的一个问题。匿名报告对报告者提供了最大程度的保护，但却限制了通过给定事件可以获取的信息量和其信息的可信度。保密报告可以允许分析员与报告者之间保密地接触，以获取事件相关的所有信息和内容。但即使正式规定了保密性，报告与报告人身份之间的联系还会存在暴露的风险。ASRS 是许多报告系统的模板，它是以保密系统运行的，随后将报告去标识化，以达到匿名的效果。另外，ASRS 能够为报告者提供有限的行政诉讼豁免权。在医疗行业中，医师都非常害怕渎职的诉讼，而对报告者提供诉讼豁免是不可能的，尽管在医院范围内免于行政处罚（如处分通告）可能成为报告的动机。

法律保护　在美国，现在联邦和州级都有立法（根据当地情况和其他多种因素）保护（庇护）任何自愿的事件报告不被揭露。美国国会 2005 年通过了《患者安全与质量改进法案》（公法 109-41），这赋予了卫生及公共服务部授权患者安全组织 [patient safety organizations (PSOs)] 采集事件相关的机密报告并分析信息的权利。与调查诉讼的过程一样，法案为信息收集提供了有力的法律保护，以避免被迫泄露。

医院的内部报告系统可能作为州内的质量改进项目而受到保护，该项目为这类报告的发现和商议提供了特权。在这一点上州际法律出入很大。此外，质量改进保护措施在诉讼中常被质疑，是否赋予特权取决于每一个单独的案例中法官的裁决。

其他国家的报告系统还采用了其他一些策略。比如在德国，国家的 IRS 建立了自己的"新闻办公室"（以刊物的形式在麻醉界公布），这样他们就进入了"自由新闻法案与权力"的保护，使得诉讼中不能运用其任何资料。

公布前去标识化

保密报告系统的一个常用策略是通过"去标识"快速地将资料转化为匿名状态。为此，必须对报告进行编辑，去除所有可能鉴别出人或机构的相关信息。对于在资料分析的哪一个阶段进行去标识以及在或许需要的信息和删除可能指认的资料中如何取舍平衡，不同的系统有不同的做法。但所有的报告系统，尤其在医疗行业中存在这样一个问题：许多事件的关键事实可能都是相对独特的，即使所有实物标识都被去除，由此导致"自标识"的风险也很高。

现在许多国家都有了 IRSs，其设计与执行程式也变化万千（附录 7-1）[5, 7, 50, 60, 83-100]。许多系统是局部设置的，但也建立了越来越多的全国性系统，或至少具有全国通用的资料库系统[120]。框 7-6 显示了不同的德国国家 IRS 的一些特征和经验教训。

美国麻醉事件报告系统　2011 年，美国麻醉医师协会（American Society of Anesthesiologists，ASA）附属麻醉质量学院启动了麻醉事件报告系统（AIRS），旨在收集麻醉中重要事件的报告（又见第 6 章）。事件以匿名或保密的形式通过安全网络数据上报。报告的保密性允许 AIRS 的分析人员与报告者联系，以阐明和随访事件。2005 年的联邦立法给予该系统法律保护，使报告、分析结果及认证的 PSOs 不用于法律诉讼调查。同时该法律就如何执行保密性制定严格的条款。在 ASA Newsletter 开辟专栏，以去标识化的形式每个月发表一个有趣的病例和 AIRS 的分析报告。截止到 2013 年 1 月，共收到 715 例报告（95% 为"保密级"），其中 16 例在 ASA Newsletter 中发表。

医疗体系中意外事件调查的独立机构（国家运输安全委员会）？

美国交通意外的调查通常是由一个独立联邦政府机构——国家运输安全委员会（National Transportation Safety Board，NTSB）（http://ntsb.gov/）进行的。许多国家都有类似的机构。过去几十年中不断有建议提出在医疗体系中的非 NTSB 类机构进行意外事件调查。近年来，有新的倡议提出建立一个这样的机构。该机构的复杂性与无法预知的困难（事实上医疗体系中的不良后果远远较商业航空业常见）是目前其建立进程中的障碍。然而，多个学科领域联合调查是非常有益的，就如何预防意外事件的发生，其结果具有针对性。关于建立一个高层次调查机构的可行性与合理性的争论将可能持续相当长的一段时间。

甄选人员，提高安全

每个职业对人员有特定的需求，以保证他们最佳地完成任务。选择适合的人员从事相应的工作是人为因素的几个核心问题之一。在许多国家，医疗行业的人员甄选多看重教育背景和知识测评成绩，而很少重视其内在的认知能力评估。与军事航空业不同，麻醉实践的入门缺乏正式的标准。相反，每个麻醉科的标准由其受训者甄选委员会决定。几乎每个选择麻醉专业的学生都可以得到培训的机会。此外，除非是出现一些违反规章制度的情况（如药物滥用、对待患者或同事极度无理及旷工等），受训者一般不会因为无法胜任麻醉工作的原因被终止培训。

有一些工作尝试着去定义成功的麻醉从业人员的

框 7-6　德国国家麻醉与重症医疗事件报告系统 PaSOS 的特征（www.pasos-ains.de）

- 该系统来自于德国的两个麻醉协会，并由一个跨学科的专业团队管理
- 德国的每个麻醉科及非住院中心均有权参加，其基本功能、软件、服务器储存及更新均免费（协会的一项服务）
- 基于网络的该系统采用匿名注册（SSL），数据并不储存在当地的医院中，但是使用者能以个人网页（php）技术直接在中央安全服务器上操作
- 报告首先由本系统独立的跨学科的团队（TuPASS）以去标识化的形式发到本机构外，增强员工对系统安全的信任度
- 所有报告都会由接受过事件报告培训的专业人员进行严格的双人负责的匿名及去标识化，并且使用核对表防止去标识化过程中的漏洞
- 去标识化后，对于大部分报告，所有系统人员均可阅读全文，其目的就是认识这些病例，针对部门患者安全问题展开讨论及报告自己的病例，同时给予报告者有力的反馈，所有报告者可以在网上查看其报告
- 每个部门都有一个特定的注册账号供员工（医生、护士及技术人员）使用
- 该注册账号可以从全国的报告中区分出"你们的"报告。因此在整个大的国家的报告系统中包含着各部门自己"局部的"事件报告系统。由于系统是匿名化的，所有不允许个人注册
- 大部分报告在 IRS 是可读的，并对所有的麻醉师开放。这有助于重要的关键的安全信息在全国范围内扩散，当然在此层面上，没人知道报告源自何处（可以根据本部门的注册号选择本部门的报告，但是一旦在全国的系统中，就无法获知其出处）
- 所有报告人工冠以关键词便于检索，它们可由 U.K. NHS NPSA 的主要因素框架[52, 94-95]分类，也可由 CRM 的关键点来划分（见正文）[63, 122]
- 并不存在一个本地的去标识化人员，因而也不可被法律机构约谈
- "反馈与分析建议"是可选的模块，可按要求提供。其提供每份 IRS 上报团队报告的回溯到组织风险管理的专家反馈，包括系统安全分析及应对方案
- 部门参与需满足一些组织先决条件（组织加入而后上报），例如每个部门都应将其 PaSOS 的负责人送到最初的学习班培训，了解哪些 IRS 能做，哪些不能做的并且收到幻灯片及信息材料向本部门人员宣教（雪球效应）
- 对于那些不满足最低必备条件，特别是没有对员工做出"不责怪保证"的部门不允许参加，甚至是排除于该系统之外

数据来自文献 63, 116, 120, 299。CRM，危机资源管理；IRS，事件报告系统；NHS NPSA，国家卫生服务国家患者安全机构

潜在能力特征。Graves 与 Grant 罗列了 16 项"好的"麻醉工作的特征，即知识、技能、洞察力、信心、谨慎、警觉、流利、果断、预见性、条理性、灵活性、魄力、同情心、优秀的管理、良好的态度和顺畅的沟通[26]。这份清单可以成为讨论麻醉专业人员教育与培训的基础。清单的作者推荐将其用于学员的正式专业反馈中，同时意识到此清单的有效性和可靠性尚未证实。在德国，一个多学科的小组提出并发表了另一个针对麻醉专业人员所具备的关键能力的清单列表[121]。

人 为 因 素

本章此部分主要探讨最广义的人为因素。不同于上一章所涵盖的医疗系统与组织结构事物的那些方面，其人为因素部分是与个体与团队表现相关，同时与影响个人表现与晋升或是防止主动或被动失误的因素相关。由于医疗行业中超过 70% 的失误都归因于人为因素，而非知识或操作技能因素，故人为因素的影响是不可以忽略的。基于此，故人为因素应该占本书的 70%！藉于本章不能全面地讨论人为因素，许多主题只能一带而过，并为读者指出一些可用的文献。我们主要讲述人为因素中最重要的、与执业麻醉医师直接相关的方面。

麻醉中的非技术性技能

自 20 世纪 80 年代以来，医疗行业越来越注意安全、高质量的医疗实施中"非技术性"技能的重要性。这一认知增加了评价、估计和训练这些技能的需求。模拟患者可能让我们第一次有机会在真实压力环境下体现和培训这些技能[122-125]。模拟人的引入和相关的培训理念加速了医疗公众对这些人为因素的理解[2]。有一些需要的"危机管理技能"[25, 126]可以在没有模拟人的情况下进行训练，像其他领域所示（航空、钻井平台、军事）[81, 127-129]。危机资源管理（CRM）表现的基线值有些偏低[130]。Helmreich 认为，作为建立失误管制程序的第一步，必须提供团队合作、错误本质以及人员绩效的局限性方面的培训[55]。

对于处于 CRM 培训核心的非技术性技能的分类方法有很多，其中一个分出了 2 类：①认知与心智技能，包括制定决策、计划以及情景意识（表 7-3）；②社交与人际技能，包括团队合作、交流和领导能力。另一个方法是将非技术性技能按照图 7-8 所示分

表 7-3　麻醉中的非技术性技能：分类、标志及教学要点

概念	麻醉中的非技术技能 (Fletcher 等[164]) 要素	分类	绩效标志 (Gaba 等[142]) 标志	麻醉危机资源管理的教学要点 (Howard 等[165], Gaba 等[166]) 提示
认知与心智技能	计划与准备 目标优选 制定与遵守标准 发现与利用资源 收集信息 认识与理解 预测 明确可选方案 平衡风险选择方案 再评估	任务管理 情形认知 决策制定	定位病例 领导才能（社会与人际技能） 计划 分配工作量 预测 警惕性 准备 再评估	预测与计划 了解环境 领导实践 动态地设定优先权 使用认知辅助工具 分配工作量 动员一切可用资源 利用所有信息 注意力分布 预防与管理固有错误 反复评估
社会与人际技能	团队协调活动 信息交流 权威性与果断力 能力评估 支持他人	团队合作	探究与主张 交流反馈 团队氛围 追随力	有效沟通 团队合作 有效沟通 领导力与追随力的实践 追随力的实践
整体评估	不适用 只在要点及分类水平方可评估		主要麻醉医师的整体非技术性的绩效表现 整体的非技能型的绩效表现，而非（评估）整个团队何人是正确的	团队合作！ 关注点在何事正确而非何人正确

成 5 大类。

危机资源管理

究竟什么是危机资源管理？

驾驶员座舱（稍后被称为"团队"）资源管理在 20 世纪 80 年代中期被应用于航空业，并取得了成功，其他产业和军工业也一样（虽然不得不承认，这种成功没有循证医学所称的"1 级证据"）[29-30, 49, 131-134]。如今美国所有的航空公司和世界上许多航空公司都对职员进行系统的团队资源管理教育[135]，麻醉学中一个类似的项目最早是由退伍军人事务（Veteran Affairs，VA）Palo Alto 医疗系统以及斯坦福大学医学院的 Gaba、Howard 和同事们作为麻醉危机资源管理（Anesthesia Care Resource Management，ACRM）开展的 [4, 117, 122, 125, 136]。ACRM 和其类似课程被全世界的培训中心广泛接受，下面详细介绍一下 ACRM 的课程描述。

总体来说，CRM 是指协调、使用并应用所有可用的资源来尽可能最好地保护和帮助患者。而资源包括了所有相关人员及其技术、能力和态度——尽管也包含了他们的局限性。器械、设备、信息资源，包括认知协助，也是重要的资源。

尽管被称为"危机管理"，CRM 的原则实际上是应用于危机发生前的。CRM 组织和拦截威胁和失误并将其对患者造成的负面影响最小化。

CRM 应用于麻醉的关键因素随着时间稳步地更新和扩展（框 7-7）。模拟训练构成中，通常给每个参与者书写着 CRM 要点的小卡片，以保证他们在实际工作中依然牢记这些要素（图 7-9）。有些原则看起来明显或不言而喻，但从我们模拟训练的经验看来，无论在日常工作中或是危急情况下实际应用这些原则并非微不足道。有关原则的更多理论背景可见 Gaba、Fish 和 Howard 所著的 ACRM 教科书[137]，其他相关文献也有叙述[30, 49, 51, 54-55, 80-82, 138-142]。

正如几乎所有合理的人为因素的原则一样，CRM 的关键要素应用于患者医疗必须由最高级领导支持，并在真实的工作环境中推进。通过学习这些原则（或甚至在模拟环境中实施），如果只是发现"真实手术室"中的压力和文化使得应用于真实患者是不可能之事，那么是完全没有意义的。全面地将这些要点整合入临床实践的结构和过程是一项很大的挑战。

了解环境！（CRM 要素 1） CRM 在危机出现前开始，CRM 的一个首要条件就是了解可用的资源和特定工作环境的细节。资源包括人力、设备（软件、硬件和认知辅助工具）以及供应品。知道可以向谁求助、每天的不同时间什么人可以找到、怎样快速找到这些人以及他们多久能到达非常重要。至于设备，不仅需要知道有什么能用、在哪里能找到，还要懂得如何使用。麻醉医师在手术中有责任熟练操作所有相关设备，并应该利用使用手册和其他的认知辅助工具等后备的信息来源，在诊疗过程中学会如何使用工具。

预测与计划（CRM 要素 2） 预测是目标定向行为的关键要素。麻醉医师须在病例开始前考虑所需并为关键的事件提前计划。他们必须想象可能发生什么

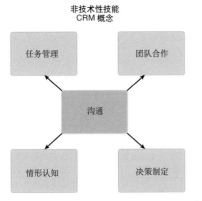

图 7-8 非技术性技能的五个主要方面。在此途径，有效沟通就像黏合剂一样将其他所有元素黏在一起。CRM，危机资源管理

框 7-7 危机资源管理——医疗中的要素
1. 了解环境
2. 预测与计划
3. 尽早寻求帮助
4. 做有决断力的领导与下属
5. 分配工作量（10s 为 10min 原则）
6. 动员可用资源
7. 有效沟通——说出来
8. 利用所有可获信息
9. 预防与控制固有错误
10. 交叉检查与双重检查（永远不要假设任何事）
11. 使用认知辅助工具
12. 反复的重新评估（引用"10s 为 10min 原则"）
13. 优秀团队合作的执行原则——协助并支持他人
14. 明智地分配注意力
15. 动态地设置优先事务

Modified from Rall M, Gaba DM: Human performance and patient safety. In Miller RD, editor: Miller's anesthesia, ed 6. Philadelphia, 2005, Churchill Livingstone

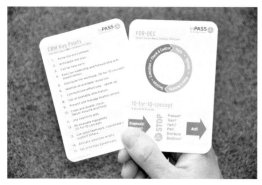

图 7-9 训练中使用的危机资源管理卡片。参与模拟培训的人员人手一份。卡片的一面显示的是 Gaba 和 Rall 的 CRM 15 要素，另一为决策制定形象化的工具，以制定更佳的决策和避免固有错误；并且短图显示 "10s 为 10min 原则"，提醒参与者在任何适当的时候花必要的时间将其纳入团队合作

问题，并提前准备对抗可能的困难。聪明的麻醉医师会想到出乎意料的事件，而当事件发生时，他们就会开始预测接下来会发生什么并为最坏的情况做好准备。人们总是说 "要领先"，或相反地 "落后" 或者 "在 8 号球后面"（即陷入困难）。

尽早寻求帮助（CRM 要素 3） 坚强并且能干的人所具备的特征是了解到自己的不足并寻求帮助。想要一人解决所有问题或在危机情境下寻找出路是非常危险的，对患者也不公平。患者不应该为了保护麻醉医师的自尊或骄傲而受到伤害。在紧急或疑似紧急的情况下，应该及早寻求帮助。适用于各阶层麻醉医师的应该求助的典型触发事件包括：①任务过多时；②情况已经陷入危机时（例如心搏骤停、气道建立困难）；③当严重情况变得更糟或对常用方法没有反应（或两者兼有）；④当你搞不清楚发生了什么情况时。提前知晓可以找谁、如何求助以及当援助到达时计划如何最好地利用其帮助是非常重要的。

做有决断力的领导和下属（CRM 要素 4） 团队需要领导，必须有人发号施令、分配任务、收集信息以及做出关键的决定。领导并不意味着一定比所有人知道的都多，什么事都自己做或者贬低他人。领导应该是通过清晰的沟通去计划、决策和分配任务。服从也是一项重要的技能，属下是一个团队的主要成员，他们听从领导的指挥并做分内的工作。但这并不意味着停止他们自己的思考。当下属认为领导决策有误时，应该有决断力。他们有责任让领导了解到他们的担忧。人们一起工作时，会产生冲突，所有队员都应该化解

冲突，将团队聚焦于患者医疗护理上。应将所有人引向什么是对的，而非谁是对的。

分散工作量——"10s 为 10min 原则"（CRM 要素 5） 团队领导的一个重要任务是分配工作。需要有人来决定哪些任务是必需的，并确保其恰当地完成，所有事情都各安其位。可能的话，团队领导应脱离操作，进行监管，收集信息并委派工作。队员也应主动承担需要完成的工作。如果领导需要把所有想法都表达出来，在未明确分配前什么任务也无法完成的话，那不是一个好的团队。

有一项叫作 "10s 为 10min 原则" 的推论，即如果一个团队将活动进程放慢一点儿，那么对于制定合理的决策和抵消延迟的规划是大有益处的。在诊断、治疗计划开始或当团队因常用治疗方法不起效而 "陷入困境" 等关键时刻，放慢速度是最好的（图 7-10）。

德国的急救中心经过 Rall 的培训，并有超过 2 年持续的模拟团队培训。其经常将 "10s 为 10min 原则" 纳入专业领域，发现在团队决策与团队建设上有很大的主观改进（Sascha Langewand, EMS Cooperation, Schleswig-Holstein Ltd, www.rkish.de, 个人通信）。

动员所有可利用的资源（CRM 要素 6） 动员所有有助于解决问题的人和物，包括根植于组织流程中的技术与人员。在人员方面，麻醉医师的知识和技能（会受到人员知识不足的影响而大打折扣）是最重要的资源，此外还有实施所需的人员辅助因素。设备与物

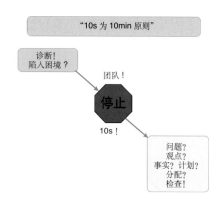

图 7-10 "10s 为 10min 原则"。当进行诊断或陷入困境时，采取 10s 团队暂停并核查 "现在最大的问题是什么（目前最危险的部分是什么）"（问题），与所有在职的团队成员一起阐明此问题（观点），收集所有可用信息（事实），设计治疗方案（包括其所需要的治疗顺序），分配工作量（包括任务与责任），与团队成员核查进一步的问题与建议

资是知识转化为行动的媒介。有些设备是现成的，还有一些需要一定的时间才能调动使用。

有效沟通——说出来（CRM 要素 7）　危机情况下沟通是关键。好的团队合作有赖于大家进度相同，协调一致。沟通就像将所有不同成员粘到一起的黏合剂（图 7-8）。有效的沟通很难实现。有些方面有时会使沟通变得困难，只有当信息被接受并理解，才是有意义的沟通（图 7-11）。

利用所有可用的信息（CRM 要素 8）　由于需要整合多个不同渠道的信息，故麻醉学尤为复杂。任何一部分信息对于更好地理解患者的情况和获得正确诊断都有帮助。信息来源包括以下几方面：能够立即获取的信息（如患者、监护仪、麻醉记录）、二手资料（如病例等）及外部资料［如认知协助（见下文）］，甚至网络。

防止与控制固有错误（CRM 要素 9）　人的行动是基于当前环境下即时的精神和心理模式。如果该模式错了，行动也很可能有误。

"固有错误"一词是指，尽管有足够的证据可以纠正，但错误却一直持续。固有错误是在已有证据显示需要修改诊断或计划时仍未修改的持续错误。在动态变化的环境下这种错误十分常见，目前认识到的此类错误有三大类[144-145]。

一类固有错误被称为"只能是它"——有时也被称为"认知井视"。在这种错误中，人们的注意力只集

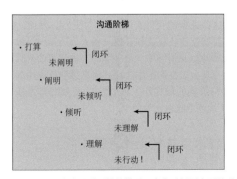

图 7-11　显示正确沟通重要性的模型。当在时间压力下处理复杂情形时，人们更倾向于想的多而说的少。让其他团队成员知道你在想什么十分重要（心理模型）。并不是所有说出的事情能被应该听到的人听到，这并不都是接收端的"失败"，耳朵听到与心里理解不是一回事。信息的发送者与接收者形成一个闭合沟通环路是很重要的。一些工作需要花时间完成并且有可能失败，应该让团队知道

中于一种可能，而其他（可能或实际上正确的）方法却未纳入考虑。另一类固有错误是"只是除了它"，也即一直致力于搜索不相关的信息而忽视了造成严重结果的一个极有可能的原因。

最危险的固有错误是坚持声称"没有问题"，所有信息都归因于假象，而预示灾难性后果的征兆却被忽略了。"没有问题"的另一种形式是当情况需要时，未能从"常规模式"转变为"危机模式"。

控制固有错误的一个原则是开发新的视角——一个不了解错误既往假设的人对于情况的不同认识。尽管给新来者简要说明情况是合适的，但最好还是避免将此人引向已下（错误）结论的偏见。即使独自工作，麻醉医师也可以主动改变视角（生理或心理的），寻找形势之外的信息，就像刚进手术室一样。

前面所述的"10s 为 10min 原则"（CRM 要素 5）在协助管理固有错误时可能也有作用，有关固有错误的更多信息在下面的"核心程序"部分有述。

交叉检查和双重检查——永远不要假设任何事（CRM 要素 10）　交叉检查是指将不同来源的信息联系起来。例如，患者的心率一般有三个独立的来源［心电图（ECG）、脉搏氧饱和度和血压监测仪］，心律则有两个（ECG 和脉搏氧饱和度）。

交叉检查的另一个方面是回顾已实施或正在实施的操作状态。人们对于所实施操作的记忆很容易受影响，尤其当出现干扰时。另外，尽管我们常常试图通过"一瞥"就完成检查，但那种快速的观察是很容易犯错的。通过实际触摸和仔细观察检查设备上数量和设置是值得的。总体来说，最好"永远不假设任何事"，对重要信息则要确保双重检查。

运用认知辅助工具（CRM 要素 11）　认知辅助工具——如检查表、手册、计算器和求助热线——虽形式不同，但有相同的功能。它们使知识"明确"并"公之于众"，而不是只在某人脑中暗示。记忆与认知功能（尤其在压力环境下）很容易犯错或全面失败。认知辅助工具可以为记忆减负并保护对关键事物的回顾。它们还协助确保使用当前最好的措施，因为在危急中，人们常常会回想起最早他们所学到的最好处理办法，而不是最新的推荐。使用认知辅助工具而不是只靠记忆也是有能力的标志。关于认知辅助工具本章接下来会详述。

反复进行重新评估（引用"10s 为 10min 原则"）（CRM 要素 12）　急救医学是动态变化的，现在认为

正确的下一分钟就可能被推翻。有些因素会随时间逐渐改变，微小的改变是很难察觉的。趋势监测可能对于探测缓慢但隐秘的变化有用。

此外，危机事件的动态性本质要求重复地评估情况。框 7-8 显示了检查"治疗严重疾病是否仍然采用最有效的手段"时应该重复提出的问题。

优秀团队合作的执行原则——协助并支持他人（CRM 要素 13） 在多重纪律的团队中进行团队合作是大多数手术室与 ICU 患者管理的核心。动态环境中的团队协作原则已有叙述，尤其是佛罗里达中心大学 Eduardo Salas 等人的工作（图 7-5）。团队内协作观念在团队成立之前就开始了。如果组员知道所要完成的任务内容和他们在任务中的角色，协调是比较简单的。在航空业中任务开始前都要进行简要的汇报，这些时间是值得的。在危机情况的急性期，花一小部分时间协调团队行动是有意义的（见前所述 CRM 要素 5——10s 为 10min 原则），"理想团队"中每个人都一直支持他人并照顾他人。

明智地分配注意力（CRM 要素 14） 人的注意力十分有限，执行多重任务是相当困难的，注意力必须动态地分配到需要的地方去。可以提炼出歌谣或是速记模式达到此目的。"ABC 代表了气道、呼吸和循环"以助记忆就是遵循了这一原则。其他策略包括关注点在细节和整体之间切换，将某些责任、任务、或信息流交给其他能够胜任的团队成员，并将更新情况定期上报给团队领导。

动态地设置优先事务（CRM 要素 15） 动态情境需要措施果断，初步决定目的性强，并且行动应根据最新信息和明确的治疗结果不断评估和修正。一时不正确的行动在另一时可能就是正确的。此外对一个明显的问题提出一个解决方案不能保证就是该问题的最佳解决方案或者该方案只能解决这一个问题。然而，有一个事项总是优先的——对重要脏器保持足够的氧合与灌注。

框 7-8　重新评估的问题——保持对情形的认知
• 这是对情形的最初评估吗？诊断正确吗？
• 这些措施有任何效果吗？（如这个药物可用于该患者吗？）
• 问题好转还是恶化了？
• 最初的措施对患者有副作用吗？
• 有新发问题或是被最初忽略的问题吗？
• 未来（最近）可预测的进一步的发展有哪些？

CRM 技能如何学习或培训

CRM 的教学有许多形式，医疗系统中基于研讨会形式的人为因素或 CRM 原则训练较为普遍（如 STEPPS 小组计划、"医疗小组"计划、"医疗小组训练"、"生命之翼"等）[146-150]，虽然这样的活动对模拟环境基础上的 CRM 方法训练的作用还没有被详细描述。研讨会采用的是教学、小组练习以及对"激发视频"进行讨论和分析等形式。

这样的训练对于学习 CRM 原则及如何将其用于麻醉专业的情境很有帮助。新的研究显示这种训练方法还会改善患者的预后[154-156]。有了航空产业的经验，看来需要结合研讨会和模拟环境训练才能对学员和有经验的专家全面地普及 CRM 技能。我们相信要想真正将 CRM 技能实施，需要暴露在模拟真实危急临床情况的环境下，接着进行细致的小组任务报告（常用模拟环境的视频）以分析原因。如第 8 章所述，专门的模拟中心或是实际工作环境本身的模仿训练可能提供了 CRM 定向的模拟训练。许多模拟中心还提供"移动训练"，即他们可以将模拟器和其他所需的设备（如音频 / 视频设备）带到任何机构去，对没有模拟器的机构员工和能够引导这类训练的员工进行训练。

CRM 技能如何对患者安全做出贡献

尽管麻醉失误中的 70% 是由人为因素引起的，但改进此现状的干预措施也仅仅是部分被应用。以 CRM 为标准的训练是在麻醉安全中强调人为因素的综合方案中的一项，但目前还不是临床训练的一个标准部分。现在有明确的证据表明 CRM 训练可以改善患者的预后，这些证据的获得实属不易[154, 156-158]。然而，CRM 训练是航空业、核能和其他一些人为因素可导致灾难性后果的行业训练中一个完整的、被认可的部分。我们没有理由去推测医生比其他高风险行业中的职业人员犯错误的倾向小，或者从以人为因素为基础的 CRM 训练中收益比他们少。

非技术性技能比技术性技能的评估更主观

Morgan 和 Cleave-Hogg 的一项研究表明"模拟环境在某种程度上是独特的，可以允许对多种不同行为进行评估"[159]。Glavin 和 Maran 认为，"任何试图清晰描述临床能力的评分系统都必须阐明技术性与非技术性技能两个方面[160]。因此，实现量表绩效还有很长的一段路要走。

有两个研究机构（VA- 斯坦福和瑞士巴塞尔大学）对 NASA/ 德克萨斯州大学航空宇宙团队绩效项目研究出的固定主观性评价量表的适用性进行了研究。VA-斯坦福研究组发表了对行为进行 5 级评分制的主观性评定后，总结了不同测评员之间的可信度（即重复性）的初步结果 [142, 161]。他们使用了一个比较令人信服的测试进行不同测评员间的可信度验证（关于统计的文字描述十分复杂），发现当 5 个不同的受过训练的测评员使用 5 级评分系统对 14 名在模拟人上各处理两项不同复杂事件（恶性高热和心搏骤停）的麻醉医师进行测评时，只能得到中等的可信度。除外每一种行为的操作规程较难达成一致以外，研究者称，达成一致的最大问题在于每一种行为在模拟操作的整个过程中有很高的变化性。例如，一名麻醉人员在某一瞬间可能表现出较好的沟通能力，但下一个瞬间就有可能对着空气喊出不明确的指令。将这样一些行为聚合到一个评分系统里是极为困难的，即使把过程按时间分段以后仍很困难。这些数据显示出了使用不止一个评分系统评估绩效的重要性，任何人无论经过多么好的训练，其在一个评分系统里的得分也会与另一个有明显区别。研究者建议结合至少两个评分系统，因为两个系统的平均得分与五个评分系统的平均得分的差别很少超过 1 分。

该评分系统的行为得分点见表 7-3，并与 Fletcher 的"麻醉非技术性技能（ANTS）"评分和 ACRM 教学要点进行了比较（框 7-7）。

麻醉非技术性技能系统（ANTS 系统）

来自阿伯丁工业心理学组（由 Rhona Flin 领导）的 Fletcher 与来自苏格兰临床模拟中心的临床医师（Glavin 和 Maran）一起，对麻醉界中非技术性技能的角色做了深入的分析回顾。Fletcher 说，尽管在临床工作中总是阐示和应用非技术性技能，但在传统的麻醉医师教育和培训中却一直没有明确强调。他们的小组分析了一些事故报告、真实病例观察、态度调查问卷和理论模型 [162]。像其他人一样，他们也发现模拟提供了在安全的学习环境中认识、发展、测量和培训非技术性技能的机会，所以他们的研究也囊括了真实模拟环境中的一些重要的观察 [163]。

事故报告被证实作用很有限，因为他们"不能提供理解是技术哪里出了问题所必需的更细致的信息" [164]。他们把非技术性技能定义为"与应用医学专业技术、药物或设备不直接相关的态度和行为。虽然非技术性技能冠名在"人为因素"下面，但最好还是

直接称为"非技术性技能"，针对性更强。

像 ACRM 教育守则一样 [122, 165-166]，Fletcher 和同事定义了两类非技术性技能：

- 认知与精神技能，包括决策制定、计划以及状况认知
- 社会及人际关系技能，包括团队合作、交流与领导方面

Fletcher 的 ANTS 方案见表 7-4，还有 Gaba 小组的行为标志以及 ACRM 的教学要点。关于 ANTS 的类别和元素的描述（其中包括优秀或不良实践的例子）均见表 7-4。

新 ANTS 方案的结构来源于欧洲"NOTECHS"项目中为航空发展出来的一个行为标志系统，该系统本身就是对德克萨斯大学（Helmreich）UT 标志的一次评估。在一个国际人为因素专家小组的《高危环境下的小组互动》一书中可以找到对航空系统的一个总结性比较，以及将非技术性标志应用于训练和评估的相关解释 [166a]。一些针对 ANTS 方法的评论都是恰当的。

ANTS 试图仅对那些可通过观察来明确的技能进行评分。这样的限定会增加评分的可信度，但是排除了相关的人为因素，如自我表述、压力控制以及保持看法等。ANTS 假设"沟通"包含在（"甚至遍及于"）所有类别中，而不是把沟通作为一个单独的技能进行评分。这个方法与其他那些认为沟通是一个独立的技能，应该单独进行计分的人们使用的方法完全相反 [127, 167]。ANTS 中"任务管理"一项包括了"制定和维持标准"的元素，关于它是否如所定义的一样是一个可以观察到的"与医疗专业技能不直接相关"的行为可能是值得讨论的。此外，由于医疗行业中没有那么多被广泛接受的标准（与航空业等明显相反），故也可能出现问题。

Flin 的小组同时也在其他医疗领域（如外科、ICU 医疗等）实施了非技术性技能评分系统 [30, 82, 135, 140-142, 168-175]。但此评价体系尚不适用于多学科团队的评估。

不是在每一种情境或临床情况中都要观察所有的非技术性技能。重要的是区分给定情境下的"必要操作"和常规操作。如果行为中一个必要操作没有被观察到，评分系统则建议将此行为记为不良的非技术性技能，而既定的非技术性技能行为缺失的话就没有特定意义，应该被标为"未观察"。像所有主观性非技术性绩效系统一样，对测评者进行培训与评定是有必要的。

Fletcher 及其同事通过逼真模拟脚本视频对 ANTS

表 7-4　麻醉非技术性技能系统的示例说明

任务管理——具有组织资源及所需的措施以获得目标实现的能力，这可以是制定案例方案或是长期的日程安排。四个要素包括计划与准备、设定优先事务、制定与维持标准及发现并利用资源

计划与准备——任务管理前制定首选及备选方案，回顾任务并且为确保实现目标必要时更新任务，同时做必要的安排以保证计划的实施

良好实践的行为特征　　　　　　　　　　　　*不良实践的行为特征*
就病例的计划与相关人员沟通　　　　　　　　　无法就出现的新信息更新计划
出现变化时行病例计划的回顾　　　　　　　　　直到需要时才寻找相关的药品与仪器
开始管理病例前，列出适合该患者的所需的药品与仪器　没有准备急救或备用药物
制订术后管理计划　　　　　　　　　　　　　　缺乏术后管理计划

设定优先事务——根据其重要程度（也就是时间的紧迫性，事件的严重程度及计划）对任务、行动、所出现的问题、信息通路等进行安排；能发现关键问题并相应给与关注，同时避免被其他不重要或是不相关的事物干扰

良好实践的行为特征　　　　　　　　　　　　*不良实践的行为特征*
讨论病例中首要问题　　　　　　　　　　　　　因带教而分神
与手术医师探讨所有可能的后果　　　　　　　　无法将注意力放在关键的地方
紧急情况下有序传达行动指令　　　　　　　　　无法就临床情境的改变而相应改变计划

制定与维持标准——严格秉承规定保证麻醉的安全与质量，如可能，按照良好行为准则、治疗原则或指南及心理核查单的要求工作

良好实践的行为特征　　　　　　　　　　　　*不良实践的行为特征*
遵守已发表的方案与指南　　　　　　　　　　　不遵守紧急方案或指南
交叉核对药品　　　　　　　　　　　　　　　　没有核查患者的血液与病历记录（是否相符）
每次（病例）开始前检查仪器　　　　　　　　　不按照指南的要求工作，如最少监测标准
保持麻醉记录的准确性　　　　　　　　　　　　没有确认患者的信息及知情同意详情

From Fletcher GCL, Flin R, Glavin RJ, Maran NJ: Framework for observing and rating anaesthetists' non-technical skills: anaesthetists'non-technical skills (ANTS) system V1.0, version 22, Aberdeen, Scotland, 2003, University of Aberdeen

进行测评，对 50 名顾问麻醉医师进行了 4 个小时的测评员培训，然后每人测评时长 4～21min 不等的 8 项情景。他们使用 4 级评分制对特定元素水平以及广泛的类别水平绩效进行了测评（表 7-3）（他们也可以记录"未观察"）。有三位麻醉医师测评员也对情境本身进行了评分，并同意将"参考评分"用作研究的标准值。在调查问卷中，测评员对 ANTS 系统的评估是相对完整的，可能还有附加因素的评估。测评者发现非技术性技能常常是可以观察到的，大多数人认为将观察到的行为与 ANTS 元素联系起来并不困难。评分系统的测评员间的可靠性、精确性以及内部一致性为"可接受"到"好"不等，见表 7-5。

虽然执行得很好，但仍会有对于这些数据的警告。由于使用脚本视频进行了评分标准建立，可能对行为的观察性与测评性的期望值会比实际模拟环境更高。脚本情境一般较短（4～21min），所以测评员可能较易记住其表现的特定方面并减少针对一段时间之内波动的行为评分的问题。将 4 分制的系统"精确"窗口界定为"±1 分"，范围可能有些广了。

总体来说，ANTS 系统对于进一步加强对麻醉和其他医疗领域中非技术性技能的评估是一个有用的工具，由于是从目前的航空业中的非技术性技能评估（NOTECHS）衍生而来，甚至可以进行领域间的比较 [21, 171]。

绩效影响因素

除了特例外，前述关于熟练的麻醉医师绩效的讨论认为这些医师在标准的工作环境中工作是游刃有余的。关于实验室和其他领域的人员绩效研究经验表明，内在与外部的绩效影响因素都会对人员（即使很熟练）的能力产生显著的影响。而绩效影响因素对麻醉医师总的绩效以及患者预后到底影响到什么程度却不得而知。极端情况（如极度疲劳）无疑会严重降低麻醉医师的绩效水平，甚至导致其完全无法工作。但这种极端的情况还是很少的，此外，一些典型的工作环境中易出现的绩效水平下降是否会造成重大的影响也不得而知。虽然麻醉实施需要注意力集中的有技能的操作人员，但对人员绩效的要求尚未达到顶峰。在每一例麻醉实施中都要求最高水平的人员绩效也是不

表 7-5 Feletcher 与同事关于麻醉中非技术性技能评估的研究结果

测量方法	评分	范围	最大值 / 最小值	因素 / 等级
测评员间的一致性	因素水平	0.55 ~ 0.67	因素最高值	发现并利用资源
	等级水平	0.56 ~ 0.65	因素最低值	认识并理解任务安排
			等级最高值	团队合作
			等级最低值	情形认知
测评员参考评分的准确度	百分数（%）±1%	88% ~ 97%	因素最高值	确定可行方案
	平均绝对偏差	0.49 ~ 0.84，取决于具体因素	因素最低值	明确其可行性
			因素最高值	权威及果断性
			因素最低值	制定标准

From Fletcher R, Flin P, McGeorge R, et al: Anaesthetists' non-technical skills (ANTS): evaluation of a behavioural marker system, Br J Anaesth 90:580-588, 2003

现实的，因为全美每日的手术量有 60 000 台，而全国却仅有 40 000 ~ 60 000 名麻醉医师。但即使不期望每例麻醉都有最好的表现，社会对麻醉医师的要求至少是要有备而来地工作——而不是在状况不好的条件下工作。美国麻醉医师协会（ASA）指南对麻醉学的医德要求指出，麻醉医师对自己负有伦理责任。进一步还明确指出：

"合格的麻醉医疗实践需要麻醉医师维持其身心健康并对自己的能力有具体的认识，如果认为健康状况有问题，应该寻求医疗评估和治疗，而在评估或治疗期间，麻醉医师应延缓或暂停执业。"

除了这些警告以外，还有一些绩效影响因素也是值得注意的。周围噪声、音乐、疲劳、睡眠剥夺、年龄、药物滥用以及态度在后面有讨论。照明水平和环境温度等其他因素本书没有探讨。这些因素在实验室中可能会影响绩效水平，但是在手术室中它们如何影响人员绩效并不清楚。目前，确定是否合适执业的责任仅落在临床医生自己身上。在 HROs，机构会实施一些措施来减轻绩效影响因素的影响。

手术室的环境噪声与音乐

手术室是一个比较吵闹的工作环境[176-180]（亦见第 6 章），平均声级较多数办公室和对照房间明显更高（开放的手术吸引器中气流通过的声音是持续性噪声的主要来源），且峰声级非常高。有些噪声的来源不可控，如外科钻、监护仪以及不小心掉落的器械盘；其他一些噪声是可控的，如对话与音乐（见下文）。文献中有证据显示噪声会对人员绩效产生负面影响[176]。此外 Murthy 和同事的研究[181-182]表明手术室内噪声的精确音量回放会明显干扰住院麻醉医师在实验室测评中对话语的辨别力。手术室噪声还使得住院医师的

精神效能与短期记忆的心理学测验表现明显降低[181]。手术室内噪声对人际交流与环境警觉性的潜在影响令那些想在这种复杂工作环境中达到最好的团队合作水平的人们感到担忧。

手术室中播放音乐现在比较普遍。许多医疗专家相信音乐可以使工作日更活跃，并且当所有组员都享受该音乐时可提高团队合作能力。两位社会心理学者 Allen 和 Blascovich 的一项具有争议性的研究[183]显示，与实验者选择的音乐或不播放音乐相比，外科医师自己选择的音乐可增强其在序列递减任务中的表现并降低其自主神经反应性（使其"放松"）。但有人对此项研究的方法学存在质疑[184]。

针对 Allen 和 Blascovich 关于外科医师对音乐种类和音量的选择可以也应该凌驾于小组其他成员的选择之上的说法，一些麻醉医师产生了质疑[184-185]。该说法在外科医师与麻醉医师之间引起了不小的争议。针对一些投向编辑部的对于他们研究的评论信，Allen 和 Blascovich[186]说：

"来信认为不是每一名手术团队中成员都喜欢其选择的音乐类型，尤其是麻醉医师，更希望手术是在安静的环境下进行的。当问及我们研究中的外科医师这个问题时，他们告诉我们手术环境并不是民主程序所涉及的内容，而音乐是环境中他们感觉最自在舒适的一部分。"

Murthy 及其同事[181]研究了噪声（80 ~ 85 dB）以及音乐对腹腔镜技术模拟器中受试者打结能力的影响，在测验中没有发现打结时间或质量的差异，并总结外科医生可以有效屏蔽噪声与音乐的影响。与论文一并发表的特邀述评提出一些很重要的问题：噪声对手术小组内其他成员有何影响，噪声又是如何影响组员之间的沟通，噪声是否影响判断力以及其他一些未

得到回答的问题。

关于音乐在手术室中的角色没有简单的答案。很明显最佳的患者医疗护理是我们的首要目标，有些外科医师和麻醉医师明确地抵制手术室中任何类型的音乐。更多手术团队所采用的方法是，如果任何成员认为影响到他们的工作，允许他们否决音乐的选择或降低音量。

手术室中的阅读

可以看到有的麻醉医师在患者管理过程中偶尔读书或杂志，这一发现引发了关于这一活动是否恰当的积极辩论[187]。尽管毋庸置疑阅读可分散管理患者的注意力，但在 2009 年，Slagle 与 Weinger 的研究[188]表明只在低工作量时进行阅读不会对麻醉医师的警觉性造成影响（详见后述）。他们认为简单地反对术中阅读无关材料是不可行并且是有害的，因为阅读可以有助于度过无聊时光。此外，许多麻醉医师指出，作为分散注意力的事情，阅读和其他许多与患者管理无关而被常规接受的活动并无重要差别，如人员间闲谈。许多有关这一议题的论点并非关于阅读引发了实际的警觉性降低，而是关于手术医师和患者（如果他们知道的话）对此举（或此人）感觉不好。Slagle 与 Weinger 也探讨了一个越来越多的现象——麻醉工作中上网的影响。Wax 和同事通过电子麻醉单系统共看了 171 名麻醉医师的超过 1000 份的电子麻醉记录单，该系统可允许并追踪访问网络的情况[189]。他们分析了术中或手术间隙上网与不良血流动力学事件及血流动力学变化之间的相关性，发现两者之间没有明显的联系。然而该研究在方法学上没有直接监测麻醉医师的警觉性。正如 Domino 与 Sessler 在配发的编者按中指出的那样，在驾驶汽车（或火车）时使用手机可降低驾驶员的警觉性，增加事故风险[190]。

几乎所有关于该问题的研究者指出了最低标准，引用 Slagle 与 Weinger 的话如下："①患者首位；②在不稳定或危急的情况下进行无关紧要的或分神的工作是不恰当的。"在我们对麻醉队伍资源管理（anesthesia crew resource management, ACRM）的训练课程中，我们指出麻醉医师应对所有可控性分散注意力事件的调节负责，如允许常规工作中有音乐（若都同意的话），但在情况变得复杂或紧急时关闭它。同样地，尽管我们自己的机构没有禁止在手术室中阅读的规定（或反对闲谈），但我们希望麻醉医师能在必要时中止所有其他活动，并能轻易放弃分散注意力的活动。

Campbell 及其同事[191-192]研究了所有包含"导致

注意力不集中的刺激"的潜在分散注意力的行为，研究者同样也观察了打扰之事，即短暂引起麻醉医师注意的刺激行为。由于定义广泛，该研究包含各种分神行为和干扰因素，从工作相关的或无关的交谈、手术室或手术间的行为，音乐、呼机、电话到噪声，甚至包括安抚患者的交谈。分神因素根据麻醉时间长短，大概每 2～7min 出现一次。大约超过 20% 的分神行为（特别是干扰）会造成可见的负面影响。如果打断或干扰了关于下一步操作的前瞻性记忆，此类干扰是尤其有问题的。干扰前瞻记忆是熟知的影响医疗安全和航空安全的一个问题[193-200]。本研究更关注影响麻醉安全的干扰因素的特定风险。

睡眠剥夺与疲劳*

一般原则　科学家发现充足的睡眠对正常人员绩效非常重要。睡眠医学领域的权威们所做的共识报告[201]声明：

"（我们）评估了医学事件（如心脏病发作和脑卒中）以及绩效不良（如交通事故和影响公共安全的行业和技术操作中的人为错误）一天 24 小时内的分布状况的科学技术报告，发现这些事件在一天中的发生常与睡眠相关脑活动的时间模式一致。因此看起来一大批灾难性现象的出现受睡眠相关过程的影响，其方式迄今尚未完全明了。"

这一报告还提供了许多至少部分因睡眠剥夺和疲劳而发生灾难事件的例子。

其他复杂行业（航空、核能、海运、长途运输）的研究将疲劳作为许多事故的可能原因或影响因素。与医疗行业不同，交通行业有一个专门的部门——国家交通安全委员会（National Transportation Safety Board，NTSB）——来主动评估事故原因，包括绩效影响因素，如疲劳和睡眠剥夺。通过正规的分析发现，许多著名事故都与疲劳有关。例如，在 Exxon Valdez 搁浅、三里岛和 Chernobyl 的核灾难以及致使挑战者号飞船爆炸的决策过程中，疲劳都是相关因素。在医疗失误中我们没有衡量疲劳原因的机构，因此不去寻找的东西是找不到的。

基于这些发现，慢性睡眠剥夺、昼夜节律异常和疲劳可能是一些医源性患者不良结局的参与因素。如前所述，1999 年发表的 IOM 报告揭示，每年有数以

---

* 该部分由退伍军人事务 Palo Alto 医疗系统及斯坦福大学的 Steve Howard 编写。

千计的患者因可预防的错误而受伤害。这些错误有些可能以疲劳为原因，这应当是积极研究的一个领域。但确定这种情况的作用程度比较困难，因为没有疲劳导致的损害可以使用血液测试的方法反映出来。尽管这些因素长期以来已被医疗护理人员尽量减小或忽视，但对它们的了解对于患者安全最大化来说十分关键。这在最近发表的综述中有所反映 [202-203]。

目前这个问题已不能忽视，2011 年 12 月联合委员会发布"哨兵事件警告"，将疲劳对患者安全的影响记录在案 [204]，并建议组织部门采取行动减少疲劳相关的安全隐患（附录 7-2，www.jontcommission.org/assets/1/18/sea_48.pdf）。

正常睡眠　Carskadon 等人 [205] 把睡眠看作是对环境的感知脱离和无反应的一种可逆行为状态，常伴以躺倒、静止、闭眼和其他常与睡眠相关的指征。睡眠可被看作是与饥饿和口渴相同的生理驱动状态，对保持警醒、人员绩效和整体健康很有必要（又见第 14 章）。这一驱动的强度可由个体入睡速度来推断。就像饮食满足了饥饿与口渴状态，睡眠也满足了对睡眠的渴望。

个体所需的睡眠量是遗传决定的，使个体在整个日间保持觉醒和警觉。年轻成人平均睡眠时间是每 24h 7 ~ 8h，伴有近 15% 的上下波动。这些睡眠需求不随年龄改变，且人类很少能训练其生理状态而在睡眠少于所需量的情况下仍保持最佳功能。

睡眠债　不管因什么原因未得到充足睡眠，都会令人整天瞌睡并继发绩效受损。睡眠缺失是可累积的，导致"睡眠债"。与在有睡眠债情况下进行操作的个体相比，获得最佳量睡眠的个体能更好地应付长时间的持续工作。

因为慢性睡眠缺失的累加影响，甚至轻微的晚间睡眠受限也可积累成显著的睡眠债 [206]。偿还睡眠债的惟一方式就是睡眠，这很重要。

睡眠债在我们的文化中很常见。国家睡眠基金会的年度调查程序显示，美国人每天都要少睡 60 ~ 90min（http://www.sleepfoundation.org/site/c.huIXKjM0IxF/b.3933533/）。工作的变更、长期不规则的工作时间以及家庭和娱乐的需要导致不规则的睡眠模式，使人无法宁静地睡眠。对医师尤其如此，他们常轮班工作，值班时间长，而且必须经常加班。

昼夜节律　24h 范围内波动的节律被称为昼夜节律。负责这些节律的生物钟位于人脑的视交叉上核。最著名的昼夜节律是体温、激素分泌、代谢和睡眠 / 觉醒循环节律。昼夜节律系统通过"定时器"的外部刺激来与一天 24h 同步化，最有影响力的同步因素是昼夜的明 / 暗循环。

昼夜系统是双相的，在一天 24h 的两个阶段——2 a.m. ~ 6 a.m. 和 2 p.m. ~ 6 p.m.，产生睡眠趋势上升、工作能力下降的状态。上述阶段有时称为节律暂息。生物钟对变动非常抵抗，且它对飞行时差或轮班产生的变化无法迅速调节。正常昼夜节律的破坏或不完全昼夜适应可导致急性和慢性睡眠剥夺、警醒下降、主体疲劳增加以及生理和心理绩效下降 [207]。

瞌睡和警醒　睡意与警醒处于一个连续统一体相反的两端。日间睡意是未获得充足睡眠的最明显反应。健康成人在上午中段时间最警醒。随后是下午早期的一个节律暂息（有的文化具体表现为"午睡"），傍晚时警觉上升，最后睡意增加，导致夜间入睡。

一个人在与其生物钟不合拍时（生物钟睡眠时醒着或在工作或者生物钟觉醒时试图睡眠），会表现出最浓烈的睡意。来自美国交通部的数据显示，单辆车事故最常发生于早晨，此时人们处于警醒的一个节律暂息期。这些事故被认为是由于极度瞌睡导致的驾驶者注意力的不自主下降引起的 [208]。

瞌睡的决定因素　引起瞌睡的主要因素是睡眠量减少、睡眠质量差（由多次唤醒或睡眠状态和阶段异常发展导致的睡眠片段化）、昼夜节律破坏以及某些药物的使用。所获得的睡眠量与日间瞌睡直接相关。若健康成人睡眠受限，第二天就会出现日间瞌睡 [206]。若允许某人延长睡眠超过日常睡眠时间，实验室中可观察到警醒时间增加 [4]。睡眠质量受许多因素影响。睡眠片段化会影响有睡眠障碍（如睡眠呼吸暂停和阵发性肢体运动）的患者和老年人。睡眠片段化一般发生于医院中从睡梦中醒来去管理患者的医师。

上床前服用咖啡因 [209] 和其他更强的刺激物可减少夜间睡眠，从而降低睡眠数量和质量。强刺激物（如苯丙胺类）可产生较强的警醒和绩效，但有明显的不良反应，医护人员不应使用 [如在药物的效应消失后，个体必须进行大量恢复性睡眠（"沮丧期"）]。目前，新型非苯丙胺类警醒增强药物（如莫达非尼）正在轮班工作者（包括医护工作者）中进行研究（见"疲劳的对策"）。

情绪　研究还发现长时间工作、疲劳和睡眠剥夺可带来情绪和情感的一致的巨大改变[210-211]。在慢性疲劳住院医师的测验中，抑郁、焦虑、不安、愤怒和人格解体均增加。这些情绪是麻醉医师及其合作者、患者、家人之间关系紧张的明显原因。情绪、绩效与患者安全的关系尚无定论。

警惕性　警惕性（ASA 标识的中心部分）被定义为"灵敏的警觉"。警惕性很关键，尽管对麻醉医师绩效的研究明确了警惕性并非关心麻醉医师的惟一关键特征。警惕性是使患者安全度过围术期的必要非充分条件。若警惕性和决策的其他方面被绩效形成因素（如睡眠剥夺和疲劳）损害，患者出现不良结局的可能性会更高。

监测缓慢改变的刺激是经典的警惕性任务，其为麻醉医师工作的一个重要部分。这种任务对睡眠和疲劳的负面影响最为敏感。在长时间的警惕性任务绩效中，最常见的绩效降低类型包括反应时间延长、发愣（短暂的无知觉状态）以及察觉警报的可能性下降。这种类型的绩效损害在一项任务开始 30min 后就可记录到，若个体在任务一开始就出现生理性瞌睡，损害甚至会更显著。

短暂昏睡事件　警惕性损害的最极端原因是实际睡眠发作（短暂昏睡）侵占了觉醒时间。短暂昏睡事件一般持续数秒至数分钟，它们的出现断断续续，而且个体难以预测它们的发生。当客观表现出极度瞌睡时，多数个体都会低估自己瞌睡的程度，使得这一问题更加严重。换句话说，一个人可以在自己不知晓的情况下睡着。这在工作场所和长时工作后驾车归家过程中都有显著意义。短暂昏睡是许多单辆机动车事故的可能原因。

短暂昏睡是极度瞌睡的迹象，是出现更长时睡眠的前兆。它们一般发生在低工作量或低刺激期间，以及个体极为瞌睡时。此外，短暂昏睡发作间期个体绩效受损。频发和较长的短暂昏睡会增加疏忽性错误的数量。

昏睡欲睡时驾驶可能比昏睡欲睡时行医更难以原谅。很容易想象，即使只有几秒短暂昏睡，一个以 60 英里 / 小时速度驾驶的司机发生事故的可能性也很高。尽管麻醉医师的工作环境通常并不像司机的环境变化得那样快，但麻醉管理时睡眠发作对安全的影响同样明显[212]。

NASA Ames 研究中心的科学家对越子午线飞行中飞行员出现短暂昏睡发作做了研究[213]。这些飞行涉及多个时区变化，工作日程安排长而不规则，24h 生理节律被破坏。这种情况导致疲劳、瞌睡和绩效下降，对飞行安全有影响。这一特殊方案比较了做同样飞行的两个机组：对照（无小睡）组和小睡组。对飞行员进行 EEG 监测以判定短暂昏睡发作的程度，并记录如给予机会飞行员是否实能够入睡。简言之，该研究发现：①若给予机会，机组成员可坐在座椅上进入小睡；②与小睡组相比，在飞行的关键阶段中，无小睡组短暂昏睡发作明显更多；③与小睡组相比，无小睡组视觉反应时间的标准化测验成绩受到损害。这一研究表明，即使在一个严格禁止睡眠和工作时间受严密调节的工作环境中，也会发生短暂昏睡。小睡看来是减少短暂昏睡可能性、增进绩效的合理对策。其他对小睡的研究支持这些结论。

麻醉医师会出现短暂昏睡事件吗？答案很可能是肯定的。我们的一些非正规证据和未发布的报告提示，的确有时会发生这些事件。研究发现在模拟环境下麻醉医师在工作时确实出现了短暂昏睡[214]。哈佛的工作时间与安全研究团队发现，传统轮班下的 ICU 实习医生较短时间值班的医生更容易发生短暂昏睡（他们使用"注意力衰退"这个名词）。

轮班　从实际观点出发，轮班一直是保障医院 24h 患者医疗的常用方法[215-217]。工作者和管理者应知道昼夜节律因素、睡眠相关因素和社会因素是如何影响工作者及其家人生活的。医院组织应优先考虑确保工作者得到适宜的休息，就像他们努力确保在工作中未受药物或酒精损害一样。根据现有的关于轮班的知识和许多影响个体应对能力的因素，还没有一个"最好的"轮班时间安排表。有的工作者可耐受其他人觉得过于繁重的系统。若给予选择，许多工作者会选择亚理想轮班安排，如果这样做可让他们有更多收入或更多离岗时间的话。

评估瞌睡的方法　评估个体的瞌睡水平有多种方法，包括行为指示、主观测量和生理测量（又见第 14 章）。瞌睡的行为指示包括打哈欠、上睑下垂、与人的交流减少以及短暂昏睡事件。这些行为中许多都难以定量。

主观测量包括试图测量个体有关瞌睡程度感觉的多种数字或视觉模拟标准。由于这些方法极易执行，因此在瞌睡研究中很常用。然而，与生理瞌睡水平相比，疲劳和瞌睡的主观感觉常被个体低估。即便个体仍保持生理性瞌睡，其行为和主观瞌睡也都可被一个刺激性环境掩盖。一旦环境刺激减退，生理瞌睡就会表现为无法抵抗的想入睡。生理上警醒的人在环境刺激减少时也不会瞌睡。例如，没有生理瞌睡的话，个体可能会在听演讲时感到沉闷但不会入睡。

瞌睡的生理（客观）测量已广泛用于睡眠研究和睡眠医学。Carskadon 和 Dement 等 [218-219] 建立了多重睡眠潜伏期测试（multiple sleep latency test，MSLT），目前它已成为定量日间瞌睡的标准方法。MSLT 测试的是个体在日间处于一个诱使睡眠的环境中时入睡的倾向。短的睡眠潜伏期（即快速入睡）是瞌睡增加的标志，而长睡眠潜伏期是瞌睡减少的标志。正常 MSLT 评分为超过 10min，而病理性日间瞌睡定义为少于或等于 5min。与日间瞌睡相应的病理性水平一般见于嗜睡发作、睡眠呼吸暂停患者或睡眠剥夺 24h 的健康个体。

住院麻醉医师生理性瞌睡的评估 Howard 等 [203, 220] 用 MSLT 评估了三种不同情况下住院麻醉医师的日间生理性瞌睡：①"基线"（白班，前 48h 内未值班）；②"值班后"（24 小时值班后即刻）；③"延时睡眠"。在延时睡眠情况下，住院医师被告知尽量多睡，并允许其在测试前连续 4 天可以在上午 10 点来上班（比正常晚 3 ~ 4h）。这段时间内他们不必待命。纳入延时睡眠情况是为了提供充分休息和警觉最强的真实对照状态。

在该研究中，麻醉住院医师在"基线"情况下 MSLT 分数为 6.7±5.3min，"值班后"情况为 4.9±4.7min，两个评分都接近嗜睡发作或睡眠呼吸暂停患者日间瞌睡的病理水平。"基线"组每晚平均睡 7.1±1.5h，而"值班后"组在值班夜里平均睡 6.3±1.9h。具有讽刺意味的是，尽管轮转时的值班时间通常夜里很忙，但实际上只有小部分受试者会基本整晚无法睡觉。在延时睡眠情况下，受试者睡眠延长至平均每晚超过 9h，MSLT 评分在正常范围（12.0±6.4min）。这些结果清楚地表明，与"疲劳的"值班后医师相比，未被呼叫的医疗人员也并不能被假设为"精力充沛的"。这些数据还提示，在"正常"工作情况下，接受研究的住院医师的生理瞌睡可到接近病理的程度。这一发现揭示了这一人群中存在未知的不同程度的既往慢性睡眠剥夺。值得注意的是，这些数据大大质疑了先前医疗人员绩效的研究，这些研究的前提是假设在"正常"情况下工作的个体真正得到了良好休息（亦见第 9 章）。

主观瞌睡的评估 在上文所讨论的研究中，Howard 等还调查了住院医师主观瞌睡（他们感觉有多瞌睡）和生理瞌睡（他们有多易于入睡）间的差异程度。主观瞌睡用一种已被证实的数字标准（斯坦福睡眠量表）来测量，生理瞌睡用上文所讲的 MSLT 测量。总体而言，受试者在 MSLT 进行时每一次睡眠机会之前时刻自我报告的瞌睡程度与其 MSLT 分数不相关。正如先前的研究，当受试者极度警觉或极度瞌睡时，主观瞌睡与生理瞌睡相关性更好。

作者还发现受试者很少能判定在 MSLT 睡眠机会中，他们是否确实曾入睡。例如，在 51% 的脑电图 / 眼电图（EEG/EOG）测量表明受试者已入睡的试验中，受试者认为他们在整个试验过程中是清醒的。这些结果支持医疗人员对下降的警觉生理上敏感但却不能感知的论点。因此，麻醉医师实际上可能在病例管理过程中入睡，但醒来后完全意识不到警惕性的消失。

医务人员的睡眠剥夺与疲劳 人为失误对住院患者来说是一个显著风险 [3]，而且据估计超过 70% 的麻醉事故与之有关 [221]。这与在认知上相似的工作环境（如航空业）中见到的失误率相似 [222]。很明显，复杂工作环境中操作人员的生理功能及其局限性仍是安全和高绩效的关键因素。对医疗护理的 24h 需求相当于其他操作领域中的生理挑战。尽管如此，针对医务人员绩效与警觉的疲劳相关风险的定量数据只有很少的一部分。

提供高质量的医疗护理需要医师注意生命的关键性细节，如监测生命体征变化、给予正确种类和剂量的药物，最重要的是做出关键决策，以获得最佳患者管理。医师和其他工作者一样，受所有具有工作环境特征的生理、心理和行为需求的影响，这些工作环境需持续、昼夜不停地进行运作。然而，虽然许多医疗服务系统（如护理）靠多重换班来确保全天 24h 工作（这并非最佳系统），但医师更常见的是长时值班，并经常有睡眠缺失、昼夜节律破坏和疲劳。即使最低水平的睡眠缺失（例如比个体需要获得的睡眠少 2h）也可导致绩效下降、日间生理性瞌睡增加（包括短暂昏睡）以及情绪改变 [223]。这种程度的绩效和警觉下降几乎肯定会导致医疗失误和医疗事故的发生 [167]。

调整工作时间 2003 年 7 月，美国医学教育学位委员会的授权委员会（Accreditation Council for Gradute Medical Education, ACGME）对所有授权的住院医师培训项目设置了一般的工作时间要求。2011 年，为了响应 IOM 的报告《住院医师的值班时间：增强睡眠、加强监督、保证安全》，ACGME 对其指南进行了更新。

最新的 ACGME 要求可以在 www.acgme.org 找到，如下所述：

- 4 周中每周平均工作 80h（包括所有院内值班）。
- 4 周中平均每 7 天有 1 天（整整 24h）是完全与工作无关的（包括临床和教学）。
- 第二年住院医师及以上，住院值班平均不超过每 3 晚一次（平均至每 4 周时）。
- 最长工作时间：
  - 第一年住院医师的值班时间不可超过 16h。
  - 第二年或以上的住院医师可以连续工作 24h，但鼓励他们在负有医疗责任的前提下使用警觉管理策略。尤其在连续工作 16h 或晚上 10 点到早上 8 点间工作时，强烈建议进行策略性小睡或打盹儿。
  - 住院医师连续工作 24h 后，不可再进行任何临床工作。
- 连续值班不可超过 24h，值班后住院医师可以参加教学活动、交班、门诊或继续临床工作 6h。
- 持续工作 24h 后不收新的患者。
- 住院医师不得连续值 6 个以上大夜班。
- 所有日间工作周期之间留有 10h 间歇，8h 不履职。24h 值班后必须有 14h 不履职。
- 其他工作的时间也要纳入 80h 工作限制范围，并且其他工作以不干扰住院医师达到培训的目的或目标为宜。
- 例外：住院医师评论委员会可以对个体的培训项目予以单独案例的授权，在 80h 工作限制上最高增加 10%（即最长不超过 88h）。

此修订版最重要的变化是影响实习医生，从而使具有不同职位（实习医生及麻醉受训人员）的麻醉培训体系必须遵守此时间限制方案。很少有建议指导培训计划如何执行工作时间限制，但是大多数麻醉培训计划都能够成功地实施。有趣的是，除住院医师以外，对执业者和医疗护理人员没有任何工作时间的限制。尽管学者们仍就这一问题争论不休[224-225]，但还没有证据显示这一变化对患者或工作人员的安全有正面或负面的效应。研究显示全院性质的药物不良反应事件数量在给予限制后仍没有改观[226]，研究项目中也没有观察到对术后预后的影响[227]。

Landrigan 及其同事跟踪了常规项目要求的依从率[228]，在对实习生的一项调查中，80% 的人报告在研究中的 1 个月或超过 1 个月中，出现过某种形式的工作时间受侵。相比工作时间限制实施前的相同时间

段，平均工作时间减少，睡眠时间增多。个体住院医师报告的依从性受许多因素的影响，所以真实的工作时间是不知道的。有些手术项目请求并被准许给予 10% 工作时间延长，但不知道多少请求被拒绝了。

欧洲与澳洲规定　欧盟与澳洲/新西兰的工作时间规定比美国受训人员的工作时间规定更严格。在 2009 年，英国国家卫生服务（National Health Service, NHS）也将初级职称医务人员的工作时间上限依照欧洲降低至 48～58h，这对卫生服务业来说是一个主要的挑战，需要采取新的工作方式。NHS 全国劳动力项目被指定为帮助 NHS 找到并实施关于工作环境变化的解决办法的主要机构（http://www.healthcareworkforce. nhs.uk/）。这些限制对患者和医务人员安全的影响还在评估中，研究结果可能会影响美国系统中可能出现的（对工作时间的）进一步的限制。尽管针对这一指令有一些支持或反对的争论[229-230]，但目前缺乏欧盟这些改变所产生的作用的实证研究。

哈佛工作时间、卫生及安全研究团队的研究　Brigham 及女子医院的一个研究团队近期发表了一系列有趣的研究结果[231-232]，调查者实施了一项随机研究，比较了 ICU 遵循常规轮班表（每 3 天值一次班，值班时间超过 24h）和调整后的轮转工作时间表[即缩短值班时间（小于 17h）与每周工作的时间]的实习生，发现常规工作时间的实习生犯严重医疗错误的数量多出 35.9%，走神事件（短暂昏睡）也是另一组的 2 倍。遵循常规工作时间表的人员每周工作时间更长（85h vs. 65h），睡眠时间更短（5.8h），使得研究者得出结论，消除过长的轮班时间可减少失误和明显的睡意。

这个研究团队还开展了一项前瞻性的全国性调查，考察了实习医生毕业后从业的第一年，评估了过长的轮班时间对机动车事故的风险的影响[233]，发现超长时间轮班后发生机动车事故或接近事故的倾向增加，轮班增加也使每月发生机动车事故的风险增加。

这个研究团队还调查了住院医师工作中发生刺伤的情况。月度调查了共计 17 003 名实习医生，其中报告了 498 例皮刺伤（0.029 次/工作月）。在所有导致刺伤的因素中，注意力下降与疲劳是最常见的原因（分别为 61% 与 31%）。加班时的发生率高于正常时间工作时，平均每 1000 次机会中分别发生 1.31 次与 0.76 次。并且夜班时发生率高于白班时，平均每 1000 次机会中分别发生 1.48 次与 0.70 次。

睡眠与绩效　先前的研究观察了睡眠剥夺和疲劳对医师绩效和健康的影响（又见第 14 章）。这一方面

的主要综述性文献很少达成共识 [235-236]。在现有文献中存在一些方法学的错误：

1. 很少定义受试者急性睡眠剥夺的程度，也未进行慢性疲劳的评估。一般仅靠前一夜的睡眠来确定"疲劳"水平，受试者可能在基线（对照）试验以前很早就已出现慢性疲劳了，这会掩盖值班引起的急性疲劳所致损害的程度。这一直是对于医疗工作者疲劳研究的最大弱点。
2. 测量实际临床绩效较难且尚未尝试。多数研究只能依赖探查短时记忆、立即回忆和简单反应时间的简单认知任务。用这么简单的测验来探查复杂绩效的有效性已受到质疑，因为这些简单测验并不能评估对熟练医疗护理最关键的更高水平的认知功能。
3. 多数绩效测验时程很短（3～5min）。研究表明，若充分激发，即使是疲劳受试者也可在短时程任务中表现良好。
4. 未充分解释练习效应。若受试者未曾充分学习某一特定绩效测验以获得最大绩效，那么随后的测验中几乎肯定会表现出绩效改进，因为他们对任务的理解加深了。

一些需要受试者实施长时程持续警惕性任务的研究实际上显示了疲劳医师的绩效受损。这类任务与麻醉医师任务高度相关，需要持续关注细节，并对睡眠缺失和疲劳的影响最为敏感。

麻醉医师觉得疲劳是个问题吗？ Gaba 等的调查 [237] 显示，超过 50% 的答复者相信他们曾有过与疲劳相关的临床管理上的错误。在另一项对麻醉医师和 CRNAs 的调查中，多数（61%）答复者回忆起在麻醉实施中有过疲劳导致的错误 [238]。来自这些调查和其他一些调查 [239] 的数据显示，麻醉执业医师认为睡眠和疲劳问题是降低麻醉相关患者安全的重要原因。

Howard 等 [214] 用逼真患者模拟装置对比了休息良好与睡眠剥夺的住院麻醉医师的表现。在 4h 的试验中收集了绩效的多重测量结果（如精神运动试验、对次级任务探查的反应、对临床事件的应答）。在休息良好的情况下，受试者有连续 4 天的延时睡眠（在上午 10 点来上班）；而睡眠剥夺情况下，在进行模拟麻醉前他们要保持清醒 25h（在伪值班阶段）。休息良好的受试者能把他们的总睡眠时间较基线值延长 2h 以上。精神运动试验显示，与休息良好者相比，睡眠剥夺者的警觉、情绪和绩效在伪值班阶段和试验当日有渐进性损害。次级任务探查反应时间在睡眠剥夺后变

慢，尽管在 3 项探查反应测试中仅 1 项具有统计学意义。两种情况下在病例管理上无统计学差异——实际上，两种情况下受试者都犯有显著错误。与睡眠时间增加的受试者相比，睡眠剥夺情况下行为警觉评分存在不同。即便在休息良好时，这一试验中的受试者也没有完美表现，但也并未表现出任何瞌睡的行为指征（如点头、闭眼）。睡眠剥夺的受试者（常快速地）反复出现瞌睡现象，受损最严重的个体有超过 25% 的试验时间（60min）都出现瞌睡。

疲劳的对策 前文所述的研究正在描绘着医务人员中瞌睡和疲劳的实际景象。其他领域疲劳个体绩效的研究表明，当睡眠债累积时，专业人员开始越来越易出现瞌睡所致的不良反应。要确定麻醉医师疲劳和患者结局间的因果关系可能比较难。但很明显，如果麻醉医师不是醒着的，则其意识也不可能清晰。这一警惕性的下降是不允许的。此外，麻醉医师不能仅靠意志力就能避免睡着，因为它是基本的生理驱动行为。对临床服务的需求必须与警惕性下降的可能性及严重疲劳的执业医师、麻醉医师和手术医师所犯的错误求得平衡。

因为疲劳是如此广泛和严重的一个问题，找到与之对抗的方法很重要。机构或执业医师采用的将瞌睡和疲劳对绩效的消极影响减至最小的对策包括：

* 教育
* 改善睡眠习惯
* 工作中的休息间歇
* 策略性小睡
* 用药
* 光疗法

教育 处理医疗人员瞌睡和疲劳的第一步是对执业医师和医疗机构的管理者就睡眠对工作绩效、情绪、工作满意度和健康的影响进行教育（见第 9 章）。教育是能立即实施的相对简单而又低价的对策。涉及睡眠剥夺、昼夜节律破坏、疲劳和对策的教育方案已积极应用于航空业中越来越多的部门 [240-241]。在医疗机构中也应设立同样的教育方案。仅仅教育就足以令一些个体和机构改变他们的工作和睡眠习惯或组织和时间安排。但无论在个人或整个机构层面上，教育可能并不足以完全解决该问题。其他一些竞争因素（即对生产与安全的控制）非常强大并且执业者很难去管理。

改善睡眠习惯 良好的睡眠习惯包括如下：上床和起床时间规律，连续和充足的睡眠时间，上床前不

摄入酒精、咖啡因和尼古丁，利用锻炼、营养和环境因素来促进而非干扰睡眠。规律的睡眠时程是最佳睡眠健康的一个重要部分，但对医疗人员来说常常不可能，因为他们要 24h 满足临床需求。医疗人员应尽可能保持持续的睡眠时间安排，并尽量增加睡眠减少期之前或之后的睡眠机会。

社会上药物的使用对睡眠产生了深刻影响。医师常使用咖啡因以在值班期间保持清醒，但它的使用常更具策略性。策略性使用（即当需要其警醒作用时才使用）咖啡因需要有关其作用出现和持续时长的知识。除了它的警醒作用，咖啡因还可增加清醒时间，若在睡眠前服用，可减少整体夜间睡眠时间。服用大量咖啡因和有夜间睡眠紊乱的个体应限制或停止摄入咖啡因。慢性使用咖啡因在我们国家非常普遍，会使人们对药物的警醒作用产生耐受，所以在策略性使用时应避免慢性使用。尼古丁是可产生与咖啡因同样效应的刺激剂。酒精常成功用于诱发睡眠，但它对睡眠出现后的睡眠结构可以有破坏性的影响。服下酒精后，会出现与交感神经系统活动性增加有关的频繁觉醒，常表现为头痛、出汗和心动过速。很明显，上床睡觉之前应限制服用这些物质。

医师大多缺乏好的饮食习惯，特别是长时间值班时。吃饭可能被省略掉或一旦有足够时间就快速吞下。若在上床前感到饥饿，最好避免吃大量东西或喝水，因为这也会影响睡眠。

由于睡眠的需求在进入成年期以后不会改变，故年龄增长会使良好的睡眠习惯难以实现。每晚醒来的次数在 45 岁以后开始增加，睡眠效能（在床上的时间与总睡眠时间之比）也相应下降。一天 24h 中任何时间均能入睡的能力在 25 岁后降低，随着年龄增大，通过"睡懒觉"来弥补缺失的睡眠也更难。睡眠相关障碍，如呼吸障碍（阻塞性睡眠呼吸暂停）和肢体阵发性活动，也随年龄增长变得更为常见。

理想状态下，睡眠环境应是一个黑暗安静的房间，没有干扰源，如宠物、电话、寻呼机和孩子。寝具和环境温度应适宜。心理压力增加基础生理觉醒度，可损害睡眠的数量和质量。例如在试图入睡时回顾头一天的事件或试图计划第二天的活动，对睡眠是无益的。入睡前应努力有一小段放松时间，不考虑当天工作。

工作中的休息间歇　尽管其他行业已公开承认疲劳和瞌睡导致警惕性消耗，但医疗护理体系却尚未认可。休息间歇和轮班对飞行交通管理员是强制的，也是试图防止潜在警惕性下降的军舰指挥程序的一部分。现已证实，短时休息可提高生产效率和工作满意度，还可能有助于减轻厌倦。在麻醉培训程序中，住院医师常在日间有休息间歇，但对私人执业医师常不是这样。私人医务所的麻醉医师一般并不提供休息间歇或轮班，部分是由于经济原因。要常规提供这些机会可能必须额外增加一名麻醉医师。

休息的最佳时间和时长尚未明了，但应尽可能在工作时定期放松。Cooper 等 [242-243] 研究了术中更换麻醉人员的影响。尽管有些情况下手术室人员换班的过程引发了问题，但它更多的是与发现预先已存在的问题有关。人员换班的积极作用取决于麻醉医师所做移交简报的质量。目前有研究正在探索患者术中护理简报的标准化移交。

若麻醉医师在长时工作中无法得到休息，还可采取其他措施以保持警觉。他们可以与其他手术室人员交谈（尽管这也会分散注意力），从而增加环境中的刺激水平。四处走动和站起来也是减少主观（而非生理）瞌睡的方法。若麻醉医师有其他人员而非麻醉医师自己注意到的短暂昏睡事件，那么疲劳已非常严重，即将完全入睡。在这种情况下，执业医师在对患者的管理中必须求得他人对患者的辅助监护，若有必要，还应换班睡觉。

策略性小睡　若夜间未得到充足睡眠，可用小睡来减少瞌睡和提高绩效。对大多数人来说最佳的小睡时间是 45min；这一段睡眠能明显增加警觉性，使绩效得以改进，并使清醒时进入睡眠的可能最小化。短至 10min 的小睡也能对警觉性产生增进作用，90 ~ 120min 的小睡包含了一个完整的睡眠循环，能够使警觉性和绩效较短期小睡相比进一步增高。NASA 对飞行员的研究结果指出，总体来说小睡是对抗疲劳与睡眠剥夺的有效策略 [213]。

Smith-Coggins 等研究了一所繁忙的城区大学急诊部门医务工作者在值夜班时小睡的作用 [241]，工作人员被随机分配到值夜班不休息（这个医疗机构的常见情况）或 3 a.m. 时给予 40min 小睡机会两组，他们发现这个时间小睡能够增进某些测量（不是所有）得出的绩效。本研究最终的结果可能是这样一个事实，休息人员能够：①在真实工作环境中成功运用这一策略；②增进警觉性与绩效。

加利福尼亚州 Palo Alto 退伍军人医院的研究者开发出了一项策略性小睡项目，并在退伍军人行政系统的两个下属单位成功地进行了试验。本项目是在 ICU 环境实行的，但是对其他高风险动态领域（如手术室）也同样适用。本研究的构成要素包括一个正式的教育项目、对个体执业者和医疗机构的项目指南以及其他的实行指南。

有一些事务会影响到医务专业人员适当利用小睡。医师在个人或传统上倾向于忽略或最小化疲劳与睡眠剥夺的作用，医学文化将工作间歇与小睡视为虚弱的象征。军队对"供能小睡"（power napping）的概念也采取了同样态度。强烈鼓励部队在情况允许的条件下小睡 10min 到 1h，以增进其力量和绩效。这一方法适宜地以正面形式展现了小睡的概念，小睡是智慧与力量而非懦弱和虚弱的象征。

睡眠惯性　睡眠惯性指觉醒后即刻行使最佳功能的能力下降的阶段[226, 244]。这一现象经常出现在个体被从慢波睡眠中叫醒时，表现为昏昏沉沉和绩效受损，可持续至觉醒后 15 ~ 30min。睡眠惯性还可出现在从正常睡眠中被叫醒后，最常出现于清晨昼夜节律低潮期间（2 a.m. ~ 6 a.m.）。依据已存在的瞌睡水平，小睡长于 40min 的个体发生睡眠惯性的风险高。睡眠惯性对医疗护理工作者很重要，他们可能从深睡中被唤醒来给患者提供紧急处理（如紧急剖宫产术或紧急插管）。若紧急工作可预计，睡眠中的个体应在充足时间以前（至少 15min）被叫醒，以将昏沉和与睡眠惯性有关的绩效损耗降至最小。若睡眠惯性不可避免，受影响的人应明智地寻求帮助，直至不再昏昏沉沉。

用药　一些研究对非医务人员为促进不当值期间的睡眠使用镇静催眠类药物进行了评估（如下夜班后对日间睡眠的辅助）。关于使用催眠药后的睡眠质量、宿醉效应的严重程度以及滥用的可能风险，还有很多问题没有答案。褪黑素是由松果体分泌的一种激素，可能用做无成瘾性的日间睡眠诱导剂，但已有的研究结果尚不一致。

兴奋剂对极度瞌睡期间保持警觉可能发挥一定作用。莫达非尼是非苯丙胺明类警觉增强药物，已用于嗜睡发作的治疗[245]。本药的不良反应较少，因此军事和轮班工作者将其作为警觉管理的非成瘾性辅助药进行了广泛研究，它在医疗护理中的应用也正在研究，但目前仍未得到认可[246]。使用镇静剂和强兴奋剂来调控睡眠并不适用于麻醉医师。咖啡因常用于临时增加警觉，但如前所述，它的使用存在限制。咖啡因应策略性使用，以在需要时发挥其最大效应。咖啡因的策略性使用包括：①关于其作用开始时间（15 ~ 30min）和作用时程（3 ~ 4h）的知识；②在需要警觉而不太可能获得睡眠机会时使用。

医疗工作中应研究和执行以上问题的对策。维持这一现状到何时常受制于财务问题[202]。若麻醉医师知道自己的能力受到了损害（因疲劳或任何其他原因），应当寻求同事的帮助，以免对患者安全产生不良影响。

光疗法　亮光和黑暗的定时循环已用于某些环境中，以促进对轮班的适应。在昼夜循环中寻找适当的点暴露于亮光（>7000 ~ 12 000 lx）和黑暗，2 ~ 3 天后可按 12h 重设昼夜界限[247]。这一重要发现表明，昼夜节律系统具有可以相对较快地适应明显变化的能力。然而，重设昼夜界限的关键在于暴露于亮光和"完全"黑暗的时间点、强度和时长，离开仅 1h 也会无法取得所希望的效果。考虑到许多工作和社会因素影响着麻醉医师的活动，为这一疗法而遵守如此严格的时间安排可能对他们不实用。对光疗法的研究还在继续，可能最终会产生更实用的处理方案。

衰老

每个人都明白自己无法在逐渐衰老时仍无限期地保持能力。总体来说，对离散的感觉（运动和认知技能）的试验测评绩效可随年龄增长而下降[248]，但个体间存在巨大差异，而且除了极端的损害（如视觉或听觉的严重损害），心理或认知绩效单独改变的作用尚难以关联到实际工作环境中去[249]。首先，工作环境中常有很多涉及多重感觉形式的暗示。再者，可能有技术性补偿，如借助助听器或眼镜。最后，随着年龄可能引起的生理改变，也一般会有更多的应对各种情况的经验。对许多个体而言，从经历中学到的东西足以弥补他们随衰老而面临的适度生理损害。这一补偿实际上已在熟练打字员、国际象棋手、桥牌手身上得以证实。与年轻个体相比，中年个体可更好地运用经验来解决日常问题；但对老年人（一般而言）来说，经验的补偿不足以弥补认知的减缓[249]。年龄会削弱短期（或"工作中的"）记忆[250]，而且有证据表明，老龄工作者对动态环境中常见的注意力干扰更为敏感。尽管如此，这些缺陷很少能在复杂工作环境中得以证明，很大程度上是由于测量这些领域中的绩效很困难。老年麻醉医师的问题在麻醉医师中已引起了较大争议。

其他行业是如何对待此问题的呢？从 1959 年到 2007 年，美国和航空管理部门强制飞行员 60 岁退休，无论他们的健康状况或能力如何。当"60 岁规则"开始实施，基本原理是"商务航线飞行速度与乘客数量的增加导致对飞行员生理适应性和飞行技术方面的要求增高"，有人可能会指出，麻醉实践日益增加的挑战性也对麻醉医师提出了较以往更高的要求。

经过激烈的辩论和过去 30 多年间的多项研究[251-252]（部分研究结果相反且很少有证据指出 60 ~ 65 岁的飞行员危险更高），"60 岁规则"在 2007 年底依法（HR4343）进行了修改。新规定允许飞行员飞到 65 岁，但飞国际航线的机长 60 岁以后必须做副驾驶。

美国联邦航空管理局（Federal Aviation Administration，FAA）规章要求空中运输飞行员通过每6个月一次的"Ⅰ级"体检。但体检似乎主要是为了识别患有具有突然丧失能力风险的慢性疾病（如明显冠状动脉性心脏病）的个体。模拟器测试显示，飞行员在飞行的高工作量阶段中丧失能力可导致明显的坠毁率，即使有第二飞行员可接手控制飞机。这些体检会排除掉有严重认知或感觉运动缺陷的飞行员，但它们并未涉及年龄引起的绩效改变的细微方面。当然，对麻醉医师没有进行医学检查或证明的要求，对执业年龄也没有任何限制。

年龄本身不会引起明显的绩效消耗，但年龄与其他一些很可能影响绩效的因素相关。对年老工作者的顾虑更多是在当一个人离最初的训练越来越远时，知识和技能会丧失，而不是基本智能的丧失。因此，最初所受训练良好、及时了解新的监护标准和经常练习急诊技能的执业医师与培训结束后知识和技能立即冻结、在低复杂性环境下从事医疗实践的边缘执业医师相比，受年龄增加影响的可能较小。FAA 规章通过要求 FAA 认证的飞行员对航空运输飞行员进行频繁（每6个月）评估来处理这一问题。这些评估既在实际飞行中，也在理想化模拟装置中得以实施，而它们实际上检查的是称职与否，而不受年龄影响。除了最初自愿的管理委员会认证，目前麻醉业中尚无评估各年龄执业医师资格的类似程序。现在，对 2000 年以后认证的证书，美国麻醉医师管理委员会要求定期审核，但实施麻醉并没有强制要求通过管理委员会认证，且重新认证考试可能并不像对空中运输飞行员要求的那样高难度、全面或频繁。因此在可见的未来时间内，年龄相关因素对麻醉医师绩效影响还会持续被反复提出。

疾病和药物滥用

每个麻醉医师都容易受到短暂疾病的影响，某些情况下可能会降低其绩效能力（见第 110 章）。所有人员都易受慢性疾病的影响，这会直接或间接影响他们的健康和绩效能力。医疗职业文化常使个体带病继续工作，而患有这些疾病的其他职业工作者会呆在家中或就诊。服用处方或非处方药可进一步增强疾病对绩效的影响。疾病和药物影响麻醉绩效的程度尚不可知。

麻醉医师的一个严重问题是药物滥用（见第 110 章）[253-258]，据估计，达 8% 的医师为酒精成瘾者。在一项对某机构麻醉人员的匿名调查中，75% 的答复者报告定期饮酒。他们报告平均每天喝 1.6 次，每周 2.7 天。近 10% 的受试者报告曾在"宿醉"状态

下实施麻醉，40% 的人报告曾在饮酒后 12h 内实施麻醉，84% 的人声明饮酒从未对他们的临床绩效有不良影响。

小剂量酒精或宿醉对复杂实际工作环境中绩效的影响程度仍不确定。一些对普通飞行员和海军飞行员的研究[251, 259-261]表明宿醉效应可损害绩效，甚至饮酒后已达 8h 以上、血液酒精水平已检测不到时仍是如此。然而，尽管统计学上有显著意义，但这些研究中观察到的绩效改变可能功能上并不重要。这些研究[251, 259-261]还表明了年龄、工作负荷和宿醉在导致绩效消耗上的相互作用。然而，"上了年纪的"人群被定义为 31 岁或以上，并与 20 岁出头的飞行员人群进行了比较。将这些结果推广到麻醉领域还有困难。

但是，麻醉医师严重滥用酒精、可卡因、镇静剂或麻醉药必然会使认知表现在某种程度上受到严重损害。但成瘾专家常报告工作绩效是生活中最后受损害的区域之一[262-263]。由于这一原因，成瘾的麻醉医师工作绩效明显受损的时间在药物滥用的整个时间段中，只占相对很小的一部分。尽管这不能为在药物影响下实施麻醉提供借口，但它可能说明下列事实：成瘾的麻醉医师的报告很常见，但由成瘾医师的错误导致明显的患者风险或伤害的报告却罕有。

麻醉学在处理受滥用药物损害的医疗人员中一直处于最前线。对受药物损害人员的管理已经达相当标准[256, 264]，但是否让这些人重返麻醉岗位的问题越来越受争议，即便有方案对其重回岗位进行严格的监控[256]。尽管有关患者安全的问题永远不能被消除，但主要风险看来是成瘾者自己的安全。

最后，在现有医疗体系中，麻醉医师的责任在于确保自身的绩效水平足以应付当前的工作。飞行员用一个记忆检查清单来回顾潜在的影响绩效水平的因素，若它们因任何原因受损害，就会被指出不适于飞行。麻醉学（在某种程度上航空业也是如此）的困难是，当人员出现暂时的能力受损时，现实的组织及许多临床实践的奖励措施并没有相应的机制给他们休息的借口。具有讽刺意味的是，相比应对更常见的受深度睡眠剥夺或受短暂或慢性疾病损害的麻醉医师的方法，现在可能有更好的方法来识别和帮助严重成瘾的执业医师。

人员绩效研究

人员绩效研究所涉及的研究方法不同于麻醉学科的常用方法。要获得确凿的、统计学上有效的人员

绩效数据存在诸多障碍。没有可用于评价人员绩效的动物模型，没有"白鼠（Sprague-Dawley）麻醉医师"可供详细研究，也无法用心理学家常用的试验对象——在校大学生来进行专业绩效研究。招募专业麻醉医师作为研究对象比较困难，而使用志愿者的试验会出现选择性偏倚。特别是在实际的患者管理中，人员绩效的调查研究会受到诉讼、医师执照以及保密性等诸多顾虑的强烈影响，难以开展理想的研究。

此外，由于不同麻醉医师对同一情况的反应不同，医师之间的个体差异十分明显。且每位医师还可能在不同时期，或在一天中的不同时段表现不同，这种个体内的变化几乎与个体间的差异相同。

"绩效"本身是一个直觉意义上内涵丰富的概念，难以精确定义，缺少可用于指导临床决策和专业处理的通用标准，麻醉医师决策和处理主要取决于所处的特定情况。此外，判定麻醉医师的工作表现，无论成功与否，均意味着要深入研究麻醉医师的心理过程，测定极为困难。试验设计时需要纳入可以客观评定绩效的人为实验室任务，但这些任务却与现实麻醉管理相差甚远。而调查工作中训练有素的人员的实际绩效又主要依靠主观和间接资料。理解麻醉医师的绩效类似于拼图游戏，拼图的各个模块可能来源不同，没有一个模块能够单独构成完整的画面。这些模块包括实验设计的客观资料、常规患者管理的前瞻性观察报告、侥幸脱险或麻醉事故的回顾性分析报告，以及对模拟事件应答的前瞻性观察报告。为了更好地理解人员绩效，必须接受许多物理学家或生物学家认为过于主观的数据资料。由于麻醉专业人员可能不熟悉这些研究方法，本章将详细叙述麻醉专业绩效的一些开拓性研究。

为何要研究麻醉的人员绩效？

对麻醉医师人员绩效的深入了解如何在多样化的临床境况下帮助提高患者的安全管理？如何能更加有效地提高医患双方满意度？可能的途径如下：

1. 改进操作方案和加强麻醉专业人员培训。麻醉医师实施麻醉的方式在一定程度上受制于自身工作能力的局限，麻醉技术和手术室实践要扬长避短。麻醉医师工作能力在很大程度上受培训的影响，了解所需的绩效特征和人类固有的局限性可改善培训效果，尽可能充分发挥麻醉医师的长处，消除固有缺陷，让患者的管理更加安全、从容和高效。
2. 更加理性地认识专业工作和法定责任（见第 10 章和第 11 章）。现代医学受到法医学的强烈影响，尤

其在美国。由于每一件诉讼都涉及患者的不良后果，诉讼系统存在较大的选择性偏倚。麻醉医师的职责是在麻醉学领域内作为"合理而审慎"的专家提供医疗服务。什么是合理而审慎？训练有素的人员在复杂的、不断变化的环境中应当有何种表现？通过了解人员绩效，可以更加理性地认识哪些符合管理标准，哪些不符合。
3. 更高效的工作环境。现在麻醉医师通过应用一系列技术手段来实施麻醉，其中大多数技术并不能从设计上给麻醉医师的工作提供最好的支持。通过了解麻醉医师的工作和绩效需求，改善工作场所和使用工具可以为最困难的任务提供更好的支持，同时也能够增强安全性、提高工作效率和满意度。
4. 更有效的组织系统（见第 4 章）。麻醉同属于庞大的医疗组织管理系统，该系统涉及众多机构、组织和专业领域间的相互影响。了解麻醉医师的工作如何与该系统发生关联有助于建立更加合理有效的信息流通和组织调控。

尽管一段时间以来，针对麻醉医师的个体行为、决策、思维模式以及组织因素和安全文化的影响进行了人员绩效分析（见调查文献 [1, 2, 265]），但对医疗行业的重要性仅在近期才引起重视 [3, 56]。

麻醉医师的认知过程模式

通过麻醉医师绩效的认知显式模型可以有效解读经验性资料，研究人员描述了麻醉学中的认知元素 [52, 65, 125, 162, 266-275]。该模型清晰、全面、专用于麻醉学科，是了解经验性资料的框架，也为麻醉医师讨论成功或不成功的绩效提供了一个词汇表。该模型参考了大量其他研究者在各种复杂的、动态环境中人员绩效的研究结果 [138, 275-278]。

多层面心理活动的决策

如图 7-12 所示，整个模型描述了麻醉医师在五个相互作用的不同认知层面工作，实施和控制一个观察、决策、行动和再评估的核心流程（框 7-9）。该流程必须进一步与其他团队成员的行为和工作环境的限制进行整合。

心理活动的分层研究来源于 Rasmussen 和 Reason [277, 279-280] 的工作。多层面的心理活动有助于并行处理（同时处理多项任务）和多重处理（单一时间做一项任务，但能迅速转为另一项任务）。麻醉学任务

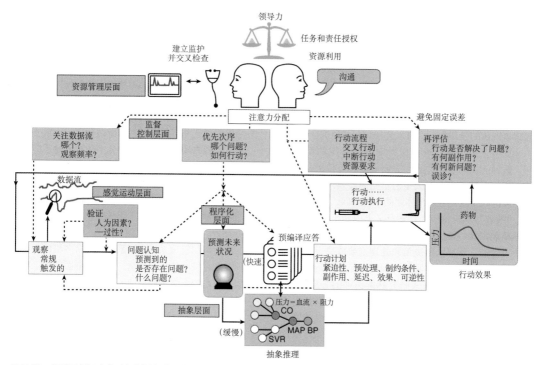

图 7-12　麻醉医师解决实时问题的行为认知过程模型（详见正文）。认知的五个层面平行发生。核心流程包括一个观察、决策、行动和再评估的主循环（箭头所示）。核心流程由元认知的两个层面管理，包括监督控制、注意力分配和资源管理（在核心流程之上）。模型中每个部分要求不同的认知技能，并且各部分容易受到不同绩效失败或错误的伤害。BP，血压；CO，心输出量；MAP，平均动脉压；SVR，外周血管阻力 *(From Gaba DM, Fish KJ, Howard SK: Crisis management in anesthesiology. New York, 1994, Churchill livingstone.)*

分析[281-285] 以及多伦多[266] 和 Tübingen[286-289] 麻醉医师的直接观察证实了并行处理任务和多重处理任务的存在。表 7-6 列出了心理活动层面的概况。

在感觉运动层面，涉及感觉感知或运动行为的活动很少受意识控制，表现为平稳、熟练和高度整合的行为模式。在程序化层面，麻醉医师在熟悉的工作环境中执行常规操作，这些定型的常规来自培训和先前的工作经历。抽象推理层面用于术前计划，以及术中缺少实践经验或无常规可循情况的处理。

麻醉医师思维过程的动态适应

通过增加的两个心理活动层面为麻醉医师提供自身思维过程的动态适应，扩展了 Rasmussen 模式[277]。这种"对认知的认知"能力巧妙地控制着自我心理活动，心理学家称其为元认知（metacognition）。元认知是复杂、多变化领域中工作的重要组成部分。监督控制要考虑常规和非常规活动之间、多个问题或主题间，以及在五个认知层面动态分配的有限注意力。资源管理涉及包括团队合作和交流在内的可用资源的指挥和管理。

核 心 流 程

框 7-9 概述了核心流程及其要素。下面对其要素进行详述。

观察

应对快速变化的状况要求麻醉医师必须评估大量不同来源的信息，包括肉眼观察患者、术野、大量电子监测设备显示的数据、护理人员活动、吸引罐中的内容物和纱垫，倾听患者及仪器发出的正常或异常声音，阅读影像学和实验室检查结果。由于人脑在同一时间只能密切关注一项或两项主题，在监督控制层面的麻醉医师必须决定关注什么信息和观察的频率。

观察多重数据流的多重任务是通过次要任务绩效

表 7-6 心理活动的层面

控制层面	说明	注释
资源管理层面	所有资源的指挥和控制，包括团队合作和交流	事件分析表明缺乏资源管理和交流技巧对事件和事故发展的巨大影响；ACRM 原则和模拟培训课程反映了这些因素的重要性（见第 8 章）
监督控制层面	元认知：对认知的认知	动态调整思维过程、决策（例如避免固定误差）、进程安排和记忆行为（如前瞻性记忆任务）
抽象推理层面	运用医学知识的基本原理，探究高水平类推、演绎推理	常与其他层面并行；在紧急情况下常常过于缓慢，并且在高工作量情况下对分散注意力过于敏感
程序化层面	预编译译应答，遵循演算法，启发法，"条件反射"	认知引导的决策——专家常处于此层面；由于没有适当检查"程序"，可能出现特定错误；经验不足的人员可能会误用这一层面，出现考虑不周、僵化的"照本宣科"
感觉运动层面	利用所有感觉和手动操作，"触感、活动、听觉"，有时是下意识的行为调控	专家执行平稳的操作顺序，通过感觉直接反馈来调控其行为（例如开放静脉通道或气管内插管的操作顺序；可能发生技术失误，如脱出和失效)

ACRM，麻醉危机资源管理

框 7-9 核心心理过程的要素

1. 观察
2. 验证
3. 问题认知
4. 预测未来状况
5. 决策
   a. 应用预编译应答（认知引导的决策）
   b. 用启发法和概率来决策
   c. 决策包含抽象推理
6. 采取行动
7. 再评估（避免固定误差）
8. 重新开始第 1 项（继续循环）

和警惕性测试来进行研究。仿真模拟研究表明，应对紧急事件需要应用大量的信息资源。核心流程的常规部分主要体现在感觉、运动和程序化层面，并在整个麻醉方案实施过程中反复强化。加州大学圣地亚哥分校（University of California, San Diego, UCSD）和 VA 以及斯坦福大学（UCSD/VA- 斯坦福研究组）比较了有经验的麻醉医师与初学者的警惕性。结果表明，初学者的核心流程尚未充分发展成高度自动功能，需要为常规活动投入更多精力。

验证

在手术室环境中，可用的信息并非总是可靠。多数监测是无创间接监测，容易受到人为因素干扰（错误数据）。即使直接的临床观察，如视诊和听诊，也可能模棱两可，出现短暂瞬间的自我纠正（短期真实数据）。为防止仓促行事而引发严重不良反应，临床医师

在处置前必须对重要的观察结果进行验证。可采用多种方法验证，如表 7-7 所示。

若有疑问，应假设患者处于危险状态，有疑问的参数真实可信（"排除最坏情况"）。最后才考虑技术上的人为因素。

知道何时和如何验证数据是策略性知识（元认知）的良好范例。例如，麻醉医师必须决定在什么情况下投入时间、注意力和精力建立新的信息来源（如肺动脉置管），而不是更多地依赖已有的间接信息来源。

问题认知

尽管麻醉医师熟知审视仪器和环境的重要性，但必须利用这些观察结果来判断患者的状态是否"在正常轨道上"或已经出现问题。一旦发现问题，必须马上明确其性质和重要性。这种问题识别的过程（亦称状况评估）是复杂动态环境中一些认知理论的主要特征 [162,290-292]。

问题识别是将系列环境线索与能代表特定类型的问题模式相匹配。由于麻醉的高度不确定性，可用的信息资源并非总能显示问题的存在，即使能够揭示问题，也可能无法确定其特性或来源。Westenskow 等 [293] 应用智能警报系统试验，主要探讨了问题识别的这些方面。试验中，受试者听到存在问题的报警声能够立即将注意力集中在与通气有关的信息来源上。虽然有 11 例研究对象未能识别错误，但能够成功弥补错误，如下文所述。

在无法做出明确的匹配或"诊断"时，要在监督

表 7-7　验证重要观察结果的方法

方法	解释和范例
重复	重复观察或测量，以排除暂时的错误值（例如，无创血压监测中活动引起的人为误差）
检查趋势信息	为获知实际值的可信度而观察短期趋势，生理参数的趋势几乎总是遵循曲线形，而非阶梯形
观察不同信息通道	检查不同通道（例如，有创动脉压和袖带压力，或来自 ECG 和脉搏氧饱和度的心率）
相互关联	多个相关（但不是多余的）变量的相互关系可以确定有疑问参数的可信值（例如，如果 ECG 监测仪显示平直的线和"无心脏搏动"，但有创血压曲线却显示有波形）
启动新的监测设备	使用新的监测手段（例如，肺动脉置管），这为"相互关联"方法又添加了一个参数
重新校准仪器或测试其功能	检查某项测量的准确性和可靠性，并测试其功能（例如，如果 CO_2 探测器未显示数值，麻醉医师可通过直接吹气来判断设备是否正常工作），观察其他的通道亦有助于验证某一数值（同上）
更换仪器	如果对某一设备的功能有疑问，可安装一台全新的仪器或者更换备用设备
寻求帮助	如果仍然无法明确数值变化的意义，应该及早向其他训练有素人员寻求帮忙，以获得其他建议

ECG，心电图

控制层面调整决策。麻醉医师和其他机动决策者可以用近似策略来处理这些模糊状况，心理学上称之为启发法[294]。其中一种方法是将发生的问题归类到几个"一般性"问题的其中之一，每个"一般性"问题又包含许多不同的潜在状况。另一种方法是直接选择一种最常见的候选事件押注诊断（概率赌注[279]）。术前计划中，麻醉医师可以调整心理的"怀疑指数"，预先考虑到一些特殊患者或特殊手术有可能发生某些特定的问题。此外，麻醉医师必须判断所有数据能否被单一的优先诊断完全解释，还是由多种原因所致。此判断十分重要，因为用过多尝试来完善诊断会分散大量注意力。反之，一个不成熟的诊断又可能导致不恰当或者错误的治疗。

启发法是专业麻醉医师最常使用的方法，处理问题时常常可以节省大量时间。然而，此方法也是双刃剑。使用概率赌注，把注意力不恰当地分配给预定的单一问题，一旦"赌注"亏掉，核心流程中的再评估

又未能纠正这种状况，将错失解决问题的良机。

预测未来状况

必须就出现的问题对患者未来状况的影响进行评估[162, 290]。那些已经很严重或者预计会发展成严重事故的问题要优先处理。未来状况的预测同样还可以影响必需在宝贵的关键时间窗内处理的行动计划。在 Cook 等[295]描述的"不良"事件中，即使已经明显出现问题的早期表现，仍未充分考虑患者的未来状况。心理学的研究也发现，当事件以非线性方式变化时，人脑并不擅长预测未来状况。在这种情况下，人体这样的自然系统几乎总是对变化速度估计不足，事情结果又常常始料未及[51]。小儿外科手术时，缓慢而持续的失血在发展成快速失代偿之前，在一段时间内几乎不出现血流动力学的变化或只是轻微改变，如果没有察觉到问题发展的细微征象，随之而来的灾难性事件就可能看似"突然"降临。

决策

发现问题后，专业麻醉医师会如何应答呢？决策的经典范例是将证据与各种能够解释的假设进行仔细的比对[47]，继而细致分析所有可能采取的行动和解决方案。尽管该方法可靠，但决策时间较长，在证据模糊或不足时效果欠佳。在复杂、多变的麻醉领域，许多问题需要"在不确定的情况下做出决策"[273, 296]，并快速处理，防止出现灾难性不良后果的快速连锁反应。这类问题遵循"基本原则"通过正规方式推理论证得出解决方案过于缓慢。

预编译应答和抽象推理

在复杂多变领域，专家对大多数事件的第一反应源自处理已知问题的预编译规则或应急预案[279]，即认知引导决策[276, 297]，因为一旦事件被识别，应对措施就会非常明确。在麻醉领域，人们逐渐意识到需要明确编撰严重事件的应急预案并系统传授，但实际应对通常还是需要个人经验的积累。有经验的麻醉医师能够根据患者状况、手术操作及可能发生的问题，在心里不断整理、重新编译和预演这些处理方案[298]。理想状态是可以方便获取常见问题的处理预案，并迅速实施。如果问题性质尚不清楚，可采用一些适用于整体情况的一般对策，例如，一旦发现通气问题，麻醉医师在考虑进一步诊断时，可以转换为较高吸入氧浓度（FiO_2）的手控通气。

然而，单纯应用显示器屏幕[298]和仿真模拟装置[161, 299-301]的研究证明，即使是有经验的麻醉医师，

对紧急情况所采用的应对措施亦有巨大差异。因此，研究者将模拟培训定位在应对紧急事件的系统培训上 [122, 266, 302-304]。

在问题原因不明或常规处理无效时，即使使用标准的预编译应答也会失败，不能通过简单的预编译"食谱式"步骤实施麻醉。在预编译应答的同时用基本医学知识对问题进行抽象推理，即使是在必须快速采取行动时。这似乎包含运用深层的医学和技术知识以及全面分析所有可能解决方法的高水平类推 [279] 或真正的演绎推理。处理模拟危机的麻醉医师已将预编译行为与抽象的医学概念联系起来 [298]。目前尚不清楚这仅仅是自我辩解，还是真正的抽象推理，因为在某种程度上，面对特定模拟危机并不需要新奇的抽象解决方法。此时，也无法知道优化术中的风险管理需要何种程度的抽象推理 [125, 266, 296]。

采取行动

麻醉实践的特点是麻醉医师不仅在患者的病历上下医嘱，还直接参与执行行动。

尽管直接参与执行具有及时和灵活的优点，但也带来了风险。行动的实施大量侵占和分散了麻醉医师的注意力，在被其他任务中途打断或临时搁置时尤其突出，完成这些任务的"前瞻性记忆"可被消除（对前瞻性记忆更为详细的解释见下文）。此外，前期的一些心理负荷和警惕性研究已经证明，麻醉医师从事一项手工操作后会严重限制其他手工任务的执行。

为了区别决策过程中的失误［即错误 (mistake)］，执行任务中的失误称为差错 (slip) [278]。差错是未按计划出现的行动，例如，开错开关或用错注射器。因此，危机事件 [221, 305] 和质量保证研究中所描述的设备使用中的"技术性失误"指的是差错，而"判断失误"则是错误。随着带微处理器的设备和仪器的广泛应用，一种特殊类型的操作失误——模式错误 (mode error) [278] 在各个领域日益常见 [267]。在模式错误中，同一设备的一种操作模式不能用于另一种模式，麻醉学的实例是麻醉呼吸环路的"气囊/呼吸机"选择活瓣，其能在两种通气模式间进行选择，在"呼吸机模式"下不启动呼吸机将出现灾难性后果。如果同一显示器或开关可以通过选择不同的操作模式执行不同功能，监测仪或给药装置也可以发生模式错误。

使用能从结构上防止出现执行错误的工程化安全设备可防止出现特别危险的差错 [54]。例如，新型麻醉机的连锁装置可以从构造上防止同时吸入一种以上挥发性麻醉药。另外的连锁装置可防止输送氧浓度低于21% 的混合气体。

在复杂的患者管理环境下，有关人机相互作用和技术影响行为方式的议题十分复杂，超出本章范围，可参看其他相关出版物 [35, 37, 39-43, 45-46, 267, 306]。

再评估和形势认知

为了应对麻醉中的快速变化和较大的诊疗不确定性，核心流程必须包括对形势的反复再评估。再评估步骤将麻醉医师带回核心流程的观察阶段，但心里增加了特殊评估（如框 7-7 所示，危机资源管理要素12，"反复进行重新评估"）。

不断更新形势评估并监测所采取行动有效性的过程被称为形势认知 (situation awareness) [290-222, 307, 308]。形势认知是分析绩效和错误原因非常有意义的重要议题 [162, 309, 310]。目前已发表有关麻醉学中形势认知的综述 [162]。

核心流程的管理和协调

经验性研究清楚表明，需要在各认知层面、各任务以及常常在各问题间分配注意力，对注意力的过多需求很容易分散麻醉医师有限的精力。因而，麻醉医师必须在快速处理任何微小变化（需要大量注意力）和采取更为保守态度的"等等看"之间保持平衡，这种平衡在情况变化时经常在两极之间不断转换。然而，在模拟危机情景中，甚至发现严重问题时，一些医师也表现出很不情愿将"日常模式"转为"紧急模式"。在"等等看"的错误方向上走得太远会是一种极为可怕的错误。

除了麻醉医师的核心任务需要注意力，手术室环境也充满干扰。常规事件，如转动手术台或调整患者体位，都会分散麻醉实施主要过程的注意力。常见的噪声峰值可以超过高速公路。麻醉医师发现监测仪或其他设备的错误报警声很容易分散注意力 [311-313]。其他分心的事还包括教学 [314]、电话打入、背景音乐以及与手术室人员的交谈。专业麻醉医师会根据工作量调整注意力的分配，在工作量大时排除干扰，而在工作量小时允许适当分散（用以提升士气和加强团队建设）。

工作量的主动管理

策略性调控注意力的一个重要方面就是工作量的主动管理。麻醉医师要主动管理工作量，而不是被动地接受工作量的增减。Schneider 和 Detweiler [187]

及 Gopher（意见书，《"麻醉的人为失误"会议》，Asilomar，Calif.，1991 年）描述了各种工作量管理策略的理论基础。这些策略已经被一些研究者应用在麻醉学中[266, 268]。麻醉医师可通过以下方式主动管理工作量。

避免高工作量 专家可能会选择能减轻工作量的技术和计划（特别是在个人和团队资源有限时），哪怕从技术角度看计划的水平较低。例如，单个麻醉医师不选用高科技、高工作量的监测仪，如经食管超声心动图（TEE），因为正确使用 TEE 需要较大工作量。

分配工作量到不同时间 麻醉医师在工作量低时，可以为未来任务做准备（"预载"，preloading），工作量大时可以延迟或放弃优先性低的任务（"卸载"，offloading）。需要大量准备工作的任务（如静脉输液）常在术前准备妥当。多重任务管理也是一种把任务分配到不同时间的方法。每一项任务由若干亚任务组成，各有时限。由于并非每个亚任务的进程都需要密切关注，因而可以在有限的注意力下交错进行（多元，multiplexing）。必须在监督控制层面对多元任务进行实时计划和协调。

分配工作量到不同个人 若当工作量不能分配到不同时间，尚有其他可用资源时，可将任务分给其他资源。一些资源在麻醉医师个体内，而另一些资源则需要额外人员。例如，单独一名麻醉医师可同时手动给患者通气、分析心律，并与术者讨论患者管理。但单独一名麻醉医师却无法同时实施肺动脉插管和手控患者肺通气。如果需要同时实施这些任务，必须将任务分配给不同人员。

改变任务性质 任务性质并不是固定的，手术和麻醉有时可推迟或取消。任务可按不同绩效标准来执行，如果放宽标准，则会减轻完成任务所需要的工作量。例如，在大量失血过程中，麻醉医师主要关注输血、输液以及监测血压。这种情况下，相对不重要的任务，例如，书写麻醉记录会被"卸载"以减少工作量，同时也会放宽血压可接受的界限。

行动选择和计划安排

麻醉中的任一时间都会有许多事情要做，虽然每项工作都应该完成，但却无法同时执行。模拟试验研究表明，麻醉医师有时会出现优化选择、计划和行动安排的困难。麻醉医师必须考虑如下因素：

1. 行动实施有预先条件（例如，如未放置肺动脉导管，则不可能用热稀释法测量心排血量）。

2. 计划的行动可能受到限制（有些行动会与所处环境发生冲突。例如，不可能在头部完全处于术野的情况下测量瞳孔直径）。

3. 计划的行动的不良反应常常制约治疗药物的选择。

4. 计划的行动的执行速度和难易程度是关键因素，简单、迅捷的行动明显优于耗时长、需要更多注意力和技巧的行动。

5. 要权衡行动成功的把握与执行的快速和简易程度（某些情况下，高成功率的系列行动证明值得投入时间、注意力和资源）。

6. 要仔细考虑行动的可逆性和失误的代价，可快速逆转的行动优于不能逆转的行动，尤其是当潜在的不良反应严重时。

7. 要重视注意力、资源和资金方面的行动成本。

研究者对其他复杂的、动态变化领域中的专家（特别是坦克指挥官和消防主管）进行观察，他们通过对正在思考的行动进行心理模拟，来确定计划是否有隐藏的漏洞[315]。而麻醉医师会在心里提前对病例计划进行预演，但实际程度如何不得而知[268]。由于大多数行动是以循序渐进的方式实施的，如微量滴注药物，所以常常可以通过反复再评估发现不良后果。

资源管理

麻醉医师指挥和管理全部现有资源，按计划实施麻醉方案，并对出现的问题做出应答的能力称为资源管理（又一个先用于航空学，又同样适用于麻醉学的概念；参见前文危机资源管理要素）。考虑到复杂而结构不合理的手术室、PACU 或 ICU 区域的局限性，资源管理将如何执行的理论知识转化为有效的团队活动。资源管理明确需要团队协作和成员间的相互配合。麻醉医师仅仅知道做什么，甚至能够独立完成自己的任务是远远不够的。麻醉医师在规定时间内能够完成的任务有限，有些任务只能由其他技术人员执行（例如实验室检查和影像学检查）。当任务负担超出可用资源时，麻醉医师必须寻求帮助，并进行任务分配。有关最佳资源管理和人员合作的许多议题尚未充分了解，是许多认知科学家和复杂、动态变化领域内专家们积极研究的焦点[29, 127-129, 316-318]。航空学研究已经表明，许多飞机事故都与部分具备了有效管理驾驶舱技能的机组人员失误有关[222]。这些研究得出的资源管理特点已在前文危机资源管理要素部分详细论述。

任务的动态优先　麻醉危机的复杂多重人员模拟试验可以用来阐述资源管理议题。尽管源于这些模拟试验的数据只是初步资料，但却表明监督控制和资源管理的缺乏是模拟危机中无法实现最佳管理的实质原因[301]。换句话说，如同飞行员一样，麻醉医师尽管拥有管理患者的知识和技能，但却无法控制获得成功的理想环境（故称为 CRM 技能或非技术性技能）（在航空业，这种状况常导致所谓的"控制中的飞行撞地"）。

前瞻性记忆

前瞻性记忆是指未来执行某项操作的记忆能力[319]，其容易受到现有任务或干扰的破坏。日常生活中，注意力分散或中断正在执行的任务是常事，在飞行员和飞行交通管理员中也有相关描述[320-324]。例如，在麻醉中，如果麻醉医师暂停通气（以实施 X 线检查），重新启动呼吸机的意图依赖于前瞻性记忆，且容易遗忘。Chisholm 等在急诊科进行了一项寻找"干扰"和"任务中断"的研究，发现在 3h 内，急诊医师面临 30 多次的干扰以及 20 余次的任务中断，相似的观察结果亦见于 ICU[325]。

可以采用多种方法保存执行操作的前瞻性记忆。可使用视觉或听觉提醒（生理监测仪警报常会有意无意地提供此功能），但其有效性似乎达不到期望值。可采用特殊操作——例如，把手指放在呼吸机转换开关上——提示即将要执行的操作。

▍固着错误

再评估错误、计划调整不完善或缺乏形势认知导致的人为误差称为固着错误[144-145]。所有研究麻醉医师对异常情况应答的学者均描述了固着错误[300-301, 326]。避免麻醉学领域中的固着错误属 CRM 要素 9，见 CRM 要素部分。

▍危险的态度

态度是能力的重要组成部分，对绩效的强烈影响不亚于生理绩效的形成因素。研究飞行员判断能力的心理学家确定了五种特别危险的态度类型，并针对各种危险态度制定了矫正思路[231]，与麻醉相关的态度如表 7-8 所示。航空心理学家指导飞行员一旦发现自己正以危险的方式思考，便反复叨念这些矫正思路。

对麻醉医师而言，"不会出事"和"大男子气概"的态度尤为危险，可以与短时间内较少取消手术、需处理较多病例以及缺乏充分术前评估所产生的压力相叠

加。"灾难不会发生在我身上"以及"完美表现可以避免灾难发生"的想法可导致行为散漫和计划不周，出现发生问题的异常数据时，判断阈值发生改变，导致出现"万事大吉"的固定误差。1984 年，Cooper[314] 在麻醉危机事件研究中写下了如下这段话：

> "麻醉最为可怕的危险之处可能就是它的相对安全。一般来说，很少会是单个麻醉医师对一起严重的医源性并发症负责。在收集事故资料过程中我们感觉到，决大多数看似微小的失误都没有被认真处理，风险管理几乎只能依赖于每次问题出现时麻醉医师的本能和完美的应对能力。"

专业人员的绩效是麻醉医师保护患者安全最强有力的工具。但有计划地避免灾难发生应该比应对灾难更加有效。

▍麻醉医师的任务

复杂工作环境的研究通常始于任务分析（在 *Human Factors* 杂志上发表了有关此技术的综述[327]），可先对工作目标和约束因素进行抽象分析，得出达到目标所需的任务，或者可以观察技术熟练的医师在工作中的实际操作，并将这些行为归类到任务要素，这些方法常常联合使用。本部分概述了麻醉医师的任务，并回顾了经验性任务分析方法。麻醉管理有两个不同阶段：①术前评估、计划和准备；②麻醉方案实施和术后即刻管理。

表 7-8　危险态度及其矫正方法示例

危险态度	矫正方法
反权威："别告诉我该如何做。政策是为别人制定的。"	"遵循规则，它们通常是对的。"
冲动行为："快点做——任何事儿！"	"不急，三思而后行。"
侥幸心理："不会发生在我身上，这只是个常规病例。"	"可能发生在我身上，常规病例亦会发生严重问题。"
大男子气概："我会让你看到我能做。我能够完成任何气管插管。"	"冒险是愚蠢的，要先为失败做好计划。"
放弃："有什么用？与我无关，这是外科医师的事。"	"我并非帮不上忙，我能够做点什么。总有事情可以帮忙。"

术前评估和计划

关于麻醉医师怎样通过病史采集和体格检查来明确患者关键病情的可用资料较少（亦见第 38 章）。麻醉医师评估工作常见的困难是很难获得患者既往医疗记录。现已发现，麻醉医师在选择适当实验室检查方面的绩效相对较差。Roizen 等 [327] 写道：

"根据病史和体格检查，按照已达成共识的特定标准选择性开列检查单，即使医师们同意减少检查项目，但在开列检查单时仍然会犯大量错误。有 30% ～ 40% 的患者漏掉了应该接受的一些检查，还有 20% ～ 40% 的患者经历了不该接受的检查。"

Roizen 赞同将常规患者的问诊和实验室检查自动化操作，并参与了相关商业化设备的研发，但这些设备与患者结合后，能否改进术前评估的效能和精度还有待确定。麻醉医师解读心电图和胸片的能力也同样不及这些领域的专业人员，此因素对麻醉方案设计或患者预后的影响程度尚不明了。

麻 醉 计 划

制订计划时，麻醉医师根据患者术前评估将手术操作的技术需要和患者的生理特点与可用的心理、生理和技术资源进行匹配。典型的麻醉计划包括几个要素。例如，全麻计划包括选择麻醉诱导方式、气道安全和合适的通气保证、麻醉维持、麻醉后苏醒和控制性术后镇痛。安全管理中，详尽的计划与娴熟的操作同等重要。如果在计划制订时忽略了环境中一个特别重要的特征，则无论多么熟练地实施计划，患者都可能受到伤害。

大多数手术操作的技术需求都已广为人知。尽管 Gibby 等 [329] 发现，有 20% 的门诊患者（其中大多数 ASA 健康状况为 1 级或 2 级）在麻醉医师询问病史或体格检查后，需要改变"标准"的麻醉计划，但绝大多数患者不存在显著改变麻醉计划的健康问题。在实施一项新开展或具有挑战性的操作、患者伴有明显的基础疾病以及缺少有效资源时，需要富有创意的计划来确保麻醉方案中的一系列生理目标。修改或整合常规麻醉计划可以产生折中方案，可以更好地符合目标要求和情况制约。

关于麻醉计划制订过程的研究极少，绝大多数关于术前计划的现有文献都集中在与基础疾病相关的医学和生理学方面以及相关的麻醉学知识。迄今为止，仍然缺少系统的研究来指导如何权衡各种利弊，以及常规的麻醉计划怎样适应特殊情况的需求。

设备使用前的准备和检查

制订麻醉计划后，麻醉医师必须准备工作环境，包括获得必需设备及供给物品、安装输液装置、准备装有所需药物的注射器，以及对生命支持设备的使用前检查（见第 44 章）。麻醉医师在这些任务中的表现并非最佳。Buffington 等 [330] 证实，仅 3% 的麻醉医师能够检测出事先麻醉机预置的全部 5 个故障，绝大多数只发现了其中 2 个，近 30% 的医师疏忽了非常严重的故障。例如，麻醉呼吸回路中缺少单向调节活瓣片及 N_2O 和 O_2 流量计的互换（可能是接头标记系统故障所致）。

FDA 联合 ASA、APSF 以及学术界和企业界的专家们建立了一套麻醉设备检查的推荐方案 [331]，并得到了 ASA 和 APSF 的大力宣传。然而，却很少有人使用这些检查步骤，使用者在使用前对其检查的程度也不一。一项近期研究 [332] 比较了医师使用与不使用 FDA 检查步骤进行麻醉机检查，结果发现，无论是否采用标准检查步骤，均有半数或低于半数的参与者能够检测出多数设备故障。只有一项检查，即 O_2/N_2O 比例保护系统失灵，FDA 检查清单提供了有意义的帮助：使用 FDA 检查清单时，发现率可增至 65%。有趣的是，34% 未被医师发现的故障实际上都是这些人在笔试问卷中已经全部正确回答的问题。此结果表明，尽管某些绩效缺陷可能与知识缺乏有关，但也有相当部分源于未将抽象的知识实际应用到设备检查中。

由于过于复杂，最初的检查清单广受批评 [333]。1994 年 FDA 发表了原始检查清单的精简版本 [334]。然而研究表明，新检查清单在使用中并未体现出明显的优势，机器故障的检出率很低（约为 50%）[335]。在另一项研究中，麻醉医师使用高度人机互动的电子检查清单（由 Blike 和 Biddle 研发）提高了"简单故障"检出率，但仍然会有较高比例的困难故障被漏掉 [336]。最新在模拟设备上测量疲劳对绩效影响的研究表明，无论是休息良好还是疲劳状况下，均会有相当部分的机器检查项目被忽视 [214]。

APSF 于 2013 年初发布了一项要求，建议为麻醉医师研究广泛适用的诱导前检查清单，旨在麻醉开始前检测出各种可以预防的问题。APSF 的目标是将这种由麻醉学会采用的诱导前检查成为操作常规。

紧急清单或应急手册

应对有可能出现的紧急情况的准备工作是预先在心里演练处理过程（见第 33 章和第 102 章）。另一个方法是具备快速准备和使用紧急救援的能力，特别是紧急清单或应急手册（亦被称为"紧急应答预案""危机事件处理流程"等类似术语）。尽管这些认知援助的使用有了很大进展，但仍然没有成为许多场所医疗工作文化的常规部分。

在 2003 年，美国退伍军人事务（VA）部国家患者安全中心和 VA Palo Alto 斯坦福研究组联合推出了一套应急清单，并将这些应急清单汇编成册——《麻醉学危机管理》。VA 卫生管理部门将这套应急清单塑封后置于 105 家医院的手术间。此外，还制作了电子版应急手册[337-338]。使用 VA 认知援助的研究表明，对 VA 麻醉医师的帮助很大[319]。其他研究也证明：①使用认知援助可改善模拟恶性高热管理期间的医学和技术绩效[340]；②如果"读者"的工作就是让团队的成员读懂相关的援助措施，并记录他们能否完成相关的任务，将有助于麻醉医师领导整个团队处理危机事件[341]。来自波士顿的研究团队模拟试验了 12 种"危机清单"后发表的两篇文章证明，在患者管理中使用应急清单、遵循达成共识的关键操作步骤可以显著降低抢救的失败率[342-343]。

斯坦福麻醉认知援助组（SACAG）为了实现认知援助的术中实时应用，开展了多年的模拟研究[340-341]，并用图形设计显示出逐渐改善的优化效果。SACAG 已经推出《应急手册：围术期紧急事件认知援助》，其包含了 23 种优化的紧急事件处理流程（图 7-13）（应急手册中的主要内容改编自最初发表在《临床麻醉学手册》的"麻醉学危机管理流程附录"中的认知援助部分，由斯坦福大学麻醉医师 Larry Chu 和 Andrea Fuller 编写，并由 Lippincott Williams & Wilkins 于 2011 年出版）。在 2013 年，这些认知援助已被置于斯坦福大学全部教学医院的所有麻醉相关场所。应急手册现有免费的电子版，在知识共享署名、非盈利商业性使用、禁止演绎的前提下，全世界均可以下载便携式文档（PDF）文件。使用者可以打印应急手册，并有关于可使用的打印纸张（例如不易燃烧、能够消毒擦拭）、装订以及在围术期患者管理环境中的放置的说明。认知援助的使用和传播日益广泛，应急手册的相互合作促进了本领域的几个领导中心共同对这些资源的研发、测试、宣传、采纳和应用。

计划的实施和调整

麻醉计划不断变化，麻醉医师必须监测计划的执行，并根据不断变化的事件对麻醉计划进行调整。这一任务的主要特征是：①核实是否达到阶段目标；②调整应答性计划。图 7-14 列出了这些特征的要点。在操作的不同时间点必须达到主要的阶段目标，以保持初始计划不变。如果有一个目标未达到，麻醉医师必须决定是否延迟本应进行的下一步操作、是否调整计划或者是否暂停或中止操作。某些情况下可提前确认阶段目标，而另一些情况下，阶段目标隐藏不清。

麻醉医师还要同时应对其他大量突发事件，根据

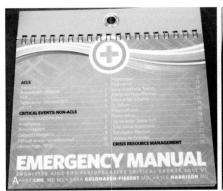
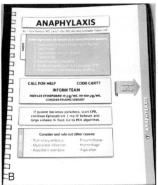
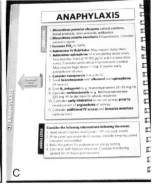

图 7-13 **A.** 斯坦福麻醉认知援助组 (SACAG) 应急手册的封面。为了降低成本，手册打印在密封的纸张上，只有首页和末页是层压纸，通过牢固的金属环以可悬挂起来。首页列出了紧急事件，这样便于迅速翻到正确的页数。经验表明，临床医师必须提前熟悉手册才能够最佳使用。**B 和 C.** 应急手册关于"过敏反应"的两页处理清单：为了在实际的手术室紧急事件中方便使用，通过图表式设计和简练的文字而使内容和布局效果最佳

患者病史和手术类型，有些突发事件可以预测，有些则无法预知，必须不断地仔细察看（图 7-14 中的"警车"）涌入的信息，以确定是否发生了预期或意料外的突发事件。一旦发现意外情况，必须更改现有计划。由于计划的改动，所采取的行动有可能导致先前计划的其他方面失去价值，因而需进一步调整计划。在某些情况下，甚至可能需要调整麻醉计划中的初始目标。

需要麻醉医师主动干预事件的频率

上文对图 7-14 的分析表明，麻醉医师必须准备好应对不断变化的事件，那么这种需要频率怎样？在全身麻醉的多中心研究中[344]，86% 的患者至少出现一项不良后果。尽管绝大多数不良后果轻微，对患者也没有伤害，但仍然有超过 5% 的患者出现一项

或多项严重不良事件，需要"重点治疗，还可能无法完全恢复"。由于该研究的纳入标准排除了危重疾病或急诊手术患者，而这些患者出现严重问题需要干预的可能性较高，因此这可能只是严重不良事件发生率的下限。

在 Cooper 等的另一项研究中[345]，手术室或 PACU 的影响事件（定义为不良的、未预料、至少可导致中度致病率的事件）发生率为 18%，其中 3% 为"严重"事件。由于技术原因，该研究排除了术后直接进入 ICU 的患者，这些数字也可能是事件发生率的下限。

Moller 等[346] 报道，在 10 312 例手术室或 PACU 患者中有 4439 例影响事件，其中手术室 2441 例，PACU 1998 例。同前文所述，有些患者并存多个影响事件，另一些患者则没有出现影响事件。研究者并没有计算严重事件的发生频率，但总体而言，这些数据

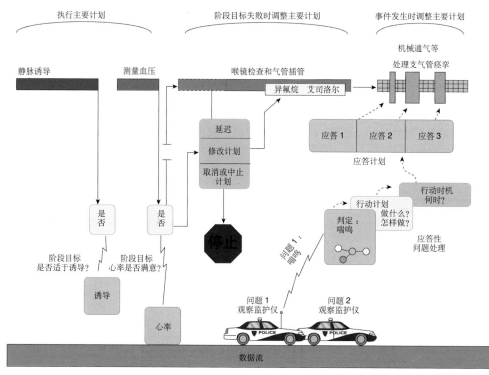

图 7-14 术前计划动态调整示意图。麻醉医师按计划以静脉（IV）诱导开始麻醉（左上部分）。成功获得麻醉诱导阶段目标后，在继续实施喉镜检查和气管插管（中间部分）之前测量血压（BP）。如果血压数值不令人满意，则可能会延迟下一步操作，并且修改计划以获得最佳血压。如有必要，甚至可在这一阶段中止操作。在整个病例处理过程中，麻醉医师对出现的新问题保持警觉性（"警车图标"）。一旦发现问题，马上启动应答性问题处理流程，从而可能导致计划的重新调整（本病例是支气管痉挛的治疗）。
(From Gaba DM: Human Error in Dynamic Medical Environments. Hillsdale, NJ, Lawrence Erlbaum, 1994, pp 197-224.)

与早期研究数据一致。

事件发展模式

上述讨论的结果连同 Reason 和 Perrow 提出的大型系统性议题可以总结为一个事件发展模式（图 7-15）[65, 125, 266]。

还有一些模式具有相同特征[66, 347]。由于系统本身可以产生隐性失误，不管是随机变化还是隐性失误的相互作用，在组成手术室内操作系统的麻醉医师、手术医师、患者和设备四个部分中，任何一个部分均可触发事件发生。麻醉医师通常最关注由自身引发的事件（例如食管插管），但实际上绝大多数事件都是由患者的潜在疾病和其他触发因素共同引起。大多数问题如果没有进一步发展，不会对患者造成直接伤害。问题发展的可能方式如下：

1. 问题恶化并自行发展成不良结果。
2. 问题开始出现，在没有任何干预的情况下能保持自限性。

3. 多个小问题共同触发可导致不良结果的问题，单个原发小问题本身不会进一步发展。
4. 一个小问题诱发了导致不良结果的另一问题。
5. 逐渐发展的问题本可以被阻止，但纠正方法错误。
6. 触发了两个问题，但只关注其中一个（小）问题，并分散了对另一个（严重）问题的注意力。

系统中存在各种断点，这些断点可以阻止问题发生（患者术前评估和设备使用前检查）。尽管麻醉学比许多其他医学领域变化速度快，却慢于许多人类活动，例如运动、驾驶和战斗飞行。因此，事件常常进展缓慢至完全可以在患者实际出现不良后果前进行阻断。中断事件发展相当于 Reason "瑞士奶酪"模型中的"深度防御"[80]，和 Perrow 范例中从正常意外事件中恢复（见图 7-2 和图 7-3，以及表 7-2 中对正常意外事件理论的概述）。

在前文提及的术中事件前瞻性研究中，尽管不良状况的发生率高得惊人，但患者的实际伤害相对较小，患者安全常常只是由训练有素的麻醉医师进行干预保护，这与飞行事故发生率极低的商业飞行完全不

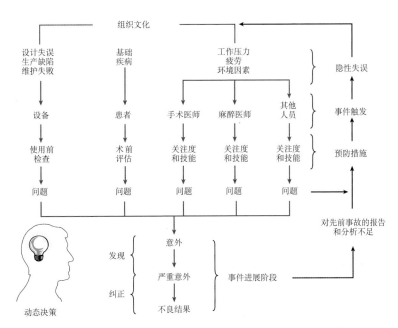

图 7-15 麻醉事故的发展链。如同 Reason 模型，隐性失误（和组织文化）依次可由设备、患者、手术医师、麻醉医师和其他人员的意外事故触发。可通过预防措施，如术前评估、处理患者疾病或生命支持设备的使用前检查来预防这一系列事故发生。一旦问题出现，有可能保持自限性，或者沿着事故链进一步发展。通过利用动态决策，麻醉医师必须发现和纠正发展链中可能最早出现的问题。在系统内联系紧密，或者有多个相互作用的问题，或者在问题破坏恢复过程时，中断事故链会更加困难。有效应用事件分析可能会使预防或中断问题发展在将来变得更简单 *(Redrawn with modification from Gaba DM, Fish KJ, Howard SK: Crisis management in anesthesiology. New York, 1994, Churchill Livingstone.)*

同。美国每天约有 30 000 次航班飞行，虽然不知道确切数字，但极少发生严重事件或事故。从 2002 年至 2011 年的正常航班飞行中，由各种原因引起的（不包括恐怖行为）总事故率为每 100 000 次起飞 0.29 次。致 1 人或多人死亡的航空运输事故发生率为每 100 000 次起飞 0.009 次。实际上，根据国家交通安全委员会（National Transportation Safety Board，NTSB）报道，在 2007 年至 2011 年期间，仅有一起伤亡航班事故（网址：http://www.ntsb.gov/data/table6_2012.html）。

符合先前所述影响事件特征的飞行意外真实数目尚不清楚，但很可能至少是事故发生数目的 100 倍。即便如此，飞行事故仍然远远低于麻醉中 3% ~ 5% 严重影响事件的发生率。这些数据清楚地表明，异常、动态变化事件的术中管理仍然是麻醉技术的关键。

麻醉医师任务的经验性研究

自 20 世纪 70 年代以来，人们开展了大量麻醉医师术中活动的研究 [39, 43-46, 48, 214, 235, 275, 348-351]。此外，在仿真模拟环境中完成的研究也越来越多 [2, 21, 24, 220, 352-368]。

最早的研究是将少量麻醉病例用延时摄影拍摄下来，然后逐个画面进行任务分析。Drui 等 [369] 于 1973 年完成了首次任务分析，其主要研究结果是"麻醉医师的注意力常常会从患者-手术区域移开"。随后的研究 [281-283] 发现，有 40% ~ 50% 的麻醉医师的目光脱离了患者或手术区域。McDonald 和 Dzwonczyk [282] 从 1981 年开始研究病例，他们将"麻醉医师与患者接触和观察术野的活动"归类为直接患者活动。研究者明确指出，"观察皮肤颜色""触诊脉搏"及"听诊心脏和呼吸音"均为直接患者活动。而观察动脉血压或 ECG、观察或调节麻醉机或者静脉输液装置被归类为间接患者活动。此项研究中，麻醉医师用在直接患者活动以外的时间占 83%。1985 年同一研究者 [283] 的重复研究表明，直接患者监测率较 1981 年明显增高（44.8% vs. 16.8%）。研究组认为，差异的变化是由于 1981 年的手控通气转变为 1985 年的机械通气，前者占据了麻醉医师大量视觉注意力，而后者解放了麻醉医师，便于观察患者。

毫无疑问，观察患者和术野是优秀临床医师的标志。技术的反对者们谴责监测仪和治疗设备分散了麻醉医师观察患者的注意力。然而，必须区分麻醉医师的注意力和麻醉医师的目光之间的重要差别，前者必须把注意力集中于患者的需求，而后者实际上可以通过关注其他地方更好地服务患者。McDonald 和

Dzwonczyk 等 [283] 在研究中所设置的许多任务即使不包含直接观察或接触患者，也与患者管理密切相关。任务分析本身无法解答的关键问题是：在麻醉医师凝视术野时，他们有多久在收集信息，又有多久只是"观看场景"？也就是说，各种观察获取的信息内容是什么？行动任务和安全实施麻醉方案的目标又有着怎样的关系？

有趣的是，Drui 等 [369] 询问正在协助编码胶片的医师，"你从这种活动的直接表现中获得哪些信息？"尽管这些研究者似乎认为麻醉医师将目光离开患者和术野不好，但他们却从未描述每种活动能够得到什么有用信息。Boquet 等 [281] 不仅研究了麻醉医师的凝视（使用精密的眼球追踪系统），还同时要求上级麻醉医师对不同视觉目标和手动任务的重要性进行分级。分级中"患者"最重要，而占用麻醉医师 25% 时间的"术野"并没有被上级麻醉医师们列出，或许他们认为术野和患者是密不可分的一体。

Drui 等 [369] 研究的另一重要发现是，麻醉医师 40% 的时间属于"空闲时间"，即这些时段的胶片中看不到明显的任务。1988 年，McDonald 和 Dzwonczyk [282] 指出，此研究和其他研究表明"麻醉医师把大多数时间用在次要或与患者管理无关的任务上"。而在原始文献中，Drui 等 [369] 正确认识到没有看到明显活动并不意味着麻醉医师就是真的闲着。事实上，研究者假设麻醉医师把这段时间用于决策，后者是可观察到的任务的基础。

最详细的任务分析是 UCSD/VA- 斯坦福研究组开展的一系列研究 [215, 275, 284-285, 350, 370]。这些分析使用逐渐增多的任务分类法（11 → 28 → 32）分析日间手术中初学者和有经验的麻醉医师的活动，以及心脏手术中高年资住院医师的活动。研究表明，少量不断重复的任务占用了病例管理的大部分时间。在一项研究中，4 种任务 [观察监测仪、记录、与主治医师交谈（针对新手住院医师）和调节监测仪] 共占用病例总时间的 50.1%。像气道管理这样的特定活动（例如气囊通气、喉镜检查）仅在短时发生，但却密集成串（图 7-16）。鉴于任务种类繁多，很少看见麻醉医师闲着。

研究组试图阐明初学者和有经验的麻醉医师之间是否存在任务模式方面的差异，结果证实了此前的预想，发现在麻醉方案的特定阶段，初学者完成的许多任务与有经验的麻醉医师相同，但初学者每项任务的平均耗时较长。这些研究还表明，有经验的麻醉医师完成任务更稳定，单位时间内的效率更高 [371]。

值得注意的是（也并非出乎意料），与有经验

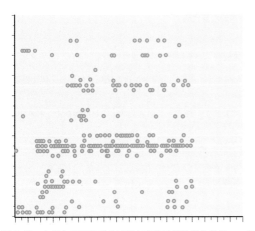

图 7-16　在真实的门诊手术过程中麻醉医师的任务分布。一名研究者直接观察麻醉医师，并记录其所执行的每项任务的代码（有 28 个任务代码）。某些任务（如气囊通气）在病例的特定阶段成串出现，而其他任务（如观察监测仪）则在病例全程中频繁重复

的住院医师或注册麻醉护士（Certified Registered Nurse Anesthetists，CRNAs）相比，低年资住院医师与主治医师交谈所用的时间更多（占用了 11% 的插管前时间），而有经验的人员观察术野的时间明显超过初学者，尚不清楚这一发现有何意义。初学者的确要花费更多时间完成麻醉前准备和麻醉诱导，但在主治医师监管时，可以将同时进行的其他任务有效转给上级医师，似乎抵消了初学者花费的一部分额外时间，由此初学者的插管前时间仅增加 6min [371]。此研究组还报道，随着单位时间内的任务密度增加，每项任务的关注时间也随之减少，反之亦然。这一发现对于麻醉医师如何分配其注意力有重要意义（参见前文核心流程的管理与协作）。

任务分析与行为密度

瑞士苏黎世联邦理工学院（ETH）工作与组织心理学系和 Tübingen 大学麻醉系的患者安全与模拟中心联合组建了一个学科间研究组，使用弹性界面技术（flexible interface technique，FIT）开展了几项任务分析研究 [372]（图 7-17），促进了多重平行和重叠行为的分析 [286]。研究组制定了 41 个观察代码，每一代码代表一种行为（表 7-9）。由于此方法可真实捕获重叠行为，因而在麻醉医师行为的顺序分析中，可用来描述有效任务密度。

图 7-18 和图 7-19 显示了 24 例真实手术室研究的观察结果。观察数据包括许多短期波动（点），并标出 5min 之前的行为密度移动均值（线）。图 7-18 展示了一个完整的麻醉过程，可见在麻醉诱导和麻醉苏醒期行为密度明显增加。图 7-19 显示两例心肺分流心脏手术末期的行为密度。Tübingen 研究组还成功地应用该任务分析技术在模拟人上研究行为顺序，并与真实手术室的研究结果进行比较，用以论证和评估模拟人的生态学有效性（参见第 8 章）。

自动化

早期任务分析将似乎无法提供大量信息内容或治疗优势的重复性任务确定为自动化作业的备选。Drui 等 [369] 将填写麻醉记录、测量血压和调节静脉输注确定为重复性任务。Kennedy 等 [373] 计算出具体数据并绘制了趋势图。实际上，自 20 世纪 90 年代以来，许多重复性任务都已实现自动化作业。来自加州大学的 Loeb 和来自都柏林国立大学（University College Dubli，UCD）的 Davis 证实 [374]，麻醉医师通常每 10～20s 观察监测仪 1～2s，且常常需要几个观察循环才能够发现监测仪上的细微提示。

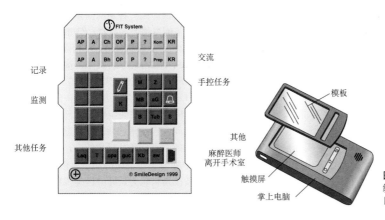

图 7-17　弹性界面技术系统。该系统可以更为容易地识别任务分析项目和分类，并可恰当解决重叠行为

表 7-9　用于任务和行为分类的观察代码

任务组	行为
监测	阅读患者记录，观察患者，观察患者监测仪，观察麻醉机，观察静脉滴注，观察注射泵，测量，扫视区域
实施操作	建立静脉通路，给药，调节静脉输注，面罩通气，气管插管 / 拔管，调节麻醉机，使用其他设备，停止报警，吸引
交流	①主动与麻醉护士、麻醉主治医师、外科医师、手术室护士、患者、其他人交谈；②与麻醉护士、麻醉主治医师、外科医师、手术室护士、患者、其他人应答性交谈；③对呼机的应答
记录	患者病历记录（药物、滴速、实验室检查结果）
其他操作	患者体位摆放，患者转送，其他人的任务（巡回护士、护理员），安排工作间，与参观者（"只是看"）交谈，其他杂务，离开手术室（可能与手术室仍有试听接触）

Gurushanthaiah 等[375] 研究了比较复杂的显示形式对麻醉医师监测信号的影响，他们发现在实验室情境下与单纯使用原始数字相比，柱状图和多边形图缩短了应答潜伏期。然而，这些实验室研究结果是否适用于患者管理中必然出现的更加复杂的信号监测尚不确定。顺便一提，航空领域的经验表明，监测和治疗设备的自动化会产生人机互动方面的自身问题，这很可能会成为某些不良麻醉事件的成因或影响因素。在麻醉学中已经观察到某些航空领域内与自动化相关的相同类型不良事件[267]。

自动化对任务分配的影响尚不确定。如前所述，转换为机械通气确实影响了 McDonald 和 Dzwonczyk 的分析[282]。Allard 等[376] 的研究表明，使用自动记录装置并没有减少用在麻醉记录上的时间。但 UCSD/VA- 斯坦福研究组发表的数据表明，在心脏麻醉中使用自动记录装置，记录时间可减少 20%[371]。研究人员注意到，在使用电子记录保存时，麻醉医师用在直接患者管理活动的时间略有增加，但并不显著。尽管自动记录保存可能还会产生其他益处，但尚无明确证据表明电子记录保存会明显提高麻醉医师执行其他患者管理任务的能力。UCD 和 UCSD/VA- 斯坦福研究组证实，电子自动记录保存并不会明显降低麻醉医师的警惕性[377-378]。

实施麻醉的脑力负荷

看得见的任务并非麻醉医师所做的全部工作。正如 Drui 等[369] 提出的，即使在麻醉医师看起来空闲时，其脑力活动仍在持续。那么，何为实施麻醉的脑力负荷？脑力负荷是另一个易于理解但难以精确定义的概念。评估脑力负荷的方法有多种，但均不理想。

主要任务绩效测评

主要任务绩效测评是评估受试者在标准工作任务上的表现，随着任务数量、密度和复杂性的增加，任务会越来越难。起初，受试者能够完成逐渐增加的任务负荷，但在某一时刻一旦工作负荷超出了其管理能力，标准任务绩效也随之下降。主要任务绩效测评的缺点是，在许多复杂的任务领域中，缺乏客观测量受试者主要工作任务绩效的可接受的方法，除非继续增加负荷，直至某一时刻出现易于检测的灾难性绩效失败。事实上，在高风险领域不允许主要任务绩效下降，当然更不能让灾难发生。尽管此类试验原则上可以使用麻醉模拟仪器，但尚未尝试。

次要任务探测

次要任务探测是一种更有价值的技术，是检测受试者附属于主要工作任务的最小次要任务。次要任务比较简单，可以客观衡量其绩效，且可指导受试者明确患者管理的主要任务绝对优先于次要任务。因此，假设次要任务需要与主要任务相同的的脑力资源，受试者的次要任务绩效可以间接反映可用于处理主要任务的储备能力，因而是一种逆向衡量主要任务工作负荷的方法（储备能力越大，主要工作负荷越小）。现已将应答时间（有或无选择项目）、手指敲击和心算等次要任务绩效分析用在心理学研究室、高仿真模拟人和某些实际工作环境的领域研究中。

Gaba 和 Lee[379] 在麻醉工作区的一台电脑屏幕上大约每 45s 随机出现一道两位数相加问题，记录麻醉医师在一段时间内应答延迟和遗漏问题的数目，并与一个同时进行的六类任务分析相结合，记录不断变化的复杂病例中脑力工作负荷的动态衰减和动态流动。例如，心肺转流期被认为是麻醉医师工作负荷非常少的一段时间，而麻醉诱导期则被认为是高工作负荷的

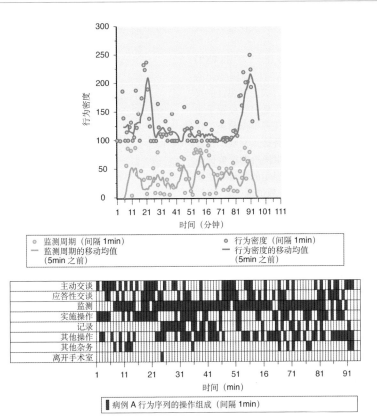

图 7-18　行为密度图列出了一个真实麻醉病例从麻醉诱导到麻醉苏醒的"行为密度"。图中浅灰色线表示全部的行为密度，各点表示密度的移动均值。深灰色线表示单个任务组（如"监测"）的分布。下面的图表显示了同一病例所有 8 个任务组的数据组成

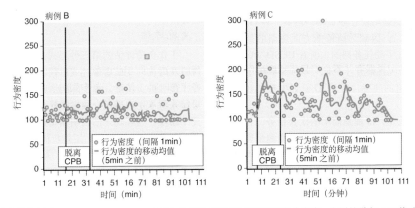

图 7-19　脱离体外循环（cardiopulmonary bypass, CPB）后没有或伴有并发症时的行为密度。左图是脱离 CPB 前后行为密度保持"平坦"曲线（在两条垂直线之间）的简单病例（病例 B）密度图。反之，右图的病例 C 在脱离 CPB 时情况复杂：脱离 CPB 后行为密度很高，随后密度进一步升高至峰值

一段时期。执行手动任务和同主治医师交谈可引起次要任务应答延迟或缺失。

随后，UCSD/VA-斯坦福研究组[284-285] 和 UCD 组[374,378,380] 采用对临床监测仪或监测仪周围变化的应答时间作为分析脑力工作负荷和（或）警惕性的次要任务。UCSD/VA-斯坦福组的显示是一个放置于主要生理监测仪旁的红灯。这种次要任务类似临床工作标准任务，又完全独立。当次要任务嵌入常规工作任务时，被称为"嵌入任务"。UCD 组使用的次要任务是识别临床监测仪未启用的通道上显示的字母数字变化（监测仪上标为"Vig"的参数，数值从"5"变到"10"）。该任务仅部分嵌入常规任务，因为尽管涉及实际的临床监测仪，但显示在其他未启用通道，并无临床意义。VA-斯坦福组在模拟麻醉病例中对完全嵌入的次要任务进行研究，通过随意改变临床变量数值，可以评估受试者对超出预先设定的报警阈值的数值改变的应答时间。

有经验的受试者在诱导时或诱导后维持期对 UCSD/VA-斯坦福组所用红灯的平均应答时间明显少于 60s，但新住院医师在诱导期的应答时间明显延长（图 7-20）。研究中未进行反复探测，因而不足以了解工作负荷的衰减和流动。对 UCD 任务的应答（56%）通常发生在 60s 内，但仍有 16% 的刺激（诱导期 27%）在 5min 内没有反应。结论是在麻醉管理的特定时期，储备能力有可能受到病例工作负荷的限制。

关于工作负荷的研究存在几个问题。一是"应答渠道"的冲突。如果应答需要手动操作鼠标或键盘（例如在 Gaba 和 Lee 以及 UCD 组的研究中）完成，那么受试者忙于手动任务时，将无法执行应答性操作，尤其是无菌操作期间。因而可能无法区分大量主要任务负荷（即没有储备能力从事次要任务）和需手动应答的少量主要任务负荷。然而，在 Gaba 和 Lee 的研究中[379]，因缺乏储备能力而忽略的问题有 37% 并未发生在手动任务期间。所有 UCSD/VA-斯坦福研究都有多个应答渠道（手动、声音和手势），因此不存在应答渠道的冲突，但 UCD 研究中却存在干扰的潜在可能。

另一个问题是，即便是简单的次要任务，在反复重复时，亦具有干扰性。因而，需要权衡测量暂时的必要性和带来的干扰。尽管用相同的探测技术可以测量绩效的"警惕性"和"工作负荷"，但到底是哪一方面，仍然存在争议。如果探测的使用频率低、精细、有多个应答渠道，在低工作时执行，探测更重于警惕性；如果探测频发、易于察觉、需要手动应答，并在高工作量期间执行，探测则更多提示储备能力和工

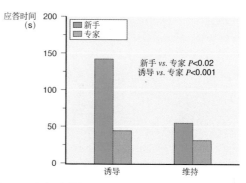

图 7-20 麻醉医师警惕性试验。该图显示的是真实门诊手术过程中新住院医师和有经验的麻醉医师对放在心电图监测仪显示器旁的红灯闪亮的平均反应时间。两组在维持期的反应均比诱导期快。与有经验的麻醉医师相比，初学者的反应明显缓慢。反应时间呈偏态分布，不是高斯分布，所以未在图中标出误差线，假设检验使用非参数统计法

作负荷。

Slagle 等[349] 对一项关于评分者信度以及评分者间信度的临床任务分析方法进行评估。研究者让一名接受过培训的观察者对 20 例常规麻醉进行评定，先在手术室内，然后根据录像对相同病例进行再次评定，同时另一名观察者对相同录像进行两次评定，使用有38 种任务的计算机任务分析程序。结果表明，评分者自身可靠性良好，实时与视频分析的结果高度一致。由于很多情况下无法进行实时观察，因此该研究发现非常重要。但此研究在分析平行任务时存在问题，因为"根据每项任务的耗时比来固定任务种类"的技术，两位评定者在"任务时程"和"任务发生"上出现巨大差异。Tübingen 的 Manser 等解决了并行任务（两个或更多）问题[286-287,381]。

主观评估

工作负荷评估的第三种形式是主观评估，即回顾性或实时询问受试者曾经或目前在实际工作环境中承受了多大的负荷量。由于麻醉医师的压力和焦虑最大可能来源于主观感觉，故主观评估对客观评估进行补充；相反，当客观评估表明储备能力显著下降时，麻醉医师有可能在主观低估工作负荷。

为评估脑力负荷的大小，人们提出了多种理论上各不相同的度量方法。其中 Gaba 和 Lee[379] 采用 NASA 使用的工作负荷分级方法，每个级别的工作负荷评定都高度相关。在 UCSD/VA-斯坦福组的随后研究中，使用非对称数字分级法评估了一个维度的总负荷量，最大限度降低了团队应答在对称分级的中间和

两端出现的偏倚趋势。该研究组证实，一名中立的观察者可实时主观评估麻醉医师的工作负荷，并与受试者的自我评估高度吻合[284]。再次如同预料，主观工作负荷在诱导期和麻醉苏醒期最高，初学者更是如此。

生理测量

生理测量是工作负荷评估的最后技术手段。视觉或听觉诱发电位已经成功用于脑力负荷的评估，但该技术只能在静态的实验室环境下使用。心率是相对易于测量的变量，并随脑力负荷而改变。Toung 等[382]表明，麻醉医师的心率在气管插管时增加，且增加量与接受医学培训的总量负相关。Azar 等[383]发现，麻醉人员的心率和血压在麻醉诱导期升高，其中一人还出现明显的 ST 段降低。Bitetti 等[384]证实，麻醉中出现的心率改变并非总与同期自我记录的"压力"相关。

由于影响心率的因素众多，心率的每搏变异性被认为是更好的脑力负荷评估指标。通过光谱分析可以分离心率变异性的频率成分，在 0.1 Hz 的成分与脑力负荷有关。尽管有些研究组现已获得了麻醉医师的心率数据，但尚无工作负荷与频率成分相关的分析报道。

任务分析和工作负荷方法学的应用

任务分析和工作负荷的评估结果已为麻醉实践中的一些直觉观念提供了主要的客观证据。这些研究真正的重要性是建立了统一的方法学，从而有助于研究各种有趣的问题[287, 385]。其中电子自动记录保存系统在前文已经提及，另一问题与经食道超声心动图检查（transesophageal echocardiography, TEE）有关。TEE 监测手段现已广泛应用于心脏手术麻醉和接受复杂手术的心血管疾病患者的麻醉。众所周知，分析 TEE 图像和操作 TEE 探头需要大量视觉和精神注意力。

UCSD/VA- 斯坦福研究组发表的数据表明，与麻醉医师执行的其他患者管理任务相比，在麻醉医师操作、调节或检查 TEE 图像时，警惕性（通过对红灯亮时的应答潜伏期来评估）显著降低（图 7-21）[377]。此结果部分反映了工作空间的布局问题，TEE 仪器体积较大，常放置于靠近手术床头端的左侧，而麻醉机和监测仪习惯性地放置于手术床头端的右侧，受控于主要监测仪的远端显示器亦可能置于患者右侧。这种布局安排不便于从一侧到另一侧快速浏览数据，使用 TEE 所需要的精神集中到底在多大程度上分散麻醉医师对其他信号的警惕性仍有待进一步确定。

区分 TEE 的各种用途非常重要，将 TEE 用于解答手术过程中由事件或重大事件所引起的特定临床问题时，尽管会降低总体警惕性，但其所提供的信息价值也值得一试。而应用 TEE 持续监测心肌缺血或进行详细的常规检查时，评估该技术的潜在好处时就必须考虑警惕性的下降。有些医师介绍了几种解决 TEE 所需注意力的特殊方法，包括降低警报阈值（以便在数

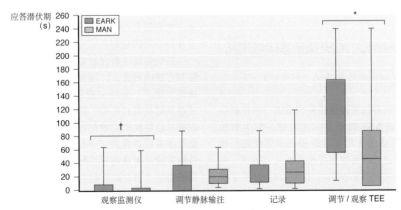

图 7-21　有或无自动记录保存的麻醉任务中的警惕性测试数据。在电子自动记录保存（electronic automated record-keeping, EARK）和手工记录保存（manual record-keeping, MAN）中标出了 4 类任务的数据范围。每个框包括该亚组 50% 的数据（框上限为第 75 个百分点，下限为第 25 个百分点），而上、下水平线分别表示最大值和最小值。记录保存的应答潜伏期在 EARK 和 MAN 之间无明显差异。在两个记录保存组，与记录、观察监测仪或调节静脉输注（intravenous lines, IVs）相比，受试者在观察或调节经食管超声心动图（TEE）时应答明显缓慢。两组受试者在观察包含一个红灯的监测仪时，与执行其他 3 项任务相比，应答潜伏期较短。*P < 0.05，†p < 0.05。*(From Weinger MB, Herndon OW, Gaba DM: The effect of electronic record keeping and transesophageal echocardiography on task distribution, workload, and vigilance during cardiac anesthesia, Anesthesiology 87:144-145, 1997.)*

值变化时发出报警声），以及在最开始放置 TEE 和实施检查时委托另一名医师专门负责患者监测。

还有许多有关麻醉医师绩效的有趣问题仍然无法回答，可用任务分析、工作负荷和警惕性评估技术解决，包括：

1. 任务负荷与任务密度在私人诊所与教学医院有何不同？

2. 在任务及任务密度分析中，是否存在专家和初学者的特有"模式"（或者说麻醉医师的"好"和"差"）？如果有的话：
   a. 初学者的工作模式如何转变为"专家"模式？对初学者的培训如何才能最好地促进这些转变？能否通过任务分配和脑力负荷分析查知初学者的表现未达到最佳？
   b. 能否将工作模式和安全的麻醉实践联系起来？或者说能否将某种模式和不安全行为联系起来？这可能通过评估高工作负荷模拟情境来实现。在积极的安全文化中，可以辨别出工作模式比较危险的同事，并给予他们个别培训。

3. 麻醉医师能够处理的平均任务负荷是多少？在患者管理的高工作负荷期间如何在人员间进行任务分配（例如，住院医师和主治医师之间、CRNA 和主管医师之间以及麻醉医师之间）？目前刚刚开始用前文所提及的对实际麻醉病例录像资料的任务分析技术来阐明这些问题，通过分析录像带，可观察到多位麻醉人员完成任务的顺序以及协调活动所用的交流方式。

警惕性和麻醉医师决策的其他研究

警惕性研究

现已把麻醉医师的警惕性任务比喻成一种精神活动。"警惕性"是 ASA 徽章上的座右铭。何为警惕性？其在麻醉医师工作的复杂性中占多大比重？警惕性又称持续关注，是指观察者保持注意力集中，并对刺激保持较长时间警惕的能力（J.Warm，在关于警惕性的小组讨论中提出，ASA 年会，1992 年）。现有大量有关警惕性的文献。许多实验室研究表明，在长时间的警惕性任务中会出现警惕性衰减，也可以被多种因素加重或缓解。这些研究引发了许多争议。一些心理学家认为，有关警惕性的实验室研究结果在复杂的实际工作领域中几乎没有应用价值[386-387]。毫无疑问，警惕性是麻醉医师工作的必然组成部分，因为

不能察觉出新的刺激信号就无法完成有意义的工作。然而，麻醉医师的工作比单纯保持对刺激的警惕性更复杂。因此，警惕性只是优良绩效的必要条件，绝非全部条件[65]。

一些研究尝试应用低仿真模拟试验来量化麻醉医师对临床重要变量发生改变的警惕性。Beatty 等[388]让麻醉医师观察录像显示仪上六种生命体征的改变，Denisco 等[389]则使用包含麻醉流量设定和生理监测仪显示的异常变化的录像带。他们并未报道原始应答时间，只有"警惕性评分"。这些研究旨在证实睡眠剥夺和疲惫的住院医师绩效降低，但这些研究存在方法学缺陷，例如，在 Denisco 等[389]的研究中，从未告诉受试者需要报告的变化阈值。

此外，麻醉医师的工作环境也远比这些低仿真模拟环境复杂。尽管有人认为复杂的工作环境会进一步降低警惕性，但并非一定如此。在警惕性试验中，另一种可能是工作环境复杂，能够消除无聊。此外，真实的工作环境常常会提供大量数据改变的线索，从而更可能发现问题。

使用仿真麻醉模拟装置对体力充沛的麻醉医师进行研究，测量他们在仿真病例情境中发生各种术中事件的察觉时间（对问题的首次知晓）[214]。能够立即引发声音报警的事件，如室性心动过速或者心室颤动，可在 10s 内发现（许多情况下，证实其准确性比给予处理耗时更长）。而类似于静脉通道阻塞的其他事件，只能通过肉眼观察麻醉机和监测仪以外的方向来察觉。通常需用花费几分钟（平均），但察觉后可以快速给予纠正。在任务领域中还会出现多余的线索提示，参与研究的 19 位住院医师中，至少有 1 位使用了 6 种不同的观察方式来验证初期的支气管插管。

其他警惕性研究着重于发现实际患者管理中已有监测方法的丧失。一项研究中，在分散注意力（交谈或较大噪声）后用夹钳阻断食管听诊[390]，大多数受试者是通过看到夹钳，而不是注意到声音消失来发现阻断。尽管此研究意在表明警惕性改变与应用自动化血压测量设备有关，但人为分散注意力也会产生结果偏倚，受试者常常听不到声音消失。如果按照接受培训的时间严格分组，只有一组住院医师的结果有显著差异。另一项研究[391]更为细致地评估了食管听诊消失的应答时间，表明 13% 的阻断在 1min 后发现。而此研究需要手动应答。研究者还注意到，在某些延迟应答的例子中，受试者参与了手动临床活动，如输血或给药。

警惕性的明显降低既有可能源于对刺激即刻应答的"储备能力"减少，也可能是麻醉医师的总体

警惕性降低。增加相关信息的显示和告知是改善前一种情况的有效策略；而在麻醉医师的总体警惕性受损（如睡眠不足或疾病）时，该策略则无效。疲劳的影响和作用以及可能的对策在此前的绩效形成因素部分有讨论。

麻醉医师复杂决策和行为的经验性研究

医学决策的传统概念主要是指相对静止、构思良好的决策。例如，血压升高的患者 A 是应该用药物 X 治疗高血压，还是暂不治疗？在内科学[392-394]和放射学中，研究者都只把"诊断"作为单独的任务（特别是"诊断性解释"）。这些决策方法没有抓住麻醉学中动态、有时间压力和不确定性的独特方面。自 20 世纪 80 年代以来，出现了一个有关复杂真实情境中决策与行动的范例[47, 276, 290]。动态决策的认知模式前文已述。一些来自麻醉学专业内部或来自人员绩效组织的研究团队正努力对麻醉医师的复杂绩效进行更全面的研究和认识，他们的工作基于少量的新型试验（常使用中度或高度仿真麻醉模拟装置）、对先前试验的重新解读、直接或间接观察麻醉的实施以及来自麻醉学其他相关行业的推断。每一试验都探查了决策和行为的若干方面，如下文所述。

对模拟危机事件的应答

人们已使用模拟设备开展了许多研究并发表了论文，由于后期的研究与初期的研究结果一致，我们将早期的研究作为例子描述，这些例子也代表了某些近期文献。

用仿真的手动麻醉模拟装置，Gaba 和 DeAnda[123, 300, 405]研究了麻醉实习生、有经验的麻醉医师和私人执业医师对如下 6 种预先设定的不同类型和严重程度的危机事件的应答：

1. 通气管道太短，无法按照手术医师要求将手术台旋转 180°。
2. 手术操作导致支气管内插管（endobronchial intubation, EI）。
3. 静脉通道阻塞。
4. 心房颤动（atrial fibrillation, AF）伴有快速心室率和低血压。
5. 气管导管和呼吸回路断开。
6. 室性心动过速 / 心室颤动。

研究者测量了察觉时间（如警惕性部分所述）和纠正时间（从事件出现到任一预先设定的纠正行为被采用），评估了受试者发现事件、随后确认与诊断问题的信息资源。他们要求受试者"大声说出自己的想法"，并对自己的决策策略进行主观分析。总结的数据如图 7-22 所示，主要研究结果包括：

1. 每个事件都有各自不同的固有解决方案。一些事件（如呼吸回路断开）可迅速发现和纠正；有些问题（如静脉阻塞）则难以察觉，但察觉后能够得到快速的诊断和治疗。通过使用丰富的信息资源中的一个信息作为第一线索（对 EI 是 6 个，对 AF 是 4 个），有些问题（EI、AF）易于察觉，但确认异常、建立诊断并给予适当治疗则需要更多时间（对 EI 是 7 ~ 8min，对 AF 是 1.5 ~ 4.5min）。诊断、确定治疗方案和监测治疗效果要使用大量信息资源（对 EI 是 11 个，对 AF 是 9 个）。

2. 每一事件的发现和纠正问题的时间、所用信息资源以及所采取的行动都有显著的个体差异。每个经验组都包含一些需要较多时间解决问题或从未解决过问题的成员。此外，在每个经验组内至少有一名成员会犯下对患者临床结局产生严重不良影响的主要错误，例如，一位从未施行过电除颤的主治医师处理心室颤动；一位私人执业医师按支气管痉挛处理 EI，却从未评估双肺通气是否对称；一位住院医师未能发现呼吸回路断开。

3. 尽管会受到意外情况影响，但麻醉医师的平均绩效通常会随着经验积累逐渐提高。有经验组的绩效并非绝对优于第二年的住院医师（培训的最后一年），许多（并非全部）新手住院医师与更有经验受试者的绩效没有差别。

4. 绩效未达到最佳标准有技术性和认知两方面因素。技术性问题包括在使用外电极时选择了适用内电极的除颤能量、拿错安瓿以及气管导管套囊未充气导致漏气。认知问题包括没把注意力分配给最危机的问题和固定误差。

来自华盛顿大学的 Schwid 和 O'Donnell[298]使用麻醉模拟装置顾问（Anesthesia Simulator Consultant, ASC）视频模拟器（Anesoft 公司，Issaquah，华盛顿州）（表 7-10）完成了 Gaba 和 DeAnda 在仿真模拟器上的类似试验。虽然在"屏幕上"展现手术室存在局限性，但便于研究者更加细致地评估麻醉医师的某些行为因素。在完成几例没有危机事件的练习病例后，要求每位受试者管理 3 个或 4 个病例，这些病例中共有 4 个危机事件（食管内插管、心肌缺血、过敏反应

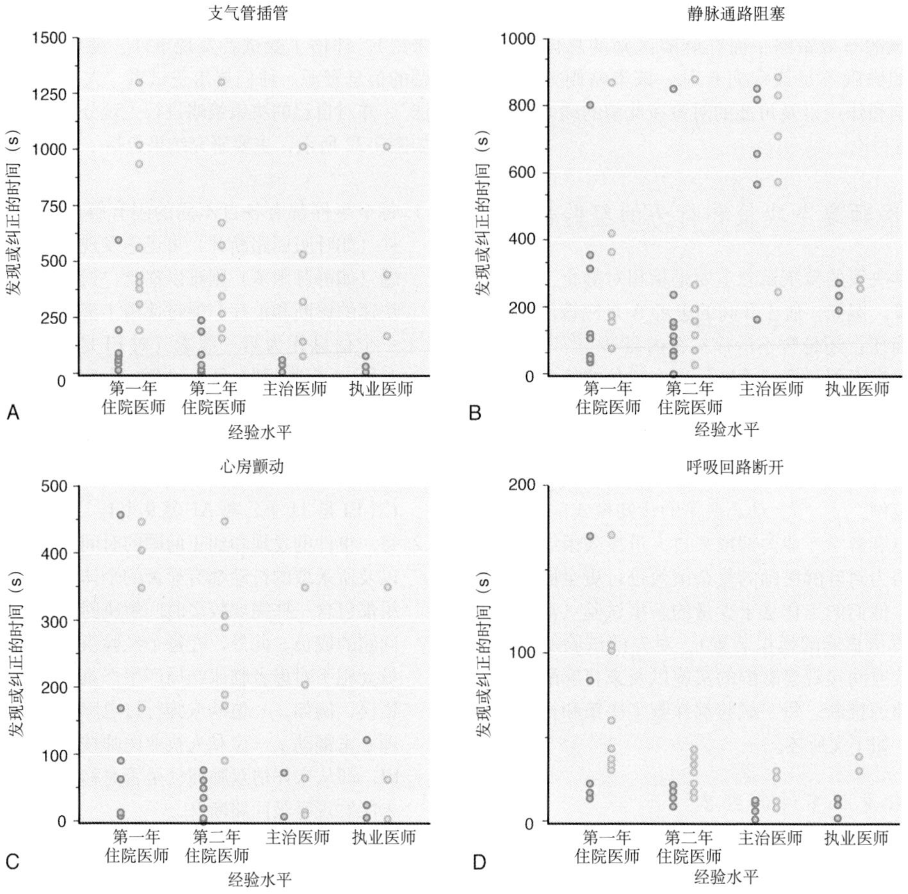

图 7-22 不同经验水平的麻醉医师对 4 种模拟危机事件的应答时间：A. 支气管插管；B. 静脉通路阻塞；C. 心房颤动；D. 呼吸回路断开。察觉时间以深蓝色圆圈代表，纠正时间以浅蓝色圆圈代表（见文中对这些时间的说明）。除非应答时间有重叠，每个圆圈代表一个单独的个体。每一事件应答时间的变化范围各不相同。事件间和个体间有很大变异性。尽管有趋势表明经验丰富的人绩效更好，但所有组中均有个体犯有严重错误 *(From DeAnda A, Gaba DM: Role of experience in the response to simulated critical incidents. Anesth Analg 72:308-315, 1991.)*

和心脏停搏）。每个事件的发展进程由生理学和药理学模型的相互作用及受试者采取的行动进行调节。接受研究的麻醉医师的经验水平各不相同。一组由 10 位至少接受过 1 年麻醉学培训的住院医师组成，而另外两组分别包括 10 位主治医师和 10 位私人执业医师。

主要研究发现包括：

1. 每个经验组都犯有明显的诊断或治疗错误。错误出现在问题的诊断和正确治疗的决策及实施上。例如，尽管有心率、血压、喘鸣、最大吸气压升高和可见皮疹这些可利用的信息，但仍有 60% 的受试者未能诊断过敏反应。在心肌缺血管理中也出现多处管理失败（表 7-11）。

2. 有 30% 受试者在考虑诊断策略时没有纠正严重的异常情况。

3. 经常出现固定误差，即使最初的诊断和计划有明显错误，也未对其进行修改。

Westenskow 等[293] 使用模拟肺和远程激活呼吸回路故障来测试麻醉医师在听到报警声后识别与通气和麻醉呼吸回路有关的问题的能力。一组受试者使用带二氧化碳分析仪的麻醉机的标准警报，设定为出厂默

表 7-10　采用麻醉模拟装置顾问诊断或处理模拟危机事件完全正确率

事件	麻醉住院医师（%）	麻醉主治医师（%）	执业麻醉医师（%）
食管内插管诊断	80	100	100
心肌缺血的治疗	20	40	20
过敏反应的诊断	20	60	40
心脏停搏的治疗	40	30	20

From Schwid HA, O'Donnell D: Anesthesiologists' management of simulated critical incidents, Anesthesiology 76:495-501, 1992

表 7-11　采用麻醉模拟装置顾问处理模拟心肌缺血事件的失败率

事件	麻醉住院医师（%）	麻醉主治医师（%）	执业麻醉医师（%）
未处理的心动过速	30	50	70
未处理的低血压	40	60	20
不恰当用药	20	10	0
不记得输注剂量	50	20	10
不能计算出输注速率	70	40	40

From Schwid HA, O'Donnell D: Anesthesiologists' management of simulated critical incidents, Anesthesiology 76:495-501, 1992

认值。另一组使用关掉报警的相同麻醉机，用基于神经网络的智能报警和故障识别系统。呼吸回路断开的平均"人员应答时间"（即首次报警到识别事件的时间）约为 15s，而气管导管套囊泄漏事件约为 90s。采用标准报警设置测试的 10 位麻醉医师在 2min 内有 11 项故障未能识别——5 项套囊泄漏、3 项气道阻塞以及 3 项呼气活瓣持续开放。但此时他们继续寻找原因，并采取了适宜的补偿措施（如升高新鲜气流量来补偿套囊泄漏）。

智能报警器接收 3 个传感器（环路内的二氧化碳分析仪、肺活量计和气道压力）的数据。神经网络确定是否出现了 7 项故障中的一个，如果出现，能显示出故障的文字信息以及肺、气道和麻醉呼吸回路的动画图像，并在故障部分用红色加强显示。尽管智能报警系统发现故障的平均时间比传统报警系统稍长（25s *vs.* 21s），但在 7 项故障中有 3 项人员应答时间显著缩短。在麻醉住院医师和主治医师之间没有观察到两种警报系统存在显著的统计学差异。

研究者认为，智能报警系统中明确的报警信息直接将麻醉医师的注意力吸引至发生的特定问题上，可以减少工作量，降低对不恰当信息的关注。他们指出，这一系统的优势在更真实的临床环境中越发明显，因为麻醉医师有多重复杂任务，并不只是察觉和识别与通气相关的事件。

Loeb 和 Fitch [406] 研发并测试了 6 种生理学变量的声音提示。受到脉搏氧饱和度仪脉搏音广受欢迎的激励 [407-409]，他们发现增加声音提示能够提高预定事件的察觉率和察觉速度。结果表明，虽然事件的正确识别率比"单纯视觉"提示略有提高（80% *vs.* 88%），但联合提示（视觉和听觉）可以更快察觉事件。使用更精细的显示模式似乎可以提高生理变量改变的察觉率，从而提高麻醉医师的"有效警惕性"。

麻醉危机的复杂、多重人员模拟

再次强调，目前的文献中包含了大量更加复杂的术中事件模拟试验，既有多位麻醉医师之间的互动，又有与扮演其他临床人员的"合作"演员（如手术医师、护士）的互动，或在某些病例中与真正的临床医师合作。同样，由于大多数近期研究重述了早期的研究结果，我们也介绍早期研究，但推荐读者关注更新的研究 [339, 343, 400-401, 410-413]。

在评估一项涉及危机管理的新型麻醉医师培训时，Howard 等 [122] 收集了由麻醉医师、手术医师和护士组成的团队对计划内（或计划外）危机事件应答的各种非正式数据。这些试验在很大程度上确认了上述研究的结果，并将它们扩展至更复杂的管理问题和团队互动。Howard 等发现，在同步管理多重问题、把注意力用在最危机的需求上、担任团队领导、与人员交流和尽可能利用手术室的一切资源等方面出现困难的概率显著较高。

Botney 等[414]分析了 18 份有关危机管理的不同模拟训练课程的相似性录像带。在模拟事件中，将吸入麻醉药的挥发罐开到 4%，并隐藏在无创血压监测仪打印输出端的下方，同时二氧化碳分析仪也出现机械故障，不能用二氧化碳测量值来确认气管内插管。本事件人为引导受试者将注意力集中在气管导管上，而忽略其他相关信息。尽管看见了血压和心率的恶化，也有证据清楚表明气管导管放置正确，但 18 位受试者中有 5 人未发现吸入麻醉药过量。在发现挥发罐问题的受试者中，平均察觉时间为 4min，有些受试者超过 12min。

在第二个模拟事件中，假设麻醉医师管理一名需 100% FiO_2 才能获得满意血液氧合的危重病患者，管道氧供突然中断，机器上的氧气瓶空了（例如，因身体不适而离开的第一位麻醉医师未进行氧气瓶检查）。管道故障被迅速察觉（19s），但受试者随后的应答完全不同，暴露出许多问题。18 位麻醉医师中，有 5 人关闭了麻醉回路（保持余氧留在环路内），随即全部改用简易呼吸器行空气通气或口对管吹气通气；另有 5 人因找不到接在机器上的氧气瓶扳手（应位于两个气体瓶之间）而无法打开备用氧气瓶。一些团队在给麻醉机安装新的氧气瓶时遇到了麻烦；垫圈片的问题很常见。受试者处理此类事件似乎没有约定成俗的计划，也不能与助手或其他手术室人员最佳地协调合作。

Byrne 和 Jones[356]的研究观察了有经验和缺乏经验的麻醉医师绩效的不同。采用自制的患者模拟系统，研究者评估了对 180 例模拟患者管理的处理时间和不足之处。研究结果与其他研究一致[365]，只在第一年和第二年的住院医师间出现显著差异。各个经验水平的人员均可出现明显失误，且绝大多数麻醉医师偏离了已有的指南。这些研究强调了有经验的麻醉医师接受反复培训的重要性以及经验并不代表卓越这一真理。

读者可参看第 8 章所介绍的患者模拟装置和绩效评估应用的最新研究[17, 25, 160, 166, 358, 365, 415-419]。

对参与疑难病例的麻醉医师的间接观察

哥伦布俄亥俄州立大学的 Cook 等[295]应用一种与众不同的研究方法对实际病例进行了间接观察。这些研究者记录了每周的质量控制讨论会上引起关注的病例讨论，而不是收集病例本身的数据。他们称这一方法使他们能采用"中立观察者标准"来评价麻醉医师

的行为。研究者承认，这一方法有事后偏差和选择性偏倚的风险，但他们认为该技术为人员绩效这一议题提供了独特的观察方法。

他们的最终报告分析了 57 例病例，其中 21 例有完整的认知分析。根据病例的表述和讨论，研究者把事件的演变分为五类：紧急事件、不断恶化事件、不可避免事件、困难气道事件和无意外事件。对于每个病例，认知分析是"在既定的资源和条件受限的情形下，应用任务领域中的认知需求相关知识和执业医师活动的数据来分析医师的信息处理策略和目标"。研究者将认知循环假定为数据驱动知识激活以及知识驱动观察与行为的一部分。

Cook 等[295]呼吁人们关注在这些病例的认知分析中出现的一些议题，包括如下几项：

1. 多重主题。许多病例都包含需要同步关注、彼此相互影响（如紧密耦合）的几个问题。每个主题都可通过多种方式进行处理。保持"情境警惕"非常重要。多重主题有时会产生相互竞争或冲突的目标，有时需要调整计划（如抽象任务分析部分所述）。
2. 不常见情况。最好的专业技能体现在少见或不常见情况下，而不是典型情况。
3. 注意力分配。将注意力分配给相关刺激还是最重要的"主题"是个重要议题。已有的报警和显示技术并非总能提示切换注意力。
4. 认知工作负荷。只要有可能，麻醉医师总是试图减少其认知工作负荷。
5. 团队互动。协同工作、团队互动和交流在部分病例中存在问题。主要源于个体和组织在不同组织成分间（例如，ICU 和手术室、手术医师和麻醉医师）缺少信息和工作协调。

对麻醉医师的直接观察

多伦多大学一个由认知学家和麻醉医师组成的团队[266]对麻醉医师进行直接观察，得到了真实病例管理中的"有声思维"法。Tübingen 研究组也在其任务分析研究中实施了直接观察[287, 377]。Devitt 等[24]评估了模拟情境中绩效分析的有效性。

真实创伤复苏和麻醉的视频分析

Mackenzie 等[420-424]率先对录像带上录制的麻醉医师的真实临床管理进行分析，着重分析了位于巴尔的摩的马里兰休克创伤中心创伤患者的复苏和麻醉。他们的精密记录系统可捕获听觉、视觉和生命体征数据，只需临床医师插入录像带启动整个系统[425]。这些病

例分析揭示了监测设备可用性和布局上的不足，以及沟通的缺乏或无效。同时，其他国家的一些研究组也开始在研究和培训中使用视频进行任务分析和绩效评估，在此不详述[168, 214, 317, 349, 381, 426-432]。

所有研究者共同面临的问题是缺乏主观或客观评估麻醉医师绩效的可接受标准，缺乏分析和描述麻醉学人员绩效的公认方法学。前文提及的一些研究组正致力于评估绩效的技术和行为方面的方法学研究[25, 89, 91, 160-161, 235, 275, 286, 349, 360, 371, 377]。评估复杂的绩效仍然是个难题，建立好的绩效分析度量标准尚需时日。

参 考 文 献

见本书所附光盘。

第8章　患者模拟

Marcus Rall • David M.Gaba • Peter Dieckmann • Christoph Bernhard Eich
陈　怡 译　王国林 审校

要　点

- 模拟系统及其应用已成为医学教育、培训和研究的主要部分。其发展与应用进展迅速，结果令人鼓舞。
- 各种不同类型的模拟系统不外乎计算机视频模拟系统（微型模拟系统）和基于仿真人的模拟系统两类，后者再分为脚本控制（script-based）和模型驱动（model-based）模拟系统。
- 可移动而又低廉的模拟器模型的发展使得模拟培训向以前无法触及的领域有了实质性扩展。提供模拟训练最大的障碍不是模拟系统硬件，而在于：①适时获得学习人员的渠道；②提供训练有素且技术娴熟的指导者对模拟过程进行准备、实施与评价。
- 麻醉危机资源管理（anesthesia crisis resource management，ACRM）课程模式及其要点（见第7章）在国际麻醉学领域里基于人为因素的模拟培训中颇受欢迎。课程方案的制定应着重于既定的教学目标而不仅关注于极力地模拟"现实"。
- 模拟培训已经适用于麻醉专业以外的其他许多领域（如急救医学、新生儿管理、重症监护医疗、医学和护士学校）。
- 模拟系统对研究麻醉护理中的人为因素和失效模式、对形成新的治疗理念（如使用清单和远程医学）和支持生物工程系统发展（如设备的 β 检测，培训操作工人）都很有价值。
- 目前已有应用模拟系统进行绩效评价的研究。
- 非技术性技能的评估（或行为记分）已经得到相当的发展，其可靠性可与其他评价患者管理的主观方法相媲美。用于评估非技术性技能的系统已被引入并试用于麻醉学及其他领域。
- 高保真模拟培训最重要的成分就是临床场景后的自省式（通常是在视频辅助下）任务报告。该任务报告的质量主要取决于教师的技术和经验，多数任务报告的方法着重于开放型问题，以激发学习小组的深刻分析。
- 模拟系统只是一种完成学习目标的工具，这种学习目标在现实患者的身上难以实现。课程场景的设计和指导人员建立恰当学习情境的能力是决定模拟工具是否有效完成相关目标的关键因素。

　　临床医师如何既能体验管理患者的困难又不把患者置于不当的危险之中呢？由于患者的个体差异，我们如何评估临床医师个人和团队的工作能力呢？这是一个挑战医学几十年的难题。近年来，卫生部门已经开始在医学领域中应用一些新的手段来解决此类难题及其相关问题，主要借鉴其他工业领域解决类似难题的多年成功经验，利用军队、航空、太空飞行和核工业中众所周知的模拟技术。

模拟是指为达到某一目的而复制出真实世界某领域中的一组组成部分。其目的包括更好地认识该领域、培训该领域的人员或测试该领域工作人员的能力。模拟的仿真性是指复制品与实物的相似程度，由复制部分的多少和各部分之间与实物的差异所决定。模拟的目的决定所需仿真性的高低，有些模拟可能不需要太高的仿真性，而另一些模拟可能需要极高的仿真性。

模拟大概从史前时代起就已经成为人类行为的一部分了，早期的捕猎和战争的演习就是一种模拟训练。技术模拟的历史大概要追溯到技术诞生的时候。Good和Gravenstein指出，中世纪的枪靶就是一种粗糙的模拟性工具，用以模拟击剑斗中的敌人[1]。假如剑客在攻击后没有适时躲闪，就会被反击。现代战争有力地促进了模拟技术的发展，尤其是航空、海运和装甲车的使用，这些技术已应用于民用部门，而在商业化的航空领域内，模拟技术则得到了最广泛的应用。

飞行模拟

尽管在1910—1927年间人们已经建造了一些模拟航空器，但因均不能动态地再现飞行而无法提供航空器的真实感觉。1930年Link申请了一项空气驱动的模拟航空器专利。Link训练器是二战前飞行培训的标准，战争促进了它的使用，也加速了飞行模拟系统的进一步发展。20世纪50年代，电子控制器通过模型、数字和复合计算机取代了空气驱动模拟系统。20世纪60年代末，飞行模拟系统已经达到了现代化程度，但仍在不断更新。现代航空模拟系统如此逼真，以至于飞行员利用航空模拟系统进行培训和考核后，即使没有真正驾驶过无人乘坐的飞机，也可以取得驾驶全新或各种不同类型飞机的资格。在其他工业领域中模拟系统的发展历程与之类似。

模拟系统的应用

虽然模拟系统最初被用于飞机控制操作的基本指导，但总体而言，模拟系统的多种应用已得到了极大的扩展。框8-1列出了可能应用模拟系统的各种复杂的工作环境。模拟系统是用于处理绩效问题（如培训、考核和研究，参见第7章）、探索人机相互作用、设计和验证设备的一个强大工具，如本章后面所述，每一种应用都可能与麻醉学相关。一些书籍完全致力于探

框 8-1　复杂工作环境下模拟系统的应用

团队训练，作为人为因素或危机资源管理训练
动态操作控制训练
诊断技术的训练
设计用于评价的动态模型
检查操作指令的测试台
进行任务分析的环境（如诊断策略）
新用途的测试台（远程医疗，如 Guardian Angel 系统）
与风险性及可靠性评价相关的人为错误的数据源
对操作者进行（强制性）考核／评估和认定的工具

Modified from Singleton WT: The mind at work. Cambridge, 1989, Cambridge University Press

---

讨麻醉领域内外的模拟系统及其应用[2-4]。

模拟系统的十二个维度

当前及未来模拟系统的应用可按十二个维度进行归类，每一维度代表模拟系统的一种属性（图8-1）[5]。有些维度具有清晰的梯度和方向，而有些维度仅是类别不同。所有维度形成的独特组合的总数是很大的（在 $4^{12} \sim 5^{12}$ 的数量级，即 400 万～4800 万）。某些组合之间重复性很强，另一些组合则不相关，所以有意义的组合的实际数量要小得多。尽管在健康管理中提出的模拟用途非常多样，但实际上一些用途（虽然比百万级小得多，但数量仍很大）还无法被充分验证。

第一维度：模拟活动的目的和目标

模拟的最主要用途是改善临床医生的教育和训练，但其他目的也很重要。如本章所述，教育着重于概念知识、基本技能和实践入门。训练着重于实际任务和工作的实施。模拟可用于低风险或形成性测试和高风险认证测试（应用较少）中对单个临床医生或医疗团队的工作表现和能力的评估[6-7]。模拟演练用于帮助探索临床实践，如外科医生或整个手术小组应用特定模拟患者演练一种非常复杂的先进术式[8-10]。模拟人是研究和评价组织实践（患者管理方案）及调查人为因素（如疲劳[11]、相互配合及在高风险环境下使用医疗设备[12]等行为因素）的强大工具。基于模拟条件下临床设备可用性的经验性测试而设计的仪器目前已进入市场，这些测试在新设备被批准之前是监管机构所需要的。

模拟颠覆性地改变了有关患者安全的医疗文化。首先，它使低年资和高年资临床医师能够通过实地训练来体验如何建立理想的安全文化[13]。同时，模拟也

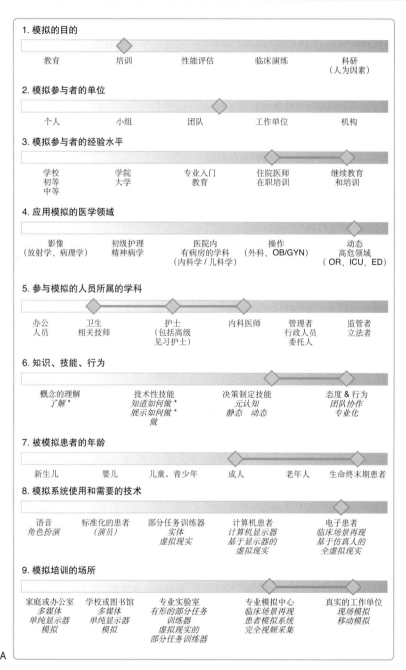

图 8-1 模拟应用的十二个维度。A. 第 1~9 维度。*这些术语源自米勒学习金字塔

待续

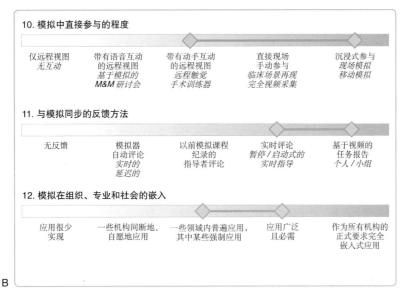

B

图 8-1. 序 B. 模拟应用的第 10 ~ 12 维度。任一种特殊应用都能以一个点或每条谱带上的一段谱来表示（显示为菱形）。此图显示了一种特殊应用 -[多学科危机资源管理（CRM）] 导向的决策制定和成人重症监护治疗病房（ICU）人员的团队培训。ED，急症科；M&M，发病率和死亡率；OB/GYN，产科和妇科；OR，手术室

汇聚了文化改变和患者安全，将来自不同领域有经验的临床医师以及医疗管理者、风险管理者和研究人为因素、组织行为、体制变化的专家们（因为模拟极具临床挑战性，他们可能失败过）聚集在一起。

第二维度：参与模拟的人群

很多模拟训练都以个人为单位。这对于教授知识和基本技能或训练特定精神运动任务是很有益的。像其他高危产业一样，个人技能是最基本的组成元素，现在着重强调更高的组织层次，包括各种形式的团队协作和人际关系 [经常总结概括于飞行舱资源管理的"危机资源管理（CRM）"标题下]（更多关于人为因素和 CRM 的概念见第 7 章）[14-15]。CRM 是基于经验所见，认为个人表现不足以达到最理想的安全性 [16]。团队训练最初施行于包含多人的同学科小组，然后扩大到包含多学科成员的团队 [17]。与多学科联合团队培训相比，在单学科施行团队培训有利也有弊 [18]。为了获得最大收益，这些方法常互补应用。

团队存在于每个机构 [如专门的重症监护治疗病房（ICU）] 的实际工作单位中，它们有各自的培训目标。将模拟系统应用于卫生机关的非临床人员和工作单位（例如管理者或主管人员）[19] 以及整个机构（整

个医院或网络）正日益引起关注和尝试。

第三维度：参与模拟人员的经验水平

模拟系统可用于医务人员及社会大众的整体连续性教育过程。它可被用于初学者，例如学生，或便于成人理解生物科学指令，激发人们对生物医学事业的兴趣，或者解释医疗问题和实践。模拟系统的主要任务一直并将继续是教育、培训及向医疗保健参与人员提供练习的机会。模拟系统应用于职业和专业教育的早期阶段（学生），贯穿整个见习期训练（实习医生和住院医师），并越来越多地应用于有经验人员的周期性复习训练。模拟系统可定期用于临床医生的实践训练（以个人、组、机构为单位），且不用考虑他们的资历 [20-21]，这种整体的经验积累将会产生长期的协同效应。

第四维度：应用模拟系统的医疗领域

模拟系统几乎可用于所有医疗领域。虽然其主要侧重于外科 [11, 18-19, 21]、产科 [22-23]、心脏介入 [24-25] 及其他相关领域的操作技能，但同时也面向动态领域的所有患者，这些领域涉及高风险有创介入操作，如麻醉 [26-27]、重症医学 [28-29] 和急诊医学 [30-33]。沉浸式技术可用于强化

影像学领域（如放射学和病理学），互动模拟系统可用于这些领域的介入方面[34]。在很多领域，模拟技术在培养非技术能力和解决专业问题等方面也有涉及，例如与患者和同事的交流，或者是处理伦理和临终关怀等问题。

第五维度：参与模拟训练人员所在的学科

模拟系统可应用于卫生保健系统的所有学科，而不仅是内科医师。在麻醉科，模拟系统被用于麻醉医师、注册麻醉护士和麻醉技师。模拟系统也不仅仅局限于临床人员，也可以针对管理者、执行主管、医院委托代表、监控人和立法者。对于这些人群，模拟系统可以向他们展示临床工作的复杂性，从而多层次地锻炼和探查医疗机构的组织实践。

第六维度：模拟系统中知识、技能、态度和行为的种类

模拟系统有助于学习者掌握新知识和更好地理解概念之间的联系和转化。生理模拟系统使学生们能够连续地观察心血管和呼吸功能，并对介入操作做出正确反应——其实就是将课本、表格和图片变活。此过程的下一步是在学习知识的同时获得技能。有些技能可以直接从概念知识获得（例如心脏听诊），而另一些却涉及复杂的精神性运动（例如导管置入或基本的外科技能）。单独的技能必须结合到一个新层面的临床实践中去。对于普通外科的理解不能简单地与分离、缝合等基本技能或与类似腹腔镜手术的设备操作联系起来。基本技能必须与实际临床技术相结合，模拟系统在这方面功能强大，尤其是因为它可以随时提供实践体验，哪怕是关于罕见的解剖或临床表现。在目前的医疗体系下，对于大多数有创性操作，初学者往往需要在一定程度的监督下首先在一名真实患者身上实施。这些初学者沿着学习曲线，在不同水平的指导下在患者身上实施操作。模拟系统使初学者有机会在开始对真实患者实施受监督的学徒式操作之前进行广泛的练习。

此外，模拟系统适用于临床医生的整个职业生涯，提供终生学习。它可以用来复习不常用的操作技能。个人训练而得的知识、技能和实践经验必须融入各种临床团队中的有效协作，在工作单位或较大机构中这种协作必须安全运转[35-37]。我们需要长期应对挑战性事件的练习，因为团队或机构必须练习作为一个整体来处理这些应对事件。

第七维度：被模拟患者的年龄

模拟系统几乎适用于各类型和年龄的患者，可谓是从生到死。模拟系统可能对于儿科的患者和临床实践尤其重要，因为与大多数成人相比，新生儿和婴幼儿的生理储备较小[38-39]。完全交互式的新生儿和儿科模拟患者已经问世。模拟系统也用于处理老年人和各年龄患者的临终事件。

第八维度：模拟系统适用和需要的技术

为了达到这些目标，需要多种与模拟系统相关的技术（包括无技术）。语音模拟（如"要是……又怎样"的讨论）、书面练习和与扮演标准患者[39-41]的演员的经验都不需要什么技术，却可有效地激发或再现有挑战性的临床情景。同样，较低的技术甚至是几块水果或简单的木偶都可以用于手动作业的培训。复杂任务和经验的某些部分可以不用高科技而成功再现。某些团队的教育和培训可以通过角色扮演、视频分析或是用简单人体模型的操练来实现[42]。

最后，学习和练习复杂的手动技能（例如外科手术、心导管插入）或是练习对危及生命的临床情况的动态管理[包括高风险的损伤性操作（如插管或除颤）]只能通过运用动物（由于费用和动物权利的问题而变得日益困难）或借助技术手段再现患者和临床情景来完全实现。与麻醉相关的各种模拟技术将在本章后面讨论。

第九维度：参加模拟培训的场所

有些种类的模拟系统，如使用视频、计算机软件或网络的模拟系统可以在学习者的家中或办公室用自己的设备来进行。更先进的带有显示器的模拟人可能需要医学图书馆或学习中心更强大的计算机设备。部分任务培训器和仿真模拟人经常安排在一个专门的技能实验室。基于模型的模拟系统也可在技能实验室应用，然而更复杂的实际临床任务的重建或者需要一个拥有与临床环境完全相同配置的专门患者模拟中心，或者能将模拟人带入实际工作场所（现场模拟）。在现场与在专门中心进行临床模拟相比各有利弊。利用实际场地可以最大程度使用整个单位的人力、程序和设备来进行培训。最好限制实际临床场所的应用，因为模拟活动很可能被现实的患者治疗工作干扰。专业模拟中心具有更高的可控性和实用性，它可以保证培训过程的全方位记录，而且不会被现实活动影响。对于大规模的模拟活动（如灾难演练），整个机构都变成了

模拟场所。

视频会议和先进的网络工作可以使高级别模拟训练进行远程传播（参见"第十维度"）。即使相隔数千里，实时仿真手术模拟人也可应用于协同作业（关于模拟的场所后面将会详述）。

第十维度：模拟中直接参与的程度

大多数模拟系统，甚至是基于屏幕的模拟人或部分任务培训者，最初均被预想成具有明显的直接现场手动参与的高度互动性行为。但不是所有的学习都需要直接参与。有些学习可仅通过观看别人的模拟演示来进行，因为我们随时可以设想自己就是参与者。进而将远端观看者与模拟系统本身或实况汇报关联起来。一些中心已经利用视频会议来进行模拟训练，包括病例讨论和死亡病例讨论[43]。因为模拟程序可以暂停、重启或者是可控的，远端的观众可随时获得比现场参与者更多的信息，讨论最适治疗方案，与模拟演示人员商议最佳处置方案。

第十一维度：模拟系统的反馈方法

任何人不需要额外反馈就可以从模拟体验中学到很多。对多数模拟系统来说，提供特定反馈可以达到最佳学习效果。对于视频模拟人或者仿真系统，模拟系统本身就可以提供有关参与者行为和决定的反馈[44]，尤其是衡量标准早已制定的手动操作任务[45-46]。更常见的反馈方式是由模拟系统指导者们提供，就像讲师们检查学习者独立完成工作的情况一样。对于很多目标人群和应用者，指导者可以在模拟培训的过程中提供实时的指导和反馈。模拟系统的开始、暂停和重启等功能是很重要的。关于模拟系统最复杂的应用，特别是在培训有经验的人员时，经典的反馈模式是一个详细的模拟培训后汇报过程，并且经常会使用训练过程的声频和视频记录。记录一直进行，直至完成，这样可以使有经验的人员不被打扰地发挥综合技能，并且可以使他们看到和讨论各自的行为、决策及工作的利与弊。

第十二维度：模拟系统在组织、专业和社会的嵌入

最后一个重要的维度就是模拟系统的应用嵌入到一个机构或企业的程度[47]。高度嵌入意味着模拟培训是一个机构的正式要求或是被政府监管部门强制使用。嵌入的另一个方面是对于初学者，学习曲线的开始部分（或曲线的陡部）是需要进行模拟训练的，之后才可以在监督下以真实患者为工作对象。另外，模拟系统的完全嵌入是指模拟培训是工作日程的有机组成部分，而不是医生们在业余时间的附加活动。

患者模拟的概念性问题

"关键是软件而非硬件"，这是来自早期飞行模拟系统的真知。根据目标应用模拟系统在概念性技能方面至少等同于模拟设备的工艺技术。对模拟系统应用技能概念和理论方面的理解有助于在设计和进行模拟训练时正确地应用相关技能和设备，以获得最佳结果。当模拟系统得到最有效的应用时，借用 U2 乐队的一句话："比真实更好"[21]。本部分所讨论的概念是关于模拟系统中现实主义（realism）和真实（reality）的本质，以及这些问题如何与模拟系统关联才能形成复杂的社会事业。这里介绍的概念出自 Peter Dieckmann 及其改编的医学领域模拟系统的广义心理学概念。

模拟系统的现实主义和真实

除非我们梦想自己是或根本就是不折不扣的唯我论者，模拟训练因为其确实是发生的而总是具有现实性，但其可能是也可能不是真实的复制，而这种复制是模拟训练的目的。现实主义处理问题时着重于如何更接近地复制场景来模仿对象。关键的区别在于模拟人（设备）和模拟训练（应用设备的训练）。模拟人可与真人难以辨别（如扮演标准患者的演员），并用于非可行且无效的操作。相反，模拟训练在应用很简单的模拟设备甚至没有设备的情况下（如在扮演角色的过程中参与者会感到自己变成了模拟人）激发出某种现实主义（见后述）。仅构造出栩栩如生的模拟训练并不能保证其意义或实用性（如学习）[18-19]。相关性和社会特点是模拟系统一个很重要的方面。

模拟现实主义的三个不同维度

关于模拟器现实主义和模拟系统现实主义的描述有许多术语和概念，其间有微妙的差别，且经常重叠。这些术语和概念包括生理仿真（复制人体生理方面的设备）、环境仿真（像手术室一样的模拟训练室）、设备仿真（仿真的或真实的临床设备）、心理仿真（激发出类似真实场景下的行为的模拟训练）[22]，以及各种效度，如表面效度（使参与者有逼真的所见所感）、内

容效度（训练与目标场景相关的内容）、结构效度（模拟训练按照在真实环境工作的预先构想而复制表现和行为）和预测效度（用模拟训练过程中的表现预测在相似真实环境的表现）[23-24]。

有些研究试图探索模拟现实主义的根源和作用，其结果并没有说服力，部分是因为这些研究各自专注于这个复杂整体的不同方面。对各种类型的模拟训练都不需要也不期望达到最大限度的仿真，最大限度的仿真是不可能的。对参加模拟训练的一些目标人群，降低真实性有利于增加学习经验[25]。

2007 年，我们发表了一篇论文试图阐明关于模拟训练的现实主义、真实、相关性和目的的一些问题[18]。我们将德国心理学家 Laucken 对真实的思维模式运用到模拟训练的现实主义中[18]。Laucken 描述了三种思维模式——物理模式、语义模式和现象模式，波士顿的同行们将其重新命名为物理、概念、情感和经验模式[26]。

物理模式

物理模式涉及模拟训练能够通过基本的物理、化学术语和度量（如厘米、克、秒）来测量的方面。人体模型的重量、胸部按压产生的压力、一个场景的持续时间等都是模拟真实性的物理方面。现有的人体模型模拟器除了外形粗糙外还有许多不真实的物理因素：由塑料制成、没有肌肉和骨骼、胸部听诊时有异常的机械噪声、皮肤不能变色。一些物理特性不总是被检测到并且是可控的。在基于人体模型的模拟系统中使用的临床设备在功能和物理特性上与实物完全相同，但有时为方便或安全起见，功能受到物理性限制[23]。如带有标记的注射器内含有水而不是阿片类药物，或真的除颤器经过调试以避免电休克（一个生产商出售"好莱坞除颤器"）。通常对参与者来说那些被改动的物理和功能特性是不明显的，至少没有特殊的介绍和标识。

语义模式

思维的语义模式涉及概念及其相互关系。在语义模式中，出血的模拟可能被描述为以流速 x、开始于时间 y、发生在地点 z 的出血，并且与从基础值 a 下降后的血压 b 有关。在这一思维模式里，信息如何传递或表示是无关痛痒的。同一条信息可应用生命体征监护仪、语音描述或用触诊减弱的脉搏等方法来显示。物理对象的语义编码是模拟系统的基石，它使模拟训练能够展现逼真的场景，使充水的注射器像装有药物一样使用。

现象模式

现象模式涉及体验感受，包括环境引发的情感和信念。在许多情势下，提供高保真的现象是主要目标，而物理现实和语义现实都是旁枝末节。

相关性 *vs.* 真实性

一个天真的观点认为，所有模式的模拟均是越接近现实就能越好地实现目标，这一观点已经受到多次批判[22, 27-28]。模拟是一种复杂的社会活动，不同的目标人群进行模拟的目的不同。模拟训练的相关性是指训练的特点与目的之间的匹配。为了最大程度地实现模拟训练的相关性，现实主义的某些方面可能被强调或舍弃。当进行有创操作训练时，通常是丢掉现象现实而强调躯体和语义现实，以使注意力集中于精神运动技能上。

对初学者，可以放弃语义现实主义。迅速致死的模拟训练（如诱发心脏停搏）能够放慢速度，从而让无经验的临床医师想出解决问题的方法。如果以正常速度进行，能使受训者转至心脏停搏的处理，然后治疗原发病。对初学者的另一种放弃现实的策略是认知脚手架，当学习者很难做出治疗选择时为他们提供各种援助或线索。重要的是选择与训练目的最相关的模拟方面，并专注于优化现实主义的不同模式。

模拟训练的设置

模拟训练有一个目标，该目标一般融入较大的训练情境（通常是一段或一系列练习）中，这会对模拟训练如何开展、学生如何理解以及引起的效应产生影响。这样的训练场景称为模拟的设置。下面要讨论模拟设置的典型要素（图 8-2）。

绪论（setting introduction，SI）：绪论概述模拟训练如何进行、逻辑信息以及课程中的难点。通过绪论和课程其他部分建立明确的群体规范。

模拟系统的简介（simulator briefing，SB）**或熟悉**：通过解释说明、示范及操作，使学员熟悉模拟课程和模拟环境。他们要学会使用模拟设备，了解它们的功能和禁忌、什么是正常状态（如正常呼吸音）及如何与环境互动（在模拟环境中如何呼救、怎样间接获得患者的资料）。这部分也使学员学会进入一个新工作环境时如何收集必需的资料（如临时代理实践）。

理论（theory，T）：大多数训练都有相关信息的说教性和理论性部分，有时通过阅读或上网学习可以获得这些资料，也可能在模拟过程之前或之后列出。有

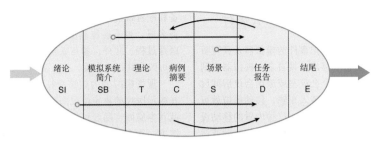

图 8-2 模拟装置的设置。一个模拟课程由不同的模块或阶段组成 [例如设置绪论（SI）、模拟装置的熟悉、场景（S）、任务报告（D）]。这幅图显示了场景里包含从任务报告到病例摘要的往返环的课程典型流程。不同的模块间相互关联，并且一个模块出了问题，会影响到其他模块（细箭头）。例如，如果场景的各部分间不相关或模拟装置的简介不充分，又或者指导者没能在课程伊始建立一个开放的氛围，制作一个开放的、有建设性的任务报告可能是很困难的 *(Courtesy P. Dieckmann.)*

时在不同章节的交接处有指导性或小组作业模块。

中断（break，B）：对于复杂的课程（如麻醉危机资源管理，ACRM），暂停课程对学员之间或学员与教师之间的交流非常重要，也为信息分享和故事讲述提供空间。

病例摘要（case briefing，C）：许多模拟场景中，学员会收到一个即将进行模拟的情况的摘要。这一步有时在模拟之前就已经明确地完成，有时插入到不同临床医生间交接病例时。

模拟场景（scenario，S）：大多数模拟训练包含一个场景，其中设置了特定的临床情况和要求参与者应对的各种考验。通常，指导者会提前描绘出场景的可能演变过程，但偶尔也会出现真正的挑战，需要学员本色出演。

任务报告（debriefing，D）：多数模拟后均有各种形式的任务报告或信息反馈。有的反馈极少，有的可能有专门的任务报告（同课程本身一样多或者更多）（关于任务报告详见后述）。

结尾（ending，E）：多重场景的模拟课程可能包含独立的结束部分，从而能够总结所涉及的问题、解决问题并思考如何将处理原则应用于真实患者的医治。

一个模拟课程的各组成部分必然有累积效应。因而，课程早期存在的问题（例如在绪论部分没能建立一个开放的学习氛围）会累及后面的项目。不充分的简介会使参与者在对模拟患者进行"临床操作"时感到困惑不解。

模拟培训场所

经过了几十年的模拟培训历程，模拟课程演生出多种类型。其中尤为变化多样的是模拟场所。表 8-1 描述了目前使用的模拟场景类型，并总结了每种类型的优缺点。许多类型之间不相互排斥，并且能够相互结合。各种类型间经常连接为一个模拟群体，在不同时间、面向不同目标人群、为了不同的应用目的操纵一个模拟中心，通常进行现场、流动或移动的模拟训练。

专业模拟中心

专业模拟机构可能使用一种或多种模拟设备，特别是能以相对普遍的方式部分或全部地复制各种临床环境（手术室、ICU、产房、急诊科）的地方（详细内容见后面关于模拟中心的特征的论述）。

现 场 模 拟

现场模拟指在实际工作地点开展，以模拟器代替患者。现场模拟在没有专业模拟中心的情况下是必需的，可在任何临床环境下应用。现场模拟特别适合那些罕见的情况，因为在模拟中心（如导管室、CT 室、救护车、空中营救飞机等）这些情景很难完整再现（图 8-3 ~ 图 8-9）。多数现场模拟是流动性的临时安排，但越来越多地设置为驻地式模拟，即模拟设备常年放在临床工作的地方（如在 ICU 创建一个特定的模拟空间）。

模拟患者在不同医疗场所间的转移

便携式无线模拟器的出现支持需要转移模拟患者的训练（亦见于第 90 章）。患者可被救护车送到急诊科、CT 室、介入室或手术室，最终至 ICU。在什么情况下值得进行这种转移还有待确定。

移动模拟：“拥有模拟器可以去旅行”

移动模拟意味着处理模拟事件的模拟器及其视听装置可以从最初的机构中移出。换言之，模拟器来到了参与者身边。通过在一个会议室或旅馆会议房间设置模拟系统，或把模拟装置装入车辆，移动模拟就可在一个远处的医疗机构原位进行。这种内置的移动设备为安装和拆卸节省了时间。通过户外（如公园或运动场）设置模拟器也使模拟场地训练得以进行。

不同方法的利与弊

表8-1概括了不同方法的利与弊。那些缺乏专用模拟中心的场所没有在现场模拟或移动模拟之间进行选择的实际条件。专用中心的模拟便于安排培训和使用复杂的视听装置。模拟器可预先设置、测试和准备运行。传达和汇报任务的设备可随时应用。在一个专用中心里，使用廉价被淘汰的、有瑕疵的或过时的装备和配置都很平常。专用中心的主要缺点是，无论装备多好，也不能复制出实际医疗场所的装备、布局、医疗过程。此外，参与者知道他们在模拟中心里，所以可改变其行为态度，并且减弱了培训的效果。

现场模拟因为能够身临其境地考察人员和系统，并揭示医疗的真实情况而被视为是理想的。现场模拟就其本质而言随处可得，即使是那些没有专用中心的地方；而且它有助于短期课程和突发模拟事件的训练。但现场模拟也有不利之处，它很难组织、安排和控制。计划模拟的医疗区域可能并非闲置或是需要临时调用。模拟可能被转入其所处环境的真实医疗中，投入其中的工作人员也容易被转为履行医疗职责，同时培训过程可能会持续中断。绝大多数的医疗设备必须从工作间提取出来，以避免与过时的模拟装备混合从而增加花费。此外，真实医疗环境中视听装置也受到明显的限制。永久性的现场模拟设备对现实和模拟两个世界均是最佳装备，这样的安排给予了独特的机会，例如，迅速用隔壁的模拟器复制疑难病例，用低

表 8-1　模拟的场所

模拟场所	定义	优点	缺点
专业模拟中心	有固定的设施而不是实际临床工作单位中的一部分	设备固定 促进复杂视听系统的使用 容易计划安排 不用设计临床工作 不干扰实际临床工作 多用途	不能准确再现各种目标人群的工作单位、仪器、辅助材料 参加培训的临床工作者可能要交费
临时现场模拟	暂时设立的能随时拆除的实际工作单位	实际工作场所 在实际工作地点考察或培训员工，使用真实的仪器或辅助材料 临床医师更容易接近他们的工作	很难进行计划——临床可能需要该场所 干扰实际临床工作，人员可能被抽调至临床 建立和拆除费力，视听系统较少
驻地现场模拟	实际工作单位，有固定的设备	与临时现场模拟相同	在临床工作单位建立永久性的模拟"平台"花费大 可能因临床工作需要而中止，人员可能被抽调走
患者移动模拟	模拟从一地点向另一个地点转移患者	转移本身就是对临床工作的挑战 复制患者及团队内成员之间的自然流动	需要多个模拟地点 便携式无线模拟器有一定的技术限制
移动模拟	模拟系统和全体指导者转到委托（或空闲）的场所	给那些不能或本人不愿意在此花费的人带去模拟知识 对于现场使用的，包含所有优点	运输费用可能比较高（司机、燃料费、交通工具） 对于现场使用的，除了以上所有缺点，建立和拆除的费用也更多

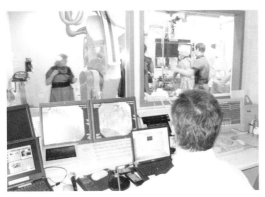

图 8-3　导管室内的现场移动模拟。模拟器放在桌子上，周围有 X 射线机，在有限的空间里进行治疗过程。生命体征监护仪与真实的监护仪相连，为导管室的医生团队提供相关数据。模拟器受导管控制室的控制，多部移动摄像机和一个扫描转换器将生命体征的视频实时传输到训练小组非放射部分的临时报告区，使他们能做出基于危机资源管理的任务报告 (Photograph by M. Rall.)

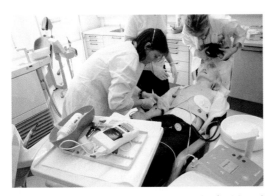

图 8-4　牙科椅上的现场移动模拟。该模拟器配备了人工牙胶和钻孔用的石灰牙，模拟牙医的操作过程（麻醉或钻孔），然后出现危急情况，主要训练对危机资源管理的关键点和重要医疗问题的团队反应能力，包括自动体外除颤器的使用 (Photograph by M. Rall.)

负荷工作量进行即兴的模拟过程，进行长期模拟训练（团队成员负责模拟 ICU 患者若干天或若干周）。这一方法最主要的缺陷是每个领域都需要这样的场所，这样成本极高。

团队培训、单一学科与小组

医疗中的每一学科可被视为包含一人或多人的组。若干组可紧密协调工作而形成一个团队。手术室团队包含了麻醉组、外科组、护理组（还可能包含技

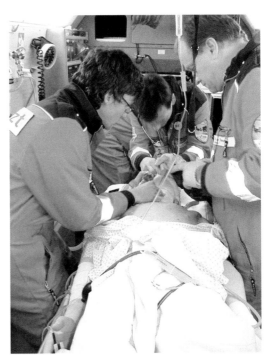

图 8-5　救护车上的移动团队模拟训练。需注意救护车内狭小的空间使工作人员很难移动。这里展示了经典的院前团队现场培训需要的模式（德国救护车上有三名医疗辅助人员和一名院前急诊内科医生。而且交接场景（例如，直升机团队从地面团队接收患者）对危机资源管理专家而言是一个挑战（例如信息的传达和持续治疗）(Photograph taken by M. Rall at an air rescue center in Germany.)

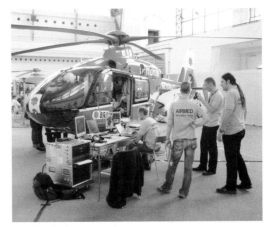

图 8-6　直升机上的移动团队模拟训练。直升机外安置具备几台摄像机和麦克风的移动模拟控制室，从多视角进行内部监测，并对活动做出反应 (Photograph taken by M. Rall at Airmed 2008 with the German Air Rescue (DRF) team.)

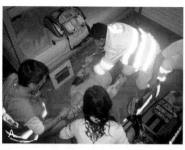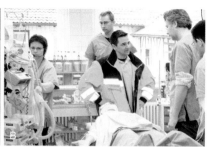

图 8-7 A. 院前团队在模拟房间进行现场移动模拟培训。这种房间（活动的空间）在院前急救中非常常见，要求工作人员适应其有限的空间和其他环境（例如旁观者、狗）。B. 在急诊科内对院前团队进行将患者转交至医院工作人员的培训，这是一个高要求、以目的为导向的互动阶段。从危机资源管理（CRM）培训角度看，这种场景有利于突出重点问题和不安全的操作，通过视频剪辑展现良好的团队表现 *(A, Photograph taken by M. Rall at a CRM training session with the South Tyrolean White Cross in Bolzano, Italy. **B**, Photograph taken by M. Rall during an instructor training course.)*

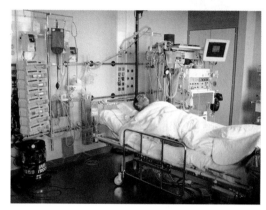

图 8-8 在 ICU 或中级医疗单位的现场模拟移动。在真实临床场所进行的训练对类似 ICU 这样的环境也非常有用。基于危机资源管理的训练对展现复杂问题和协调高效的 ICU 团队所需要的互动性非常重要。这项训练也能检测设备的局部构造及工作人员对紧急事件做出反应的可能性。ICU 中已经有一些驻地现场模拟训练的范例（见下文）*(Photograph by M. Rall.)*

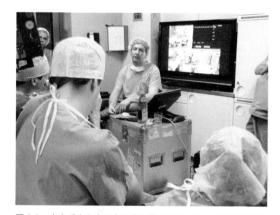

图 8-9 真实手术室内以危机资源管理（CRM）为重点的现场移动模拟培训。任务报告室被临时设置于麻醉诱导室内。极力推荐在任务报告中使用视频（本图中为 42 英寸平板电视）。医院内的训练对象包括实际的训练团队和大批同等水平的雇员。这种大量的训练能对所学的课程影响更大、更长久，包括 CRM 行为（参照有关阈下训练的内容）*(Photograph by team TuPASS [Center for Patient Safety and Simulation, University Hospital, Tübingen, Germany], who performed at a full team training of the anesthesia department at Steinenberg Medical Center, Reutlingen, Germany.)*

术人员或支持人员的组）。

考虑到模拟中目标人群的同质性，需要更进一步的互补性。当模拟超出个人的具体医护和技术能力的范围（例如面向 CRM 的模拟中）之外，并且可能包含非技术性技能和团队协作的时候，我们可以区分单一学科方法（训练组以团队的形式工作）和真实的联合团队（多学科）工作训练。

团队协作和团队培训的重要性已被广泛认同[29-34]，尽管团队培训仍未被广泛地执行。有效团队协作的先决条件（如团队领导、相互表现监督、帮助行为、适应性和团队取向[34] 及团队认知感）在第 7 章讨论。

单 一 学 科

单一学科组（如麻醉医师）的培训包括参与者来自单一学科，而且其他组员以指导者和同伴或其他模拟参与者的身份发挥作用的课程。这种方法能够把模拟课程设置为考验技能、知识及专门针对某一学科的情境中包括与其他学科组毫不相关的素材和多种临床情境中的素材（如心脏科、整形外科或普通外科、产科、ICU）。单一学科培训着重于动态决策制定、资源管理、领导才能和团队协作等普通技能，适用于考察临床状况。在单一学科培训方法里，场景可被设置为呈现其他学科组或团队成员的特定类型的性格和行为，而不是依赖于这些学科真实成员的专属行为。即使没有其他学科的真实人员，以团队协作方式进行小组培训也在一定程度上通过让学员讨论其他团队成员在相同情况下的表现来促进学科间的了解。

对于专门的模拟中心，单一学科课程在逻辑上较为简单，因为仅需要展现一个学科，而不是将每一个学科都列入安排。另外，模拟培训可应用于一些学科，即使这些学科所处的领域还不能达到每个团队成员都能获得可靠的模拟设备。单一学科培训方法尤其适用于在完成培训后所投入的工作需要到多种场所与多种人员打交道的受训者。这种方法对于不在固定的小组或团队工作并需要通用的团队协作技能从而能与所有同事合作的个人最有价值。

联合团队培训

联合团队培训是一种具有互补性的方法，来自不同学科的小组成员一起参加培训。联合团队培训使小组互动能够更加自然，并加强学科间的了解。在许多领域都有这种工作形式的成功范例，包括产科（将产科学、麻醉学、护理学、新生儿学／儿科学相结合）和ICU（将多学科内科医生与护理、呼吸治疗和药学相结合）[31, 35-48]。

一些特定人员作为专门团队一起工作时，联合团队培训可能是最有效的。在专门的模拟中心，联合团队培训很难按日程安排，并且可能需要来自几个学科的指导者来做任务报告。以未经宣布的模拟事件来激活实际的临床团队（如病房或病区、快速反应团队或编码团队）时，联合团队培训是最容易组织的。此时，真正的联合团队就像在现实生活中工作一样。

模拟培训的任务报告

任务报告是指在特定时间以特定格式对过去一段时间行为的讨论，与行为或任务发生前的简介相对应。这个词源自军队，作为对真实任务和演习的行动后回顾。在医学领域里，任务报告的概念是由 Gaba 等人引入模拟培训，作为麻醉团队基于 CRM 的模拟培训整体概念的一部分[17, 49]。本节主要讨论团队模拟培训中的任务报告。

任务报告——模拟培训的核心和精髓

在航空和医疗模拟培训中，团队模拟培训后的任务报告是模拟培训的关键元素，也可能是最重要的元素[45]。任务报告为反映、公开讨论和了解其他组员的意向、思想和问题提供了无可比拟的机会。很多学习都是这样的自我反思的过程。最终，这种惯例被应用于临床医学（如外科小组间工间休息）。

新的教学方法

任务报告作为航空学术语，被 Gaba 和其他人挪用到医学领域里[46, 50]，指导者需要对其在学习中的促进作用有一个全面的理解（参见第 9 章）[51]。基于 CRM 的模拟课程任务报告中的教学哲学不同于传统的临床教学方式（表 8-2）。指导者的作用是引导学员对最有兴趣、最重要的领域进行思考，并激发他们发觉潜在问题以及寻找解决这些将来可能再次遇到的问题的方法。易化是一种新的教学方法，通常需要指导者重新学习，即便已有多年传统教学经验。视频在任务报告中的使用进一步促进了其自我反思的部分，但是需要额外的专门技能，以将其成功融入自我反思[52-57]。通常，想成为初级任务报告采纳员的教师需要对这种教学方法进行专门的培训和实践（参见"指导者的资质"部分）[52, 56-64]。有几个模拟中心开展针对任务报告技能的指导者培训，并且任务报告在大型模拟学术讨论会上是频繁出现的讨论话题。

表 8-2　传统的教学与模拟培训课程中易化教学的比较

传统教学："教师"	任务报告易化："指导者／促进者"
强调理论知识	强调人为因素和 CRM 方面
强调"是什么"	强调"为什么"并深入分析为何有效／无效
教师是最好的（专家）	指导者只是强调参与者的知识
教师告诉参与者做什么	指导者帮助参与者发现他们能做什么和最佳的方法是什么
教师知道什么对参与者是重要的	指导者帮助参与者自我反省，并获得现实的自我知觉和自我意识 指导者将参与者导向有趣的方面
讲得最多	激发参与者间的讨论
领域专家	CRM 专家
无教学培训	广泛的指导者培训
没有视频	使用本场景及其他场景的视频
教师知道学生学到了什么（未学到什么）	指导者可能不了解参与者学得知识的所有方面

任务报告的技术

尽管任务报告的方式和哲理在不同的模拟中心各不相同，但大多数模拟中心具有一个共同点，即任务报告应促进自我反思，分析事情如何发生及这样做的潜在理念，而不是仅查出发生了什么。一般任务报告至少与场景长度相同。

关于不同技术的详细讨论见于文献[45-46, 51, 65-68]。为了准备好任务报告，指导者需在控制室内执行几项任务，如聆听受训者、与指导者小组交谈、控制模拟器和记录任务报告。图 8-10 列举了参与者的不同水平。

任务报告本质上有不同的阶段，如表 8-3 所显示。各阶段并不按时间顺序衔接。通常 2 个或 2 个以上的阶段涉及场景中的一个问题，尤其是在讨论"如何发生"和"何时发生"（分析）时会涉及临床问题。随后在其他阶段分析和讨论另一个问题。但是，一个好的任务报告到了结尾，所有的阶段按其重要性都应被涉及。没有证据表明任务报告的形式与学习效果的改善有关。因为课题本质是高级认知的反思性实践，所以也没有确切的技术数据。

视频在任务报告中的使用

尽管其价值尚未经证明，但视频录像作为一种学

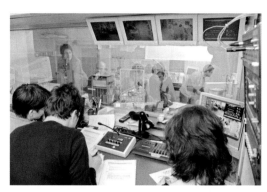

图 8-10 控制室内基于危机资源管理（CRM）的指导者工作的多重水平。控制室的单向镜使行为的多重水平透明化。指导者团队必须这样控制模拟，并且团队成员要做记录用于基于 CRM 的任务报告。场景内部及音频流（电话）需被监视。并且，指导者必须管理控制室内的模拟团队的配角和指导者学员。这些复杂的任务需要培训及模拟中心一方有效的团队组织能力 *(Photograph by B. Schaedle, at a PaedSim training at University Hospital, Tübingen, Germany.)*

表 8-3 任务报告阶段：基于 CRM 模拟报告的相关问题

报告阶段	解释
结束场景	在可能的情况下，场景不应过早被停止。应该让参与者感觉场景是自然终止的，在参与者的思维沉浸其中时不应将其终止
场景向报告过渡	大多数场景都要进行热烈的讨论，从模拟室直接进入报告室。这样能使指导者聆听和观察参与者的直接反应。另一种形式是在指导者设计任务报告时给参与者一些时间来讨论场景本身
吐露情感	所有的主动参与者都有机会说出他们在场景中的感受。这能宣泄出压抑感，并且能有机会处理场景中的异常（如模拟系统故障）
描述阶段	参与者描述发生了什么（或重放部分视频）。大家分享各种不同的观点（例如接受考验者或第一反应者或外科同事的观点）
问题的自我认同	在包括指导者在内的任何其他人对场景发表评论之前，让主动参与者本人先说出他们是否发现了错误或做出不同行为，这是很有意义的。对参与者自身察觉到的问题进行评论可能有些打击人和不礼貌
临床内容的讨论	任何临床治疗和 CRM 相关的主要问题都应被涉及。一个任务报告不能在尚未讨论或澄清任何重要临床错误的情况下被终止，并且应确保参与者理解了正确的处理方法
分析	任务报告应有详实的分析，从各参与方分析事件为什么会发生，他们可做出的其他选择以及各自的优缺点
系统改进的机会	在分析的基础上，会要求参与者提出为改善未来对相似状况的处理应对系统进行怎样的改进
转移到"真实世界"	参与者要讨论如何把从场景和任务报告中所获得的经验应用到临床实际中。他们应讨论改进中的障碍和克服障碍的方法
提供从场景和报告中获取的信息	由指导者或参与者对任务报告要点所做的总结可能很有用
终止任务报告	任务报告在内容上应该是丰富的，时间可延长。标记任务报告的终点对准备下一个场景或结束一大的活动可能是有意义的转折

习和自我意识体验频繁被应用，以支持和深化任务报告 [57, 69]。在日常麻醉临床工作中不允许过多的自我反思和反馈。有经验的麻醉医师均独立工作，通常无法从其他同事或手术室成员获得反馈。但是，随着自动麻醉记录装置和信息技术的应用（参见第 1、4、5、6 章），这种状态现在正得以改善。

缺少反馈使个人的思路与现实实践之间形成巨大理论缺口。视频序列可弥补这一缺口，并提供对参与者实际操作的观察功能。而且，一个人的视频录像可与其他人（或参加同一课程的其他成员及引发讨论的触发视频）的录像相比较。将场景实时传输给没有主动参与该场景的参与者也是有用的。在应用这项技术时，观察者被赋予了特殊使命（例如，在框 8-4 中寻找 CRM 要点 10 和 11）。德国 Tübingen 的一项研究评价了在观看他人操作这种被动阶段中合作脚本的使用。

视频的使用应服务于任务报告，而非其他。我们相信如果讨论气氛活跃且紧扣主题，就没必要仅为了演示视频而打断讨论。视频给初次参加模拟体验的参与者印象较深。有时他们对所见到的自己和他人的操作感到震惊。当参与者获得了更加丰富的模拟经验，并且任务报告纳税员经验丰富时，可以不必演示关于关键问题讨论的视频。

报告方法的临床应用

上述任务报告技术有望应用于真实临床危急事件的讨论。经证实，通过模拟器学得的报告技术在危急事件后相关临床团队短期报告中的应用是很有价值的 [41, 50, 70-73]。

场 景 设 计

交互式团队模拟培训的场景设计要求严格，一般与传统训练课程（如加强生命支持里的小组综合式实地操作训练）的准备不同。整个模拟场景非常复杂，以致其设计通常是一个持续改善的反复过程。

本节仅概述了真实模拟团队训练场景设计的重要方面。读者可参考医疗模拟 [74] 中刊载的具体场景范例及更为具体的关于场景设计原则的文献 [3, 75]。世界各地的大多数指导者培训课程也涵盖此课题。国际及地区模拟会议［隶属于医护模拟协会（SSH）的国际卫生保健模拟会议 [IMSH]、欧洲医学模拟协会（SESAM）］常提供场景设计的专题讨论会，大型模拟器制造商的用户群也开展了关于此课题的专题讨论会（见后面关于模拟协会的部分）。

目 标 导 向

场景通常为达到学习目标或其他目的而设计，例如对参加临床和技术性技能培训或非技术性 CRM 技能培训或兼有两种技能培训的相关目标人群的形式需求分析（见第 7 章）。或者，了解模拟的临床教员可凭直觉知道哪种场景对其学员是有意义的，又或他们从其指导训练的经历或文献中学到好的范例。给学员设置的潜在考验的性质比案例更为重要。训练的是原因而不是病例。

场景应与受训者相关。该相关性比真实性更重要，并依赖于许多因素，包括受训者的基础和经验、制作场景和模拟课程相关部分的方法（例如熟悉、案例报告、角色扮演）。

约 束 和 限 制

一个场景在书面上提出来容易，但要把它转化为可实际应用的有效场景则会困难许多。要考虑很多限制和约束，包括现成模拟器的特性和局限性、可用的人员、需提供给参与者的道具和外部系统及拟定场景的时间。以我们的经验，大多数场景最初都出自于一个想法，这个想法可能微不足道或者根本行不通。该想法以互动的方式通过讨论在书面上得以充实，通过对拟定情境的创造性再设计或用模拟系统软件及模拟环境进行少量技术性修饰来处理局限性问题。新的场景通常最初由指导者和模拟者（操纵模拟系统及准备模拟环境的技术人员）来测试。可利用目标人群参与者的志愿者小组来进行初步测试。开始的一两个学期常常揭示出很多场景安排上的问题和缺陷。一个场景在设计并测试后都会适当地加以评论和建议，以便在每一个训练阶段后得到持续改进。

场 景 模 板

很多中心开发了场景设计模板。图 8-11 是 M. Rall 和 P. Dieckmann 使用并在其指导者课程中教授的模板汇总表实例。它的完整版可在线获得（www.in pass.de/download/scenarioscript.html）。其他受欢迎的模板还有杜克大学模板（simcenter.duke. edu/SimTemplate1203. doc）。同行评议的期刊《医疗模拟》上发表的《模拟案例报告》中含有对场景的详细描述。一些专业社团为其成员建立了场景库，美国麻醉医师协会（ASA）模拟委员会有一个供 ASA 认可的模拟程序间共享的场景库。

场景脚本		
由 P. Dieckmann 和 M. Rall 设计，德国		
快速浏览：场景名称		
主要问题	药物	CRM
学习目标	药物	CRM
叙述性描述		
成员	模拟团队	参与者
病例摘要	所有参与者	仅"接受考验者"
模拟器设置 人体模型准备		
房间设置		
模拟器操作		
场景救生员		
所需的道具		

图 8-11 场景设计模板。本图显示了场景设计模板的汇总页，其完整版中有更加丰富详细的内容。模板中也包含了解释不同领域及其最佳使用方法的脚本。模板是指导者培训课程的常规部分。更为详细的版本可从网页上获得（www.inpass.de/download/scenarioscript.html）*(scenario script template by P. Dieckmann and M. Rall.)*

指导者的资质

模拟教学应用范围广泛。在某些情况下，类似于床旁教学，仅患者是模拟人，此时所需的技能与普通的临床管理和教学几乎是相同的。当教授的课程涉及复杂的现实场景（多人参加的小组和团队、小组内使用视频辅助的任务报告、强调人为因素及 CRM 原则和对策）时，模拟教学有特殊意义。在这些课程里，对指导者技能的要求远超过临床授课医师。对任何模拟课程来说，指导者的资格都是必要元素，正应了那句"关键在于软件，而不是硬件"[10]。确保指导者应用模拟技术的能力和促进任务报告的技能是非常重要的。

先进的模拟课程形式一般能很好地反映 Kolb 的成人体验式学习圈：①自我体验（参与到情景中）或间接体验（观察场景的实况转播）；②会议体验（任务报告）；③抽象概念化（任务报告，与理论材料相联系）；④主动试验（未来情景及在真实病例中运用技能）[76]（图 8-12）。

指导者的任务

模拟指导者的任务不同于一般医学教育者或部分任务及技能培训教练的任务。最突出的差异见下：

- 需要将一个陌生的环境介绍给课程参与者。
- 搭建贴切而又合乎情理的场景来达到预期学习目标。
- 展现复杂逼真场景的戏剧性方面。
- 需要通过内设的问题和考验及参与者行为不确定的发展途径对模拟器、模拟人员（指导者、演员、同伴）和多人复杂场景的学习目的进行同步控制。

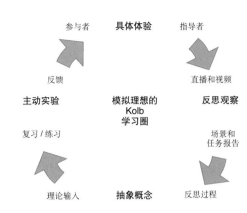

图 8-12　具有现场视频传输的团队模拟培训是 Kolb 学习圈的完美体现。在情境中，受训者获得亲手操作的体验，这必然会反映在任务报告中。将实况视频传输给没有亲自参与当前场景的小组有助于他们进行反思性的观察。在报告时，所有的受训者都有一个概念化的阶段，其间指导者归纳出导致训练过程中行为发生的因素和根本原因（深刻学习）。在任务报告反馈期间，以及参加下一个场景时，参与者有机会运用和尝试新学到的方法 *(Modified from Kolb DA: Experiential learning: experience as the source of learning and development. Englewood Cliffs, NJ, 1984, Prentice-Hall.)*

- 在模拟情景后需要提供任务报告和反馈，往往借助于视频录像的重放，主要使用小组内易化方式及处理群体动态学和个体敏感性问题。
- 关注于决策制定、团队管理、人际关系、交流和专业化等 CRM 非技术性技能。

指导者培训

对这样复杂的指导者技能，理应进行正式培训。David Gaba 在退伍军人（VA）- 斯坦福模拟中心（Palo Alto，CA）与波士顿医学模拟中心及多伦多大学 Sunnybrooke 模拟中心组成的联盟开创了 CRM 导向的模拟课程的指导者培训。这个联盟将 CRM 模拟指导者培训的理念和样式传播到世界各地。Marcus Rall 与 Peter Dieckmann 合作为世界各国的 1000 多名学员开设了指导者课程。许多机构提供各种不同的全国及国际性的指导者课程（按照课程内容及其规模有 2 ~ 6 天课时），读者可向模拟协会询问关于这种课程的信息 [医护模拟协会（SSH）、欧洲医学模拟协会（SESAM）]。对指导者培训的过程和影响的评估现在比模拟培训本身的评估还要多。一些早期证据显示这种课程是有价值的。此外，每年的国际医疗模拟大会 [例如，医护模拟协会的国际卫生保健模拟会议（IMSH）或欧洲医学模拟协会的年会] 上都开设较短

Modified from the learning objectives of former instructor courses by Gaba, Rall, and Dieckmann

的关于指导者技能的介绍性课程，在大会上有很多涉及任务报告、指导者培训和 CRM 培训等题目的专题讨论会。

框 8-2 展示了一个指导者培训课程学习目标的实例。关于 Dieckmann 和 Rall 开设的指导者课程的经验和效果，从如下网址：www.inpass.de/downloads/Infactposter.html 可下载到在 2006 年国际卫生保健模拟会议上展示的一篇海报，其对 InFacT 课程及反应漂移偏倚导致的结果进行了简短描述。对传统医学教师来说，最困难的任务是学会停止命令式授课并开展促进式授课，将学员引向更深刻的学习体验中去。

指导者的认证

最初，模拟课程指导者的技能是自学的，他们建立的程序或模拟中心开创了这一领域的先河（见后面关于能力评估存在的问题和高风险评估模拟的使用部分）。现今，模拟已遍及全球。那么如何将完备程度、体验程度和性能质量处于不同水平的程序区分开来？已经有少数程序系统通过了批准，其中有专门致力于麻醉专业的系统。美国麻醉医师协会（ASA）2008 年启动了一个批准麻醉模拟程序的进程（ASA 选择不使用长期授权）（见第 1 章）。起初，被批准的是有能力为 ASA 成员提供高质量继续医学教育的模拟中心。2010 年，与美国麻醉学委员会（ABA）达成一致，ASA 模拟教育网络（SEN）很快转变为能够进行麻醉模拟课程资格认证半标准化维护的程序组，作为 ABA 麻醉认证维护（MOCA）进程第四部分的组成内容。2013 年 5 月，ASA 批准了 36 个程序，每个程序均在完成详细的申请、报告其指导者和主管人的能力和经验及设备和程序的性能和使用情况后，通过了 ASA 模

拟教育委员会（模拟教育编辑委员会）的评议和认可（ASA 成员可参看 http://www.asahq.org/For-Members/Education-and-Events/Simulation-Education.aspx）。美国外科医师学会（ACS）有一个针对外科教育研究所的认证程序，其重要内容包含各种形式的模拟。许多麻醉模拟程序是与这些研究所 ACS 认证程序包相搭配的。SSH 提供了一套更为全面的认证方案。大多数麻醉模拟项目，即使是那些包含在 ASA 模拟教育网络中的，均未选择获得 SSH 的认证，而是依赖于麻醉专业的认可。

指导者能获得有证书的正式培训及资格认证吗？SSH 提供了一个医疗模拟教育（CHSE）的认证方案，主要面向相对新的模拟教师，书面说明其经验、技能和知识（提交一份书面测试）。但是，大多数麻醉模拟人员尚无计划获得 SSH CHSE 的认证资格。ASA 模拟教育网络认证程序测试指导者的模拟经验，同时测试其培训场所使用的程序，并对该项目新的指导者给予认证。

一个指导者在讲授特定课程时所需要的技能及其认证（如果真有的话）可能很不一样。施行基于视频的 CRM 任务报告的能力对于使用特殊任务训练器来教授特定的动手操作（如气道管理或中心静脉导管放置）并无用处，也无帮助。指导者的认证，无论是一个项目内的资格还是具有其他项目的资格，将很可能局限为一个人只能讲授一门专业课。一个等级式指导者认证系统可能将提供从初级晋升为资深指导者的认证和所需的专门培训。

模拟患者的分类

目前对麻醉中应用的模拟患者尚无公认的分类方案，每一种分类都存在重复或不完整的缺点[47]。Cumin 和 Merry 发表了一篇关于现有模拟人的综述[77]。以下介绍本文中使用的分类和定义。除了模拟系统外，还有一些计算机辅助指示程序和基于计算机的培训设置。虽然培训设置可以复制临床领域的某些部分，但无法复制复杂的工作环境。有些人把仅有视频的微型模拟系统（即已知的视频模拟系统）认为是培训设置而不是模拟系统。本章不讨论计算机辅助指示程序和训练设备，只着重讲麻醉模拟患者，这些模拟患者代表了麻醉医师、危重症监护医师或其他医师可能遇到的各种患者。对于仅与急救医学和外科技术性工作或有创操作（如支气管镜检查、建立静脉通道）有关的设备以及模仿部分职能工作的视频模拟系统（如 Gas Man，Med Man Simulations，Inc，Boston），在此亦不予讨论。

本章所讲的模拟患者代表着患者和与麻醉医师工作密切相关的临床工作环境 [如手术室（operating room，OR）、麻醉后恢复室（postanesthesia care unit，PACU）]，有以下几种表现形式：

1. 模拟系统实际上是基于人体模型而定义的物理实体（以前和现在常用的名称包括真人大小模拟系统、亲手操练模拟系统、现实模拟系统、高度仿真模拟系统）。这些模拟系统还可以再细分，按照监护生命体征的方式（真实的临床监护数据或利用模拟器产生的生命体征）或者按照模拟系统最初的控制逻辑（通过操作者控制或由生理和药理模型控制）分类。
2. 仅借助于计算机显示器的模拟系统叫做单纯视频模拟系统或者视频模拟系统（有些麻醉医师喜欢将其命名为"微型模拟系统"）。
3. 用"虚拟现实"原理制作的模拟系统是虚拟仿真模拟系统。这种装置利用三维图像向使用者展示部分或全部场景，可采用或不采用触摸式界面，以产生更逼真的体验。也可以把单纯视频模拟系统看成一个很小的虚拟现实模拟系统。

模拟患者的组成

患者模拟系统包括患者、临床环境、诊断和治疗设备几个部分（图 8-13）[47]。视频模拟系统中的这些组成部分在计算机屏幕上以图形表示。人体模型模拟人则是使用人体模型，配以真实的临床设备或虚拟显示屏，这些设备的摆放应与实际工作场所相同。模拟患者和临床设备可通过接口硬件激发或驱动。人体模型常采用物理和电子驱动来激活临床设备。目前使用的任何吸入气体混合物均可用以给模拟人通气，二氧化碳和其他气体可被引入模拟人的肺内进行气体交换，并可用真正的呼吸气体分析仪分析吸入和呼出的气体。表 8-4 显示了现有的真人大小的人体模型模拟系统的特点。

任何模拟系统都必须有控制逻辑，通过控制逻辑来改变、控制和调整合适模拟患者的情况。起初，控制逻辑作为一个固定的事件序列固化在软件中或由指导者根据预案输入。有些现代的模拟系统使用升级的人工控制逻辑类型，在病案设计时可采用组合的控制输入方式；另一些模拟系统结合更为复杂的技术，应用数学微分方程模拟人体的生理学功能和药理学功能，以获得复杂的控制逻辑。这些模型可被调试成具有不同病理生理异常表现的患者。

　　并非患者所有的状态和变化都可以通过微分方程来模拟。心室颤动是一种完全不同的心脏节律状态，它不是从正常节律连续传导而来。尚无模型可以准确预测患者何时会出现心肌梗死或何时缺血心脏会开始颤动，模型仅可以预测使这些事件发生的可能性增加的因素。除了基本的生理和药理学数学方程，大多数模拟系统还需与其他模型技术整合，包括有限状态模

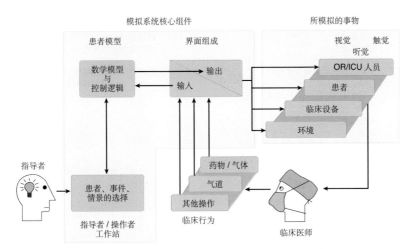

图 8-13　模拟患者结构示意图。模拟系统生成一个画面，其中有患者和带有适当接口硬件、显示技术或两者都有的工作环境。该画面可被麻醉医师接收，把他们的行为通过物理动作或输入设备输进模拟系统。模拟场景的运转状态由教师或操作者通过一个允许选择不同"患者"、异常事件和其他模拟特点的工作站控制。这种控制可用手动控制、脚本控制或具有手动适应的模型控制来达到理想的学习结果。ICU，重症监护治疗病房；OR，手术室 *(Diagram by D.M. Gaba.)*

表 8-4　目前以仿真人为基础的模拟系统的功能

临床领域	特点和功能	备注
气道	适当的咽和声门解剖 能放置面罩、ETT、LMA、LT、双腔通气管 喉痉挛、舌和气道水肿、颈部制动、下颚紧闭、易碎的牙齿 环甲膜切开术 经气管喷射通气 支气管解剖（至肺支气管水平）	气道能为 ETT 提供合格的封闭效果。喉上通气工具的封闭效果存在变异，但基本可允许正压通气 面罩封闭通常很难，就像 ETT 的置入很难一样 环甲膜切开在解剖上最不真实。组织并不像真实的皮肤，其缺少皮下脂肪层，且没有出血。然而，模型确实可以用来演练声门下手术建立气道的操作步骤
头部	眼睑运动、瞳孔散大、瞳孔对光反射或对药物的反应 患者的声音，如咳嗽和呕吐（通过内置的扬声器） 可触及的颈静脉搏动 用蓝光表现发绀 流泪、出汗	比起提前录制好的声音芯片，作者更喜欢现场的声音，因为在情境中有更高的灵活性 蓝光提示患者发绀，但不能模拟生理情况下的发绀
胸部	生理和病理生理状态下的心音和呼吸音 自发呼吸，带有胸壁运动 支气管痉挛 可调节的肺顺应性 可调节的气道阻力 气胸 胸腔穿刺术和胸腔引流管的放置 除颤、经胸起搏 ECG 胸外心脏按压	通过扬声器的呼吸音和心音，声音包括人工和机械声。通常音量与听诊器相对于扬声器的位置有关 就像环甲膜切开术一样，人体模型的解剖也很不真实，但是可用来练习操作

表 8-4　目前以仿真人为基础的模拟系统的功能（续表）

临床领域	特点和功能	备注
四肢	可触及的脉搏（随动脉血压变化） 通过听诊、触诊或示波法测定袖带血压 骨折和创伤模块 静脉置管 周围神经刺激引出的拇指颤搐 上肢运动 强直阵挛发作	 四肢运动功能仍很有限 缺少解剖的真实性
监护（波形或数字 显示装置）	ECG（包括形态和节律的异常） SpO$_2$ 有创血压 CVP、PAP、PCWP 心排血量 体温 CO$_2$（可能是实际呼出的 CO$_2$） 麻醉气体（可能有所用药物实际摄取和分布） 心肺转流术	大多数模拟系统提供了模拟真实生命体征的显示系统，有一些使用的是临床监护仪 一些模拟系统包括了真实的心肺转流机
自动装置和传感器	胸外心脏按压 通气频率和容量 除颤和起搏（包括能量测量） 气体分析仪（吸入氧气、麻醉药） 药物识别（药物识别和剂量识别）	

注：目前的一些模拟系统具备表中提及的部分特点，但不一定每种模拟系统均具有全部特点。模拟系统所具备的功能取决于设备和模型。CVP，中心静脉压；ECG，心电图；ETT，气管内导管；LMA，喉罩通气道；LT，喉管；PAP，气道正压；PCWP，肺毛细血管楔压；SpO$_2$，氧饱和度

型、异常情况的指令启动以及模型参数的人工调控。有限状态模型对不同的潜在临床状态事先进行了定义，每一个临床状态都有适当的进入条件和向其他状态转换的条件。当进入条件或转换条件适合时，就激活了新的状态，并直接触发新的现象（如心室颤动）或改变数学模型的常数，从而使进程及时向前进行 [78-80]。

　　大多数模拟系统的控制逻辑都通过指导者或操作台来控制，指导者在操作台可以创建特定的患者、选择和诱发异常事件或差错，同时监视模拟过程的进展。除了主操控台外，这个系统也可以通过一个手握式遥控器操作。指导者或操作台可以提供生理变化参数和麻醉医师的反应情况，还可以提供图解帮助进行模拟运行的分析。有些视频模拟系统提供与模拟事件处理有关的设备和教程。采用基于人体模型的模拟患者，尤其当应用于完整的工作环境中时，一般可获得模拟系统的详细记录，并根据视频和声频记录获取受训者在此环境下的工作情况。

　　框 8-3 所列举的许多理想特征，现代模拟系统尚不能提供。虽然已有多种不同的模拟系统，但尚无一种系统能满足所有的应用需求，所以模拟系统类型的选用决定于使用的目的和要求。根据我们的经验，模拟程序的成功与否不是取决于模拟系统的种类，而主要取决于指导者的工作热情、技能和创造力，以及用在准备和制作可靠的模拟场景方面所付出的时间和精力 [27]。

虚拟现实模拟系统

　　虚拟现实是指人类与存在于计算机中的合成（虚拟）环境相互作用的一系列技术 [81]。在典型的虚拟现实概念中，合成环境的展现可直接传输到眼睛（三维头盔显示器）、耳朵，甚至可能是手和肢体（特殊机械手套和感受器）。在这种环境下，使用者的行动不通过专门的点击设备而是直接通过躯体活动表现出来。只有通过对输出 - 输入模式进行持续的调整适应才能实

音频通知是非常强大的模拟工具

有的现象无法被有形地模拟出来，一般来说，通过扩音器从控制室向场景室宣讲漏掉的体征和症状以向受训者提供这些信息是一个好办法。受训者会把这种现实声音传递的信息整合到他们对模拟场景的理解中（尽管错误的理解或物理观察与宣讲信息间的错误匹配时有发生）。

框 8-3   未来基于人体模型的模拟系统的理想特点

皮肤体征变化，例如
> 皮肤颜色改变为发绀或苍白
> 出汗
> 皮温变化（如休克或发热所致）
> 皮疹、荨麻疹或全身水肿

反流、呕吐、气道出血或分泌物
生理性咳嗽（目前仅有声音模拟）
逼真的惊厥
四肢有目的的运动
支持脊椎麻醉、硬膜外麻醉或其他区域麻醉操作
EEG 信号（如 BIS、AEP、PSI）
颅内压
支持中心静脉和动脉置管
胎儿 / 母亲的胎心产力图

AEP，听觉诱发电位；BIS，脑电双频指数；EEG，脑电图；PSI，患者状态指数。
* 这些特征目前还没有被整合到模拟系统。一些特征可能正在研发，本书出版后可能实现。另外，一些特征（或功能）可能已经实现，通过第三方改造或自制的软件开发系统

现这种感受。在我们所谓的完全虚拟现实模拟系统中，参加者完全进入一个虚拟的世界，该系统完全复制了至少三种感觉的输入过程——全方位三维视觉、听觉和触觉（后者更技术性地称为触觉-动觉系统）[81]，操作者与虚拟世界可进行完全的物理交互作用。电视剧《星际旅行》中的"全象甲板"就是一个范例。

虚拟现实模拟系统的另一种是视频模拟系统，它通过屏幕显示有限的虚拟环境，操作者与虚拟世界的交互作用必须通过点击设备来实现。视频模拟系统为人类感觉系统提供界面，该界面同真实的身体体验差距甚远，而最先进的完全虚拟现实模拟系统可能与真实世界相差无几。部分虚拟现实模拟系统只能仿造较少的感觉（或不太完整的复制，例如在二维屏幕上展现三维虚拟画面），或者使操作者与虚拟世界间只能进行有限的互动，或二者兼有。最后，可以想象将实体模拟患者和虚拟现实模拟系统结合起来（也称为混合现实），使虚拟现实在实体环境中展现出来。

用于一些手术及腹腔镜、内镜或血管内操作的程序性部分任务训练器和模拟器被认为是虚拟现实，因为其实际操作可仅用视频显示器并可被模拟系统重建。综合性的虚拟现实模拟患者非常复杂，要求具备以下条件：

一整套计算机模型，包括患者、场景和在此场景中可能用到的所有部件（如监护设施、手推车）。
追踪使用者图像、声音和行为的设施，以确定现实内容，识别操作进程。

为每种感觉模式提供合适的显示器硬件，为每种行为通路提供合适的输入硬件（如触摸、讲话）。
计算各种模型的硬件、实施追踪的硬件、实时输出至显示器的硬件。

沉浸式虚拟现实是一种高速发展的技术，已在许多领域激起了强烈兴趣，尤其是太空飞行、军事和娱乐业。虽然虚拟现实的潜力很令人振奋，但仍在发展之中。前文简略提到了在麻醉及重症监护治疗中应用的虚拟现实模拟患者的雏形，但迄今为止尚无关于该系统的应用经验的报道。

一个相关类型的模拟系统是虚拟环境或虚拟世界。按照维基百科，虚拟世界是一个基于计算机的模拟环境，以便其用户通过"替身"（用户自己的三维透视图像）来居住和交流。一些系统允许多个参与者同时在共享的网络虚拟环境中控制自己的"替身"（包括语言），并进行口头和动作交流。这种技术目前以三维透视成像加上声响的方式在计算机显示器上描绘虚拟世界。虚拟世界通常用于网络游戏（最流行的魔兽世界每月有 9 百万用户），其他还有在线社区的虚拟世界（如 Second Life 里的主要活动就是社交，尽管也有商业和教育）。

在医学虚拟世界里，患者可以是由计算机控制的自动化"替身"，或者是被人类参与者占据的"替身"（扮演标准患者的演员的特例）。虚拟世界正开始用于医疗，首先涉及的是急救场所，如 ICU、急诊科或院外复苏。

尽管虚拟现实模拟器与视频和人体模型模拟器相比有很多理论上的优势（如在某些情况下整体上更加真实，可以立即重新设置环境），但目前这些优势由于该领域尚不成熟而被抵消。虽然虚拟现实被大肆宣传，但现在的系统或是性能非常有限，或是很昂贵，大多数既性能受限又昂贵。在医学场所真正可与人体模型模拟器相媲美的虚拟现实沉浸式体验尚未问世。尽管如此，虚拟现实技术最终可能会令其他类型的模拟系统黯然失色。20 世纪 90 年代，Gaba 预计虚拟世界将在 2020 年以前问世，但沉浸式虚拟现实的发展要比预想的慢[82-83]。

▌模拟患者的发展

在该部分我们对所有模拟系统的新特点和进展陆续加以简要介绍。关于当前各种系统的最新信息，建议读者直接与厂商或开发商联系。

关于模拟患者特别是广泛应用的人体模型模拟器

的发展历史，在几篇综述和书里有很好的介绍[5, 84-86]。因为麻醉医师在基于人体模型的模拟系统的发展过程中扮演主要的角色，所以模拟患者的发展史与麻醉学有些联系。今天，麻醉医师在这一领域里继续扮演主要角色，其数量比例远超过其他医学领域。

20世纪60年代后期，某航空公司与南加州大学麻醉医师一起制造了人体模型模拟器——SIM一代。在那个时代，这是一个领先了数年的技术奇迹[87]。但SIM一代计划逐渐被湮没，主要是因为医学专业尚未理解模拟在培训、研究和评估上的重要价值，尤其是对人为因素的重要性认识不足。

20世纪80年代中后期，人们发展和引进了数种模拟患者，它们都是独立研发的，均与SIM一代项目无直接联系。多个因素促进了这些发展，其中最突出的是性能强大（与10年前的先进小型机相比）且相对便宜的新型个人计算机（PCs）的应用。各种PCs模拟系统的流行（如飞行模拟系统、驾驶模拟系统）表明，复杂系统的模拟在PC上实现了，而且视频模拟系统可以让使用者在一定程度上感觉他们已经置身于这个环境中。在应用方面，公众和麻醉专业已经更多地注意到模拟训练在军事和商业航空、太空飞行、汽车驾驶、航运、军事指挥和控制以及核动力工厂的运行等方面的应用价值。太空计划的媒体报道和对1979年宾夕法尼亚州三里岛核泄漏事件的补救反应使模拟系统的作用更加突出。另一个关键因素是麻醉学开始日益关注麻醉医师的技能、人为因素和麻醉工作环境的工效学（参见第7章）[88-91]。

视频模拟系统（微型模拟系统）

开始于20世纪80年代中期的几个视频模拟系统是由麻醉医师研制的。其中包括模拟个别方面麻醉的部分任务训练者，如在不同生理和物理化学情况下麻醉气体的摄取和分布（著名的GasMan模拟系统是其中最出类拔萃的）。其他的完全视频模拟系统几乎体现了患者和临床环境的各个方面。最初的控制逻辑主要是基于生理学和药理学的数学模型，一些视频模拟系统已经转化为主要靠脚本和有限状态模型来控制。最初的患者是用图画或动画来展现，但现在越来越多地用照片或录像来展现。在虚拟显示器上呈现的生命体征可仿效真正的临床设备。执行动作通常在图示的用户界面上选择，点击菜单和按钮，使用滑块和数字键可控制临床医师经常用到的大多数种类的操作。

模拟患者在麻醉学专业的应用经验

现今，几家公司提供性能广泛的人体模型模拟患者[保真度（fidelity）这个术语用于评价模拟系统的真实程度，模拟系统设备具有一系列特点和性能]、用户界面和控制逻辑。大部分现今使用的模拟系统（出自几家公司）被认为是中等性能的设备。这些系统的功能约为高端模拟器的70%，而价格仅为高价模拟器的15%。这样的价值定位打动了大多数顾客，但某些应用者仍需要高档的模拟系统。

从20世纪90年代，新型模拟患者就在麻醉中使用，积累了极为丰富的经验。本部分和随后的部分将描述用于教学、培训、评估和研究（尤其是决策制定和人为因素）的模拟系统。将模拟人系统用于人类绩效和患者安全方面的研究结果主要在第7章讨论。

医疗人员的模拟教学与培训

现有的各种模拟患者为学生体验真实状态下的生理和病理生理反应提供了绝佳的机会。教学课程的目的可能是不同的。Morgan和Cleave-Hogg的研究得到的结论是："模拟环境用于评价各种行为无疑是独一无二的方法"[92]。教育的目的是提供概念的理解和技能的介绍，而训练的目的则是实现直接应用于真实环境中的特殊技能和行为。教育和训练目的一致非常重要，如果我们教一些概念性的理论，但却评价临床技能，我们可能得到错误的评价结果[93]。

Issenberg和其同事的一个对最佳循证医学教育（BEME，www.bemecollaboration.org）的回顾推论，高保真度医学模拟系统只有在遇到如下所述的合适条件下对教育才是有效的[24]：

- 可提供教育反馈
- 允许反复性练习
- 模拟被合理地整合到标准化课程里
- 任务的难度范围适合于学习者的水平

医学和其他卫生专业学生的模拟教学与培训

Issenberg和其同事关于模拟系统对基于模拟的医学教育有效性的结构性回顾显示：①教育研究的方法学质量通常较薄弱；②对一些高质量研究的评价结果显示，在模拟实践的时间与学习效果之间存在量-效关系[24]。Coates 等人[94] 和 Gordon 等人[95] 的研究显示，与基于问题的学习方法相比，用模拟教学培训医学生的呼吸困难患者管理技能更有效。

模拟课程设置有多种不同类型[68, 93, 96-106]：

- 基础心肺生理学或药理学的教学课件和演示，有些机构已用此代替了动物实验[107]。
- 引入危重症患者的整体管理（如诊断和治疗的结合），该培训为临床前期的应届医学生进入临床医学课程做了部分准备。
- 临床麻醉学生或 ICU 医学生的麻醉实习。
- 解决临床问题的技能培训。模拟已经成为教育和培训学生对特定临床危急事件产生适当反应的一种方式。为此，Morgan 和 Cleave-Hogg 比较了模拟教学与教师引导观看录像带的效果[92]，结果发现两者并无差别[108]。不过，人们对该结论尚有些质疑[93]。
- 最初设置的课程面向有经验的学员或执业医师与学生。希望让医学生、护理系学生、其他卫生相关专业的学生及各学科团队能早期尝试临床医学实践。目的是为了在医学教育的早期阶段灌输团队协作和沟通的理念，完成医疗系统内长远的文化变迁。

由 Hodges 撰写的一篇对普通医学教育富有启发性的批评性概述以带有煽动性的语句作为标题——"医学教育与无能（加了强调）的延续"[109]。文章指出，任何一种教育都冒有制造和维持无能的风险，尤其是那些被实际的教育程序忽略的方面。特别被批评的是客观结构式临床考试型的教育方法，因为学生可能从中学会如何通过考试，而对这种考试的评分标准没有涉及并对实际临床治疗很重要的方面仍有严重的不足。模拟训练为将各种技能更加彻底地融入到实际的临床医疗中的目标带来了希望，但我们建议所有的模拟教学指导者清楚地认识到 Hodges 明确提出的风险。

麻醉危机资源管理（anesthesia crisis resource management，ACRM）

1989 年，根据第 7 章所示的认知过程模型以及 Cooper 等[88, 110] 的研究结果，Howard 等[111] 和 VA- 斯坦福研究组的 Gaba[89-90] 证实了麻醉医师培训在决策制定和危机管理等关键方面尚有漏洞，而这些能力在标准的住院医师或研究生教育中也缺乏系统的教授。这些漏洞是：①没有充分熟悉预先制订的围术期事件处理方案；②元认知和分配注意力的技能不足；③不善

于资源管理，包括领导才能、交流能力、工作量管理和观察及反复核对可用信息。以往人们以为麻醉医师可以用渗透法，即通过体验以及对具有这些功能的角色模型进行观察来获得这些技能。如前所述，航空领域的经验表明，除非有专门的教学，否则这些技能不会自然获得。危机资源管理（CRM）培训本是为飞行工作人员创建的。在 CRM 之后，VA- 斯坦福研究组规范了 ACRM 培训[111]，这些方法现在已经很有影响力。ACRM 类似课程在世界不同的模拟中心教授，不仅在麻醉专业，也包含许多其他的医疗领域，包括 ICU、急症医学、分娩、创伤及野外应对[17, 34, 37, 39, 41-42, 68, 84, 112-129]。图 8-14 展示了典型的 ACRM 团队训练场景。

为了弥补麻醉培训中的不足，ACRM 把近 40% 的注意力放在高风险围术期医学技术管理上，而把至少 60% 的注意力放在危机管理的一般原则上，此原则几乎适用于每一例复杂患者的管理。框 8-4 列出了 ACRM 的教学要点。受训者在 ACRM 模拟课程中将强化这些要点，需要注意或易被忽略的部分将借助视频进行总结分析并加以强调（参见第 7 章）。

最初的 ACRM 中心的一个工作小组（VA- 斯坦福，波士顿 CMS，多伦多 Sunnybrooke）公布了一套 "ACRM" 或 "ACRM 类似" 课程所需达到的标准。框 8-5 为这套标准的摘录，全套标准可从 http://med.stanford.edu/VASimulator/acrm/ 上得到。

这些标准描述了在 ACRM 类似课程里指导者需要的特殊训练。以往经验提示 ACRM 指导最困难的部分是任务报告，新的指导教师需要一个明显的体验周期，

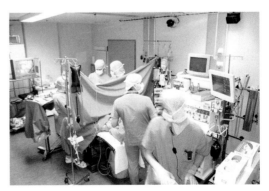

图 8-14 麻醉危机资源管理团队培训场景。一个完整的手术室团队（扮演的外科医师和护士）正在实施一台复杂的内镜手术（显示在屏幕上）。由受训者和护士组成的麻醉团队必须处理各种复杂的问题。视频摄像机（天花板）、麦克风和扬声器提供必需的连接和报告工具 *(Photogtaph taken by M. Rall at the Center for Patient Safety and Simulation, University Hospital, Tübingen, Germany.)*

框 8-4　麻醉危机资源管理的要点*
1. 了解环境
2. 预测和计划
3. 早期求助
4. 训练领导能力和合作能力
5. 分派任务
6. 动用所有可用资源
7. 有效沟通
8. 使用所有可用信息
9. 预防和处理固定错误
10. 交叉查对和双重查对
11. 使用各种感知功能
12. 反复多次评估
13. 良好的团队精神
14. 合理分配注意力
15. 随时确认优先处理的事情

* 第 7 章给出了对 CRM 要点的详细解释

框 8-5　麻醉危机资源管理类似模拟培训的特点
目标
学习解决复杂问题、制定决策、资源管理和团队行为的一般原则
提高受训者在认识和处理复杂医学情况时的医学技术、认知和交际能力
增强反思、自我审查、团队协作能力，改善交流过程中的态度、行为和技能
目的
预防、改善和解决危急事件
设置特点
复制一个相关工作场所（或一个用作现场模拟的真实的患者医疗场所）逼真的模拟环境
工作人员扮演典型工作环境中可能见到的人员，包括护士、外科医师和技师
一系列培训课程之后进行详细的分析报告
初学者可求助于其他参与者
在不同场景中参与者可轮流扮演角色，以获得不同的视角
额外辅助培训模式：指定读物、讲座、录像带分析、角色扮演或者小组讨论等
培训必须达到一定时间（超过 4h，通常多于 8h），分小组进行
内容特点
要求受训者参与适当的专业上的互动
至少 50% 的课程重点放在危机资源管理行为（非技术技能）上，而不是医学或技术项目（非技术技能在第 7 章讨论）
单纯观摩不能等同于实际参与课程
教学人员特点
高强度培训，需要大量的教学人员且较低的参与者 / 教学人员比例
教学人员，特别是指导任务报告的教学人员应经过专门的培训或有从事危机资源管理导向的训练的经验
任务报告特点
所有参与者一起使用（适当时）模拟过程的音频 / 视频记录进行分析总结
任务报告强调建设性批评的重要性，从而使参与者最大限度地发言和批评，并互相学习（促进任务报告）

最好在资深指导者的监督下进行，而后才能完全独立地进行指导。几个小组各自或联合研发了模拟教学的综合性培训规划，其中包括任务报告和场景设计等重要模块。

ACRM 类似课程使用了几种教学形式来达到这些目标，包括以下几点：

- 麻醉危机管理的综合性教材：《麻醉学危机管理》。该书包括关于 ACRM 原则的讲座材料和麻醉中危急事件一览表，以统一的格式提供了 83 种麻醉相关危急症的围术期管理指南。该教材为麻醉医师提供了常见和罕见情况的预案，以增强应变能力，已经翻译成日语和德语。
- ACRM 的原则和患者安全简介。
- 对一个飞行事故录像带的分析。
- 小组训练分析一个实际医疗事故录像或疑难病例脚本或视频。
- 受训者在数小时内在复杂、多方面、真实的场景中轮流担任不同角色，包括初级麻醉医师、第一反应者（在对现场情景不知情的情况下传呼到场）和洗手护士。其他人员就像在一个真正的手术室一样扮演外科医师、护士和技师的角色。每一场演练结束后以录像为基础进行总结（参见前述关于任务报告的讨论）。

数本出版物都已详细描述了不同水平参与者对 ACRM 培训体验的反应[111, 125]。参与者对 ACRM 课程学习的体会给予了极度的肯定，而且大多数人相信这有助于麻醉的安全实施。表 8-5 显示了关于此问题的一个早期研究结果。在 VA-斯坦福，ACRM 已经扩展成不同级别的课程（如 ACRM 1、2、3 级），在几年内教授。随着课程水平的提高，案例变得更加复杂，涉及麻醉的亚专业。此外，附加的教学模块涵盖了安全组织抢救的其他重要方面，如病死率和病残率讨论会或同行评审会的系统思想、围术期严重不良事件的追踪以及在不良事件后如何告知患者及其家属不幸的消息。

ACRM 和 ACRM 类似课程已经面向全世界，并成为受训者的必修课程（有时甚至对有经验的人员）。在丹麦，除了其他一些模拟培训课程（如困难气道）外，法律还要求实施 ACRM 类似培训课程：麻醉护士 3 天课程、一年级住院医师 2 天课程，三年级住院医师 4

表 8-5　哈佛麻醉模拟培训的麻醉危机资源管理课程评估

| 分级 | 等级 | 主治医师（n=30） | | 住院医师和进修医师（n=34） | |
		模拟系统环境的评估（%）	ACRM课程的价值（%）	模拟系统环境的评估（%）	ACRM课程的价值（%）
称赞较少	1	13	3	9	1
	2	10	3	6	2
	3	15	15	11	4
	4	10	25	28	28
称赞较多	5	33	54	46	75

Modified from Holzman RS, Cooper JB, Gaba DM, et al: Anesthesia crisis resource management: real-life simulation training in operating room crises, J Clin Anesth 7:675-687, 1995

天课程。目前正在进一步计划制订 ICU 和恢复室护士及住院医师的模拟培训要求 [130-132]。Salas 和其同事发表了一篇关于有效 CRM 培训的必备条件的精彩评述 [32]。

麻醉住院医师的模拟培训

现今，模拟培训技术在麻醉住院医师的培训里得到广泛应用（见第 9 章）。其应用方法多样：对特殊操作或治疗方案的技能训练（尤其是气道管理），对麻醉设备口头指导的补充，对于前述有关 ACRM 的决策制定和非技术性技能等内容的培训。在美国，几乎每个麻醉住院医师的教学计划都提供一些有说服力的模拟培训体验，尽管其规模、频率和目标内容不同。

其他的学科和国家在住院医师期间可能没有覆盖足够的模拟培训课程，正如 Hayes 和其同事 [133] 的研究所证实。该研究针对加拿大内科住院医师对其能否胜任心脏骤停小组工作的感受进行了调查：49% 的人感到训练不足，50% 的人感到所提供的生命支持课程不足以使其领导心脏骤停小组，而得到任务报告或反馈的人数几乎为 0 [133]。

儿科模拟培训的特殊考虑

现在，国际上已经有大量关于儿科医院开展模拟培训的经验（见第 93 章）[41, 59, 127, 134-140]。Overly 与其合作者评估儿科住院医师气道管理技能的一项研究鉴定了住院医师能力的许多方面 [141]。作者推断，高保真度的模拟培训能用于评价住院医师的气道管理，这种训练方案对教授这些技能是有效的。

许多中心将儿科模拟器主要应用于危急事件的管理和急诊医学。这些模拟系统面向麻醉和儿科急重症医学的受训者和专业人员。由于从事儿科麻醉、危重症医学、急诊医学的人员及多专科人员（各专科的内科医

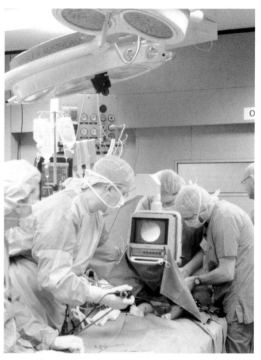

图 8-15　完整的儿科团队模拟培训。主要的受训者（麻醉）需要用婴儿模拟器处理问题，泌尿外科团队的人员实施手术 *(Photograph provided by C. Eich.)*

师）和多学科（各专业学科的人员）人员间存在频繁的组织交叉和临床交叉，团队训练对防止治疗时合作的失败是特别有益的（图 8-15 和图 8-16）。Eppich 和其同事在关于儿科急性治疗场所的团队训练的综述中强调了团队训练对儿科团队协作的影响和有效性 [34]。美国儿科学会现在向儿科急症场所的所有医疗专业特别推荐团队协作和交流训练，而美国心脏病学会还收入了一个团队理念的录像和训练计划里团队动力的 8 个要素 [142-144]。

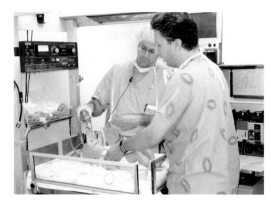

图 8-16　在新生儿急诊室进行的新生儿危机资源管理和复苏培训。所有的治疗步骤必须在模拟设备上实施，以显示协调和分工的重要。有经验的指导者（婴儿的右侧边）正在扮演团队成员，而另一名指导者团队在控制室内，管理模拟控制和任务报告视频 *(Photograph taken at Stanford Simulation Center, Stanford University, Palo Alto, Calif.)*

框 8-6　儿科麻醉模拟的独特方面

在临床所需要的高度熟练性与有限的专门技能水平间存在很大的差距

迫切需要针对医学技能方面的培训——推荐在团队模拟培训课程之前参加儿科加强生命支持课程

需要在儿科麻醉护理期间通过模拟和角色扮演来习惯患者父母的存在

小患者对工作环境的组织和任务职责的要求更高（现场培训）

高强度的多学科团队培训，包括危机资源管理

对学员和在儿科麻醉工作的亚专业人员的评估和认证的高度关注

与成人医学相比，儿科模拟培训更需要处理医学知识和技术技能的特殊要点，可能是因为许多医务人员缺少儿科医护的经验，特别是涉及新生儿和婴儿的病例（框 8-6）[145]。许多儿科麻醉或 ICU 的模拟课程需要引进大量有经验的儿科临床医师。日常在儿科医院工作的资深临床人员可能对儿科临床技能更加自信，但他们也可能对儿科和成人医疗中都会应用的一般非技术性技能更感兴趣[142]。

儿科场景的难度和参与者对学习效果的切身感受之间存在正相关[145]。参与者在临床实践中极少遇见的场景（如婴儿继发于严重热损伤的循环休克）一方面是有危险的，而另一方面对训练效果来说却是特别有益的。儿科模拟培训固有的一个普遍而又有趣的方面是由家庭成员合作扮演角色。尽管家庭成员也存在于成人医疗中，但在儿科几乎是普遍存在的[146]。现场的家庭成员能进一步增加医疗人员的紧张感和压

力，因此增设家庭成员角色扮演对儿科场景模拟特别有用，经过培训的演员、指导老师，甚至受训者都可以扮演家庭成员[134]。

医学继续教育

大多数模拟中心为有经验的执业医师提供医学继续教育（continuing medical education，CME），几乎所有用于住院医师的模拟培训项目都适用于医学继续教育（初学者培训项目除外）。多项研究表明，在处理患者危急情况时，有经验的麻醉医师也存在不足，也会同麻醉住院医师一样犯严重错误[80, 132, 147-151]。Jacobsen 等在丹麦进行了一项涉及 42 位麻醉专科医师的研究[152]，应用 Gaba 和 Howard 的评分方法，结果显示这些医师们在过敏性休克的诊疗以及 ACRM 原则的执行上都存在缺陷[85, 153]。因为紧急情况是日常临床工作中少见的偶然事件，所以此结果并不意外。更重要的是，工作时间长短或年资高低与技术水平的高低并不一定成正比。在教育和培训的早期就应开始使用模拟系统进行危机管理培训，并在临床实践中反复应用。

美国 CME 培训的一大特点是各州独自管理，只是在学时数上基本统一。阅读短文或回答几个问题就能得到 1h 的学分，与耐心听完一个讲座得分相同。总体上模拟培训比其他学习方式的互动性和强度都高得多。在澳大利亚和德国，CME 将累加学分作为必要条件。模拟培训按其强度每小时可获得很多学分，这使得 CME 模拟培训能够较其他的简单培训方法更具有竞争力。

美国麻醉医师协会已建立模拟常务编委会，并对模拟培训方案提供认可（与鉴定类似但又不同），表明美国有能力为其民众提供优秀的 CME 课程。该委员会已于 2008 年开始对申请人的资格进行审查。

在哈佛大学医院，其自保公司——哈佛风险管理基金会针对富有经验的麻醉和产科临床医生，创新性地将他们参加 CME 模拟培训与降低医疗事故保险费联系起来。（J. Cooper，个人交流，2005 年）。这种具有超前意识的方案现已被其他负责医疗事故的单位所采纳。在某些辖区内，风险经理已经直接在其机构内投资模拟培训，而不是采取折扣保费的方法。

模拟患者在麻醉专业以外的医疗人员培训方面的应用

麻醉学始终推动着模拟培训在医疗领域里的应用，但模拟培训几乎已经发展到了每一个学科和领域。事

实证明，将麻醉认知分析-动态决策（几秒、几分钟或几小时内演练完成）应用于其他领域复杂团队、高致命医疗操作模拟培训中是行之有效的。进行 ACRM 类似训练的范围包括但不限于 ICU[129, 154]、急诊医学及紧急野外应对[155-160]、创伤医学及外科学、新生儿学（新生儿复苏和新生儿 ICU）、产科（图 8-16）[161-162]、心脏停搏及快速反应团队[163-165] 和放射学。模拟技术如此多样化，以至不同形式的模拟适用于几乎所有的领域。Knudson 等发现如果外科住院医师接受过 ACRM 类似模拟训练，那么他们在管理严重损伤的模拟创伤患者时总分和团队的分数都会有所改进[35]。

军队和美国国土安全部也有医疗模拟的大量用户，模拟已用于新兴领域医师的初始培训和有经验的临床医师及临床团队的重复训练[166]。图 8-17 所示的房间中共有 10 个模拟患者，而在这个军医培训中心中总共有超过 100 个模拟仿真人。2013 年，北大西洋公约组织（北约）特种部队在布鲁塞尔的北约总部举办了第一次指导者课程，召集了来自美国特种部队和北约特种部队的医学专家和平民指导者专家（包括 M. Rall）。到现在已举办了几次这样的指导者课程。

现今模拟愈加频繁地应用于应对化学、生物或意外核威胁事件及大规模杀伤性武器或恐怖主义的培训。位于德国 Tübingen 一个小组穿着完全防化服，用他们的模拟系统测试治疗患者时是否受其服装限制（结果正准备发表），以此优化德国内务部应对恐怖袭击或者化工厂灾难的策略（图 8-18 和图 8-19）（参见第 83 章）。几名研究者完成了一项多学科联合模拟培训项目（基于脚本的模拟系统、基于模型的人体模型模拟系统及模拟扮演的患者），主要培训大规模杀伤性武器和恐怖主义袭击时管理受害者的技能[74-75]。这种训练对军事冲突频繁或正需要为战争或恐怖袭击做准备的国家非常重要（如美国和以色列）。

模拟患者在科学研究方面的应用

模拟培训中的研究分为 2 种类型：①关于模拟研究——测验或改进技能、技术及模拟教育；②以模拟为工具来研究其他事物，如操作能力、临床认知力、临床治疗过程的研究（参见第 7 章）。框 8-7 列出了第二种类型的实例。作为一种研究工具，模拟具有一些独特的特征，相对于其他方式，其被认为是通向临床世界的辅助窗口。我们可通过对真实病例的预先观察来研究临床工作。这有益于对未来情况的预先设想，但从根本上说，在大多数领域的更多情况是不值得注意的，人们通常观察到的都是日常平凡的事物。有时

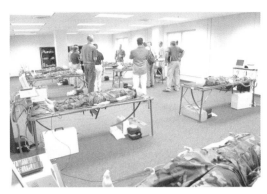

图 8-17 军队医学模拟培训中心。房间中有 10 个 SimMan 培训工作站。在训练期间，指导者团队坐在每个人体模型的足侧，实施现场教学

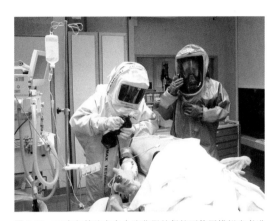

图 8-18 医疗急救队在完全防化服的保护下使用模拟患者进行能力评估。队员穿着普通制服或者防护服实施基本复苏技术（如建立静脉通路、抽药、插管）*(Photograph taken by M. Rall at the Center for Patient Safety and Simulation, Tübingen, Germany.)*

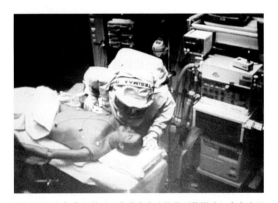

图 8-19 在复苏急救时，穿着完全防护服可能影响组内交流以及与患者的交流 *(Photograph taken by M. Rall from a video screen at the Center for Patient Safety and Simulation, Tübingen, Germany.)*

框 8-7　使用模拟系统能够进行的研究内容

动态决策制定的认知科学（见第 7 章）

预编制的操作流程知识与深奥的医学知识及抽象推理之间如何相互影响？

如何监控与警觉性、信息超载和视觉扫描模式相关的观测？

观察术野时收集什么信息内容？

如何实施最佳行动计划和安排？

如何重新评价失败和固定的错误结果？

人机互动

错误报警对分散注意力的不良后果是什么？

把监护仪和显示器整合到一起较其独立存在有优势吗？

在标准病例状况和危重症状况下，现有麻醉设备的控制和显示好用吗？

手术室内的麻醉教学（见第 4 章和第 9 章）

在不影响麻醉人员警惕性的前提下，手术室中可以完成多少教学？

教师如何判断麻醉学员的临床表现并加以分类？

何种教学方式能与手术室的病例处理达到最佳整合？

团队协作问题

在处理普通及危重症病例时，麻醉小组人员（主治医师与住院医师或认证的注册麻醉护士）如何相互配合？

如何分配每个人的工作量？

小组人员之间如何交流？他们如何与手术室团队的其他成员交流？

工作状态因素对麻醉医师工作表现的影响

睡眠剥夺、疲劳、年龄老化、非处方药遗留效应、咖啡或酒精如何影响麻醉医师的工作表现？

智能决策支持

在手术室或重症监护治疗病房，智能型报警系统或者人工智能系统能提供正确和有意义的临床决策支持吗？

新设备及其应用的发展：涉及模拟技术的科研

模拟系统如何模仿好手术室并激发出与在手术室所表现的相同的行为（模拟的生态有效性）？

模拟的任务报告对学习的增进作用有多大？报告的特殊技术（如使用视频、以参与者为中心的讨论）有显著的功效吗？

模拟情境的设置如何影响感知到的现实以及如何影响向真实世界的转换？

模拟培训能导向更好的临床实践并改善临床结果吗？

这种研究是多余的。另一种信息资源是富有挑战性的病案报告，无论这种挑战是预期中的还是意料之外的。这些案例都是真实的、不寻常的，但是从这些回顾性的报告中得到的数据通常是片面不全的。

模拟为人们能够预先观察临床工作或者是富有挑战性的病例提供了一个机会，尽管只是模拟病例。世界各地的模拟中心能提供很多观察麻醉医师处理恶性高热（模拟的）的体验。难以想象不用这种方法，一个人怎样能系统地收集临床医师处理这种罕见的危及生命情况的数据。

对于这两种基于模拟的研究，一个重要的里程碑

是由医疗模拟协会于 2007 年第一次出版的一本同行评议的刊物——《医疗模拟》（David Gaba 是该刊物的创办主编）。此外，对与专业临床领域紧密联系的科学研究，传统的医学专业刊物越发欢迎关于模拟或以模拟为实验技术的论文。

模拟中心主任和指导者与心理学家、人为因素工程师或教育家的合作有助于研究及培训的开展。这种合作有助于形成基于模拟的体验式学习的理论基础，因为它改善了对任务报告的理解和对劳动心理学及医疗水平的研究 [18-19, 25-26, 47, 167-168]。许多机构都将心理学家或教育家或二者同时吸收为其模拟中心的成员 [120]。关于促进这种合作的效果和收益的方法已有描述。

转化研究范式应用于模拟培训

将基础科学的研究成果通过临床实验，泛应用于医疗并产生潜在批量转化从而形成连续体的概念首先是由 Sung 和其同事于 2013 年提出的 [169]。从该著作中涌现出了根据转化递增水平而制定的各种不同水平研究连续体的命名法。之后美国西北大学的 William McGaghie 博士首先将转化研究的 T 水平应用到医学教育和医疗模拟的范畴当中，包括 T1、T2、T3 和 T3′（表 8-6）[170-172]。

继而，Gaba 又在其他资源改进了附加的水平 [173]，包括美国国家癌症研究所的网站（http://www.cancer.gov/researchandfunding/trwg/TRWG-definition-and-TR-continuum），并增加了 T0、T4、T5 和 T6 水平（表 8-6）。研究者们被鼓励使用这些术语来描述和比较他们的研究协议和结果。在这一点上，大多数基于模拟的学习研究处于 T0 或 T1 水平。一些研究在 T2 水平，而仅一小部分在 T3 或 T3′ 水平。T4 和 T5 水平被认为是执行科学，但很少施行这种执行科学研究。这一领域被鼓励尽可能地向高水平的转化研究发展。但这是非常困难的，尤其是向 T3 水平迈进。许多麻醉学模拟培训的申请尤其专注于麻醉专业人才，以便更有效地防止和管理不寻常但又很严重的不良事件。这种事件的罕见性及其许多混杂变量影响着患者的预后，使干预研究难以施行 [174]。这种研究必然是大规模、长期而又复杂的。目前，几乎所有的研究都存在周期过短、缺乏系统性、干预强度薄弱并且对混杂变量的控制不足等特点。临床研究由医药工业投资，一旦发现好药则可获得高昂的直接回报，因而即使是复杂的研究，药厂也愿意大力投资，而模拟干预没有对等的投资来源。要获取关于模拟对患者预后影响的 1A 水平的证据（多个随机对照研究），需要开展成百上千或成千上万的临床医师治疗几千甚至几十万患者的研究，并且模

表 8-6 基于模拟培训的转化研究水平

水平	研究方法学描述（通常是在有/无模拟培训干预的研究设计中）	内容和例子
0	对学习者的表现没有测定	对模拟或知识改变的反应问卷
1	仅在模拟期间测定表现	他们在模拟中能做得更好吗？
2	在实际临床医疗中测定表现	他们在临床实践中能做得更好吗？
3	对患者结果改善的测定	患者的实际生活质量更好吗？
3′（成本效益）	干预的成本、结果和货币收益的测定	干预是否产生净效益（有/无同时改善结果）
4	将干预传播到实验场地以外的测定	干预能否成功地传播到别处？
5	采用寻常干预措施的测定	干预被广泛地采用了吗？
6	人口健康结果的测定	对患者人口整体有影响吗？

拟干预还得是强效、综合、持续的，还应涉及单个临床医师的表现评估。到目前为止，还没有哪家代理或商家愿意给这类大型、长期、复杂的研究投资[174]。

模拟患者在生物医学工业方面的应用

各类模拟系统已经涉足制药业或医学设备企业。许多中心（Gainesville 的佛罗里达大学也许是最早的）为这些制造商的主管人员和销售代表提供培训。模拟系统可让这些人了解一些临床医师在患者管理方面的要求，以及生产的药物或设施在特定环境下的用途。波士顿医学模拟中心称该课程为"业余者的麻醉"。模拟也被应用于新药使用的人员培训。模拟系统可多层面演示瑞芬太尼等阿片类药物的作用，从而用于对厂家的医药代表和临床医生进行的安全使用药物的培训，并且，在瑞芬太尼被美国 FDA 批准之前，可应用模拟系统培训麻醉医师对瑞芬太尼的应用。除了教育收益以外，商业活动是模拟中心的另一个主要收入来源，利用它可以支付学生和住院医师培训的费用。

在开发新监护和治疗设备时，模拟系统可用于研究人为因素对这些仪器的影响。模拟系统提供了一个独一无二的测试平台，可用于检测不同制造商的医学设备的可用性。在作者的医院（加州 Palo Alto 斯坦福大学和德国 Tübingen），模拟系统使我们评估那些尚未被批准用于临床所以无法通过临床研究加以评估的设备。

模拟器的其他应用

模拟系统的其他独特应用也已逐渐浮现。一些

中心用模拟系统实施超越项目，培训指导对卫生管理感兴趣的高中生或大学生，也用于帮助制作各类患者安全问题的教育视频。有人甚至建议在模拟中心建立"立法者日"，以使立法者熟悉患者动态管理的需求。

模拟系统已用作法医学辅助工具[175]。目前的模拟患者还不能预测特定患者确切的生理行为，但能用于描绘典型的围术期情况、不同监护仪及治疗的作用以及解释与诉讼相关的患者处置问题。

模拟培训的效益

Flanagan 等关于模拟培训对学习和评估的效果作了一个全面的书面回顾[176]。调查者找出 3500 多篇文章，其中 458 篇为综述。结论是"模拟培训对学生、受训者和临床医师是有价值的，它使常规和非常规的操作及患者管理成为可能。"[176] 他们进一步的结论是，模拟培训广泛应用于教学，越来越多地应用于形成性和低风险的评估，很少（但有增加可能）应用于高风险的总结性评估。这些研究者也观察到在这些活动中模拟形式的范围相差很多[176]。与 Issenberg 及其同事的 BEME 回顾相似[24]，Flanagan 等发现许多研究缺乏稳健设计，在用 Kirkpatrick 评分标准进行检测时，其结果的效应水平很少超过 6 分中的 3 分，大多数在 2 分或以下。

成本－效益问题是麻醉模拟培训所考虑的最重要的问题。此复杂问题具有相对独立的两个方面。一方面是培训对受训者临床能力的作用和收益，另一方面是产生该作用所需要的成本。从原理上讲，模拟系统作为培训工具有许多益处[177]：

- 对患者没有危险。
- 常规操作可以反复强化练习，也可以根据意愿模拟少见但严重的临床问题和事件。
- 受训者可以学习复杂设备的使用（动手操作模拟系统）。
- 同一个临床病案可以针对不同的受训者重复演示多次，可对个人或团体能力进行评估。
- 在一个临床场景中允许发生错误，监督者会立即介入。
- 可以中途暂时停止模拟，进行患者情况分析，讨论对策，而且可以重新开始或选择不同的处理方法。
- 可以记录、重演和评估受训者的表现，因为不涉及患者的安全或者隐私问题。

真实性对模拟系统很重要，而选择视频模拟还是模拟患者取决于培训目标和培训对象。有一系列的视频模拟软件可供选择。计算机辅助指导项目和简易培训模型可用于教授基本概念和基本技术，如吸入麻醉药的摄取和分布或静脉用药的药动学。这对学生、初学者、高级住院医师和有经验的执业医师均适用。视频模拟便宜而且易于操作，利用它可以演示和实践正常及异常情况处理的原则和程序，对大多数用户群均有用。仿真人模拟系统可以较全面地再现真实临床场景的复杂性，包括人机互动以及多名人员一起工作的复杂性，最适于住院医师和有经验的执业医师使用。不管使用何种模拟设备，模拟系统必须与良好的培训方案结合才能成为一个很好的教学工具[24]。

已实施的评估表明，模拟培训是强有力的技术，初学者和有经验的麻醉医师都相信其确实有益，受训者和指导者也都相信它可以提高临床能力。如 Sim one 7 的发明者所指出的那样，模拟提供了其他方式无法提供的教学机会，如培训麻醉医师处理严重紧急事件（如心脏停搏、过敏反应或者恶性高热等）。在这方面，目前尚无任何方法能与模拟系统相提并论。评价模拟培训或任何其他培训模式是否影响患者处理的实际效果是非常困难和昂贵的。模拟培训的研究人员认为这类结果性研究在逻辑上并不可行[178]。研究一个特定模拟系统对绩效和能力这种中间参数的影响是可行的，但不太容易。Leiden 小组的研究证明了模拟培训改善了处理恶性高热的能力。但如用模拟培训中受训者的表现判断模拟培训的作用，则可能产生严重偏倚。Leiden 小组采用对照的方法减小了这种偏倚，但并不能消除它[179]。

可能更为重要的是目前尚无可接受的衡量麻醉医师在模拟系统或者实际操作中临床能力的方法[180]。

有讽刺意义的是，模拟系统本身可为多个麻醉医师呈现同样的标准案例，因此它可能成为能力评估的重要工具。世界上许多研究小组正试图改进绩效评估工具[123, 162, 181-200]，但尚无用来衡量模拟训练效果的金标准。（见后文有关绩效评估部分）[180]。

如何使模拟变得更有效

健康管理还没有深入评估模拟训练的作用。尽管越来越多的项目针对有经验的医师，但目前模拟培训大多面向学生和学员（如住院医师）。目前评估模拟作用的方法与药物的研发和检测相似。假设我们希望检测一种抗高血压药物能否降低患者血压，更应注意的是，它是否能减少心血管不良反应，如心肌梗死、休克。想象一下，每年注射几次该药物，尽管剂量小但血管顺应性也会发生变化。受试者被置于一种环境中，该环境存在应激或诱发心血管事件的其他因素，仅挑选几名患者对其进行短期随访。

使用这种方法评估时，药物有效但观察不到显著作用，是否还会有人感到惊讶？到目前为止，医疗模拟训练方法是少量的短期模拟课程，在充满压力和应激的实际临床工作中，这些课程的强度是不足的。事实上，一个人能否通过模拟训练成为一个更好的临床工作者不是问题所在。与其他行业（如商业航空和核能发展）的内在危险相似，卫生保健作为一种产业，采取了一种广泛整合策略，即以模拟为基础的强化训练并持续考核临床人员的能力，这样所产生的长期影响是什么？这才是问题的真正所在。这与航空业相似，无论是多么资深而经验丰富的飞行员，在其整个职业生涯中每年都要接受模拟培训和考核。

即便如此，航空等产业仍没有任何近似 1A 水平的证据表明模拟培训的益处，虽然这样的方法可能被融入到每年培训测试的现有结构中。航空业试图进行随机对照试验似乎不大可能。一方面，常言道，"飞行员是事故现场的第一人"，当飞行员处在生死边缘时进行模拟训练或评估，这似乎不大可能；另一方面，公众逐渐期望政府设立一个安全监督部门，以确保飞行员的资格。监督机构不会放弃对飞行进行训练和测试的要求。而想要这样的要求继续，可能有两种选择：一种是在真飞机上进行这些练习，加上其他人员的消费（如燃料）和危险；另一种是模拟培训。随着医疗保健正在趋向于第二种方向[36-37, 41, 44, 201-205]，我们将可能评估更为有效的模拟方案的作用，即使可能没有缺少模拟体验的对照组。

避免阈下训练效果

目前，模拟训练主要用于小量间隔训练，不能长期开展，而且忽略了治疗患者过程中的许多关键人员。照这样下去，模拟训练将不能达到临界质量，并产生阈下效果。这样看来，只有通过长期综合培训评估才能达到一个长期累积的效果。

大规模训练（＞75% 的人员参加短期培训，而不是启动一个每月只培训几个人就想在数月或数年内获得高收益的项目）的内在逻辑错误和花费可能是值得的。当培训是关于团队协作及行为问题（主要是CRM）时，这就显得尤为重要，以便模拟系统中教授的课程通过实际的医疗体验得到持续强化。理想的情况是通过模拟培训建立一个遵循 CRM 原则的临界质量，即形成安全行为的自身持续强化，仅偶尔更新模拟课程就能持续这种强化过程。

这种效果类似于用原木点火：如果过早拿走火柴，就不能点着火而只会熏黑木头；但是一直点着火柴（类似于活化能），就把火点着而不用再划火柴——这与我们看到的 CRM 团队行为一样。

模拟系统与手术室的生态有效性的比较

关于全规模的模拟系统是否是手术室生态学有效性的体现（即科研中的受试者对环境的体验与研究者所假定的特点的相近程度）[206]，德国 Tübingen 和 Zurich 的一个跨学科研究小组进行了研究[167]（见第 4 章）。如果模拟系统的工作与真正手术室的工作状态相似（行为效度），那么在模拟器或模拟课程上进行的研究结果可能会用于真实的医疗工作中。该研究小组开发了一种改进的任务分析方法，这种方法能记录重复的行为（包括 5 个类别 41 项内容——监测、操作、沟通、文案和其他），分析和描述麻醉实施[207]。

第 7 章已详细介绍了这种方法。在两个临床病例和三个模拟对照病例（一个常规病例和两个重症病例）中，对参与的六名麻醉医师逐一进行观察。研究分析显示，不同的工作种类间有良好的相似性（图 8-20）。图示的手术室和模拟场景中的各组总体相似性良好，表明模拟系统在麻醉中有较高的生态效度。这些结果也显示了手术室和模拟条件下的任务结构存在少量而明显的差异，这些差异主要来自组织因素（例如，模拟系统所需的附加任务较少）。这些研究为不同水平的麻醉医师对模拟场景的良好主观印象提供了客观证实[148-149, 187, 189, 208-210]。

模拟培训与真实医疗之间的不同是模拟系统本身固有的。受试者意识到其处于模拟系统中而可能提高警惕（例如，许多参与者在等待灾难发生时忽略了记录）。此外，模拟系统与真正手术室通常还有组织因素的不同（例如，在 Manser 和 Rall 的研究中，模拟系统相比于真正手术室附加任务较少）。谨慎而富有创造力的场景设计和介绍性的简报可减少过度警惕和组织的影响[45, 211]。

情景模拟中的临床绩效评估

模拟患者的引入为研究人们对紧急事件（见第 7 章）的反应能力提供了条件。要正确评估麻醉医师的绩效需要一定的技术[212]。首先，我们可将绩效分为两部分：医学或技术绩效，即对紧急事件进行适当和全面的

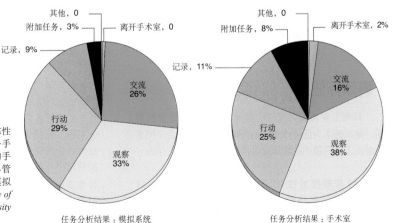

图 8-20 模拟系统与手术室的可靠性比较。同一名麻醉医师在完整配备手术室人员、外科团队和麻醉护士的手术室和模拟环境内分别被观察。尽管结果存在一些有趣的差异，但是模拟系统的总体生态效度很好 (Courtesy of T. Manser, ETH Zurich, and University Hospital, Tübingen, Germany.)

其他，0
附加任务，3%
离开手术室，0
记录，9%
交流 26%
行动 29%
观察 33%

任务分析结果：模拟系统

其他，0
附加任务，8%
离开手术室，2%
记录，11%
交流 16%
行动 25%
观察 38%

任务分析结果：手术室

医学技术应对的能力；行为和非技术绩效，即合理启动有效危机管理机制的能力（如领导才能、交流、分配工作）[214-215]。（参见第7章CRM部分）医学和技术反应能力的评估采用技术评分的方法[179-180, 188-189, 216-219]。

模拟为医学或技术绩效评估带来了一些益处。由于已知紧急事件的本质和原因，可以事先拟定一个恰当的技术活动的清单。根据处理行为的重要性给予相对权重，来反映如下事实：即使都合理，不同的行为重要性也不同。这种权重既可以在数据采集前来评估，也可事后来做（但应采用合理的盲法）。例如，当评估管理恶性高热的医学或技术绩效时，停止诱发因素并静脉给予丹曲林是最重要并且是必要的处理项目，而物理降温、过度通气和碳酸氢盐治疗则被列为正确的应对方法（但重要性稍低）。也可以事先预测到可能发生的特定技术性错误，例如，处理恶性高热时，丹曲林稀释液用错或稀释液用量不足。这些错误常发生在那些不熟悉恶性高热治疗的临床医师。

模拟系统数学生理模型产生的临床结果能预测真实患者接受该医生治疗时的情形吗？即使在应用数学模型时，也不能对所有真实患者接受复杂而微妙的诊疗后的结果进行充分地预测。这些模型的功能还不足以强健到可以执行这种工作，即使模拟中的相同患者同时接受相同干扰和治疗，也不能获得可重复的结果。

对绩效极差（或好）的情况，模型的预测结果可能显示工作的成败。例如，受试对象做出完全错误的决定（如没能用心室除颤器为模拟患者除颤）必然会使患者的情况迅速恶化，这是确定无疑的。但对真实患者进行复苏时，正确的决定并不能确保电击抗休克治疗就能恢复正常心率。我们建议，即使应用模型驱动的模拟系统，模拟患者的临床结果至多只是用来评估在模拟场景中麻醉专业表现的数据。但在可以预见的未来，任何可靠的绩效测量技术必须包含临床专家的主观及半客观的评价。已有许多经验性研究试图将模拟培训应用于各领域和学科不同形式的绩效评估[11, 31, 35, 38, 42, 75, 141, 149, 190, 201, 204, 220-246]。

绩效评估存在的问题

其他工业领域内既往的尝试、经验和理论分析表明，模拟确实为促进绩效评估提供了重要的机会；但必须解决下述问题才能使其成为强有力的绩效评估方法：

技术性与非技术性（CRM）技能。如前所述，评估对特定事件的技术反应和一般非技术行为（CRM），即使困难也还是可行的。仅评估技术性绩效或仅评估非技术性绩效，或者同时评估两者，到底哪种评估方法更好？

场景数量。为了达到对患者医疗服务所有相关方面的个人绩效（技术和非技术）的充分评估，需要多少个不同的场景呢？文献建议，与增加评分员人数相比，增加场景数目对提高评分可靠性更有效。

个人评分、小组评分还是团队评分。麻醉医师的工作既是个人工作，也是在工作组和团队中与其他麻醉医师、外科医师、护士、技师及其他人的团队一起工作。应该对个人单独工作的绩效进行评估吗？遇到问题时麻醉医师可以求援或寻求帮助来解决问题吗？假如答案肯定，当这个人在团队中工作时，仍可对其个人操作进行评分吗？

绩效波动。绩效可能随时间变化，怎样通过单次评分反映这些变化呢？Gaba等注意到这个问题，并认为这是评分员之间评分不一致的主要原因之一[215]。ANTS系统未阐述这个问题[190, 250]，当其应用于同临床一样复杂的场景时，采用何种评估方法能最好地解决这个问题呢？

标准阈值。对于不同目的的评估，临床能力标准阈值应设置在什么水平？临床能力标准由真正的临床专家设置吗（鉴于工作年限和职务并不代表专业知识或技能）？同样，评分系统如何评价在其他操作都正确但有一步是有害的或致命时受训者的表现？假如用于结论性评价，评分系统应该给出受试者成功或失败的结论。但假如使用分数累加的方法或高风险评价，那些给患者带来损害的应试者的总分则不能高于那些虽然整个操作过程不太好但至少未给患者造成危害的受训者。出现心搏骤停时未施行胸外按压则应定为淘汰标准。

对这些评估的正确性、评分员间可靠性和重复性进行恰当的统计学分析。目前已经使用了各种统计学检验方法对上述特点进行评估。评估结果显示了不同程度的评分员间变异及受训者个人之间（团队之间）的高度变异性[149, 179, 187-189, 208, 215, 251]。按照Gaba等[215]的详细描述，对评分员间可靠性所用的统计方法较其他项目严格，尤其是关于"偶然"基准点性质的统计方式。何种统计分析方法最适于模拟过程中的绩效评估，目前尚未达成一致意见。一些评分系统（包括ANTS）已采用了不太严格的统计方法对评分员间的可靠性进行分析。通用的统计学理论可用于分析案例、主题、评分员、案例的数目及其他方面对评估结果的影响[252-253]。这种技术还能用于比较受训者与标准能力水平的差别或无固定基准的主题之间的相对得分差异。

尽管采用模拟系统实施绩效评估是可行的，但即使采用模拟系统进行一套标准化的案例演示[255]，建立一套固定的衡量麻醉医师临床绩效的评估标准也不容易[254]。

Klemola 和 Norros 最近公布了一个用于评估麻醉医师"行为习惯"相关临床能力的新方法[256]。作者将"行为习惯"分为"被动反应型习惯"（即保守、独立、不愿意建立主观评估）和"主动思考型习惯"（即有创造力、相互作用、连续一体化推理）两类。这篇论文表明，在讨论最好的教育和评估方法时必须考虑很多问题，其中包括专业胜任力的确定和评估。Greaves 和 Grant 引入了以麻醉专家为基础的评估方法[257]，他们编辑了麻醉医师临床工作特点列表。Epstein 和 Hundert 对此问题进行了综述[258]。

模拟系统用于评估和考核麻醉专业医师

将模拟患者作为工具应用于绩效评估被认为是有优势的：情境是已知的，错误是允许发生和展示出来的，对表现可做集中记录和存档。所有这些特点为本不可能实施的操作提供了窗口[259]。但使用模拟系统评分或评判工作能力比其用作教学工具存在更多问题。麻醉医师已经对模拟系统用于住院医师毕业考试或美国麻醉委员会资格考试的可能性做过长期的讨论。在以色列，模拟考试已成为专科医学会认证考试过程的一部分[260]。

虽然存在这些困难，但是使用麻醉模拟系统来辅助评价绩效的情况在未来可能还会增加[36-37, 112, 203, 227, 261-264]。

即使当前模拟培训正用于一些高风险测试，挑战依然存在：

这需要对模拟场景的独立审查以及对专家给受试者评分时主观判断的预测能力进行评估。

目前的障碍是缺乏一个易于接受的用于绩效评估的标准。另一个问题是，考试用的设备很少能与受试者在手术室使用的设备一样，而且模拟手术室人员的操作方案可能与受试者平时熟悉的也不一样。在培训环境里，这些不同可以忽略，但在考试时，这些不同可能影响考试结果。该问题的解决方法是允许受训者做考前准备，进行足够的实践，以完全熟悉考试时的标准化模拟环境。

基于模拟的绩效评估的另一种情况是用于正处于试用期或已离职的受训者或资深临床医师的考评，这

已是势在必行。对这些临床医师来说，给予他们的考试任务是展示其技能。模拟系统为他们这样做提供了更加可控的环境。这些对离开临床一段时间后期望返回临床工作的执业医师也是一样的。

目前的绩效评估是主观判断临床工作能力与笔试和口试成绩相结合，但这种方式的有效性从未被证明过。许多专家认为笔试成绩与临床能力相关性不佳，口试成绩能否反映实际临床工作能力尚不清楚。模拟可以让受训者在一定的临床领域内展示其临床能力，合理的场景也能够探查语言技巧和向其他临床医师请教的能力[263-265]。

在美国，ABA 已开始监管用于培训和绩效评估的模拟的进程。现在，ABA 要求麻醉医师必须参加ASA 支持的模拟项目中的 10 年 MOCA 模拟培训课程才能成为官方认证的专科医师[266]（框 8-8）。该课程时长至少 6h，必须为每个学员提供在一个场景中担任初级麻醉医师的机会，并且必须涵盖血流动力学不稳、低血氧及团队协作与交流、事后任务报告等内容。但除了任务报告所固有的形成性评估，MOCA 模拟课程不包括参与者的任何绩效评估，也决不是考试。ABA于 2012 年下半年宣布，到 2017 年该课程将转变为一种新形式，作为考核的第 2 部分，即 APPLIED 测试，其包括一个客观标准化临床测试（OSCE）部分和传统的结构化口试部分。一个由 8 名成员组成 OSCE 发

框 8-8　模拟——美国麻醉学委员会 MOCA 项目第 Ⅳ 部分的必需元素

模拟课程必须在美国麻醉医师协会（ASA）支持的地点举办，由 ASA 设定课程会议的最小标准。尽管没有直接指定麻醉危机资源管理（ACRM），但 MOCA 模拟标准显然源自已遍及全球的 ACRM 模拟课程：

- 总的授课时间最少 6h
- 积极加入现实的模拟场景（基于人体模型）
- 指导者帮助下的场景后同行间任务报告
- 困难病情场景的处理，至少包涵以下场景：①血流动力学不稳定；②低氧，包括困难气道的管理
- 以团队协作和交流为重点
- 所有参与者至少有一次机会担任主管初级麻醉医师
- 师生比例不能高于 1:5（每 5 个参与者至少配备 1 名指导者）

MOCA 模拟课程前 2 年的经验表明，参与者不断发现这种经历是真实的、相关的并有可能引起实践改变[266, 274]。在课程中或结束后，参与者必须声明对其实践打算做怎样的改变。在课程结束后的 30～60 天，ASA 会通过电子问讯确定他们是否做了这改变或是在尝试过程中遇到哪些障碍。这些数据由 ASA 模拟编辑委员会分析，来确定MOCA 模拟课程对美国麻醉学委员会官方认证的专科医师医疗行为的可能影响。

展咨询委员会已被选举出来，其包含许多在模拟方面有丰富经验的人员。OCSE 可应用部分任务训练器、扮演标准患者或其他角色的演员和模拟培训广泛范畴内的其他元素。目前看来，OSCE 不会使用成熟的基于人体模型的模拟系统。

至此可以做出合理推论，即绩效评估领域已充分发展到可以考虑基于模拟的考核，包括完全基于人体模型的模拟系统，甚至是为了高风险的目的，尤其是考虑到目前笔试和口试系统的限制[263]。虽然如此，基于模拟的绩效评估仍然是模拟和临床麻醉群体中的一个受争论的话题。麻醉专业应注意如何引入基于模拟的绩效评估[267]。模拟应用是为了通过个人和集体培训来改善临床工作，阻止和处理不良临床事件，这种争论不应将注意力从这个最基本的问题转移开。

模拟中心的特点

虽然人们可以在实验室或者会议室安装模拟系统，或进行现场模拟培训，但许多机构已经建立了完整的模拟中心。图 8-21 和 8-22 显示了中等大小的基于人体模型的模拟中心的建筑平面图（2～4 个模拟实验室）。一般而言，这些中心有独立的控制室，因而可在演示复杂病例时避免指导者干扰模拟的进行。中心也提供一个任务报告室，用以回顾模拟演示的录像。一些中心已经精心制作了计算机控制的音频录像系统，可多通道记录并加入旁白，能快速搜索标定部分。图 8-23 显示了位于德国 Tübingen 的 Rall 的患者安全和模拟中心（TuPASS）内拥有先进音频录像设备的模拟控制室。

大学、医院及医院网络系统正在大力建造大型多学科和多形式的模拟培训设施。在一个大单位里，这些设施通常与各种类型的模拟培训和沉浸式学习相结合，包括扮演标准患者的演员（通常在临床环境里）、基于人体模型的模拟培训、部分任务和手术操作训练器、湿法和干法作业（如石膏铸模或食品操作）以及不同形式的虚拟现实。有时这些设施也用于尸体解剖或用在麻醉动物上。将各种形式的模拟训练相结合就产生了复合技术，如扮演标准患者的演员与部分任务训练器相结合，或手术模拟器与基于人体模型的模拟患者相结合。大型多学科设施可将麻醉医师置于主导地位。图 8-24 显示

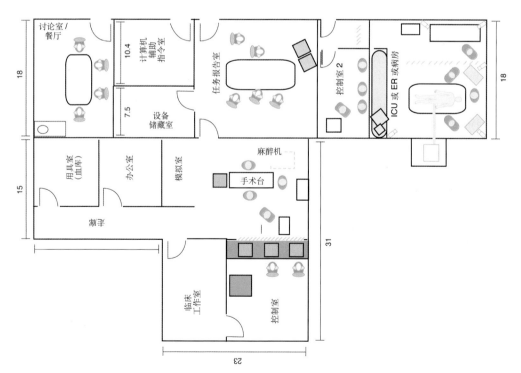

图 8-21　VA–Palo Alto 医疗系统和斯坦福大学的多室模拟中心（加州，Palo Alto）。2 个控制室和 2 个视听互联讨论室使得 3 个模拟患者能同时运行。ER，急诊室；ICU，重症监护治疗病房；OR，手术室

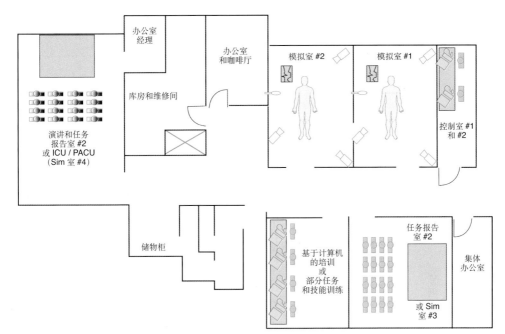

图 8-22 一个拥有 4 个模拟训练室（Sim 室）、1 个基于计算机的训练室和几个多用途实验室的中等大小的模拟中心，装备有视听接线盘，以使实验室灵活地适应各种训练活动的需要（例如，大的研讨室也能用作 ICU 或麻醉后恢复室）*(Photograph by E. Stricker from the Center for Patient Safety and Simulation [TuPASS], Tübingen, Germany.)*

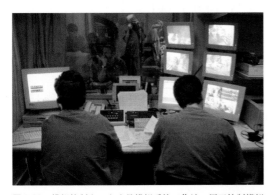

图 8-23 模拟控制室。左边是模拟系统工作站，用于控制模拟系统本身；中间是音频控制台，可控制模拟患者的声音，配有几个无线耳机通道和遥控混音器；右边是选择和控制多重显像视频摄像机的平面显示器。对麻醉危机资源管理课程而言，需要在屏幕上分出一个显示生命体征监护的区域，并用数字记录在硬盘上以供回放。可对感兴趣的情景进行标注便于直接观察，而不需要快进或倒带 *(Photograph taken by M. Rall in the control room of the Center for Patient Safety and Simulation [TuPASS], Tübingen, Germany.)*

了斯坦福大学沉浸式学习中心的平面图。

模拟中心的费用结构是个复杂问题（见下述）。

依据设备及其程序的规模、目标人群的本质、不同管理人群的应用范围，成本变化很大。成本在一个机构或团体内的分配同样是复杂的，并高度依赖于局部条件，没有一个成功的定式。有一些模式是，模拟中心完全承担其费用，但也完全免税。另一个完全不同的模式是，主办机构承担所有核心设施的成本，但也收取所得全部收入，并向机构的各成员（如各部门）征税以抵偿成本。可能最普遍的是混合模式，中心的主管承担初始建设和配套设施（常由慈善事业资助）及部分后续基本建设（模拟运作人员、中心翻新、水电费）的成本，而每个使用者（如各部门）负责支付指导者及一些特殊课程或应用的边缘开支。至今，还没有哪家模拟中心真正盈利，如果有也很少，但许多中心成功地获得了额外的资金，以抵消培训其关键目标人群的一些成本。

成　本

模拟培训的成本如何？这些成本取决于许多与决定培训教程一样的因素：

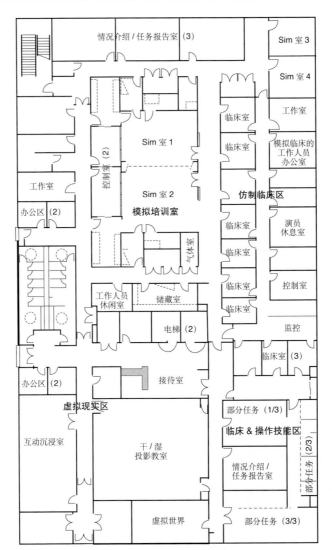

图 8-24 拥有几个多用途模拟室和技能实验室的适于多领域的大型学科间模拟中心平面图 *(Photograph taken by D. M. Gaba at the Center for Immersive and Simulation-based Learning at Stanford Medical School, Palo Alto, Calif.)*

1. 培训类型——在职人员新技术培训、麻醉基本技能培训、紧急事件管理或 CRM。
2. 培训对象——设备技师、医学生、新住院医师、有经验的住院医师、麻醉护士、教学人员或私人执业者。
3. 机构的组织和财政支持特点。

单纯视频模拟系统硬件和软件的成本非常低（几百美元），而同样的仿真模拟人成本相对较高，商业模拟系统的价格从中等性能的模拟系统的近 25 000 美元到 150 000 美元以上，依据特点而定。可与制造商联系获取详细信息。Cumin 和 Merry 报道了现有的模拟系统[77]。这些成本不包括必需的临床设备（售价可高达 150 000 美元）和空间[268]。但即使这些支出很大，在成本平衡中也未占主要地位，因为设备资本在相对长的使用阶段内可以分期偿还，而且公司会提供适当的服务和升级。

主要的支出是专家级指导者和培训生的工资。培训课程必须经专家审查，而培训类型和培训对象决定了所需专家数量。一名专家级指导者每年在每一名住院医师身上均需花数小时审查视频模拟系统操作的练习总结。非医师指导者适合一些任务训练或训练实践课程。单独一名指导者能使用模拟为一个医学生班级演示肺或心血管生理。对新住院医师，可由高年资住院医师或接受亚专科培训的医师来培训其基本麻醉技能，以降低成本。但为有经验的住院医师和执业医师开展复杂培训项目时，例如处理紧急事件，专家级别的指导者是不可替代的。专家指导的成本受各培训机构管理体制的影响。在内部人员必须花费时间用于教学或学术活动的教育机构，他们可以满足基于模拟的教学或学术活动的需求。而在需要额外人员的机构，则需支付离开临床所需的费用。

影响成本的另一个方面是让住院医师花费时间参加复杂的、令人疲倦的和长时间的培训。住院医师进行培训不产生任何效益，其成本高昂；但另一方面，假如模拟系统培训能使住院医师或其他麻醉医师的工作更为安全有效，这种成本支出是值得的。一些住院医师项目对培训时间提供保护（如每周有半天）。在这种情况下，参加培训活动的住院医师数量够多，但教师的时间可能会更加不足。许多麻醉项目用模拟培训吸引新住院医师，尽管有些专家认为具有模拟功能的培训项目比例过高（申请培训人员难以判断其规模和质量），模拟的竞争价值就消失了。缺少这种模拟设备和模拟功能的项目肯定不会被申请者看好。

迹象表明，模拟团队培训也能改善工作满意度和常规医疗的效果，同时有益于减少病假和工作变动[269]。

模拟培训的成本无疑要高于让学习者读书或听演讲。模拟培训使许多难以用其他方法处理的问题得以解决。20 世纪 90 年代出现的"用脚投票"的理念使我们相信，只要越来越多的人乐于接受模拟培训，管理层就会做出改革，以适应并推动模拟培训的发展。

模拟中心的壮大

目前，虽然缺乏最终的成本 - 效益资料，但全世界已有许多地方正在开展仿真模拟培训[270]，他们大都开展了高端的危机管理培训和危急事件处理培训。本章结尾（附录 8-1）列出了一些模拟中心和其他资源的网址。这些培训项目对成本效益问题表明了各自的立场。有如此多的中心在探索仿真模拟培训的现实性问题，我们可以期望，在接下来的几年中应会看到更多有关成本-效益的资料出现。原则上开展定性研究是可能的，但需大量受训者和评分员参加，因此可能过于复杂和昂贵。

还有其他一些因素使模拟培训的效果评估更为复杂。当一门采用新技术和新方法培训的课程定期反复使用时，研究单门课程的影响也许会低估了课程的作用。例如，在商业航空上，很多人相信 CRM 培训必须从飞行员的最初培训开始，而且必须贯穿其职业生涯。两位 CRM 培训的主要设计者，社会心理学家 Helmreich 和 Foushee 曾经写道："资料显示，早期高强度的 CRM 培训仅能使受训者形成初步印象并了解基本概念，连续强化培训才能对人员的实际表现产生长期影响。"同样，联合航空公司在 CRM 手册中指出："指挥 / 领导才能 / 资源管理（这是联合航空对 CRM 的解释）不是通过一次培训就能实现的。它需要长期反复训练，因此必须将其贯穿于全部培训项目——新手培训、程序转换和升级及循环培训中"[271]。

最后，培训中的原则和程序必须在实际工作环境中强化。假如工作场所的生产压力或潜在因素使所有教授的安全措施不能有效实施，就可能完全抵消模拟安全培训的作用。

对麻醉中模拟培训的效益或成本明确定论为时尚早。在某种程度上，尚存在一定矛盾。只有当模拟技术被普遍应用，使得复杂昂贵的研究得以开展，并且有更多提供培训的组织积累了大量经验时，才能确定其成本 - 效益。如未证实成本 - 效益，许多机构可能不会贸然引入模拟患者。

模拟协会：卫生保健模拟协会和欧洲医学模拟协会

医疗领域中模拟技术进展的成熟情况可通过其专业社团的形成和发展来衡量。尽管麻醉学是最初使用完全交互性人体模型模拟系统的医学领域，并且引领着该领域的早期发展，但模拟是一个开放性的战略，现已被卫生保健中的许多不同学科和领域广泛采用。大部分模拟专业社团显然是作为多学科机构兴起的。麻醉医师和麻醉学相关的工程师在这些社团中担任重要的主导角色。

最大的模拟机构是医护模拟协会（SSH，www.ssih.org），该协会成立于 2004 年，因连续数年主办医学模拟国际会议而形成，该会议是麻醉技术协会年会的卫星会议。在 SSH 新的赞助下，该会议已转变为国际卫生保健模拟会议（IMSH），涵盖了所有的卫生保健学科和领域，而不仅是医学领域。自 20 世纪 90 年代中期开始召开关于模拟的科学例会（麻醉模拟的罗彻斯特大会）。最初只有近 100 人参会，而现今的欧洲医学模拟协会（SESAM）已有近 400 名参与者。2014 年 IMSH 会议的参与者有近 3000 人，这将使其列入中等规模的科学会议。作为麻醉学的会议，该会议被列为美国第三大科学会议，仅排在美国麻醉医师协会大会和纽约麻醉学研究生大会（PGA）之后，并排在国际麻醉研究协会（IARS）年会之前。

另一个反映模拟的主流性质的征象是 SSH 自 2006 年发行了同行评议的季刊《卫生保健模拟》。该期刊已于 2008 年被 Pubmed 编入索引。该期刊是许多国际卫生保健模拟专业协会 [包括 SESAM（www.sesam.ws）、澳大利亚卫生保健模拟协会及标准患者教育者协会] 的官方出版物。这些组织已成为 SSH 的分支机构。

另一个成熟的标志是卫生保健领域中模拟的商业组织的出现，其致力于引导和影响政策制定者，首先涉及联邦法规和卫生政策。医学模拟高级机构（AIMS）是一个可与美国政府交涉的 501c6 机构。一个曾经看起来只有几名具备技术思维的麻醉医师的领域已经发展为实质性产业及融入了各种组织、会议、杂志甚至游说者的专业。

模拟患者在麻醉领域的应用前景

"把握现在，展望未来" [272]。

虽然历经近 30 年的持续发展，医疗模拟仍是一个较新的领域 [5, 17, 273]。尽管目前有成千上万的模拟系统在世界各地使用，而且专门面向麻醉和危重症医学，但这些领域中的医师经历针对性模拟培训体验的仍不在多数。

模拟系统已经变得更加复杂，而且现在使用者可选择不同制造商的模拟系统。市场需求以及逼真性和成本的权衡将促使制造商对其产品进行改进。其他许多理想的改进相较于预期效果，成本可能过高。技术上的改进可能指向便携性和可靠性，而不再支持深奥的功能设置。一些用户选择简单且便宜的模拟系统，使用直接控制、适中的脚本及有限状态设备而不是复杂的数学模型来控制模拟患者的可变状态。这部分是由于强大的数学模型的制作和使用比预期的更加困难。

不像航空学工程师，生理学家不能设计和建造理想的模型系统。流体力学和空气动力学基本微分方程已经很完善，超级计算机模型系统可提供技术上的有效模拟来替代风洞测试。而且，风洞测试和真实飞机飞行测试仍然同时存在。复杂的传感器可融合在测试结构中，以更精确地监测飞机的性能。但生理学家却没有关于人体的此类知识结构。不同用途的各种控制逻辑的优劣性正被区分出来。

人们对完全虚拟现实模拟系统的兴趣正日益增长，这种系统类似于大型在线游戏或正在流行的 Second Life 系统，与其他人一起加入同一个虚拟世界，为了各自的目的，通过网络彼此相连。这种模拟培训仅仅像"发动机"一样驱动里面的潜在患者、所提供数据的质量和在这些场景里执行的干预及选择。虚拟现实的支持者们设想出一个如此逼真的虚拟世界，使其可与真实世界相媲美或难以区别。这类似于《星际旅行》里的全息甲板。尽管我们曾经预期这种系统将在 2020 年以前问世，但这种高仿真性虚拟现实的发展并没有想象中的那样快，并且在今后 10 年里能否制作出这样的完全虚拟现实还不能确定。

在美国、澳大利亚、英国和其他一些欧洲国家，模拟患者现已成为大部分麻醉医师和许多其他专业临床医师启蒙培训和循环培训的常规部分。使用模拟患者，基于人为错误的 CRM 理念以 ACRM 训练的形式被引入医学领域，彻底改革了教育和学习的传统方法和内容。麻醉界应该对其在模拟患者技术和基于模拟的训练课程的发展中起到推动作用感到自豪，并且麻醉医师和其他从事模拟技术的人以及在麻醉专业以外致力于该领域的人员还将继续在模拟技术的许多环节中发挥主导作用。

如果关注于人为因素和 CRM 的完全整合的模拟团队培训能够改善患者安全和急救质量，并且这种培训也能增加医生满意度和日常工作的效率，那么我们可以期待模拟培训作为临床工作的强制性特征得以大幅度增加，因为这是无可反对的。而能否得到关于模拟系统这种效果的确切数据尚待分晓。

参 考 文 献

见本书所附光盘。

附录 8-1   链接和有用资源

- ASA 模拟教育网站
  - 许多模拟资源和 ASA 资助的模拟中心的链接
  - http://www.asahq.org/For-Members/Education-and-Events/ Simulation-Education/ Endorsed-Simulation-Centers.aspx
- 医护模拟协会（SSH，最大的模拟年会 IMSH，见 SSH 的网站）。
  - http://www.ssih.org
  - 期刊《卫生保健模拟》，Elsevier
  - SSH 的指导者认证项目网站
  - 标准和要素的详细清单
  - http://ssih.org/uploads/static_pages/PDFs/Certification/ CHSE%20Standards.pdf
  - https://ssih.org/certification
  - SSH 对模拟中心的认证标准
    - http://ssih.org/uploads/static_pages/PDFs?Accred/2013_ AccreditationStand ards.PDF
    - http://ssih.org/accreditation/how-to-apply
- 欧洲医学模拟协会
  - www.sesam-web.org
- 斯坦福模拟场所
  - http://cisl.stanford.edu
  - 斯坦福新生儿 Sim 中心
- 先进的儿科和围产期教育中心
  - http://cape.lpch.org/
- 宾州州立大学医学中心（已有模拟系统的列表和生产商的链接）
  - http://www.hmc.psu.edu/simulation/

第9章 麻醉学教育

Manuel Pardo, Jr. • Randall M. Schell

王海云 译 王国林 审校

要 点

- 临床教育工作者面临着严峻挑战，即在日益复杂的医疗环境下，在保证临床工作有效性和为患者提供高质量安全医疗服务的压力之下，还要为住院医师和医学生提供有意义的教育实践。
- 麻醉学教育面临的其他挑战包括：整合日益复杂的知识、提供足够的临床实践（但面临培训时间缩短问题）、确保获得广泛技能、公平综合地评估学习者、保证患者安全。
- 要具备全面的临床医疗服务能力，学习者必须拥有扎实的基础知识，并在掌握基本概念的基础上理解临床实践知识和理论，对已掌握知识进行检索和正确应用。
- 基于能力培养的医学教育是将培训成果融合到医学教育设计、实施、评估和评价整个过程中的教学方法。
- 以能力为基础的医学教育原则与技能获取模型相结合产生绩效评估体系。Dreyfus 模型描述了从新手到专家发展的 5 个阶段。
- 麻醉学教育工作者可能会遇到各种各样的学习人员，包括麻醉住院医师、医学生、注册为麻醉护士的学生、麻醉医师助理以及参加继续医学教育课程的麻醉医师。除了培训麻醉科人员外，麻醉学教育工作者也必须能够为其他专业（耳鼻喉科、头颈外科、整形修复科、骨科、颌面外科以及急诊医学）人员提供适宜培训。
- 美国的住院医师培训项目由毕业后医学教育认证委员会（Accreditation Council for Graduate Medical Education，ACGME）认定。此外，ACGME 还提供危重症医学、疼痛诊疗、小儿麻醉、成人心胸手术麻醉以及产科麻醉等麻醉亚专业培训认证。
- ACGME 制订了一个针对住院医师能力培养的"里程碑"式的大纲，并倡导应用通用评估方法对大纲要求的每一项技能进行评估，以记录每位住院医师能力发展水平。
- 数十年来有关毕业后医学教育中的住院医师值班时间一直是探讨和争论的焦点。ACGME 新增了对值班时间的额外限制。
- ACGME 对培训导师、团队协作、患者交接、值班适应性、警觉能力管理、疲劳缓解等诸多影响教育环境的因素也重新进行了规定。
- 优质的临床教学是多因素的，不仅强调认知因素（例如临床知识和理论），更加强调教学中的非认知因素（例如与学生建立积极的人际关系、创建一个支持性的学习环境、沟通技巧、热情）。
- 经验丰富的临床教师利用"教学大纲"来指导教学交互活动。教学大纲包括 3~5 个有支持材料的教学要点、学习者常见错误总结和构建理解框架的有效方法。

要　点（续）

- 住院医师自学时间与麻醉学住院医师培训考核（in-training examinations，ITEs）分数相关。ITE 分数可预测其在随后认证考试中的表现。
- 教育技术的发展为展示教学内容（在线学习、播客）、教学与评估（模拟教学）、建立协作式学习环境（维基）以及增加课堂互动（观众即时响应系统）提供了新方法。
- 虽然麻醉医师的首要职责是实施麻醉，但是教学、责任感以及领导力在整个围术期同样重要。另外麻醉医师还经常需要负责危重症医学以及住院和门诊患者疼痛诊疗。
- 麻醉学教育进步在全世界范围内有目共睹（见第 2 章）。本章侧重于美国的教育制度，但随着麻醉学复杂性增加和责任范围日益扩大，麻醉学教育方法和体系正逐步加以改善。

麻醉学教育的背景和历史（亦见第 1 章）

麻醉学专业教育始于一次手术中首次将乙醚作为镇痛方法的公开演示。基于那次挥发性麻醉药的介绍，1850 年麻省总医院的一位普外科医师 John Collins Warren 向美国医学会发表了一篇有关外科手术进展的演说，其中包括安全使用乙醚的实用建议[1]。他概括了 9 个步骤，其中许多至今仍是实施安全麻醉的关键因素。其步骤包括建议患者禁食、采取仰卧体位、监测脉搏和呼吸、评估肌松程度来判断麻醉深度以及实施乙醚麻醉时为避免火灾应严防烧灼。这些原则为开始培训医师的麻醉实践提供了基础。尽管意识到麻醉管理和安全培训的重要性，正规的麻醉学培训直到 20 世纪才成为常态。最初，麻醉管理的实施是由医学生、实习医师和病房护士负责，他们均没有任何正规的或非正规的麻醉学培训经历。虽然 Warren 阐述的一些步骤得到了认可，但是麻醉实践的"艺术和科学性"却被低估了。事实上，在一些医疗机构，如明尼苏达州罗切斯特的 Mayo 诊所，外科医师 William 和 Charles Mayo 认为护士更适合提供麻醉，因为"实习医师很自然地对外科医师正在做什么更感兴趣[2]。"

第一次正式的麻醉学培训项目由 Ralph Waters 在 20 世纪 20 年代末于 Wisconsin 大学开展[3]。该计划采用多种教育元素，例如案例研究、病例讨论以及文献回顾，大致仿效其他专业的模式。培训 3 年后的麻醉住院医师将负责患者管理、医学研究和医学生与实习医师教学。参与 Wisconsin 大学培训项目的许多毕业生后来成为其他学术机构的主席，在美国、加拿大和英国传播 Waters 的麻醉学教育模型[4]。虽然麻醉学被公认是手术患者管理的重要技能，但其仍被视作外科手术学的下属专业。美国的医学院很少有麻醉系设置，绝大多数麻醉培训项目仅作为外科学的分支实行学徒制管理。

麻醉学专业认证遵循正式教育项目的类似流程。美国麻醉学委员会（American Board of Anesthesiology，ABA）成立于 1938 年，最初作为美国外科委员会的下属机构。1939 年，在麻醉学转变为独立医学专业后不久 ABA 也成为独立委员会。ABA 规定麻醉医师必须完成至少 3 年的毕业后培训，有一定的临床实践经验，并通过一系列考试（笔试、面试和操作技能）取得学位证书后才能认证为完成实施临床麻醉所需的培训和具备临床经验[5]。尽管 ABA 规定通过系列课程及连贯性教育来获取委员会认证，但在早些年，绝大多数住院医师培训工作仍沿袭学徒制而非正规的教育培训。

从开展第一个培训项目和 ABA 成立以来，医学教育和卫生服务已经转变。本章阐述了正规的住院医师、从业人员培训计划及贯穿其职业生涯的麻醉学教育基本原理，同时强调了麻醉学理论和实践的教与学。虽然这些理论和实践几乎适用于与麻醉相关的任何实践，但本章使用特定例子旨在最大程度地反映美国的培训方法。麻醉学培训的国际观点请参见第 2 章。

医学教育的挑战

自第一例乙醚麻醉实施以来，麻醉学教育和培训与其他所有医学专业一样有了巨大的进步。由于患者人群的变化、外科手术和其他临床问题处理方法以及麻醉管理的重要进步，仅凭临床经验来培养麻醉医师是远远不够的。麻醉学的学徒制观念或者认为可以独自躲在"乙醚屏幕"后面而不顾外科医师或其他医师要求的想法是临床医疗或培训不能容忍的。麻醉学具有健全的科学基础，因此孕育出临床治疗新技术和新方法，使得具有潜在复杂合并症的患者在手术室内外均能安全接受以前是不可能实现的治疗。麻醉学的理论和实践随着呈指数增加的医学知识不断丰富和发展，这些卫生健康领域技术的进步和改变也为麻醉学培训创造了机遇和挑战。例如，虽然医学教育仍然集中在住院患者，尤其是需要手术治疗者，但越来越多的患者医疗已经转移到包括门诊在内的麻醉医师不甚熟悉的场所，麻醉实践不再局限于手术室内。同时，临床教学者处于从患者诊疗中获取额外收入和提高诊疗效率的压力之下。卫生保健系统在注重财务生存能力的同时，在应对外部压力时必须展示出优质的医疗服务。认证机构，如联合委员会和医疗保险与医疗补助服务中心对医疗服务的审查日益严格。在此背景下，卡内基教学促进基金会发布了一份报告，呼吁改革医学院和住院医师制度。这距离他们 1910 年发布有重大影响力的《Flexner 报告》恰好 100 年[6]。他们提出了医学教育的四大目标：

1. 标准化和个体化　通过能力评估标准化学习成果，同时保证学习进程的个体化；
2. 一体化　理论联系临床实践，整合基础知识、临床知识和社会科学，将跨学科和团队协作教育纳入课程；
3. 坚持调查和改进　培养学习者的专科知识，鼓励学习者挑战涉及改进质量和患者安全的相关问题；
4. 形成职业认同　提供职业精神的反馈和评估，与致力于追求高品质的教职人员建立合作关系，创建致力于卓越和改进的合作性学习环境。

麻醉学教育面临的挑战反映了这些大问题（框9-1）[7]。

学习原理和学习模式

迎接这些挑战时，对学习科学的初步了解可以为教师们提供背景信息。在过去 40 年，针对学习、认知心理学、社会心理学和人类学的研究已使我们对学习的科学基础有了变革性的理解。美国国家科学院发表了一本专著来综合这些研究[8]。适用于各水平和所有学科的核心发现包括以下学习原理：

> **框 9-1　麻醉学教育面临的挑战**
>
> **知识量**
> - 知识呈指数增长——不可能掌握所有麻醉文献知识
>
> **足够的患者管理经验**
> - 工作时间的限制影响患者管理的数量和连贯性
> - 卫生系统强调效率，施加压力限制培训人员的参与
> - 适当地使用教育技术（例如计算机、互联网、模拟训练）或其他方法以补充直接的患者管理经验
>
> **对学习者的评估**
> - 认证机构期许以能力为基础的教育
> - 新的评估方法（如"里程碑"）要求教职员工进行培训，以获得有意义的测评结果
>
> **成本控制时代的患者安全**
> - 对受训者进行充分的监管
> - 促进学习者自主学习并为独立执业做好准备

Adapted from Bould MD, Naik VN, Hamstra SJ: Review article: new directions in medical education related to anesthesiology and perioperative medicine, Can J Anaesth 59:136-150, 2012

---

1. 学习者具有先入的世界观。如果未能与最初的认识有效衔接，他们可能会不能理解所呈现的物质世界。

2. 为培养某一方面的能力，学习者必须具有深厚的基础知识，在概念框架内理解事实和观点，并合理组织他们的知识，以利于检索和应用。

3. 元认知是指学习者监控他们在某一特定领域知识状态的能力。元认知教学方法可以帮助学习者通过设定目标并监测目标的实现来掌控自己的学习。

学习环境的关键因素见图 9-1。将这些学习原理应用于麻醉学教学的示例见表 9-1。

学习方式是指个体易于接受的获取和处理信息的复杂方式。VARK 学习方式采用学习者偏爱的接受信息的感官模式[9]。视觉学习者对于以视觉呈现的新信息能够做到最佳处理，例如表格、图形或图表。听觉学习者能通过倾听、给别人解释想法或参与小组讨论最佳地处理新信息。读 / 写学习者倾向于使用教科书、讲义和笔记来接受新信息。当可以被触摸或操作时，触觉学习者能够最佳地处理新信息，例如具体的、多重的感觉体验。这类学习者对实验室演示和实验反响良好，而且他们可能会更喜欢参与模拟活动。

没有证据表明在医学教育中将教学方式与个体的学习风格相匹配可以提高学习成果。教师了解学习方式的原因是应知道针对一组学习风格迥异的学习者采用何种教学方法。此外，了解某位学员的学习方式偏好可有助于教师解释具有挑战性的难题。

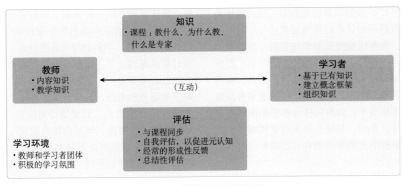

图 9-1 学习环境的关键因素

麻醉学学习者

虽然麻醉学教育通常指麻醉住院医师规范化培训，但是学习者可能处于任一经验和培训水平。有时学习者可能来其他专业或职业，而麻醉学培训是这些专业或职业的关键组成部分。随着麻醉学科学和实践的日益进步，执业麻醉医师的继续教育以及再培训显得越来越重要。因此麻醉学教育者会遇到各种各样的学习者，包括麻醉住院医师、医学生、注册为麻醉护士的学生、麻醉医师助理（anesthesiologist assistants，AAs）；此外，某些专业的培训计划需要麻醉专业轮转经历，例如耳鼻喉科、头颈外科、整形修复科、骨科、颌面外科。执业麻醉医师也需要继续医学教育和临床能力的持续证明。因此，教育者必须了解每位学员的背景、经验和目标，并制订相应课程以满足他们的需求。

满足这样一个多样化学员群体的教育需求是一项挑战。一种方法是仔细考虑规范化培训后学习者的专业实践能力和可能涉及的麻醉学知识。教育者应该明确学习者当前的麻醉学知识状态，以便制订相应的学习计划。例如，一位耳鼻喉 - 头颈外科的住院医师可能会作为实习医师参与为期 1 个月的麻醉科轮转。培训目标包括掌握术前评估、气道评估并能预测困难面罩通气和困难气道。区域麻醉或硬膜外麻醉等内容对这组学员来说就显得不甚重要。

非麻醉医师继续教育培训也非常重要，但是本章的重点是美国医学生、麻醉学住院医师培训。对这些培训者而言，麻醉学课程包括正式和非正式教学、适当的临床工作以及其他学习活动。课程通常在限定的时间段进行，从医学生 1 ~ 2 周的轮转到 3 ~ 5 年的麻醉学住院医师和亚专业医师的培训不等。具体教学目标、临床实践和教学课程对处于不同培训阶段的学生

表 9-1 麻醉教学中学习原理的应用示例

学习原理	教学策略
教师必须确定学习者的现有理解水平	使用无标准答案的问题 将预测验或观众即时响应系统作为授课第一步 案例讨论时，介绍完案例梗概后，允许学习者分享先前的经验
教师必须了解常见的概念障碍（误解）和有效的教学策略	采用多样化的教学材料（例如教科书、网页、模拟、视频、播客） 采用多种教学方法（例如演示、讨论）而非单一教学（例如讲演）
学习环境以知识为中心	注重知识的实际应用（例如，如果学习基础科学问题，要发现其临床应用） 将正在学习的知识与学习者希望在实践中能胜任的具体实例结合起来
学习环境以评估为中心	复习一个知识点时，通过实际问题来复习而不是简单的再重复 对于要参加 ABA 执照考试的住院医师，向他们说明正在讨论的话题在以往的考试中是如何体现的（例如考试关键词）

来说相差很大。

医 学 生

麻醉医师的医学知识和临床技能基础是在医学院奠定的。因此，麻醉教育工作者必须了解医学生的课程设置以及如何传授临床技能。表 9-2 显示了美国医学生、全职教员和麻醉学教员的数量。麻醉医师仅代表医学院教员的一小部分，但是应该参与到医学院课程委员会，以便了解学校课程管理并施加潜在影响，将麻醉教育经验融入到课程中。必修（"核心"）的麻醉见习具有诸多优点，但目前许多医学院校并没有要

求学生麻醉见习[10]。虽然亲身接触麻醉实践的做法最直观，但医学院课程制订者们可能更关注与所有医学生相关的问题。麻醉医师擅长的领域包括心血管和肺应用生理学、临床药理、疼痛管理、术前评估、危重患者治疗以及基础和加强心脏生命支持。此外，麻醉医师可传授一些基本操作技能，如气道管理和开放血管通道。除了提供教学，麻醉医师能够影响医学生看待麻醉学的态度。最后，尽管有许多因素影响专业的选择，但选择麻醉职业的学生更有可能是参加过麻醉专业临床见习[11]。

传统的见习模式围绕单个学科，通常是在本科医学课程的后半年侧重于住院患者管理。传统的麻醉专业见习偏向于术中患者管理的麻醉实践以及预定主题的教学课程。为期2周的麻醉见习安排示例见表9-3。

核心临床见习年的一种新模式结构是纵向、综合的见习制度[12]。所谓纵向是指学生需在综合机构进行6～12个月的学习。学科的综合性通过基于学科经验的综合计划或通过让学生接触各种各样由初级保健医师接诊的患者来实现[12]。这种方法能够使医学生体会患者对卫生服务的看法，并且提供了在整个病程期间对患者进行治疗的机会，即使治疗可能涉及不同的专业。将麻醉专业教育融入到纵向综合的见习制度的示例见框9-2。一个明显的缺点是麻醉临床经验积累的时间滞后，但是教师的连续性利于其关注到学生尚未完成的学习目标。许多因素影响纵向见习模式的推广速度，包括资金原因以及教学时间和培训的需求。

学习者的年龄差异

对以学习者为中心的教育环境的关注同时影响着教育工作者和学习者。教育者们应该意识到新时代的学习者需要以不同的方法传授知识，并通过互动性更强的教学方法和技术来达到学习目标。毫无疑问，教育者们已经意识到当今的学习者存在年龄差异。在医学院校，绝大多数学生来自于两个年龄阶段：X一代（1965—1980年出生）和千禧一代（1981—1999年出生）。一家医学院对800多名1989—1994年和2001—2004年之间入学的毕业生做了调查[13]。调查工具为16项人格因素问卷，衡量了16项独立的人格因素。千禧一代的学生在规则意识、情绪稳定性、敏感性和完美主义等方面的得分明显高于X一代。X一代在独立自主方面的得分高于千禧一代。目前尚不清楚医学院、住院医师制度和专科计划如何（或者是否需要）去适应新一代的学习者。教育者们已经提出质疑，学习者人格特征的改变是否应该引起医学专业教学、建议和

表9-2　美国医学院医学生及全职教员（总数及麻醉学专业）人数

学年	医学生人数	全职教员总数	麻醉学全职教员人数（占总人数的比例）
1990	65 081	72 320	3393 (4.7%)
1995	67 030	90 016	4535 (5%)
2000	66 500	102 446	4979 (4.9%)
2005	68 280	119 025	5471 (4.6%)
2010	75 394	133 452	6469 (4.8%)

Data from Rowley B, et al: Graduate medical education in the United States, JAMA 264:822-832, 1990; Graduate medical education, JAMA 274: 755-762, 1995; Graduate medical education, JAMA 284:1159-1172, 2000; Graduate medical education, JAMA 294:1129-1143, 2005; Brotherton SE, Etzel SI: Graduate medical education 2006-2007, JAMA 298:1081-1096, 2007; Brotherton SE, Etzel SI: Graduate medical education 2010-2011, JAMA 306:1015-1030, 2011; and The Association of American Medical Colleges. Available at <http://www.aamc.org>. (Accessed 28.02.13.)

表9-3　医学生2周麻醉见习安排示例

	星期一	星期二	星期三	星期四	星期五
第一周	适应 气道专题培训组 镇静讲座	临床分配	术前评估讲座 临床分配	临床分配	临床分配
第二周	模拟/危机管理课程 临床分配	案例讨论 临床分配	大查房 临床分配 急性疼痛讲座 机械通气讲座	临床分配	临床分配 反馈会谈

学习活动：
• 临床分配——教员和住院医师临床教学。
• 互动专题培训组——气道管理、模拟/危机管理、反馈。
• 讲座——镇静、术前评估、急性疼痛、机械通气。
• 基于案例的会议——案例讨论、大查房

框 9-2　纵向的麻醉学见习经历示例
• 见习期：1 年 • 分配至麻醉学的时间：6 天 • 教学课程：6 次讲座，模拟练习 • 麻醉学导师的连续性：6 天均由一名导师负责 • 需要掌握的患者管理经验和学习目标 　• 骨科手术患者：区域麻醉、喉罩放置 　• 普外科手术患者：基本的麻醉药物药理学、气道管理、 　　术后疼痛管理方法 　• 大型脊柱外科手术患者：监测、输血方法 　• 胃旁路手术患者：困难气道管理方法、术后疼痛和患者 　　安全

Adapted from Sullivan KR, Rollins MD: Innovations in anaesthesia medical student clerkships, Best Pract Res Clin Anaesthesiol 26:23-32, 2012

框 9-3　住院医师学习者的优秀特征精选
1. 拥有极为丰富的知识，并能将这些知识运用于患者诊疗 2. 熟练执行日常工作中的基本任务 3. 拥有好奇心且热爱学习，试图去解释 "如何" 和 "为什么" 4. 拥抱错误：最大限度地利用自己和他人的错误，并用以改善自己的实践 5. 责任心：有效和高效地使用时间，喜欢帮助患者和同事 6. 高度的个人主动性：完成要求事项并做得更多 7. 可靠性：当被要求做一些事情，可以坚信任务能够完成 8. 亲切友善：因为待人公平和尊敬，并且真正关心别人的幸福而受到大多数人的喜爱 9. 性格：诚实、无私、善解人意、值得信赖

Adapted from Gunderman R: Achieving excellence in medical education. ed 2, London, 2011, Springer

指导计划以及教员发展等方面的改变 [13]。

　　教育者应当意识到学习者年龄段的改变，但是学习者也应该清楚他们的教师对优秀的期盼。在住院医师水平，有几项特征被定义为优秀（框 9-3）[14]。另一个框架是探讨需要教育者完成的七个核心任务（表 9-4），从而确定学习者需要完成的相应任务（表 9-5）[15]。

住院医师和专科教育

ABA、ACGME、学校和科室的职责

　　麻醉学住院医师培训的教学课程和核心能力由 ACGME 和 ABA 设定。美国的住院医师计划由 ACGME 认证。此外，ACGME 还为以下麻醉学亚专业提供认证：危重症医学、疼痛诊疗、小儿麻醉、成人心胸手术麻醉以及产科麻醉。麻醉学专业核心住院医师和 ACGME 亚专业受训人的数量见表 9-6 和表 9-7。ACGME 针对所有毕业后医学教育培训项目涉及

表 9-4　教学任务要求与说明

任务	说明
临床教学	传授恰当的知识、技能、态度
大小不同的班级教学	备课和授课，可采用适当的小组式教学
促进和管理学习	辅助培训者实现学习目标，为职业目标提供建议和指导
制订学习计划	管理从需求评估到实施的课程开发过程
创建和使用教学资源	创建教学材料，包括手册和多媒体资源；应用包括基于互联网的模拟和临床模拟训练在内的合理的教学技术
评估培训人员	依据学习环境和学习目标采用适当的评估工具
评估课程并承担教育研究工作	使用恰当的方法评价课程、教师和资源材料，鼓励医学教育研究

Adapted from Hesketh EA, Bagnall G, Buckley EG, et al: A framework for developing excellence as a clinical educator, Med Educ 35:555-564, 2001

的相关问题提出了统一的计划要求，包括机构职责、计划人员和资源、住院培训合约、教学计划、评估制度、住院医师在学习和工作环境中的工作时间以及培训计划的革新 [16]。

　　ACGME 认证住院医师培训计划，ABA 则对个体麻醉医师提供资格认证。麻醉住院医师需要参加每年的培训考核。住院医师培训结束后，符合条件的住院医师参加 ABA 举办的第一部分（笔试）和第二部分（口试）考试。2012 年，ABA 将第一部分考试又分成两项。基础考核侧重于麻醉学基础知识和基础临床实践，在临床麻醉第二年（CA-2）初进行；高级资格考核侧重于麻醉学临床实践，尤其是亚专业和复杂临床问题的考核，在住院医师培训结束后进行 [17]。应用考试（口试）计划于 2016 年开始，成功通过基础考核和高级资格考核后方可参加，而且它将包含客观结构化临床考试（objective structured clinical examination, OSCE）。ABA 针对认证过程中 ITE、基础和高级资格考核发布了一个内容纲要（附录 9-1）。培训计划通常在教育课程中体现和解决相关许多内容。ABA 同时负责麻醉亚专业的资格认证，包括危重症医学、疼痛诊疗、姑息治疗及临终关怀医学、睡眠医学和小儿麻醉。颁发证书的数量由美国医学委员会（American Board of Medical Specialties, ABMS）公布，ABA 是其下属 24 个医学专业委员会之一 [18]（表 9-8）。

表 9-5　教学任务与学习者角色

教学任务	学习者角色	学习者说明
临床教学	临床学习者	做一个"认知型学徒"观察并使用临床医师的思维过程。运用学到的技能，发现和思考新的概念
大小不同的班级教学	信息接收者	充分理解，联系已有知识（例如使用教科书或其他资源）。帮助同伴可能有助于巩固理解。提问"为什么这个主题被提出？"和"就这个主题我知道多少呢？"注重发现问题和提出问题
促进和管理学习	教学推动者、被指导者	不应该做一个"空箱子"被动地接收信息。应作为教师的推动者，倾听并准备做出反应。学习的意愿要明确。帮助指导教师抓住学习进程中的关键点。作为被指导者，学习者需要给予教师激励和动力，以使其继续充满兴趣和热情地工作。通过在场、好奇和互动来做到这些
制订学习计划	课程共同策划人、积极的参与者	学习者应该明白医学课程的艰巨性，要努力跟上教学步伐，如果进度过快或过慢应该提醒教师。学习者应积极地参与到课程中
创建和使用教学资源	资源消费者	利用（"消费"）学习资源，包括教师提供的资源及外部资源。鉴于互联网信息的泛滥，最大的挑战往往是不要消费什么
评估培训人员	教师的评审员	应争取以有效、可靠、公平和一致的方式去评价教师是否进行有效的授课或教学。也需要评估教师的专业互动
评估课程并承担教育研究工作	课程评估者	提供有关学习进程和课程内容的反馈，使教师来适应或修改课程，以满足学习者的需求

Adapted from Karakitsiou DE, Markou A, Kyriakou P, et al: The good student is more than a listener—The 12+1 roles of the medical student, Med Teach 34:e1-8, 2012

表 9-6　麻醉学及麻醉专科的 GME 项目、住院医生及专科医生数量
（美国 ACGME 认证的 GME 项目中的麻醉住院医师）

学年	麻醉学住院医师培训项目数	麻醉学住院医师总数	毕业于美国医学院校的麻醉学住院医师人数	住院医师人数 / 所有 ACGME 认可或联合的 GME 项目的住院医师人数
1990	157	4362	3871（88.7%）	4144/69 798
1995	149	5490	4395（81.1%）	4245/85 732
2000	134	3837	1627（42.4%）	4268/85 460
2005	132	4785	3450（72.1%）	4151/86 975
2010	132	5322	4212（79.1%）	4128/91 963

GME，毕业后医学教育

虽然 ABA 和 ACGME 规定了培训的内容和要求，但仅此并不能确保麻醉医师的培训能够满足当前和未来专业的需要。两个机构均已批准了培训住院医师的改革方法，包括整合核心住院医师培训项目和亚专业培训，并拟将核心住院医师培训制度与研究培训相结合来进行学术人才的培养。

科室和学校的职责包括为培训项目提供各种资源。科室的教职员工是住院医师的主要教育者和评价者。科室主管必须确保合理的非临床时间分配，以满足职员的行政和教学需求。住院医师（以及 ACGME

亚专业学员）的工资由联邦医疗保险（Medicare）支付，但是资助的总职位数量是有上限的。如果联邦医疗保险资助减少且医院不提供资金支持，那么科室就不得不提供资助或者减少住院医师数量。机构（科室、学校或教学医院）必须为教育项目提供足够的空间和设备，包括教室、学习区域、办公空间及工作设备。

住院医师教育

在过去的几年中，医学教育已经重新聚焦于将具

表 9-7　麻醉学及麻醉专科的 GME 项目、住院医生及专科医生数量
（美国 ACGME 认证的 GME 项目中专科麻醉医师）

学年	麻醉学亚专业培训项目数	麻醉专科医师总人数	毕业于美国医学院校的麻醉专科医师人数	麻醉学亚专业人员 / 所有 ACGME 认可或联合的 GME 项目的专科医师
1990	危重症医学，27	7	4（57.1%）	2447/8006
1995	危重症医学，46	70	52（74.3%）	3264/12 100
	疼痛诊疗，55	112	83（74.1%）	
2000	危重症医学，53	59	29（49.2%）	3678/12 529
	疼痛诊疗，98	215	100（46.5%）	
	小儿麻醉，37	63	33（52.4%）	
2005	危重症医学，47	43	20（46.5%）	4095/14 316
	疼痛诊疗，95	190	88（46.3%）	
	小儿麻醉，43	91	43（47.3%）	
2010	成人心胸手术麻醉，47	69	42（60.9%）	4747/17 877
	危重症医学，46	80	41（51.3%）	
	疼痛诊疗，92	244	172（70.5%）	
	小儿麻醉，46	143	104（72.7%）	

United States, JAMA 264:822-832, 1990; Graduate medical education, JAMA 274:755-762, 1995; Graduate medical education, JAMA 284:1159-1172, 2000; Graduate medical education, JAMA 294:1129-1143, 2005; Brotherton SE, Etzel SI: Graduate medical education 2006-2007, JAMA 298:1081-1096, 2007; Brotherton SE, Etzel SI: Graduate medical education 2009-2010, JAMA 304:1255-1270, 2010

表 9-8　美国医学委员会证书颁发情况

学科	至 1997 年	1997—2006 年	2000—2006 年	2007—2011 年
麻醉学 *	28 515	12 012	7592	7832
危重症医学 †	—	480	267	301
疼痛医学 ‡	—	1941	1233	1032
姑息治疗及临终关怀医学 §	—	—	—	59
睡眠医学 ¶	—	—	—	4
小儿麻醉学 #	—	—	—	—
全部专业	602 578	242 684	167 656	127 009
全部亚专业	—	76 782	51 057	54 454

Data from 2012 Reference handbook and certificate statistics, Evanston, IL, 2012, American Board of Medical Specialties.
*ABMS 于 1938 年颁发第一本证书，于 2000 年颁发具有年限（10 年）的证书。
†ABMS 于 1986 年颁发第一本证书，于 2000 年颁发具有年限（10 年）的证书。
‡ABMS 于 1993 年颁发第一本证书，于 1993 年颁发具有年限（10 年）的证书。
§ABMS 于 2008 年颁发第一本证书，于 2008 年颁发具有年限（10 年）的证书。
¶ABMS 于 2011 年颁发第一本证书，于 2011 年颁发具有年限（10 年）的证书。
#ABMS 于 2013 年颁发第一本证书，于 2013 年颁发具有年限（10 年）的证书

体能力的认证作为衡量精通程度的标准，并将其作为培训水平进阶的指导。将专业能力分解为各部分能力的教育称为技能（compentency）培养，其在 60 年前被首次提出，并作为关注医学教育效果的一种方法。在医学教育中，以技能为基础的教育方法被美国、加拿大和苏格兰（现在在许多其他国家）采纳，由此形成的评估框架取得了显著效果。以技能为基础的医学教育是指"利用技能的构成框架，以结果为目的来进行医学教育项目的设计、实施、评估和评价"的一种教育方法[19]。通常所说的技能是指医疗专业的可观测

的行为（例如知识、技术、态度），可以被衡量和评价。而"胜任（competent）"一词是指"在特定的医学教育或实践阶段、在特定背景下、在所有领域拥有的所需要的本领"[19]。作为记录能力的工具，一项技能必须能够被观察、测量和评估，而不是简单地被描述。

以技能为基础的医学教育（competency-based medical education，CBME）的主要原则如下[19]：

1. 注重结果　包括确保每位毕业生做好实践准备，并能够胜任他们将来打算从事的各个领域。
2. 注重能力　课程围绕技能培养设置，而不是仅列出目标知识长单。
3. 不强调以时间为基础的培训　CBME将焦点转移到实际能力的获取上，而不是花费在培训上的时间。
4. 提倡更多地以学习者为中心　CBME鼓励学习者通过规划一条清晰的、设定的一个个里程碑向能够胜任甚至更高水平前进的道路，对自己的培训进程负责。

当用于描述某特定从业者的表现时，词汇competence 和 competency 可能会相互混淆[20]。为了简化术语，competency 可以视为一项技能，competence 则被视为众多表现的一个方面。例如，能置入鼻胃管是一项用于患者治疗的技能（competency）。一名实习医师可能会胜任（competent）（有能力）插入鼻胃管（competency），但是他可能并不是此项操作的专家。因此，虽然确保从业者能够胜任工作是CBME的目标，但是教育者（和学习者）也应该注重更高水平（即更娴熟）的发展。此外，一个人可能在某时间点能够胜任（competent），但是不能保持这种能力（competence）。或者说在某场合能够胜任某项工作，但在别的场合就不行。一个人也可能在没有压力或不紧张的理想情况下能够胜任（competent），但在紧急或突发情况时却不能保持同等水平的能力（competence）。

ACGME 核心能力

1999年，ACGME开始了"成果项目"，将住院医师培训认证的重点由培训的结构和过程向培训成果转移——即以技能为基础的医学教育[21]。在成果项目的第一阶段确立的目标是展示技能的学习。在第二阶段，项目将技能培养融入到课程和评估过程。在第三阶段，将住院医师绩效数据作为改进项目的一种手段。在第四阶段，ACGME将重点放在确定标准化培训计划上。权衡13大类84种医师潜在技能后，医师的工

表 9-9　ACGME 核心技能与麻醉管理——示例

麻醉事项	相关的 ACGME 核心技能
术前门诊评估患者	患者管理，交流沟通能力
确定静脉麻醉药剂量	医学知识
放置颈内静脉导管	患者管理
与手术室和恢复室护士互动	职业素养，交流沟通能力
患者神经损伤——涉及质量改进/患者安全委员会	系统实践
患者中心静脉置管感染——参考医学文献，比较预防策略	以实践为基础的学习和提高

作被分解为六大核心技能（患者管理、医学知识、职业素养、交流沟通能力、系统实践和以实践为基础的学习和提高）[22]。从那时起，此六项核心技能也被医学院校、认证委员会（包括ABA）、继续医学教育项目、美国骨科协会和联合委员会采纳。ACGME核心技能是所有专业培训计划的共同要求。具体内容详见附录9-2。其中两项技能（系统实践和以实践为基础的学习和提高）仅根据它们的名字可能很难理解，尤其是对于没有在其他环境中使用过那些术语的人来说。如何围绕技能来说明麻醉医师的工作见表9-9。具体专业的住院医师检查委员会（Residency Review Committees，RRCs）决定住院医师和亚专业医师的培训项目要求。各专业的项目要求必须涵盖ACGME核心项目要求的所有方面。麻醉专业项目要求的关键组成部分见框9-4。

广泛采用的技能培养模型带动了住院医师技能水平评估工具的发展。2000年，ACGME联合ABMS共同公布了评估工具箱，共包含13项测评工具：360度评估、病例激发回忆口试、检核表评价、整体评分、客观结构化临床考试、病程/医疗程序记录、患者调查、学习历程档案、病历复查、模拟、标准化口试、标准化患者测验和多选题[16]。一项针对4种测评工具的回顾性调查试图确定6项核心能力是否能够可靠而又有效地被单独评估[23]。除了医学知识以外，该研究未能发现一种方法可对各项技能进行独立评估。现有的测评工具反映数种不同的技能。例如，一项大型研究检查了92个专业超过1300名住院医师的整体评分[24]。虽然整体评分要求教职员工根据6项技能对住院医师进行分级，但分级结果分析显示两项独立因素可以解释评价结果的绝大部分差异。这两项因素为"医学知识、患者管理和系统诊疗"和"人际沟通能

表 9-10 医师技能发展的 Dreyfus 模型原理

技能水平	说明和属性
新手	需要规则和协议的指导 使用分析推理解决问题 筛选和优化信息的能力最低 无法应对复杂情况
高级初学者	能够根据以往的经验通过规则和信息确定相关性 同时使用分析推理和模式识别来解决问题 能够部分解决复杂的任务
胜任	拥有更广泛的经验，所以能够更频繁地使用模式识别来解决问题 可能需要通过分析推理来解决复杂的或少见的问题 把任务作为一个整体看待（即能通观全局） 寻求并听从专家的意见，且能有效地使用 依赖精心的规划和经验，较少依靠直觉
精通	经验之丰富使其大量使用模式识别，临床问题的解决似乎凭借直觉 一贯符合公认的临床标准 适应不断变化的情况，可从已知向未知情况进行推断 遇到某些问题可能还需要分析推理去解决
专家	行为基于经验和直觉 表现卓越 能注意到意外情况 能够区分出不符合模式识别的特征 复杂情况下，分析和直觉方案切换自如

Adapted from Carraccio CL, Benson BJ, Nixon LJ, Derstine PL: From the educational bench to the clinical bedside: translating the Dreyfus developmental model to the learning of clinical skills, Acad Med 83:761-767, 2008; and Khan K, Ramachandran S: Conceptual framework for performance assessment: competency, competence and performance in the context of assessments in healthcare—deciphering the terminology, Med Teach 34:920-928, 2012

力和职业素养。"尽管目前尚不清楚现有的测评工具能否对个人技能进行区分，但能做到就一项技能或一个子集的不同绩效水平进行区分[25]。

评估和里程碑

以技能为基础的教育原则可以与技能获取模型相结合，从而形成一个更丰富的绩效考核的框架。Dreyfus 模型即为此种框架，它源于美国空军资助的一项针对飞行员技能获取的研究[26]。该模型描述了从新手到专家的五个发展阶段。在医疗领域，该模型用以描述医师和护理技能的获取[20, 27]。Dreyfus 模型原理见表 9-10。对于意欲进步到专家阶段的个体，他们需要监管、培训以及缜密精细的专业实践机会[20, 28]。

临床技能考核的另一个框架被称为 Miller 金字塔。Miller 是一位德高望重的医学教育家，他认为"没有哪种单一评价方法可以针对成功医师实施的复杂专业服务提供所有评估需要的数据。[29]"他提议了一个评估框架（表 9-11），并指出"毫无疑问，考试推动教育系统的发展"。Miller 金字塔在考虑学习者的进展和判断需要的绩效考核类型方面是有价值的[20, 28]。但此模型也有诸多不足之处。首先，"知道如何做"（knows how）被贴上"能力"（competence）的标签，"展示如何做"（shows how）被认为是"能执行"（performance）。当这些词放于以技能为基础的医学教育和绩效考核的 Dreyfus 模型背景下，很容易引起误解。其次，对学习者的评估受到工作环境的影响。例如评估受试者的直接观察能力时会受到他们评估知识的影响，从而不一定能反映他们的实际能力。再次，该模型意味着如果

表 9-11 临床评估的 Miller 金字塔结构

金字塔级别（由高到低）	说明	可能的评估方法
去做	临床实践中学习者做了什么	直接观察，现场评估
展示如何做	学习者展示如何去做（即实施）	模拟，客观结构化临床考试，标准化患者
知道如何做	学习者必须知道如何使用积累的知识	案例演示，评论
知道	学习者知道需要什么来行使专业职能	认知测验

Adapted from van der Vleuten CP, Schuwirth LW, Scheele F, et al: The assessment of professional competence: building blocks for theory development, Best Pract Res Clin Obstet Gynaecol 24:703-719, 2010; and Miller GE: The assessment of clinical skills/competence/performance, Acad Med 65:S63-67, 1990

学习者不能"展示如何做"（例如气管内插管模型），那么面对真实患者时也就没有能力去"做"，但这可能是因为模型失真，而并不是学习者技能不足。最后，如果一个学习者可以成功而恰当地实施某项技能，那么就意味着他已获得相应的技能水平并且在所有场合都可以应用。然而，很明显表现有赖于环境[28]。例如，在择期手术前能够放置中心静脉导管并不意味着对急诊室一个半昏迷伤员也能够成功放置。

为完善核心技能方法，ACGME 采用 Dreyfus 技能获取模型来构建技能培养的进度框架，并且倡导各学科实施共同的评估工具以记录住院医师进度完成情况[30]。项目将里程碑用于住院医师评估和反馈体系，ACGME 将使用里程碑作为住院医师方案评审的一部分。各级麻醉住院医师患者管理的进度要求示例见表 9-12。

课 程 发 展

麻醉学住院医师培训课程由临床任务（临床轮转）组成，包括普通科室和亚专业轮转。每次轮转均应有具体的目标和明确的学习目的以及教学和评估方法、教育资源。关于轮转的目标和目的的一个范本见附录 9-3。随着住院医师培训的不断深入，轮转将逐渐变得更有挑战性。住院医师也将更多地承担起患者管理责任，并在整个培训期间接受适当的监管。

为确保麻醉住院医师临床经验的广度，项目要求提供了一项培训结束后必须完成的患者诊疗最小例数列表（框 9-5）。在整个培训期间，住院医师必须掌握进行复杂手术治疗、具有复杂合并症的患者的管理经验。在培训结束时，我们期望，住院医师能够在各种

临床环境下做出合理的临床判断，并且能够在一个治疗团队中担任领导角色。住院医师项目的理论教学和临床教学旨在解决 ABA 内容大纲中的相关问题。此外，ACGME 项目要求规定一些主题必须包含在课程内，包括识别疲劳和睡眠剥夺、警觉性管理和疲劳缓解处理、实践管理、老年医学和门诊手术患者管理。

美国麻醉住院医师需要参加由 ABA 举办的一年一度的培训考试。覆盖指定阅读内容的独立学习历来被当作准备考试的主要方法。一项研究评估了同一培训项目中独立阅读量与培训考试分数之间的关系[31]。每周平均自学时间为 $8 \pm 3.6h$（$1 \sim 20h$）。线性回归分析显示自学时间和考核分数呈现正相关（相关系数 0.64，$P < 0.0001$）。相关性似乎很明显，但这种关系并没有在麻醉培训中得到证实。另一个预期是 ITE 表现可用来预测 ABA 第一部分（笔试，多选题）的考试成绩。这个预期被 2010 年一项研究所证实。该研究发

框 9-5 麻醉住院医师临床实践数量的最低要求

1. 阴道分娩 40 例
2. 剖宫产 20 例
3. 心脏手术 20 例
4. 开放或介入大血管手术 20 例
5. 非心脏开胸手术 20 例
6. 颅内手术 20 例
7. 复杂的、危及生命的损伤救治 20 例
8. 硬膜外麻醉下手术 40 例
9. 脊椎麻醉下手术 40 例
10. 外周神经阻滞下手术 40 例

From ACGME Program Requirements for Graduate Medical Education in Anesthesiology. <http://www.acgme.org/acgmeweb/Portals/0/ PFAssets/ ProgramRequirements/040_anesthesiology_f07012011.pdf>. (Accessed 14-03-2013.)

表 9-12 麻醉住院医师里程碑示例：患者诊疗技能——麻醉的选择和实施

水平 1（CBY 末）	水平 2（亚专业轮转前）	水平 3（亚专业轮转结束）	水平 4（准备毕业）	水平 5（开始独立执业后）
制订患者的治疗计划，包括考虑到潜在的临床情况、既往史以及患者、医疗或手术的危险因素	制订接受常规手术的患者的麻醉计划，包括考虑到潜在的临床情况，既往史，患者、麻醉和手术的危险因素，患者的选择	制订接受常规亚专业手术的患者的麻醉计划，包括考虑医疗、麻醉和手术的风险因素，并参考患者的麻醉倾向	制订和修改麻醉计划，包括考虑医疗、麻醉和手术的危险因素，并在特定条件下考虑进行复杂手术的、身体状况复杂的患者的偏好	为复杂的患者和手术独立地制订麻醉计划，包括考虑医疗、麻醉和手术的风险因素，以及患者的偏好
适应患者管理的新环境	间接监管下进行常规麻醉，包括经常遇见的给予麻醉药后生理改变的管理 适应患者管理的新环境	间接监管下进行专科麻醉，但是可能需要在直接监管下管理更复杂的手术和患者	特定条件下独立进行复杂麻醉，可以监管其他人处理复杂的临床问题	独立实施复杂麻醉管理

From Anesthesiology Residency Review Committee: The Anesthesiology Milestone Project. December 2013. <http://www.acgme.org/acgmeweb/Portals/0/ PDFs/Milestones/AnesthesiologyMilestones.pdf>. (Accessed 19.04.14.).
CBY，临床基准年

现临床麻醉第一年（CA-1）ITE 分数能够很准确地预测第一部分和第二部分的考试成绩[32]。多种因素影响 ITE 分数，包括先前的全国统考成绩、教学计划以及培训者的学习习惯。

工作时间和对麻醉培训的影响

数十年来，住院医师的工作时间一直是毕业后医学教育争议的焦点之一。多年来，每隔一晚住院医师需要在夜间留在医院当值。在值班后的第二天，住院医师还可能继续留在医院管理患者直到夜晚。一周内住院医师的工作时间可能会超过 120h。这种为患者奉献的精神确实可嘉，但毫无疑问会伴有睡眠剥夺并限制其能力发挥。1971 年的一项研究表明，睡眠不足的实习医师（平均 1.8h 睡眠）识别心电图上心律失常的失败率是睡眠 7h 的实习医师的两倍[33]。1984 年大学生 Libby Zion 之死使住院医师值班制度成为全国瞩目的焦点[34]。Zion 因发热、震颤和定向力障碍被送往纽约医院。她被给予静脉输液和哌替啶，后者可能与她正服用的抗抑郁药苯乙肼发生了药物反应。她出现高热并最终死于心脏停搏。曼哈顿大陪审团的调查谴责了住院医师 36h 值班周期以及主治医师的监管不力[35]。纽约市卫生专员们成立了一个专门委员会（即 Bell 委员会），该委员会建议将住院医师的每周工作时间限制在 80h 以内，连续值班不得超过 24h，且无论何时医院必须有高年资医师当值。这些建议于 1989 年被纳入纽约州卫生法典。

ACGME 也成立了工作组并就工作时间发布立场声明。1992 年 ACGME 规定所有培训计划必须每周有 24h 不进行患者诊治，每三晚才能安排一次值班。然而，1992 年的规定并没有对住院医师的工作时间进行特别限制，许多单独专业的 RRCs 硬性规定了这些限制，如内科、皮肤科、眼科和急诊医学。绝大多数 RRCs 选择限制每周工作 80h，急诊部门限定为 72h。改变也源于其他的外部压力，2001 年一份请愿书要求职业安全与健康管理局（Occupational Safety and Health Administration，OSHA）规范住院医师工作时间，因为它是工作中危害健康的隐患。同样，2001 年美国国会考虑立法来限制住院医师工作时间。2003 年，ACGME 将所有专业住院医师的工作时间上限设定为每周 80h。他们还规定最长连续值班不得超过 24h，可延长 6h 保证治疗的连续性和交接。虽然规范工作时间旨在改善患者安全，但是尚不明确是否患者整体安全均得到了改进。考虑到诸多因素影响患者的转归以及现代医疗保健系统的复杂性，这并不令人意

外。美国国会要求美国科学院的卫生部门（即医学研究所）对住院医师工作时间和患者安全之间关系进行研究分析。2008 年，医学研究所发布了一份题为《住院医师工作时间：加强睡眠、监管和安全》的报告。该报告"认为修订住院医师的工作量和工作时间是非常有必要的，此举可更好地保护患者远离疲倦导致的医疗失误，并且可以改善培训医师学习环境。该报告建议住院医师项目应保证住院医师培训期间每天和每周均包含规律的睡眠时间。"[36] 2011 年，ACGME 对其培训项目共同要求进行了修订，增加了工作时间的限制规定。最引人注目的是将实习医师连续工作时间减少到最多 16h。目前的工作时间规定汇总见框 9-6。ACGME 还讨论了影响患者安全的其他方面，包括监管、团队协作、患者交接、职责评测、警觉性管理和疲劳缓解的新标准[37]。

2011 年 ACGME 规定了培训期间适用的三种不同监管水平：直接监管、间接监管和监督监管[16]。直接监管意味着监管医师与住院医师和患者在一起。间接监管有两种类型。在"间接监管且直接监管立即可用"的监管模式下，监管医师就在患者诊疗场所，可以立即提供直接监管。在"间接且直接监管可用"的模式下，监管医师不在患者诊疗场所，但可立即通过电话联系到，并且具备条件提供直接监管。在监督监管水平，监管医师在患者诊疗实施后给予评估和反馈。

自 2011 年 ACGME 工作时间规定出台以来，住

框 9-6　ACGME 工作时间规定

每周最长工作时间

- 工作时间必须限制在每周 80h，包括所有院内工作和夜班

工作周期

- 住院医师必须安排每周至少 1 天休息时间 *。
- PGY-1 住院医师连续工作不得超过 16h。
- PGY-2 住院医师及年资更高者在医院连续工作时间不得超过 24h。
- 治疗中有效的交接对于患者安全和住院医师教育至关重要。住院医师可继续留在现场来完成这些任务，但是这个时间不能超过 4h。
- 特殊情况下，在住院医师自愿的前提下，可以在超出工作时限后继续照顾一名患者。
- PGY-1 住院医师工作间隔应该有 10h，必须有 8h 的休息时间。PGY-1 住院医师不允许值夜班。
- 中级住院医师工作间隔应该有 10h，必须有 8h 的自由时间。24h 工作以后必须有至少 14h 的休息时间。
- PGY-2 及以上住院医师最多每 3 天值一次班 *。
- 住院医师不得安排超过 6 晚的连续夜班。

From ACGME Common Program Requirements. Effective July 1, 2011. <http://www.acgme.org/acgmeweb/Portals/0/dh_dutyhoursCommonPR07012007.pdf>. (Accessed 14-03-2013.).

* 4 周平均数。PGY= 毕业后年限

表 9-13　住院医师和项目指导者对 2011 年工作时间
规定的看法

变量	住院医师的看法 *	项目指导者的看法 †
患者安全	变差：27% 不变：53% 改善：20%	变差：36% 不变：57% 改善：7%
住院医师教育	变差：41% 不变：43% 改善：16%	变差：65% 不变：27% 改善：8%
高年资住院医 师角色准备	变差：52% 不变：38% 改善：11%	变差：73% 不变：25% 改善：2%
高年资住院医 师（或实习 医师）生活 质量	变差：50%（18%） 不变：37%（20%） 改善：14%（62%）	变差：18% 不变：33% 改善：50%
监管	变差：8% 不变：74% 改善：18%	变差：5% 不变：62% 改善：33%
交接频率	减少：3% 不变：26% 增加：72%	减少：3% 不变：10% 增加：88%

Data abstracted from Drolet BC, Christopher DA, Fischer SA: Residents' response to duty-hour regulations–a follow-up national survey, N Engl J Med 366:e35, 2012; and Drolet BC, Khokhar MT, Fischer SA: The 2011 duty-hour requirements–a survey of residency program directors, N Engl J Med 368:694-697, 2013.
* 住院医师回复：6202（23% 回复率）
† 项目指导者回复：549（75% 回复率）

院医师和住院医师培训计划实施者均接受了调查，以确定他们对此改变的看法（表 9-13）[38-39]。值得注意的是，大多数被调查的住院医师和计划实施者认为患者安全和监管有效性没有改变。实习医师的生活质量得到了提高，而高年资住院医师的生活却是雪上加霜。此外能够晋升为更高级别的住院医师更加不容易。其他明显的调查结果包括治疗交接的频率增加，高年资住院医师更多地承担初级住院医师的工作，以及医师辅助人员（执业护士或医师助理）使用的显著增加[38-39]。虽然这些结果是对于新规定的初步经验，但很显然我们需要进行更多的工作来明确它们对里程碑的完成和准备好独立执业准备的影响，毕竟后二者才是住院医师培训计划的最终目标。

麻醉学专科医师培训

随着麻醉专业的进步，在过去的 25 ~ 30 年间一些亚专业也获得了长足发展。它们专注于特定患者人群的治疗和麻醉医学专业分支的科学基础研究。许多亚专业培训由 ACGME 认证，包括危重症医学、疼痛诊疗、小儿麻醉、成人心胸手术麻醉以及产科麻醉。认证过程需要正规的教育课程并遵循核心住院医师项目的诸多规则和规定（技能、里程碑、工作时间限制）。对于 ABA 已经通过正式考试来提供特殊资格认证的亚专业来说，它们具有教育内容要求大纲。对于经过认可但没有正式资格考试的亚专业来说，课程由每个亚专业自行设定，但是尚无对这些教育项目的正式监管。因此，教员们在界定教学内容时有很大的灵活性。更重要的是，许多亚专业未被 ACGME 认证，也缺少 ABA 对培训学员的监管。例如，神经外科麻醉培训项目未经 ACGME 认证，也没有规范的教程和临床课程来指导每个项目和教职员工。其结果是，教员们在确定临床经验和教学及其他教育活动方面具有很大的自主空间，但同时也承担着重大的责任，以保证培训是以循证为基础且全面的。

带教非 ACGME 认证项目（例如神经外科麻醉学）的麻醉亚专业学员意味着，每项单独的项目必须自己规定他们的课程、临床经验、导师制度和学术活动要求。公认标准和监管制度的缺失会导致同一培训项目内以及不同项目间学员经验的巨大差异。非认证的亚专业培训的另一个重要问题是服务与教育的平衡。一个亚专业学员可能会将大部分时间花费在初级主治医师的角色上而非其指定的专科领域，进而削弱他们的教育经验。

麻醉学教学方法

虽然临床医师被认为能够指导同事，教育培训人员和患者，但是很少有人经过教学方法的正规培训。与此同时，我们都有一个隐含的期望，即每一名医师都是一名教师。事实上，医师这个词源于拉丁语 docere，意思是"教"。对于正规的教育计划，医师在教学和评估方法方面教育的不足被认为是一项缺陷。尤其是大学的卫生机构，已越来越清楚地意识到麻醉学教育教职员工培养的必要性[40]。在过去的 10 年中，许多医学院校已经改革了他们的课程，采取一系列新的方法，例如以问题为中心的学习、计算机辅助教学、标准化患者以及模拟训练[41]。同样，住院医师和亚专业培训计划也适应了 ACGME 的新认证要求。为了说明成为一名优秀教师所需的技能，我们需要定义在现代医学教育中遇到的教学角色的类型。一框架描述了作为教师需要完成的七个核心任务（表 9-4）[42]。以下部分将探讨两大最常见的麻醉学教学情境：临床教学和不同班级大小的课堂教学。

临 床 教 学

　　从患者的临床管理中学习是医学教育本质所在。临床环境中的教学面临着众多挑战，包括教职时间和精力的额外需求、临床管理的潜在快节奏及相伴的成果压力，以及同时带教不同层次的学习者。临床教师必须对临床诊疗实行监管，同时将自己塑造为专业榜样，并且为学员创造学习机会[43]。"怎样算是一名优秀的临床医学教师？"这个问题是一篇系统文献回顾的标题[44]。良好的临床教学很显然是多方面的，但是对最常见报告主题的分析显示：教学的非认知方面（如建立与学生的积极关系、创建一个支持性的学习环境、沟通技巧和热情）远较认知方面（如医学或临床知识、临床或教学技能以及临床推理）更重要。

　　已经传播和验证的一种临床教学模型是斯坦福大学教师发展项目[45-46]。该模型将临床教学的重要方面列为七个大类。

1. 营造积极的学习风气　这涉及到教学场所的氛围，包括舒适的学习、教师的积极性和相互尊重。
2. 控制教学课程　这包括教师对交流小组进行关注和决定其教学进度的能力。
3. 沟通目标　指建立预期目标，包括对知识、技能和学习者的态度。
4. 增进理解和记忆　是指用于提高学习者的初步认识，增强其记忆的教学方法。
5. 建立评估技术以评价学习者目标的完成情况　也可被用于持续评估或者最终评价。
6. 提供反馈　是指教师为学习者提供有关他们表现的

信息，以促使其进步。
7. 提倡自主学习　在此强调了掌握继续学习能力的重要性远超教学课程本身。

　　这些技能可以在工作地点培养或者通过与教师发展"同事互助指导"项目合作来获取。

　　临床教学的另一种模式是"一分钟督导老师"，这种模式最初起源于门诊部门[47]。该模式描述了五个连续的步骤，可用其在几分钟内组织起对临床意外事件的应对。

1. 分派任务　要求学习者表达他们对患者诊断或治疗的某方面的见解。此时，教师不能说出他们的意见。
2. 询问支持证据　鼓励学习者分享他们做出判断的理由。
3. 教导一般原则　教师帮助学生了解如何将从该患者处学到的知识应用于其他患者。
4. 肯定正确的地方　依据观察到的行为，正反馈应尽可能地具体。
5. 纠正错误　虽然一些教师避免给予纠正性反馈，但是这对优质患者管理是至关重要的。

　　该模式可适用于许多麻醉学临床场景。关于"一分钟督导老师"教学会话的两个例子见表 9-14。

　　经验丰富的临床教师利用"教学脚本"来指导他们多数的教学互动[43, 48]。教学脚本包括 3～5 个有辅助材料的教学要点，对特定主题学习者常见错误的鉴别，以及为学生创建一个基础构架的有效方法。使用"一分钟督导老师"模式可作为一种开发教学脚本的方法。教师的沟通技巧非常重要，包括积极倾听、对言语和非言语线索的敏感性、提出问题并给予解释。有

表 9-14　临床麻醉中"一分钟督导老师"教学模式示例

场景	步骤	行为	与学习者的对话
您正与一名在麻醉科轮转的医学生一起工作。一位健康的患者正在全身麻醉下接受腹疝修补术。切皮后，患者心率加快	1	分派任务	你认为为什么心率加快了？
	2	询问支持证据	为什么你认为心率加快是由于麻醉深度不足？
	3	教导一般原则	讨论全身麻醉期间突然心率加快的处理。
	4	肯定正确的地方	你很好地将其他生命体征结合到你的评价中，例如血压和呼吸。
	5	纠正错误	未来，在未确保麻醉深度足够的情况下，不应给予 β 受体阻滞剂
您与一名新来的住院医师在 ICU 一起工作。一名低血压的患者需要动脉置管来进行血压监测	1	分派任务	你在何处和怎样为这名患者放置动脉导管？
	2	询问支持证据	为什么你认为导丝有助于这名患者的置管？
	3	教导一般原则	讨论动脉置管的临床经验。
	4	肯定正确的地方	进入皮肤的穿刺针角度最适合使用导丝。
	5	纠正错误	如果导丝变弯，应该更换一个新的导丝

框 9-7　教学中有效提问和解释的策略

提出问题

- 考虑采用封闭式、开放式或澄清式的问题。封闭式问题能唤起简单的回忆，有利于巩固基本知识。开放问题更能够引发深入思考，除非问题过于宽泛。
- 给予学习者足够的时间来回答，避免诱导过快回答。
- 不要立刻回答学习者的提问，用一个反问来代替。
- 回答不够理想时继续提问另外一个问题。
- 使用陈述句来减少交锋，例如"这有时很难理解"。

给予解释

- 解释之前、期间和之后检查其理解情况。注意非语言线索。
- 以易于理解的单位来提供信息（"一口大小的块"）。
- 如合适，将解释放于更广阔的背景下。
- 定期汇总或要求学习者总结，以评估理解情况。
- 重申重点内容，或要求学习者这样做。

Adapted from Spencer J: Learning and teaching in the clinical environment, BMJ 326:591-594, 2003

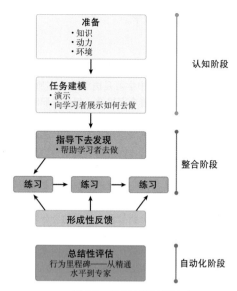

图 9-2　操作性技能教学方法

关如何提问并给予有效解释的实用技巧见框 9-7[49]。

临床教学的另一个方面是操作性技能教学。对于历届医师来说，主要的教学方法可被以下短语概括："看一个，做一个，教一个"。对于专注于患者安全最大化和提高效率的现代卫生服务系统来说，这种方法已不再适用。在动手技能和手术操作的研究文献中，动手技能获取的三阶段理论被广泛接受[50-51]。

在认知阶段，学习者必须从思维的角度来理解任务，然后计划不同的步骤来完成它。教师必须能够分解、解释和展示这些步骤。

在整合阶段，学习者的目标是理解和执行恰当的操作活动。在此阶段，学习者仍必须回顾每个步骤，但是执行起来更加流畅，中断次数也减少。在这一阶段，在形成性反馈的指导下练习至关重要。只有这样学习者才会知道有没有正确地执行步骤，如若没有，应该如何做出相应的调整。

在自动化阶段，学习者能够快速、高效和精确顺利地完成任务。在此阶段，任务的日常执行很少需要认知的投入，这样使学习者将注意力集中于操作的其他方面。操作性技能学习方法描绘见图 9-2[52-53]。第一步是确保学习者具有足够执行该任务的动机和背景知识，并且环境有利于学习。例如，让一名新的麻醉住院医师来对一名合并凝血功能障碍且接受机械通气治疗的肥胖患者进行他的首例颈内静脉置管术就是非常不恰当的。第二步，教师"向学习者展示如何"适当地执行该任务。学习者需要观看由专家对真正患者进行的完整操作演示或视频。然后教师仔细地讲解每一步操作，此时可能会用到模拟或低精度模型。接下来的步骤可以被认为是"指导下的发现"。学习者执行任务的同时教师提供恰当的指导（"帮助学习者去做"）。然后学习者在监管下练习该技能，并获得及时和频繁的反馈。经过充分的实践后进行总结性评价。依据总结性评价的结果，对后续相同类型操作的监管水平可能会下调。作为专长发展过程的一部分，最终期望学习者继续将技能传授给别人。如果一项技能或任务过于复杂，应考虑将其划分为简单的组成部分，分别练习，然后逐步地将整个技能的各部分结合起来，直到学习者能够完成整个复杂的任务。例如，指导住院医师执行基本的经食管超声心动图（transesophageal echocardiography，TEE）检查时，可将任务划分如下：①利用模拟器或患者学习放置 TEE 探头；②利用 TEE 训练器学习操作探头；③学习 TEE 的基本视图，了解每个视图的预期解剖学特征；④在训练器上获得 TEE 视图；⑤在直接监管下对患者施行完整的基本 TEE 检查。

医学院校和住院医师培训项目（希望也包括每位教师）在临床教学方面追求卓越。同样的学习原则也适用于教师们提高他们的教学技能，包括评估的重要性[8]。一家大学医院麻醉科的一项大型研究分析了 5年住院医师教学评估，并讨论了麻醉学住院医师学习者对麻醉学教师们的评价和反馈是否能够提高临床教学成绩。每一名临床教师都有来自麻醉学住院医师的数值评价分数（定量总结报告）和叙述性评论。整体教员的平均教学得分随着时间而增长，同时增长的教学分数也促进了教学的进步。这项研究表明，临床教师能够通过住院医师培训学员的反馈来提高他们的临床教学水平[54]。

课 堂 教 学

不同班级大小的课堂教学是另一种重要的教学技能。斯坦福教师发展项目模式的许多临床教学原则也适用于课堂教学。然而，讲演模式并不利于对学习者学习目标实现情况的评估，且不太可能有太多向学习者提供反馈的机会。在此教学场景下，一些相关的教学原则如下：

1. 学习并尽快使用学到的知识。例如，有关脓毒症诊治的讲座应安排重症监护轮转期间而非在门诊手术室轮转期。
2. 激活已有知识。使用类比和举例与学生现有知识相联系。确保新知识能够有意义地融入到学习者现有知识中。
3. 使其相关。说明演示的信息如何与他们未来的表现相联系。依据学习者的类型（例如医学生、麻醉住院医师）改变讲授内容。案例演示是非常有效的方法。
4. 使用多种模式进行讲解。能够使用不同的方法来呈现信息，如文字、图像、图形、图片、病例或问题。
5. 少即是多。教学时间长短不一定与学习质量相关。例如，多媒体学习的分割原则表明当连续的或大课程被分解成更小的、以学习者节奏为准的部分时，学习效果会更好[55]。

传统大课堂教学的做法是教师授课然后基于讲课内容布置家庭作业。一种名为"反向或翻转课堂的模式"转变了这一状态。基础性学习由学生在课前完成。课前准备包括指定的阅读或在线视频学习，以及一个简短的测试加以强化。课堂时间用于互动练习，例如观众即时响应系统问题和反馈、小组讨论或者案例讨论。这种方法已经在一型大学物理课堂中被采用。该研究表明，翻转课堂的学生有更高的出勤率，课堂互动更积极，知识考试得分更高[56]。在健康科学领域，两家药学院均报告了采用翻转课堂模式转变大课堂教学的积极成果，包括成绩的提高以及学生们对新教学方法的赞同[57-58]。

师资队伍建设

为提高教师的教学能力，许多机构均已出台师资队伍建设计划。一篇综述采用 Kirkpatrick 模型回顾了超过 50 个不同的教师发展项目成果。该模型将影响分为四个水平：学习者反应、学习（态度、知识或技能的改变）、行为改变和结果（在学习者水平或机构本身）[59]。该计划类型包括系列研讨会、专题训练组和长期计划。所使用的教学方法包括讲座、小组讨论、角色扮演、模拟教学以及视频回顾。观察到的有益效果如下：教学行为的改善、教学知识和技能的增长以及对教学和教师发展项目态度的积极转变[60]。依据 Kirkpatrick 模型，促进个体行为改变需要具备四个条件：改变的欲望、知道去做什么、支持性的工作环境和针对改变的奖励[59]。虽然师资队伍建设的努力可以帮助解决前两个条件，但是后两个条件需要教师和学习者团体的支持。

教学新模式

临床实践的改变影响着住院医师的培养，并导致了对新教学模式的需求。科技在患者诊疗中的应用（例如超声引导下区域麻醉和血管穿刺、超声心动图）要求指导者们将这些工具纳入到其临床和课堂教学活动中。其他的教育需求更加难以解决。例如，住院医师管理许多接受介入血管外科手术的患者。然而，在很多培训项目中，住院医师对开放性主动脉血管手术这样复杂的手术操作经验十分有限。麻醉中患者安全的改善减少了住院医师应对危机的锻炼机会。为了保证麻醉医师熟练掌握罕见事件的处理和非常规操作技术，住院医师培训项目必须纳入其他方法来对其进行培训。模拟训练就是方法之一。教师应该了解教育技术的其他进步，它们为传授知识、教学和评估、提供协作性学习环境和提高课堂互动提供了新的方法。这些方法包括在线学习、维基、播客和观众即时响应系统，它们已经越来越多地应用于小学、中学、大学和医学生的教学中。今后，教师们将面对这些方法使用经验丰富的学习者们。利用新的教育技术并不能保证学习过程会更加有效。但教师和学习者们应该去了解这些新的教学模式，因为它们的某些功能可用于辅助我们以上讨论的学习原理。

模拟教学（亦见第 8 章）

模拟是一种以互动方式重建现实以达到培训或其他目的的技术。医学教育中模拟教学的使用涉及多个层面，包括模拟的目的（例如培训、评估、研究）、技术范畴（例如口头角色扮演、标准化患者演员、局部功能模型、虚拟现实培训系统、计算机训练模型、患者模拟人），模拟的场所（例如，家庭办公室、技术实验室、专用模拟中心、实际工作场所——又名"原位"），以及模拟过程中的反馈（例如无反馈、模拟器自动批判、实时导师点评、基于视频的事后汇报）[61]。对于医学生麻醉学员来说，模拟训练也用于操作技术的教学外周静脉置管、面罩通气、直接喉镜检查和气管内插管等人。一个患者模拟人可以用来指导麻醉科新住院医师学习术中危急事件的处理[62]。虚拟现实技术的椎管内麻醉模拟器可作为完整培训项目的一部分，提供知识测验、模拟测试和临床检验[63]。模拟训练也可用于麻醉学及其他卫生领域危机管理和团队协作培训的教学[64]。一些类型的评估也可利用模拟训练进行，包括操作技能[65]、急症救治技巧[66]，以及非技术技能，例如交流能力、团队合作能力和情境感知能力[67]。

2011 年麻醉住院医师检查委员会增加了一项新的要求，即所有的美国住院医师必须每年至少参加 1 次模拟临床练习。一项 2010—2011 年对美国大学医院麻醉医师的调查显示，在他们部门的住院医师每年参加 2 ~ 3 次的模拟课程（R. Schell，M. Pardo，R. Gaiser，未发表数据）。2008 年一项针对加拿大所有麻醉医师的调查显示他们每年平均（中位数）参加 2 次模拟训练课程[68]。很多住院医师（81%）在模拟练习中出现过焦虑，原因包括不知道他们将要处理的事件内容、不知如何在同伴和教员面前表现以及先前的模拟经验有限。尽管有些焦虑，但加拿大的住院医师们表示希望每年参加更多的模拟课程，并更多地参与到多学科场景模拟。

与没有干预相比，卫生专业教育领域的技术增强性模拟训练始终对知识、技能和行为结果产生着巨大影响[69]。然而尚无证据表明模拟训练可以改善患者治疗效果。需要解决的一个问题是：模拟训练用于临床操作和行为能力评估的有效性和可靠性有多大？换句话说，在一设定场景下的表现能够预测未来实际操作中的水平吗？

模拟训练可以为刻意的练习提供机会（换言之，通过较长时间的练习达到卓越），但是现在的大多数麻醉培训项目在结构上并不能提供广泛和频繁的模拟培训。尽管团队合作的重要性已得到普遍认同，但将模拟训练用于团队协作培训尚未充分开展。

在 线 学 习

在线学习（E-learning）又称网上学习、线上学习、分散学习、计算机辅助教学或基于互联网的学习。其优点包括获取途径广泛、自我设定学习进度以及保证课程的统一。但是，在线学习模块必须遵循适当的教学设计原则[70-71]。如若设计得当，在线学习将是一种灵活的、吸引人的、以学习者为中心的交互式教学方法。一项荟萃分析表明，在线学习具有与传统教学相当的时间和学习效率[72]。

维 基

维基（Wikis）是一系列由个人团体进行编辑的协同性网站（例如维基百科）。维基可作为教育资源的中央存储库，例如幻灯片演示、讲义、讲座播客和期刊文章。维基可以成为一个协作的工具，积极参与到学习者自身知识的构建，当学习者向别人提供教学内容的同时也让他们获得了当老师的机会。潜在的不足之处包括维基开放访问的性质，这可能会导致用户添加不准确的信息。由国际麻醉研究学会主办的一个维基网站 OpenAnesthesia.org 是一个专门指向麻醉学住院医师学员的在线工具包[73]。

播 客

播客（Podcasts）是可下载到便携式媒体播放器的音频或视频资料库，增加了移动学习的可能性。播客被广泛应用于医学院校，使学习者用于回顾课堂上的讲座。虽然讲座是被实时记录的，但是它们可以正常速度的两倍来回放，从而能够更加有效地利用材料。

观 众 即 时 响 应 系 统

观众即时响应系统（audience-response system，ARS）是一项课堂技术，它能够使学习者通过小型、手持遥控键盘（"表决器"）来回答幻灯片讲义中的问题。ARS 在教育中的应用如下：①评估学生的准备工作；②向教师提供学习者理解状态的形成性反馈；③增强互动和学生的注意力；④进行测验或测试；⑤使授课者的讲解更加有趣[74]。在课堂上使用 ARS 时，学生们普遍反应积极，其原因包括响应的匿名性、对学习的强化以及能够与他人比较自己的答案。最近的一项有关 ARS 在卫生专业应用对学习效果影响的系统综述为肯定 ARS 提高学习效果提供了一些支持，尤其是其将 ARS 互动学习课程与非交互式课程进行了比较[75]。

麻醉学教育中技术的使用和认可

2011 年，大学麻醉医师联盟（Association of University Anesthesiologists，AUA）的成员们接受了有关麻醉学住院医师教育中技术和技术应用情况的调查。（R. Schell，M. Pardo，R. Gaiser，未发表数据）当受访者被问及他们对技术使用的总体感受时，绝大多数人汇报说，他们喜欢使用和学习新的技术。他们的科室所使用技术的相关数据见图 9-3。大部分的受访者都使用过患者模拟和在线学习模块，而维基和虚拟现实是使用最少的。AUA 的受访者几乎一致认为科技在未来教育中的应用会增加。然而，认为技术会越来越多地使用的原因包括"新一代的学习者期待它"和"申请者对项目的竞争。"很少有人认为技术应用的增加是因为它"可以取代临床培训"或"改善结果。"

麻醉学教育的未来

在过去的 10 年，麻醉科住院医师的数量有所增加，而且医学生中申请者群体的学术功底也更为扎实。然而，以下一些因素可能会影响医学生选择麻醉职业生涯的意愿，包括医疗环境的改变、不同的职业期望以及正在进行的关于医疗卫生行业中非医师角色的争论。培训计划必须使毕业生们为他们将在临床实践中扮演的角色做好准备。麻醉学教育应广泛地在临床经验的基础上，辅以模拟训练或其他教学方法。目前，已有较大比例的住院医师培训在手术室外进行。很可能对于未来的麻醉医师来说，这些手术室外的临床活动将会更重要。评估工具例如"里程碑"在培训中对住院医师的引导非常有益，或许在整个职业生涯中亦是如此。住院医师需要不断参与到质量改进过程中，包括使用析因分析和其他方法来批判性地评估患者诊疗质量和转归。随着医疗卫生工作复杂性的增加，住院医师应该了解循证实践的使用和应用会对患者治疗产生何种影响。面临着日益增加的公共责任——对患者安全、医疗质量、培训项目的监管和个体执业者，我们必须迎接挑战，以满足未来的医疗卫生需求。

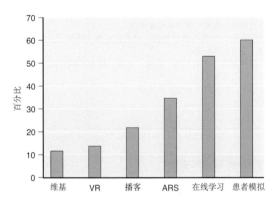

图 9-3 麻醉教育中技术的应用。大学麻醉医师联盟成员于 2011 年针对"以下哪种技术是你们部门目前使用的？"的回复（R. Schell, M. Pardo, R. Gaiser; 未发表数据）

参 考 文 献

见本书所附光盘。

附录 9-1 美国麻醉学委员会内容大纲学科列表（节略）

基础科学
- 解剖学
- 物理学、监测以及麻醉学相关设备
- 机械学
- 药理学

临床科学
- 患者评估和术前准备
- 区域麻醉
- 全身麻醉
- 麻醉期监测与镇静
- 麻醉期静脉输液管理：水、电解质、葡萄糖的需求与分配、晶体液 *vs.* 胶体液
- 并发症（病因学、预防、治疗）
- 术后随访
- 特殊技术

各系统相关的基础及临床理论
- 中枢和外周神经系统
- 呼吸系统
- 心血管系统
- 胃肠和肝
- 肾和泌尿系统
- 电解质平衡
- 血液系统
- 内分泌和代谢系统
- 神经肌肉疾病与紊乱

临床亚专业
- 疼痛诊疗
- 小儿麻醉
- 产科麻醉
- 耳鼻喉手术的麻醉：气道内镜、激光手术、风险、并发症（例如气道火灾）
- 整形手术和吸脂术麻醉
- 腹腔镜手术麻醉、胆囊切除术、妇科手术、胃吻合、食管裂孔疝修补术、麻醉管理、并发症
- 眼科麻醉、球后和球周阻滞、开放性眼外伤
- 矫形外科麻醉、止血带管理、并发症、区域麻醉 *vs.* 全身麻醉
- 创伤麻醉
- 门诊手术的麻醉
- 老年人麻醉 / 老化
- 重症监护

麻醉学科中的特殊领域
- 电痉挛治疗法
- 器官移植：病理生理学和临床管理
- 放射诊疗，计算机断层扫描，磁共振成像和麻醉适应证及管理，手术室外的麻醉
- 医源性损伤：药物滥用、疲劳、老化、视力和听力障碍、《美国残疾人法案》
- 伦理学、职业常规和法医学争议

From American Board of Anesthesiology: Content Outline, Basic/Advanced. Revised January 2014. <http://www.theaba.org/pdf/Basic-and-Advanced-Content Outline.pdf>. (Accessed 19.04.4.)

附录 9-2 住院医师培训项目要求中的 ACGME 技能

课程设置必须包括 ACGME 能力评估

患者管理

住院医师对患者应该富有同情心，在患者管理中能够采取恰当有效的治疗方案，促进患者康复。

医学知识

住院医师必须掌握生物医学、临床医学、流行病学和社会行为学等方面的知识，并能够将理论运用到实践工作中。

以实践为基础的学习和提高

住院医师必须具备评估和研究患者诊疗情况的能力，具备评价和比较科学依据的能力，能够通过持续的自身评价和终身学习来提高诊疗患者的能力。住院医生在技能训练和习惯培养中应达到以下目标：
- 认清自身在知识和专业中的优势、不足及制约
- 设定学习和发展的目标
- 开展和参与有关的学习活动
- 不断完善教学方法，系统分析学习实践，达成教学目标
- 从每日的实践中回馈心得
- 学会掌握、分析临床资料，解除、缓解患者的病痛，积累临床经验
- 利用信息技术，并保持良好的学习心态
- 参与涉及患者、患者家属、学生、住院医师和其他医疗专业人员的教育活动

系统实践
- 住院医师应该了解整个医疗和卫生体系，并将其加以利用，为

患者提供最佳服务。这要求住院医师做到：
- 有效利用医疗设备及系统完成临床工作
- 协调合作完成患者管理
- 以患者为本，评估医疗风险及医疗费用，采取合理的治疗方案
- 提高患者管理质量，积极投身临床工作
- 学科间通力合作，提高医疗安全和质量
- 发现和指正医疗系统错误，解决临床问题

交流沟通能力

住院医师与患者、患者家属及其他医疗相关人员之间应该保持良好的交流和沟通，以便通力合作。住院医师应该达到：
- 结合不同的社会经济地位及文化背景，与患者、患者家属及公众人群做好适宜的沟通
- 与医师、其他医学专业人员或机构保持良好交流
- 作为医疗或专业团队中的一员，或身为团队领导者，积极完成工作任务
- 解答其他医师或医疗专业人员的相关疑问
- 必要时、及时、工整地书写逻辑清晰的医学资料

职业素养

住院医师必须做到承担职业责任、坚持伦理原则，应该做到：
- 持有同情心、公正清廉、尊重他人
- 患者利益高于自我利益
- 尊重患者的隐私及自由
- 对患者、社会和职业负责
- 对不同性别、年龄、文化背景、种族、宗教和性取向的患者和身体存在残疾的患者，都应该保持一样的同情心及责任心

From ACGME Common Program Requirements. Effective July 1, 2011. <http://www.acgme.org/acgmeweb/Portals/0/dh_dutyhoursCommonPR07012007.pdf>. (Accessed 14.03.13.)

附录 9-3　轮转目的和目标示例（节略）

轮转说明

第一个月的轮转是临床麻醉的入门。它提供了对手术麻醉的整体认识。通过提供综合的麻醉管理，住院医师会接触到病房和术前等候区的术前患者、手术室内正在手术的患者以及术后即刻在麻醉后恢复室（postanesthetic care unit, PACU）的患者。这种广泛的接触，加上每天的讲座和教学会议，让住院医师能够去实现以下基于技能的目的和目标。

患者管理
目的

住院医师对患者应该富有同情心，在患者管理中能够采取恰当有效的治疗方案，促进患者康复。

目标

对每一位术前患者：

- 进行综合气道评估测试。
- 确定美国麻醉医师协会（American Society of Anesthesiologists, ASA）风险分级。
- 制订麻醉方案（包括恰当的术前用药）。
- 准备、启动和保护一条静脉（IV）通路。

对每一位术中患者：

- 准备手术室以实施麻醉，包括检查麻醉机、吸引器、准备适当的药物及气道管理工具。
- 进行预充氧和面罩通气。
- 进行气管内插管，包括饱胃患者的插管。
- 依据监护仪数据，调整麻醉管理。
- 合理选择麻醉药物，维持镇静和镇痛。
- 制订和实施安全苏醒计划，包括神经肌肉阻滞的拮抗和拔管。

对每一位术后患者：

- 将患者转入 PACU 或 ICU

医学知识
目的

住院医师必须掌握生物医学、临床医学、流行病学和社会行为学等方面的知识，并能够将理论运用到实践工作中。临床麻醉第一年（CA-1）的第一个月，在入门水平需要达到以下目标，这些目标在整个住院医师期间后续的轮转中将更加细化。

目标

- 描述麻醉机（包括蒸发器）的基本结构。
- 描述麻醉术前评估。
- 复习基本的气道解剖和肺生理学。
- 复习基本的心血管生理学。
- 复习手术室监护的基本知识：脉搏氧饱和度、二氧化碳波形、回路压力、流量监测、混合气体监测、示波血压计、心电图、体温、动脉导管、中心静脉压。
- 制订静脉输液和维持电解质平衡的计划。
- 复习吸入麻醉药、诱导药、镇静药、局部麻醉药、麻黄碱、去氧肾上腺素、神经肌肉阻滞剂和拮抗药的基本药理学。
- 阐述如何使用刺激仪监测肌松程度。
- 复习 ASA 困难气道处理流程并学会使用其中的气道管理工具。

以实践为基础的学习和提高
目的

在患者管理中，住院医师应该具有掌握和分析临床资料、参与自检自评的能力，通过工作中的自我评估和不断的学习，提高患者管理的水平。在实践中锻炼技能，养成良好的临床习惯，并从每日的实践中回馈心得。

目标

通过随访选定的术后患者（与一对一主治级别监管者讨论后选出）直至出院，讨论麻醉管理选择的正面和负面结果。

基于系统的实践
目的

住院医师应该了解整个医疗和卫生体系，并将其加以利用，为患者提供最佳服务。住院医师应该做到学科间通力合作，提高医疗安全和质量。

目标

- 与其他来自于手术和围术期护理团队的医务人员和培训人员协同合作，完成患者管理。
- 每次操作前，参与"三方核查"（"time out"）。
- 保持污染的和清洁的设备及药物分开放置。

职业素养
目的

住院医师必须做到：承担职业责任、坚持伦理原则。要有同情心，公正廉洁，尊重他人。

目标

- 完成所有麻醉诊疗的记录，提供一切必要的信息。
- 进行管控药物的登记注销和计数。
- 准时提供诊疗。

交流沟通能力
目的

住院医师必须与患者、患者家属及其他医疗相关人员之间保持良好的交流和沟通，以实现有效的信息交换和合作。住院医师最好做到结合不同的社会经济地位及文化背景，与患者及患者家属做好适宜的沟通。

目标

- 综合分析每一位将要接受麻醉的患者的术前病史和体格检查结果。
- 协调手术室做好手术、护理和技术支持人员的准备。
- 在下班或休息时，与其他住院医生做好交接班。
- 合理地总结信息，能够在麻醉结束后向恢复室护士或 ICU 治疗团队交接患者情况。

教学方法

教学方法概括如下：

- 临床教学：整个轮转期间一对一的主治医师监管（直接监管）。
- 科室会议：每天的住院医师讲课，广泛地覆盖麻醉诊疗内容，包括药品、监护、液体治疗和生理学；每周并发症和死亡讨论；每周的患者诊疗会议；每周诊疗相关主题的教育研讨会。
- 患者模拟：真实的场景让住院医师通过单独或作为住院医师团体的一员去应对富有挑战性的事件来将他们的所学应用于实践。
- 解剖模型：住院医师练习气道设备的使用和血管置管。
- 角色塑造：每天一对一地与主治医师一起工作，培养住院医师的专业技能和行为。

评估方法

评估方法概括如下：

- 轮转末由指导教师进行全面评估。
- 病程记录回顾。
- 认知测验：麻醉知识测验（AKT-0, AKT-1）。

教育资源

在轮转阶段住院医师可利用的教育资源如下：

- *Basics of Anesthesia*, ed 6. Philadelphia, 2011, Churchill Livingstone
- 月内的系列讲座提供的各种手册

第10章　麻醉管理中的伦理学问题

Gail A. Van Norman · Stanley H. Rosenbaum

张丽芸 译　罗　艳　于布为 审校

要　点

伦理理论

- 在临床环境中，当患者个人的意愿与大多数人的利益矛盾时，道义论（"以法则为基础"）和实用主义理论（"以结果为基础"）会存在冲突。
- 在美国，主要的医学伦理原则是尊重患者的自主权。

知情同意

- 知情同意是法律授权，并基于以下原则：有能力和自主权的个人既可以选择他们的医疗，也可以拒绝包括救生在内的医学治疗。
- 医师有道德义务，以促进患者的自主权。
- 如果患者能够理解相关的决策信息，了解决策的后果，并能就给予的医疗建议表达其决定，则认为患者具备医疗决定的能力。
- 医师有义务公开医疗的可选方案及所建议治疗的常见和严重的风险。
- 通常，有能力的成年患者可以拒绝输血，但儿童和妊娠妇女拒绝治疗的权利不太明了。
- 未成年的患者有不同程度做出决策的能力，对于某些决定，他们可能有合法的权利。儿童患者应该不同程度地参与到医疗决策中，特别是选择性治疗的决策。

术前检测的伦理

- 医学检测应遵循有益无害的伦理原则，且只要可能，应基于合理的操作流程之上。
- 具有特殊社会意义的医学检测，如妊娠和人类免疫缺陷病毒的检测，应当在获得患者的知情同意后方能进行，而且如果没有可靠的证据显示其必要性和有益性，则不应进行这些检测。

妊娠妇女的麻醉伦理

- 一般说来，妊娠妇女的权利对胎儿权利的干涉在其发育逐步接近或超过可存活孕龄的过程中逐渐降低。
- 通常妇女并不因其妊娠而丧失其身体完整的权利及知情同意权，不论是胎儿的"权利"还是政府的利益都不能凌驾于妊娠妇女作为医疗决策者的权利之上。一名母亲拒绝治疗的决定很少能被推翻，通常仅在以下情况时可被推翻：①如不治疗，胎儿将受到无可挽回的伤害；②该治疗有明确的指征并可能有效；③对母亲的危险性小。
- 产妇有能力做出知情同意，同时，在分娩时，"Ulysses 指示"的有效性在伦理上存在着争议。

要　点（续）

强制及约束

- 约束患者有悖患者自主权的伦理要求，麻醉医师负有道德上和法律上的双重义务来判断此种极端的措施是否得到授权。
- 强制或用物理、化学方法迫使有能力的患者接受其所拒绝的治疗，既不道德也不合法。
- 对于儿童患者的选择性医疗，使用约束是存在质疑的；当必须进行治疗时，道德关怀应优先于患者的安全和尊严。

真相告知

- 医疗过错指"被熟练和有见识的同行们认定为一种可能会对患者造成潜在不良后果的过错或者疏忽，而无论在事发当时是否有任何不良后果"。
- 对患者自主权的尊重要求我们公开对患者造成伤害的过错，因为这样做能避免患者对已行的医疗过程产生误解，同时提高他们共享医疗决策的能力。

预先指示和代理决策

- 预先指示是一份在患者丧失自主能力前签署的文件，在患者不能亲自表述自己的意愿时，用以指导医师进行重大的医疗决策。这些指示包括但不限于：代理人的长久权利、生前遗嘱、输血的决定、不尝试复苏（DNAR）指令及关于器官捐赠的决定。
- 代理决策人明确扮演着代替患者表达其意愿的"替代判断"角色，不应仅询问代理决策人自己的意愿。代理决策人的意愿最多也只能接近患者本人的意愿。
- 一些医疗决策在法律上可能不能由代理人决定。各地法律不同，但是这样的决策通常包括电休克治疗和绝育。

手术室内的不尝试复苏指令

- 在道德和法律意义上，患者有权利拒绝生命支持治疗，这些权利同样适用于手术室内。DNAR 指令不应在手术室内自动终止，但是需要对利弊进行讨论。有能力的患者的目标和决定通常应该受到尊重。
- DNAR 指令永远都不能作为不治疗患者的借口。患者不接受复苏的决定并不简单地表示他 / 她不愿意接受其他有益的治疗。

结束生命的决定

- 认为撤除或停止生命支持治疗并非违法谋杀患者的依据是：谋杀与任其死亡之间以及委托行为（如注射处死）与疏忽行为（如撤除或停止呼吸机治疗）之间存在伦理差别。
- 临终照料要求医师具备特殊的知识和经验。它要求医师具备医学心理治疗和对棘手问题的处理能力，并能了解临终患者的生理变化，为患者及其家属提供支持和咨询，理解并尊重患者的自主权及其宗教、文化行为和信仰，具有在复杂的医疗团队中协同工作的能力，具有良好的沟通和理解能力。
- 有些治疗涉及伦理，如液体治疗和营养支持、可能会加速死亡的镇静药和（或）麻醉剂的使用、神经肌肉阻滞剂的使用，以及起搏器的失活、心室辅助装置和植入式心脏除颤器。
- 医学、法律和宗教权威都接受了"双重效应"原则，即试图给患者带来益处的行为可能不仅产生预期的益处，也可能造成明显的伤害。

要 点（续）

- 神经肌肉阻滞剂无麻醉、镇痛或镇静作用，其不具备姑息治疗的作用。
- 满足有自主能力的患者的渴求，在其临终时使心脏装置失活是道德的，但必须是在慎重考虑后施行；同时，需管理其痛苦症状，并采取适当的舒适化措施。

医师协助自杀和安乐死

- 医师协助自杀（physician-assisted suicide，PAS）是指为患者终止生命的特殊要求而提供药品和（或）处方。
- 安乐死是指患者以外的其他人为使患者死亡而使用药物。
- PAS 和安乐死仅在全球的某些特定地方是合法的，但民意调查显示其得到普遍支持。
- 关于 PAS 和安乐死的担忧集中在其带来的风险上，即弱势群体可能首选，并不合时宜地直接选择 PAS 或安乐死作为其结束生命的策略。但是，在 PAS 或安乐死合法地区的数据显示并未发生上述情况。

器官移植

- 在法律上和医学上，脑死亡被定义为不可逆的心肺功能或全脑的所有功能停止的时刻。
- 关于心脏死亡后捐献（donation after cardiac death，DCD），心脏停搏后，撤除生命支持治疗的同时即刻进行器官捐献。
- 关于 DCD 的争议包括何时可宣告心肺功能死亡，以及是否可以使用保护脏器功能但可能加速捐献者死亡的药物。

研究中的伦理学——人体研究

- 人体研究中必须平衡多种利益的冲突，如研究对象的需求和权益、未来患者群体的可能利益，以及医师的经济、专业及个人目标等。
- 关于人体研究的伦理行为应遵循以下三个原则：①有责任尊重和保护受试者的自主权；②行善的原则，有责任将风险最小化，将利益最大化，确保研究设计的科学性；③公平的原则，有责任确保以道德的标准对待每个受试者，确保公平地分配利益和责任。
- 麻醉学研究常涉及不适症状的处理或预防，如疼痛和恶心，对此已具备了有效的处理方法。此类研究应限于和已知疗效的治疗方式进行相比，而不应进行空白对照研究，而且如果患者有要求，应给予"补救性"的镇痛药或止吐药。
- 如果较幼小的儿童有能力表达意见，则在获得其代理人的知情同意后，通常必须得到儿童本人的同意。美国的联邦法律要求在参与医学研究时，必须得到 7 岁以上儿童本人的同意。

研究中的伦理学——动物研究

- 对动物认知能力理解的进步使大多数生物学家现在相信，即便不是全部，很多动物也都具有对快乐和疼痛的感知能力、具有预感和恐惧感、能体验痛苦和欢乐。
- 让动物因疼痛、恐惧、疾病或恶劣的条件而蒙受苦难是不道德的，必须加以避免或减轻，并慎重地与其所能产生的利益相权衡。
- 研究者应牢记"3R"原则——代替（replacement）、减少（reduction）和精简（refinement），即只在必要时才进行动物实验，尽量减少动物在研究中的痛苦，寻找以非生命物代替实验动物的方法。

要　点（续）

医师参与执行死刑

* 美国医师职业组织始终宣称医师参与执行死刑是不道德的。
* 赞同医师参与的论点常常是以"善行"为名，为囚犯提供人道死亡；而反对的论点认为，当医师同意成为国家代理人时，这将对医师的专业产生危害，并导致对医师信任的瓦解。
* 美国麻醉资格评定委员会表明，参与执行死刑是非专业的行为，将导致麻醉医师受调查，并可能撤销其资质。

良心抗拒

* 对一些存在严重法律争议的事件（如流产或 PAS），提出良心抗拒是可以被接受的，但抗拒已经明确的标准（如知情同意）则是不可被接受的。
* 如果在良心抗拒中还牵涉了其他的概念，如他们把自己看成是伦理学专家而非伦理学非专业人士时，医师可能会承受更大的压力。

医学是一项受人尊敬的专业，具有确切的行为规范与准则。在现代社会，医学从业者具有强大的影响力和社会公认的重要性，并对几乎每个人的生活都会产生重大经济影响。在长期保持的、高度成熟的规范与实践背景下，我们将探讨医学实践的伦理学基础及其对麻醉医师的意义。

伦理理论

德行论、实用主义和道义论

医疗实践的经典风格称为"家长式作风"，它源自"以德行为基础的伦理学"。在该观点中，医师是一位真诚善良的人，具有胜任、诚实、守密和利他的内在品格，天生就知道并会去做对患者有利的事。而患者没有医学知识，应该相信医师的决定是最正确的。自从"家长式作风"盛行以来，我们的社会和法律体系已经发生了实质性变化，但是一些患者和医师仍认为这种风格是医学的理想形式。

在实用主义伦理学中，行为的正确与否是通过其产生结果的好坏来判断的。一个"正确"的行为是指在平等地考虑所有相关当事人的利益后，能产生最好结果的行为。尽管实用主义理论看起来很有说服力（谁不想做利益最大而伤害最小的事呢？），但它的缺点在于不能评判哪种利益是最重要的。所谓"好"的结果究竟是指所有通情达理的人都认同的结果，还是仅仅患者个人所定义的"好"？如果将"利益"最大化的唯一途径是去做一件完全不道德的行为，该怎么

办？例如，当赢得战争的唯一方法是要有组织地拷问儿童，该怎么办？根据行为结果来判断决定的对错也存在质疑。行为结果通常随着时间的推移持续累积——那么在累积过程中判断该行为的对或错是否合适呢？拯救一个个体生命，在今天看来是善举，但或许 20 年后，通过另一个镜头，我们会看到该个体成为一个大众杀手。

实用主义理论用于分析宏观政策、确定资源的有效配给以及试图解决伦理责任的冲突可能是最佳的方法。

康德学派伦理学（也称"道义论"）的前提是以行为本身而非其结果来评判其好坏。行为的动机比其结果更重要。另外，没有任何人可以为了达到自身目的而独占另一个人，因为每一个人都是我们的行为目标。每个人都具有独特的价值，不能在未获得其自主同意的情况下，为了其他人的利益而被利用。例如，康德哲学中不允许为救一个无辜的人去牺牲另一个无辜的人。

道义论和实用主义理论都被不同程度地应用于现代医学伦理学中。个人主义和自主权在西方社会中具有极高的价值，当人们需要平衡医师权威与患者个体价值和目标之间的伦理冲突时，往往倾向于采用康德理论。当出现宏观的社会问题（如稀缺医疗资源的分配）时，则实用主义的观点常常占上风。在医疗实践中，当患者的权利和意愿与社会政策发生冲突时，常出现最棘手的伦理问题。道义论和实用主义理论的冲突常见于重症监护治疗病房（ICU）（参见第 101 章和第 102 章）、有控制的医疗保健的设置以及由政府资助

的贫穷和老年患者的医疗服务中。在上述情况下，患者个人的意愿可能会与更普遍的原则相冲突，后者主张缩减开支、公平分配稀缺的资源以及将医疗费用的每一分钱都用在最有价值的地方。

美国的政治传统为个人自由打下了坚实的基础，并已将 Jeffersonian 的"生存、自由和追求幸福"的信念转化到了医师行善及患者自主的当代理念中。在这样的政治传统背景下，当代生物伦理学才脱离了家长式风格。在 20 世纪初，出现了患者自主权的概念。

临床伦理学

知情同意和知情拒绝

知情同意的法律和道德要求是建立在尊重患者自主权的伦理原则基础之上的。"自主权"是指个体能在不存在其他强制性干扰和个人选择权受限（如信息或理解的不充分）的情况下，做出自己的选择[1]。个体有权利在自身能力允许范围内决定将要发生于自身的事。在美国，这项权利受到了宪法的隐私权和不干涉原则的保护。1914 年，在 Schloendorff 诉纽约医院社团的案例中确立的原则是："每一个成年且智力健全的人都有权决定将要加诸于自身的任何事[2]。"1957 年，在 Salgo 诉 Leland Stanford 医院委托人的案例中首次使用了"知情同意"的概念，其所确立的原则是：医师不仅仅要遵守协议，而且除了有义务告知患者治疗的过程及其可能的结果之外，还应告知其所接受治疗的风险及备选方案[3]。

尊重患者的自主权要求医师尊重有行为能力的患者做出的决定，并且通过排除妨碍其做出决定的障碍，提高其行使自主权的能力。妨碍患者行使自主权的障碍包括未能彻底地、确切地让患者了解可逆的医疗状况，进而影响了其对所知信息的理解和认知。

能力或资格

医疗决定的自主权不能在能力不具备的情况下行使。由于"能力"是一个法学术语，很多医学专家更倾向于使用"资格"这个术语来形容参与医疗决策所需的技能。

资格不足可以是暂时的，也可以是永久的，例如一些有精神疾病、痴呆、发育不全、焦虑、疼痛以及受药物影响的患者等。有精神障碍的老年患者和儿童参与医疗决策的机会尤其容易被忽视，甚至完全被剥夺，因为他们的决策能力往往被低估。失聪和表达性失语的患者也容易给人决策能力不足的错误印象。许多儿童能像成年人一样做出医疗决定，但仅仅因为他们的年龄而被错误地剥夺了独自参与决策的权力。语言障碍会给交流带来严峻的挑战。

资格既是相对的，也是因事而异的。患者可能有能力理解并做出医疗决定，但同时在其他方面并不能照顾自己。

在知情同意的过程中，医师也存在偏见和家长式作风。除非患者和医师之间的价值观或理念有差异，不然很少会质疑患者的能力。当患者拒绝接受医疗建议时，常被要求进行能力评估，即使拒绝接受治疗的决定本身并不能作为能力不足的证据[4]。对有障碍或缺陷的患者，医师常不认可患者的决定，因为医师往往过低地臆测了这些患者的生活质量。在绝大多数病例中，医师往往会低估患者要求延续生命治疗的意愿，高达 30% 的老年患者对接受延续生命的治疗的意愿被低估[5]。另外，调查显示，对有缺陷或障碍的患者，医师及其他医务工作者常会按个人的偏见行事[6]。

患者进行决断的主观能力必须与其所做决定的感知质量分开进行评估。患者有权利做出"坏"的决定，只要他们有行为能力并且也被充分告知。否则，医师就可以简单地用他们自己的判断来取代患者的意愿，患者医疗决定中的自主权也将不复存在了。

我们应怎样评估能力呢？麻醉评估时，麻醉医师应该关注以下几点：①患者是否已得到并理解了与决策有关的所有信息？②患者能否认识到所做决定的可能后果，包括可能存在的风险和收益？哪怕是用很简单的方式表达也行。③患者能否参考所得到的医疗建议，正确表达其决定和价值取向？

麻醉医师有伦理职责处理那些可能影响医疗决策的可逆情况。择期手术可以被推迟，直到专家给出患者精神能力的鉴定，或对可逆的情况已进行了治疗。当急诊手术或患者的损伤不可逆时，麻醉医师可以依靠代理人的决定或从患者的利益角度出发做出最佳决定。

公开

知情同意过程中要求对患者诚实地公开医疗信息。美国法院目前接受两种信息公开的标准："理性人"标准和主观标准。第三种标准，即"专业标准"，是指医师有责任公开同专业的其他医师所需要公开的信息。这一标准由于存在被滥用或被人为操控的倾向，因而基本上不再被广泛认同。在"理性人"标准中，医师必须公开理论上的"理性人"想知道的所有信息。此标准并非要求医师复述所有繁复的事实和相关知识，因为在做出是否接受某项治疗的决定的过程中，所有与该治疗相关的信息并非都是不可或缺的。

"主观标准"认为，有些患者可能需要某些特殊的信息，当医师意识到或被问到此方面的特殊问题时，必须公开相关的信息。如，小提琴手可能特别需要了解有关臂丛阻滞损伤神经的可能。一般而言，知情同意的法律和伦理要求医师：①能正确地说明相关的治疗方法及其可能的替代疗法——包括不治疗；②披露常见的风险（由于它们更易发生）及其可能的严重后果（因其后果严重）。

医师有时会引用所谓"医疗特权"的概念来避免与患者讨论相关的风险，其理由是，讨论风险带来的压力可能会对患者造成心理上和生理上的伤害。但有关知情同意过程中患者压力的研究结果并不支持这一观点[7]。由于医师本身对公开信息感到不适或者想压缩讨论的内容，在许多病例中都可能涉及医疗特权的问题。虽然应患者的要求压缩甚至停止讨论相关风险是符合伦理的，但医师单方面决定这样做通常都是不道德的。

医师具备专业知识并具有权威性，而患者对其在治疗上存在依赖，因而医患关系本质上就是一种不平等的关系。医师有伦理上的义务避免利用其自身的影响力而达到自己的目的。虽然为患者提供一个医疗决策的理性基础是可以接受的，但通过明显的或暗示性的威胁或者通过省略或歪曲关键信息强迫或操纵患者的决策通常是不道德的。

知情同意的法律意义

知情同意程序并不能规避不良事件发生后的法律责任。有缺陷的知情同意程序反而可以用于证明医师医疗质量的不足。美国麻醉医师协会（ASA）终审索赔数据库的数据显示，无知情同意约占索赔案例的 1%，而知情同意文件有缺陷的案例的赔偿数额更大[8]。研究反复证明，因治疗不当而索赔的风险与患者所感受到的医患关系的优劣直接相关[9]。知情同意的过程虽然短暂，但它是麻醉医师与患者建立良好医患关系的几个为数不多的机会之一，在医学法律上的重要性不容忽视。

知情拒绝

如果患者不能拒绝接受治疗，那么知情同意就毫无意义，仅仅成为患者默许医师意愿的流程。麻醉学中知情拒绝的例子包括：ICU 患者要求撤除或停止生命支持治疗；手术室内的不尝试复苏（do-not-attempt-resuscitation，DNAR）的要求；有些患者拒绝一定形式的治疗，如耶和华见证会的成员拒绝输血；有些患者拒绝某些术前检查，如人类免疫缺陷病毒（HIV）检测或妊娠测试。

知情拒绝的注意事项和要求与知情同意相类似。当患者拒绝治疗或坚持进行医师认为不是最理想的治疗时，告知其利弊显得尤为重要，因为这些决定可能与已被广泛接受的、危险性最低的观念相悖。对一个已被充分告知情况的患者，要劝其更正一个非常规的要求要比未充分告知情况的患者容易得多。

尽管已充分告知，患者有时仍可能会要求一些不合理的治疗，这些要求要么会对手术产生不良影响，要么就是存在一些不必要的高风险。当患者所要求的治疗不适当或超出了合理治疗的范畴时，麻醉医师没有伦理义务去执行。没有医师可以因为患者的强迫而任意妄行。

知情同意和知情拒绝的特殊事宜

耶和华见证会患者　拒绝麻醉操作的典型例证是耶和华见证会的患者，他们中许多人相信，接受输血违背了圣经的旨意。耶和华见证会的教义也随时间发生了改变，在"是否所有的血液制品都是可以接受的"这一问题上，信徒们的宗教行为也不尽相同。每个人都可能根据自己的精神感悟来领会教义，而且并非所有的信徒都能用同等的热情恪守同一信条。教会的教义像医学实践一样，会随时间而发展，彼时可以接受的行为在数年后可能就不被接受了。麻醉医师和手术医师会以个人与教义都存在差异为由，为自己"忽视了耶和华见证会患者的意愿"而进行辩护，但这样做并不比假设"每个高血压患者都会对同一种治疗有良好的反应"，或"理想的治疗方法不会随时间而发展"看起来更具有逻辑性[10]。而且，不论此意愿是否基于宗教信仰，任何患者都有权利拒绝输血治疗。这类拒绝治疗的病例在非耶和华见证会的患者中也越来越常见，因为在 20 世纪 80 年代，有患者因为输血感染了获得性免疫缺陷综合征（AIDS），鉴于此危险性，患者开始质疑输血治疗的必要性及其价值（参阅第 61 章）。

由于在有关血液替代治疗是否可接受的信仰上存在差异，麻醉医师必须在术前与耶和华见证会的患者完整、详尽地讨论有关可能的治疗方法，并将讨论结果记录于患者病案中。如果麻醉医师觉得他不能遵从于某个成年患者的意愿而放弃输血，那么他任何时候都有道义责任去寻找另一个可以替代自己的医师[11]。

法庭强烈支持成年患者拒绝接受血制品的权利，但对妊娠患者则存在争议，甚至在某些病例中要加以干涉。当前法院常发出给耶和华见证会儿童输血的强制令。但随着可维持氧气输送能力的非血液治疗逐渐出现，耶和华见证会针对儿童进一步修订教义及对儿童同意或拒绝治疗的能力有了更好的理解，为耶和华见证会患者输血在伦理及法律上越来越不被人们所接受。

儿童及其他能力受限的患者 医学伦理学非常倾向于尊重有能力的患者行使医疗决策的自主权（见第93章），或者在患者有能力时预先制定的有效指令。对于不具备自主决定能力的个体，医学救助应遵从的原则是尊重患者的人格尊严、行善、避免伤害并遵守公平的原则。

儿童可能有自主能力，也可能没有自主能力（参见第92章）。每个州都定义了儿童能进行医学决策的法定年龄（通常是18岁），但很多更年轻的患儿已经具有进行医学决策的心智能力。强迫这些患儿接受他们不愿意的治疗是不道德，甚至是不合法的。

儿童进行医学决策的能力各有差异。大多数2岁的儿童显然不具备决策能力。但7或8岁儿童的能力差异很大，而研究显示14岁青少年的医学决策能力已接近成人。在一项研究中，受邀参与流感疫苗研究的6～9岁的儿童所关心的问题非常中肯，如个人的利害关系，以及他们这个群体或其他的儿童能否受益等[12]。

大多数州政府都认可"无监管的未成年人"的状态，据此也有法院判定未成年人可以合法地为自己进行医学决策。当治疗对未成年人有利，或者要求父母参与知情同意会影响儿童接受治疗时，绝大多数州都认同知情同意年龄的法定例外情况。法律也不得不承认，有时未成年人是由于父母的虐待而寻求医疗帮助的，此时要求父母参与知情同意治疗反而会进一步危害未成年人的利益。因此，很多州允许未成年人自己同意进行如下的治疗：药物滥用、性病、精神疾病以及妊娠相关的医疗救助，包括流产。某些情况下，当未成年人有决策能力但不处于"无监管"的状态时，法官会宣布此儿童为"成熟的未成年人"，具有自主决定权。

理想情况下，任何年龄的个体都应该在他们能力所允许的范围内参与医疗决策。一个有决策能力的未成年人在绝大多数情况下不应被强迫或受限制[13]。确定未成年人是否具有这样的能力可能需要进行专业的咨询和评估。对未被法律授予成年人权利的儿童，常采用"赞同"一词代替"同意"来表示其同意治疗。美国儿科学会声明，每个治疗儿童的医师"都应严肃考虑每个患儿参与决策能力的发展状况，包括其合理性和自主权"[14]。

当患儿不同意进行治疗时，其固执的拒绝可能具有伦理上的约束力，尤其是涉及医学研究时。医务人员应尊重患者不赞同的意愿，试着更好地理解他们的处境，或帮助他们克服恐惧。"当推荐的治疗对其并不

是必不可少的，和（或）推迟治疗并无实质性危险时，对于患者的勉强或拒绝也应慎重加以考虑[14]"。

术前检测的伦理挑战

医学检测（如基因检测）的伦理问题在文献中得到了广泛的讨论，但更多的常规检测的伦理问题在很大程度上被专业协会所忽视（参见第38章）。然而，诊断测试的确涉及伦理层面。我们通常进行这些测试，因为我们意图帮助患者（有益），或使用这些信息以使其他风险最小化（无害）。但医学检测也可能对患者的自主权、隐私，甚至社会公正带来影响。

术前常规检测协议 术前检测可以帮助发现未识别或隐藏的情况，而这些可能对麻醉带来不利的影响。但每项医学检测都有风险。假阳性的结果会使不存在某种疾病的患者被误认为有该种疾病，假阴性的结果会使确实存在某种疾病的患者被不适当地保证未患该病。错误的结果可能导致进一步的检测或者不适当、不必要的治疗，并引起并发症。这些错误也会导致患者被剥夺接受重要治疗的权利。检测有时会造成身体不适，当然同时也会产生经济代价。系统的过度检查会增加整个人群的医疗成本，从而导致已经昂贵的系统负担过重，并将急需资金转移至不必要的企业。如果决定检测必要与否的医师与实行检测的实体机构有经济关系，那么医学检查可能涉及利益冲突问题。另外，并非所有医学检测在伦理意义上都是相同的。一些检测，诸如妊娠检测和HIV检测，本身可能产生复杂的社会后果，导致特别的、本可避免的伤害。

现代医学是一门融合了被期待具有一致性和可普及的理论的科学。虽然所有的数据都有很深的理论基础，但循证医学（EBM）的做法是建立在如下概念之上的：在做出个体患者医疗决定时，认真、审慎，并确切地使用最好的医学证据，应与系统性的研究所给出的临床经验相结合。通常，在临床决策问题上，非系统性的临床经验、轶事和未经考证的理论是不充分的。

EBM的实践通过知情告知和认可患者的价值及目标，也注重患者的自主权。EBM和医学伦理拥有共同的原则和目标：都致力于使利益最大化和风险最小化，同时，都致力于决策制定时患者的参与[15]。

运用循证医学指导临床试验和治疗受到支持。对传统治疗的分析显示，其从未遵从严格的检测，但经检验，被证明不仅无益于患者还可能有害。例如，一项Cochrane回顾认为，人血白蛋白作为治疗休克的关键性药物，其运用可能与死亡率增加有关[16]。另一项

Cochrane 回顾表明，虽然筛检式乳房 X 线照相术能使 1/2000 的女性寿命延长超过 10 年，但是同期内，它会导致 10 名女性癌症的错误诊断和治疗。这些发现对常规乳房 X 线照相术的利弊提出了严峻的问题[17]。就羟乙基淀粉的应用而言，因该领域的领导者（Boldt）提供了"虚假"的数据，使该胶体的使用与否变得复杂（见第 61 章）。使用医疗诊断测试的系统性评估来制定术前检查的原则不仅符合有益和无害的道德原则，也使我们能够为患者提供有关检测潜在利益的准确和最新的信息，帮助他们理解并参与到医疗保健中，从而履行尊重患者自主权的原则。

相反，EBM 提出了潜在的显著伦理问题。EBM 依赖于传统的医学实验，可能不会充分考虑到对健康可能有重大影响的社会和文化因素（如贫穷、种族、信仰、性别），EBM 可能过分依赖于狭隘的患者健康与疾病的经验生物医学模式。Rogers 认为："那些有重大疾病的贫穷人群的公民权被剥夺，因其很少获得正当的治疗，关于他们的研究项目很少，研究者的注意力也被其他项目所转移，而这些都可能对他们的健康产生巨大的影响。"[18]

尽管 EBM 存在潜在的局限性，但仍有理由相信，在使利益最大化、伤害最小化的尝试中，EBM 至少为寻求一种合理的、有效的医学检测方法带来了进步，而并非简单地采用"传统"治疗或者没有证据的协议，这些都将有助于实现以上的目标。不适当地应用医学检查可能会对患者造成非常现实的伤害。简单地说，如果医疗保健是无效的，那么它就是不合乎道德的。

很少有证据表明，常规检测或传统形式的术前检查能增强围术期的结果。与此相反，大样本研究表明，许多常规的诸如凝血筛选[19]、胸片[20]和心电图[21]之类的术前检测增加了成本，而对结果不一定有积极影响，甚至可能导致不利的结果（参见第 38 章）。ASA 术前麻醉评估特别课题组承认，大部分常规检测并非必要[22]。当有可用的以证据为基础的术前检测方案时，它们应该被用于指导临床决策。

术前常规妊娠和 HIV 检测　对医师而言，术前检查的社会危害不如医疗风险明显，但其可能造成重大伤害（参见第 77 章）。能产生社会危害而对手术帮助有限的术前试验包括 HIV 和妊娠检测。HIV 和妊娠检测涉及重要的伦理问题，其对手术的影响即使存在也不是很大，但对患者却可能造成严重的社会和经济后果，所以可能需要患者的知情同意。

进行 HIV 检测通常是为了挑选出需要"超常规关注"的患者，以降低手术室传播的风险。绝大多数手术医师和麻醉医师相信，强制性的 HIV 检测能降低自己被暴露的风险，而且很多人认为这是医师的特权，可以不经患者同意[23]。

然而，HIV 检测并不是提高麻醉管理安全性所必需的，而且它比严格实施常规的防范措施的代价更高[24]。在低发病率的人群中，检测结果常为假阴性，从而可能误导手术室工作人员，认为患者没有受到感染。如果其导致的结果是放松了对 HIV 的警惕，反而会增加交叉感染的危险。

HIV 检测阳性可能导致受试者失业或丧失医疗保险，甚至两者皆失去。血清反应阳性的妇女，如果检验结果被公开，常会导致婚姻破裂、被抛弃、被辱骂和暴力伤害等[25-26]。强制性 HIV 检测几乎可以肯定会导致某些患者放弃寻求手术治疗[23]。

术前常规的妊娠检测会产生和 HIV 检测类似的伦理学争议。与普遍的认知相反，大样本研究显示，麻醉并未被证明会导致早期流产或胎儿的畸形率增加[27-30]。研究也显示，即便对青春期少女，如果私下询问，她们也通常能正确地回答有关妊娠可能的问题[31]。事实上，不需要术前常规进行妊娠检测这一点并不存在法律分歧，全美仅有不到 1/3 的患者会被要求检测[32]。在一个妊娠不能被接受的社会环境中，妊娠试验阳性可能会对处于弱势的患者产生极度负面的影响。被抛弃、对家庭的负面影响以及对患者和（或）胎儿的家庭暴力等都有可能发生。少女妊娠有时可能是受虐待或被强暴的结果，应考虑将妊娠的少女转诊给儿童保护组织[32]。在很多州，不论妊娠少女的年龄多大，向其父母告知甚至是暗示其妊娠状况都是违法的。因此，对发现少女妊娠的麻醉医师而言，并没有什么能让他感到舒服或合法的选择。

许多患者在知道自己妊娠后都不会选择进行择期手术。但如果强迫女性患者接受妊娠检测可能会违背患者的意愿并使其感到受到了侮辱，这明显是违背患者的自主权。医师的自身利益并不足以成为其可以忽视患者的自主权或触犯患者隐私的理由。ASA 术前检查特别课题组和 ASA 伦理委员会共同建议，麻醉医师应对所有可能要求进行检测的女性患者提供术前妊娠检测的选择，向患者解释其潜在的利害关系，并获取接受检测的知情同意[22]。

妊娠妇女的麻醉伦理

母婴之间的冲突　通常妊娠妇女有权拒绝接受治疗，哪怕其决定可能会对胎儿造成伤害，此权利受到美国宪法中隐私权条款的保护（参见第 77 章）。在权衡可能会对胎儿造成的伤害时，这项权益的权重在胎儿发育逐渐接近或超过可存活孕龄的过程中呈渐进性降低的趋势。在胎儿还未达到可存活孕龄时，以母亲的权益为重。法院的判决一贯支持妊娠母亲流产、不接受药物检测以及妊娠早期不输血的权利。对那些可能危及胎儿的孕妇行为，如果试图以虐待、伤害儿童、贩毒、谋害或试图谋杀为由提出指控，几乎毫无例外地都会败诉 [33]。通常妇女并不因其妊娠而丧失身体完整的权利及知情同意权，不论是胎儿的"权利"还是政府的利益都不能凌驾于妊娠妇女作为医疗决策者的权利之上。

美国儿科学会伦理委员会列出了他们认为有必要推翻母亲拒绝治疗的决定的情况：①如不治疗，胎儿将受到无可挽回的伤害；②该治疗有明确的指征并可能有效；③对母亲的危险性小 [34]。而美国妇产科学会谴责他们强迫妊娠妇女，并提倡除了建议患者接受伦理委员会的咨询外，还应与患者认真地商讨相关的风险 [35]。

产妇的知情同意　在产妇，硬膜外麻醉知情同意的有效性为麻醉医师关注的话题，他们会定期地提出这样的问题：当产妇处在痛苦中时，她们是否能够充分考虑和权衡分娩镇痛的风险。虽然在分娩过程中经常缺乏实现理想的知情同意的条件，但重要的是要认识到，即使是手术患者亦很少能有理想化条件。因此，至关重要的是，对不理想的条件和不充分的条件加以区分。

有了汲取信息、辩论风险和收益以及传达决策的能力，方能胜任给予同意的权利。尽管麻醉医师频繁地表达了他们对于分娩过程中知情同意的关注，但大多数研究表明，产妇同一般手术人群一样，有能力做出知情同意 [36-37]，她们能在分娩结束后回忆出知情同意程序的细节。这表明，分娩并没有改变她们的决策能力 [38]。一些研究者甚至认为，只有当患者在没有镇痛的情况下评估了疼痛的严重程度和后果之后，她才能完全知情 [37]。

在 Ulysses 指令的病例中可能会出现伦理冲突。临产前，一名妇女预设了拒绝硬膜外镇痛的指令，并告知医生分娩时忽视其对于硬膜外麻醉的要求，那么在分娩过程中，她可否改变主意？虽然有些专家认为，忽视 Ulysses 指令是不尊重产妇的长期偏好，但其他专家则认为，"信息和有效的经验才是自主决策至关重要的先决条件"，而只有当前的心愿（接受硬膜外麻醉）在伦理上才是相关的 [36]。这些情况下，似乎没有明确的、可以毫不含糊地执行并指导医师的道德底线。但如果存在漠视 Ulysses 指令的麻醉操作，显然应尽

可能在分娩前告知患者。

不合作患者——强制及约束

在 1947—1949 年"对医师的审判"后的《纽伦堡法案》中，首次直接涉及了对医学研究对象采用物理方法实施身体约束的问题，该问题一直都受到了严格的审查 [39]。对麻醉医师而言，常常使用化学方法取代物理强制方法，但其涉及的伦理问题是相同的。麻醉医师常被同事要求用化学方法约束不合作的患者。约束患者是有悖患者发挥自主权的伦理要求的，麻醉医师负有道德上和法律上的双重义务来判断此种极端的措施是否得到授权。强制或用物理、化学方法迫使有能力的患者接受其所拒绝的治疗，既不道德也不合法。拒绝医学治疗及愤怒的行为都不能作为患者无能力、中毒或不能进行医疗决策的证据 [40]。

当面对不合作的成年患者时，应考虑的问题包括：①患者究竟确实是无行为能力，还是仅仅是愤怒和不合作？是否有证据显示患者存在神经系统损害、急性中毒或严重精神障碍？②患者是否处于即刻的危险中？③患者是否对医务人员或其他患者造成了直接威胁？④是否迫切需要处理威胁生命的损伤？如果没有上述情况，那么用物理或化学方法制约患者是既不道德也不合法的。某些情况下，没有对患者能力进行评估或寻找一个代理决策人的时间，医师必须在有限的时间内做出反应。这种情况下，对于不能自己用言语说明或者看起来也没有能力拒绝治疗的不合作患者，如果必须做出决定，医师应依靠自己的专业判断进行处理。此时的原则是，做一个"理性的"人所希望做的事。在此情况下，强制或约束（或两者兼用）可能并不是理想的方法，但可能是必要的且被伦理学所允许的。

不合作患儿涉及的是特殊的伦理问题。当患儿没有进行医疗决定的能力但又拒绝治疗时，伦理上要求麻醉医师尽可能对其采取最有利的措施，在避免造成伤害的同时，维护患儿的尊严和安全。尽管对没有自主权的患者不存在伤害其自主权的问题，但仍存在违背行善、无伤害和尊重患者尊严的原则问题。滥用物理或化学方法制约患者并非不存在造成物理性伤害的风险，其所引起的恐惧和愤怒将使患者今后厌恶治疗及对医务工作者产生不信任感。美国儿科学会虐待和忽视儿童委员会声明：儿科医疗中不应使用制约方式，"除非为患儿进行必要的诊断及治疗，如高热、潜在的耳部感染或急诊情况下 [41]"。

控制不合作儿童或无能力的成年人时，应着重考虑采用非物理性制约身体的方式，如让患者选择入睡

的方法，并提出建议采用幻想或催眠药。虽然可能产生社会、经济和时间安排上的诸多问题，但推迟或重新安排歇斯底里患者的手术比强制患者要好。推迟择期手术可能会减轻应激，方便使用适当的术前用药，并提供更安全的诱导条件。如果手术紧急或延期手术看起来并不会使患者的条件变得更好，麻醉医师应以能维护患者尊严和安全的方式进行操作。

真相告知——公开错误并道歉

自希波克拉底时代起，不伤害已成为医学界的一项基本原则，同时，这项原则表明故意和非故意伤害之间没有区别（亦见第 11 章）。医疗充满了不确定性、风险和错误。无论何时，由意想不到的并发症、意外事故、系统问题和医疗过错造成的伤害应尽可能用同样的勤勉将其避免。

Wu 及其同事们将医疗过错定义为"被熟练和懂行的同行们认定为一种可能会对患者造成潜在不良后果的过错或疏忽，而无论在事发当时是否有任何不良后果[42]"。在所有住院诊疗中，医疗过错的发生率为 3%～5%[43]。其中，超过 40% 是可以避免的，超过 15% 导致了患者死亡[44]。1999 年，医学研究所的报告《人都会犯错》将美国公众和政治关注度聚焦于医疗过错的影响[45]。

研究表明，76% 的医师承认他们没有向患者公开过医疗过错[46]，22% 的医师表明他们不会公开导致患者死亡的过错[47]。医师不愿公开错误的原因包括个人羞愧、在医师队伍中失去声望的恐惧、对直接报复行为的害怕、缺乏公开不良信息的经验、对患者及其家庭造成进一步（情感上的或心理上的）伤害的担心和对诉讼的恐惧[48]。在许多情况下，对医师的法学建议并不鼓励公开错误和道歉，因其认为这些策略会降低医学的法律责任。

当医疗过错造成患者并发症时，混淆其根本原因并不困难，因为在医患关系中，医师是唯一具有专业知识的人，也是唯一受到信任的人。而且，信息公开的最低标准根本不存在。美国医师协会（AMA）的道德准则规定，患者不应对其所处的医疗环境产生误解，同时，医师有"告知患者所有必要的事实，以确保其理解所发生的一切"的道德义务[49]。但 AMA 的道德准则仅仅涉及"危害"，而并不涉及"错误"，从而暗示医师没有责任去公开并未造成伤害的医疗过错。尽管一些专家指出，医师有公开无害的过错和（或）"有惊无险的纰漏"的部分义务，但是否应该考虑这样做，仍有待商榷。公开过错对于医师而言没什么损失，而

这样的公开或许能提高与患者之间的医疗讨论的质量，同时，可加强医患间的关系。法律意义上，一些专家认为，对医疗过错的充分公开是对知情同意这一法律原则的延伸："显然，如果患者在给予同意前，有了解手术风险和可能发生的失误的权利，那么他们也应有权知晓已成事实的过错，而无论这一过错是否是预料之外的。"[50]

尊重患者的自主权要求我们公开对患者造成伤害的过错，因为这样做能使患者免于对已行的医疗过程产生误解，同时，提高他们共享医疗决策的能力。

道义论和结果（功利）论均支持有益无害的道德义务，同时，要求医师向患者告知过错。如此，患者能够针对过错的不良影响寻求并得到及时的治疗。公开过错可避免患者将不良后果错误地归因于医师的无为。对于错误导致的并发症治疗的知情同意，公开过错通常是必不可少的。公开过错可能加强患者对医师的信任。而且，公开过错有利于患者就伤害造成的经济后果获得公正、公平的补偿，例如失业和失去薪酬。

令人担忧的是，向患者公开过错是否会增加诉讼，或者减少患者对涉事医师或医师群体的信赖，还没有得到证实。研究表明，充分公开医疗过错能降低患者改换医师的可能性，提高患者的满意度，增加对医师的信任度，并且产生更加积极的情感回应[51]。研究也表明，患者之所以会采取法律行为，是因为他们想得到更多来自于医师的诚信，想得到医师已从过错中汲取教训、且今后的患者因此可能会少受痛苦的保证[52]。

在大多数情况下公开过错后会取得患者的宽恕，医师可能受益于此举产生的如释重负感。公开过错帮助医师学习并提高他们的实践能力。未能告知过错和从错误中学习、未能在卫生保健系统内交流错误和可能的解决方案是造成医疗过错本身的主要原因。有人认为，未公开那些可避免、可重复的过错的医师们不仅对自身的患者所产生的伤害负有责任，而且对今后所有因此而受伤害的患者均负有责任。

公开过错导致的危害通常会牵涉到医师：公开错误招致的压力、引发诉讼、医疗事故保费上升以及对今后就业可能产生的不良影响。然而，在医患关系中，从伦理角度出发，与患者相关的利弊应重于与医师相关的利弊。

我们是否有公开他人所犯过错的道德义务呢？从法律上讲，一些北美法院认为，我们没有这样的道德义务[50]，同时，对于"泄露"他人秘密的社会规范对这样的行为具有强有力的威慑。揭密的医师之所以会犹豫，是因为缺乏明确的信息和受到干扰他人医患

关系的潜在指责，而且，揭密的医师担心会干扰其专业互动（如患者转诊），影响其绩效评估，产生诽谤诉讼。当一个医师注意到另一个医师所犯医疗过错的时候，他的选择包括保密、向涉事医师建议、对诸如风险管理机构的第三方或者向患者公开过错。虽然没有严格的适当的法律指导方针，但是道德原则更倾向于如下行为，即令患者充分理解其医疗过程中所发生的事。

就医疗过错的交流而言，至少在过去，道歉（而不是公开过错）仍是存在争议的，主要是因为有充分的理由担心，这在以后的诉讼中可能被用于对其疏忽的认证。但在许多情况下，道歉似乎能减少后续的诉讼风险，而且缺乏道歉是一个经常在医疗事故中被原告引用的法律行为[53]。在减少诉讼愿望的推动下，很多国家制定了"道歉法"，禁止医疗事故案件中的被告医师在法院上使用各种类型的道歉。虽然众多起诉医师的患者表明，一声道歉本可以阻止他们这样做，但是这些法律和道歉对于医疗事故诉讼的发生率和结果的影响力仍不清楚。

预先指示和代理决策人

当患者的病情严重到无法起草或表达自己的医疗决定时，常常会面临一些重大的医疗决策问题（参见第 11 章）。在一些相关的司法裁定生效后，产生了"预先指示"的概念，它明确了：患者有权力拒绝包括挽救生命的治疗措施在内的治疗，而且需要有明确而令人信服的证据表明患者同意由代理决策人提出撤除生命支持治疗的要求[54]。预先指示是一份在其丧失自主能力前签署的文件，在患者不能亲自表述自己的意愿时，用以指导医师进行重大的医疗决策。这样的指示包括：生前遗嘱，其中详细说明了患者在生命终末期丧失自主能力时希望接受或拒绝何种救治措施；DNAR 指令；其他有关医疗决策的任何信息。

代理决策人可以是患者指定的代替其进行医疗决策的人 [永久授权书（POA）] 或因与患者之间的血缘关系而具有其他法律认可的权威性个体。

永久性的 POA 可以由患者授予某个特定的人，以指定其在患者本人丧失自主能力时代替进行医疗决策。POA 所赋予的授权委托人的权威性要高于其他大多数的决策人，包括患者的家属，但不包括法院指定的监护人。

如果患者没有指定永久性的 POA，则医师将听从患者家属的决定。在很多州还没有关于决策者等级分类的法律条文。通常患者的配偶或法律认可的伴侣是

首要代理人，其次是其子女。如果所有人的意见一致，再次是患者的父母，然后是兄弟姐妹。如果既无预先指示，又无代理决策人或其家属的意见不一致，法院可以指定一名法定监护人替患者进行医疗决策。

代理决策人明确扮演着代替患者表达其意愿的"替代裁定"角色，理论上不应仅询问代理决策人自己的意愿。但代理决策人的意愿最多也只能接近患者本人的意愿，因为他们对被代理人的理解会受到自身的偏见、价值观和心理历程的影响。有时无自主能力的患者可能是感情上和经济上的累赘，与代理决策人可能存在利益冲突，从而他们可能曲解患者本人的信念和证言。

有研究显示，患者很少与其代理人讨论有关生命维持治疗及其价值的相关事项。在评估患者自身的精神健康状况和满意度方面，患者本人与代理人之间常常存在明显的差异。无论是医师还是代理人都并非总能正确预计患者对生命支持治疗的态度[55-57]。但尽管有上述缺陷，如果患者没有留下特殊指令，代理决策可能是唯一的选择。

代理决策人不能进行的医疗决策

有些医疗措施带有浓厚的文化内涵，可能涉及限制私人自由（如生殖），也可能被传统观念认为是一种虐待。这些措施的决策不能由代理人决定（哪怕是有代理人），还需要通过法院审查。例如在许多州，绝育和电休克治疗就是这样的例子。

麻醉医师在患者进入手术室前应检查患者的病史记录，并明确：①患者是否有预先指令；②谁是患者的代理决策人；③代理决策人的知情同意是否符合法律程序；④在特殊病例中，是否获得了适当的法院指令。

有关预先指示的特殊事宜——手术室内的不尝试复苏（DNAR）指令

高达 60% 的麻醉医师错误地认为 DNAR 指令在麻醉和手术过程中将自动终止。ASA[11]、美国外科医师学会[58]、手术室护士协会[59] 和保健组织鉴定联合委员会[60] 都发表了操作指南，要求在围术期要复议而不是废止患者的 DNAR 指令。

本质上，DNAR 指令是表达患者避免进行任何与复苏相关的医疗干预措施的意愿的书面文件。由于手术室内心搏骤停的原因和预后与在其他地方发生的有显著不同，而且预后要好很多，所以在术前必须再次确认患者的意愿。

ASA 发表了关于签署了 DNAR 指令及其他限制

医疗的指令的患者的处理指南[11]。尽管负责患者基层医疗的医师可能已经与患者及其代理人讨论过 DNAR 指令的意义，但麻醉医师有责任在术前进一步向其解释麻醉和手术条件下行心肺复苏的利弊。麻醉医师在讨论中应涉及以下几个步骤：①明确患者手术和复苏的目标；②与常规的麻醉不同，要让患者明确了解"复苏"的确切含义；③向患者宣教有关手术室内复苏的利弊；④书面记录下与患者达成的协议，明确哪些常用的复苏措施患者可以接受。这些措施可能包括但不限于气管插管、使用血管活性药物、直流电（DC）除颤及实施胸外按压等。许多患者之所以表示不愿意接受术中心肺复苏是害怕造成拖累人的后果，如永久性的神经功能障碍。通过宣教和讨论可以让他们了解手术室内复苏的预后良好并可建立一个基本法则，即如果复苏措施不能产生有意义的效果，可以在术后终止复苏治疗。

手术是依靠不同专业的医务工作者共同完成的，其中每个人都对患者负有独立的伦理义务。因此有必要与手术团队中的其他成员讨论所达成的复苏协议。这项措施可以防止在紧急情况下需要快速决定医疗措施时出现重要的分歧。也可以让"良心抗拒者"提前退出医疗团队。

预先指示具有法律和伦理上的约束力。尽管有明确、一致而有力的法律支持，但很多医师在对需要尊重患者的有关复苏和生命支持治疗的决定上仍存在抵触情绪。麻醉医师常错误地认为预先指示及生前遗嘱的法律效力不能延伸到手术室内，或者认为医师具有决定何时需要遵从或忽视患者相关指令的自由裁定权，因而忽视患者的 DNAR 指令。对此，法院已经对因忽视 DNAR 指令而给患者带来的持续治疗费用、损伤疼痛和精神损害等做出了高额赔偿的裁定[61]。

最后，DNAR 指令永远都不能作为不"治疗"患者的借口。患者不接受复苏的决定并不简单地表示他不愿意接受其他有益的治疗。例如，放置肺动脉导管可能使麻醉医师避免患者出现需要执行 DNAR 指令的状况，因而可以帮助确保有 DNAR 指令的危重患者得到更理想的治疗。

终止生命的决定

AMA1996 年的一份综述显示，患者面对终止生命的议题时最关心的问题是：如何控制死亡的时间和地点；如何处理疼痛、呼吸困难、焦虑和抑郁等症状；医疗费用的问题；以及对维持治疗的选择，包括医师协助自杀（PAS）[62]。

撤除／停止医疗救治——治疗还是关怀

在美国，80% 以上的死亡发生在医疗机构内，而绝大多数 ICU 内的死亡都发生在患者明确要求撤除或停止治疗后[63]。对进展性疾病，患者和医师都认为过度积极的治疗是不必要的，甚至是不合适的。即使患者并未处于终末期，但当生活质量极差时，也可能不应当或不希望接受维持治疗。

在 20 世纪中叶以前，所谓行善的概念在医师看来仍是要极力避免死亡的发生。疏忽行为（"任其死亡"）和委托行为（"谋杀"）之间的伦理差异仍让人困惑。更糟糕的是，如果患者因为撤除治疗而死亡，医师将面临刑事处罚的风险。1976 年，Karen Ann Quinlan 案明确了患者有权利终止有创治疗，哪怕它能挽救生命，而代理决策人如果能证明是患者本人的意愿，也可以要求撤除挽救生命的治疗[64]。其后在 Claire Convoy 和 Nancy Cruzan 的案件中，停止抢救生命的治疗的权利被扩展到患者有权放弃任何治疗，或者有明确可信的证据显示患者一旦失去表达能力，就会拒绝的治疗[54]。这样的情况在 2005 年的 Theresa Schiavo 的不幸案件中又再次遇到，并被再次重申[65]。

认为撤除或停止生命支持治疗并非违法谋杀患者的依据是：谋杀与任其死亡之间以及委托行为（如注射处死）与疏忽行为（如撤除或停止呼吸机治疗）之间存在伦理差别[66]。由于对上述差别医师和患者都很困惑，因而常在停止或撤除治疗时采用"均衡原则"[67]。按照此原则，进行治疗的指征是，基于患者在医学、社会和心理等方面对治疗的益处和所造成的负担的理解，治疗所带来的益处要大于所造成的负担。当然，有自主能力的患者始终有权拒绝治疗，不论治疗是否是挽救生命的措施。

麻醉医师可能涉及的有关撤除或停止生命支持治疗的两种情形出现在 ICU 或手术室内患者心脏性死亡后器官捐献前（DCD）。这两种情况下，停止或撤除治疗所涉及的问题和采用的原则是一样的。

撤除生命支持治疗预示着临终关怀最后阶段的来临，这是患者及其家属生活中具有社会意义的关键阶段。临终关怀要求医师具备特殊的知识和经验。它要求医师具备医学心理治疗和对棘手问题的处理能力，并能了解临终患者的生理变化，为患者及其家属提供支持和咨询，理解并尊重患者的自主权及其宗教／文化行为和信仰，具有在复杂的医疗团队中协同工作的能力，具有良好的沟通和理解能力[68]。任何涉及临终关怀的人还应熟悉相关的伦理和法律标准。

撤除生命支持治疗的第一步是评估患者的生理状

况、对治疗的依赖程度、意识水平、镇静和镇痛的选择以及对隐私性和亲人参与程度的偏好。应重新回顾患者所有的治疗指令，以使治疗目标与其相符。能提高患者舒适度的治疗通常应继续维持，而仅为了维持生理功能的措施可以考虑予以撤除。在患者临终时，在场的家人及其他相关人员应接受培训，了解在撤除治疗后他们可能会看到的患者身体及精神的变化，包括死亡可能并不会在撤除支持治疗的即刻就发生[69]。

有些治疗因涉及伦理，应慎重考虑——如液体治疗和营养支持，可能会加速死亡的镇静药及麻醉剂的使用，神经肌肉阻滞剂的使用；以及起搏器的失活、心室辅助装置和植入式心脏除颤器。

对液体和营养支持的争议仍存在。持续输液和营养支持所造成的负担包括延长死亡过程并使患者遭受静脉或肠道置管及维持治疗的痛苦和并发症的折磨。但给患者进食和补水对家属及医疗工作者来说可能具有重要的暗示意义，他们可能觉得这样是在拖延患者的死亡而"违背"了患者的意愿[70]。

疼痛、呼吸困难和抑郁是造成濒死患者痛苦的常见症状。采取镇静和缓解呼吸困难的措施存在加速死亡的危险。医学、法律和宗教权威都试图给患者带来益处的行为可能不仅产生预期的益处，也可能造成明显的伤害。为了缓解患者的痛苦而使用大剂量的镇痛药是完全合法并符合伦理要求的，即使这样可能出现加速死亡的副作用。但有明确加速死亡意图的任何用药都属于安乐死的范畴，而不是治疗[70]。

神经肌肉阻滞剂没有麻醉、镇痛或镇静的作用，不属于姑息治疗。如果预期要撤除呼吸机支持，就不应给予此类药物。要撤除呼吸机支持治疗的患者如果已经使用了此类药物，除了极端特殊的情况下，应全部停止用药。为了安慰患者的家属，使他们不必看到患者临终时出现令人不安的躁动及呼吸而主动使患者麻痹是不正当的行为。更糟糕的是，它可能掩盖患者痛苦的症状和体征，导致无法在患者死亡过程中为其减轻痛苦[69]（亦见第 101 章）。

起搏器、植入式心脏除颤器和心室辅助装置在长期药物治疗和 ICU 正越来越多地使用（亦见第 48 章和第 101 章）。当一名装有心脏装置的患者要求撤除生命支持治疗时，有时会出现诸如停用这些设备是否合乎道德的问题。

一些专家说，这些装置和其他医疗干预措施相比，必须区别对待，因为就植入物的功效而言，它们已成为一种"生物固定装置"，或者就字面意义来说，它们成为患者一部分[71]。但当我们考虑到，许多

人接受医疗装置的植入而随后当这些装置失效或无法满足患者的目的时便被取出，这样的论点就难以为继。常见的例子包括人工关节、人工晶状体、药物输送装置和矫形器具。而且，这些装置从未有如 DNA 或先天器官一样的意义，是患者特有的一部分。事实上，停用起搏器依赖患者的起搏器和关闭呼吸机依赖患者的呼吸机间的伦理区别很小，如果该请求来自于有自主能力的患者或其代理决策人。这两种行为均涉及中止患者不再渴求的人工治疗，均会引起死亡加速。

和其他结束生命的方法一样，中止这些装置应考量，这些决定是否由有自主能力的患者在充分知情同意的情况下做出。中止设备治疗的操作应包括治疗痛苦症状和实施适当的、舒适的措施。

医师协助自杀和安乐死

医师协助自杀（PAS）是指应患者终止生命的特殊要求而提供药品或处方。实施 PAS 时，需要患者既有自主能力也能交流并自己提出要求。安乐死是指在相信死亡最符合患者的利益（但不一定需要患者自己要求）时，由患者以外的其他人明确为了导致其死亡而使用药物。两者与撤除或停止生命支持治疗的伦理意义都不同。前者的主要意图是导致死亡，其次才是终止痛苦。后者的主旨是终止产生痛苦的治疗，同时意识到这样可能或很可能导致患者死亡。

目前，安乐死只在荷兰、比利时和卢森堡合法。在美国，无论在何种条件下，安乐死都是违法的，但是，PAS 在俄勒冈州、华盛顿州、蒙大拿州和佛蒙特州合法，并正在考虑在其他州使用。国际上，PAS 在荷兰、比利时、卢森堡、德国和瑞士是合法的[72]。

支持 PAS 的论点是隐私权和自主权赋予了患者决定自己死亡的时间、地点和环境的权利。大众一贯认为，自主权和自控权的丧失、不能追求以前认为有价值的活动和尊严的丧失是临终时主要关心的问题[73]。在临终时适当地控制疼痛、焦虑、呼吸困难及其他症状等仍是医务工作者的一个挑战，由此也使他们在无法控制患者的痛苦时更倾向于终止其生命。反对者认为，PAS 是一种"医学方法"的死亡，它将医患关系过度理想化了，而且忽视了个体与专业人员之间可能存在的利益冲突，并导致临终患者和医生之间信任的丧失。尽管很多伦理学家已经认识到，在个别的情况下，协助自杀可能是伦理许可的行为，但多数人都表示了对滥用可能的担忧。社会弱势群体，如穷人、老人和残疾人在倾向于接受姑息治疗的情况下，可能因迫于社会及经济因素的压力而选择自杀。

反对 PAS 和安乐死合法化的另一个理由是它们可

能为老人和穷人中常见的医疗、社会和经济问题提供了一种更简单而廉价的解决方式，而不再去寻求和使用更困难但更确切的救助方法。

超过 2/3 接受调查的美国民众赞成 PAS 合法化，同时，近 58% 的人赞成安乐死合法化 [74]。在临终时，赞成 PAS 或安乐死的美国肿瘤患者的比例上升至近 65% [75]，而经常参与患者临终护理的医师，如重症监护专家、肿瘤学家和姑息治疗专家却是主要的反对主体 [76]。这一发现代表了医师及其患者之间的显著不一致。

在美国 PAS 合法化最长时间的俄勒冈州，数据显示，请求 PAS 的患者通常拥有较高的经济地位和教育水平，超过 96.7% 的患者为被保险人，超过 92.5% 的患者被纳入休养所。大部分患者超过 65 岁（65%），82% 的患者患有癌症。约 20% 接受 PAS 的患者从未使用过该处方，并最终死于他们的基础疾病——生存率显著高于预期。在俄勒冈州的项目中，超过 93% 参与的患者表示，自主权的丧失是他们做出该选择的首要原因 [77-78]。一些学者认为，拥有结束生命的方法，在法律和人道上阻止了可能发生较早的"先发制人式"的自杀，因此，或许延长了生命 [79]。

关于滥用 PAS 和安乐死的担忧无疑将继续，但是迄今为止，在 PAS 合法化和规范化的地方，系统化滥用的证据仍不足。在美国，随着人口老龄化和患者渴望更多地控制其临终护理和境遇，对 PAS 和安乐死的讨论有望随之增长。

器官移植中的伦理学问题

麻醉医师要面对的有关活体器官移植的两个重要问题是脑死亡的概念以及撤除生命支持治疗与心脏性死亡后器官摘取与移植的衔接问题 [（心脏死亡后捐献 DCD)]（亦见第 74 章至第 76 章）。

脑死亡

20 世纪 60 年代以前，死亡是指心脏停搏和呼吸停止的时刻。心肺复苏和机械通气的发展使推迟死亡成为了可能，而且看起来似乎可以是无限期地推迟。1968 年，哈佛医学院特别委员会提议将死亡重新定义为心肺功能或全脑的所有功能均不可逆地停止（脑死亡）的时刻 [80]。委员会给出了重新定义死亡的两个明确理由。第一是允许宣布患者死亡而不必靠机器维持——由此节约了费用，可以将医疗资源重新分配给可救治的患者，并且可以使死亡的社会仪式得以举行。第二是允许在循环停止前进行活体器官捐献。

公众对脑死亡的接受较慢，部分原因是它要求完全信任医师，而忽略人们自己已理解的死亡表象。对非医务人员而言，脑死亡的人从表面上很难与活人相区分，他们必须完全信赖医师，相信医师提供的有关自己亲人的死亡信息是真实而准确的。

脑死亡的诊断相对较简单明了。在美国，要求能证明在没有药物、麻痹剂、低体温及其他可逆的可能造成脑死亡假象的情况下，患者丧失了皮层和脑干功能。通过临床证明患者没有皮层活动或脑干反射，或者通过放射影像学证明完全没有脑血流都可以确立诊断。

脑死亡定义的社会意义大于其生物学意义，医学、伦理学、神学和法学专家都同意，在脑死亡所定义的情况下，按照伦理、法律和道德的标准，患者都丧失了存在及当作活人进行治疗的必要性。如果患者或其代理人同意，这时撤除昂贵的治疗措施不存在法律分歧，可以进行活体器官捐献。

在处理脑死亡器官捐献者之前，麻醉医师有责任审核病例中的脑死亡声明文件及其所依据的标准。如果对诊断有任何疑问，在麻醉医师的疑虑得到满意解答前，应推迟进行器官捐献。

心脏性死亡后捐献

当患者希望撤除生命支持治疗而又愿意死后捐献器官时，就出现了 DCD 的情况。控制死亡的时间和地点，从而能理想地安排器官捐献的时间，这在医学和伦理上都具有明显的优势。患者去世前即做出器官捐献的决定，这样就可能与其讨论并签署知情同意书。从而可以将器官缺血时间缩至最短。但患者做出撤除生命支持治疗和死后活体捐献器官的双重决定可能会引起伦理冲突。当一个垂死的患者变成一个即将出现的器官捐献者时，可能存在因关注器官受体的利益而忽略患者利益的风险。

医学会审查了 1997 年 [81] 和 2000 年 [82] 的 DCD，发现其中存在严重的伦理问题，如决定在心脏停搏后多快可以开始器官捐献，以及在捐献者死前，伦理上是否允许仅仅为保护脏器的目的而使用药物等。

伦理学、神学和法学原则上都禁止我们为了一个人的利益而谋杀另一个人，但 DCD 患者的确切死亡时间是不清楚的。虽然便于器官捐献是 DCD 的特别目的，但医师决不允许在此过程中牺牲任何还活着的患者，哪怕有这样的风险也不允许。由此可能造成的公众不信任会减少潜在的捐献者，最终伤害以后的器官受体群的利益，从而将整个 DCD 的理念置于危险境地 [82-85]。心脏停搏后意识很快消失，但脑功能尚能持续一段时间，甚至很长时间内都不会出现不可逆的脑损伤。但很多操作规范都建议器官摘取在循环停止的 2min 内进行，而且最起码在一个机构，器官移植允许在心脏停搏后数秒内进行[86]。在科学上和哲学上都不能确定完全死亡的确切时间，这可能导致对医师的控告（故意谋杀患者以获取移植器官）。尽管有明确的临床标准，脑死亡的器官捐献者中也发生过失误；DCD 发生错误的潜在风险就更大了，因为到目前为止尚没有被普遍接受的临床指南[87]。

脑死亡后的活体器官捐献及 DCD 既合理也合法，但必须绝对保护临终患者的利益，直至其死亡。麻醉医师在帮助医院制定合理的脑死亡和 DCD 患者器官捐献的管理方案中可以发挥重要的作用。每个麻醉医师都必须完全熟悉脑死亡的标准，并在接受照料脑死亡捐献者之前重新审核脑死亡的操作流程。涉及 DCD 的麻醉医师应有相关伦理学、法学、医学和临终关怀的专业知识。

研究中的伦理学

人体研究

当研究对象中掺入了医患关系时，"医师总是将患者的利益放在第一位"的基本前提将受到威胁。为了将来某个潜在患病人群的利益，研究对象自身的利益被要求放在了一边。在某些极端的例子中，患者变成了被研究的"物体"，其自身不会从研究中得到任何好处。这里有两个例子：对健康人群进行的试验以及对终末期患者进行的Ⅰ期肿瘤试验，这些研究的目的仅仅是为了判断治疗的毒性，而不是缓解或治疗作用。

人体研究中必须平衡多种利益冲突，如研究对象的需求和权益、未来患病群体假定的利益以及医师的经济、专业及个人目标等。对于正不懈地坚持保护患者的权益或通过设计研究方案和分析并报告研究发现来实现研究目标的研究者来说，学术或企业的发展要求、个人的威望和经济奖励等都可能成为阻碍因素。由此，对以人体为研究对象的监管历来都比对其他医学研究要严格得多。

对研究进行管理始于第二次世界大战以后，《纽伦堡法案》和《赫尔辛基宣言》概括了参与人体研究的医师的伦理义务。美国则较晚才意识到在类似的研究中，他们有时也将他们自己的研究对象置于了同样可怕的境地，其行为与集中营内进行的研究是类似的[88]。在纽伦堡医师审判以后，Fox[89] 和 Beecher[90] 发现，研究者都知道纽伦堡制定的标准体系，但通常自己都不

会遵循它。1974 年，《国家研究法案》设立了保护生物医学和行为学研究中的人体研究对象的国家委员会，由此才诞生了现代的审查委员会制度[54]。

关于人体研究的伦理行为应遵循以下三个原则：①有责任尊重和保护受试者的自主权；②行善的原则，有责任将风险最小化，将利益最大化，确保研究设计的科学性；③公平的原则，有责任确保以道德的标准对待每个受试者，确保公平地分配利益和责任。

除了要详细地告知受试者将要接受的操作或药物的利弊之外，还须公开将研究结果商业化的可能、研究者的经济利益及其他已经存在或可能存在于研究者、研究单位及赞助商之间的利益冲突。受试者在任何时候都必须能自由地拒绝或终止参与研究而不必受罚。应尽量避免"环境强迫"，即受试者认为他们没有真正自由拒绝的权力。环境强迫包括囚犯担心自己接受或拒绝参加研究可能会影响自己在监狱中的地位和待遇，或者住院患者可能会觉得如果他们不与研究者合作的话，会影响他们的治疗[88]。

在合理的环境下，如果不影响受试者拒绝的自由，采用金钱或其他方式吸引研究对象参与研究是被允许的。巨额的金钱奖励可能会对受试者的自主权产生负面影响，进而影响研究的科学性。例如，如果报酬很高，受试者可能隐瞒其不具备受试资格的情况，从而可能影响研究结果的科学性，并将他们自己置于更危险的境地。

研究者有责任将有关研究的利益最大化，而将可能的伤害最小化，包括生理、精神、社会、法律和经济伤害。必须明确研究的价值应超越其可能的风险，而且必须严格遵循核准的方案进行研究。研究结果必须迅速正确地予以报导。一旦怀疑会对受试者造成伤害，应立即停止研究。

麻醉学研究常涉及不适症状的处理及预防，如疼痛和恶心，对此已具备了有效的处理方法。此类研究应限于和已知疗效的治疗方式进行对比，而不应进行空白对照研究，而且如果患者有要求，应给予"补救性"的镇痛药或止吐药[70]。

没有人能够在得不到相应利益的情况下，在研究中被不公正地对待。最后，受试者个体的利益永远高于社会利益。

儿童受试对象

作为受试者，儿童是特殊的弱势群体，因为他们可能没有能力做出成熟的决定，易受他人权威的支配，可能掩盖自己潜在的异议而遵从父母或他人的意愿，并可能出现与知情同意不相符的需要紧急决断的情况

（亦见第 92 章和第 93 章）[91]。儿童的权利常被低估，而家长的权利可能被过度重视。研究显示，即使是有决策能力的儿童，也常被其父母和医师排除在参与知情同意的程序之外[92]。

如果较幼小的儿童有"能力"表达意见，则在获得其代理人的知情同意后，通常必须得到儿童本人的同意。美国的联邦法律要求在参与医学研究时，必须得到 7 岁以上儿童本人的同意。尤其当研究对受试者没有实质性利益时，许多伦理学家相信，儿童的异议必须始终受到尊重[92-93]。

动物研究的伦理学

随着美国民权运动的觉醒以及人类对环境及其他物种的影响的关注日益提高，自 20 世纪 80 年代以来，美国维护动物权益运动获得了巨大进展。1959 年，William Russell 和 Rex Burch 出版了一本关于动物研究伦理学的前沿书籍——《人性化的实验技术原理》，该书引入了"人性化对待动物不仅仅是一种道德义务，更是高质量研究必不可少的[94]"这一概念。1966 年联邦制定《实验动物福利法》，从此开始保护动物权益。1985 年，《健康研究延长法案》和《动物福利法修正案》要求成立动物管理和使用委员会（IACUC）来监督实验动物的条件、审查及批准动物研究方案、教育及培训研究者有关动物处理的伦理学事宜（如麻醉、镇痛和安乐死），并担当社区联络人[95]。

有的研究者认为动物实验不应受到任何道德的约束，并断言医学的发展从过去到将来都将完全依赖于动物研究。许多动物福利运动人士则坚持认为，动物研究和人体研究具有同等的道德要求，并控诉那些无视甚至漠视实验动物苦痛的研究人员。这些偏激的观点无助于解决相关的复杂问题。

对动物认知能力理解的进步使大多数生物学家相信，即便不是全部，很多动物也都具有对快乐和疼痛的感知能力、具有预感和恐惧感、能体验痛苦和欢乐。许多生物伦理学家承认，高级动物有足够的感知能力并拥有道德品格，但这种道德品格究竟有多高，仍处于激烈争论中[96-97]。让动物因疼痛、恐惧、疾病或恶劣的条件而蒙受苦难是不道德的，必须加以避免、减轻，并慎重地与其所能产生的利益相权衡。伦理学家坚称，残忍地对待动物是不道德的，而且保护动物不仅仅是因为它们具有的道德水平，也因为对动物残忍的人更可能会对其他人残忍[98]。

研究者有责任为实验动物提供整洁、人道的环境和适宜的兽医护理。研究者应牢记"3R"原则——代替（replacement）、减少（reduction）和精简（refinement），即只在必要时才进行动物实验，尽量减少动物在研究中的痛苦，寻找以非生命物代替实验动物的方法[99]。不允许进行无意义的或重复性的动物研究。医学界和科学界的责任是继续积极地寻找并促进代替实验动物的研究方法的使用[98]。

医师参与死刑执行

美国医师职业组织始终宣称医师参与死刑执行是不道德的，但很多医师也承认他们会同意参加。医师参与执行安乐死和死刑是麻醉医师需要考虑的特殊问题，由于他们具备特殊的专业技能，从而成为有责任参与执行的理想候选人。支持医师参与死刑执行的人常引用允许人体死亡中的"行善原则"。

但历史上行善的论点曾导致医师释罪的"滑坡效应"，医师参与处死了一批从来没有受到过指控或进行过公正听证的人——其中包括有身体或精神障碍的人，以及从个人和社会的整体"利益"出发被认为是"社会瑕疵"的人。一旦医师利用行善的论点参与执行死刑，将很难为其在一些政府发起的令人质疑的行动中划定道德的底线，如行刑逼供、强制和"医疗监禁"等，因为这些行动也常常是以"为了社会的利益"为名[100]。

当医师同意参与死刑执行时，他们的行为虽然看起来是为了"患者"的利益，但实际上已充当了政府的代理人角色。这将导致公众信任和尊重的瓦解。毫无疑问的是，终有一天，医师将参与处死一些无辜的人[101]。

研究清楚地显示，为避免出现难以忍受的自责，事实上所有的死刑执行者都经历了"道德分离"的过程，他们否定罪犯的人性并贬低其生命价值，同时通过谴责陪审团、法官、政府及"法律"而转移自己对死刑的道德责任，从而拒绝承认自己在结束他人生命过程中应承担的责任[102]。医务工作者既要尊重生命价值和他人的生命，又要因具有参与死刑执行的责任而否定这一价值观，两者之间的矛盾很难协调。

1980 年，AMA 发表了"医师参与执行死刑是不道德的"观点，并将"参与"广义地定义为，不仅仅包括导致受责难人死亡的行为本身，而且指任何辅助、指导或促成另一个体执行死刑的行为[103]。但任何参与的医师都未得到过直接制裁。2010 年，美国麻醉学委员会（ABA）成为第一个谴责医师参与死刑不道德的组织，而且声明，经其认证的医师若参与注射死刑，将受到纪律处分，包括可能撤销其文凭[104]。

操守——医师能成为医学中的良心抗拒者吗?

患者的麻醉可涉及伦理争论、法律争议和道德歧义。当医师个人的价值观与可被接受的伦理标准背道而驰时,将如何化解冲突?医疗专业团体承认医师在医疗实践中有良心抗拒的权益。ASA、英国医学会及 Hastings 中心都发表声明,明确当医师个人的价值观与救治患者过程中的伦理标准出现严重冲突时,医师有权退出[105]。ASA 特别明确,当有 DNAR 指令或其他指令限制了治疗时,医师有权退出对患者的治疗[11]。但这些权利是有限制的。对一些存在严重法律争议的事件,如流产或 PAS,提出良心抗拒是可以被接受的,但抗拒已经明确的标准,如知情同意,则不被接受。如果在良心抗拒中还牵涉了其他的概念,如他们把自己看成是伦理学专家而非伦理学非专业人士时,医师可能会承受更大的压力,因为伦理学专家是以专业水准行事的,而不仅仅依赖个人信念[105]。

总　结

麻醉医师面临很多伦理学挑战,包括提升患者的自主权、解决医疗决策中的医患冲突、对人体受试者和实验动物的伦理责任以及在 ICU 和器官捐献过程中患者临终照料期间的伦理冲突等。了解医学实践和研究中的伦理学及专业标准是麻醉学专业的基本要求,而不能仅仅按需提供技术服务。麻醉医师有时会发现已被接受的伦理观念与个人的价值观和目标之间存在冲突。这对所有的医师来说都是一个共同的挑战,但不能按照医师个人的价值观做出伦理决策,而应服从医疗职业的伦理原则。

参 考 文 献

见本书所附光盘。

第 11 章 美国麻醉中的法律问题

David B. Waisel

包睿 杨涛 译 李金宝 邓小明 审校

要 点

- 医疗过失侵权行为系统旨在改善患者的救治。
- 未按照标准进行操作的医师可能出现医疗疏忽，导致患者损伤。
- 一个完全知情的律师是医师最好的支持者。
- 公开质疑医师的专业能力可能会造成医务人员感到内疚、失败、气愤、惭愧、孤独、压抑、疲劳、拒绝承认以及躯体不适感。
- 一套详尽、清晰的麻醉记录在医疗过失诉讼中具有重要的防御作用。
- 有半数以上的州地方法律规定，禁止将道歉和同情表述作为医疗差错的"证据"。
- 知情同意的目的在于最大程度上保证患者在自主、知情的前提下做出决定。
- 具备决策能力（在特殊情况下做出特殊决定的能力）的证据包括能理解医疗问题、治疗建议、供选方案、拒绝治疗的选择、接受或拒绝治疗方案后可能产生的后果以及在合理、一致的论证基础上表达自己偏好的能力。
- 理性人公开标准要求应基于一名理性人在考虑是否接受所建议的干预时所需材料来确定公开的程度。
- 当麻醉医师从伦理上或道德标准上不认同某项操作，或当他们认为患者的选择非常不当或很可能造成损伤时，可以拒绝提供服务。
- 具备决策能力的患者对维持生命的医疗措施具有切实不受限制的拒绝权。
- 麻醉医师应对受训人员和有资质的注册护理麻醉师（CRNAs）在规定的职责范围内所犯的过失行为负责。
- 医师对疼痛控制效果不佳负有责任。
- 最后，案例法不能提供确切的指导意见。如果信息可能与决策制定有关，那么慎重的方法是进行公开，即使这并非法律的明确要求。

成文法、案例法和规章制度可影响麻醉医师（表 11-1）[1-7]。成文法是约定俗成的法律的主体，是立法机关以特定的目的而制定的。例如《国家器官移植法》主要针对器官获得和移植网络，并且授权其支持器官匹配的国家注册行为。州立法机关随后会根据国家法规制定针对器官获取的州法律条文（见第 74 章和第 75 章）。

当成文法需要进行解释、出现质疑或者还没有出台确定的成文法时，司法系统的判决就可能出现争议。已报告案例的汇总（又称为案例法或者习惯法）可用作未来法庭决策的参考基础。这些案件的结果很少是约定俗成的，可能会引发令人困惑、模棱两可的结果，甚至可能由于不同管辖区域法规细节的不同出现完全不同的结果。例如，一个妇女将已故丈夫的肾捐赠给一个挚友，进行移植手术的医师在对供体肾进行例行检查时因发现肾动脉瘤而无法进行移植。当手术医师随后向死者家属提出捐赠第二个肾的要求时，供体的第二个肾已经移植入另外一名患者体内。原告提出索赔，认为器官获取机构侵占了供体的第二个肾，侵犯了原告对个人财产的支配权利（本例为肾）（见第 74 章和第 75 章）。法院判决支持被告（即器官获取机构一方），认为原告作为个人没有权力支配死者身体，没

表 11-1　影响医疗实践的法规

法规	内容
《患者保护与平价医疗法案》(Patient Protection and Affordable Care Act, PPACA，又称 ACA 或奥巴马医改)[1]	PPACA 是一个广泛的法案，将在几年内分阶段实施。其规定个人购买健康险，设立健康险的标准和要求，启动市场保单的健康险交易，增加门诊预防服务，重构医疗报销。其设立国家预防、健康促进和公共卫生委员会以发展国家预防健康战略，并设立循证效果研究所以进行比较性效果研究。PPACA 专门批准资助推进疼痛管理的研究和治疗
《健康保险流通与责任法案》(Health Insurance Portability and Accountability Act, HIPAA)[3]	HIPAA 规定在保存个人健康信息或以各种形式（包括数字、传统报纸或文档以及口头形式）进行传递时需保护患者的隐私。这些健康信息包括患者的既往史、现病史或者未来健康状况，保健的提供、费用，还有个体识别信息或据可能通过通用标识符识别出个体身份的信息。将隐私规则运用到健康计划、保健以及任何可以传递健康信息的健康提供者中。HIPAA 是一项包含很多规定的复杂法规，包括将健康保险措施从一个雇主转移到另一个雇主处。PPACA 添加了要求及对不服从者的惩罚措施
《卫生信息技术促进经济和临床健康法案》(Health Information Technology for Economic and Clinical Health Act, HITECH)[2]	HITECH 是 2009 年以发展全国卫生信息技术基础设施而设立的，以改善保健质量和医疗协调。HITECH 设立了与电子健康记录"有价值的应用"相关联的经济奖励[104]。HITECH 还设立了在破坏保健信息隐私时应有联邦通知的要求，其效果已见于过去几年某些著名案例中。法案还为患者提供可获取的审查，使患者对其电子记录进行完全的披露和使用，并且其禁止出售患者健康信息。自 2010 年以来，已发生 500 余例违反案例。超过 60% 涉及盗窃或信息丢失，典型的是发生在电子设备上，例如笔记本电脑[2]
《紧急医疗与劳动法案》(Emergency in Medical Treatment and Active Labor Act, EMTALA)[4-5]	EMTALA 用于管理可能出现的患者因拒绝治疗或病情不稳定时在不同医疗机构间转运的情况。更简单地说，EMTALA 禁止将急症患者"推卸"到其他医疗机构。医院必须对患者进行必要的筛查，确定是否存在紧急情况。如果存在紧急病症，必须提供必要的措施稳定病情，只有在特定的情况下才能够转运患者，例如患者要求转院；患者病情稳定，转运过程不会使病情恶化；目前所在医院无法提供有效的治疗措施，而在所转运的医院能够获得。所转运的医院必须无条件接收患者，而且医务人员必须保证患者在转运过程中的安全。EMTALA 也要求由指定的医务人员来对危急医疗状况进行负责
《就业退休收入保障法案》(Employment Retirement Income Security Act, ERISA；ERISA 的几项修正案与健康福利相关，包含 HIPAA)[7]	ERISA 建立了统一的联邦标准以保证员工个人福利计划。美国工会对 ERISA 进行管理和增强，联邦法院对其进行解释。其医疗相关性在于调整健康福利金计划。对 ERISA 的个案法规的解释会影响到特定人群如何、在哪里以及为什么对健康维护机构进行指控
《管制物资法案》(Controlled Substance, Act CSA)[6]	这项法规允许联邦政府对特定药物的生产、进口、加工以及分布进行规范，以控制管制物资的流通情况。其允许联邦政府对特定药物是否属于管制药物具有决定权及分类管理权。但此法规并不包括药物使用的控制权

有相关法规支持原告[8]。

本章主要描述法律案例。读者藉此可知晓这些案例的医疗事实是不完善或者错误的法律性文书提供的信息所导致的。

规章制度来自实施法律的职权机构。例如，美国卫生和人类服务部即根据《患者保护与平价医疗法案》(PPACA) 而要求实施医疗保险制度[1]。

职 业 责 任

医疗过失侵权行为系统

医疗过失系统旨在改善患者的安全并对因医疗过失造成损伤的患者进行补偿。为此，过失案例不可避免地会影响到医师个人及组织的工作表现，但不鼓励"防御性医疗"。该系统鼓励必要的沟通，以改善医患关系。

医疗过失系统并未达到这些目标。医疗过失案例的陪审团审判结果也不一定能够让医务人员知道明确的标准，部分是因为案例法存在不一致处，且陪审团倾向于使损伤的责任和严重性相关，而非突出医务人员的过失。案例上诉的决定往往不是基于医疗而是基于法律角度考虑的。事实上，医疗过失案例增加了对责任的担忧并且导致了更昂贵且可能更具风险的干预措施。几乎所有的医师制定临床决策时都考虑避免责任，而这些"防御性"的决策可能导致高达 25% 的医疗花费[9-10]。防御性医疗相关数据基本上通过是自我报告得出的，存在记忆和反应偏倚。

医师畏惧反复变更的医疗过失系统[11]。这种畏惧会干扰对临床事件的真实讨论。超过60%的医师感到在日常医疗行为中受到医疗过失诉讼的威胁，且超过60%的医师担心在今后10年间自己会受医疗过失案例牵连[10]。然而这些担忧远远超过实际风险的比例，对医疗过失敏感性的提高可归因于对罕见事件可能性的高估，以及对不熟悉的、毁灭性的或主观性事件风险的放大[10]。

陪审团可能并不是像医师们猜想的那样支持原告。对于医疗过失证据较弱的案例，医学专家及陪审团更容易在归责问题上达成一致[12]。而对于有强烈证据支持的医疗过失案例，专家比陪审团更可能将责任归于被告[13]。

改革的重心是减少医疗责任系统的风险（框11-1）[14]。非经济伤害赔偿上限的设定已使索赔支出减少了20%～30%[14-15]。大多数情况下，其他改革对花费的影响有限。在其他卫生保健系统，行政医疗伤害补偿系统似乎会降低花费，但可能增加索赔[11]。国会预算草案办公室建议了可降低10%的执业过失保险花费的5种改革方法（框11-2）[16]。

以经济为中心的改革能否减小医疗过失系统的伤害依赖于防御性医疗是否起因于经济担忧或更多复杂的动机[17-18]。某些专家主张成功的改革需要从根本上进行改变，比如临床指南的依从性受安全港的法律保护[15,17]。另一种可能的根本性改变是对司法部门的改革，即法官由中立的医疗专家支持，接受判决医疗过失的培训，并且会自始至终"承担"这个案例。这种改革有望通过更快、更频繁且非公开的会议来加速达成[15]。2010 PPACA授权同意寻求新的方法以解决医疗伤害纠纷[1]。

公开、道歉和赔偿

公开、道歉和赔偿会促进对医疗过失的坦诚讨论，为患者提供公正的补偿、减少花费并且减少对当前系统的压力与伤害（表11-2）[19]。这种方式反对传统的医师及医院的"否认和防御"反应，那样易产生敌对关系。主张自由公开，对有质疑的案例予以补偿，并大力维护合理的医疗。密歇根大学健康系统较早接受了该方式，并报道其在索赔、结算金额和防御性花费数量上有所减少[20]。

公开、道歉和赔偿方式具有法律性、文化性及逻辑性的障碍，很可能因非对称性风险系统而失败。例如在某些州，慈善团体（如医院）就限制了侵权行为

框 11-1　传统医疗过失改革

医疗过失改革的制定是为了鼓励各方解决合法的索赔以及制止有质疑的案例。

非经济伤害的上限：限制了对非经济损失（"痛苦和伤害"）理赔的金额数量。

审判前筛查控制：为索赔是否具有充分的、值得继续审判的价值提供意见。该意见具参考性或约束性，可能是证据的来源。

价值证明：需要原告提供宣誓口供，以证明有医学专家相信该案例有合理并且有价值的原因。

律师公费：限制了医疗过失案例中原告律师可能收取的成功酬金。

连带责任改革：此改革限制了陪审团分派给每位被告财务责任的百分比。如果陪审团决定某一方对后果负有20%的责任，那么这一方即负有20%的赔偿责任，即使其他方无法赔偿亦如此。

担保来源的赔偿：要求与伤害有关的其他补偿必须从被告人务必赔偿的金额中扣除。

定期付款：赔偿可分期进行，不必一次性付款。

非经济性伤害列表：此改革根据对"痛苦与伤害"严重和损伤程度的分类指导财务赔偿。这种赔偿列表可以是参考性的或是约束性的。

行政赔偿系统或"健康法庭"：这些过失索赔的非传统解决方法通常会涉及专业法官、决策与伤害的指南以及中立的专家。

From Mello MM, Kachalia A, Goodell S: Medical malpractice: April 2011 update, Synth Proj Res Synth Rep 21(Suppl 1), 2011

框 11-2　国会预算办公室推荐的可降低 10% 的执业过失保险花费的方法

1. 设立非经济性伤害的赔偿上限为 250 000 美元。
2. 设立惩罚性的伤害赔偿上限为 500 000 美元或者为经济性伤害赔偿金额的 2 倍，按二者中金额高者实施。
3. 修订了"担保来源"制度，以允许来源于健康与生命保险、劳动补偿、汽车保险等方面的收入被介入审判，从而从陪审团决定的赔偿金额中扣除相关金额。
4. 时效法：自发生伤害起 1 年（成人）或 3 年（儿童）。
5. 公平 - 分担制度取代连带责任：即在诉讼中被告人仅对其承担的伤害责任的百分比所对应比例的终审赔偿金额部分负责。

From Elmendorf DW: Letter to Hon. Bruce L. Braley, Dec 29, 2009. <http://www.cbo.gov/ftpdocs/108xx/doc10872/12-29-Tort_Reform-Braley.pdf/> (Accessed 27.09.13.)

的赔偿责任，这意味着从短期来看，提供赔偿的行为会增加其花费[19]。公开、道歉和赔偿方式须在所有保健系统内的医院及医师中开展，以便成功实施。否则，不一致的价值观及策略会带来混乱，随后敲响丧钟。

当前系统支持向各种州及国家机构提供基于姓名的报告。大多数系统要求报告解决方式，因此即使伤害与其行为无关，医师也可能会被牵连。无可否认，这种担心部分反映了一种极度不成比例的观点，即对

表 11-2　公开、道歉和赔偿

目标	医院或承保人的行为
增加透明度，减少对立关系	1. 公开医疗结果 2. 建立支持公开的系统 3. 道歉 4. 解释调查结果及整改措施
提高患者的安全	1. 实施一些制度来鼓励临床医师在面对患者安全时足够坦诚 2. 及时实施一些制度避免事件再发
避免诉讼案件，减少责任赔偿金额，改善方式补偿家属及患者	1. 区别医疗过失和疾病或高风险医疗导致的伤害 2. 当医疗处置不合理且患者没有诉讼要求时，应提供财务补偿 3. 当医疗处置合理时应坚决捍卫

Data from Bell SK, Smulowitz PB, Woodward AC, et al: Disclosure, apology, and offer programs: stakeholders' views of barriers to and strategies for broad implementation. Milbank Q 90:682-705, 2012; and Boothman RC, Imhoff SJ, Campbell DA Jr: Nurturing a culture of patient safety and achieving lower malpractice risk through disclosure: lessons learned and future directions. Front Health Serv Manage 28:13-28, 2012

表 11-3　与麻醉医师最为相关的医疗行为

类型	描述
医疗事故	医疗行为未按标准操作，因过失造成的损伤
过失致死	非正常死亡，即死亡发生早于预计。如果因过失导致患者死亡，则可以对此类损伤提起诉讼
缺少知情同意	对理性人进行相关医疗告知和解释的义务
委托	一旦开始对患者负责，则医务人员有义务对其提供持续的医疗帮助
替代性责任	对医务人员从事的工作进行合理监督的义务
丧失恢复和存活的机会	需证明要不是因为医务人员的行为，患者原本存在恢复的可能性
骚扰	未获得明确或含蓄的认可情况下触碰他人，这类案例原告无需提供受害证据
攻击	试图触碰他人，这类案例中原告无需提供受害证据

From White C, Rosoff AJ, LeBlang TR: Informed consent to medical and surgical treatment. In Sanbar AA, Firestone MH, Fiscina S, et al, editors: Legal medicine, ed 7. Philadelphia, 2007, Mosby, pp 337-343

医疗过失的报道是如何影响了医师的认证或许可。处理这种担心需要对报告的需求以及机构接受系统性事件责任的意愿进行改变。

代理律师可能会阻碍公开、道歉和赔偿的接受度。原告代理律师可能相信侵权行为系统最好地保护了患者的利益。辩护律师可能担心这种方法不是出于客户的个人利益。

医疗过失

医疗疏忽是导致医疗过失的最常见原因（表 11-3）。过失是对责任的违背，是导致损伤最直接的原因[21]。医疗过失是医务人员没有按照（违背）医疗标准（职责）而直接（直接原因）的对患者造成损伤（危害）。应当对导致损伤的原因进行严密配对审查，而且需要"事实上的"和可预见性的证据。"事实上的"通常可用"要不是"方法解释，意思是如果没有先前出现的疏忽，损伤本可以避免。经典的定义是：该行为对伤害的造成是必不可少的。某些审判扩大了"要不是"的规则，纳入了一些导致损伤的重要因素。可预见性的含义是对于一个恰当的医务人员而言，发生的损伤是可被预见的。例如，"要不是"麻醉医师没有进行呼气末二氧化碳监测，未发现的食管内插管应该可以被预防，因为合理处置的麻醉医师应当预见这种违背常规医疗的做法可能会导致未发现的食管内插管。出现这类损伤的患者一定要得到赔偿。赔偿金不仅需包括非经济损失、因弥补损伤所产生的经济损失，还应将因意外损伤导致误工而损失的费用考虑在内。关于时效性的法律定义了原告可以起诉的时限，由州法律控制，通常自所述的医疗过失或者损伤出现或者被发现时开始。

无论主体处于不知情状态（刑事过失）还是知情状态（刑事轻率），偏离医疗标准甚远的行为可能会被定性为违法的医疗过失行为[22]。违法的医疗过失行为很少被起诉，除非曾发生过类似案件但仍未被纠正、试图隐匿已发生事故或者在医疗行为中将经济效益和个人收入看得比医治患者更为重要等。例如，一名麻醉医师因过失致人死亡被起诉（但最终被判无罪），原因是在麻醉进行过程中超过 5 次入睡，最终导致正在进行手术的患儿在他一次入睡后死亡。这名麻醉医师被定为医疗过失罪，尽管最后因起诉人未在法定时间内进行医疗过失罪的指控而使当事人的罪行最终被推翻[23]。

被起诉的过程

许多指控是从接收到原告代理人的书面指控书开始，内容包括案件回顾与讨论。首先应当就事件情况询问律师，确定后续应采取的合适程序。正式的诉讼自发送书面的传票和控告信开始，后者是根据原告的主张和申诉发出的通告。

诉讼开始后，取证过程是从交换材料和作证词开始的。作证的目的是为了让法律行为中的对方获得其所未能掌握的信息或澄清相关问题，尤其是关于诉讼行为背后的推论[24]。证词中的口头证据在宣誓后采集和记录，可作为审判时的证据。案件的相关专家、顾问、临床医师、证人以及被告都可能提供证据。一些谈话内容，包括与律师、危机处理人员、保险公司代表、配偶、私人医师（包括精神治疗医师）、牧师的讨论内容具有一定特权，允许不告知原告。而与密友的对话内容不在特权保护范围内。

宣誓作证前，医务人员应将与原告的关系和可能的问题告知律师。医务人员还应将与案件相关的医学知识和可能出现的不利因素提前传授和告知律师。完全知情的律师才是最佳的辩护人。

除被告、被告辩护律师、原告律师以及法庭书记员外，原告也可能在宣誓作证中出现。当法庭书记员引导相关人员宣誓后，原告律师将开始例行问答，问答内容包括被告教育水平、执照和行医资质认证情况。被告律师进行适当的调解。同样的问题可能会反复出现。原告律师的目的是希望通过相关问答提前营造出一种气氛，降低被告保护意识。而被告最好不要对可能存在于医疗记录文书中的内容进行推测性的回答，应该只针对提问进行准确回答或者对没有完全理解的问题提出疑问。

医疗过失的辩护

当医务人员面对公众质疑时会出现一些不良感受，例如内疚、失败、生气、羞愧、孤独、压抑、脆弱、否认以及其他躯体不适症状[25]。如果诉讼是基于医师认为的医疗差错进行的，那么这类感受会加剧。经过医疗差错或者"近似失误"的体验，许多医师描述其症状类似于创伤后应激障碍[26]。也许对将来行医最具伤害的是强烈的自我怀疑[27]。诉讼再次挑起沉寂已久的与该事件有关的不安全感。直面这些感受非常重要，并要力求克服，因为没有其他因素能够比以一种准备充分和积极的心态应对法律诉讼更为重要。

针对没有按照医疗标准以及所谓的没有达到医疗标准是导致损伤的直接原因这一问题，被告常会进行抗辩。为了支持这些论点，常常会请到医学专家作为证人，并使用医疗文书、医学杂志论文、医疗操作指南以及麻醉记录。

作为证人的医学专家会对医疗标准和其中的因果关系从相关专业知识和观点上进行解释[28]。尽管法庭

框 11-3　关于专家证人资格和证据的指南

专家证人资格

1. 医师（专家证人）行医应当具有通行的、有效的且非限制性的执照
2. 专家证人需通过麻醉专业委员会的资格认证或者持有等同效力的专家资质认证书
3. 在事件发生时期专家证人正积极参与相关临床麻醉工作并且在诉讼主题的临床实践领域具有相关临床经验与知识

专家证人伦理指南

1. 专家证人对于该医疗事件的评论应当真实、全面、公正，专家证人不能遗漏相关信息而制造对原告或被告偏颇的看法
2. 专家证人的证词应当能够反映出事件发生时期广为接受的科学证据和操作标准
3. 专家证人应当清楚地区分医疗过失和与疏忽行为并非密切相关的不良后果
4. 专家证人应当努力评估是否所谓的不达标行为与不良后果有因果关系
5. 专家证人的酬劳应根据其花费的时间来裁定，与索赔结果无关
6. 专家证人应当愿意提呈证词以供评议

From American Society of Anesthesiologists: Guidelines for expert witness qualifications and testimony. <https://www.asahq.org/For-Members/Standards-Guidelines-and-Statements.aspx>. Amended 16.10.13

通常都会接受大多数专家证人的意见，但法庭和陪审团会根据专家的权威程度对其所提供的证词做出相应采信。专家证人可以支持这样的观点，即采用另外一种解释或方法，尤其是得到了其他医师支持的解释或方法，则案情就可能足以满足诊疗标准的要求了。专家证人的义务包括："……麻醉专家的证据需容易获得、客观并且不含偏倚。为限制未告知的或者容易产生误解的证据，专家应该具备相应资质，而且应当以清晰的伦理指南作为依据"（框 11-3）[29]。美国麻醉医师协会（ASA）有一个专家证人证言的审查程序[30-31]，由此 ASA 成员可呈交对另一成员的专家证言的诉状。ASA 有权谴责、暂停或开除违反这些道德准则的成员，并向国家执业医师数据库报告。

实践指南作为医护标准的一种证据正被越来越广泛地应用[32]。尽管实践指南的作者习惯性地说明并非想通过这个指南建立一个医护标准，但此指南对陪审团所造成的巨大影响可想而知。某些作者提议实践指南应该取代专家意见的地位[32]。

一份详细的麻醉记录在医疗诉讼案件中常常是一个强有力的证据。通过这些记录，未在现场的麻醉医师可以了解麻醉过程中的医疗干预措施、干预的原因和结果。精确的记录以及以思维进程为基础的书面说明可以获得更好的理解，这一点非常重要，因为医疗过失索赔通常基于对病情诊断的失败或滞后。例如，

当使用神经刺激仪实施区域麻醉时，麻醉医师会记录麻醉穿刺针的类型和长度、神经刺激仪的类型与设置、尝试的次数、肌肉收缩的位置和力量，是否在麻醉区域出现感知情况以及出现后的处理方法[33]。另外，考虑一下在常规记录中尿量减少的重要性。假设患者在一段时间内没有尿量，而先前导尿管状况正常，麻醉医师通过静脉输注晶体液来进行处理。记录单上"尿量"栏被理所当然地记为"0"，而将快速输注的液量记录在"输入液体"栏中。假设晶体液输入后30min仍旧没有尿量，这时麻醉医师便应在麻醉单上记录尿量减少的可能原因、最初的分析和处理措施、处理结果以及目前的解释（包括鉴别诊断）和将要采取的进一步处理措施。麻醉记录应当包含特定的信息（框11-4）[30-31]。

诸如滥用程序、恶意起诉以及诽谤的反诉行为已经被法庭彻底拒绝[34]。从一个政府政策上看，法院可能更关心反诉的滥用可能限制原告寻求赔偿的能力。

个人的道歉和公开

道歉是遗憾和悲伤的一种表达方式，与揭示所发生事件的公开不同，虽然两者经常被混为一谈。道歉和公开可能同时发生。

美国超过一半的州法律中明确禁止将道歉或同情作为处置错误的证据[25, 35]。大多数道歉法律允许同情性描述（如"很抱歉发生这样的情况。"），但是不能保护包括解释的同情性描述（"抱歉我犯了一个错误。"）。少数几个州有关于公开的法律，典型特点是需要对不良事件进行告知。那些要求公开并且保护同情性描述但不保护解释性描述的法律可能导致奇怪的讨论，这会被患者视为不真诚[35]。

一些意见认为，某些情况下道歉在没有发生错误行为时才有意义，例如给患者使用一种先前无不良反应的抗生素后引发皮疹。然而，某些情况下如果不对所做的不当行为负责则会有掩饰之嫌，例如麻醉医

框 11-4　麻醉记录指南

Ⅰ. 麻醉前评估
  a. 访视患者
    i. 患者及手术方式的确认
    ii. 病史采集（药物治疗史、过敏反应史、与麻醉相关的家族史、系统疾病回顾）
    iii. 麻醉药物使用史
    iv. 禁食状态
  b. 适宜的查体（包括重要生命体征、气道状态的记录、相关的阴性检查结果）
  c. 客观诊断资料的回顾（例如实验室检查、心电检查、放射检查）及医疗记录
  d. ASA 体格状况评估
  e. 会诊记录
  f. 针对患者的麻醉计划的形成，以及关于风险、受益和适应证的讨论
  g. 如果合适，需解释哪些是针对麻醉医师或者患者的非典型性选择
  h. 适宜的知情同意文书
  i. 适宜的术前用药或预防性应用抗生素
Ⅱ. 术中或操作过程中的麻醉（依据时间发展的记录）
  a. 麻醉操作开始前的回顾
    i. 患者再评估
    ii. 检查设备、药物和气体供应情况
  b. 监测患者的生命体征、氧合、通气参数和非常规监测设备的使用
  c. 药物及麻醉气体的用量、给药的时间和途径，以及任何不良反应
  d. 静脉内使用液体的类型和量，包括血液和血液制品，以及使用的次数

  e. 出血量和尿量的评估和记录
  f. 使用的技术与患者体位
  g. 静脉/血管内置管和置入气道设备的置入方法与部位
  h. 麻醉用药期间的非正常或意外事件，包括事件的识别和解释、事件的处理以及事件最终结果
  i. 麻醉结束后患者的状况
Ⅲ. 麻醉后评估
  a. 符合医院政策及国家许可的有资质的麻醉实施者实施评估与记录
  b. 患者在进入和离开麻醉后恢复室时的评估
  c. 依据时间的生命体征和意识水平记录
  d. 依据时间的药物使用情况、药量以及给药途径记录
  e. 静脉内使用液体的类型和量，包括血液和血液制品
  f. 麻醉后或者操作后的非正常事件，包括并发症
  g. 医学干预措施
  h. 麻醉后随访
    i. 必须在患者离开指定的复苏区域48h内完成
    ii. 包括全身麻醉、区域麻醉或监测下的麻醉管理在内的手术必须实施
    iii. 术后评估要点
      (1) 呼吸功能
      (2) 心血管功能
      (3) 意识状态
      (4) 体温
      (5) 疼痛
      (6) 恶心、呕吐
      (7) 术后补液

Data from American Society of Anesthesiologists: Documentation of anesthesia care. Amended 16.10.13 and Merchant R, Chartrand D, Dain S, et al: Guidelines to the practice of anesthesia, revised edition 2013. Can J Anaesth 60:60-84, 2013.
ASA, American Society of Anesthesiologists

师给患者错误使用了病历中明确记载有过敏史的抗生素。本着保持良好医患关系的前提，不能因为可能被起诉就将道歉这个环节省略。例如，对 6 岁小儿进行面罩麻醉诱导前患儿可能会出现难以控制的尖叫和哭闹，与患儿父亲交流后，决定还是将患儿强行制动并通过面罩吸入麻醉药物进行诱导。术后随访时，或许应对患儿家属进行道歉，不仅因为诱导本身（"很抱歉在麻醉诱导时让 Becky 和你们很不适。"），还应承认发生这样的情况也并非我们所期望的（"诱导时发生的情况并非我们的意愿，我们也非常希望诱导得很平稳。"以及 "结果显示没有提前进行镇静是个错误。"），同时还可以提出对未来的建议（"我建议将来可以在进手术室前口服一些镇静药。"）。尽管从专业角度上看处理措施有一定错误，但道歉过程明确了所发生的事件，并为今后的治疗向患儿家属提供了建议。

尽管编者个人认为道歉是有必要的，但人们对于道歉仍有不同的看法。尤其是当道歉没有被立即接受时，医务人员可能会感到非常苦恼。当事件定性尚不确定时，道歉会给原告带来信心 [36]，也可能会在法庭上被解读为承认错误。

是否应该把更可能是医疗疏忽的事件承认为错误行为，这是一件非常复杂的事。例如对有背部手术史的已接受全身麻醉的患者反复尝试硬膜外穿刺，反复尝试失败后仍未借助其他方法（例如 X 线透视等）。患者苏醒后表现出神经损伤症状，这与硬膜外穿刺不当可能出现的损伤症状一致。一些专家建议，虽然对患者造成的痛苦和不适表达同情可以被接受（"对于你所发生的不适症状我感到很抱歉。"），但承认错误并且报以获得预期良好结果的愿望可能会让损伤合法化（"对于你所发生的损伤我感到非常遗憾。回顾整个过程，尽管我不是很确定到底发生了什么，我怀疑可能是因为穿刺针位置不当的原因。我应该通过对背部的直接影像学检查加以确定，例如 X 线检查。"）。另有情况显示，在公开问题的真相后再次进行道歉更具有意义，因为此时阐述了事件真相、发生原因和以后如何避免。公开真相和道歉的结合显示出了对过失的承认态度，但这仅仅是提前揭示出了最终会被发现的真相。我更觉得通过诚挚的道歉带来的潜在益处胜过承认过失带来的潜在害处。

完全的公开会赢得支持。总体上看，患者会想知道这些未被公开的信息，并且最终会发现被隐含的内容，甚至可能对此心存敌意——为何这样的信息不被公开。对于潜在的疏忽事件的道歉和公开应当周全计划与支持，最好在道歉和公开的预演讨论会上请专家参与。信息公开可能包含三点内容。基于对问题的认

识，目的是尽可能多地传达已知信息，但不对未知的信息进行推测，尤其是与失误有关的信息。医务人员应当对医疗事件的医学含义进行解释，包括与之相关的所有治疗和随访，以及事件责任联系对象。院方的道歉与公开专家通常会协调沟通并随访。后续应通过彻底调查避免类似问题的发生。最后，需告知患者调查进展情况，包括事件的发生原因，以及预防类似事件再次发生的方法。

知情同意的法律问题

直到 20 世纪 50 年代，医师才常规获得患者的同意书（即总协议），使之进入程序。Leland Stanford 医院 1957 年的 *Salgo v Trustees* 法律案例使知情同意的现代概念编入法典 [37]。法官指出了知情同意和申明许可的区别："临床医师如果对具有辨别能力的患者隐瞒即将要进行的医疗行为，则违背了作为一名医师的职责和义务" [37]。

知情同意的目的在于最大程度地发挥患者的能动性，在知情的前提下做出基本上自主的决定。应用"基本上"这一修饰词是由于没有理由期望患者能完全知情。"基本上知情同意"的更恰当目标是使患者可充分地自主决定同意与否，即使患者并不完全知情。目前知情同意书主要包括以下七个部分。

知情同意书的组成部分

做出决定的能力

做出决定的能力是指在特殊时间做出特定决定的能力。做出决定能力的大小包括对医学问题、计划治疗方案、替代方案、拒绝治疗的后果、接受或拒绝计划治疗所带来的可预见结果的理解能力，以及能否合理地、具有逻辑地表达意见。做出决定的能力有别于法律上"能力"的概念。法庭能够对能力进行判定并得出一个通用的判定结果，这主要是根据一个人对所有事物的处理能力大小来决定的。成年人除非被法庭判定不具备相关能力，否则都被认为是具备能力的人。另一方面，麻醉医师对决策能力的评估需承担责任，而且只有在特定环境下才能做出决定。

麻醉医师应该允许患者在其能力允许的范围内做出决定。毫无疑问，大多数患者具备做出决定的能力，但麻醉医师必须积极评估患者做出决定的能力，哪些患者做出决定的能力发生了暂时性变化，哪些患者不具备法律上做出决定的权利，或哪些患者在做出决定能力方面已经存在局限性。需要考虑那些在签署知情

同意书之前已接受镇痛药物的患者。决定能力受损的程度取决于药物的治疗情况、患者对于药物治疗的耐受性以及需要做出什么样的决定。一些患者在疼痛得到缓解之后的决定能力会有所提高。为了判断患者在特殊情况下是否具备做出决定的能力，麻醉医师必须权衡药物治疗方案、其预期疗效以及患者所表现出的推理和理解能力。当患者暂时性丧失做出决定的能力时，例如患者处于麻醉状态，麻醉医师应该避免进行非紧急的医疗处理，直到患者恢复做出决定的能力并签署知情同意书后方可进行。但在紧急情况下，麻醉医师应根据紧急状况下的合理性判断进行处理，而无须获得知情同意，例如必须实施更多的监测项目时。然而，在紧急情况下，基于对患者渴望继续生存的推测，麻醉医师即便尚未获知情同意也必须实施必要的医疗救治，除非患者已经事先声明放弃救治[38]。

自愿性

麻醉医师应让具有行为能力的患者知情并自愿完成这些治疗程序，而不能通过某些手段或者强迫患者签署知情同意书。所谓的手段是指扭曲或忽略某些信息以劝说患者接受治疗，例如淡化或忽略某些信息以影响患者做出某种特殊决定。强迫则是通过危言耸听迫使患者接受处理。

当具备足够决定能力的患者处于躯体受限或者镇静的情况下，麻醉医师也会妨碍到患者的自愿性。即使是在生命攸关的情况下，具有决定能力的患者在法律和伦理上仍具有拒绝治疗的权利。医师常难以接受患者做出的"愚蠢"决定。Shine v Vega 案例中就包括这些复杂的情况[39]。1990 年，具备行为能力的 Shine 因为哮喘发作在医院接受了氧疗以及其他一些常规药物治疗。当时的急诊科主治医师认为她病情严重，建议其进行气管插管，而 Shine 始终予以拒绝（同时也得到其姐姐和父亲的认同），并继续通过面罩吸氧进行治疗。随后，Shine 的姐姐发现她的情况逐渐转好，但正和医务人员发生争执，在 Shine 和姐姐提出出院要求后，受到了 1 名医师和 1 名保安的阻止，他们把 Shine 四肢固定在床上，不顾患者及其家属的反对，对 Shine 予以气管插管。事后，患者提出上诉，马萨诸塞州最高法院裁定：无论决定对错与否，具有行为能力的患者都有权拒绝可能延续生命的治疗。

自愿性的另一个问题常在孕妇与胎儿出现利害冲突时发生。当孕妇拒绝接受医师建议的诊断或治疗措施（例如根据胎儿的情况需要进行的剖宫产手术）时，医师可尊重患者的自主性选择而不进行手术，建议她到其他医疗机构寻求健康保障，或者寻求司法介入。

在寻找司法介入之前，医师应当考虑到违背患者自主意愿可能会带来的社会、躯体以及心理的危害，以及医学知识可能存在的不准确和局限性。只有当不干预将会危害胎儿、推荐施行的医疗手段确实能够减少对胎儿的危害、对母亲的危险相对较小并且尚无疗效相当而侵入性更小的治疗选择存在时，麻醉医师才应寻求司法介入[40]。美国妇产科学院在强制性剖宫产手术上所持的态度与麻醉医师尤为相关：即使某一方法有最强烈的证据支持有利于胎儿，也不足以在伦理上优先于孕妇放弃胎儿治疗的决定[40]。

公开

公开的目的在于向做出决定者提供所做决定相关的信息。恰当的公开可建立信任，可帮助患者做出正确的决定，是尊重患者自主性的基础。

1972 年建立的理性人标准要求公开的程度需基于理性人面临是否选择建议进行的医疗干预措施时可能会考虑的问题[41-42]。针对知情同意的讨论应常规包含选择合理麻醉和监测技术后可能出现的特殊风险和益处，同时还应包括弥补措施[38]。麻醉医师更应当告知患者一些常见但非高危的因素，例如术后恶心、呕吐，以及一些少见但有长远意义的事件，例如脑损伤和死亡。在合适的情况下，应该告知患者相关数据及其价值，例如资料是否存在可疑之处。如果是一个团队，麻醉医师还要告诉患者医务人员的姓名和分工。为与患者保持良好的关系，可告知患者一些实际问题，如进入手术室之后将要进行操作的可能顺序、在不同的阶段会接触哪些人、术后镇痛可能达到的效果以及估计所需要的实际时间。

总之，除非涉及患者的决策，法庭并不积极地要求对职业经验、个人健康问题以及受训历史等事宜进行公开[43]。

缺少对经验的公开并不被列入证据，其部分原因为医师的经验并不是操作的必然风险因素[44]。在案例法中，这些问题是根据具体案例特点决定的。因此，可能需要审慎地告知患者是否医师个人或"系统"在特定情形下缺乏经验。一名牙医因没有公开其使用了对自己来说较新的设备而被判承担责任[45]。法庭认为理性人会希望得知这样的信息并且希望对方主动告知。在另外一个案例中，法庭认为医院的环境（周末员工数量减少）及其他可能机会（附近的医院做某种复杂手术有更好的经验）属于法律定义的公开及知情同意范畴的内容[46]。

法庭有时扩大告知义务，包括个人问题，例如酒精滥用、既往吊销执照以及直接相关的医疗问题等[47]。

而另外一些法庭则认为这类数据是医院资格审查范畴而不是公开内容的一部分 [48]。法庭规定医师不需要公开发生疏忽的概率 [49]。而是否要公开医师的操作成功经历需依赖特定环境 [50]。

公开信息的责任在以下情况例外：患者选择不知情 [51]、不能获得有效知情同意的紧急情况以及医疗特权情况。如果医师认为公开事实后会使患者"因公开事实而致病情加重或情绪恶化，以致不能做出合理决定；或使患者的治疗复杂化或受妨碍，甚至给患者带来心理伤害"，则可使用医疗特权，隐瞒信息 [52]。医疗特权范围有限，需要谨慎使用。尽管某些信息对患者不利或可能使患者不安，但并不意味着应对患者隐瞒某些信息。例如，与正在发作急性心肌梗死的患者谈论死亡风险可认为是医疗特权，但与婴儿的家长谈论死亡风险时这么做就不合适。

推荐

麻醉医师应该提供意见：哪种选择更可取以及每种选择的优缺点。麻醉医师通过解释各个指标以及数据来支持他们的观点，要让患者能够从他们专业的意见中获益，并且理解这些建议的根据。此时患者便能做出适于他们自己的最恰当的决定。

理解

患者需要理解将要进行的操作所存在的风险和益处、相关的建议以及提出这些建议的理由。很难确定患者是否完全理解知情同意的讨论内容，许多患者可能并不理解。疼痛和应激似乎并不会减弱患者对危险的记忆，而且并不妨碍其获得合法和充分的知情同意。

决定

考虑相关信息和麻醉医师的建议后，患者就要选择麻醉技术。患者在参与做出决定时的表现有所差异，麻醉医师应当对这些选择保持敏感。对参与决策制定过程的渴望可能受个体、疾病程度、性别、年龄以及教育水平的影响。麻醉医师应该根据患者以及临床实际情况来制订合适的方案 [51]。

当患者拒绝麻醉医师的建议或要求进行麻醉医师认为不合适的操作时，谈话的核心从知情同意转为知情拒绝。知情拒绝的要求和知情同意相似，同样要求患者在做决定前要充分认识风险、益处并权衡利弊。尽管理论上允许患者接受医师推荐的或可接受的方案而不去了解更广泛的信息（特别是意外发生的可能性很小时），但支持患者在获得信息有限的情况下所做出的并非最佳的决定将会十分困难 [53]。麻醉医师可

能乐意提供一些有关选择的额外信息，以保证让患者获得所有可能的信息。如果患者在未获得足够信息的情况下做出了选择，那么麻醉医师就没能履行其知情拒绝的责任。当然，有的患者可能拒绝听取信息不论哪种情况，当患者选择了麻醉医师认为不合适的技术时，从伦理学角度上讲，麻醉医师在非紧急情况下没有提供医疗服务的责任。

自主授权

知情同意书的签署过程以患者了解并授权麻醉医师执行特定操作为终点。这一授权过程表达了患者的自我决定，是知情同意的基础。

知情同意的文档记录

麻醉知情同意内容可能会附在手术知情同意书中，常为手写内容或单独的麻醉知情同意书（亦见第38章）。将麻醉知情同意附在手术知情同意书中的做法非常不当，因为手术医师无法针对麻醉的风险向患者和家属做出恰当的解释，也无法完备地记录相关的内容。麻醉知情同意书可以包含手写内容和常规记录。手写内容是针对患者进行特别的、个性化的病情记录。针对每个患者添加相关手写内容可能会不太实际、浪费时间，也可能会忽略了知情同意书中更为重要的条目。麻醉知情同意书也许能够促进麻醉医师与患者在需要告知的相关内容上进行交流。知情同意书中应当包含进行手写记录的空栏。获得经患者签署的知情同意书表明医务人员与患者之间的沟通已经建立。然而，患者签署的同意书并没有满足知情同意的法律要求，因此必须要进行知情同意讨论。

知情同意的诉讼理论

如果麻醉医师所公开的信息不足以让患者做出知情决定，随后发生损伤，则可能发生与知情同意程序相关的过失。即使这种损伤是可以预见的，而且并不存在治疗上的过失 [38]。为了判断提供的信息是否充分，法庭需要取证推理。取证是评价所给予的知情信息是否符合医疗标准。如果公开的信息未达到医疗标准，则可以考虑为玩忽职守。推理则是判断所忽略遗漏的信息是否会导致患者做出不同的决定 [38]。大多数的裁定运用客观标准，即将推理建立在假定的理性是否会运用附加信息做出不同决定的基础之上。某些裁定运用主观标准，即根据特殊当事人是否会产生不同的决定来确定。一些裁定结合这两个标准，注重客观标准的同时又顾及当事人和

当时情况的特殊因素。法庭也会考虑信息是如何被告知的。知情同意的讨论应该有益于患者做出决定，给患者提出问题的机会并给出答案。

如果发生了不良事件，公开过程并不能用于掩盖医疗过程不当的事实。告知患者有关风险并不意味着可以推卸发生不良事件的责任。责任是建立在失职理论的基础上，主要取决于医疗过程是否符合有关医疗标准以及不符合标准是否就是造成损伤的直接原因。

拒绝提供医疗服务

麻醉医师可能会拒绝那些自认为是不符合伦理和道德要求的操作，例如选择性终止妊娠。尽管临床医师具有无私地提供医疗服务的责任，但是临床医师也总要考虑道德上的约束。而且，社会和医学界在提升医师个人的道德修养方面比较关注。麻醉医师只有在一些紧急或者决定生死的情况下才可以违背良心和道德进行医疗救治。事实上，当麻醉医师在伦理或道德上不同意患者的选择时，将难以提供患者所需要的医疗服务。在非紧急的情况下，麻醉医师应该停止或拒绝医疗服务。此时麻醉医师可能有责任通过合理努力来寻找一个乐意服务的接替人选。

在认定患者的选择非常不合适或者可能带来伤害时，依照伦理要求临床医师也可以拒绝提供医护措施。难以认定麻醉选择不合适时不应草率处理。患者的选择及结果的风险必须是显而易见的，并至少取得其他数位麻醉医师的认同。当麻醉医师觉得自身不具备提供所需医护措施的能力时也可以拒绝提供。

临终关怀的法律问题

随着公民自由、个人权利和对自决的重要性的尊重不断提升，人们于 20 世纪中叶开始承认患者具有拒绝临终治疗的权利（见第 75 章和第 101 章）。1974 年，AMA 指出，"心肺复苏的目的在于防止意外死亡，当死亡已经不可避免时，不建议进行心肺复苏"[54]。几年以后，关于允许终末期患者不进行心肺复苏的政策不断出现。

关于拒绝生命延续救治权利的发展在案例法中可见一斑。1976 年，Karen Ann Quinlan 案首次确立了拒绝接受生命延续救治的相关权利。在 Quinlan 案中[55]，法院认定，当患者完全依赖呼吸机维持并且永久性处于植物人状态时，停止使用呼吸机具有合法性[55]。法院是以对公民隐私权的保护为基础制定这一法令的。同时，在监护人断定患者本身也不希望继续医治的情况下，法院认同患者的监护人具有取消生命延续措施

的权力。在对 Quinlan 进行了长达 10 年的鼻饲后，她的父亲帮她断开了呼吸机。

具有自主能力的患者有拒绝进行可能延续生命治疗的权利确立于 1984 年高级法院的 Bartling 案例[56]。Bartling 患有不治之症，作为一个具有法律自主权的成年人，他在违背意愿的情况下接受了 6 个月的医治。在一次穿刺活检出现气胸后，他开始依靠呼吸机生活。后来为了脱离呼吸机，又对他进行了气管切开。在经历了这些煎熬后，Bartling 明确表达了不愿接受进一步治疗的愿望。有一次，Bartling 说到："我不愿意死，但那些强加在我身上的生存条件让我无法忍受……"[56]。虽然在法庭判决之前就去世了，但受理此案的法院最终认定，具备自主能力的患者具有拒绝接受医疗措施的权利，这也是基于宪法对公民隐私权的保护。

1990 年的 *Cruzan v Director* 案件中，密苏里医疗科接手了一个车祸中受伤的妇女，她已不具备自行表达意愿的能力[57]。但在车祸发生的几年前，Cruzan 在一次跟朋友的谈话中曾透露不愿意在丧失自主生能力的情况下继续存活。为了停止延续生命的治疗，Cruzan 家庭使用这段对话作为证据证明 Cruzan 有意愿停止治疗。密苏里最高法院认为，Cruzan 的声明不够正式和明确，不具有说服力，因而裁定对其继续进行治疗。此案后来被上诉到联邦最高法院[58]，与 Quinlan 和 Bartling 的最终判决不同，联邦法院根据宪法第 14 次修订结果，承认具有自主能力的患者有拒绝接受治疗的权利。其称，任何州均不得制定或执行缩减美国公民权利或豁免权的任何法律，任何州政府也不能剥夺任何公民享有生命、自由和财产的权利。该声明同时还支持州政府有权对一些需进一步明确的标准进行决定，允许密苏里州继续使用"明确和具有说服力"的证据标准。

原则上讲，具有自主能力的患者拒绝接受生命延续治疗的权利不应受到限制[59]，但对于无自主能力的患者，应按照三个层级的判断来指导临终医疗制度的制定过程。曾具备自主决定能力的患者若表达过接受临终关怀的意愿，则应尽可能地满足患者。在患者意愿不明确时，可通过法律或者患者的代理人对患者既往的态度和信仰进行分析，代替患者决定所要接受的措施。虽然是两种不同的范畴，但两种情况都要求代理人对患者有充分的了解或者能对患者的情况做出合理的分析。这些标准对于决定者来讲也是一种沉重的负担，他们可能会对自己决定的合理性产生质疑。当代理人不得不为一个从未具备过自主能力的患者（例如小孩和智力障碍的成人）决策时，替代判断是不可行的，代理人必须基于最佳利益标准，即要求代理人

应基于其所认为的如何对患者最有利的原则进行决策。

高级医疗计划

高级医疗计划允许发生残障的患者具有选择治疗的权力。预先指示是以尽可能减少不期望的过度治疗和不当治疗手段为基础。作为 Cruzan 案的部分结果，1991 年出台了《患者自主决定法规》（Patient Self-Determination Act，PSDA），以增加预先指示的运用[60]。PSDA 要求保健机构（例如医院、老人院以及临终关怀机构）强调预先指示上的个体权力。预先指示分为三种：生存意愿预嘱托、健康决策代理（又称健康决定长期委托）以及医师关于生命延续治疗的医嘱（physician orders for life-sustaining treatment，POLST）。生存意愿预嘱托使患者能够在面临不同疾病时自愿选择治疗方法，但它不一定能够反映具体就诊情况中的细微差别。将生存意愿应用到临床的困难使得某些患者更倾向于选择灵活性较大的医疗保健代理人的决定，从而在做出决策时更能考虑特定细节。如果他们自身丧失了决策能力，代理人允许患者指定其他的决策代言者（包括其他非家庭成员）为其做决定。如果患者不指定代理人，大多数司法机构会有专门的部门代为指定代理人，但这种方法经常排除家庭成员及其他患者可能优先会考虑的个体决策者[61]。

代理人并非总能起到作用，尤其是对于那些在丧失决定能力前无法清楚表达自身意愿的患者[62]。考虑到每种方法各具优缺点，最佳选择可能是在选定代理人的同时立下书面意愿，然后可以适时选择 POLST。

POLST（有时称为 MOLST 或 COLST，即将"医学""临床"取代为"医师"，或有时以州名作为第一个字母）通过关注对重症的预先治疗来补充预先指示。与其他预先指示相似，POLST 对心肺复苏术、医疗干预和人工营养形成了目前的选择。传统的预先指示要求频繁地重新解释并在每一个处理点重新建立。相比之下，POLST 是由医师下的医嘱，患者在家中、医院或某长期护理机构时医嘱依然有效。POLST 是为了增加患者在延续生命治疗意愿上的依从性。这可能在某些要求特殊声明以拒绝人工营养的地方尤为重要[63]。

高级医疗计划是不断发展的过程。有自主能力的患者显然可以修改之前的选择声明。而精神异常的患者——其之前的选择限制了某种治疗——可能会表示愿意接受该治疗[64]。如果患者有证据表明其具有决策能力（例如可以进行有条理的推断），那么其接受治疗的意愿应当被认可。但是，对于没有决策能力的患者以及几乎没有可能恢复决策能力的患者，解决这一问题的过程就会变得更加复杂。这种情况下，最好基于多元性的治疗方法，包括重要的其他信息、文书类型以及最佳利益标准等加以判断。

拒绝心肺复苏

目前，患者已具有在手术室里拒绝不愿意接受的治疗的权利（参见第 108 章）。医务人员需在术前根据手术、麻醉程序和患者的总体要求，重新审核患者关于围术期不复苏（do-not-resuscitate，DNR）的要求。麻醉医师此时可以按照目标主导方法的要求来明确并记录手术中所期望达到的复苏状态[65]。获取和记录医嘱的过程应当与医院的 DNR 政策和法律条文保持一致。应当将对患者的诊断和预计情况、围术期复苏特殊性、可能的结局以及患者的理由记录在案。如果由代理人做出决定，记录内容中还应注明代理人与患者的关系以及代理人做出决定的依据。最后需附带负责医师签字。

在没有时间获取患者意愿的紧急情况下，对"拒绝心肺复苏"的态度会有所不同。对于麻醉医师而言，在未获知者意愿的紧急情况下，一般倾向于先进行治疗。在事后获知患者的意愿后，可根据其要求决定是否停止救治。总体上讲，尽管机械通气时间有限，但为以后获取患者正确治疗意愿赢得了机会。

生命维持治疗的需求

患者或者家属可能会需要维持生命的治疗，但从患者本身的负担、费用或者疗效不确定等因素上考虑，医务人员会认为没有意义。此类案例可能会导致双方诉诸法庭，最终判决结果不会确定具体治疗方法，而是确定谁来为没有决定能力的患者做出决策。例如，86 岁的老年患者 Helga Wanglie 处于持续性植物人状态，依靠呼吸机维持。尽管 Wanglie 的丈夫希望她能够继续接受治疗，但医学中心认为对 Wanglie 太太继续治疗是不明智的，打算中断机械通气。而 Wanglie 先生拒绝了医学中心的终止呼吸机的请求，医学中心希望能够将 Wanglie 先生更换为另一无关代理人。法官最后裁定，Wanglie 先生是其太太的最佳代理人[66-67]。

1995 年的 Gilgunn 案例中[68]，陪审团支持 1 项单方面拒绝生命维持治疗的声明。Catherine Gilgunn 的病情比较复杂，包括严重的脑损伤，处于昏迷状态。她的女儿 Joan 作为家庭的代表，要求尽一切可能对她进行救治。但医院优化治疗委员会则支持医师的观点，认为心肺复苏术并不是真正需要的治疗手段。法律部门相信医师是根据患者的最大利益为原则进行工作的，因此认可了该选择。Gilgunn 在停止使用呼吸机后的数天内就死亡了。陪审团支持医师和医院单方采用 DNR 程序，此案例没有上诉。

医师及医院成功地对单方面拒绝生命维持治疗的诉讼进行了辩护[69-70]。尽管如此，医师单方面的决定忽略了对于患者自主权的尊重。有证据表明，通过医患间的协商往往可以解决这些问题，而没有必要由单方面做出决定。然而，对于成功可能性较低的治疗方案，能够消除选择上的分歧最为重要。针对冲突的程序性解决策略更为实用。好的策略是公开的，能够反应社会道德价值，而且包括鉴别担保人、启用和实施策略、着手上诉机制和决定相关信息的过程[71]。

与上述情况不同，《德州预先指示法案》允许医务人员单方面拒绝或终止他们认为是"没有意义"的治疗，但决定是以医疗指南为基础，并获得医院伦理委员会同意[72]。其他州也在考虑这种方法[73]。而另一个极端是，一些管辖区域通过了法律，要求进行违背医师意愿的治疗，直到患者可被转送至愿意为其延续生命治疗的医师或医院处或者直至司法审查时为止[74-75]。在加拿大安大略省的行为能力委员会上可见另一种方法。这是一个独立的、政府支持的审理委员会，以解决知情与能力问题。虽然大多数案件涉及精神机构的非自愿承诺，但该委员会一直参与临终关怀案件。其他地区正在探索这种方法。

医师辅助自杀

医师辅助自杀是医师开具致死性剂量的药物给患者自行用药（参见第 10 章）。在美国，州法院认为没有宪法权利支持医师辅助自杀[76-77]。法庭运用伦理观点指出，要求实施某种行为的积极权力（比如医师辅助下的自杀）和更为重要的消极权利（免受身体侵犯）之间存在差别。尽管法律规定不可以实施辅助自杀，但通过个人申明也许可以使之合法化或杜绝其发生[78]。1997 年，俄勒冈州制定了通过正当行为死亡的法律，允许为终末期患者开具致死剂量的处方药物达到自身给药之目的。但其他形式的医师辅助自杀，例如其他人给患者用药，是不允许的。1998—2011 年，共开具 935 份处方，596 例患者使用了处方。其中最常见的疾病是恶性肿瘤（81%），肌萎缩侧索硬化（7%）以及慢性下呼吸道疾病（4%）[79]。自 1998 年，每年开具及使用的处方数量在缓慢而稳步地增长[79]。在选择医师辅助自杀时很少有患者考虑费用问题。

与麻醉相关的其他法律

耶和华见证人的医疗

耶和华见证人对圣经中禁止输血的内容解释为血液是维持生命的力量，输血者在死后无法获得永生[80]。耶和华见证人对禁止输血有不同的解释。临床医师必须积极了解患者考虑接受的程度（参见第 63 章）。将患者接受处理的意愿以书面形式记录下来，也为麻醉医师提供了法律上的文书。麻醉医师必须明确自身具备满足患者治疗要求的能力，否则就不应该提供麻醉。只有所有相关人员在血液处理方法上达成共识，麻醉医师和手术医师才可给患者提供非紧急性医疗服务。

一项案例说明了在治疗耶和华见证人患者时的不同考虑。Mary Stinemetz 是一名耶和华见证人，其拒绝在堪萨斯州接受肝移植术，因为她想去内布拉斯加州接受"无血"移植术。上诉法院裁定该州对于州外移植术超越了医疗补助覆盖范围的决定违反了她的宪法权利[81]。

儿童患者相关法律

大多数时候，父母或其他代理人会代替未成年人（通常指年龄小于 18 岁）做出决定（见第 92 章和第 93 章）。然而，随儿童的长大并综合考虑其成熟程度和决定可能带来的后果，应适当增加他们在决定过程中的参与度。尽管大部分儿童患者在法律上并无权力对知情同意内容做出决定，但要根据其成长和成熟程度允许他们参与做出决定的过程。

一些年龄小于 18 周岁的患者具有同意治疗的法律权利[82]。"有自主权的未成年人"一词指具有健康医疗总体决断权的未成年人。美国的不同州对于该权利的定义也不尽相同。但一般指已婚、身为父母、在服役期间或者经济上独立的未成年人，同时也包括孕妇。《成熟的未成年人条例》认为，在一些特殊的情况下，具有自我决策能力的未成年人在法律和道德上享有知情同意权。但也有例外，该制度要求患者至少年满 14 周岁，并倾向于针对低风险的医疗措施。法院会综合衡量患儿决策能力的成熟程度以及按照患儿意愿处理可能带来的风险这两个方面。患儿年龄越接近成年，法庭支持其决定治疗方案的可能性也就越大。例如，2007 年的一个案件似乎是个边缘性例子。法官判定一个 14 岁的耶和华见证人儿童在治疗一种 5 年生存率有 70% 的癌症过程中可以拒绝输血，而这个患者很快就死亡了[85]。

虽然妊娠的患儿具有自主权，但在进行人工流产时，在美国的许多州依然需要其父母的同意或授权（参见第77 章）。如果州政府要求父母的参与，那么必须保障患儿具有通过法律援助规避该条例的能力，这称为司法回避。相关法律要求和具体实施因为州政府的不同规定而异。未成年人流产过程中，父母参与后所产生的作用有时并不明确，医院最好能就此咨询相关的法律人士 [84-85]。

父母和医务人员可能会在儿童最大利益这一概念上产生意见分歧。根据国家监护权的相关规定或者政府对于不具备决策能力的患者利益的保护义务，不允许父母做出明显过度治疗或者治疗不足的不当决定 [86-87]。可以通过了解在可行对策之外还有哪些选择来明确儿童的最大利益。医务人员和儿童监护人之间存在的分歧大小主要取决于所做出的决定可能对患儿带来伤害的大小。做出决定的标准为进行干预或不予干预对患儿造成的伤害的大小、成功率以及总体风险收效比例 [87]。只注重父母的意见而忽略孩子的最大利益往往会带来巨大的社会、费用和家庭负担。如果麻醉医师经多方考证后仍断定患儿父母的意愿是不恰当的，则应当向儿童权益部门汇报，通过采取适当的法律手段来保护孩子的合法利益。

当麻醉医师面对的患儿及其家属是耶和华见证人时，应当告知他们手术过程中会照顾到他们的信仰，尽可能地减少输血的可能性，但当发生了危及生命的情况时，麻醉医师会通过法庭来申请获得挽救生命所需的输血许可。如果需要输血的可能性较大或者地方法庭对于耶和华见证人相关的案例法不熟悉，麻醉医师则可以选择向法院申请输血许可。在没有获得法院认可但需紧急输血的危急情况下，麻醉医师应当在法院许可前进行急救输血。当儿童长大后，法庭通常不会过多干预患者的决定，常给患病的青年更多自主决定的准许度。如果是非限期手术，则患者和家属可以考虑延期进行手术，直到患儿长到足够自主决定是否接受输血的年龄（参见第 61 章）。

监督与专业协会

主治医师可能会因住院医师的失误而遭到控告。问题在于为何为可接受的住院医师监督制度是受地方政策和国家指南所影响的，但就任何一个个案而言，诊疗的标准却常是由陪审团决定的。针对受训期医务人员制定的准许和禁止的医疗活动指南能够在受训人员违背指南时对主治医师产生一定的保护作用（参见第9 章）。另外，在法律诉讼案件中住院医师名字的出现频率也越来越多了。因为按照常规来说，住院医师应当提供与主治医师同样的医疗服务标准 [88]。

根据"上级负责制"和"替代责任"的理论，麻醉医师要对有资质的注册护理麻醉师（CRNAs）在规定的职责范围内的疏忽行为负责 [89]。替代责任的核心在于麻醉医师是否在监控护理麻醉师的行为。尽管在替代责任的问题上可能主要依据的是谁为 CRNAs 付薪酬，但通常这都是一个无效的辩护理由，因为在这些情况下，麻醉医师一般拥有绝对的权威来指导 CRNAs 的医疗行为。麻醉医师的责权范围和监督力度所受影响因素较多，包括社会期望值、医疗习惯、既往情况、医疗操作方式、知情同意、专家分析以及书面记录情况等，但最终还是由个案中的陪审团决定。例如，在一案例中，一名护理麻醉师没有及时的请麻醉医师协助处理一例儿童术后喉痉挛及支气管痉挛 [90]。麻醉医师需承担一定的过失责任，因为从一定角度上讲，关于麻醉医师何时应到场处理问题，专业团队和护理麻醉师之间缺乏一个清晰的界定。

许多监控机制（例如国家法规和医院条例）要求麻醉医师在监督护理麻醉师进行医疗行为过程中的特定医疗操作时必须在场参与。专业机构也有责任制定出符合法律法规要求的具体标准。以一种未达到医学界公开医疗标准（例如 ASA）的标准从事医疗活动必须承担风险责任。

关于医院和门诊手术设备认证的联邦法规要求护理麻醉师必须在医师的监管下或者在麻醉医师能随时到场的情况下从事医疗活动 [91-92]。在能够保障公民最大权益的前提下，州政府官员可能会撤销这种硬性的监管要求。因此，州法律中也不能有需要监管的相关条文。基于呼声，17 个州已经撤销联邦的医师监管要求。而已退出联邦要求的各州内的卫生保健机构可能仍需要监管。

麻醉医师专业机构对于麻醉医师的资质和政策的合理性负有责任 [93]。麻醉专业机构和医院之间所达成许多的共识，其中要求医疗服务、政府规定以及专业标准需保持一致 [93]。医疗专业机构的义务甚至延伸到了一些参考材料中。例如一个麻醉医师因为滥用哌替啶而遭解职 [94]。当这个麻醉医师到一个代理开业医师公司谋职，这位麻醉医师前面供职的医疗机构所提供的参考材料中如果没有记录他被解聘的原因，而他又因为医疗过失造成一名患者严重的脑损伤，法院在审理案件的过程中，先前医疗机构就会因没有尽到相关义务而承担一定的经济赔偿责任。

医疗专业机构有责任掌握所辖医务人员自身的损伤事件。受损伤的医务人员是指无法履行医疗及专业责任的医务人员。医务人员因酒精或者其他成瘾性原因所造成的损伤被认定为慢性疾病。于 1998 年成文而于 2008 年进行大幅修订的《美国残疾人法》规定禁止歧视恢复过程中的残疾人 [95]。医务人员自身的治疗记录是严格保密的。

疼痛管理的法律问题

疼痛管理不充分是一个健康问题（见第 64 章和第 98 章）。这个问题可部分归咎于在国家医疗监督和药品执行机构所制定的混淆不清的规则、调节性的细察、犯罪调查和指控的环境下，医务人员产生了不良的紧张情绪 [96-97]。例如，药品管理局的职能是通过电子处方监控手段掌握医务人员既往所开具的处方情况。医务人员担心监管机构对于处方的掌握情况会游离于患者病情之外，可能产生误解性和不确定的调查结果。医务人员对于被调查的担忧会影响针对慢性疼痛患者治疗时所开药物的剂量、数量甚至所选药物的类型 [97]。药品执法机构针对这个问题指出，医务人员无需过于担心这个问题，并强调只有 0.06% 的医务人员被调查，对 0.05% 的医务人员采取了相关行动，0.01% 的医务人员被逮捕 [98-99]。然而，这个 0.06% 的比例低得有些不合理，因为这个比例是来自于所有从业的医师。相关度更准确的比例应当基于那些开具麻醉药品处方进行疼痛控制治疗的医务人员，在这些风险较高的医务人员中，采取相关行动的比例较高。

Gonzales v Oregon 决议会使医务人员感到一些宽慰，因为它限制了药品管理局对于医务人员的监管作用 [100]。*Gonzales v Oregon* 决议禁止了美国律师总会禁止俄勒冈州医务人员向临终患者开具 2 种药物从而可能促成患者自杀的提案。从案例我们可以发现，美国议会可以根据《药物控制条例》（Controlled Substances Act，CSA）拟定国家处方标准，但议会无法影响各州制定具体医疗实践标准。尽管存在一些原因，但最根本的原因在于 CSA 并没有对药物的实际使用产生规范作用，起作用的是州政府对药品的规定。

医务人员对疼痛治疗效果不佳负有责任。例如，1998 年，一名 85 岁的老年男性患者在医疗中心治疗了5 天，而在几天后患者死亡 [101]。在住院期间，该患者的疼痛情况没有得到良好的控制。尽管相关医务人员免于医疗事故的诉讼，并且州医疗机构也没有追究其相关责任，但患者家属赢得了民事案件的诉讼，依据的是加利福尼亚州关于老人和成人虐待的保护法规。

电 子 媒 介

医师可能在"博客"或其他各类社交媒介中讨论临床病例而违背隐私保密性。电子媒介的使用可以被精确定义其时间和程度，在进行医疗过程中使用电子媒介会分散注意力并且增加责任性事故。即使当时没有事故发生，也会增加索赔成功的可能性。据报道，有案例中一名外科医师在手术过程中打了多个私人电话，导致患者永久性损伤 [102]。

电子媒介使用时间不当（例如开车时）的社会意识正在增加，也随即增加了患者对医师在医疗过程中使用的担忧。2010 年对于体外循环灌注师的一项问卷发现，50% 的人员在体外循环期间发过短信或使用过手机，20% 以上的人员获取电子邮件 [103]。其中一个问题是我们使用电子媒介时例行的非思考性的状态。许多机构的执行政策正在规定电子媒介的合理使用、增加对问题的认知、澄清期望，并提供法律保护。

电 子 记 录

2009《经济和临床健康法案》健康信息技术（HITECH）[2] 授权全国范围内技术基础结构建设，以改善卫生保健质量和保健协调。为电子健康记录"有意义的使用"建立了经济上的动机 [104]。HITECH 也要求联邦关注对卫生保健信息隐私的破坏。自 2010 年，发生了超过 500 起破坏案例。超过 60% 的案例涉及盗窃或信息丢失，尤其是在笔记本电脑等电子设备上 [2]。为了增加透明度，患者可能会获取使用其电子记录的审计。

数 据 库

联邦数据库的设计目的是通过对医疗从业人员和医疗事件进行跟踪调查和记录，增进医疗保障质量（表 11-4）[105-107]。通过整理文献，2001—2011 年间，国家医疗从业人员数据库记录了 134 862 件因医疗过失造成的赔付事件，58 285 件不良行为。因医疗过失造成的赔付事件从 2001 年的近 16 000 起降低至 2011 年的约 8500 起。同期不良行为则基本维持稳定。不良行为包括临床特权行为和社会成员行为 [99]。对不良行为的担忧促成了提议"禁止医疗单位在适当的通知和听证程序之前对违背卫生保健专业行为的特定专业审查行为进行报道……" [108]。

参 考 文 献

见本书所附光盘。

表 11-4　数据库

数据库	目的	信息	能提出质询的机构
全国从业医生数据库 (national practitioner data bank, NDPB)[105]	"在没有明示和公开医师既往的损伤性或者不恰当性医疗行为前，应限制其在不同的州之间行医"[105]	医疗渎职行为的赔偿 不端行为：许可，临床特权，专业协会，医疗保险和医疗补助受拒以及美国药品执法管理行动	医院 具有回顾性审视职能的保健机构 专职学会 州执照审理委员会 原告代理人或原告自我质询
医疗保健整体化和保护制度数据库 (healthcare integrity and protection data bank, HIPDB)[106]	阻止健康保险和提供医疗卫生服务过程中的欺诈和滥用职权行为，以提升服务质量	执照和认证 民事裁决 刑事裁决 从联邦和州健康计划中排除	政府机构 健康规划 自我质询 研究人员
州医学委员会联盟 (federation of state medical boards, FSMB)[107]	"代表州医学委员会对公众的保护，作为全国性资源，促进医学实践、许可证颁发和调节工作的完善"	州医疗委员会针对医务人员记录从业情况	医疗委员会 公众

第 12 章　麻醉管理模式

Neal H. Cohen • Lars I. Eriksson

胡衍辉　梁应平　译　徐国海　审校

要　点

- 在过去的 10 年中，麻醉实践得到了逐步发展。一方面是由于麻醉医师在住院患者和门诊患者的管理中所扮演角色的变化，另一方面是因为麻醉与其他专业及医疗保健系统之间的关系发生了日新月异的变化。
- 与此同时，麻醉医师的医疗保健模式和临床工作范围已经急剧扩展。因此，麻醉必须适应医疗环境的变化，通过开展新技术和调整业务范畴来确保可持续的发展。
- 为了维持其在围术期治疗、疼痛管理和危重症医学中所起的有意义的作用，麻醉工作必须扩大临床应用前景，并且通过这种做法来证明其对患者、医疗机构、纳税人的临床和经济价值。
- 为确保麻醉的长远发展，麻醉医师必须提供安全、高质量、高效的医疗服务并制定证实治疗效果的标准。尤其是在美国，目前大家都期待全面的医疗结局公开报告。
- 麻醉管理同样要根据患者、其他从业人员和医疗系统不断变化的需要调整定位，以维持其在医疗行业中举足轻重的地位。
- 麻醉工作采用了形式多样的管理模式来应对当地医疗环境的需要，处理麻醉医师和社区之间的关系，解决麻醉医师在围术期管理中的角色问题。
- 同时，特别是在美国，通过收购和其他业务关系方式麻醉工作得到了强化，并建立了大型的国家和地区工作平台，其与医疗机构签约提供临床医疗和管理服务。有时候，这些大型团队包括了其他专科医生，例如院派医生、急诊科医生和跨学科的重症治疗人员。多学科合作的模式允许团队协调治疗和为医院及医疗系统提供广泛的医疗服务。
- 尚无任何单一的管理模式适合于每一项麻醉工作，任何模式的关键组分必须是确保协作的业务关系和医疗机构的财政支持。
- 对于学术项目而言，依赖于临床收益来支持包括教育和研究等其他任务的传统管理模式已不再可行。为了优化完善患者治疗，和临床企业合作时，需要替代性的收益来源以确保专业的科学性。

本章概述了城市、农村、社区和学术项目等不同背景下麻醉工作的基本业务、管理和人事模式。尚无单一的模式可以适合每一所医院，但无论使用什么方法，不仅要解决工作中的财务问题，而且应认可麻醉医师的价值，确保其协同其他专业人员和卫生系统提供安全、优质及高效的医疗服务。与此同时，本部分内容列举了目前管理实践的方法，但是需注意我们不得不承认国际上和美国的医疗环境动态变化。麻醉医师已成为患者的医疗安全和医疗质控的引领者，而且其任务逐渐扩展到术前管理、术后治疗、重症医学、疼痛医学，甚至在某些国家涵盖睡眠医学和姑息治疗。此外，缘于医疗系统及其他专业在围术期治疗的变化，麻醉医师出现了一些新的工作机会。开展围术期外科之家和其他围术期管理新工作时，将需要相当大的创造力和灵活性。传统的业务模式已不再适用，必须实行临床治疗、人事和薪酬新制度，以达到患者和卫生系统双赢的目的。由于第 3 章已有详述，本章扼要讨论其中的一些新机遇。我们将讨论在不断变化的医疗环境下麻醉科的关键业务实践和优化其财务绩效的方法。尽管教学和研究的财政资助不在本章探讨范围之内，这里仍将确定业务模式中既能适合解决学术部门需求又能确保未来专业发展的科学基础的方法。

每个专业需建立一个经济上可行且支持医疗系统临床需求的管理模式，这一点至关重要。与此同时，必须优化设计业务工作和人事模式，为就诊患者提供优质、安全的医疗服务。每所医院必须确定最有效和高效的模式以保证训练有素的麻醉医师为患者服务。此外，要求各亚专科麻醉医师、危重症麻醉医师、疼痛科医师支持医疗系统或医院工作的需求。麻醉医师的工作范畴正扩展到术前管理、疼痛治疗、危重症治疗和门诊治疗，这为其提供新机遇的同时要求用不同的方法来实施管理（见第 1 章）。

本章中描述的一些业务工作适用于每个实践机构，其他则仅适用于特定的情况，如大城市医院或教学医院，或两者兼可。此外，虽然本章详述了一些现有的管理模式，但动态医疗环境要求我们灵活和创造性地利用远程医疗等新技术来满足日益复杂的患者人群不断变化的需求。与围术期外科之家和其他措施有关的新契机突破了麻醉医师传统的围术期管理理念，这也将对麻醉工作的管理模式产生影响。这些契机本章仅作简要探讨，第 3 章有更全面的叙述。

实 践 模 式

麻醉管理的通用模式

从美国到世界各国，麻醉工作模式相差很大。这种差异在私立医院、军队医院和公立医院（如退伍军人医院、城乡医院）等所有医院亦是如此。以公立医疗保健系统为主的国家，医生往往直接受雇于政府或政府支持的医疗机构，并在包括军队医院在内的公立医院提供医疗服务。在一些国家，并行存在私立保健系统，医生通常大部分临床时间在公立医院工作，也可能以多点执业的方式在私立医院提供医疗服务以增加收入。在这些并轨体制中，麻醉医师和其他医师在公立医院领取薪水，同时在私立医院根据为患者提供的医疗服务进行个人结算。相较其中许多管理模式，这种模式相对简单。政府或卫生当局根据年度预算或合同或工作量为麻醉实施者付薪酬。患者在私立医院接受治疗通常是按服务收费进行自费支付，因为大多数情况下患者在私立医院接受治疗的医疗保险项目是受限的。最近，在许多国家，个人保险变得更加普遍，尽管根据保险的项目、金额和其他事项的不同，服务的支付差异很大。

世界各地的医疗保健环境正快速变革，麻醉也正为手术、其他住院和门诊患者开展和寻找治疗的新方法。虽然许多变革目前在美国正得到了应用，但是美国也在评估其他国家的医疗运作模式和财务管理模式。医疗保健财务管理与麻醉服务薪酬模式的变革、手术室之外的麻醉工作的不断扩大要求新的运作模式和技术，以确保工作经济可行的同时优化患者的治疗。

欧洲的管理模式

欧洲的麻醉管理模式展示了医疗体系差异的有趣范例及其对全世界麻醉医师的影响。整个欧洲大陆有不同的运作模式。这些模式很大程度上因每个国家的公立医院或私立医院分布情况而异。例如，在法国，60% 以上的麻醉服务是由私立医院提供的，而在斯堪的纳维亚和英国，超过 90% 由公立医院提供。

在德国和瑞典，围术期治疗的支付通常是基于疾病相关分类，即一次性付清住院期间与特定疾病、手术或诊断有关的所有费用，其中就包括了麻醉和术后治疗的费用。某疾病相关费用支付给首诊科室（如胃外科行减重手术），随后是采用多种方式进行内部费用分配。结果是，这种管理模式下的麻醉科费用的分配在不同国家和同一国家的不同地方均有差异。

在德国，1/3 的麻醉科采用每种特定疾病的全国平均费用进行内部费用重分配的方案。剩余 2/3 的麻醉科采用一种包含病例工作强度与时间的联合支付方式，即涉及麻醉前与麻醉后访视、人工费用、麻醉维持等统一标准费用和复杂病例术中与术后额外时间的综合费用计算公式。虽然所应用的这些费用分配模式在德国是独特的，但其提供了一些重要的经验，特别是在美国，其很可能增加临床路径统一收费的比例。

在英国，90% 以上的麻醉科主要是通过国家卫生署拨款。各部门为人员和科室设备维护提供年度预算，而外科部门可获得涵盖药品、手术室设备使用和术后护理等手术服务的额外资金。某种程度上，麻醉医师为优化围术期管理而扩展其临床服务，这些扩展服务可能（也可能不）得到额外的报酬。其他国家的卫生项目应用了类似的收费模式，尽管一些国家并行存在不同的私人体系，但通常是按服务收费的支付模式。

在法国，公立医院的麻醉服务是由卫生部和医师协会共同制定费用预算加以补偿。这些预算是以基本麻醉服务费用为基础，外加更复杂的手术和具有并发症危险因素（如高龄）的患者的额外费用。

美国的管理模式

在美国快速变化的医疗环境下，麻醉业务正在不断发展，并寻求手术、住院和门诊患者治疗的新方法。许多变化正付诸于实践，这其中的许多模式吸取了其他国家业务和临床模式的经验教训。与此同时，特别是美国医疗保健融资、麻醉服务支付模式、传统手术室环境之外的麻醉工作不断扩大的变化要求开发新实践模式和新的技能，以确保实践工作在经济上可行，且可使患者的治疗得到优化。

美国的社区医院和教学医院有很多的麻醉管理模式，每个模式的发展很大程度上立足于资金来源和分配，且满足要求才能获得这些资金。教学医院通过教学计划（多数情况下是一个独立的团体）或雇佣模式，总体上与医疗体系结合更紧密。这种模式下，通常最大的资金来源于患者医疗所得收益（尽管许多部门也从研究经费和合同中获得资金），在极少情况下来自教育项目的财政支持（住院医师培训项目资金、授课等）。虽然这些其他的收入来源对学术部门至关重要，但支持学术任务的大部分资金传统上来自患者医疗。随着临床需求增加，教学医院医师没有时间进行研究和教育活动，限制了其他资金来源的产生。同时，学术部门的临床收入没有跟上增加的财政压力，这要求教学医院提出新的业务模式及与医疗体系的新关系来实现其学术潜力。

同样，社区医院的业务模式也在经历着巨大变化。麻醉科过去的工作模式通常是自由的麻醉医师团体共享患者在医院接受麻醉的临床收入。在这种"非正式"模式中，麻醉工作的基本任务包括麻醉医师排班。在其他方面，每个麻醉医师是相对自由的，虽然在某些情况下，所有麻醉医师的计费被集中到组织结构内或外包给熟悉麻醉计费要求的记账公司。在这种模式的一些工作中，麻醉医师与外科医师各自为政，而不是协作团体。虽然这种方法对麻醉医师和外科医师个人而言运作良好，但日常安排与协调变得更加复杂，特别是当他们为多个医院提供医疗服务时。

在过去的 20～30 年，医院与医疗体系及变化的医疗环境之间的关系迫使麻醉工作变得更趋向团体

性。在一些地方的内科诊室及日间手术中心仍存在个人或小团体提供医疗服务，为了在竞争中取胜并保证实践工作的经济可行，麻醉团体得到了逐步的发展且在业务方面变得更加精细。许多团体实践模式已经建立，随着当前医疗保健融资的挑战、记录和公开报道临床预后的要求，麻醉必须发展和获得新的技术以保持临床和经济上的成功。虽然在某些情况下，麻醉医师"单打独斗"模式仍然是可行的，但对于大部分麻醉团体来说，分担临床责任和业务工作在专业里占据主流。该模式已发展到包括正式的合作关系和公司来协调麻醉服务、业务管理工作和优化与支付人员的合同关系。

许多其他因素有助于改变和协调麻醉团体业务工作。首先，随着临床能力和技术大大提高，要求每个团体确保该团体的成员能够应对不同人群的临床需求。因此，招聘和留用麻醉医师意义重大。其次，大多数医疗体系倾向于雇佣单个医师或与麻醉团体（不是个人）签订合同，以提供所需的医疗服务。为了在这种模式下更具竞争力，麻醉团体必须具备良好的业务能力和谈判技巧。大多数团体也拓展了排班、结算和募捐以外的服务范畴来支持团体的成员，包括福利管理（如退休计划）和医疗事故保险及其他服务。同时，医疗体系医院的兼并和对精细的临床和管理系统的需求支持麻醉实践引领地区或国家麻醉团体获得多数"基于医院"的麻醉工作或融入社区内或地区多学科实践中。过去 3～5 年加快了麻醉团体进入这些系统的步伐。据估计，2013 年美国多达 31 项麻醉和疼痛业务由国家或区域麻醉服务团体承担[1]。

在美国和国际上，医院的合并正改变着麻醉工作的局面，还有一些其他方面的压力正在对麻醉学科的未来产生重大影响。最显著的是麻醉学临床工作和服务范畴的巨大变化（见第 1 章），主要体现在循证医学临床实践、临床指南、流程和实践参数[2-3]（见第 6 章）、新药开发、监测水平提升、更完善的术前评估与管理等。正是由于这些改变，更多样和复杂的病例得以接受麻醉服务。麻醉工作已经扩展到包括慢性疾病患者的术前评估与准备、急慢性疼痛管理、危重症医学、围术期治疗和管理服务及其他临床和行政管理（见第 1 章）。这些变化已经对麻醉工作的业务模式和麻醉医师的服务范围产生重大影响。每个工作的业务模式和活动范围在很大程度上取决于工作和工作活动环境之间的关系。然而，在大多数情况下，为了保持治疗的标准统一、持续提供临床能力的证明材料、监测治疗预后，一个团体必须有一个强力的管理结构和分析技术来证明其在卫生系统中的价值。

人员模式

单纯医师模式

在全世界大部分地区，麻醉是由通过麻醉科专业培训，甚至是通过亚专科麻醉培训的医师实施。在美国，特别是在西海岸，麻醉医师占主导地位。麻醉医师通常在手术室工作，现在，在日间手术中心和手术室外工作也变得普遍。在这个模式中，麻醉医师亲自实施麻醉，术前和术后治疗可能是由同一个人或同一麻醉团体的其他成员完成。

由于麻醉医师临床工作范围和作用的扩大，麻醉科招聘了不同亚专科的麻醉医师，不仅提高了手术室内麻醉质量，也可应付手术室外工作。现在很多科室的医师都接受过危重症医学、疼痛管理的亚专科培训以及麻醉学亚专科（产科、儿科、心胸科麻醉）培训。医师工作范围的扩大对于科室和卫生系统来说是成功的，最重要的是患者得到很好的治疗，但安排和协调需要持续治疗的患者也变得复杂，例如安排所有亚专科手术对于手术室的管理也是个挑战（见第 4 章）。

一些麻醉科室也吸纳其他专业医师，以扩展其临床能力和提高协调治疗水平。例如，一些麻醉团体包含对围术期治疗特别感兴趣的住院医师、完善复杂患者术前管理的内科医师以及初始专业训练并非麻醉学的危重症医学科医师及疼痛科医师。

麻醉治疗团队模式

在大多数国家和美国的某些地区，麻醉是由麻醉医师单独实施的；而麻醉治疗团队模式在美国的一些地区占主导地位，其聘用麻醉医师、注册麻醉护士，部分州聘用麻醉助理[3-4]。

对于实行麻醉治疗团队模式的团体，大多数情况下注册麻醉护士和麻醉助理是由麻醉团体聘用，但他们与麻醉医师还是有区别的。所有的业务工作和人员都是由团体进行管理和聘用。有时，麻醉护士和麻醉助理由卫生系统聘用，但无论谁聘用他们，麻醉科负有监管其所有麻醉工作的责任。在需要对非麻醉医师进行监管的州，当聘用注册麻醉护士和麻醉助理时，麻醉医师负责整个围术期的医疗服务，包括术前评估、在每个病例的关键部分在场，以及术后管理。根据美国医疗保险和医疗补助服务中心的要求，麻醉医师最多可同时监管 4 个麻醉护士的工作。

麻醉护士

麻醉护士是拥有专业麻醉管理知识的护士。麻醉护士通常完成 4 年本科学历，有 2 年以上临床工作经验（通常在 ICU），随后接受过 2 年硕士水平麻醉培训。麻醉护士需经认证考试，成功通过考试后成为注册麻醉护士（CRNAs）。最近，一些麻醉护士培训项目已经开始授予护士专业博士学位（DNP）或麻醉护士专业博士学位（DNAP）。在美国的许多地方，麻醉护士是在麻醉医师的指导或监督下进行工作。如上所述，麻醉治疗团队的麻醉护士可在麻醉医师的监督下进行术前评估和麻醉实施。在一些州，依照州护士执业法令，麻醉护士可不受医师监督独立工作[6]。

麻醉助理

麻醉助理（AA）是在麻醉医师的指导下工作，是麻醉治疗团队模式里医师的延伸。麻醉助理需完成 4 年大学本科学历，2 年硕士，随后通过认证考试。麻醉助理在麻醉医师的授权下可获取麻醉前的病史、实施术前体检、建立无创和有创监测、管理药物、评估和处理危机情况、实施全身麻醉和局部麻醉技术。目前在任何州，麻醉助理获得执照也不能独立实施麻醉。

医疗系统——医师聘用模式

随着医疗系统的日益兼并，医院现在普遍直接聘用医师。在这种模式下，医疗实践是由医疗系统而不是一个独立的团体或工作计划来管理。一些州不允许实施这种聘用模式[7]，所以发展了许多替代模式，使医生直接或通过基金会或由卫生系统控制的其他途径成为雇员。医院直接聘用模式在美国的一些地区正变得普遍，最初通常与医院医师建立雇佣关系，如麻醉医师。这种聘用或基金会模式的麻醉医师采用薪金制。全部的业务工作都是由卫生系统或基金会管理，包括但不限于合同、结算、编码和募捐。

为了更有效地协调临床管理、成本控制和激励机制，在各营利性和非营利性医院实施医师聘用模式逐渐增多。目前，大多数医院和医疗系统会对教学医院和社区医院的医师给予一定程度的资金支持。约 1/3 的医院与其部分医务人员正寻求某种形式的合资经营，其他一些医院也在考虑这种模式的可行性。合作方向包括心脏疾病服务、磁共振成像、正电子发射断层扫描、乳房 X 线照相术、睡眠实验室、创伤治疗、妇女保健、肿瘤学服务及医疗办公楼建设。出人意料的是，其中只有 1/3 的合资经营者对于医院 - 医师合作形式给予较高的评价。医院院长也承认谈判和管理这些举措是困难和费时的。

尽管这些医院 - 医生之间关系的变化带来了挑战，但趋势是明显的。随着更多的医生成为医疗系统或基金会模式的雇员，独立医师从业的竞争力也会降低。由于需紧密依附于医疗系统，很多麻醉实践开始承担着来自于医疗系统、支付者与其他机构的压力，且部分压力显得难以应对。作为应答，麻醉医师开始联合形成具有广度与深度的区域或全国性组织来管理临床实践并提供数据，以便与医疗体系和支付者谈判并制订记录临床结局的标准。如果这种联合继续发展，个别医院或独立的麻醉团体工作将难以生存。

公司模式

大多数聘用模式下，麻醉实施者的报酬机制要么基于临床工作效率（如工作相对应的价值单位），要么基于麻醉团体收取的麻醉费用减去管理成本的费用，在该环境下，一种麻醉就业模式引起了相当大的关注。"公司模式"已经获得了其他专业医生的支持，如胃肠科医师和其他手术医师[8]。在这种公司模式下，拥有手术场所的顾问医师形成一个独立的麻醉公司来分享麻醉回报。中介公司聘用麻醉医师，收取他们的专业服务费用，赚取总收入与各股东薪酬的差价。麻醉费用一般不是按照麻醉成本与管理费用计费，而是公司依据管理费用进行收费。这种工作模式存在许多问题，因为拥有手术场所的医生和麻醉医师之间的协议可能违反了联邦反回扣法规。

2012 年 6 月，美国卫生和人类服务部监察长办公室（OIG）发表 12-06 号咨询意见，指出"公司模式"和"管理费用"构成欺诈和滥用罪风险[9]。麻醉医师接触这样的提议时，应与其律师审查文件，以避免违反反回扣法而导致民事和刑事处罚。

教学医院

在大多数教学医院，麻醉医师作为医学院校或教学活动的职员在学术机构工作。医疗中心（即医院）可能提供资金用于教学计划。在大多数教学医院中，麻醉团体是教师中的一员，与教学活动的其他部门共享业务实践。尽管在大多数情况下，承担教学的麻醉医师受雇于大学、卫生系统或教师团体，但具体的业务模式相差很大。在某些情况下，麻醉科以一个独立的公司或伙伴的形式独立于其他医师团体或卫生系统自主运行。因为需加大卫生系统支持以确保获得跨临床服务范围的麻醉服务，这种自主模式正迅速被综合实践计划取代。在大多数学院模式中，由实践计划提

供合同的签订和其他业务服务。因为教师在学院科室的不同角色和责任，科室的财务和员工的报酬是复杂的，因此根据临床工作以及其他的角色和职责（教学、科研、管理），有各种方法来确定总薪酬。在过去的几年中，大多数学院部门已过渡到提供基本工资与比例越来越大的奖励报酬。

教学医院有多重任务，其业务模式复杂，临床和学术需求产生了潜在与现实的冲突。"三重角色"的教学医院医生是优秀的临床医生、教育工作者和研究人员，常常被认为（特别是医院领导）对患者治疗而言投入少，产出低。对此，许多学术部门招募初级单纯从事临床工作的医师。这种变化产生了双层架构，并在某些情况下忽视了教学和科研任务。与此同时，科研经费有所减少，许多部门发现难以维持奖学金的同时也难以解决医疗体系不断增加的临床需求[10]。

教学医院面临的另一个挑战是住院医师作用的变化（见第 9 章）。教学医院除了提供优质、高效、安全的医疗服务，还负责培养下一代麻醉医师，并提供广泛的临床经验和理论教学。麻醉住院医师由医学研究生教育认证委员会认证。监督和认证过程变得更加严格，对教学医院更具挑战性。住院医师被限制了工作时间，以减少疲劳工作。监管力度也已加大，住院医师在临床工作环境中需要更多的一对一的带教。此外，模拟及其他教育模式的实施已经取代了一些临床经验。因为这些变化，在主治医师监督下的住院医师不再是临床治疗的主要提供者，医院医师直接面对患者或监管非医师工作人员从事治疗开始变得更为常见。这些变化对财政和业务的影响显而易见。麻醉部门在美国现在得到教学医院卫生系统的大力支持，以保持财政上可行[11-12]。虽然在过去，临床收入一直提供资源支持学院项目，但是近来临床收入的重要性进一步提高，因为院外研究经费在逐渐减少。支持学术实践所需的业务实践现在高度类似需要支持其他团体实践。由于对学术部门的这些重大挑战，学术项目对卫生系统的"价值"受到了质疑。在某些情况下，整个学术部门被大型的全国性麻醉团体取代来管理该部门和提供治疗[13]，提出的问题是我们如何能确保正在进行的麻醉医师培训。

业务管理工作要素

为了专注于提供麻醉服务，每项麻醉工作要确保所提供的业务功能是适当和合理的。虽然每个实践工作模式可能有不同的管理架构支持其工作，但麻醉实施者有责任确保业务工作是否合乎伦理，符合法律法规要求，

而且需不断评估和完善医疗质量以保证循证基础和符合社区的标准。这些职责可以委托，但不能废除。因此，麻醉实施者不论直接雇佣或是专业公司的成员，他们必须理解业务实践是受监督，且确保实践工作是受良好管理的。为履行这些重要的职责，麻醉工作的基本业务功能应该关注以最有效力方法促进在任何临床工作地点提供优质、安全的治疗，优化临床环境，瞄准新的机遇以扩大或加强实践工作，同时确保实践工作的经济基础。实现上述目标要求业务工作建立在与其他专业、医院、卫生系统、支付人协作和合作的基础上。业务功能应该支持以下每项工作的要求。

促进临床治疗

业务模式应该设计成让麻醉从业人员专注于患者治疗。尽管有些麻醉医师对管理工作有兴趣和能力，但大多数麻醉医师对此并无兴趣。工作应该根据每个人的能力做到人尽其才，让那些对业务管理有兴趣的人员参与管理，而团体的大多数人员专注于提供优质的治疗、预后的评估和改进工作，以提高医疗质量和安全。

每个实践面临的主要挑战之一是临床工作的报酬从按服务收费模式到绩效模式的转变。在某些情况下，不是支付具体操作过程或措施，如果有证据证明发生相关并发症（如中心静脉导管感染、呼吸机相关肺炎），支付人将不给予支付[14]。与此同时，当并发症发生时不但第三方支付者减少支付，而且医院补贴也受具体的质量指标影响。业务工作是根据临床服务来支付报酬，所以要确保最佳的临床治疗，有关临床实践的各个方面可靠信息必须是有用的。好的工作数据能得到团队的认同并最好地促进工作的开展，同时也可改善医疗服务的质量和效率。数据也帮助医师之间信息共享，从而更好地提高医疗质量。为了提供预后结果和医疗费用的数据，需要协调和整合麻醉记录、手术和整个医院信息系统的信息。现在，实现这些目标正越来越依赖于启用综合电子医疗记录系统（见第5章）。大多数单独的麻醉工作不能自行实现电子麻醉记录，更重要的是，在没有相当大的支持下不能轻易将他们的数据与医院系统整合。结果是，只有与卫生系统合作的大团体才能够获取、分析和传送数据来证实他们所提供医疗服务的质量和效率。

实 践 管 理

虽然麻醉存在的首要目的是患者的治疗，但只有业务模式支持麻醉工作及患者的需求，麻醉实施者才会成功地提供优质、安全的治疗。为确保医师在每个工作环境能促进临床治疗，管理机构必须提供基本的条件。日常业务包括计费、编码和收费的完成，需通过富有经验的内部专业人员或专业合约公司以降低成本。

提供计费和编码服务的团体必须明白，他们处理的是患者的敏感信息，且受1996年颁布的《健康保险流通和责任法案》（HIPAA）的隐私、安全和违反告知条例监督，对保护患者健康数据的安全性和机密性负有责任。如果是外部公司提供计费和编码服务，麻醉团体必须与其有一个业务相关协议记录每一方的责任，特别是要符合 HIPAA 有关的要求。

索赔编码是一项具有挑战性的任务。提供给患者所有关于治疗方面的病历资料是至关重要的，该病历资料是编码索赔的依据。如果病历资料不全，薪酬就不能反映医师的工作量。在任何情况下，索赔应易于从临床病历资料中确定。索赔应当标准化和"简洁"。关于服务的理由（ICD-9/ ICD-10 诊断代码）和提供了什么样的服务 [常规手术术语（CPT）代码] 应该是没有歧义的。对于大多数服务，需要临床面对面地按要求提交，所以实际花费给患者的时间必须清楚地记录在临床病历资料和索赔上。

无论谁提供了编码和计费服务，必须清楚法规要求和计费相关的伦理指南。外包公司可以为临床提供编码或计费服务，但最终负责校对编码和计费的仍然是提供临床治疗的麻醉医师。医师必须确保病历资料支持所有的临床治疗，且费用能够反映实际为患者提供的服务。在美国对于手术麻醉服务的计费，通常运用美国麻醉医师协会的相对价值导向来决定麻醉的单位价值，支付人通过换算系数来确定麻醉服务的薪酬。对于非手术麻醉计费，比如重症监护和一些疼痛医学服务，大多数费用是基于评估和管理服务代码计费，即使用基于资源的相对价值体系（RBRVS）计费。对于评估和管理服务，为患者提供保健服务的水平应记录在病历中。如果病历资料不全，费用和收费可能不能反映实际为患者提供的服务水平。每次实践工作应常规检查病历以确保编码正确。

账单结算服务的真正价值不是及时登记（计费）服务费用，而是后续的工作。支付人似乎不愿支付费用，甚至以措辞拒绝，后续的持续催缴才能获得支付。这对于患者的捐献或共同付费也是一样。患者共同付费通常最难收取，是计费公司之间的区别。

正确的编码、结算和收费对于工作中财务的运行至关重要，业务部门也会与支付人和卫生系统签订合同和谈判，以确保实际工作所提供的服务与薪酬水平相一致。这需要较强的金融专业知识和对当前快速变化的医疗环境的了解，需要收集预后关键指标及实践工作运作表现（例如患者满意度）和合同谈判的能力。没有客观的数据来支持实践工作的质量、安全性和患者满意度，这将导致其未来与卫生系统的合作关系因竞争而受到影响。

合　约

麻醉工作的关键任务之一是单独或联合其他医师及卫生系统与支付人签订合同，从而为特定的患者群体提供医疗保健服务。传统上，按服务收费的合同模式最普遍。但现在已发展了其他的薪酬模式以降低整体医疗成本，更重要的是联合激励机制优化治疗、提高质量、减少成本和不必要的服务。在美国，每个州都有法律关于谁能与医师签订合同提供医疗保健服务。合同单位通常直接与医师签订合同，可向其他医疗保健单位推荐或分配医师或医师委员会。合同单位只能与医师签订医疗合同。合同单位与医师签订的合同一般要么是风险分担协议要么是非风险分担协议。非风险合同是指合同单位承担所有的金融风险且支付医师指定服务的薪酬。风险分担合同指支付医师指定服务的薪酬，但根据服务的使用情况扣留部分薪酬。

目前卫生保健存在许多不同的合同机制，包括管理式医疗合同[如健康维护组织（HMOs）]，医师健康组织（PHOs）、优先提供者组织（PPOs）和其他模式。虽然方法各异，但对麻醉工作有着重要的影响，一些总则可将其区分。管理式医疗模式在 20 年前很常见，给家庭医师赋以管理一些患者群体保健工作的责任。由家庭医师推荐决定专科医师，大多数情况下其薪酬是根据管理患者的数量来支付。家庭医师每月根据管理每个患者的保健获得薪酬，专科医师以按服务计酬（或降低服务收费）的方式获得薪酬。健康维护组织模式既没有明显降低医疗费用，也没有提高医疗质量。结果，许多替代模式被用来更好地平衡医师、患者、支付人和卫生系统之间的利益关系。更新的保健模式的薪酬支付方法包含了风险和奖励措施，可能提高患者在住院期间和治疗全程医师与医院的协作能力，以改善患者预后、降低医疗成本、优化患者治疗。

收入分成是指医院能使双方获利，通常是医院给医师分成，其部分来自于在医师的努力下医院所减少成本支出的份额。收入分成项目旨在使医院的经济激励措施与医生提供具有成本效益的医疗保健服务、维持或提高医疗保健质量和提高患者满意度的服务之间

相匹配。此外，收入分成项目允许医师通过一定的比例获得所节约的成本，让医师在实现节约的规划过程中发挥重要作用。从医院的角度来看，收入分成项目通过标准化和经济效率标准降低成本。从医生的角度来看，收入分成项目是一种经济激励措施，促使医师与医院合作，在发展和规划项目过程中旨在降低医院运营成本而不影响患者医疗保健质量。收入分成项目获得了医师的认可，改变了实践工作方式，以控制医院成本和增加医院利润。

监察长办公室（OIG）和医疗保险支付顾问委员会（MedPAC）最近的行动极可能增加医院 - 医师收入分成协议项目的实施。在 2005 年 3 月，监察长办公室发布了 6 条涉及医院 - 医师收入分成项目的良好咨询意见[15]。医疗保险支付顾问委员会建议美国国会向卫生与公众服务部部长授权允许和规范医院和医师之间收入分成协议的权限。

审　计

实践工作应该有结算政策和规程的文件及明确的方案，以支持所有的临床和业务功能。作为日常管理的一部分，实践工作中应定期审查索赔管理流程、资金流动和遵守适用法规。当索赔坚持支付人付款政策时，或者索赔符合常规手术术语代码编码要求，并有足够的材料文件来支持这一要求时，才能确认账单审核。索赔需要定期审核，以免缴付不足、多付款项和计费错误的情况。一旦违规行为被确定，需要立即处理，包括通知付款人和适当退款。虽然所有复核和审核应在律师的指导下进行管理，但审计结果必须是透明的。通常，审计结果特许在律师和医院之间沟通，尽管每所医院都应该了解计费、合规审查和审计相关的法律法规问题。

为了政府的纳税人，OIG 依从指南概括了对个体和小团体医生实践工作的规范[16]。适用于各专业医生的规范将帮助他们避免错误提交索赔或从事非法行为。医生指南中描述了 7 种基本方案要点：

1. 进行内部监督和定期审计，编写标准和手册并贯彻和实施。
2. 指定一个监察主任或联络人监督规范工作和执行实践标准。
3. 对工作标准和程序进行适当的培训和教育。
4. 适当地进行违规行为的调查。
5. 制定纠正措施并在必要时向相关政府机构披露。
6. 发展开放的交流渠道，包括员工会议和公告。

7. 通过公开的指南强制执行纪律标准。

麻醉工作中必须执行一些具体的指南和要求。

法 律 服 务

麻醉团体应利用律师关于临床工作各个方面的专业知识，以及医师团体和其他卫生保健单位之间关系的专业知识（见第 11 章）。法律顾问应当熟悉具体的麻醉学问题，并应熟悉具体的工作模式和关系。一些常见的问题可得益于法律援助，包括就业协议、监管及规范问题、医师执照问题（包括向国家执业数据银行的报告）、反垄断问题、限制竞争协议条款和行业交流 [特别是医师财政透明度报告（阳光法案）] [17]。

保 险

不论是临床治疗还是其他方面实践工作，麻醉医师必须保护自身免受法律诉讼。麻醉团体应该确保麻醉工作和每个麻醉实施者都有适当的保险，包括但不限于专业和一般责任保险。对于实践工作中的人员，该团体应给董事及职员提供保险以足够支付与其不当行为有关的索赔。团体应适当提供其他保险，如残疾、工伤赔偿、财产和汽车保险，且应该寻求保险专业顾问，以确定业务的具体需求。

每个麻醉医师必须具有职业责任保险以支付相关的医疗事故诉讼法律辩护的全部费用。在大多数情况下，职业责任保险是由单位提供，尽管在某些情况下个别医师必须自己购买保险。在美国有两种类型的职业责任（即医疗事故）保险保单：事故型保单和索赔型保单。事故型保单对保险期间发生的事故提供支付，无论何时提出索赔；索赔型保单对在保险期间发生的事故的索赔提供支付。

当终止索赔型保单，可以购买"尾巴保险"为已经生效了的索赔型保单事故提供支付。尾巴保险通常是一个单一的支付，保费是索赔型保单年保费的 1.5～2.5 倍。有时，医生会变换医疗事故保险机构。变换了保险机构时，可以购买"鼻子保险"（即适用于之前的事故），其功能类似于"尾巴保险"。

职业责任保险的赔偿包括对疼痛、痛苦和其他损失的赔偿。一些州已经采用了民事侵权改革，限制对疼痛和痛苦的赔偿。在美国，采用了民事侵权改革的职业责任保险的赔偿远远低于没有任何限制的医疗事故赔偿。

人 员 招 聘

医院的关键角色之一是招聘新成员和保持一个适当多元化的医师团体以满足患者的临床需求。医院必须有一个正式的招募新成员流程。每次，医院应该确定招聘新成员的目标，确定新成员与团体将来会有什么样的关系。团体应阐明与每一个新员工的业务关系，除此之外说明新成员是否会成为一名雇员，是否会成为合作伙伴关系和成为合作伙伴的条款和条件。应该为新成员签订合同明确关系、薪酬待遇，以及其他所有的条款及条件。美国医学会提供了非常有用的医生就业协议基础知识 [18]。

科室招聘新成员的另一重要因素与科室的临床需求、新成员的临床技能和临床专业知识有关。因为医师通常在一个或更多医疗系统中工作，招聘新的外科医师或其他医师可能迫使医院聘用具有相关专业技术的麻醉医师，如儿科麻醉医师、心胸麻醉医师、神经外科麻醉医师。每个麻醉医师受过专业培训，获得了美国麻醉医师委员会的认证，可为广大患者提供所需要的麻醉服务，但是有特定的患者群体可能需要经过亚专业培训和认证的麻醉医师为其服务。例如，根据儿科患者的需求，目前正评估以确定儿童患者能够获得儿科麻醉认证的麻醉医师，同时他们也可以从未经过儿科麻醉亚专业训练的认证麻醉医师处得到服务（见第 93 章）。近日，美国外科医师学院发表了基于支持创伤治疗模式的小儿外科治疗建议（见第 81 章） [19]。该建议为需要手术的儿童患者考虑最合适的治疗方式构建了一个框架，尽管他们对所有小儿外科手术患者麻醉治疗的关注已有所提高。麻醉科领导和医师必须清楚临床需求的多样化，以便招聘新成员，并保持麻醉医师的适当平衡。

在多数情况下，麻醉团体应该与卫生系统、医院和诊所合作，以寻求扩大服务范围的机会。许多麻醉团体提供重症监护、疼痛管理和其他专科保健服务，以满足麻醉团体所在卫生系统中患者的需求。拓展手术室外麻醉服务也为麻醉医师参与更广泛的患者治疗创造了新的机会（见第 90 章）。例如，当麻醉医师为正接受诊疗手术的患者进行监护和治疗时，患者所接受的诊疗手术也可得到完善。一些支付人建议像这样的手术不需要麻醉服务，麻醉只是简单地增加了不必要的治疗成本。因此，麻醉团体应该用文件来证明其改善了预后和减少了成本。这样就要求麻醉团体了解为患者服务的总成本结构，并且与医院或其他部门合作，以记录治疗成本和临床预后。

麻醉团体的领导人应该支持发展其他新治疗模式

的机会［如合并慢性疾病患者的术前管理（如糖尿病、慢性阻塞性肺疾病）］、围术期外科之家（PSH），及应用相关技术为出院患者提供术后监护，促进与家庭医生的沟通和协调治疗。为了利用这些机会，麻醉团体必须确定人员需求，在某些情况下应试图寻求新的治疗模式，包括麻醉医师与非麻醉医师（如外科住院医师）合作达到临床和经济成功的双赢模式。

参与医疗体系管理

麻醉医师应积极参与其所在医疗体系的管理。在许多州，医务人员根据法律法规对医院医疗服务进行专业监管。对医务人员最重要的部分是医疗同行评审，其可以促进患者的安全和提供最高质量的医疗服务。其次是确定在一个职业化的社会，一个执业医师的临床权限和资质是否会受医生的能力和职业操守的不利影响。

大多数情况下，麻醉科主任将成为医务人员执行委员会的成员，除非麻醉科不是一个独立的临床科室。每个麻醉团体应寻求机会参与医务人员构建和医疗体系的管理和运营。麻醉医生可以有更多机会以领导的角色负责围术期服务的监督、危重症医学、药学和治疗委员会、患者安全的措施、急救委员会、快速反应小组和其他患者安全项目。麻醉在医疗体系中可胜任的角色越多，其在组织的地位就可能越高，同时也将保持其人员安排和麻醉治疗监管的作用。

新的财政模式

一段时间内，传统的按服务收费是最常见的医师服务薪酬支付方法。按服务收费的薪酬与为患者提供的服务水平有关。遗憾的是，这种收费模式因促进了医疗保健成本增加、鼓励临床服务的过度使用以及促进应用昂贵而不一定改善预后的技术而被批评。因此，目前已发展了许多其他收费方法以减少保健费用和过度医疗，达到患者、卫生系统和医师共赢的目的。每个麻醉团体应该了解各种收费方法，确保其了解每种模式的风险、收益和金融影响。

目前已提出许多替代模式，包括共享节约的支付模式、集中保健支付模式、单独为医生或联合医生和卫生系统的捆绑支付模式。在某些情况下，这些模式是为所有的服务水平而提出，在另一些情况下则为特定的患者群体协调临床治疗而提出，如实体器官移植、择期手术。对于共享节约模式，医师收到与减少医疗成本支出有关的分红。这种模式本质上是一个绩效工资系统。遗憾的是，共享节约模式奖励了高消费的人

而不是高绩效的人，是不可持续的。

综合保健支付是为了减少不必要的治疗，是减少管理慢性疾病相关成本的方法。这种模式鼓励预防保健，目的是减少手术的数量，这可能对麻醉服务有影响。

最近，已经实施了一些治疗的新模式以优化综合治疗和健康状况。以患者为中心的家庭医疗模式旨在通过家庭医师与其他专业人员（例如高级执业护士、理疗师、社会工作者）共同持续的管理来提高管理和协调患者的治疗。与家庭医疗相关的治疗结果仍是个未知数，但早期的数据提供了关于这个模式哪里可能是最成功的，和实施相关模式时产生的挑战的有趣信息 [20-21]。

最近提出的责任医疗组织（ACO）模式正蓄势待发。它最早是 Elliot Fischer 提出，包含三个核心原则：①以初级保健医师为基础的组织；②支付与高品质、低成本有关；③有可靠的工作指标支持质量改进 [22]。在这种情况下，患者和支付人对确保提供适当的、高质量、高效的保健服务都负有责任。2010 年美国国会签署的《平价医疗法案》将责任医疗组织模式推广为改善保健和预后的一种方式 [23-24]。所提出的目标是通过协调医院、医生和专业人员，提供财政激励来限制不必要的开支，以促进临床卓越和控制成本。对于麻醉医师，通过责任医疗组织模式在整个围术期（包括住院和出院后）可以创造出一些延续保健的机会。作为围术期医师，麻醉医师（或麻醉提供者团体）可以直接在整个手术过程中评估和优化患者的术前状态和手术中管理，提供适当的术后保健（包括重症监护和疼痛管理），并促进保健过渡到初级保健医生。在目前的医疗体制中，许多服务要么不是麻醉医师提供要么是非正式的提供，往往没有被记录、测定或直接补偿。如果麻醉工作承担这一新的角色，必须记录所提供的服务及它们的价值，并与卫生系统进行谈判，对所提供的服务进行适当的补偿。

责任医疗组织模式能否成功仍是未知数。许多卫生保健系统正参与责任医疗组织模式，但其结果是变数。医疗保健系统和医疗保健提供者对参与这个模式的沉默可能与担心责任医疗组织是否准备接受这些风险有关。

比参加责任医疗组织模式更重要的是麻醉工作对发展 PSH 保健模式饶有兴趣，这为麻醉实践在特定患者人群的保健中扩大其作用和在整个手术患者的管理中承担更大的作用提供了机会。在许多方面，它建立在家庭医疗保健模式之上。在这个模式中，麻醉医师应能改善预后，降低成本。并根据目标实现的情况对麻醉团体进行补偿。这种保健和支付模式也可以作为

其他捆绑临床服务分配支付的典范。PSH 的概念及其对麻醉实践的影响在第 3 章有更详细的描述。

　　麻醉业务工作的持续发展顺应了医疗保健环境的变化，临床工作的进步源于技术的提高。财政和临床保健实施的巨大变化对麻醉工作而言是挑战，但也创造了新的机遇，拓展了麻醉学的范畴。例如，PSH 等新举措将使麻醉医师在医疗保健中承担更广泛和令人耳目一新的新角色。我们面临的挑战是要确保麻醉业务工作与这些临床新举措同步提高，使人们所期望的提高质量、维护安全和降低成本的目标得以实现。

参 考 文 献

　　见本书所附光盘。

第二部分

麻醉生理学

第13章　意识、记忆和麻醉

George A. Mashour • Kane O. Pryor

张　忱　译　岳　云　吴安石　审校

感谢：编者和出版商感谢上一版中此章节的编者 Max Kelz、Ted Abel 和 Mervyn Maze 博士。他们在第 7 版中编写的内容是该章节的基础。

要　点

- 意识和记忆形成的机制、全麻药物对意识和记忆的干扰，这些都是与麻醉临床实践相关的重要科学问题。
- 意识的特征是觉醒（即维持清醒的状态）和认知（即主观感受）。
- 麻醉药物作用于脑干、下丘脑以及前脑基底等参与调控睡眠 - 觉醒状态的结构，这可能是导致觉醒丧失的原因。
- 麻醉药物破坏了皮层和丘脑皮层网络结构的连接和沟通，这可能是导致意识消失的原因。
- 记忆可再被分为外显（有意识）和内隐（无意识）记忆，术中外显记忆的例子就是能够回忆起手术中发生的事件。
- 对外显记忆的抑制是多数全麻药最有效的作用之一。
- 作用于海马、杏仁核和前额皮质以及这些结构之间的相互联系可能是麻醉药诱导遗忘作用的机制，这种作用甚至发生在意识消失之前。

科学和临床的重要意义

意识和记忆是所有科学主题中最有吸引力、最复杂的内容。人类具有丰富的意识和记忆内容，并具备通过语言来表达的能力，这是人类的特征性标志之一。然而众所周知，这些认知过程很难进行研究。正如 Thomas Huxley 所说："神经组织兴奋而产生意识状态这一非凡现象到底是怎么回事，就像阿拉丁摩擦神灯引出灯神一样不可理解"[1]。麻醉学就是这样一门特殊的医学专业，集中探讨意识和记忆间的联系。因为一般的麻醉药物起效后意识消失，作用消退后意识恢复，以往的记忆不差分毫。此外，全麻药物在远低于使意识消失的剂量时就可以有遗忘作用。因此，麻醉药被越来越多地当作一种工具来研究意识和认知[2-3]，这一趋势符合了 20 世纪 40 年代麻醉医师 Henry K.Beecher 的设想[4]。

对于麻醉医师来说，意识和记忆的机制也具有临床意义。感知术中情况并对相关事件有外显记忆即为

"术中知晓"。这一并发症的发生率约为每 1000 例患者出现 1 ~ 2 例[5-7]，并与较高的创伤后应激障碍发生率有关[8]。因此，很有必要预防术中出现意识和外显记忆，但目前的监测技术与传统的评估麻醉深度的方法（例如最低肺泡有效浓度）相比并没有显著性的进展[9-10]（见第 50 章）。要想在围术期脑功能监测方面有所突破，就必须详细了解意识、记忆和麻醉的神经生物学基础[11]。

意　识

历史和术语

在 20 世纪的绝大部分时间内，对于意识的研究并未受到足够重视。但过去的 20 多年里，人们对于这一领域进行了大量深入的研究。部分是因为在 20 世纪 90 年代，一些著名科学家，如 Nobel Laureates、Francis Crick 和 Gerald Edelman 以及知名物理学家

Roger Penrose 吸引了公众的注意，促进了对意识的研究。几乎同时，1994 年在亚利桑那大学召开了第一届意识研究的多学科大会，数种以此为研究方向的杂志创刊（《意识研究杂志》《意识与认知》）。尽管 10 多年前就已经发表了一些意识与麻醉方面的开创性文章[12]，但直到现在，麻醉学家才开始注重对意识的研究。事实上，《米勒麻醉学》第 7 版首次出现"睡眠、记忆和意识"这一章，正式引入意识相关的内容[13]。自此，意识和麻醉的神经生物学研究数据呈现令人欣喜的爆发性增长。

意识领域的研究伴随着"意识"这一专业术语的滥用。当涉及意识的概念时，主观感受必不可少。有人提出，意识是指人进入无梦睡眠时消失、早晨醒来后又恢复的主观体验[3]。下面是一些重要的相关概念和区别。

1. **知晓**：认知神经学家和哲学家使用"知晓"这一术语表示单纯主观体验。临床麻醉中，"知晓"是指（不准确）同时出现意识和外显记忆（记忆的分类法会在本章下一部分讨论）[11]。
2. **觉醒与知晓**："觉醒"是指被唤醒的状态，如睡眠 - 清醒周期；也可以在病理的无意识状态（如植物状态）中出现。因此，觉醒不同于知晓[14]。
3. **现象意识与提取（access）意识**：现象意识是指主观感受本身，而提取意识可用于其他认知过程，例如工作记忆和口头报告[15]。
4. **外部意识与内部意识**：外部意识是指环境刺激（如交响乐团的声音）引起的感受，而内部意识是指内源性的感受（如做梦状态）[16]。
5. **意识与反应**：个体可以完全感受到某种刺激（如"睁开眼睛"的指令）但不能做出回应（例如术中恢复意识但仍处于肌肉松弛的状态）[17-18]。
6. **意识水平与意识内容**：意识水平包括警觉、困倦和麻醉状态；而意识内容是指意识特异的感知范畴，如"红色的玫瑰"和"蓝色的球"。

基于系统的研究方法

目前已有多种理论来解释意识形成和全麻的机制，而神经科学的进展使我们超越推测性的理论框架，应用基于系统的方法来研究这两个问题[19]。本章关于意识的剩余部分将会采用这一方法来探讨：①调控睡眠 - 清醒周期（以及因此产生的觉醒状态）的脑干和下丘脑核团；②丘脑在意识和麻醉中的作用；③皮层 - 皮层下的联系，重点是丘脑皮层系统；④皮层之间的信号沟通；⑤网络水平的组织结构。

调控觉醒的皮层下神经核团

在 20 世纪 90 年代中期，人们提出麻醉药物是通过作用于皮层下控制睡眠 - 觉醒周期的神经核团而使意识消失的假说[20]。过去十几年的研究支持了麻醉药与大量睡眠 - 觉醒中枢的核团有相互作用这一假说[21]，尽管精确的相互作用和对全麻状态的贡献仍有待阐明。下面将选择性地叙述一些位于皮层下脑干和下丘脑中介导睡眠 - 觉醒周期、可能与麻醉相关的神经核团。睡眠 - 觉醒环路的基础神经化学如图 13-1 所示。

脑干

蓝斑 去甲肾上腺素在蓝斑（locus ceruleus，LC）合成，蓝斑位于桥脑并发出神经纤维，广泛投射到整个大脑皮层[22]。就像其他单胺类神经元一样，蓝斑神经元的兴奋性在清醒状态下达到高点，在非快速眼动（non-rapid eye movement，NREM）睡眠时降低，在快速眼动（rapid eye movement，REM）睡眠时达最低点[23-24]。因此，蓝斑只在清醒时与皮层觉醒有关，而不是与快速眼动睡眠时的皮层兴奋有关。蓝斑神经元在氟烷作用下发生超极化[25]。去甲肾上腺素（蓝斑合成）在麻醉中可能起重要作用，因为拮抗去甲肾上腺素作用会使巴比妥类药物的麻醉时间延长而激活其作用会减少麻醉时间[26-27]。去甲肾上腺素在基底前脑的转运可能与麻醉深度特异性相关[28]。$α_2$ 受体激动剂右美托咪定的临床应用使得蓝斑和去甲肾上腺素在催眠中的作用受到广泛关注。在蓝斑显微注射右美托咪定导致意识水平降低，同时注射 $α_2$ 受体拮抗剂阿替美唑可以起到预防作用[29]。c-fos 蛋白是一种细胞代谢前驱标志物，在蓝斑和结节乳头核（tuberomammillary nucleus，TMN）注射右美托咪定模拟 NREM 睡眠时可以抑制其表达，而在腹外侧视前核（ventrolateral preoptic nucleus，VLPO）用药可诱发其表达[30]。然而，最近在多巴胺 -β- 羟化酶基因敲除鼠中（缺乏合成去甲肾上腺素的能力）的研究数据显示其对右美托咪定具有超敏反应，表明存在其他的作用机制[31]。此外，应用氯胺酮可导致蓝斑 c-fos 蛋白表达增加[32]，这似乎与其麻醉作用有关[33]。

桥脑的侧背部被盖和桥脑角被盖 桥脑的侧背部被盖（laterodorsal tegmentum，LDT）和桥脑角被盖（pedunculopontine tegmentum，PPT）与基底前脑一起构成大脑乙酰胆碱的来源并广泛投射至整个大脑皮层[34]。

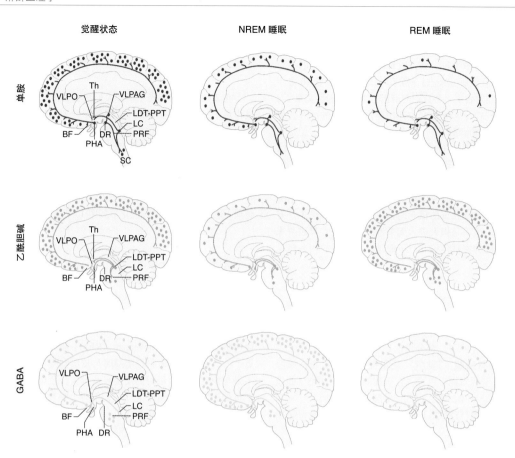

觉醒状态   NREM 睡眠   REM 睡眠

图 13-1   睡眠和觉醒的神经化学。睡眠 - 觉醒系统中状态依赖性单胺能、胆碱能和 γ- 氨基丁酸能神经递质系统的变化。神经末端点的密度反映了状态依赖性的神经递质释放的增加和减少。单胺（例如去甲肾上腺素）在清醒时释放最多，NREM 睡眠时降低，REM 睡眠时达到最低点。胆碱能神经递质在清醒或 REM 睡眠时与皮质活动有关。乙酰胆碱和 GABA 在睡眠 - 清醒周期中的作用相反。睡眠和麻醉的"共享通路"提示全身麻醉可能通过或部分通过图中列出的睡眠和唤醒中枢起作用。BF，基底前脑；DR，中缝背核；LC，蓝斑；LDT-PPT，桥脑侧背部被盖 - 桥脑角被盖；PHA，下丘脑后区；PRF，脑桥网状结构；SC，脊髓；Th，丘脑；VLPAG，中脑导水管周围灰质腹侧；VLPO，腹外侧视前核 *(Reproduced from Baghdoyan H, Lydic R: The neurochemistry of sleep and wakefulness. In Brady S, et al, editors: Basic neurochemistry, Oxford, UK, 2012, Elsevier.)*

此外也有直接到丘脑的投射，其已知的作用是产生慢波振荡和睡眠梭状波[35]，这两种波形代表的神经生理学意义可能是传递到皮层的信息受阻[36]。与去甲肾上腺素能的蓝斑神经元一样，在清醒有意识时 LDT/PPT 神经元的兴奋性增高而在 NREM 睡眠时降低[22]。然而，与蓝斑和其他单胺能神经元不同的是，胆碱能的 LDT/PPT 在 REM 睡眠的皮层兴奋时也处于兴奋状态。睡眠 - 觉醒周期的全部两种皮层兴奋状态都与胆碱能神经系统高张力有关。全身麻醉调控从 LDT/PPT 发出的胆碱能神经投射。氟烷麻醉时出现的睡眠梭状波就与传至脑桥网状结构（pontine reticular formation，PRF）

内部的胆碱能递质减少有关[37-38]。此外，突触和突触外的 γ- 氨基丁酸（γ-aminobutyric acid，GABA）受体也对调控 LDT 神经元起一定作用[39]，LDT 神经元与众多全麻药作用的分子机制有直接关系。

桥脑网状结构   PRF 是网状激活系统的一部分，后者在维持皮层觉醒方面起重要作用。尽管 GABA 是大脑主要的抑制性神经递质，但在桥脑网状结构中 GABA 的作用却与维持皮层觉醒有关[40]。例如，显微注射 GABA$_A$ 受体激动剂蝇蕈醇到 PRF 可延长觉醒状态[41]；而注射 GABA$_A$ 受体拮抗剂荷包牡丹碱会抑制清醒状态，诱发 REM 睡眠（另一种皮层觉醒状态）[42]。Vanini 及同事[42] 发现 REF 的 GABA 水平下降与异氟烷诱导的意识消失 / 肌张力下降及呼吸频率减慢有关。由于通常情况下全麻药的作用与增强 GABA 能活性有关，这些发现凸显出特殊的神经解剖和神经化学环境可能对麻醉与意识有独特和意想不到的作用。另外，麻醉作用的中脑桥脑被盖区位于 PRF 内，于此区域微注射戊巴比妥可以诱发一种可逆的麻醉状态[43]。

腹侧被盖区　中脑腹侧被盖区（ventral tegmental area，VTA）的多巴胺能神经元一直以来被认为是睡眠 - 觉醒周期的关键介质，因为与其他脑干神经核团相比，这些多巴胺能神经元相对缺乏睡眠 - 觉醒状态依赖性的变化。但是，这一观点在睡眠神经生物学中受到质疑[44]，同时多巴胺能神经系统的兴奋在全麻苏醒方面的作用也重新得到重视。研究证实多巴胺能激动剂哌甲酯能够逆转异氟烷和丙泊酚的麻醉作用[45-46]，初步证据显示 VTA 是调控全麻后苏醒的多巴胺能递质的来源，电刺激 VTA 可以逆转全麻状态[47]。值得注意的是，目前已经在果蝇的研究中肯定了调控睡眠 - 觉醒的多巴胺能通路的存在[48]。

下丘脑

腹外侧视前核　下丘脑前部对睡眠 - 觉醒调节起重要作用[49]。VLPO 是位于此区域的传递 GABA 和甘丙肽的神经结构[50]。VLPO 的神经元在 NREM 和 REM 睡眠时呈最大程度的兴奋状态[51-52]，正中视前核也在睡眠时处于兴奋状态。值得注意的是，VLPO 的 GABA 能神经元的兴奋情况与睡眠总量相关，而正中视前核 GABA 能神经元的兴奋情况与稳态睡眠压力和习惯有关[53]。重要的是，睡眠时 VLPO 的兴奋与脑干和下丘脑的其他觉醒中枢的抑制有关[51, 54]。鉴于 VLPO 的中枢作用可能是介导睡眠，其已成为研究麻醉诱导意识消失的靶点。Nelson 及同事证实[55]，静脉给予丙泊酚或硫喷妥钠后 VLPO 的 c-fos 蛋白（神经兴奋标志物）表达增加。Eikermann 及其助手[56] 对大鼠 VLPO 慢性损伤模型进行研究，发现切除 VLPO 可以导致睡眠剥夺（如预期），但会增加对异氟烷的敏感[56]。这一发现可能会不支持 VLPO 在全麻机制中起重要作用的观点，但急性损伤 VLPO 表现出对异氟烷的耐受，这可能主要通过 VLPO 中睡眠 - 兴奋神经元起作用[57]。总之，以上数据说明 VLPO 对麻醉诱导的意识消失有重要作用（急性损伤研究的证据），但慢性 VLPO 损伤相关的睡眠剥夺可以对抗这一作用。实际上，无论静脉麻醉药还是吸入麻醉药的作用都会被睡眠剥夺所增强[58-59]，其中的机制可

能与 VLPO 无关（如基底前脑的腺苷信号系统）。

食欲肽能神经元　食欲肽能神经元位于下丘脑外侧的穹窿周围区域，对皮层起重要的觉醒刺激作用。共有两种食欲肽（A 和 B），也被称为下视丘分泌素。这些神经肽支配脑干和基底前脑的其他觉醒中枢。食欲肽能神经元在清醒时最大程度放电，在 NREM 睡眠时受抑制，在阶段性 REM 睡眠时出现偶然爆发性放电[60-61]。食欲肽能神经系统功能障碍可在人和动物模型上出现发作性睡病[62-63]。有发作性睡病的患者常出现严重的麻醉苏醒延迟[64]，这一现象促使人们对食欲肽在麻醉机制中所起的作用进行研究。食欲肽能够通过多种机制减弱异氟烷[65]、丙泊酚[66]、氯胺酮[67] 和巴比妥盐[68] 的作用。基底前脑局部输注食欲肽可导致脑电图的觉醒表现以及使七氟烷[69] 和异氟烷[70] 麻醉的动物苏醒时间缩短。显微注射丙泊酚于下丘脑外侧的穹窿周围区域（食欲肽能神经元所在地）可导致皮层一种重要的催醒介质——乙酰胆碱的含量减少[71]。重要的是，遗传和药理学研究都已证实食欲肽并不影响麻醉诱导，而是对七氟烷和异氟烷的[72] 麻醉苏醒有重要作用。这一开创性的研究说明麻醉诱导和苏醒是不同的神经生理过程，并建立了意识状态转换之间的"神经惯性"理论基础[73]。但氟烷不影响食欲肽能神经元，其苏醒时间在食欲肽敲除鼠并不发生改变[74]。最近源于七氟烷和异氟烷的数据也同样被丙泊酚证实，丙泊酚可以减少大鼠食欲肽能神经元的 c-fos 表达。于基底前脑输注食欲肽可以影响麻醉苏醒时间而非诱导时间[75]。

结节乳头体核　结节乳头体核（TMN）位于下丘脑尾侧，是组胺（一种大脑催醒递质）的脑内来源。TMN 的兴奋性和组胺水平在清醒时最高，在睡眠时最低[76]。TMN 被认为与 VLPO 促进睡眠的 GABA 能神经元有相互抑制的关系[51, 54, 77]。下丘脑前部的组胺释放在睡眠[78] 和氟烷麻醉[79] 时受到抑制。静脉给予丙泊酚、硫喷妥钠和 GABA 能激动剂蝇蕈醇都会引起 TMN 的 c-fos 表达下降，说明其兴奋性受抑制[55]。在基底前脑的基底核大细胞部分显微注射组胺可以反转异氟烷对脑电图（EEG）的抑制作用，此作用可能由组胺 H_1 受体介导[80]。最近一项经遗传手段去除 $GABA_A$ 受体的研究显示，组胺能神经元可以耐受丙泊酚的作用[81]。然而，在行为学实验中，这种基因的改变未显示出抑制翻正反射的作用，此反射消失可以代表麻醉诱导的意识消失。这样，TMN 和组胺的传递在麻醉的机制方面所起的作用仍不清楚。

丘脑的作用

丘脑约由 50 个神经和亚神经核团构成，是外周感觉（"特异"神经核团）传入的中转传递部位，也是接受大脑皮层（"非特异"神经核团）神经传入的多模式一体化区域。对于研究全麻机制的人来说，丘脑一直是强烈的兴趣所在。在全身麻醉中意识抑制方面，丘脑至少有三种可能的作用机制。

丘脑的开关机制

有人提出丘脑是麻醉状态转换的"开关"[12]。这一理论的产生是基于应用多种吸入或静脉麻醉药[82-84]（氯胺酮除外[85]）后，丘脑出现一致性的代谢抑制。丘脑的超极化可使紧张性放电转化为爆发性放电（如同睡眠），会防止传入的感觉刺激唤醒大脑皮层。丘脑作为"开"的证据已主要由动物实验证实，用烟碱或抗毒蕈碱阻断电压门控钾通道来刺激丘脑正中会逆转吸入麻醉药的作用[86-87]。尽管显微注射大剂量烟碱到丘脑能促进麻醉苏醒，在同一区域拮抗烟碱性乙酰胆碱受体并不能有助于麻醉诱导的意识消失。丘脑中部的兴奋有利于创伤性颅脑损伤的患者出现行为学改善[88]。此外，兴奋（与其他皮层下结构一起）人类丘脑与麻醉苏醒有关，说明丘脑的作用涉及苏醒时的初始或"核心"意识[89]。

丘脑的皮层读取器机制

判定丘脑受抑制的研究是通过神经影像学进行的，如正电子发射断层扫描（positron emission tomography，PET）或磁共振成像，两者都有较低的时间分辨率。这些研究并不能明确地区分丘脑受抑制是麻醉诱发意识消失的原因还是大脑皮层受抑制的结果。有人提出丘脑非特异核团是大脑皮层的运算平台[90]。因此，如果麻醉诱导的意识消失主要是由于皮层活动的抑制，那么丘脑受抑制是结果。为解答这个问题，Velly 及同事[91]应用头皮脑电图（反应皮层信号）和丘脑底核电极（反应丘脑兴奋性，但尚存争议）进行了一项神经生理学研究。用丙泊酚或七氟烷麻醉诱导时，出现皮层而非皮层下的改变，说明神经影像研究发现的丘脑抑制是麻醉诱导意识消失的结果而非原因。

丘脑作为参与者的机制

在前两种可能中丘脑在全麻中作为被动的参与者，而最近的理论则认为丘脑可能在其中起到主动作用。一项使用人类脑电图数据和计算机模型的研究显示，丙泊酚作用于网状核的 GABA 受体，产生与额皮质超同步的 α 节律波（8～13Hz）并可能阻断感觉传入[92]。超同步的 α 节律波可以阻断维持意识所需的频繁的皮层 - 皮层间信息传递[93]。丘脑皮层相互关系在麻醉诱导意识消失时的潜在作用促使人们更多地考虑丘脑及其与皮层联系所起的作用。

皮层 - 皮层下的联系

皮层与丘脑之间紧密的整合功能（也被称为皮层的第七层）说明两者可被看作一个单独的丘脑皮层系统。丘脑皮层系统参与睡眠 - 觉醒周期中的意识状态依赖性变化，被认为对意识起重要作用。这一作用可归结于其能够整合功能上多样的认知模式的神经活动，也是意识信息整合理论的核心本质[94]。此理论认为意识是信息化的（因为可以对多种可能的形态进行辨别以减少不确定性）和统一的（因为可以将大量不同模式的信息整合为一种体验）。人们通过神经影像学的手段，研究了全麻状态下丘脑 - 皮层系统的联系。对早期 PET 研究的重新分析显示氟烷和异氟烷导致丘脑代谢抑制，该分析揭示出全麻时丘脑 - 皮层联系的破坏[95]。近期的功能性磁共振成像（functional MRI，fMRI）研究进一步明确了丘脑皮层联系在全麻中的作用。其中一项研究肯定了丙泊酚可以诱导丘脑和侧额顶叶网络之间联系的中断，这种联系与外在意识有重要关系[96]。同样，对特异神经核团（与特异的感觉模式有关）和非特异神经核团（与整合功能有关）的研究发现，非特异神经核团与皮层的联系中断与丙泊酚导致的意识水平下降有关[97]。丙泊酚麻醉的动物研究中也同样发现了丘脑皮层联系的中断，1% 七氟烷用于人类麻醉导致丘脑和顶叶皮层后部功能联系的受损[99]。然而，丘脑皮层联系受损与麻醉诱导的意识消失之间的相关性并不普遍。fMRI 研究丙泊酚麻醉显示了皮层与壳核（基底神经节的一个皮层下结构）之间更复杂的功能联系中断[100]，相反，丘脑皮层的联系相对保持完好。纹状体（由壳核和尾状核组成）在全麻诱导的意识消失中的潜在作用已经在接受异氟烷麻醉的大鼠中得到研究证实[101]。此研究通过 fMRI 发现，全麻时额皮质与基底神经节的功能联系受到破坏。在一项人类丙泊酚麻醉诱导意识消失的研究中，fMRI 数据显示了大脑皮质联合区与皮层下结构的功能性失联[102]。

皮层 - 皮层的联系和信息传递

从脑干开始到中脑和丘脑皮层系统，最后三部分结构的组成按照自下到上的方式形成意识和麻醉作用。已经明确睡眠即是由此自下而上的机制形成[103]，但目前仍不清楚麻醉诱导的意识消失是否也是由自下而上或自上而下的机制所产生。如果是后者，那么麻醉药对于皮层的作用则是最重要的。早期研究通过 PET 证明了皮层的区域性抑制的存在，包括外侧和内侧的额叶顶叶网络结构[104]。这些网络结构能调控对环境的外部意识（外侧系统）和内部意识，例如睡梦状态（内侧系统）。多项应用 fMRI 的影像研究证实全麻时皮层间的功能联系受到破坏[96, 99, 105-107]。而皮层联系不仅能通过 fMRI 进行评估，也应能通过评价皮层联系的神经生理学技术进行评估，后者可使麻醉诱导意识消失时的数据有更好的时间分辨率。EEG 可以用来测量功能性联系（脑区之间电活动的统计学相关变异）和有效联系（某一脑区影响其他脑区的假设）[108]。数个关键研究考虑了在麻醉诱导意识消失后对皮层 - 皮层之间联系（如信息交换）的评估。

与 fMRI 一样，神经生理学证据也支持多种麻醉药损害大脑的功能性联系。176 例吸入麻醉、丙泊酚麻醉和氧化亚氮麻醉下的手术患者的定量 EEG 显示，

两大脑半球之间以及前后脑区间的功能失偶联[109]。麻醉药导致的大脑前后区域的位相同步性受抑制也可见于啮齿类动物模型[110]。然而，麻醉药并不能完全破坏前后脑区间的信息传输。Imas 和同事[111] 测量了大鼠在受到视觉闪光刺激下脑电图 γ 带宽的传输熵，发现当处于异氟烷诱导的意识消失时，大脑从前向后的信息传递（"反馈"联系）受阻，而从后向前的信息传递（"前馈"联系）仍保持。只有在外科手术的麻醉深度下，双方向的联系才都受抑制。Lee 和同事[112] 对志愿者进行了对这种定向联系的研究，发现从额叶到顶叶区域的反馈联系在丙泊酚单次注射麻醉时受到选择性抑制。在使用丙泊酚或七氟烷麻醉诱导的手术患者，Ku 和同事[113] 应用信号传输熵证实了与麻醉药诱导意识消失有关的对额叶顶叶反馈联系的优先抑制（图 13-2）。在外科麻醉水平，双向联系受抑制；在麻醉苏醒时，这种额叶顶叶联系恢复到基础水平。一项使用 PET 扫描的研究验证了从丙泊酚或右美托咪定诱导的意识消失作用恢复时，额叶顶叶联系的特殊重要性[89]。人类志愿者的高密度 EEG 资料证实额叶到顶叶反馈联

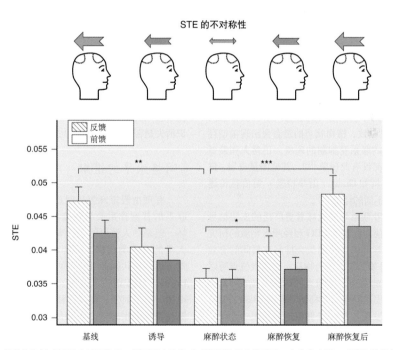

图 13-2 清醒、麻醉和恢复时额顶叶间的联系。侧额顶叶系统对于清醒状态非常重要，在全身麻醉、睡眠和植物状态时受到抑制。这项研究包含了 18 例手术患者，结果表明丙泊酚或七氟烷诱导后顶叶和额叶的联系为状态依赖性的改变，该研究应用的方法是脑电图和测量定向功能联系的方法——信号传输熵（symbolic transfer entropy，STE）。反馈连接对于清醒过程尤为重要，对于全麻的作用也最为敏感。应注意到反馈连接在植物状态中表现为选择性抑制（与前馈连接相比）*(Reproduced from Ku, et al: Preferential inhibition of frontal-to-parietal feedback connectivity is a neurophysiologic correlate of general anesthesia in surgical patients, PLoS One 6:e25155, 2011.)*

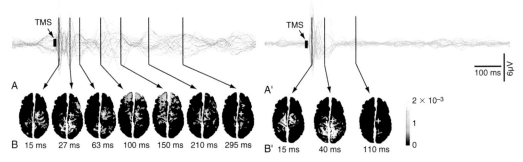

彩图 13-3 有效连接及麻醉相关的意识消失。有效连接检测不同脑区之间的相互影响。在本例研究中，检测了 6 名志愿者清醒时和咪达唑仑致意识消失时的高密度脑电图和经颅电刺激（transcranial magnetic stimulation，TMS）。A 和 A' 表示清醒（A）和意识消失（A'）时由 TMS 诱发的脑电位。B 和 B' 表示清醒（B）和意识消失（B'）时响应 TMS 的皮层电流（暗红色，最弱；白色，最强）。观察到咪达唑仑引起皮层电位抑制和电流减少，并且维持时间少于 120ms。在人类非快速眼动睡眠状态也有类似发现。重要的是，在麻醉（或者睡眠）时会发生皮层电活动，但是皮层间的连接和相互影响（即有效连接）受到抑制 *(Figure reproduced from Ferrarelli, et al: Breakdown in cortical effective connectivity during midazolam-induced loss of consciousness, Proc Natl Acad Sci U S A 107:2681-2686, 2010.)*

系的消失，并且动态因果模型支持皮层 - 皮层（与丘脑 - 皮层联系不同）联系确实存在的假说 [114]。超同步的丘脑皮层 α 节律波 [92] 可能是破坏皮层 - 皮层联系的神经生理学机制 [93]。由于前馈信号传递调节阈下（即无意识）感觉加工，而反馈联系（相同形式或跨形式地）调节有意识的感知，因此在意识的研究中，反馈联系的选择性丢失更加受到关注 [115]。麻醉中抑制反馈联系而保留前馈联系（被认为能引起感觉），这与之前讨论的麻醉药诱导意识消失时感觉网络仍旧存在的 fMRI 研究的结果一致。植物状态的患者会出现前馈存在但额叶至颞叶的联系受抑制的现象。正常人和最低意识状态的患者都没有此现象 [116]。其他测量皮层 - 皮层联系的手段（例如 Granger 因果检验）对信息传递的方向性得出了不同的结论 [117]。

抑制额顶叶联系可能意味着更广泛的皮层信号联系中断。一项使用高密度 EEG 和经颅磁刺激的研究显示，咪达唑仑导致的意识消失会抑制皮层间的有效联系 [118]。在使用苯二氮䓬类药物后，磁刺激位点可以观察到局部皮层的兴奋，但强大的诱发电位在 100ms 以内停止，并且皮层间联系受抑制（彩图 13-3）。值得注意的是，这些发现与 NREM 睡眠时的情况一致 [119]。这种一致性能反映出通过慢波振荡破坏皮层联系这一普遍的神经生理学机制。NREM 睡眠和全麻中的慢波振荡有很多共同点 [120]。一项对 3 例癫痫患者植入皮层栅格电极（临床治疗目的）以及 96 通道的芯片（研究目的）的研究阐明了这种潜在机制的存在 [121-122]。在丙泊酚诱导意识消失后的 5s 内，慢波振荡显著增加。尽

管单一结构的神经兴奋性在最开始受抑制，但当它恢复到基础值（或超过基础值）时，会分成高兴奋性期和静息期。神经放电会与慢波振荡偶联。但慢波振荡本身随皮层传递距离的延长表现出相位偶联的衰减。因此神经元的峰电活动可被分为"开"和"关"期，这会导致皮层间电活动的暂时不协调。这种神经生理学情况显著减少有意义的皮层间信号传递的可能性。慢波振荡是否是皮层或丘脑皮层的现象仍不得而知。理解慢波振荡的起源或调控有助于了解麻醉导致的意识消失是否是基于自下而上或自上而下的机制。

网络水平的组织

有理由假定麻醉药对皮层 - 皮层和皮层 - 皮层下联系的普遍作用会导致脑内功能神经网络组织的破坏。但是令人惊讶的是，事实并非如此。实际上，非人类的灵长类动物在麻醉状态下仍存在着与人类感觉、运动和认知任务有关的功能性神经网络结构 [123]。Breshears 及同事 [124] 监测了丙泊酚麻醉时人的皮层脑电图，结果显示，此时这种保留的功能结构也发生大量动态神经生理学改变。大脑能重新配置网络结构以适应麻醉状态而维持总的神经网络组织不变。Lee 等人 [125] 使用 EEG 证实，人类在接受丙泊酚麻醉诱导时，尽管神经联系方面发生显著变化，但其动态网络却保持无尺度（scale-free）特征。麻醉中的"适应性重新配置"假说已被一项应用 fMRI 的人类研究所证实，该研究中，在丙泊酚诱导意识消失时，人类大

脑核心的神经网络组成的组织（如"小世界"——类似拥有巨大停机枢纽的机场系统）仍保持不变[102]。大鼠异氟烷麻醉时也同样发现神经网络出现组织变化，其相互作用脑区的"群落结构"发生重新配置，而"小世界"和其他网络特征不变[101]。这样，尽管信息处理枢纽（如顶叶皮层后部）[126]对麻醉药的作用敏感，但重要的神经网络组织特征不受影响。

　　这方面的研究有重要意义，原因如下：首先，由于神经网络的组织及功能在全麻时仍存在，这些研究结果表明其重要作用不是维持意识状态。第二，为维持总神经网络组织特征不变而发生的适应性重新配置可能与全麻状态的可逆性有关，这种情况与持续时间长的慢性大脑功能障碍（如老年痴呆、精神分裂症）不同。最后，此类研究证实了全麻药对研究意识的机制和人类大脑功能性组织的作用。本章下一部分将探讨记忆，它将意识体验联系起来，以形成"自己"的故事。

记　忆

历史与术语

　　现代对于记忆的生物学结构和组织的理解主要源于对遗忘的研究。早在 19 世纪晚期，Théodule Ribot[127]和 Hermann Ebbinghaus[128]开创性的著作就对记忆障碍有详细描述并对正常记忆功能所依赖的生物基础和机制提供了有价值的见解。1957 年这种研究达到顶峰，蒙特利尔神经研究院的 Brenda Milner 报道了 Henry Gustav Molaison（1926—2008）[129]的著名病例，这个以"H.M."的名字著称的健忘症患者被认为是神经科学研究历史上最有影响力的单个病例研究。神经外科医生 William Beecher Scoville 在实验性手术治疗 H.M. 的难治性癫痫时，切除了其大部分双侧内侧颞叶（medial temporal lobe，MTL）结构——包括海马、杏仁核和邻近的海马旁回。术后，患者出现了严重和持续的顺行性遗忘，他对任何感觉模式都不能形成新的记忆。此患者还有一段时期的逆行性遗忘，不能回忆手术前 3 年内的事情。然而，引人注意的是，他绝大多数的神经功能——感知的处理、语言、注意力、语义知识、掌握小部分不断重复的信息的能力——保持大部分或完全正常。在 H.M. 病例出现之前，最广为接受的理论是由著名神经心理学家 Donald Hebb[130]提出的没有专门的脑区负责记忆功能，记忆的处理被认为分散于整个大脑并汇集整合为区域特异性的感知和认知功能。基于此理论，举例来说，视觉记忆就应该在负责视觉感知的纹状皮层和纹状外皮层形成。但

H.M. 的病例立刻推翻了这一理论。人们认识到，MTL 是记忆形成和早期保存各类型意识记忆的特异且必需的结构。记忆的研究发生了重要变革。最初进行了大量着重于 MTL 结构 - 功能（彩图 13-4）的独立分支

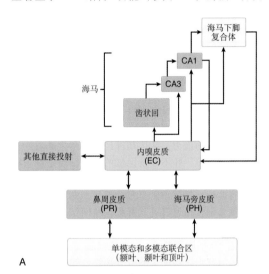

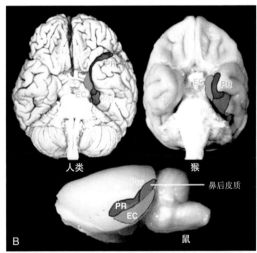

彩图 13-4　内侧颞叶记忆系统。A. 负责陈述记忆的内侧颞叶记忆系统示意图，包括下丘脑、鼻周皮质、内嗅皮质和海马旁皮质。除了此处所述的连接外，还有从鼻周皮质和海马旁皮质到 CA1- 下托边缘的较弱投射。B. 人类大脑（左上）和猴大脑（右上）的前面观视图及鼠大脑（下面中间）的侧面观视图。内侧颞叶的主要皮质区域已经被加亮并标注。海马在大脑表面无法看到，人类海马位于内侧颞叶下，前端位于内嗅后（红色）和鼻周皮质（紫色）下，海马主体位于海马旁回皮质下面。鼠的海马旁回皮质叫作鼻后皮质。EC，内嗅皮质；PH，海马旁皮质（深黄色）；Por，鼻后皮质；PR，鼻周皮质 *(From Squire LR, Wixted JT: The cognitive neuroscience of human memory since H.M., Annu Rev Neurosci 34:259-288, 2011.)*

研究以及神经可塑性加工的细胞水平机制研究，后者的重要标志就是由 Terje Lømo 和 Timothy Bliss 于 1973 年发现的长时程增强（LTP）[131]。随后系统层次结构的建立强调了振荡相位同步对神经细胞和网络在促进记忆方面起关键作用[132]。

遗忘也是用来描述全麻一项主要特征的术语。根据多数麻醉医生和外行的理解，遗忘是全麻的一种现象，是患者不能回忆起麻醉中发生的事件。然而，这种说法混淆了与健忘症机制上和语义上的重要区别。H.M. 对自身和外界环境的感知能力和意识体验完好无损，但是不能形成记忆。麻醉状态与其不同，患者没有处理和综合知觉元素从而形成整合的意识体验的能力。从认知神经科学角度来看，全麻中的"遗忘"并不涉及记忆的问题，而是意识的问题。它反映了一种意识体验如不能在最初形成也就不能被记忆处理重新呈现和重构。知晓（意识感知的同义词）患者可以有意识地回忆起麻醉期间发生的事件（常常不希望发生），这一术语的频繁使用也进一步加剧了混淆。这种说法忽视了 H.M. 病例中记忆与意识在功能上的可分离性。知觉是麻醉中建立记忆所必需的，但仅有知觉是不够的。只有当知觉伴随 MTL 的处理从而建立和储存记忆使其可在之后被重组，才能形成有意识的回忆。

这些因果关系的叙述组成了研究麻醉药如何影响记忆的思路框架。首先，我们达成的共识是：在麻醉状态下的患者生成记忆，前提是必须拥有一个清楚的意识状态，而并非真正的无意识状态。第二，研究提出一个问题：麻醉药是否对记忆加工过程有直接影响而非通过影响意识进而影响记忆？也就是说，麻醉药是真正的遗忘药吗？对第二个问题的肯定回答是非常明确的，在日常麻醉中都会遇到，当给予患者小剂量丙泊酚或咪达唑仑后，他们可以正常交流但之后不能回忆起谈话内容，或术后的患者记不起他们与外科医生在恢复室的谈话。

隐藏在日常麻醉经验中的现象对认知神经科学有重大意义：与 H.M. 遭受到的情况惊人地相似，麻醉药具有强大的顺行性遗忘作用。尽管对麻醉药影响记忆的研究仍处于初级阶段，其科学基础却是 H.M. 病例的深远影响——多学科对 MTL 和其他记忆处理系统超过半个世纪的研究。这项研究的前景不仅仅是了解临床上麻醉药产生遗忘作用的机制。麻醉药的选择性记忆作用提供了可诱导、可恢复、可复制的伪基因敲除行为学模型，此模型可在动物或人类研究中安全使用并被药理学知识所补充。因此，还可以通过研究遗忘探讨理解性记忆的模式，对神经科学做出重大贡献。

正常记忆的组织和功能

多种记忆系统

任何语言中都有"记忆"一词，它通常是指陈述性记忆。陈述性记忆是对之前的事实和可进入意识层面并由注意力和执行力操控的知识的表述。它是 H.M. 不能形成的记忆模式，也是麻醉遗忘时所指的记忆模式。

陈述性记忆可进一步分成其他重要的组成部分。首先是情景性记忆和语义性记忆的区分。情景性记忆是指对有明确时空关系（以独特个人体验、事件和地点来回忆自传性的事件）的事实的回忆。而语义性记忆是指不需时空关系回忆事实和外界知识的能力（如回忆珠穆朗玛峰是世界第一高峰而不需记起获得知识的时间和地点）。情景性记忆和语义性记忆的形成依赖 MTL 和内侧间脑[133]，但情景性记忆还额外依赖额叶和顶叶结构[134-135]。其次是回忆和熟悉的双重处理区分。回忆是指记起之前事件的特殊关联细节，而熟悉是指没有特殊关联细节的情况下识别出（如认出一张脸，但记不起此人是谁，何时何地见过）。这种区别是否反映了 MTL 的功能组织仍不清楚。有观点提出海马选择性主管回忆，而邻近的嗅周皮层主管熟悉功能[136]。另一观点认为记忆的功能组织不依赖于这些心理学结构，而是依赖于刺激属性的加工[137-138]。嗅周皮层神经元只有属性特异性的反应，足以支持熟悉判断，但海马神经元综合了刺激的多重属性，是关联某一事物及其情景所必需的。

早期从 H.M. 病例得出的发现认为其他类型的记忆与陈述性记忆是可分割的。H.M. 有在数日内学会手眼配合的能力，即使他没有以前训练过的记忆[139]。类似的发现支持陈述性记忆和程序性记忆有本质不同，后者的形成有赖于尾状核。后来，人们发现记忆障碍的患者启动效应完好无损[140]，启动是指无意识记忆或内隐记忆过程中，以前受到的刺激影响对后续刺激的反应。举例来说，遗忘症患者如果之前看过一些图片，即使没有相应的陈述性记忆也可以在 100ms 内说出看过的这些图片[141]。启动效应的神经解剖学基础目前仍不清楚，但肯定不是 MTL。最近 20 多年来，大量在啮齿类动物上的研究阐明了情绪学习系统，即使用经典的（巴甫洛夫）和各种条件化恐惧方案（一种中性情绪条件刺激与厌恶情绪非条件刺激的配对组合，导致实验对象出现对条件刺激的反应）进行的实验性研究。这一系统依赖信息汇聚至杏仁核外侧核团[142]，而且可以在没有有意识的感知的情况下出现[143]。随着不断发展，陈述性记忆和程序性记忆的相互独立最终转化为大脑内容纳多模式记忆系统的构架[144]。尽管这些记忆系统是不同的，但人们常用非陈述性记忆作为它们的统称，以区别基于 MTL 的陈述性记忆。

工作记忆的概念常被单独提出，工作记忆是指在大脑中保有某些限定的信息量的能力，这些信息可以被用来进行复杂的认知任务，例如推理、理解和学习[145]。工作记忆的概念是从早期短期记忆概念发展而来的，但是其大部分内容已经被替代，这两个概念不可混用。工作记忆意味着既是短期记忆储存形式又具有可操作的能力。1974 年由 Baddeley 和 Hitch[146] 首次提出了目前最有影响力的模型，将工作记忆分为不同能力的子成分系统，包括语音回路（通过口头或默读复述的方式保存信息，例如记一个电话号码）、视空间模板（能保存和处理空间、视觉和动态的信息）和中央执行系统（负责调控选择性注意和抑制）。最近，这一模型增加了第 4 个子系统[147]——情节缓存，主要负责暂时储存多维度的工作记忆并与陈述性记忆相整合。

H.M. 拥有完好的工作记忆，随后的研究进一步证实工作记忆不依赖 MTL。工作记忆看起来更像是由分散的皮层网络以及位于背外侧前额皮质并与顶叶皮层、丘脑、尾状核和苍白球相联系的重要的执行枢纽来完成[149]。工作记忆和 MTL 存在的功能和结构的差异并不意味着工作记忆和陈述性记忆系统之间没有相互作用。工作记忆需要陈述性记忆提供语义和情境。在工作记忆任务中，与陈述性记忆内容有关的皮层感知区变得活跃并与前额脑区的同步性增强[150]。相应地，陈述性记忆的形成也受到工作记忆加工处理性质的重要影响，处理程度越高则学习效果越好[151]。

人们可能会从直观上推测工作记忆和陈述性记忆的关系是连续的，也就是说，信息形成陈述性（长期）记忆是由工作（短期）记忆纵向转化而来的。然而，一些罕见的病例中患者具有选择性短期记忆障碍而其陈述性记忆功能正常，说明这一结论可能是错误的[152]。工作记忆中所含的信息在随后转化成陈述性记忆"似乎会发生"。理解记忆并不一定超越以上两种记忆，更多见的是平行处理（相互作用），而非顺序加工。

长时程增强（long-term potentiation，LTP）、突触标记和记忆的巩固模型

记忆的巩固假说在 1900 年由 Müller 和 Pilzecker 首次提出[153]。他们注意到初次训练完新形成的记忆可能受到随后短时间内学习的其他信息的干扰。这一效应被称为倒摄干扰，根据刚学习的记忆最易受影响而随时间延长影响逐渐减小的方式被按等级划分。Müller 和 Pilzecker 提出，记忆的痕迹最初一定处于一

种脆弱的状态，但随后通过巩固过程变得稳定。巩固假说是理解记忆加工和行为过程的基础[154]。巩固是 H.M. 不能进行的过程，随后会探讨巩固是有遗忘作用的麻醉药的作用靶点。

记忆要想被巩固，就一定先形成记忆痕迹。描述这一过程的术语是编码。编码是指代表某一事件记忆的神经网络不立刻恢复到以前状态，而是被以某种方式强化再激活这个记忆。在突触可塑性和记忆假说的框架内，神经活动诱发的突触可塑性是充分必要条件[155]，供信息存入潜在记忆，因此编码意味着开始形成某种形式的突触可塑性。然而，编码作为不同于巩固的单独加工过程，本身不能确保记忆痕迹的延伸。编码使长期记忆的形成成为可能。

构成与记忆有关的突触强化的最小事件，即编码的神经改变，仍未被完全了解。细胞模型中见到的突触强度的即刻功能改变可以在树突棘还未出现任何结构改变时出现[156]。因此，最初的强化形式可以仅是单纯功能的变化：突触前谷氨酸递质的释放增加、突触后与 α- 氨基 -3- 羟基 -5- 甲基 - 异噁唑 - 丙酸（α-amino-3-hydroxyl-5-methylisoxazole-propionate receptors，AMPARs）受体的作用增强。

通过突触结构和功能重塑使初始突触强度变化长期存在下来，这个过程即为记忆巩固的神经改变。最典型的相关细胞模型是 LTP，它描述的是经某种刺激后突触传递效能的双向增强。最初的观察发现高频刺激穿通纤维（连接内嗅皮质和海马）能导致齿状回突触传递的持续增强[131]，现在人们认识到整个海马（尽管最常被研究的突触是位于 Schaffer 侧枝和连合轴突以及 CA1 区锥体细胞的尖端树突之间）和其他传入通路内都会发生大量的 LTP[157]。此外，除了非生理性的高频刺激以外，LTP 也可被模拟生理活动的刺激模式诱发，其中最重要的是海马 θ 节律范围波（4 ~ 8Hz）的爆发[158]。同步的海马 θ 振荡波貌似对成功的记忆行为至关重要[132]，因此和记忆有特别的关系。

关于 LTP 机制的文献范围太广且数量太大，难以在此进行总结。但是，某些很基本且与麻醉研究相关的概念会在此简要阐述。诱导多种形式的 LTP 需要激活突触后 N- 甲基 -D- 天冬氨酸（N-emthyl-D-aspartate，NMDA）受体，特异的 NMDA 受体拮抗剂可以阻止 LTP 的形成。去极化时，镁离子从其受体结合位点上解离下来，允许钙离子内流。细胞内钙离子浓度的升高是 LTP 形成的重要触发机制。之后，需要激活下游钙离子 - 钙调蛋白依赖性激酶 II（calcium-calmodulin-dependent kinase II，CaMK II）[160]，此激酶会发生自身磷酸化[161]。CaMK II 和整联蛋白驱

动的肌动蛋白聚合是最初细胞支架重新配置所必需的[156, 162]。激活其他细胞信号级联反应也有助于形成LTP；3'，5'-环腺苷酸（cyclic adenosine 3', 5'-monophosphate，cAMP）依赖的蛋白激酶、蛋白激酶C、酪氨酸激酶、磷脂酰肌醇3-激酶（phosphatidylinositol 3-kinase, PI3-K以及丝裂原激活的蛋白激酶（mitogen-activated protein kinase，MAPK/ERK）。MAPK/ERK激活的下游效应多种多样，包括作为底物的核蛋白c-Myc，c-fos，c-jun，细胞骨架蛋白Tau和MAP-2，Elk-1以及cAMP反应元件结合蛋白[163]。LTP最终表现为发生在细胞体和局部树突的蛋白质合成，导致突触结构的长期改变[164-165]。大量实验证明蛋白质合成抑制剂可以在体外抑制LTP的持续，体内实验可以使动物出现学习障碍[166]。

LTP的形成也分成两个阶段，与多种动物中观察到的记忆分期一致。早期LTP（early LTP，E-LTP）是不依赖蛋白质合成的时期，可以持续几分钟到数小时。晚期LTP（late LTP，L-LTP）依赖细胞内信号和蛋白质合成，可以持续很多天。MAPK/ERK脑联反应可能代表了两期之间的重要转变[157, 164]。然而，单一系统内的LTP难以完全解释人类记忆的时效，这种时效可以持续数年到数十年。

一个解释LTP种种特点并从概念上将编码和长期记忆联系起来的理论是突触标记和捕获假说[167]。在这一理论中，编码设置一个突触标记（突触结构的暂时改变），该标记依赖于CaMK II。此标记是建立长期结构改变的基础，级联反应要想继续进行就需要这些标记捕获细胞体和树突内合成的可塑性相关蛋白（plasticity-related proteins，PRPs）。标记仅在有限的时间窗内存在，如果没有到达和捕获PRPs，标记会消失，转化为长期结构改变的能力也会失效。相反，如果捕获PRPs，则可触发突触前和突触后改变的级联反应[168]并导致L-LTP的形成。突触标记模型对基于系统的记忆模式有很大吸引力是由于标记和捕获PRP不需要作为单一的事件发生，从而允许单一神经元的成千上万的树突在不同演化时期参与记忆巩固的过程。换言之，之前和之后的PRP释放会调控标记的命运，在多种情境下，标记受到编码前后的事件影响。

再巩固

数十年来，人们认为记忆巩固是单一的过程，也就是说，一旦发生蛋白质转录就建立了记忆痕迹，这种痕迹不再发生改变，但是会逐渐消失。2000年，Nader及同事报道了一个已有的听觉恐惧条件反射，其通常不会对蛋白抑制剂敏感，除非条件反射再次形成。

这说明记忆的摄取使其暂时具有可塑性，之后再次变得稳定。这一过程被称为再巩固，此后在多种情况和物种（包括人类行为学研究）中得到了证实[170-171]。再巩固可以被看作是调节已经存在的记忆强度的过程，显然它也提供了对已经存在的记忆进行重塑和应用额外的新信息更新的窗口期[172-173]。无论外显回忆还是内隐的内部再激活（很可能在睡眠时出现），都会引起记忆再巩固。再巩固与初始巩固相关的LTP有很多相似的细胞机制。但二者时间动态不一致，巩固需要的某些区域是再巩固无需的区域[174]。再巩固可能代表着一段延长的巩固加工过程的调控期。当然，多数抑制记忆巩固过程的药物（包括麻醉药）也会抑制再巩固。

相位同步

网络和集合内的神经元并不单独起作用而是呈振荡性的兴奋和抑制状态。这些振荡的相位同步，协调相关神经元的兴奋性一致，是基本的神经机制。通过建立不同脑区间的短暂和动态的联系，相位同步可以达成神经信号沟通。例如，大量证据支持γ-相位（~40Hz）同步可以连接各种有意识的感知依赖的脑区的假说[175]。

相位同步是神经可塑性和记忆的基础[132, 176]，研究表明编码时同步性增强可以预测学习和记忆的提高[177-179]。人们认为γ-相位同步可以导致海马的Hebbian可塑性，即可塑性涉及突触前和突触后神经元的协调放电。最佳γ振荡频率通常可以协调突触前和突触后传入信号在10~30ms时间窗内，这也是形成脉冲时间依赖性并诱导LTP的关键[180]。然而，γ同步不能完全解释陈述性记忆，部分是因为相位对刺激来说不是时间锁定的，也就是说，γ同步能支持与记忆有关的神经网络的可塑性形成，但无法识别特定内容。本文更感兴趣的是θ-相位（4~8Hz）同步。与γ同步不同，θ同步受刺激后出现相位重设。很多研究把θ重设和相位同步与LTP以及有效的陈述性学习联系起来[181-184]。而且，杏仁核-海马的θ同步已被认定对恐惧相关的记忆至关重要[185-187]。θ依赖的可塑性是非Hebbian性的，因为θ依赖的可塑性仅由传入条件（突触前）决定。LTP仅在θ振荡的高峰时产生[182]，因此θ相位重设和同步是为了协调广泛分布的脑区的传入信号。θ同步与γ同步存在着合作关系，这样γ振荡的相位就可以与较慢的θ振荡的振幅发生偶联（相位-振幅偶联）或与其相位发生偶联（相位-相位偶联）。

麻醉药对人类陈述性记忆的影响

理论上麻醉药导致遗忘的机制通路的数量十分庞大，其中多数难以在人体直接评价。但通过鉴别限定在特定时域或特定的神经解剖区域的记忆相关加工过程可以很大程度地缩小假定机制的范围。因此目前人类研究的一个重点是希望能明确麻醉遗忘的时间和神经解剖学特征，因为这些特征能体现和除外假说的有关机制。

逆行性遗忘和逆行性易化的行为学研究

尽管在系统研究中存在一些偶尔造成混淆的个别实例或独立的病例，但是目前没有证据显示麻醉药在人类产生逆行性遗忘的作用。20 世纪 70 年代早期的研究发现使用硫喷妥钠（6mg/kg）和美索比妥（4mg/kg）不产生逆行性遗忘[188]。成年患者对给予咪达唑仑（2mg、5mg 或 10mg）前 4min 接受的视觉刺激有正常的记忆[189]。同样，对于在术前等候区或手术间麻醉诱导前即刻学习的单词表[190]和丙泊酚麻醉诱导前看的图片[191]，记忆都保持正常。在儿科患者的研究表明，对给予咪达唑仑[192]或丙泊酚[193]镇静前看的图片的记忆同样正常（见第 93 章）。在对照实验条件下，志愿者对靶控输注镇静药丙泊酚［脑浓度（brain concentration, C_{es}）为 0.3 ~ 2.5μg/ml］、咪达唑仑（25 ~ 30ng/ml）、硫喷妥钠（2 ~ 7μg/ml）或右美托咪定（0.25 ~ 0.8ng/ml）之前学习的图片[194]或词语[195-196]的记忆完好。

最近一项研究[197]中进行的实验是志愿者学习单词表后立刻稳态输注丙泊酚（0.9μg/ml）或安慰剂 90min。在编码后 20min 到 24h 的一段时间内按照一定时间间隔测试对这些单词的记忆。与出现逆行性遗忘相反，给予丙泊酚的受试者比安慰剂受试者意外地保留有更多的单词记忆。在一篇使用咪达唑仑的心理学文献中得到了同样的结果[198]。这一现象被称为逆行性易化。可以通过考虑与之相反的作用——逆行性干扰来推断逆行性易化的机制。逆行性干扰是精神的兴奋（尤其是发生在进行记忆加工时）能抑制近期形成的记忆的巩固，越新的记忆越易受影响[199]。在类似理论中，即使是不相干的任务，诱导形成新的 LTP 也会干扰已经形成的 LTP 和记忆[200-201]。当使用选择性 NMDA 受体拮抗剂（例如 AP5 或 CPP）阻断新 LTP 的形成，就不会对最近形成的 LTP 产生干扰作用，记忆得到改善[202-204]，也就是说，出现类似逆行性易化的作用。对丙泊酚和咪达唑仑逆行性易化作用最简化的解释是其阻断了新 LTP 的形成（虽然可能是通过 GABA

能通路）和释放能巩固近期形成的 LTP 的物质。

麻醉药有逆行性易化而不是逆行性遗忘的作用的发现强烈说明麻醉的遗忘机制局限于巩固级联反应的诱导过程。诱导障碍会影响下游过程，但很难解释为何下游有独立的效应靶点。举例来说，如果某种药物对编码后发生于 t_e 分钟的记忆处理有直接作用，这种作用可以阻断过去已发生在 t_e 分钟时的事件的巩固，产生明确的逆行性遗忘窗。尽管目前的研究还不具备时间分辨率来除外药物作用发生在 E-LTP 形成仅数秒后的过程的可能性，但 E-LTP 时间域后期和涵盖 E-LTP 到 L-LTP 转化的时间域已得到检测。对诱导假说最有力的反驳认为麻醉药对下游蛋白质转录过程有直接作用[205]，但这种作用发生的时间窗口仍不明。

临床上没有任何使用麻醉药作为逆行性遗忘药物来预防术中知晓的基础。急性应激和焦虑对记忆具有复杂的由去甲肾上腺素介导的作用，可以导致与情绪事件相关的顺行性和逆行性遗忘[206-207]，这种遗忘可以解释小部分患者不能回忆起麻醉前即刻事件的原因。

麻醉药遗忘作用的数学模型

试图对记忆随时间发生的变化进行数学模型化的尝试可以追溯到 19 世纪，Ebbinghaus[128]证实记忆消退的特征是最初快速下降，随后逐渐下降。约 100 年后，Wickelgren[208]建立了一个复杂的预测模型。其组成要素（系数）被假定为特定的记忆过程，因此这个模型引起了神经科学的兴趣。Wickelgren 幂次定律最完整的版本如下：

$$m_t = \phi \, (1 + \beta t)^{-\psi} e^{-\pi t}$$

此处 m_t 指在时间 t 的记忆力，ϕ 指最初学习的程度（衡量编码强度），β 是源于描述记忆痕迹脆性的微分方程的一个度量常数，ψ 表示核心衰减特征（从而反映巩固过程），指数项 $e^{-\pi t}$ 表示因插入相似的学习内容而造成的干扰。

简化版的 Wickelgren 幂次定律被用于描述数种静脉麻醉药的遗忘作用特征的大样本志愿者研究[195]。根据合理的假设，最后完整的公式减少为一个两参数的衰减函数：

$$m_t = \lambda t^{-\psi}$$

此处 λ 代表最初的记忆强度（编码指数），ψ 表示衰减率（巩固指数）。某一记忆状态 m_t 是理论上可以分别调控的两个变量的函数。记忆的数学模型技术可以同时就编码障碍（λ下降）和巩固障碍（ψ增加）进行特征性描述。与此相反，测定某一时间点的记忆m_t，即简单地取样测定t分钟后忘记多少，不需要这些信息。

两参数幂次衰减函数准确地描述了给予患者丙泊酚（$0.45/0.90\mu g/ml$）、咪达唑仑（$20/35ng/ml$）、右美托咪定（$0.20/0.40ng/ml$）和硫喷妥钠（$1.5/3.0\mu g/ml$）后遗忘作用的时间过程，此函数还能通过显示药物调节公式组成参数的显著区别来描述药物特征。丙泊酚——中等程度选择性$GABA_A$受体激动剂——是一种典型的遗忘药。它不干扰记忆编码，但由于巩固障碍使记忆信息衰减明显加速。与之相比，右美托咪定——高选择性α_{2A}肾上腺素受体激动剂，能广泛降低皮层和皮层下结构的去甲肾上腺素能张力（典型地保存巩固过程），但是却通过干扰信号编码导致记忆障碍。硫喷妥钠的选择性弱于丙泊酚，尽管如此，其主要作用靶点仍是$GABA_A$受体。但有趣的是，其行为学表现类似于右美托咪定，即有很强的抑制编码作用但对巩固作用很小。苯二氮䓬类药物咪达唑仑为另一种因其遗忘作用而长期用于临床的$GABA_A$受体激动剂，低剂量使用时的作用类似于丙泊酚（选择性抑制巩固而非编码过程），但随剂量加大出现明显的干扰编码的作用。这三种$GABA_A$受体激动药物具有不同的干扰记忆模式，说明非特异性$GABA_A$受体激动药本身不足以解释药物导致巩固障碍的作用。

皮层编码过程的神经影像学研究

少数功能性神经影像学研究评价了麻醉药对记忆编码时皮层区域兴奋性的作用。一项早期PET研究应用词汇记忆任务对丙泊酚（$0.52/0.83\mu g/ml$）的作用进行了评价[209]。在此研究中，感兴趣的脑区是与成功编码有关的左侧下前额皮质（left inferior prefrontal cortex，LIPC）[210]以及主要与执行功能有关的背外侧前额皮质（dorsolateral prefrontal cortex，DLPFC）。LIPC的兴奋仍存在，说明丙泊酚不抑制编码过程，DLPFC的兴奋性下降。后续的研究使用听觉深度处理任务，再次发现丙泊酚（$0.9\mu g/ml$）不影响LIPC的功能，但硫喷妥钠（$3.0\mu g/ml$）降低LIPC的功能[211]。尽管硫喷妥钠受试者的LIPC在编码时兴奋性较低，但丙泊酚受试者却在200min时有明显更差的记忆。药物作用的功能神经影像学特征与源于数学模型的数据一致，即硫喷妥钠抑制信息编码而影响记忆，丙泊酚明确的遗忘作用则与其对编码过程的影响无关。

一项较早应用oddball实验范式的PET研究给予受试者咪达唑仑（$74/129ng/ml$）后，发现Brodmann 9、10和46区（与DLPFC和LIPC都有重叠）的兴奋性呈剂量依赖性下降。由于实验任务与记忆无关，因而难以解释这一现象与记忆功能的关系。一项近期的fMRI研究发现，给予右美托咪定（$0.15ng/ml$）后，在情绪图片记忆任务时Brodmann 9和10区出现广泛的前额皮质抑制，但该研究未进行详细的皮层编码兴奋性分析。

编码和注意力或觉醒关系的研究

多项证据一致提示麻醉药对编码过程的作用与其对注意力的调控有关。注意力是成功建立陈述性记忆所必需的[213]，注意需要不同的神经网络来维持觉醒状态、专注于目标并发挥控制思维的作用[214]。注意力是对综合的意识认知及其加工程度集合的主要调节方式，尽管注意力和意识可分离的程度仍是目前争论的主题。多数麻醉药对注意力的主要作用是减低觉醒程度，当剂量增加时发展为深度镇静和意识消失。NMDA受体拮抗剂氯胺酮是个例外，其主要作用于定向力和选择[215]。我们还不能完全了解麻醉药的遗忘作用，除非能将其调节觉醒和注意力的作用与记忆-特异性作用分开，Veselis和同事[216]提出了这一原则并在随后的系列研究中遵从此原则。

在PET神经影像中，硫喷妥钠对LIPC的作用与安慰剂受试者接受额外记忆任务对LIPC的影响相似[211]。一项研究中给予丙泊酚（$0.3\sim2.5\mu g/ml$）、硫喷妥钠（$2\sim7\mu g/ml$）和右美托咪定（$0.25\sim0.8ng/ml$）后，显示在33s时（此时间间隔足够短，因此主要反映记忆的编码而非巩固作用）记忆保存情况与觉醒水平有关[196]。觉醒水平同样能预测给予硫喷妥钠和右美托咪定后225min时的记忆，应用丙泊酚后的记忆力比单纯的觉醒水平调节预测的情况有下降更为显著。因此，觉醒仅可以用来预测通过抑制编码过程产生记忆损害的药物使用后的记忆情况。

关于觉醒、注意力和编码关系的进一步证据来源于之前说过的数学模型研究[195]。在研究中，觉醒精确预测了使用右美托咪定、硫喷妥钠、咪达唑仑和丙泊酚$0.45\mu g/ml$后编码强度的系数（λ）。唯一的例外是受试者输注丙泊酚$0.9\mu g/ml$后，编码强度比应用镇静水平所预测的值更好。值得注意的是，这种反常作用也可以在引起神经网络模型兴奋现象的相同药物浓度下观察到，在这种情况下，$GABA_A$电流和细胞膜固有慢钾通道电流（M电流）相互作用，导致神经元之间的兴奋不同步[217]。病理情况下，最低清醒状态的患者给予低浓度GABA能药物后也可出现反常认知功能改善，可能是释放抑制性控制信号的原因。

海马功能的研究

尽管海马有重要的记忆作用，但很少有采用神经影像学或电生理学手段来评估人类麻醉性遗忘情况下海马功能的研究。海马位置深，难于被表层 EEG 检测到。在标准 fMRI 成像条件下海马易出现信号伪迹，该伪迹来源于咽部气 - 组织交界面（尽管现代技术已经降低了这一限制）。PET 研究需要获取大块区域的兴奋信号，不能根据之后的记忆来分开或分析。只有事件相关 fMRI（有一定技术难度）能单独获取海马兴奋性信号并根据记忆的最终情况（获取影像时不可能得知）进行分析。

近期两项研究应用事件相关 fMRI 评价输注具有遗忘作用的丙泊酚（0.9μg/ml）[219] 和右美托咪定（0.15ng/ml）[212] 时海马的兴奋性。尽管早期研究发现丙泊酚并不显著减低静息状态下海马和海马旁组织的兴奋性[84, 220]，但事件相关 fMRI 结果显示，丙泊酚普遍降低海马对所有刺激的兴奋性，而且这种降低程度与遗忘程度相关。明确的行为学研究证据肯定了编码过程的存在，因此，海马兴奋性降低可能与巩固过程障碍有关。右美托咪定减弱其后续的记忆作用，海马总兴奋性不变，但是海马兴奋性的动态变化使后续记忆难以预测。与丙泊酚不同，其可能的机制是右美托咪定减弱编码过程的上游皮层作用，以及减弱海马动力学的下游作用。编码时海马功能减弱也与苯二氮䓬类药物劳拉西泮和胆碱能拮抗剂东莨菪碱在脸 - 名配对任务时的遗忘作用有关[221]。DLFPC 和梭状皮质的兴奋性也降低，更加表明是药物对分散的编码过程起作用，而不是对局限的巩固过程起作用[222]。在一项大型探索性调研中，发现 0.25% 的七氟烷减弱听觉和视觉刺激时海马的兴奋性，但该研究没有评价记忆能力。

一项电生理学研究给癫痫患者置入颅内深度电极，评价静息状态下丙泊酚对海马频谱相干性和功率特点的作用[224]。在丙泊酚遗忘作用的血清浓度（0.5～1.0μg/ml），从 δ（1～4Hz）到 γ（32～48Hz）的频带范围内，频谱功率增加很少，而且很可能没有显著差异。海马 - 嗅皮层在 δ 频带的自发相干性显著增加，但其他频带变化很小：θ（4～8Hz）、α（8～12 Hz）、β₁（12～20Hz）和 β₂（20～32Hz）频带的自发相干性轻度减低，γ 频带的自发相干性轻度增高。皮层 - 海马相干性未被评价。海马相干性动力学（尤其在 θ 和 γ 频带）对记忆有重要作用，但是其他数据的解读必须受到限制。尤其是与 θ 的相干性，其在记忆中的作用涉及对刺激的相位重设。尽管对人类海马电生理学的研究是兴趣所

在，但目前仅限于癫痫患者，而且所得数据可能来自于异常脑区。

皮层事件相关电位的研究

事件相关电位（event-related potential，ERP）是 EEG 上与刺激有明确时间相关的典型信号波动。非刺激相关 EEG 电信号会覆盖单一事件的 ERP 信号。但是通过重复刺激任务，叠加（通常至少 50 次）取平均，非刺激相关 EEG 信号（随机噪声）减为 0，就可以得到 ERP 信号。ERP 本身是一系列正向和负向波。数十年来，这些波形一直被认为是来源于刺激兴奋静息态的神经集群。直到最近，人们才更倾向于认为 ERP 的出现不是由于新的振荡被诱发，而是已有振荡刺激诱发下的相位重置[225]。ERP 的调控与大量认知过程有关，包括很多与记忆相关的过程。

Curran 和同事[226] 使用 ERP 评估药物对觉醒和记忆的作用，二者在电生理数据上难以区分。此研究将 GABA 能苯二氮䓬类药物劳拉西泮（2mg 口服）以及胆碱能拮抗剂东莨菪碱（0.6mg 皮下注射）与提供相等镇静程度而无遗忘作用的苯海拉明（25/50mg 口服）相比较。这三种药物都会引起与觉醒相关的 P1N1 和 N1P2 早期复合波的变化。然而，只有具有遗忘作用的药物可以引起与记忆相关的后期复合波的变化，尤其是 P3 和 N2P3 的变化。劳拉西泮和东莨菪碱之间 ERP 无差异，尽管二者起作用的受体机制不同。这一研究能说明的问题有限，因为引出 ERP 的刺激方案不能直接评价记忆行为。

Veselis[216, 227] 对静脉全麻药物进行研究，将 Curran 和同事[226] 的工作进行了扩展。早期研究显示丙泊酚的遗忘作用与 P3 振幅降低有关[227]。在一项更复杂的听觉记忆任务中，给予相同镇静程度的药物剂量，丙泊酚和咪达唑仑比硫喷妥钠产生更强的遗忘作用[216]。实际上，硫喷妥钠的遗忘作用并不比芬太尼更强。这些发现提供了关键证据，说明 GABA 能激动剂本身并不能解释药物的遗忘作用。丙泊酚和咪达唑仑对记忆有明显选择性作用，而东莨菪碱没有。在随后的分析中，发现中央前额顶叶 N2P3 的振幅可以最好地预测记忆。N2 的潜伏期与反应时间有关，后者是反映觉醒的指标，但也有一些例外说明这种相关性并不适用于所有药物。

有研究描述了早先获得的源于中线顶叶楔形前区的早潜伏期和中潜伏期 ERP 的数学模型[195]。反映巩固调控过程的衰变系数 ψ 与编码时观察到的 P2 振幅和 N2 潜伏期紧密相关。不同种类不同剂量的药物 P2N2 的变化和 ψ 之间的关系有很好的一致性，说明

尽管麻醉药物对记忆巩固障碍的作用有重大差异，但可能涉及共同的机制通路。此外，上述现象还支持以下说法：诱导事件的潜在机制与巩固级联反应有关，历时数小时的巩固过程失败可以由受刺激后数百毫秒内出现的电生理学指标来预测。研究的另一个分析对象是"旧/新效应"[228]，是在顶叶 ERP 观察到的可以将刺激后的初始信息和后续信息的反应明确区别开来的现象。使用丙泊酚和咪达唑仑后，在 27s 的信息呈现间期内未见明显的记忆衰减，但是可以导致旧/新效应显著减弱。相反，硫喷妥钠和右美托咪定无此作用。此现象可以区别出以遗忘为主的药物与以镇静为主的药物，并认定机制与巩固级联早期的反应有关。

P2N2 调控与巩固障碍之间的关系说明巩固障碍可能起源于这个复合波。已知 P2N2 主要来自同步的 θ 波，前面已经讨论过 θ 波，认为其对非 Hebbian 可塑性至关重要，并与记忆行为有很大关系。因此，麻醉药物对记忆诱导和巩固选择性作用的共同机制可能涉及广泛的皮层 - 海马网络的 θ 波改变。遗憾的是，目前没有在适当记忆方案下直接测定 θ 波同步的研究，而且海马的位置也导致很多方法学的障碍。

本研究的另一项有趣的发现是反应时间、P2N2 与不同药物、不同剂量下保持不变的巩固系数 ψ 之间存在着原始关系。在非药理学研究中，反应时间早已被看作反映镇静的指标，但在麻醉药的研究中，尚未发现其与镇静的关系，这说明在未来的药物研究中将其解释为镇静的行为学标志时应慎重。反应时间与脑区间同步有关[230]。因此，遗忘药物对 ERP 的 θ 波依赖性事件的作用和反应时间的功能上的联系是它们可能都代表分散的神经网络之间的同步兴奋性丢失。

麻醉药对海马记忆加工和行为的影响的非人类研究

麻醉对海马记忆加工的影响的在体研究

GABA 能中间神经元的投射分布到海马的亚区内和亚区之间[231]，为麻醉药提供了足够密度的作用靶点。在一项研究中，异氟烷（0.2 ~ 0.3mol/L）可以抑制强直刺激 Schaffer 侧支联合通路时产生的 LTP[232]。在低频刺激时异氟烷同样抑制 LTD 的产生。异氟烷对 LTP 和 LTD 的作用可以被 GABA$_A$ 受体拮抗剂印防己毒素（50μmol/L）阻断，足以说明异氟烷对 LTP 的作用是由 GABA 能通路介导的。遗忘浓度的七氟烷（0.04μmol/L）在同样的实验方案下，有强直后增强但无 LTP 形成，这一现象可被 GABA$_A$ 受体拮抗剂荷包牡丹碱（10μmol/L）阻断[233]。

在一项早期的研究中，给予大脑 CA1 区植入电极的活体大鼠丙泊酚麻醉，产生了意想不到的结果，提示丙泊酚对诱导生成 LTP 作用很小，但对维持 LTP 有明显作用，并有增强 LTD 的作用[234]。后续的研究结果并不支持这些研究结果，反而证明丙泊酚抑制 LTP 的诱导而非维持。而且加用印防己毒素后阻断这一作用，说明了 GABA$_A$ 受体介导的机制[235-237]。值得注意的是，一项研究发现丙泊酚仅在麻醉浓度（50μmol/L）才有抑制 LTP 的作用，而遗忘浓度（5 ~ 20μmol/L）没有这个作用[236]。这一系列研究的另一引人瞩目的现象是，丙泊酚也抑制 NMDA 受体非依赖的 LTP 以及与 LTP 相关的 K$^+$/Cl$^-$ 共同转运体 2 的下调。丙泊酚（1 ~ 10μmol/L）也已被证实能抑制 NMDA 受体依赖的细胞外信号调节激酶 1/2 的激活[238-239]，此激酶是 MAPKs 的重要亚类，而 MAPKs 是之前讨论过的 LTP 级联反应的重要组成部分。最后，丙泊酚降低抑制性躲避训练时海马内活性相关的细胞骨架相关蛋白（Arc）的表达，但并不减少 Arc 的 mRNA[240]。这一发现提示是转录后机制。此作用可通过输注 GABA 能拮抗剂荷包牡丹碱到基底外侧杏仁核（BLA）而被阻断，提示杏仁核 - 海马网络的机制。

海马 GABA 能中间神经元群体含有高密度的 α$_5$ 亚单位亚型，而这一亚型在其他脑区十分少见[241]。因为这一发现，Orser[242-246] 进行了一系列使用 α$_5$ GABA$_A$ 基因敲除小鼠的研究。α$_5$-/- 突变体可抵抗依托咪酯的遗忘作用，但不抵抗其全麻作用。此外，依托咪酯可以阻断在野生型小鼠的 CA1 神经元测得的 LTP，但在 α$_5$-/- 突变体鼠无此作用[242]。依托咪酯对野生型小鼠的 LTP 和记忆表现的作用在加用了选择性 α$_5$ GABA$_A$ 受体抑制剂 L-655、708 后被逆转[243]。之后的一项研究通过测定麻醉后 24h 的记忆情况，评估了 1.0MAC 的异氟烷和七氟烷麻醉对记忆的持续作用。野生型鼠表现出记忆障碍，但对 α$_5$-/- 突变体鼠或接受 L-655、708 的野生型鼠[244-245] 没有影响。依托咪酯和吸入麻醉药的遗忘作用可能涉及 α$_5$ GABA$_A$ 受体机制。值得注意的是，近期证明 α$_5$ GABA$_A$ 受体可调控 LTP 阈值，但是仅针对在 θ 频率范围的刺激[246]，结合其他证据，提示 θ 是关键的作用机制靶点。

遗忘与 α$_5$ GABA$_A$ 受体的关系并不是唯一的。α$_4$ GABA$_A$ 受体集中分布于齿状回和背侧丘脑，而且 α$_4$ 基因敲除鼠可抵抗异氟烷的遗忘作用而冲全麻作用[247]。同样，β$_3$ GABA$_A$ 受体敲除鼠也可耐受异氟烷的遗忘作用[248]，但是一项使用 β$_3$ GABA$_A$ 受体敲入鼠的早期研究表明，β$_3$ 亚型可能不是异氟烷遗忘作用的重要介质[249]。其他研究已经证实 α$_2$ 亚单位不是异氟烷遗忘作用的靶点。一项使用 α_1 GABA$_A$ 受体敲入鼠的研究提示 α_1 亚单位也未涉及异氟烷的遗忘作用 [250]。这与之前使用 α_1 GABA$_A$ 受体敲除鼠在条件化恐惧刺激研究中所得的结果相反，后者认为 α_1 亚单位介导异氟烷的遗忘作用 [251]。

麻醉药对海马 θ 振荡作用的在体研究已经开展。Perouansky 和同事 [252] 使用条件化恐惧刺激来研究 0.32% 的异氟烷、60% 的氧化亚氮和 0.24% 氟烷的作用，发现以上药物对依赖海马的条件反应的抑制与 θ 振荡峰值频率的减慢成正比。一项较早的研究也证实异氟烷能降低 CA1 区神经元海马 θ 振荡频率而不降低绝对功率。相反，可以产生遗忘作用而不伴镇静和运动障碍的非制动剂 F6 降低 θ 振荡功率而没有降低其频率 [253]。这些现象提示遗忘作用所需的海马 θ 振荡受到破坏可能是非特异性的。事实上，尽管异氟烷和 F6 的遗忘作用都与 θ 振荡变化有关，但是异氟烷能够拮抗 F6 的遗忘作用，说明它们不是通过共同的机制起效 [254]。东莨菪碱在能够加速 θ 振荡的剂量上产生遗忘作用，因此可能有改善学习的效果 [255]，但是 θ 振荡绝对功率也出现明显下降。

麻醉药对依赖杏仁核的记忆加工的影响

杏仁核位于海马前方，是由一组相互联系、有广泛分布至皮层和皮层下结构的传入传出投射的神经核团组成。杏仁核被认为对恐惧学习和记忆起重要作用，对依赖杏仁核的经典（巴普洛夫）条件化恐惧的系统研究已经得到了大量联想性学习的机制信息 [142, 256-257]。杏仁核的基底外侧核团（即 BLA）也有调控海马记忆编码和巩固的作用，并受到情绪、觉醒和应激的影响 [258-259]。这种调控作用可以很大程度上解释强烈的情绪体验易于被记住的原因。其机制有赖于终止于 BLA 内的 α 和 β 受体的去甲肾上腺素能神经投射 [260]，但也可被体内的肾上腺素与迷走神经内的 β 肾上腺素受体结合以及至孤束核的神经投射所触发 [261]，直接或通过蓝斑间接调控下游 BLA 内去甲肾上腺素的释放。杏仁核 - 海马的联系是通过直接或间接的纤维投射，并依赖 θ 振荡的同步性 [185-187, 262]。位于 BLA 和传入神经束内局部含高密度 $\alpha1$ 和 $\alpha2$ 亚单位的 GABA 能环路调控着去甲肾上腺素能神经系统，为麻醉药的作用提供了合理的靶点 [263]。

BLA 的损伤可以阻断咪达唑仑 [264]、丙泊酚 [265] 和七氟烷 [266] 对大鼠抑制逃避任务的顺行遗忘作用。相反，当向 BLA 注射选择性 GABA 拮抗剂荷包牡丹碱时，可消除丙泊酚引起的对抑制逃避任务的遗忘作

用 [240]。而且这种杏仁核内注射可以逆转丙泊酚抑制 GABA$_A$ 受体介导的海马 Arc 蛋白的表达。因此，杏仁核在特定实验条件下是麻醉药遗忘效应的关键作用位点。然而，与许多动物模型上使用的学习实验方案一样，抑制性逃避选择性依赖杏仁核。在依赖杏仁核功能的实验中发现的杏仁核对麻醉药遗忘的重要作用并不能肯定地外推于多种情况，例如非恐惧依赖的记忆，这种记忆是人类体验的重要部分，但难以在动物模型上复制。

关于麻醉药对人类依赖杏仁核的记忆调控的影响已经开展研究（彩图 13-5）。实验方案都涉及向受试者展示引起负面情绪和正面情绪的图片。这些图片是为了兴奋杏仁核 - 海马调控轴 [267-268] 并且比中性情绪图片更容易被记忆。早期的行为学实验证明引起负面情绪的图片比中性情绪图片更易于耐受硫喷妥钠产生的遗忘作用，说明依赖杏仁核的调控过程未受麻醉药影响 [194]。在总体记忆表现的同一水平（保留 50% 记忆），使用丙泊酚或右美托咪定的受试者未表现出更易于记住引起负面情绪的记忆任务，提示与硫喷妥钠不同，这些麻醉药能减弱依赖杏仁核调控的记忆加工。右美托咪定研究的受试者数量偏少，减弱了研究结果的说服力。

最近两项的事件相关 fMRI 研究为发展以上观点提供了机制上的证据。Pryor 和同事 [219] 报道当丙泊酚浓度为（0.90μg/ml）时，负面情绪诱发的杏仁核兴奋性仍很强，但海马的兴奋性明显减低并伴随相应的遗忘和记忆优势的丢失。这些发现表明遗忘浓度的丙泊酚不影响杏仁核对高阶解释功能的传入加工及其兴奋性，而是影响杏仁核 - 海马轴调控的传出加工。Hayama 及同事 [212] 对右美托咪定（0.15ng/ml）的作用进行了研究，同样也发现保留了杏仁核面对引起负面情绪的事件时的兴奋性。然而，与丙泊酚不同，右美托咪定在负面情绪刺激下有记忆优势，后续的记忆与杏仁核及左侧海马的兴奋有关。总之，这些研究表明丙泊酚减弱杏仁核 - 海马调控轴的作用更强。一种解释是丙泊酚通过破坏 θ 振荡同步性导致杏仁核 - 海马联系严重受损，而蓝斑 α_{2A} 的拮抗作用仅有限地减弱下游 BLA 的去甲肾上腺素能神经信号。

Alkire 和同事 [269] 进行的一项早期的 PET 研究显示，在 0.1% 和 0.2% 的七氟烷麻醉下引起负面情绪的记忆仍保留，但在 0.25% 七氟烷麻醉下消失。PET 数据的结构方程模型表明其与抑制杏仁核 - 海马的有效联系有关。

杏仁核的高敏性与很多基于恐惧的精神病理学状态有关，包括焦虑、恐怖症、惊恐障碍和创伤后应激

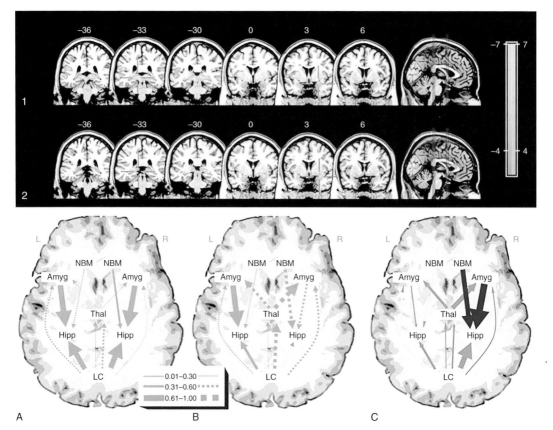

彩图 13-5 人类中 GABA 能麻醉药物对杏仁体 - 海马轴的作用。顶部图片表示的是人类暴露于抑制觉醒的药物和中性药物时的对比，分别接受安慰剂（第 1 行）或者丙泊酚 0.90μg/ml（第 2 行）。选择 6 个海马（最左边的 3 个，y 轴坐标以 -36、-33 和 -30 标注）和杏仁体（以 0、3 和 6 标注）的冠状切面，右边的是矢状面。在安慰剂组，左右两侧的杏仁体和左右两侧的海马均存在明显的电活动（负面影响＞中性）。在丙泊酚组，左右两侧杏仁体存在相似的电活动，而海马没有观察到明显的电活动。标尺显示由统计参数绘图得到的 groupwise t 值着色区。着色阈值为 |t| ≥ 3.37。底部图片是人类在静息、没有应用麻醉药物（A）或接受 0.25% 的七氟烷（B）时应用正电子发射断层扫描进行结构方程建模分析（连通性）。一个区域对于其他区域的正向影响应用实线，负向影响应用虚线，线的宽度代表影响的强度。根据比例尺可以看出，宽带越大，影响越大。C. 不同情况下各种路径加权值的差异。对安慰剂组的网络模式贡献大于麻醉药物组的路径被标亮，其他路径标为灰色。可以观察到应用七氟烷时，因为对杏仁核和海马 Meynert 基底核的影响，路径加权值产生很大变化。Amyg，杏仁核；Hipp，海马；LC，蓝斑；NBM，Meynert 的基底核；Thal，丘脑 *(Top from Pryor KO, Root JC, Mehta M, et al. Propofol amnesia is predicted by a loss of hippocampal and amygdala activation: fMRI evidence. Anesthesiology 2010; 113:A369; Bottom from Alkire MT et al: Neuroimaging analysis of an anesthetic gas that blocks human emotional memory, Proc Natl Acad Sci U S A 105:1722-1727, 2008.)*

障碍[270-271]。对手术的神经体液应激反应为兴奋杏仁核提供了大量潜在底物，这也为杏仁核的兴奋进而可能诱发可塑性改变并导致神经心理学功能的长期改变提供了基础。因此，麻醉药可能不是杏仁核兴奋性的强烈抑制剂，尽管它们能有效预防杏仁核对海马和记忆的下游调控作用。这与术中知晓后[272]以及 ICU 治疗后[273-274]频繁发生的创伤后应激障碍有重要关系，但在提出任何临床策略前仍需要进一步研究。

麻醉对内隐记忆的作用

与陈述性记忆相比，内隐记忆的加工处理既不需要意识存在也不需要海马的可塑性。因此，没有理由认为麻醉药对内隐记忆的作用与其对陈述性记忆的作用一致。已有大量研究在意识消失的实验对象中寻找内隐记忆加工的证据。更严密的实验使用词根完成任务的变体来评估这一作用：受试者在麻醉中接触某一词汇，如果之后在呈现前几个字母时想起整个词汇的可能性增加，则说明存在内隐记忆。更严格的变体（被称为加工分离程序）能使外显记忆从内隐记忆加工中分离出来。

早期针对行冠状动脉[275]和妇科手术[276]的患者进行的两项研究中，应用词汇填空实验显示出内隐记忆存在的证据。另一项早期研究证实心脏手术患者的内隐记忆，与中潜伏期听觉诱发电位相关，尤其是早期的皮层 Pa 与 Na 复合波电位。后来 Lubke 和同事[278]使用加工分离程序证实创伤患者（见第 81 章）和行急诊剖宫产的患者[279]（见第 77 章）都存在内隐记忆，并进一步证实内隐记忆的加工程度与双频谱指数（见第 50 章）反映的催眠深度有关。然而，其他使用相同方案的实验没能显示显著的内隐记忆启动效应或得到了模棱两可的结果[280-283]。要想综合这些结果有一定困难，不仅因为这些实验的患者群体及麻醉方案不同，更多的是因为实验技术的有效性。加工分离程序假设

的误差可能能够解释假阳性的结果[283]。最近的研究评价了麻醉下儿童的内隐记忆，也得出了矛盾的结果。Phelan 和同事[284]报道患儿从白噪声中区别出已听过的动物声音的能力加强，但其他研究未发现启动效益的证据[285-286]。

结　论

意识和记忆是大脑最神奇和复杂的功能。21 世纪的科学研究可能会进一步加深麻醉领域和神经科学的联系。我们希望能够更精确地了解麻醉对意识和认知的作用，由此同时丰富两个领域的知识，最终改善患者的治疗。

参 考 文 献

见本书所附光盘。

第14章 睡眠医学

Sebastian Zaremba • Nancy L. Chamberlin • Matthias Eikermann

崔 凡　李怀瑾　肖 玮　王佳艳 译　王东信　王天龙 审校

要　点

- 睡眠是一种动态的神经元及行为学状态，其具有特定的脑电图、电生理和行为学特征。
- 研究睡眠有时采用问卷式调查、腕动计和呼吸多导生理记录。但是，包含脑电图、眼电图、颏下肌电图及呼吸分析的多导睡眠描记术是用于鉴定和描述睡眠以及睡眠紊乱的标准方法。
- 下丘脑睡眠促进通路包括腹外侧视交叉前核和正中视前核，其激活产生觉醒到睡眠的转换。
- 在一定程度上睡眠和麻醉是看上去类似的过程。虽然小剂量麻醉药物可以通过激活睡眠通路来诱导睡眠，但是这些通路并不能引起患者制动。
- 睡眠和麻醉过程中呼吸控制会发生改变，通常会导致上呼吸道开放能力的下降和呼吸驱动肌力的减弱。
- 麻醉药和神经肌肉阻滞药的持续呼吸抑制作用会增加术后呼吸系统并发症的风险，尤其是对于患有阻塞性睡眠呼吸暂停的患者。
- 麻醉、手术以及在重症监护治疗病房所接受的治疗会改变患者的睡眠时间和睡眠结构，这会对预后产生不良影响。

可能最早的与麻醉相关的"超自然睡眠"的描述见于《创世纪》2:21："永恒的上帝使他沉睡，他就睡了，于是取下他的一条肋骨，又把肉合起来。"虽然这种"超自然睡眠"被认为是在神的干预下发生的，而不是麻醉所定义的由药物引起的意识丧失和制动，但是古代历史中所记述的例子启示了一个概念，即深度睡眠可能是使得外科手术成功完成的一个可行的条件[1]。

在 21 世纪，越来越多的研究表明睡眠和麻醉之间有共同点，但它们在临床表现和机制上也存在着根本差异。

睡眠是生存所必需的。被剥夺睡眠的大鼠会在 2 到 3 周内死亡，与饥饿致死的时间相当[2]。在人类，睡意可以是致命的。每年大约有 100 000 起机动车交通事故源于司机"开车时睡着了"。在纽约州一项有关司机的调查中，约 25% 的司机曾在驾驶中睡着过[3]。围术期睡眠剥夺很常见，尤其是危重患者，并且可以造成有害的病理生理变化和并发症发生。原发性睡眠障碍可导致慢性睡眠缺乏，即各种原因导致的睡眠缺失或睡眠紊乱，这是一种目前还认识不足的致病因素。在所有睡眠障碍中，睡眠呼吸暂停可能对围术期治疗的影响最大[4]。

因此，在评估如何将研究所见有效转化为高质量围术期医学的过程中，高质量的生理性睡眠是一个需要考虑的重要方面。

睡眠的定义

睡眠是意识暂停的一个自然周期，在此期间身体的机能得到恢复。睡眠的行为学定义包括：保持一个种族特定性的姿势、动作静止以及唤醒阈值升高。然而，睡眠不仅仅是缺少活动那么简单。在睡眠期间大脑是非常活跃的，尤其是在快速眼动（rapid eye movement，REM）睡眠期间，此期间有张力缺失的周期性肌肉运动（由大脑不同区域的不同激活水平驱动）产生以及生动的梦境出现。睡眠不是一个单一的现象。

在睡眠的不同阶段，大脑的活动截然不同，就如同睡眠与觉醒状态的差异[5]。人类和其他脊椎动物（详见"进化"部分）的睡眠主要分为两个阶段：REM 睡眠和非快速眼动（non-REM，NREM）睡眠，它们还可以进一步被细分为亚阶段。大部分时间的睡眠属于非快速眼动睡眠，其特点是与清醒期相比脑电图（EEG）频率降低、振幅增大（图 14-1）。从清醒期到 NREM 睡眠，快速的脑电活动逐渐消失（从 α 波到 θ 波的过渡）；至非快速眼动睡眠的更深阶段，慢波（Δ 波）出现。因此，深度的非快速眼动睡眠也被称为慢波睡眠。非快速眼动睡眠时期，肌张力节律性变化，体温下降，心率减慢。与之相比，快速眼动睡眠时期肌张力缺失，脑电图显示慢波消失（图 14-1），出现快速眼动，并以此命名这个睡眠分期[6]。快速眼动睡眠的其他显著特点包括不规则的呼吸和心率，以及阴茎和阴蒂的勃起。快速眼动睡眠与生动梦境的相关性很高。快速眼动睡眠的一个显著特点是具有一套抑制运动活动的控制系统，可使基线肌张力缺失并抑制梦境产生的运动指令，否则机体将对梦境进行演绎（这种现象被称为快速眼动睡眠行为障碍）。这种快速眼动睡眠的肌张力缺失并不是绝对的，它会周期性地允许肌肉有突发性活动，包括快速眼及四肢的抽动。因此，快速眼动睡眠并不是一致的，它可以进一步被分为静态快速眼动睡眠（即一段肌张力缺失并且无眼动的时期）和相位性快速眼动睡眠，即发生短暂的眼动及其他运动[7]。整个夜间非快速眼动睡眠、快速眼动睡眠及觉醒的类型和数量被称为睡眠结构，有许多生理和病理生理过程可以影响睡眠结构。例如许多抗抑郁药物选择性抑制快速眼动睡眠。发作性睡病的睡眠结构是从清醒期直接进入到快速眼动睡眠；而正常的睡眠周期中，快速眼动睡眠通常是要经过非快速眼动睡眠期进行过渡的。为了研究人类的生理性及病理性睡眠，已出现多种用于临床和研究的评估方法。

如何评估睡眠

睡眠症状和体征的复杂性要求应用多种仪器来捕捉所有睡眠相关的重要元素。

问卷调查

有几种问卷被用于评估睡眠持续时间、睡眠质量，以及相关的生理和病理生理影响。睡眠质量常作为一般健康调查的内容来评定患者自报的结局，如世界卫生组织的生活质量调查问卷、Beck 抑郁量表和患者健康 9 项调查问卷。其他一些调查问卷量化了睡眠剥夺的结果或睡眠障碍的特点，或两者兼有（表 14-1）。Epworth 嗜睡量表可能是睡眠医学中最常用的评估工具，这是一个简短的用于评估日间嗜睡症状的量表，结果表示为对单调状况的不耐受性。问卷要求受调查者对在 8 种不同情景（如看电视、阅读、下午躺着等）下入睡的可能性给予评估，从 0 到 3 表示入睡的可能性逐渐增加[10]。尽管多个睡眠中心的研究显示 Epworth 嗜睡量表在评估日间嗜睡方面是可靠的[8-9, 13]，但这个工具无法确定日间嗜睡的机制[14-15]。

其他临床实用的调查问卷将注意力集中在对睡眠障碍的症状及体征的检测方面（例如匹兹堡睡眠质量指数[8-9, 13]、STOP-Bang 问卷）。也有一些针对特定人群（例如胃食管反流患者、帕金森病患者[16]）的调查问卷，这很重要，因为睡眠疾病在不同人群中的发病

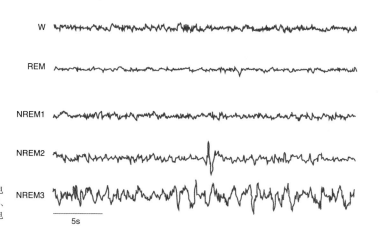

图 14-1　不同行为状态下的代表性脑电活动。一名患者在清醒期（闭眼，W）、REM 睡眠及 NREM 睡眠 1～3 期的脑电图记录

表 14-1　睡眠调查问卷：临床和研究中常用的睡眠调查问卷及其关注点

调查问卷	关注点	参考文献
匹兹堡睡眠质量指数 (Pittsburgh Sleep Quality Index, PSQI) *	睡眠及睡眠障碍	8-9, 10
睡眠质量表 (Sleep Quality Scale，SQS)	睡眠质量	11
睡眠功能结局问卷 (Functional Outcome of Sleep Questionnaire，FOSQ)	日间嗜睡对日常生活的影响	12
小儿睡眠调查问卷	儿童的睡眠及睡眠呼吸障碍	13
儿童睡眠习惯调查问卷 (Child Sleep Habits Questionnaire，CSHQ)	睡眠	14
Epworth 嗜睡量表	日间嗜睡	8-9, 15
睡眠日记 / 睡眠日志	睡眠时间、睡眠时长	16
晨 - 昏调查问卷	睡眠时间、睡眠时长、昼夜节律	17
拉夫堡睡眠对职业影响评估量表 (Loughborough Occupational Impact of Sleep Scale，LOISS)	睡眠质量	18
失眠调查问卷 (Insomnia Sleep Questionnaire，ISQ)	失眠	19
柏林调查问卷	手术患者的睡眠呼吸障碍	20
STOP/STOP-Bang 调查问卷	阻塞性睡眠呼吸暂停	21-22
短暂失眠调查问卷 (Brief Insomnia Questionnaire，BIQ)	失眠	23
国际下肢不宁综合征研究组评定量表 (International Restless Legs Syndrome Study，IRLS)	下肢不宁综合征	24-25
临床综合印象 (Clinical Global Imprssion，CGI) 量表	下肢不宁综合征	25

* 推荐的调查问卷为斜体字；
STOP，鼾症、疲劳、可见的呼吸暂停及高血压

率变化很大。

　　临床评估睡眠疾病的有效方法是逐步评估，首先应用筛查工具（例如 Epworth 嗜睡量表），随后采用更具特异性的调查问卷针对个体确定睡眠障碍的机制及后果。

　　睡眠调查问卷的一种特殊形式是睡眠日记或睡眠日志和晨 - 昏调查问卷。在这类调查问卷中，患者在晚上睡觉之前及早晨醒来之后进行睡眠习惯记录。记录内容包括睡眠时间、睡眠时长、夜间觉醒次数和主观睡眠质量。这种方法的优点是尽可能地减少回忆偏倚 [17]。

　　虽然调查问卷能快速简单地筛选日间睡眠障碍的症状，但不能用于量化睡眠结构。此外，在睡眠时间的测量方面，客观的测量（如腕动计）不能很好地与主观测量保持一致 [18]，此时患者成为测量变异的主要来源。主观方法用于睡眠评估时会受到受试人群疾病谱、临床情况随时间的变化、测试条件及回忆偏倚的影响 [17]。虽然调查问卷不能代替病史及对睡眠障碍的客观评估，但它仍然是在人群中评估健康状况改善或恶化、预测医疗费用、评估治疗效果或比较疾病负担的一个重要工具。

腕 动 计

　　腕动计被用于研究睡眠 - 觉醒模式已经有 20 多年的历史。这种方法是通过线性加速度计检测手腕在单轴或多轴上的运动，得到运动相关的数据，然后结合校准数据，预测睡眠时间和清醒时间，甚至可以对睡眠分期进行估测。腕动计可以方便地用于患者的家中监测，可持续几晚、几周，甚至更长时间。腕动计对于探测从清醒到睡眠的过渡具有很好的信度和效度 [19]。但是有研究显示，相比于金标准多导睡眠监测仪，腕

动计对于清醒判断的特异性较低[20-22]，尤其是对于睡眠断断续续的患者[19, 23]。在临床上，腕动计评估失眠患者的睡眠、诊断昼夜节律紊乱（包括夜班），以及对不能耐受多导睡眠监测仪的人群（如婴儿和老年痴呆患者）进行睡眠评估是可靠的。此外，腕动计对于睡眠改善治疗之后效果的后续随访十分方便[24]。

呼吸多导监测

用于诊断睡眠呼吸暂停 - 低通气综合征时，家用呼吸多导监测性价比较高，是多导睡眠监测（polysomnography，PSG）的替代品。呼吸多导监测通过鼻导管检测鼻腔压力的变化，计算气流速度，通过压电感受带检测胸腹部运动、体位和脉搏氧饱和度。利用这些参数可以识别一些呼吸事件（如呼吸暂停和低通气），并判断其机制为阻塞性还是中枢性。此外，与腕动计相似，呼吸多导监测通过体位传感器可提供睡眠时长和清醒时长。但是，后者的更准确评估还需要结合睡眠日记、腕动计，最终需要利用脑电图来判断清醒和睡眠（表 14-2）。

多导睡眠监测

多导睡眠监测是可以精确判断睡眠分期的唯一方法，也是诊断各种睡眠障碍的参照工具（即金标准）[25]。多导睡眠监测的内容包括脑电图、用于检测眼球运动的眼电图，以及至少检测颏肌活动的肌电图[26]。除上述三项经典测量内容外，还可有其他方法对睡眠障碍性呼吸进行监测，如鼻腔传感器可监测呼吸暂停和低通气、氧饱和度监测、电感体积描记术可测定胸式呼吸和腹式呼吸、体位传感器和腿部肌电图[27]可识别间歇性肢体运动综合征或 REM 期睡眠行为障碍[28]。

表 14-2　不同睡眠评估方法的优点和缺点

方法	优点	缺点	建议
睡眠问卷	花费少 依从性好 使用方便	回忆偏倚 用于某些人群时可靠性有限 有效性有限	应与当面评估相结合
睡眠日记	回忆偏倚少 便于管理 花费少 记录每日的变化	与其他问卷形式相比依从性差 可因每日情绪及睡眠期望而产生偏倚	应结合其他测量睡眠时长的方法（如腕动计）
腕动计	提供每日变异和睡眠时长的客观信息 提供在家睡眠习惯的信息 不受患者主观期望、回忆偏倚或记忆损害的影响 与实验室多导睡眠监测相比花费较少	对睡眠分期和睡眠潜伏期的评估有限 与调查问卷相比花费较高	应与其他测量睡眠时长的方法相结合（如睡眠日记）
呼吸多导监测	与实验室多导睡眠监测相比花费较少 对呼吸事件的发生做出客观评估 提供在家睡眠习惯的信息	对睡眠的评估有限 与调查问卷相比花费较高 除睡眠障碍性呼吸外，对其他睡眠障碍的评估有限	应与问卷调查和临床当面评估相结合
实验室多导睡眠监测	客观评估睡眠、睡眠分期和睡眠障碍	花费高 首晚效应 容量有限 不能提供在家睡眠习惯的信息	应作为睡眠评估的最后一步，在此之前应完成问卷调查及院外筛查（如呼吸多导监测）
院外的多导睡眠监测	客观评估睡眠、睡眠分期和睡眠障碍 首晚效应更少 与实验室多导睡眠监测相比花费较少 可以提供在家睡眠习惯信息	不能观察患者，可能导致记录质量下降	要求患者受过良好教育 条件允许情况下最好有监控记录

Adapted in part from Martin JL, Hakim AD: Wrist actigraphy, Chest 139:1514-1527, 2011

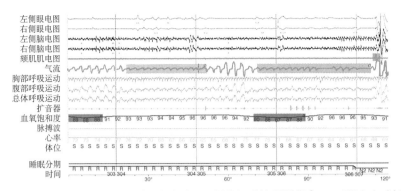

左侧眼电图
右侧眼电图
左侧脑电图
右侧脑电图
颏肌肌电图
气流
胸部呼吸运动
腹部呼吸运动
总体呼吸运动
扩音器
血氧饱和度
脉搏波
心率
体位
睡眠分期
时间

图 14-2　多导睡眠监测记录。左右眼电图、双通道脑电图和颏肌肌电图用于分析睡眠分期［REM 睡眠（R）时在眼电图通道可见典型眼动信号］。其他的通道（如呼吸气流、胸部或腹部呼吸运动、扩音器和血氧饱和度）用于诊断睡眠呼吸障碍。对于该患者，呼吸暂停（浅灰色方框）导致血氧饱和度下降（深灰色方框），最终导致了觉醒（最右侧，蓝色方框）

图 14-2 是一个典型的多导睡眠监护记录。40 多年前，Rechtschaffen 和 Kales[26] 制定了多导睡眠监测的标准化测量方法，称为 R&K 标准。此后，大量技术创新改变了睡眠医学的临床和科研。美国睡眠医学学会（American Academy of Sleep Medicine，AASM）的新标准[27] 充分发挥了计算机化带来的资料分析创新，包括自动化睡眠评分、识别发生于睡眠期间的睡眠障碍，并可与其他治疗相结合（如气道正压的调节）。即便如此，R&K 标准仍足以满足临床和科研的要求，因此仍被广泛用于世界各地的睡眠中心。

睡眠实验室监测

几十年来，多导睡眠监测曾经只能在睡眠实验室中进行。但是如今越来越多的设备使几乎在所有环境下进行多导睡眠监测成为可能，如在患者家中、医院或疗养院病房，甚至在恢复室。目前标准的睡眠测量是由经过培训的技术员使用睡眠实验室的多导睡眠监测仪来进行[27, 29-32]。结果由经过训练的睡眠医生根据 R&K 指南[33] 或 AASM 新发布的指南进行分析[27]。但很明显，来到睡眠中心就诊的患者数要远远少于可能患有阻塞性睡眠呼吸暂停（obstructive sleep apnea，OSA）的人数。原因之一是需要等待，在美国，患者预约实验室内的多导睡眠监测需要几周时间[34]，这提示需要其他诊断方法，只要这些方法的敏感性和特异性与实验室内多导睡眠监测相当。其他限制因素，如费用昂贵和需要过夜，也限制了本方法的可接受性。另外，实验室内的多导睡眠监测只能提供一段时间的睡眠监测，而睡眠监测本身也会损害患者的睡眠（即首晚效应）。因此，在睡眠中心进行的多导睡眠监测并

不能提供患者在家时的睡眠信息。而从逻辑和医学经济学角度看，在一段时间内进行多次重复监测以调整治疗确实有难度，甚至是不可能的。

实验室外睡眠监测

鉴于实验室多导睡眠监测的缺点，在实验室外使用便携式多导睡眠监测设备为阻塞性睡眠呼吸暂停[35] 的诊断提供了一个可行、可靠且有效的方法，且效果不亚于实验室内的多导睡眠监测[36-39]。2007 年 Collop 等[35] 代表 AASM 便携式监测仪工作组，发布的指南以及最近的一项文献回顾为门诊患者使用便携式设备进行多导睡眠监测进行了分类评分[40]，结果表明这些便携设备用于临床及研究目的是可靠的，能提供质量相当的多导睡眠监测数据。

睡眠评分和睡眠呼吸障碍评分

目前有两种不同的指南用于睡眠和睡眠相关事件的分期。

Rechtschaffen 和 Kales 标准　该标准是最早的睡眠分期描述和评分指南之一，于 1968 年由 Rechtschaffen 和 Kales 发表[26]，至今仍应用于睡眠医学的临床和研究领域（图 14-3）。NREM 睡眠 1 期（S1）的特点是混合频率（2 ~ 7Hz）的低电压脑电图，且无 REM 睡眠（C）（图 14-1）。人类的 S1 期睡眠通常在睡眠时间中占 1 ~ 7min，主要发生在从清醒到睡眠的过渡期或发生在活动之后。偶尔出现的尖顶波（振幅高达 200μV）大多在 S1 睡眠晚期。在高振幅慢波的基础上有额外的睡眠梭状波（以 12 ~ 14Hz

表 14-3　不同行为状态下多导睡眠监测的特征

	EEG 和 EOG 特点	R & K	AASM
觉醒状态	一个时期内 α 节律（8～13Hz）出现的时间超过 50%	W	W
NREM 睡眠 1 期	振幅降低，频率减慢至 4～7Hz（尖顶波 *，缓慢眼动 *）	S1	N1
NREM 睡眠 2 期	睡眠 1 期的 EEG 表现，并有睡眠梭状波和 K 复合波，慢波未达到睡眠 3 期标准	S2	N2
NREM 慢波睡眠	20%～50% 为慢波（0.5～2Hz）>50% 为慢波	S3 S4	N3
REM 睡眠	EEG 为低振幅混合频率，低颏肌电活动，快速眼动	R	R
运动时间	肌电图通道为高振幅活动	MT	NS

AASM，美国睡眠医学学会；EEG，脑电图；EOG，眼电图；MT，运动；N1，AASM 标准 1 期；N2，AASM 标准 2 期；N3，AASM 标准 3 期；NS，无评分；R&K，Rechtschaffen 和 Kales 标准；REM，快速眼动；S1，R&K 标准 1 期；S2，R&K 标准 2 期；S3，R&K 标准 3 期；S4，R&K 标准 4 期；W，觉醒。
* 非必要但可能存在。
根据 R&K 指南 [26] 和 AASM 指南 [27] 应用于睡眠分期评分的电生理标准

的频率出现）或 K 复合波是 NREM 睡眠 2 期（S2）的特点。对于健康人，S2 期睡眠占夜间生理睡眠的绝大部分。K 复合波的定义是一个持续时间超过 0.5s 的特征性电活动，由一个负尖波紧接着一个正波组成。K 复合波可以自发出现，也可以是外部刺激的结果。这个特征性脑电波之后可出现缓慢旋转的眼球运动。NREM 睡眠 3 期和 4 期的特点是高振幅（>75μV）的慢波（≤ 2Hz）。在 NREM 睡眠 3 期（S3），慢波占据 20%～50% 的时间。NREM 睡眠 4 期则有超过 50% 的时间可见慢波 [41]。

AASM 标准　来自 AASM 的关于睡眠分期评分的新指南发表于 2007 年 [27]。与 R&K 标准相比，AASM 指南采用三通道脑电监测而不是双通道脑电监测 [42]，以期在脑电图特征方面找到更多的差异 [42-44]。

R&K 标准和 AASM 标准最主要的差别列在表 14-3 中。最重要的是将 NREM 睡眠 3 期和 4 期合并定义为慢波睡眠 N3 期。此外，新的 AASM 指南包含了对睡眠中呼吸事件新的标准化评分规则 [27]，如下：

1. 呼吸暂停指呼吸流量从基线水平下降至少 90%，持续时间至少 10s，整个事件中 90% 的时间满足通气量降低的标准；

2. 低通气——指呼吸流量下降至少 30%，氧饱和度与基线相比下降至少 4%，持续时间至少为整个时期（最少 10s）的 90%。

或者，缺氧也可被定义为呼吸流量下降至少 40%，伴随脉搏氧饱和度下降 3%。

3. 呼吸事件相关觉醒的定义是不符合呼吸暂停或低通气标准的一连串呼吸，持续至少 10s。特点是呼吸用力增加或鼻腔压力曲线变平，最终导致从睡眠中觉醒 [27]。

4. 通气不足被定义为 $PaCO_2$ 上升至少 10%。

虽然 2007 年发表的指南被广泛用于全世界各地的临床及研究领域 [27]，但关于儿童能否采用新标准 [45] 以及某些呼吸事件的评分问题仍然悬而未决。

生　理　学

进　化

在一个有规律的世界中，机体必须适应环境规律的交替变化，包括光照强度、环境温度和湿度每天的和季节性的改变。睡眠的真实作用是什么仍然未知，但人们推测进化对机体施加了选择性压力，使适应自然规律的生理机制更具有选择优势 [46-48]。

不同物种的时间行为都会在行为、解剖以及生理上适应环境的变化。昼夜节律几乎从各个方面对人体产生影响，包括活动和休息模式、认知功能（如学习和记忆）、生理功能（如心率、新陈代谢和激素分泌）和基因表达，15% 的人体基因都具有昼夜节律。

昼　夜　节　律

几乎所有的物种都具有昼夜节律，它大约以 24h 为一周期对物种行为和生理参数进行调节 [49]。这种生物节律的主要特点是促使大多数生物的活动与环境的亮暗周期同步。细菌、植物、动物和人类都具有这种行为模式，以帮助其与环境的亮暗周期相协调 [50]。生物钟基因在机体的大多数细胞（如果不是所有细胞）中产生内源性的节律冲动，这些冲动通过一些调节通路使整个机体与主导的节律发生器（一个"主时钟"）同步。这些节律的失调似乎与代谢紊乱、精神疾病以

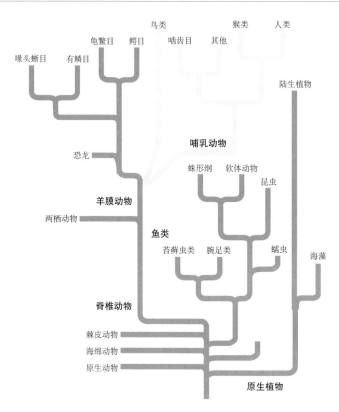

图 14-3　进化树。昼夜节律几乎在所有生物中均存在。然而仅哺乳动物和鸟类（蓝线部分）具有完整的睡眠，即有不同的睡眠时期。而鱼类、爬行动物、昆虫和植物（灰线部分）的昼夜节律主要以活动和休息为主要表现

及其他疾病的发病机制相关 [50]。人类的主时钟位于视交叉上核，它接收从视网膜细胞传入的光暗信号，使褪黑素的输出水平同步。主时钟在一个太阳日内调节人的行为和生物节律，使人体可以适应环境变化的要求。与此同时，睡眠本身也产生昼夜节律 [50-52]，而这种昼夜节律时间的分配和夜间睡眠都必须以使人体获得充分的休息而精力充沛为前提，这种对于睡眠的需求来自于第二大调节机制——睡眠稳态调节。在清醒的状态下，"睡眠驱力"持续增大，导致阻止从清醒向睡眠转换的阈值持续下降 [53]。在昼夜节律中的觉醒阶段，增加的自身睡眠驱力可部分被充足的觉醒刺激所抵消，但一旦睡眠驱力增加到一定程度，这种昼夜唤醒刺激就消退了 [54-55]。在这种情况下，人体就需要充足并且有质量的睡眠来使机体恢复到可以正常运转的状态。

虽然昼夜节律和内环境稳态对于睡眠的调节在大多数生物中均存在 [56]，但是睡眠分化成非快速眼动（NREM）睡眠和快速眼动（REM）睡眠（"完整的"睡眠）在最近的 3 亿 ~ 3.5 亿年内才出现，因为这两种睡眠阶段仅出现在鸟类和大多数陆生哺乳动物中（图 14-3）[57-58]。

睡眠分期和睡眠周期

睡眠结构，即不同睡眠时期的时间顺序，是睡眠质量的重要决定因素。如果一个疲倦的个体以其觉得舒适的睡眠姿势进行休息，那么随着嗜睡程度的增加，其连续脑电图（EEG）也会平行地发生一些变化，即从注意力集中和大脑皮层活跃时的"β 节律波"（16 ~ 30Hz）逐渐减慢至较慢频率、以 7.5 ~ 11Hz 为主的"α 节律波"，这种典型变化在注意力下降和闭眼的个体中均能观察到。在这个警觉的时期，人们并没有真正进入睡眠，即使给予一个较弱的感觉刺激也会使其认知功能很快恢复到完整水平。从 α 状态到睡眠的过渡阶段，α 和 β 节律波逐渐减少，而在 θ 区域（4.5 ~ 7.5Hz）的脑电活动却在逐渐增加（图 14-4）。

目前人们普遍认为脑电活动从 α 节律波过渡到 θ 节律波是睡眠开始的脑电图表现 [59]。从觉醒到 NREM 睡眠 1 期的过渡时期，心率下降、产热减少，从而导致体温轻度下降。此外，呼吸变深且有规律。随着睡眠加深，EEG 活动振幅逐渐降低，以 θ 节律波为主，

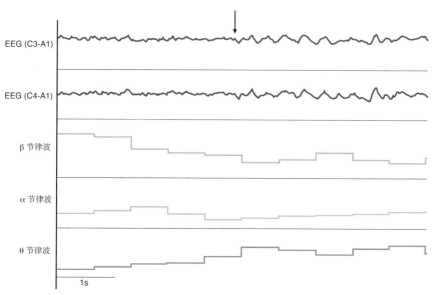

图 14-4　睡眠开始时（箭头所示）的脑电图记录。前两行双极脑电信号来自左侧（C3-A1）和右侧（C4-A1）前额导联。第 3 到 5 行为经过快速傅立叶转换计算的 β 节律波、α 节律波、θ 节律波相对功率

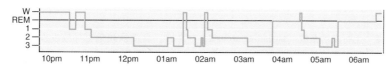

图 14-5　正常夜间睡眠的睡眠图。在一次夜间睡眠中（x 轴表示时间），人们在不同睡眠时期反复转换，伴短暂的偶尔觉醒（y 轴所示）。REM，快速眼动睡眠；W，清醒；1，NREM 睡眠 1 期；2，NREM 睡眠 2 期；3，NREM 睡眠 3 期（慢波睡眠）

间断出现睡眠梭状波和 K 复合波。后者在睡眠时期亦可代表脑干和大脑皮层下区域的脑电活动[60-61]，可能表现为机体对一些意外感觉传入（比如声音）的选择性处理，这些感觉的刺激可使人体完全觉醒、恢复意识来处理潜在的威胁[62]。以下研究结果与这种假说相一致：在脑损伤昏迷的患者中，昏迷中对听觉刺激出现 K 复合波的患者比没有出现 K 复合波的患者似乎预后更好[63]。

随着睡眠深度加深，在 NREM 睡眠期间，EEG 上的皮层电活动主要为高振幅、低频波 R&K 标准的 3 期和 4 期[26]，AASM 标准的 NERM 睡眠 3 期[40]，该时期也被称为慢波睡眠。

REM 睡眠（或异相睡眠）与内环境稳态调节的变化相关，如心率变异性增加、呼吸不规则和体温调控能力减弱。此期脑代谢增加，同时 EEG 可以记录到与觉醒时相似的低电压和各种频率的功率谱，与觉醒时的脑电活动相似。在 REM 睡眠中还会出现由海马产生的明显的 θ 波，在人类经头皮记录的 EEG 中 θ 波并不明显，而在啮齿类动物 θ 波在 EEG 中占主要部分，这可能与其海马相对较大且离大脑表面更近有关。在睡眠的这一时期，骨骼肌张力会降低（除了控制眼球活动的眼外肌）。做梦是 REM 睡眠期间的一种典型经历[77]，当然在 NREM 睡眠期间也可出现[65]。在生理性睡眠中，不同睡眠时期会来回转化，偶尔会从睡眠中觉醒（图 14-5）。

睡眠的神经解剖学

睡眠促进和觉醒通路

有几个神经元通路的作用是在清醒时维持大脑皮层激活和行为觉醒，而另外几个神经元通路的作用则是促进和维持睡眠（图 14-6）。这两个系统之间的平衡决定了机体是处于清醒状态还是进入睡眠。

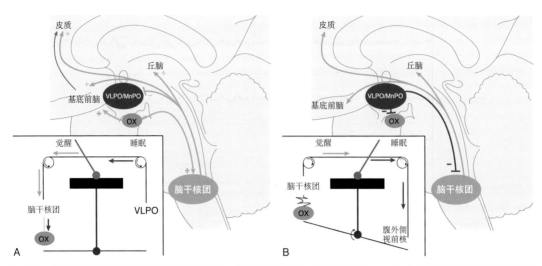

图 14-6　触发开关确保了觉醒和睡眠之间的快速转换。觉醒状态下（A），上行激活系统（AAS）中的脑干核直接或间接将兴奋性刺激传入丘脑、基底前脑（BF）和大脑皮层，同时抑制腹外侧视前核（VLPO）和正中视前核（MnPO）（开关转向觉醒）。兴奋性的促进觉醒的刺激可以被附加的兴奋性传入所加强，这些兴奋性传入由食欲肽能神经元（OX）投射至 BF 和 AAS。睡眠时（B），腹外侧视前核（VLPO）和正中视前核（MnPO）的神经元抑制脑干和上行激活系统（AAS）的食欲肽能神经元（开关转向睡眠）*(Modified from Saper CB et al: Hypothalamic regulation of sleep and circadian rhythms, Nature 437:1257–1263, 2005; and Saper CB et al: Sleep state switching, Neuron 68:1023–1042, 2010.)*

上行激活系统　上行激活系统（ascending arousal system，AAS）是脑部主要的觉醒调节网络。该网络的主要通路接受胆碱能、单胺能、多巴胺能和谷氨酸能的神经传入。胆碱能传入起源于脑桥脚核和背外侧大脑被盖核，它们主要支配下丘脑外侧部、前额皮质、基底前脑和丘脑中继核（如内侧和外侧膝状体核、内侧背核、丘脑枕和丘脑前侧、腹侧和外侧的细胞群）[66-67]。传入上行激活系统的谷氨酸能神经元主要位于蓝斑（locus coeruleus，LC）腹侧、蓝斑前区（precoeruleus area，PC）以及放射至基底前脑和外侧下丘脑的臂旁核 [68-73]。单胺能传入主要来自于蓝斑的去甲肾上腺素能神经元、结节乳头体核（tuberomammillary nuclei，TMN）的组胺能神经元、中缝核中部和背部的 5- 羟色胺能神经元 [74-76] 以及中缝核背部附近的多巴胺能神经元 [76-77]。除了投射到基底前脑外，多数神经冲动传入至丘脑，主要是层间核和网状核，还有杏仁核和大脑皮层。除此之外，位于蓝斑的去甲肾上腺素能神经元主要投射至外侧下丘脑后部。反过来，外侧下丘脑后部会投射至蓝斑和结节乳头体核。

后下丘脑的一些神经元会产生食欲肽 A 和 B。这些神经元投射至基底前脑、杏仁核、大脑皮层和其他重要的唤醒区域，这对于维持稳定的清醒状态至关重

要 [78]。食欲肽缺乏可导致发作性睡病（严重日间嗜睡）伴有猝倒症（肌张力突然缺失）[79]，这是一种具有一些 REM 睡眠特征的功能紊乱 [即在觉醒状态下出现 REM 睡眠样肌张力缺失（讨论见后）]。

NREM 睡眠促进通路　大约 100 年前昏睡性脑炎流行期间，人们发现位于第三脑室前开口附近视前区的损害与严重失眠相关 [80]，这也在大鼠和猫的神经解剖学实验（损伤研究）中得到证实 [81-82]。最近的研究发现睡眠期间位于视前区的神经元处于激活状态 [83-87]。在这个区域有两个重要的核团，分别是腹外侧视前核（ventrolateral preoptic nucleus，VLPO）和正中视前核（median preoptic nucleus，MnPO）。与觉醒状态时相比，VLPO 神经元在睡眠时发放冲动频率更高 [85, 88]。在解剖上，VLPO 由密集的睡眠激活性甘丙肽阳性的神经元组成，这些神经元支配结节乳头体核（属于上行激活系统的一部分），它们的背侧和中间被更散在的睡眠激活性甘丙肽阳性神经元包围，这些神经元投射至中缝背核和 LC [89-90]。在生理上，VLPO 神经元组成一个睡眠促进通路，该通路在睡眠时抑制觉醒系统中的许多要素。同样，觉醒系统中的一些结构也能够抑制 VLPO 的作用，这些结构包括背外侧大脑被盖核和脚桥被盖核，以及蓝斑核、臂旁核、背缝神经

核、前蓝斑区、导水管腹侧灰质和结节乳头体核。觉醒和睡眠促进两条通路相互抑制，形成一种转换开关机制，可以在觉醒和睡眠状态间进行快速而完全的转换 [91-92]（图 14-3）。这也意味着不可能同时激活觉醒和睡眠通路。

动物实验显示，即使 VLPO 存在大范围的病变，睡眠也只是减少并没有完全缺失，因此除 VLPO 外其他大脑区域可能也参与了促进睡眠 [93]。若干基底前脑区域 [84, 87, 94] 和大脑皮层的一些 γ- 氨基丁酸能中间神经元 [95] 可能具有睡眠激活神经元的作用。然而，这些区域在促进和调节睡眠中的作用仍然未知。

REM 睡眠促进通路和 NREM–REM 转换　在正常的睡眠过程中，当脑电活动开始出现明显的 α-θ 的过渡时，可以同时观察到从 NREM 睡眠向 REM 睡眠的清晰转换。位于脑桥的两组相互拮抗的神经元参与介导了 NREM 睡眠和 REM 睡眠之间的转换 [71]。第一组神经元由背外侧核下部（sublaterdorsal nucleus，SLD）和蓝斑前区的 REM 主动抑制神经元组成 [73, 92, 96]。这些神经元可以抑制第二组神经元，也会被第二组神经元所抑制，后者位于导水管周围腹外侧灰质和桥脑被盖外侧区附近。这种相互抑制的关系形成一个 REM-NREM 睡眠转换开关，促进不同睡眠状态之间快速而完全的转换 [92]。

在背侧下核和 PC，谷氨酸能神经元中混有能启动 REM 睡眠的 GABA 能神经元。背侧下核的谷氨酸能神经元投射到脊髓，对 REM 睡眠时的肌张力缺失非常重要；PC 的谷氨酸能神经元激活前脑通路，促使 EEG 去同步化和出现海马 θ 节律波，这些都是 REM 睡眠的脑电特征 [97]。

睡眠和睡眠剥夺的生物效应

睡眠保存能量，同时抑制消耗能量的行为，这与冬眠的作用相似 [57, 98]。最近的研究发现，睡眠可以通过减少氧化应激效应而延缓年龄相关的神经退行性变。更具体地说，睡眠剥夺会导致海马区和大脑皮层下区域的氧化应激反应增加，海马齿状回的新神经元再生受阻 [99]。综上所述，已有资料显示 NREM 睡眠可以促进神经发育、预防神经退行性变和减少神经元能量消耗 [57]。

除此之外，更多的证据显示睡眠与代谢、内分泌、免疫以及炎症系统相联系 [100-104]。例如，睡眠剥夺可延缓流行性感冒疫苗接种后抗体滴度的升高 [105]。此外，在健康的年轻人中，即使短时间睡眠剥夺也会损害糖耐

量、葡萄糖有效性以及早期胰岛素反应，与早期糖尿病患者的表现相似。下丘脑 - 垂体 - 肾上腺轴的活动和血浆中皮质醇和促甲状腺激素水平也有类似的改变 [106]。这些变化可能会影响重症患者的预后 [107]（参见"重症监护治疗病房中的睡眠"）。

睡眠与呼吸

睡眠期间的呼吸调节

睡眠将呼吸置于危险之中。与觉醒状态相比，睡眠期间上呼吸道扩张肌活动性下降，尤其是在睡眠开始和 REM 睡眠时期。此外，睡眠期间机体对缺氧的通气反应减弱，可出现严重的缺氧状态，这种状态只有在从睡眠觉醒时才能纠正。

在觉醒和睡眠状态下决定每分通气量最关键的因素是 $PaCO_2$。觉醒状态下 $PaCO_2$ 维持在接近 40mmHg 水平，睡眠期间机体对 CO_2 和氧的化学敏感性下降。其结果是在睡眠稳定期，$PaCO_2$ 一般维持在 45mmHg 左右，同时通气需求下降，不同睡眠分期的觉醒阈值也在不断变化。

相应地，在从觉醒到睡眠以及在睡眠的不同时期，呼吸肌活力、通气需求和觉醒阈值的改变会对通气控制造成一定的影响并导致呼吸不稳定。评估呼吸不稳定性可采用一种结构化方法，即环路增益。这个工程学名词描述的是反馈控制系统的稳定性（在这里指的是化学反馈回路控制个体通气）。在通气控制的模式下，环路增益反映了个体产生周期性（不稳定）呼吸的倾向。高环路增益患者具有更敏感的呼吸控制器（也就是高控制器增益）、更有效的 CO_2 排泄（也就是高系统增益），或者因 CO_2 从外周组织到中枢化学感受器的扩散速度慢（比如因血液循环减少）而导致延迟增加（也就是混合增益），这些对反馈系统的功能紊乱更敏感，比如从觉醒到睡眠过渡期间由于上呼吸道扩张肌活力下降所导致的轻微通气量降低（图 14-7）。

如果气道梗阻导致觉醒，CO_2 的设定点会突然降低。高环路增益所带来的过度通气则会导致相对的低碳酸血症，这是系统过度代偿的结果。一般认为再次入睡时低水平 CO_2 会抑制上呼吸道扩张肌的活动性，使个体更容易发生气道梗阻。因此，高环路增益可能会使阻塞性睡眠呼吸暂停的程度加重。而且，研究显示高环路增益个体更可能发生呼吸的不稳定，比如发展为潮式呼吸（Cheyne-Stokes respiration，CSR。见"中枢性睡眠呼吸暂停"）。

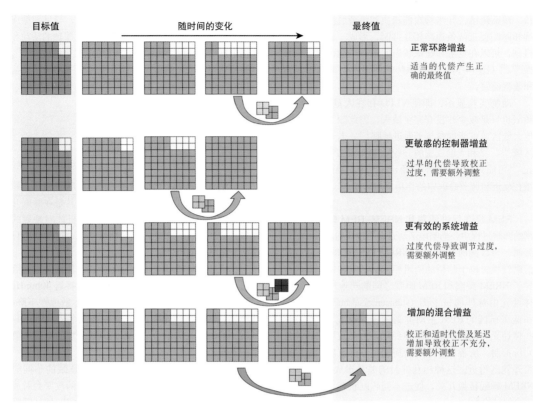

图 14-7 环路增益的变化模型和其在反馈调节系统稳定中的效应。较低或正常的环路增益可以对外界的干扰性刺激进行适当的代偿（第一行），而增加的控制器增益（第二行）、增加的系统增益（第三行）或者混合增益（最后一行）会导致代偿机制中存在不适当时程，从而导致反馈调节系统的不稳定

睡眠呼吸障碍

睡眠呼吸障碍（sleep-disordered breathing，SDB）是指睡眠相关的呼吸功能障碍的体征和症状，其定义为在睡眠状态下呼吸节律停止（呼吸暂停）或者短暂性或持续性的呼吸幅度下降（低通气），并导致动脉低氧血症[108]。通常的原因包括上气道管腔直径减小（梗阻事件）而导致的上气道阻力增加，脑干呼吸驱动输出减少或停止（中枢性事件），或者两者兼而有之。SDB 究竟主要是阻塞性的还是中枢性的睡眠呼吸暂停要根据呼吸事件的类型来判断。

阻塞性睡眠呼吸暂停

定义 最常见的睡眠呼吸障碍类型是阻塞性睡眠呼吸暂停（OSA），通常用每小时睡眠中发生的呼吸事件次数来量化。对夜间睡眠时呼吸事件进行量化是必要的，因为健康个体中只有少数人每小时睡眠期间

发生呼吸暂停和低通气的次数达到 5 次。两个指标可用于此目的：呼吸暂停低通气指数（apnea hypopnea index，AHI）和呼吸紊乱指数（respiratoty disturbance index，RDI）。通常，AHI（每小时睡眠中发生低通气和呼吸暂停的总次数，见图 14-8 第一行）和 RDI（每小时睡眠中发生低通气、呼吸暂停和因呼吸事件而觉醒的总次数，见图 14-8）被用来量化反映睡眠呼吸障碍的严重程度。

RDI 值大于等于 5，即每小时睡眠中发生 5 次或以上的阻塞性为主的呼吸事件提示为 OSA。根据目前 AASM 的指南[27-28]，这个临界值同样被临床医生用作是否进行干预治疗的标准。根据其数值大小可进一步判断睡眠呼吸暂停的严重程度，每小时睡眠中 5 ~ 15 次以下事件为轻度，15 ~ 30 次以下事件为中度，30 次以上事件为重度（表 14-4）[27, 31, 109]。

流行病学 有日间症状的 OSA 在整个人群中的

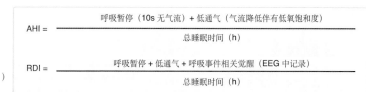

图 14-8 呼吸暂停低通气指数（AHI）和呼吸紊乱指数（RDI）的定义

表 14-4 睡眠呼吸暂停的严重程度分级（根据 RDI 或 AHI）

	RDI（每小时）	AHI（每小时）
无睡眠呼吸暂停	<5 次	<5 次
轻度睡眠呼吸暂停	≥ 5 次至 <15 次	≥ 5 次至 <15 次
中度睡眠呼吸暂停	≥ 15 次至 <30 次	≥ 15 次至 <30 次
重度睡眠呼吸暂停	≥ 30 次	≥ 30 次

RDI 小于 5 次是生理性的，在正常人中可以出现。轻度睡眠呼吸暂停 RDI 为 5 ~ 15 次 / 小时，中度 RDI 为 15 ~ 30 次 / 小时，重度 RDI 为大于等于 30 次 / 小时。根据呼吸暂停低通气指数（AHI）划分的严重程度分级临界值与 RDI 相似

框 14-1　阻塞性睡眠呼吸暂停的症状

夜间症状
- 夜间睡眠时频繁觉醒（如假性夜尿）
- 打鼾过程中因窒息感而觉醒
- 心动过速
- 不能恢复精神的睡眠

日间症状
- 睡醒时口干
- 早晨时头部胀痛
- 白天嗜睡
- 在单调的情况下睡着（如看电视）
- 认知功能受损的主观感觉

同睡者报告的症状
- 打鼾，特别是鼾声较大且不规律
- 睡眠过程中可以观察到呼吸停止

患病率为 0.3% ~ 5%。由于肥胖是 OSA 的一个主要危险因素，因此随着肥胖者在整个人群中所占比例的提高，OSA 的患病率可能会继续增加[113-115]。而无日间症状的 SDB 患病率更高，在年龄 30 ~ 60 岁的人群中，女性患病率高达 9%，男性高达 24%，而且多数未被诊断[116-117]。

此外，OSA 的患病率在不同人群中变化较大。肥胖（见第 71 章）、高龄（见第 80 章）、有特殊合并症（如脑卒中、心肌梗死）者以及外科患者更容易出现 OSA。由于研究方法不同，外科患者中 OSA 的患病率差异较大，介于 45%[118] ~ 75%[119] 之间。近期一项对接受外科减重手术的患者的研究显示，该人群中 OSA 的患病率高达 77.5%（797 名患者中有 618 名发生 OSA）[120]。

临床症状　约 1/3 的 OSA 患者在清醒时有典型的症状和体征。常被提及的有觉醒时口干、早晨头痛、白天嗜睡、在单调的情况下睡着（如看电视），以及认知功能的主观损害。当 OSA 伴有日间症状时通常称为睡眠呼吸暂停综合征（OSA syndrome，OSAS）[121-122]。

OSAS 患者与睡眠相关的症状和体征包括有目击者发现的呼吸暂停或打鼾和夜间觉醒次数多，患者最常见的主诉是假性夜尿增多，偶有主诉觉醒时心动过速或者呼吸窘迫（窒息感）或其他症状（框 14-1）。

在临床检查中，若患者存在影响气道的头面部畸形或其他限制上气道直径的面部解剖结构，则提示患者有 OSA 风险。一些研究表明男性颈部周长 43.2cm（17 英寸）、女性颈部周长 40.6cm（16 英寸）罹患 OSA 的风险增加。虽然 OSA 在肥胖的患者中更为常见，但是在正常体重指数甚至低体重指数的患者中也会出现。鉴于 OSA 的病理生理机制多种多样，苗条的患者患有 OSA 或者 OSAS 也不足为奇。

后果和并发症　阻塞性睡眠呼吸暂停可以导致一系列有意义的临床后果，如高血压、心肌梗死、脑卒中[121, 123-129]、糖耐量受损、糖尿病神经病变和认知功能障碍，后者可导致患者无法正常工作、驾车时发生车祸[130-134]。

OSA 患者认知功能损害的发生[135]与脑部认知和记忆相关结构（海马区）的萎缩程度相平行[135]，而这种认知功能受损在给予充分治疗后至少可部分逆转[137]。至于 OSA 对人体的不良影响是由于破坏了睡眠结构还是由于间断的缺氧所致目前尚不清楚[138]，因为缺乏对仅有间断缺氧而无其他症状的 OSA 患者的研究结果。不过，近期研究发现即使患者无临床症状，OSA 也会对心血管造成一定的影响，比如日间自我调节能力改变（即心率变异性）[139]。

OSA 相关的并发症发生率较高，这无疑会增加社

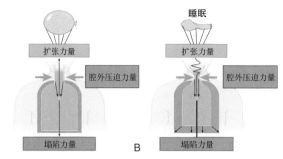

图 14-9　上呼吸道开放和呼吸泵活性的关系。清醒状态下，上呼吸道扩张肌（浅灰色气球，扩张力量）对抗施加在上呼吸道的塌陷力量，即腔外压力和由呼吸泵肌肉 [深灰色箭头（塌陷力量）] 产生的吸气负压。在阻塞性睡眠呼吸暂停中，睡眠开始（蓝针）后扩张力量减少导致上呼吸道开放减弱 (Modified from Sasaki N et al: Postoperative respiratory muscle dysfunction: pathophysiology and preventive strategies, Anesthiology 118:961-978, 2013.)

表 14-5　保持上呼吸道稳定的相关肌肉

肌肉	活动（紧张型 * 和时相型 †）		
		吸气	呼气
腭帆张肌 [153]	+	+	–
腭帆提肌 [153]	+	+	–
颏舌肌 [154]	+	+	–
颏舌骨肌 [155]	+	+	–
甲状舌骨肌	X	X	X

+，有；–，无；X，证据不足。
上呼吸道主要肌肉及其在呼吸过程中的活动。紧张型活动、吸气和呼气肌肉活动。
* 紧张型活动出现在第 2~4 列。
† 时相型活动出现在第 3 列和第 4 列

会的经济负担，因为患者需要更多的医疗服务、用药，甚至可能带来较高的失业率 [140]。

危险因素　阻塞性睡眠呼吸暂停的易感因素包括肥胖 [141]、年龄 [141-142]、男性 [141]、可能导致上气道表面结构水肿的因素（抽烟）[143]、过敏性鼻炎 [144] 以及镇静药造成的上气道扩张肌张力下降（通过中枢神经系统）[145-147]。

病理生理学　OSA 期间发生的呼吸事件的特点是上呼吸道腔内直径减少甚至咽部完全塌陷导致在持续性呼吸做功下仍然发生呼吸气流下降（图 14-2）。呼吸相关的肌肉在形态和功能上均为骨骼肌，根据解剖功能可分为两组：上呼吸道扩张肌和呼吸泵肌肉。

上呼吸道扩张肌对抗由呼吸泵肌肉产生的呼吸负压，以保证吸气时能有气流通过。呼吸泵肌肉是在呼吸周期中产生吸气和呼气力量的一系列肌群（图 14-9）。上呼吸道持续开放通过平衡扩张力量（由上呼吸

道扩张肌产生）和塌陷力量（即呼吸泵肌肉在吸气时产生的腔内负压和来自外周组织的腔外压迫力量）维持 [148]。

上呼吸道扩张肌　研究最多的上呼吸道扩张肌是颏舌肌和腭帆张肌（表 14-5）。颏舌肌接受广泛的神经传入，包括时相型（吸气）和紧张型（非吸气）驱动，分别位于舌下运动神经元池的不同位置 [149]。在人和动物中，吸气时，呼吸泵产生咽部负压，颏舌肌反射保持上呼吸道开放 [150-151]。这种反射可能是吸气调节运动单元的信号通路产物。颏舌肌的张力是对时相型神经传入（非吸气）的反应，而腭帆张肌则是紧张型肌肉，在整个呼吸周期中持续保持紧张状态 [152]。

塌陷力量的解剖易感性　咽部软组织靠骨性结构支撑，如下颌骨、脊柱，遇外部压力（如血肿、水肿或咽周肿物等）时容易完全塌陷。肥胖患者的咽部特征也容易导致气道受压 [153]。对于肥胖患者，颜面部畸形会进一步加重肥厚的咽腔外软组织的塌陷效应，导致咽部塌陷和 OSA [154]。除骨性支撑结构的体积和形状外，腔外软组织也是决定腔外压力的重要因素，在吸气过程中，需要上呼吸道扩张肌对抗，才能避免上呼吸道梗阻和呼吸暂停 [154]。此外，相比侧卧或坐位，上呼吸道更容易在仰卧位时塌陷 [155-157]。侧卧或坐位时气道开放比仰卧位更具优势的原因在于重力效应。

静脉输液过多可影响上呼吸道开放。清醒健康志愿者穿着抗休克裤并给予加压，会驱使液体从下肢大量转移至人体上部，导致颈围增加，咽腔狭窄 [158]，上呼吸道塌陷的阈值降低 [159]。这一理论在下肢静脉功能不全 [160] 和充血性心力衰竭患者 [161] 中亦得到证实。这些研究提示，夜间液体从下肢再分布到颈部，增加了上呼吸道塌陷的可能性，加重中枢性呼吸暂停和 OSA [161]。

影响呼吸道开放的另一个重要因素是肺活量和上呼吸道塌陷倾向的相互作用。在清醒成人中，较高的

呼气末肺容量与上呼吸道气流阻力降低有关，也与上呼吸道管腔直径增加有关（无论是否存在 OSA）[163]。上呼吸道开放与肺容量相互作用的机制被认为与气管纵向收缩力量有关[164-165]。吸气时，气流进入肺，隆嵴被推向尾侧，对固定的气管产生拉伸力量[164]。这种拉伸力通过软组织传导到上呼吸道壁，最终导致上呼吸道扩张[165]。气管牵引使得呼吸泵肌肉维持上呼吸道开放。

管腔内塌陷压力 呼吸泵是吸气和呼气的动力源。呼吸泵使胸腔扩张产生胸内负压，驱动吸气，随后胸腔内压力转为正压，迅速呼气。吸气动力肌肉是一组解剖结构不同的肌群，研究最为深入的是胸壁肌肉和膈，正常呼吸过程 60% ~ 70% 的肺容量改变与其有关[166]。吸气时，膈和肋间外肌收缩，胸腔容量增加，胸腔内形成负压，肺随之扩张。胸腔内负压转化为上呼吸道管腔内负压，一旦压力降到关键值时，就发生气道塌陷[167-168]。

健康对照者在肌松状态下，这一关键气道压力值为负压（约-5cmH$_2$O），而 OSA 患者在肌松状态下，上呼吸道塌陷后，需要气道内正压才能重新打开气道[169]。因此，这两个压力因素——管腔内负压和管腔外正压需要通过上呼吸道扩张肌的运动来代偿协调，以保证气道开放[180]。

清醒刺激和睡眠 上呼吸道运动神经元的兴奋传入（例如舌下神经元）来自 5- 羟色胺能神经元和去甲肾上腺素能神经元，其在清醒时占主导地位[170-173]，产生"清醒刺激"，增加清醒时上呼吸道扩张肌活性。

睡眠开始时，这种清醒依赖的神经元传入（觉醒时活跃，入睡时活力下降或消失）消失，导致健康对照人群的上呼吸道肌肉活动降低、气道阻力增加，OSA 患者气道塌陷[174-177]。

呼吸觉醒 呼吸觉醒指因为积累的和持续增加的与呼吸相关的刺激（低氧、高二氧化碳血症和呼吸做功）而从睡眠状态中觉醒[178]。

睡眠暂停后与觉醒相关的呼吸恢复有三种主要传入因素（图 14-10）：

1. 对氧分压和二氧化碳分压敏感的外周和中枢化学感受器[179]。
2. 对呼吸泵产生的负压有反应的上呼吸道的感受器[150-151]。
3. 与意识和觉醒状态直接相关的大脑皮层的传入刺激[177]。

任何传入刺激如果足够强大，都可以恢复呼吸肌张力。皮层觉醒（可以通过 EEG 的特征表现判断出来）可以对通气产生足够刺激。阻塞性通气障碍（例如 OSA 中的上呼吸道塌陷）可以通过增加呼吸肌的驱动来解除，而不涉及皮层觉醒[180]。例如，持续通气不足导致的高碳酸血症[179]及增加的上呼吸道负压[150-151]可以独立恢复呼吸肌张力。呼吸肌得到的驱动力取决于中枢呼吸模式发生器产生的刺激的总和，包括外周和中枢化学反应、对气道负压的反射反应和觉醒驱动的强度等。

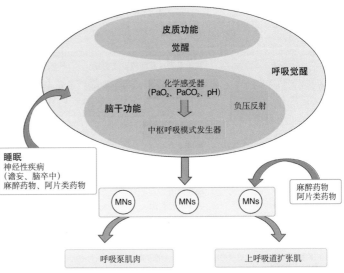

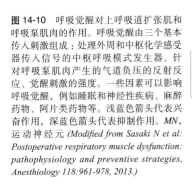

图 14-10 呼吸觉醒对上呼吸道扩张肌和呼吸泵肌肉的作用。呼吸觉醒由三个基本传入刺激组成：处理外周和中枢化学感受器传入信号的中枢呼吸模式发生器、针对呼吸泵肌肉产生的气道负压的反射反应、觉醒刺激的强度。一些因素可以影响呼吸觉醒，例如睡眠和神经性疾病、麻醉药物、阿片类药物等。浅蓝色箭头代表兴奋作用，深蓝色箭头代表抑制作用。*MN*, 运动神经元 *(Modified from Sasaki N et al: Postoperative respiratory muscle dysfunction: pathophysiology and preventive strategies, Anesthiology 118:961-978, 2013.)*

治疗 充足有效的 OSA 治疗可以改善夜间氧饱和度,提高睡眠时间和质量,从而减轻日间嗜睡症状及其他相关功能障碍,提高生活质量。成功的 OSA 治疗还可以降低心血管疾病风险,提高胰岛素敏感度,并改善神经行为表现[181-184]。因此,患者一旦确定诊断 OSA 并且通过客观测试(例如 PSG)评定严重程度,就需要得到足够的治疗[28, 31]。尽管经过几十年的发展,OSA 的治疗有不同种选择(表 14-6),但是无创正压(positive airway pressure,PAP)通气仍为治疗各种不同程度 OSA 患者的最有效方法[189-190]。

正压通气治疗 无创正压通气治疗睡眠呼吸障碍通常需要持续给予 [例如持续气道正压(continuous positive airway pressure,CPAP)],如图 14-11 所示,CPAP 可剂量依赖性逆转睡眠相关的上呼吸道梗阻。治疗 OSA 的 CPAP 压力水平为 5~20cmH₂O,不同患者压力不同。对于每名患者都应该进行整夜监测,以判定合适的解除梗阻的气道压力。一旦确定了精确的气道压力,则需整夜给予正压通气。尽管这项治疗可有效消除潜在的病理改变并提高日间活动质量,远期疗效良好,但是 CPAP 的疗效还是与患者依从性有很大关系[42, 129],主要因为面罩可能导致患者感到鼻或面部不适[186]。当压力较高时,气流过大可能导致患者入睡困难。一些呼吸机有缓慢加压功能,在 5~45min 内从较低压力开始逐渐增加至设定压力,让患者入睡更为舒适。有些患者反馈进行 CPAP 治疗时呼气困难。为了避免这个问题,可采用双压力呼吸机,即减小呼气道正压(expiratory positive airway pressure,EPAP),

而吸气时给予足够的吸气气道正压(inspiratory positive airway pressure,IPAP)。

某些病例中,单一 CPAP 压力不足以治疗睡眠呼吸暂停。带有动态压力水平的 PAP 机器可以提高治疗的成功率,尤其对于不同睡眠阶段通气障碍程度不同的患者尤为有效。这种自动调节正压通气装置可以监测低通气的各种指标,如口咽壁震动、打鼾和吸入气流受限,并自动提高气道压,直至这些低通气的症状消失。

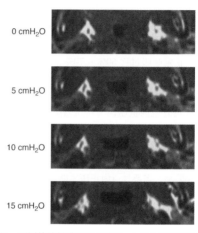

0 cmH₂O

5 cmH₂O

10 cmH₂O

15 cmH₂O

图 14-11 不同持续气道正压水平下,人体上呼吸道的 MRI 图像。图像显示,上呼吸道在持续正压为 0、5、10 和 15cmH₂O 时,随着压力增高,上呼吸道直径增加 *(Obtained from Schwab RJ et al: Upper airway and soft tissue structural changes induced by CPAP in normal subjects, Am J Respir Crit Care Med 154:1106-1116, 1996.)*

表 14-6 阻塞性睡眠呼吸暂停的治疗选择

治疗	方法 / 设备	推荐程度	参考文献
减重	减轻体重 减重手术(有助减重成功)	中到高度, SU	181, 198
药物	基于药物的治疗(例如三环类抗抑郁药物、5-羟色胺再摄取抑制剂、胆碱能受体激动剂、碳酸酐酶抑制剂)	NR, ID	199-200
手术	鼻腔手术 腭部手术和植入 舌基底部手术	低, SU 低, MC 低, MC	8, 26, 199, 201-202
增强肌肉力量	锻炼肌肉 舌下神经刺激	ID ID	8, 203-204
非手术治疗	口腔矫正器 气道正压通气	高度, AT 高度, GS	41, 205 41

AT,正压通气不耐受时可以选择的疗法;GS,金标准;ID,推荐证据尚不足;MC,保守治疗失败的患者在经过认真挑选后可以谨慎使用;NR,不推荐;SU,支持疗法

通常推荐中到重度 OSA 患者采用 PAP 治疗，其也是轻度 OSA 的良好选择。相比较其他 OSA 治疗方法，PAP 更为理想，是北美和欧洲各个呼吸和睡眠医学协会［包括 AASM[27]、美国胸科协会（American Thoracic Society，ATS）[29]、美国胸科医师学院、欧洲呼吸协会[29, 186]、加拿大胸科协会[31]、美国心脏协会和美国心脏病学院[32]］推荐的 OSA 首选治疗。

尽管 CPAP 可以为 OSA 患者提供满意治疗，但是不同患者可能仍需要不同的治疗方法。例如，混合性呼吸暂停（阻塞性和中枢性）患者或者主要以中枢性呼吸暂停为主的患者需要控制更为精确的、预先设定最小呼吸频率或呼吸时间的无创通气，在患者呼吸暂停时可以自动启动吸气（通气）。

其他可选择的治疗方法　口腔矫正器（oral appliances，OAs）适用于不耐受 CPAP 治疗的轻中度 OSA 患者。目前临床上主要有两种设计：①下颌复位器，使下颌处于前突状态（最少向前突出 50% 才能达到有效治疗效果）[186]；②舌固定器，使舌处于前位，而下颌不前突。采用此种疗法时，推荐包括睡眠医生和有口腔矫正器相关经验的口腔科医生的多学科联合协作，上述两个学科都是提高患者依从性和 OA 治疗效果的关键因素[121]。OA 推荐用于对 PAP 治疗不适宜、不耐受或治疗失败的轻中度患者 OSA[28]。

手术曾经是治疗 OSA 的唯一方法，但是鼻咽部手术治疗重度 OSA 患者的有效性证据不多。但是，合并扁桃体肥大的 OSA 成年患者可以受益于扁桃体切除术，同样，合并腺样体肥大的 OSA 儿童可以受益于腺样体切除术（见第 93 章）[41]。推荐术后反复进行睡眠监测以评价长期治疗效果[28, 186, 191]。

上呼吸道肌肉电刺激最近被认为是治疗 OSA 的新方法。舌下神经刺激使气流呈剂量依赖性增加，以消除阻塞性睡眠呼吸暂停中的气道塌陷导致的气流受阻[188]。但是这项新治疗方法尚不能被推荐为 OSA 的一线治疗[172]。

咽部脂肪堆积导致咽腔狭窄，成为梗阻的潜在因素[192-193]。减重可以降低临界闭合压力和 OSA 的严重程度[168, 185, 194]，推荐用于所有超重的 OSA 患者[195]。因为减肥手术使长期体重减轻更为有效，所以对于极度肥胖患者［体重指数（BMI）≥ 40kg/m²］、有合并症和控制饮食失败的 BMI 大于 35kg/m² 的患者，可以考虑进行手术治疗。

目前不推荐吸氧治疗 OSA，但是对于某些患者可以进行吸氧辅助治疗[28, 187]。

尽管 OSA 在老年人中更常见，但是在 2 ~ 5 岁儿童中发病率也呈现高峰（见第 93 章）。在儿童中，肥胖预示着打鼾和其他呼吸梗阻症状[121]。扁桃体和腺样体肥大是导致儿童 OSA 的另一重要原因，可以手术治疗[196]。

中枢性睡眠呼吸暂停

定义　中枢性睡眠呼吸暂停（central sleep apnea，CSA）的定义为没有呼吸运动的气流终止[197]，与 OSA 的区别是，OSA 中仍然有呼吸运动。在临床睡眠呼吸暂停中，OSA 和 CSA 通常有重叠现象，需要仔细鉴别并给予相应治疗[198]。

流行病学特点　中枢性睡眠呼吸暂停见于老年患者和伴有严重合并症［如脑卒中和充血性心力衰竭（congestive heart failure，CHF）］的患者。关于人群中 CSA 的发病率有两项临床研究。在宾夕法尼亚州南部，5% 的年龄 ≥ 65 岁的男性患有 CSA（AHI ≥ 20/h），但是在年龄 < 65 岁的男性或任何年龄的女性均未发现 CSA。把 CSA 标准降至 AHI ≥ 2.5/h，在年龄 < 45 岁的男性中发病率仍为 0，在 45 ~ 64 岁的男性中 CSA 发病率为 1.7%[199-200]，年龄 > 65 岁的男性中发病率为 12%，40 ~ 97 岁男性发病率为 9%[201]。

CSA 的机制可以分为高环路增益和低环路增益。最常见的 CSA 亚型为周期性 CSR，通常见于合并 CHF 和左心室收缩功能障碍的患者。CSR 为渐强 - 渐弱通气模式，高通气 20 ~ 30s，其后紧接 10 ~ 40s 低通气或呼吸暂停（图 14-12），且经常发生于 NREM 睡眠 1 期和 2 期[202]。CSR 还可见于运动或清醒状态。几乎 1/2 的合并 CHF 的患者会出现 CSR[203]。CSR 在男性中更为常见，仰卧位加重[204]。

预后和并存疾病　中枢性睡眠呼吸暂停使生活质量受到影响[205]，与 CHF 患者预后较差有关[206-207]，但是 CSR 可能预示着患者病情更重，其本身也是一个独立危险因素[197, 208]。

治疗　CSR 的基本呼吸治疗包括吸氧、呼吸刺激剂（如 CO_2、茶碱和乙酰唑胺）以及 CPAP。很难确定 CPAP 治疗成功是主要源于血流动力学还是呼吸方面。Sin 等进行的关于 66 名患者的前瞻性研究发现，CPAP 治疗对合并 CHF 及 CSR 的患者的不移植生存率有益[209]。在这些患者中，CPAP 治疗可以改善心功能。但是这项研究有一定局限性，如研究对象数量少、大多数患者没有接受 β 受体阻滞剂治疗和没有使用意向治疗分析。加拿大进行的中枢性睡眠呼吸暂停合并心力衰竭患者接受持续气道正压通气治疗的临床

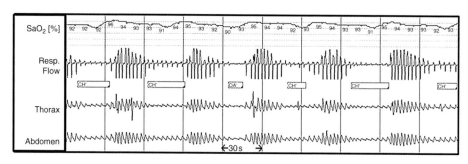

图 14-12　潮式呼吸的多相睡眠图。CH，中枢性呼吸不足；OA，阻塞性呼吸暂停

研究（the Canadian Continuous Positive Airway Pressure for Patients with Central Sleep Apnea and Heart Failure Trial，CANPAP）没能证实以上发现[210]，该研究没有发现患者预后有改善。研究数据表明，与对照组相比，CPAP 治疗的短期预后甚至更差，而长期总体生存率可有所改善，与对照组相当。并发症等的改善还包括左心室射血分数。短期预后欠佳的机制不明，可能与接受 CPAP 治疗的患者容量不足有关。CPAP 理论上可导致心排血量下降（低血容量患者依赖前负荷）。而高血容量患者接受 CPAP 治疗可以增加心排血量（高血容量患者更依赖于后负荷）。CANPAP 后续研究将 CANPAP 中的人群分为不同亚组进一步分析（并非该试验事先预定的研究），发现接受 CPAP 治疗的患者预后有所改善[211]。还有许多关于新型无创通气装置在 CHF 患者中应用的临床研究正在进行中[212-213]。由于缺乏 CPAP 治疗的远期病死率和并发症发病率数据，尚不清楚应该如何通过无创通气治疗 CSR。最佳治疗方法是各种方法的优化组合，因为通过有效治疗 CHF（心脏再同步化治疗和外科手术治疗，如心脏移植），CSR 通常可以解除[202, 214]。

其他类型的中枢性呼吸紊乱　周期性呼吸指海拔导致的呼吸不稳定，通常见于患者转移到高海拔地区时。由于低气压导致周围空气氧含量降低，出现控制器增益增加[108, 215]或特发性中枢性睡眠呼吸暂停，而这些异常通常在海平面不易出现。这种类型的 CSA 出现在高二氧化碳血症性通气反应增加（高控制器增益）的个体中，导致睡眠中低碳酸血症和呼吸控制不稳定。特发性 CSA 患者 PaCO$_2$ 水平偏低，即便在觉醒状态下[216-217]。

肥胖低通气综合征
肺泡低通气定义为导致高碳酸血症（PaCO$_2$ 增加）

的通气不足。肺泡低通气的机制包括：中枢性低通气、胸壁畸形、神经肌肉疾病、慢性阻塞性肺疾病和严重肥胖 [肥胖低通气综合征（obesity hypoventilation syndrome，OHS）]。OHS 是指在排除了其他原因的低通气情况下，肥胖患者（BMI ≥ 30kg/m²）出现的夜间和日间联合的通气不足，通常导致高碳酸血症。

OHS 在有 OSA 的肥胖患者中的发病率估计为 50%（见第 71 章）。OHS 在 BMI ≥ 50kg/m² 的患者中的发病率估计为 50%[218]，而在正常成年人群中的发病率为 0.15% ~ 0.3%。90% 的 OHS 患者同时患有 OSA[219-220]。OHS 通常被忽略诊断，因此真正的发病率并不清楚。

严重肥胖与呼吸驱动增加有关，以帮助机体适应由于肥胖导致的胸壁活动异常和呼吸做功增加[221-223]。OHS 患者的代偿机制消失[223-224]，可能与瘦素抵抗有关[225-228]。通常 OHS 表现为肺总量下降、潮气量和功能残气量减小、补呼气量下降、呼吸系统顺应性降低和吸气肌力的减小，但对 CO$_2$ 的反应可能减少或正常。此外，血清中 HCO$_3$ 和肺泡 PaCO$_2$ 升高，同时呼吸做功增加，瘦素水平增高[228-229]。

OHS 患者的呼吸肌泵功能受到影响可能因为向心性肥胖导致肺总量降低，仰卧位时膈肌上抬[229-234]。此外，膈肌肌病也是 OHS 的致病因素之一[228]。治疗方法有减肥和无创通气[234-235]。

睡眠和麻醉：影响围术期医疗的两个截然不同的"双生儿"

睡眠和麻醉的临床表现

虽然生理睡眠和麻醉有许多共同的临床特点（意识消失和脑干自主功能调节），但是仔细观察可以发现二者的行为状态有很多差别。与麻醉不同的是，睡

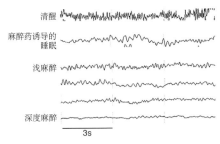

清醒

麻醉药诱导的
睡眠

浅麻醉

深度麻醉

图 14-13　麻醉药（例如丙泊酚）诱导镇静和意识消失的脑电图。与生理睡眠（图 14-1）相比，镇静的 EEG 类似于慢波睡眠，提示麻醉药有诱导睡眠作用。麻醉药诱导的意识消失（下面 4 条脑电图）显示出不同的 EEG 活动：振幅降低和爆发抑制（爆发抑制没有在本图显示出来）

眠可自然发生和终止，可以自我平衡，恶性刺激可以致使睡眠中止。麻醉并没有生理睡眠过程中明显的分期。尽管曾经以乙醚麻醉程度进行分期（现已不再使用），但是也与睡眠分期完全不同（见睡眠分期和睡眠周期）。此外，功能影像学提示，进入麻醉状态和清醒 - 睡眠转化有根本区别。

虽然慢波睡眠和麻醉诱导的意识消失在 EEG 上有一些相似[235]，但是二者不同。生理睡眠和麻醉诱导的意识消失的 EEG 频率和类型不同（图 14-13）[41, 237]。

在麻醉诱导过程中，意识水平从完全清醒逐渐下降，从对外界刺激反应降低到完全失去反应[238]。而人从清醒状态进入睡眠时 EEG 出现明显的 α-θ 波转变。进入生理睡眠的稳定阶段后，足够的刺激可以使人觉醒，而麻醉药诱导的意识消失需要药物消除后才可以清醒[239]。

麻醉期间睡眠启动通路的激活

内源性睡眠启动系统在全身麻醉作用机制中的作用越来越引起人们的注意。这个假说很有吸引力，因为睡眠和麻醉有许多相似之处，也有证据表明麻醉诱导的睡眠符合生理睡眠的一些自我平衡要求[240a]（Tung 2004）。虽然关于麻醉药物的分子作用机制已有大量数据，但是还不能解释药物是如何导致意识消失的。一项重要发现是，VLPO 的一些神经元在生理睡眠时被激活，也可以被某些麻醉药激活[240-242]。另一项重要发现是觉醒神经核团（如 TMN）的抑制与麻醉有关[241]。VLPO 是 TMN 抑制的主要来源。因此有人提出麻醉药物诱导的意识消失是通过药物作用于触发 VLPO 的开关，控制从清醒到睡眠再到清醒的快速转变（见睡眠启动和觉醒通路）[239, 243-244]。但是这一理论

存在一些问题，如 VLPO 完全毁损的大鼠和小鼠仍可以被麻醉[242, 245]。

虽然 VLPO 病变可以导致一过性的对吸入麻醉药的抵抗[242]，但是 VLPO 病变后过一段时间，实验动物显示出对异氟烷敏感性增加，睡眠驱动的自我平衡增强[242, 245-247]。另一个关于 VLPO-TMN 回路假说的问题是，直接抑制 TMN 可以导致镇静但是不能导致麻醉[241]。

VLPO 神经元缺失的实验动物有显著的失眠症，但仍可入睡，这提示存在其他睡眠启动通路[93]。因此，麻醉可能是同时启动了所有睡眠通路的结果。但是基于麻醉和睡眠唤醒能力的关键区别，这一假说不能成立。睡眠是可以轻易被环境刺激中止的，而麻醉则不能。这就是 AAS 被自然神经通路关闭和被药物关闭的区别。睡眠启动神经元通过抑制觉醒通路发挥作用，但是这种抑制不能阻止外界刺激导致的觉醒。麻醉能做到这点应该是通过其他机制。而且，GABA 能麻醉药与睡眠通路有关仍然是十分重要和有意义的发现，这无疑是这种麻醉药物导致睡眠的重要机制。

意识消失的可能机制

很难定义麻醉药物诱导的意识消失机制，因为意识的神经递质尚不明确。麻醉的临床特点和基础研究结果提示，麻醉药物通过改变大脑皮质和丘脑的神经递质诱导意识消失[248-249]，但还不清楚是通过直接作用还是通过抑制脑干上传觉醒通路作用，或是二者共同作用[236, 250]。在神经轴中，GABA 和 NMDA 受体是催眠药物的主要作用靶点[251-252]。

麻醉状态下大鼠的皮质神经元活动降低[253]。这与人体 PET 研究的结果一致，即在全麻状态下，人体大脑皮质代谢活动降低[248, 254]。

催眠药也被证明能够抑制脑干觉醒通路[236]。向大鼠脑桥被盖区直接注射巴比妥可以导致意识消失[250]。这些发现与大脑损伤研究结果一致，即脑干意识消失通常与中脑旁正中区域和桥脑的背外侧被盖区域有关[255]。

围术期麻醉和睡眠的相互作用

麻醉和产生疼痛的手术操作影响睡眠和昼夜节律[256-259]，根据手术操作的复杂程度[260]，其影响可长达 6 个月。麻醉手术后第一晚可见 REM 睡眠减少，随后，在术后第 2～4 晚出现明显的 REM 反弹现象，即 REM 睡眠的强度和长度都增加[256, 258-259]。尽管多数麻醉药可以导致睡眠结构受损，如术后 REM 抑制

和睡眠质量下降，但是损伤程度主要依赖于麻醉药物的药动学和药效学特点以及药物使用时间。阿片类药物用于麻醉或疼痛治疗时，可以影响睡眠质量[261-262]和 REM 睡眠持续时间。阿片类药物的这种效应部分是通过减少位于桥脑网状核的 GABA 能神经递质介导的[267]。GABA 能麻醉药物（如七氟烷）在麻醉苏醒后也可以抑制 REM 睡眠[268-269]。

丙泊酚对睡眠结构和 REM 睡眠的影响比较复杂，呈剂量依赖性。在长期机械通气的重症患者中，丙泊酚镇静可以完全剥夺 REM 睡眠并降低睡眠质量[270]，但是丙泊酚的残存效应对 REM 睡眠的影响减小[247]。氯胺酮对睡眠结构和 REM 睡眠的影响尚未细致研究过，可能对 REM 持续时间有轻微影响[271]。

麻醉药物可以影响昼夜节律。最近一项对蜜蜂的研究显示，麻醉诱导昼夜节律改变。在实验室内没有户外影响的情况下，日间给予麻醉使得此后几天内蜂巢的常规活动模式改变。此外，时钟基因的周期活动也出现延迟[272-273]。这些效应的机制还不明确。药物代谢致使昼夜节律改变可能和麻醉药物的功效有关，但是麻醉药物本身是否能影响昼夜节律调节尚不明确。麻醉药物在亚麻醉剂量时的精神作用不能简单地同麻醉作用分开[274]。值得注意的是，精神类非麻醉药物，如阿片类药物，可以间接影响褪黑素分泌，与行为状态麻醉无关[275]。既往研究表明 3h 麻醉暴露并不影响体温调定节律[276]。

总之，还需要非常严密的实验研究来区分这些效应是直接作用于昼夜节律发生点还是作用于发生点下游的其他生理控制系统。

手术操作本身也会影响睡眠。即便没有全身麻醉，手术也会减少 REM 睡眠时间[261-262]。疼痛、炎症、应激、制动和焦虑可能也是影响因素[277]。术后，患者睡眠时间和质量显著下降。最终我们会明确哪种特殊的麻醉药物更能避免睡眠剥夺这个不良反应。

重症监护治疗病房内的睡眠和镇静

重症监护治疗病房（intensive care unit，ICU）中为了满足某些特殊治疗要求或抑制过多激惹，常常需要对患者进行镇静。但是镇静过度可能延长 ICU 停留时间和增加住院时间[278]。根据 ICU 镇静方面的专家共识，强烈推荐进行积极的疼痛管理方案[280]。

ICU 患者的睡眠普遍受到影响，其机制直观上为：患者暴露于疼痛、焦虑、炎症、噪声、灯光、液体和没有考虑昼夜节律的营养支持，造成一种与实验中"固定作息法"相似的情况，即机体习惯和环境刺激的节律完全被人为剥夺。

ICU 内的睡眠因环境条件和患者病情严重程度而表现出个体差异性[282]。大多数 ICU 患者都会出现睡眠断裂，尤其是镇静和机械通气的患者[283-284]。ICU 患者的深度 NREM 和 REM 睡眠显著减少[285-290]，反映睡眠节律的一些特征表现可能消失[291]。ICU 常用的镇静和镇痛药物可以加重病理性睡眠的症状和体征[270]。无创通气和气管插管机械通气都会影响睡眠结构和质量[283, 292]。现在还不清楚如何预防和治疗 ICU 相关的睡眠节律紊乱。研究显示，某些通气设置可以减小对睡眠的影响。日间撤机联合夜间刺激较小的机械通气模式对长期通气治疗的患者来说可以改善睡眠，表现为减少觉醒次数[288-289]。

有关褪黑素治疗 ICU 患者睡眠紊乱和谵妄的研究结论不一，暂不推荐该种治疗[293]。非药物治疗，如耳塞和眼罩可以改善 ICU 患者的睡眠质量，还可能降低谵妄的风险[294-296]。还需要进一步研究 ICU 相关睡眠节律改变所致的生理改变，并制订出预防重症患者睡眠紊乱的方案。

睡眠呼吸紊乱和麻醉期间气道开放

OSA 患者相比健康对照者更容易在围术期发生并发症[296-297]，但是原因尚不清楚。很难把 OSA 的作用从典型的 OSA 合并症（如高血压、糖尿病、冠心病和肥胖）的作用中独立出来。幸运的是，严重的术并发症很少出现。因此，需要设计大样本临床试验（30 000 ～ 50 000 名患者）来确定睡眠呼吸紊乱和围术期并发症（严重呼吸衰竭、栓塞并发症、住院日延长和死亡率）的因果关系。

OSA（独立于肥胖）与困难气管插管或面罩通气无关[298-302]。但是最近一项 meta 分析提示和对照组相比，OSA 患者的术后心脏并发症、急性术后呼吸衰竭的风险增高[303-304]。这些发现还需未来样本量更大、人群分布更均匀的临床研究来证实。术后谵妄是意义重大的围术期并发症，与花费、死亡率和病死率增加有关，而 OSA 与术后谵妄有关[297, 305]，但是尚不明确是由于反复低氧还是睡眠断裂引起。近期一项临床研究利用全国住院患者样本（Nationwide Inpatient Sample，NIS）数据库，研究了 1 058 710 名行择期手术的患者。作者发现既往诊断有 SDB 的患者需要进行紧急机械通气治疗的概率增加，包括无创通气和 CPAP，发生呼吸衰竭的概率也增加。而且，这项研究还指出和非 SDB 患者相比，SDB 患者在接受紧急气管插管后预后更好，住院费用较低[306]。同一组研究人员从 91 028 例行减重手术的患者的数据中得出了相似的结论[307]，在这项研究中，既往诊断 SDB 的患者与非 SDB 患者相比，住院时间短，总的医疗费用低，具体原因尚不清楚。既往有睡眠呼吸暂停的患者围术期可能会接受更加严密的监护，出现呼吸问题时处理可能更加积极，这也可能可以解释 SDB 患者术后再次气管插管发生率高的情况[306]。另一种可能的解释与慢性夜间缺氧有关，其对围术期急性缺氧有一定预防性作用。最重要的是，这些发现表明，SDB 和围术期结局的关系远超过单一因素。更倾向于 SDB 有双重作用，一方面，SDB 患者围术期呼吸并发症概率增加，另一方面 SDB 又有保护性作用，保护患者避免死于呼吸并发症。OSA 与术后呼吸衰竭和术后谵妄的潜在关系可能是多因素的。OSA 中频繁出现的气道塌陷导致缺氧、睡眠干扰、睡眠惯性、日间嗜睡和睡眠觉醒阈值升高，这些都是促使和加重术后并发症的潜在因素。OSA 患者在术后第 2 夜或第 3 夜对低氧的反应最为脆弱，这也是术后谵妄最常发生的时间段。

　　OHS 患者在围术期管理中需要给予额外关注，因为和肥胖患者相比，他们更易被收入院治疗且需要更多医疗资源[306, 308]。与恶性肥胖但没有 OHS 的患者相比，合并 OHS 的患者的 ICU 住院率更高，出院后需要长期护理的时间更久，需要机械通气的概率更高[307-310]。

　　总之，SDB 患者更容易发生围术期并发症，而且，目前尚不明确这些并发症是否会导致这些患者术后总体预后更差。

睡眠呼吸障碍患者的围术期管理

　　SDB 患者的围术期管理标准取决于疾病的严重程度、合并症和手术风险。对所有行择期手术的有呼吸暂停风险的肥胖患者进行睡眠监测并不可行也没有必要。但是，应该识别出高风险患者并在围术期给予治疗。图 14-4 列出了麻省总医院（Massachusetts General Hospital，MGH）的处理流程。该流程的基本思路是术前已经进行 CPAP 的患者在围术期也应该接受 CPAP 治疗。此外，该流程还指出双重风险（即手术风险高、出现睡眠呼吸暂停风险高）患者需要在围术期进行 CPAP 治疗。

术前筛查

　　为了能够充分诊断 SDB 患者，需要考虑几个方案[39, 309-310]。尽管临床体格检查和明显体征是最简便、最经济的评估方法，但是诊断 OSA 的敏感度和特异性只有 50% ~ 60%[311-312]。而问卷的临床价值在于术前筛查高风险人群，而非仅仅是否患有 OSA。例如，STOP-BANG 问卷主要筛查与 OSA 相关的可能增加围术期并发症风险的疾病（高血压、肥胖、男性、年

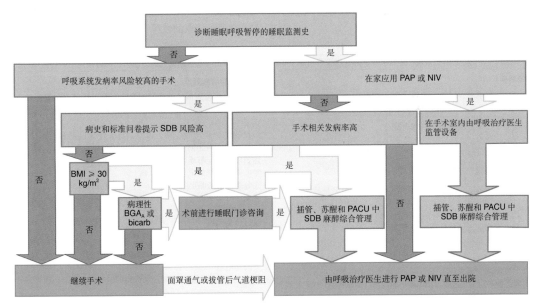

图 14-14　睡眠呼吸障碍患者的围术期管理临床路径。BGA_A，动脉血气分析；bicarb，静脉碳酸氢根水平；BMI，体重指数；NIV，无创通气；PACU，麻醉后恢复室；PAP，气道正压

龄），而不是直接的呼吸紊乱相关特征。

PSG 对于诊断 SDB 是必需的，但是并不用于术前常规筛查。PSG 价格昂贵，可能延迟手术时间，对患者来说也不方便。术前筛查需要多步骤方案。术前评估应该包括 SDB 筛查和目前应用无创通气（noninvasive ventilation，NIV）的情况。从麻醉手术角度看，对进行低风险择期手术的患者（如内固定物取出、踝关节阻滞），OSA 可能并不意味着严重风险。编者认为，既往未诊断 SDB 的患者进行低风险手术应该接受常规围术期监测和治疗。

进行高风险手术的患者需要进行进一步临床检查及标准调查问卷（如 Berlin）评估[310, 313]。可能这些检查足以诊断 OSA，但是不足以诊断 OHS[307, 309]。血气分析是诊断 OHS 的一种方法，因为碳酸血症是 OHS 的主要症状之一 [标准：日间清醒状态下高碳酸血症（$PaCO_2 \geqslant 45mmHg$）]。静脉碳酸氢根水平高于 27mmol/L 也是 $PaCO_2$ 升高的敏感指标（92%），同时合并低氧血症 [外周氧含量（SpO_2）低于 94%] 应高度怀疑患者有 OHS[307, 309, 312, 314]。值得注意的是，诊断 OHS 需要逐一排除严重气道阻塞疾病、严重肺间质疾病、严重胸壁异常（脊柱后凸）、严重甲状腺功能低下、神经肌肉疾病和先天性中枢性低通气综合征。在麻醉实施前，还需要进行由专科医生指导的睡眠监测。睡眠监测医生应该与围术期团队合作商讨，选择最佳诊断方法，给予自动调整模式的 PAP 呼吸机，并与呼吸治疗专家合作，以改善围术期 PAP 治疗的患者依从性。

睡眠呼吸障碍患者的围术期管理

有关术中和围术期最佳管理方案的临床证据有限，框 14-2 总结了 SDB 患者围术期治疗的一些方法和技术。既往诊断 SDB 的患者进行高风险麻醉手术时应该接受"OSA 麻醉综合管理（框 14-2），包括插管、拔管、疼痛管理、围术期 PAP 和 NIV 治疗期间的一系列特殊治疗和准备。

气管内插管　OSA 患者通常合并肥胖，而肥胖是困难气管插管的高危因素[301, 313-317]。在给予麻醉药物前，应该充分预给氧。嗅花位和头高脚低位有助于维持 OSA 患者被动（即麻痹）咽部气道的开放[316, 318]并增加功能残气量。为了缩短肌松作用时程，给予非去极化肌松药时应谨慎，并且需要进行肌松监测。插管成功后，可以考虑肺复张和呼气末正压维持肺容量[317, 319]。

术中治疗　镇静药、麻醉性镇痛药和 GABA 能催眠镇静药会影响上呼吸道开放[320-330]。近期研究提示一些 GABA 能麻醉药（包括巴比妥[328-331]和异氟烷[330, 332]）可能比其他药物（如丙泊酚[329-332]）损害较小。氯胺酮在意识消失和睡眠过程中对上呼吸道开放没有影响[331, 333]。对 OSA 患者倾向使用短效麻醉药，以降低麻醉结束后残留上呼吸道开放受损的风险。

应用肌松监测滴定非去极化肌松药的用量，以避免肌松残余效应，降低术后呼吸并发症风险[332-337]。只有在肌松残余的情况下才应用拮抗，因为使用胆碱

框 14-2　　睡眠呼吸障碍患者的特殊麻醉管理综合策略：睡眠呼吸障碍和正压通气或无创通气患者在麻醉期间的特殊处理

麻醉前
- 考虑区域阻滞，以减少术后镇静发生概率

诱导期间
- 监测：二氧化碳描记图、潮气量
- 嗅花位
- 头高脚低位
- 考虑不用非去极化肌松药插管，考虑琥珀胆碱
- 双手扣面罩、抬下颌、头后仰
- 插管成功后立刻采取肺复张策略，术中加 PEEP 维持肺容量
- PCV 加 PEEP
- 选择短效麻醉药物和麻醉性镇痛药物
- 避免大剂量甾体肌松药
- 使用肌松监测仪

术中管理
- 尽可能减少镇静药物和麻醉性镇痛药物的用量
- 考虑使用对上气道张力影响较小的药物（如氯胺酮、戊巴比妥）
- 进行肌松监测
- 拮抗残余肌松效应

拔管和麻醉后恢复室
- 拔管前，患者应该能够清醒配合。麻醉后恢复室中患者的体位：上身抬高 45°，倾向于侧卧位，以减少重力对上气道的作用
- 如果发生呼吸功能受损，需要制订和记录监测和治疗计划，包括考虑应用无创通气
- 达到以下标准可以转出：
- 生命体征在基线上下 20% 以内
- 充分控制恶心呕吐
- 疼痛评分 ≤ 40%
- Aldrete 评分 ≥ 8
- 通过脱氧测试

疼痛治疗
- 如果没有禁忌证，则尽可能考虑非甾体消炎药，以减少阿片类药物用量
- 阿片类药物联合镇静安眠药物应用时应特别注意

PCV，患者控制通气；PEEP，呼气末正压通气

酯酶抑制剂（如新斯的明）不当可能影响动物和人的上呼吸道功能[336-339]（见第 34 章和第 35 章）。

术后治疗 阻塞性睡眠呼吸暂停发生在睡眠和镇静过程中[338, 340]。因此麻醉苏醒后，应该待患者意识恢复，能够完成指令动作后再拔管。

患者体位为上身抬高 45°，这样能改善气道开放[317-318]和功能残气量。如果不能耐受上身抬高位，也可以考虑侧卧位。无创通气治疗可以用于术后呼吸衰竭，有助于预防低氧合和术后负压性肺水肿；还可以预防阿片类药物导致的呼吸抑制[339, 341]。

在出麻醉后恢复室之前，生命体征应该恢复到麻醉前基线水平 ±20% 以内，并且检测患者脱氧吸室内空气时的生命体征。根据恶心呕吐和疼痛程度给予相应处理（疼痛评分 ≤ 40% 最高评分，Aldrete 评分 ≥ 8 分）。

疼痛治疗 疼痛治疗在术后是需要特殊考虑的。阿片类药物会影响呼吸功能，在与镇静催眠药物联合应用时，应该特别注意。如果没有禁忌证的话，推荐使用区域阻滞和非阿片类药物，以减少阿片类药物用量。最重要的目标是维持充分的呼吸驱动，在应用阿片类药物治疗时，需要掌握疼痛刺激和阿片类药物对呼吸的作用之间的平衡。术后，疼痛程度会越来越弱。通常需要逐渐减少阿片类药物，以维持呼吸驱动力增减之间的平衡。

在家中使用 PAP 或 NIV 的 SDB 患者在整个围术期间都应该继续 PAP 或 NIV 治疗。术前由呼吸治疗师或其他熟悉 PAP 和 NIV 设备及 SDB 治疗的医生确认设备可以正常运转。这些患者接受的治疗和护理应该和不使用 PAP 或 NIV 治疗的 SDB 患者一致（框 14-2）。

其他类型睡眠障碍的围术期管理

发作性睡病

发作性睡病是一种神经性睡眠障碍，发病率为 0.05% ~ 0.8%[340-343]，临床特点为日间睡眠时间过长、日间不自主睡眠和夜间睡眠受干扰。通常伴有睡眠相关肌肉低张力。发作性睡病可以分为两种类型：伴有猝倒（突然间失去肌肉张力但不伴有意识消失）和不伴有猝倒[342, 344]。

发作性睡病的病理机制与食欲肽（hcrt）神经元的自身免疫性病理改变有关[343, 345]。实验证明，hcrt 受体 2 基因突变或 hcrt 神经元缺失可以导致狗和小鼠出现发作性睡病样状态[344-347]。在人群中，hcrt 不足也被证明与发作性睡病有关[346-350]。hcrt 与一些生理功能的控制有关，例如进食、心血管调节、上气道稳定性、疼痛、运动、应激和成瘾[92, 172, 349, 351]。环境因素对发作性睡病的病理机制有关键作用，因为同卵双生子中同时发病的概率只有 20% ~ 35%[350-353]。

发作性睡病的治疗包括针对日间嗜睡和猝倒的行为学治疗和药物治疗。推荐周期性规律睡眠时间和安排日间小睡。治疗日间嗜睡的药物包括苯丙胺类、哌甲酯、莫达非尼或司来吉兰（对猝倒也有效）。治疗猝倒可以用三环类抗抑郁药、选择性 5- 羟色胺再摄取抑制剂或 γ 羟丁酸钠。药物治疗需要联合行为治疗。

麻醉苏醒延迟、术后过度嗜睡和呼吸暂停与患者对麻醉药物敏感性增加有一定关系[352-354]。发作性睡病的治疗在围术期应该继续[354-357]。治疗日间嗜睡最常用的是莫达非尼，作用于多巴胺通路，促进患者从麻醉中苏醒[356-359]。一些学者推荐术前不使用镇静药物[354-357]，并考虑局部麻醉[358-361]。值得注意的是，在局部麻醉下也可能发作猝倒或发作性睡病[360-363]。

下肢不宁综合征和周期性肢体运动障碍

下肢不宁综合征也称 Ekbom 综合征，是一种神经性障碍，发病率为 2% ~ 5%，有四个基本特点：①迫切想运动四肢，通常与感觉异常或感觉迟钝有关；②休息后加重；③活动后改善；④日间症状加重，晚上或夜间达到高峰。下肢不宁综合征患者通常主诉腿部感觉方面的症状。

睡眠期间独立的周期性肢体运动是一种罕见的症状，通常被称为周期性肢体运动障碍。睡眠期间发作的特征性周期性肢体反复运动最常见于下肢，包括脚趾、踝关节、膝关节和髋部，偶尔上肢发作。这些肢体运动与导致睡眠干扰的频繁觉醒有关，致使患者日间过度嗜睡，这通常是患者的唯一主诉[12]。

症状性下肢不宁综合征可以见于铁缺乏和尿毒症患者及妊娠或使用神经性药物（多巴胺拮抗剂、抗精神病药、选择性 5- 羟色胺再摄取抑制剂、三环类抗抑郁药、抗组胺药物、咖啡因、酒精、尼古丁）期间。尽管下肢不宁综合征的日间症状足以支持临床诊断（临床检查联合标准化问卷），但还需要进行 PSG，以排除 SDB，尤其对于主诉日间嗜睡或睡眠破裂的患者。

根据 AASM 最新指南，下肢不宁综合征的一线治疗应该包括晚上使用多巴胺激动剂（罗匹尼罗和普拉克索）（某些患者每日 2 ~ 3 次，在发作前至少 30min 服用）。还可以应用加巴喷汀酯、合用左旋多巴和多巴脱羧酶抑制剂，阿片类药物也可以使用。尽可能避免使用影响多巴胺能系统的药物（多巴胺拮抗剂、抗精神病药、选择性 5- 羟色胺再摄取抑制剂、三环类抗抑郁药、咖啡因、酒精、尼古丁）。

全身麻醉后下肢不宁综合征可能加重[363, 365]，不自主的四肢运动可能会被误认为易激惹或谵妄[364, 366]。下肢不宁综合征的第一次临床表现可能发生于脊椎麻醉[365, 367]或全身麻醉[366, 368]后，术后下肢不宁综合征的发病率似乎比预想的高[362, 365]。

考虑到下肢不宁综合征的昼夜节律特点，为了防止围术期症状加重，患者应该在日间较早时候进行择期手术。药物治疗应该持续到手术当日。应该避免使用阻断中枢多巴胺递质的药物，如抗精神病药。氯胺酮可能是此类患者的最佳选择[367, 369]。此外，术中或术后于静脉或皮下使用阿片类和苯二氮䓬类药物可能对下肢不宁综合征患者有益。防止症状发作的最佳方法是促使患者术后尽早活动。对于不能活动的患者，有证据显示加压治疗[368, 370]或者静脉应用镁剂和毒扁豆碱[370, 372]可以缓解下肢不宁综合征症状。术前、术中和术后需要监测铁和铁蛋白水平，尤其对于铁缺乏的患者（如失血），以防出现下肢不宁综合征症状。

参 考 文 献

见本书所附光盘。

第 15 章　麻醉与围术期神经毒性

Roderic Eckenhoff • Vesna Jevtovic-Todorovic

徐振东 译　刘志强 审校

要　点

- 全身麻醉能够影响幼年和老年患者的神经元功能，进而可能影响后期的认知和行为状态。
- 迄今为止，对生命的两个极端年龄（即幼年与老年）的临床研究大多为回顾性研究，结论尚未统一，但均提示手术与长期认知功能结局之间存在相关性。
- 麻醉药神经毒性有多种可能的机制，包括钙失调、线粒体功能紊乱、自由基损伤、淀粉样变和 Tau 蛋白病。发育过程中脑的神经毒性机制可能与老年脑有所不同。
- 手术的炎症反应尤为重要，特别是对于已经存在易感因素（如高龄或神经变性）者。该结论提示手术和手术反应对老年患者的影响大于幼年患者。
- 认知和行为异常是潜在的神经毒性和神经变性的后期表现，生物化学和影像标记技术的进步提高了对脑病理以及脑功能的干预能力。

围术期管理决策所产生的影响可能远远超出了围术期阶段。心脑血管功能的异常会增加手术麻醉风险，但并不复杂的手术可能对认知过程产生更为微妙和延迟的影响。50 多年前首次发现老年和幼年两类患者在麻醉后会出现认知和行为障碍[1]，此后该现象受到广泛关注（见第 80 章和第 90 章）。本章主要关注麻醉后持续认知障碍的可能机制，以及该机制与老年人的阿尔茨海默病（AD）和幼童的学习障碍、注意力缺失之间的关系。本文并未假设该类疾病与可逆的术后认知功能障碍（POCD）之间存在关系，我们会在第 99 章进一步讨论这些内容，并着重介绍 POCD。幼儿与老年人的持续性认知功能下降的潜在机制可能有着本质的不同，例如，两者也许均不适合应用"麻醉毒性"一词描述，基于围术期的复杂性，观察到的功能异常可能是由围术期管理所产生的一系列影响造成的。对此临床上尚无法提供有据可循的改善措施，仍有待更多的调查研究。

▌发育期神经毒性

随着小儿麻醉技术的进步（见第 93 章），非常幼小的儿童，包括妊娠 20 周娩出的早产儿等，也常常会接受全身麻醉。据统计，每年有 300 多万儿童接受麻醉[2]。手术和麻醉的数量呈指数级增长的同时，小儿在重症监护治疗病房（ICUs）的停留时间也在显著增长。在个体发展极端复杂和脆弱的时期，为了更好地救治早产儿和危重患儿，患儿必须接受深度镇静，或长时间的、反复的麻醉。我们有必要质疑这些操作的安全性。

小儿有许多独特的生理特征，中枢神经系统在出生时尚未发育完全，出生后数年的时间内继续生长和发育[3-4]。在子宫内，胎儿的中枢神经系统经历广泛的神经发生，这一过程大约在妊娠中期末结束（见第 77 章）。在妊娠晚期，以及出生后的 2 年多时间里，中枢神经系统的发育以神经元大量生长为特征[4]。在出生后

6 个月，大脑的体积大约增长了 1 倍，在 12 个月时增长了 2 倍，此期以广泛的树突分支、髓鞘形成和胶质增生为主。这段时间也是突触的发生期，此时需要几个关键事件以高度同步的方式发生，包括神经元的迁移、分化和树突分支的形成等。之后，突触形成促进神经元的成熟和由胶质细胞包绕的神经回路的形成。神经胶质除积极地与神经元沟通信息外，同时为神经元 - 神经元之间的相互作用提供营养丰富的环境[5]。

发育期凋亡

谷氨酸是能够促进神经发育的神经递质[6]。由 γ-氨基丁酸（GABA）介导和由谷氨酸介导的神经信号传导之间的精细平衡对于突触以及神经元回路正确而及时的形成至关重要，而未能成功进行有意义连接的神经元则逐渐减少并经历程序性死亡，即凋亡。这在中枢神经系统的发育过程中很正常。尽管是正常现象，但是发育过程中的凋亡仍被紧密控制，只占神经元消亡中的一小部分[7]。但在神经发育的关键时期，谷氨酸受体和 GABA 受体平衡的紊乱会将自我毁灭的信号过度传递到发育中的神经元。问题则变成，全身麻醉是否可能会打破谷氨酸受体和 GABA 受体的平衡，促使神经细胞的过度凋亡和大量发育中的神经元死亡。

全身麻醉确实导致了不同种属的哺乳动物发育神经元明显且广泛的凋亡变性，包括小鼠[8-9]、大鼠[7]、豚鼠[10]、小猪[11] 和非人类的哺乳动物[12-14]（图 15-1）。在各种属中，麻醉诱导的发育神经凋亡的高峰期往往与突触发生的高峰期一致，在突触发生的晚期则很少观察到损伤[10, 15]。麻醉诱导的发育神经凋亡的机制仍在深入的研究中。

线粒体依赖的凋亡通路

线粒体依赖的凋亡激活途径也称作内源性途径，包括来自 bcl-2 家族（如 Bcl-xL）的抗凋亡蛋白的下调、线粒体膜通透性的增加、释放到细胞质的细胞色素 C 的增加。该过程进而激活 caspase-9 和 caspase-3，最终导致凋亡。因此，在突触发生的高峰期行全身麻醉，在 2h 内即可激活线粒体凋亡通路，Bcl-xL 减少，细胞色素 C 增加，caspase-9 被激活[15]。褪黑素是已知能上调 Bcl-xL 的睡眠激素，可通过部分抑制麻醉诱导的细胞色素 C 的泄漏和 caspase-9 的激活而起到保护性作用[16]。

死亡受体介导的凋亡通路

凋亡可通过外源性途径，由死亡受体触发。该过程包括死亡诱导信号复合体（death-inducing signaling complex, DISC）的形成，DISC 活化 caspase-8 和 caspase-3，导致细胞死亡。全身麻醉促使 DISC 的形成[15]，引起细胞凋亡。研究显示麻醉诱导的内源性途径的激活先于外源性途径[15]。

神经营养因子介导的凋亡通路

神经营养因子（神经生长因子家族）支持神经元的存活、分化以及突触可塑性。因此，它们对于哺乳动物脑的突触发生非常重要。神经营养因子由神经元合成和释放，其生物合成和分泌均依赖于神经元活性。神经元活动的广泛抑制会损伤受神经营养因子调节的促进生存的信号，从而促使细胞凋亡。在突触发生的高峰期给予临床常用的全身麻醉药后所观察到的神经凋亡损伤至少有部分是由脑源性神经营养因子（brain-derived new-otropluc foutor, BDNF）介导的[17-18] 凋亡级联反应。以 BDNF 介导的麻醉药导致的神经元存活途径紊乱是快速发生的，其机制具有区域特异性。性激素，如 β 雌二醇通过部分抑制麻醉诱导的 caspase-3 活化，对麻醉药物引起的神经元凋亡起到了一定的保护作用[17]。

麻醉药物诱导的神经元凋亡导致神经元耗竭

所观察到的麻醉药诱导的发育神经凋亡是否会导致永久性的神经元缺失是目前一个潜在的重要问题。仔细定量最脆弱的皮质和皮质下区域的神经元密度，结果显示经全身麻醉处理过的动物同未处理过的对照组相比，上述大脑区域中的神经元密度要减少 50%[10, 19]。虽然生理性"修剪"多余的神经元在正处于发育阶段的哺乳动物大脑中很常见，但只有 1% ~ 2% 的神经元不能在正常的突触发生中存活下来。临床剂量的麻醉药可能危害大量的发育神经元的存活[10]。

神经元凋亡：麻醉 vs. 心血管与呼吸稳态的变化

临床麻醉最重要的是保证充分的氧供和通气、维持组织灌注以及生命体征的平稳。由于啮齿类动物幼崽体型太小带来的技术限制，在许多的临床前研究中不能连续监测和控制这些重要的参数。因此，一些临床前的研究结果也许是生理性稳态维持不足的结果。为了解决这个问题，研究人员使用豚鼠[10] 和灵长类动物[12-14]，其在技术上可以严密地控制和监测通气、氧供和组织灌注情况。这些研究证实了之前使用较小体型动物进行研究的结果，表明所观察到的组织形态的

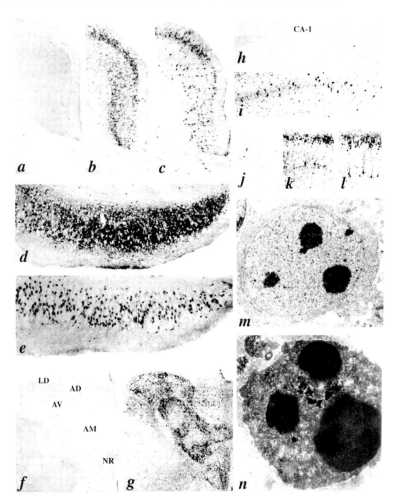

图 15-1　麻醉诱导凋亡性神经变性。图 a 到 l 为对照组大鼠不同大脑区域（a、f、h、j）和分别暴露于异氟醚（0.75%）、咪达唑仑 9mg/kg 皮下注射和 75% 氧化亚氮 6h 的大鼠不同脑区域（b 至 e、g、i、k、l）的显微光镜照片。其中一些片段用 de Olmos 染色法（a、b、d、f、g、k），其余用免疫细胞化学染色法来显示 caspase-3 的活化（c、e、h 至 j、l）。染色区域包括扣带回和后扣带回皮质区（a 至 c）、大脑下脚（d、e）、上丘脑（f、g）、喙海马 CA1 区（h、i）及顶叶皮质（j 至 l）。上丘脑（f、g）显示的神经核团分别为背侧（LD）、前背侧（AD）、前腹侧（AV）、前内侧（AM）和连结核（NR）。图 m 和 n 是正在凋亡的神经元的显微电镜照片。图 m 显示了细胞凋亡的早期阶段，表现为稠密的核染色质球在细胞核中形成，而核膜保持完整。图 n 显示的是细胞凋亡的晚期阶段，表现为整个细胞浓缩，核膜已不存在，可见细胞核和细胞质的成分相互混合 *(From Jevtovic-Todorovic V, Hartman RE, Izumi Y, et al: Early exposure to common anesthetic agents causes widespread neurodegeneration in the developing rat brain and persistent learning deficits, J Neurosci 23:876-882, 2003.)*

改变是由全身麻醉本身引起，而非缺氧、高碳酸血症或代谢失衡所致。无论是低血糖[9]还是高碳酸血症[20]均不会显著恶化麻醉诱导的发育神经元凋亡。

麻醉相关的发育期神经毒性的线粒体机制

除了影响线粒体包膜的完整性以及激活内在凋亡级联反应，全麻药会对线粒体形态的改变产生显著且长时间的干扰。早期的全麻药暴露会引起线粒体水肿，并破坏线粒体嵴和线粒体内膜[21]。神经元线粒体的再生取决于线粒体分裂和融合之间良好的动态平衡[22]。过度融合会导致线粒体破碎，反之过度分裂则会引起线粒体水肿。全麻药会破坏这种良好的平衡，使线粒体倾向于融合。这种功能障碍可能是全麻药介导的神经变性的原因[21]，尤其是这种倾向于线粒体融合的不平衡，会引起部分成年人的神经变性疾病[23-24]。

全麻药引起的线粒体肿胀会导致其迁移放缓，延迟它们向高度分叉的树突分支的迁移，而线粒体的存在是正常突触形成和发展所必需的[25-26]。全麻药会减少分叉末端线粒体的数目[21]，损害树突的可塑性并影响发育中突触的形成[27-28]、稳定[18]及功能[29]。

线粒体形态的改变及分布区域数量的减少往往同时伴随着过量活性氧类（ROS）的产生以及脂质、蛋白质的过氧化。ROS会显著促进部分神经系统疾病的发展，这些疾病通常伴有认知功能的下降，例如帕金森病[30]、阿尔茨海默病[31-32]、亨廷顿病[33]。ROS作为神经元高代谢活动的副产物，相对缺乏防御。一旦不饱和脂肪酸含量过多，ROS就会受到脂质过氧化、细胞损伤的影响[34]。因此麻醉药物介导的线粒体功能障碍、ROS水平上调以及认知功能障碍下降之间可能存在因果关系。对在出生后7天（这段时间为突触发生的高峰）接触麻醉药物的儿童，无论使用自由基清除剂还是线粒体通透性转换孔阻滞剂，都可以预防青少年学习记忆障碍的发展。除此之外，褪黑素[16]、保护线粒体完整性的营养补剂肉碱[35]都可以显著地保护神经元，避免其凋亡。综上所述，预防过度的脂质过氧化和保护线粒体是在脑发育早期安全使用全麻药的关键。

麻醉相关的发育期神经毒性的内质网机制

上游触发线粒体以及前面提到的细胞凋亡可以使内质网的钙离子释放增加，从而导致胞质和线粒体钙超载。上述过程反过来造成细胞色素C的泄漏[36]，从而进一步影响线粒体功能。可见内质网是麻醉药物对发育神经毒性的一个重要的初始靶细胞器。异氟烷可以直接激活肌醇1, 4, 5-三磷酸受体（InsP₃R），从而持续释放大量的钙离子，增加胞质内钙离子水平[37]，进而使线粒体通透性转换孔活性增加[38]，调节线粒体Bcl-xL蛋白，促进未成熟大鼠脑神经元凋亡。地氟烷、七氟烷也会激活InsP₃R并造成类似的结果，而丙泊酚则较少。

钙离子失调并非是一种全或无的现象。内质网钙离子适当的释放增加可以起到保护神经元的作用[39]，而过度释放则会引起毒性作用。作为第二信使，细胞内钙离子调控着神经发育的许多重要方面，如突触的形成和功能、细胞膜的兴奋性、蛋白质的合成、神经元凋亡以及细胞自噬[36, 40-41]。钙离子水平的失调可能是引起学习、记忆障碍的基础原因[42-43]，并且是麻醉相关的神经发育障碍的一个重要原因。

麻醉相关的发育期神经毒性的溶酶体和自噬机制

麻醉药物会造成大量有缺陷的细胞器产生，俗称"生物垃圾"，这些有缺陷的细胞器必须立即处理以确保神经元存活。在清除这些碎片的同时又不损伤神经元的多级过程即为自噬。自噬是由自噬体发起的，后者具有双层膜包裹结构以便进入溶酶体，其酸性囊泡内含有各种溶解酶[44-46]。有缺陷的细胞器自噬的速度非常缓慢，这就造成了脂褐素（一种不可降解的可自发荧光的聚合体）在溶酶体内堆积。全麻药可促进自噬体的形成[21]，提高了麻醉药部分通过诱导自噬而杀伤神经发育细胞的可能性。相应地，这种自噬和细胞凋亡之间的关系也可能出现在其他类型的细胞损伤中。但目前我们仍不清楚自噬是否是凋亡启动的重要因素[47]，以及自噬与凋亡是否是两个独立的过程[48]。无论如何，全麻药相关的发育期神经毒性作用涉及神经元细胞的生长与死亡（图15-2）。

麻醉相关的突触发生受损

研究发现，在突触发生高峰时期的啮齿类动物受到全麻药暴露后，会造成发育期海马神经元严重的、长时间的功能以及超微结构的损伤[29]（图15-3）。同样也有其他研究观察到了类似的情况，无论在体还是离体研究，突触发生时期受到全麻药暴露的小鼠树突棘和突触形成都明显减少[18]。

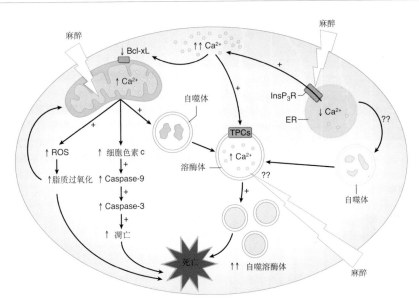

图 15-2　麻醉介导的发育期神经变性通路。一共有三条可能的通路：①内质网依赖通路：麻醉药介导激活肌醇 1, 4, 5- 三磷酸受体（InsP$_3$R），使钙离子过度释放，胞质内钙离子水平急剧升高，从而导致线粒体抗凋亡蛋白 Bcl-xL 下调，造成细胞色素 C 泄漏至胞质内，随后依次激活 caspase-9 及 capase-3，启动细胞凋亡。②线粒体依赖通路：麻醉药介导 ROS 水平上调，从而导致线粒体及内质网（ER）脂质过氧化。损伤的线粒体和内质网是 ROS、细胞色素 C 和钙离子的来源，所以这些细胞必须通过凋亡或自噬清除掉。③溶酶体依赖通路：烟酸腺嘌呤二核苷酸磷酸门控双孔通道（TPCs）是调控溶酶体摄取钙离子的一种通道，溶酶体可通过此通道被激活。溶酶体内钙离子浓度升高可使蛋白水解的活性增加，从而进一步促进自噬溶酶体的形成和自噬。但麻醉药究竟是通过增加内质网释放至胞质中的钙离子水平间接激活溶酶体还是直接激活溶酶体，目前尚无定论 *(From Jevtovic-Todorovic V, Boscolo A, Sanchez V, Lundari N: Anesthesia-induced developmental neurodegeneration: the role of neuronal organelles, Front Neurol 3:141, 2012.)*

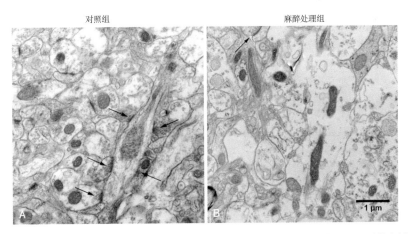

图 15-3　麻醉处理后的动物多种突触结（MSBs）变少。图 A 为对照组神经剖面图，可见丰富的 MSBs（箭头所指处）。而图 B 可见麻醉药物会减少突触连接（放大倍数 12 000 倍）*(From Lunardi N, Ori C, Erisir A, et al: General anesthesia causes long-lasting disturbances in the ultrastructural properties of developing synapses in young rats, Neurotox Res 17:179-188, 2010.)*

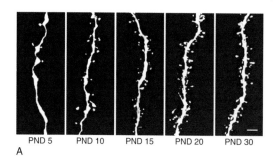

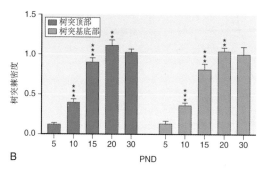

图 15-4 出生后 1 个月内椎体神经元树突棘的发育情况。图 A 共焦显微镜图像显示的是，出生后 5 天至出生后 30 天，每隔 5 天树突顶部树突棘密度随时间的演变情况。图 B 定量分析这段时间内（出生后 5 天至出生后 30 天）随时间演变的树突顶部（深蓝色柱状图）及树突基底部（浅蓝色柱状图）树突棘的数量变化。PND，出生后天数。＊＊=$P<0.01$，＊＊＊=$P<0.001$。比例尺 =6μm *(Briner A, Nikonenko I, De Roo M, et al: Developmental stage-dependent persistent impact of propofol anesthesia on dendritic spines in the rat medial prefrontal cortex, Anesthesiology 115:282-293, 2011.)*

全麻药对突触发生的影响巨大，其会减少神经元突触及神经元，突触形成的后期如受到全麻药物的暴露，还会使突触间的联系过分上调[27-28]（图 15-4）。当然，形态学方面的功能变化尚未明确，仍需进一步研究。

动物早期麻醉暴露后的长期认知功能结局

前述的病理形态学发现明确了麻醉暴露会导致神经元缺失[10, 19] 和易损脑区中突触的持续性损伤[18, 29]。但这些观察到的结果是否可以演变为对行为的持续影响，目前仍存争议。

至少在动物中这个问题的答案是肯定的。在突触发生高峰期暴露于全麻药的动物，其认知能力的发展落后于对照组，且该差距将持续至成年（图 15-5）。

即使在出生后第 10 天给小鼠静脉注射全麻药［如丙泊酚或硫喷妥钠联合氯胺酮（非单独应用）］也会改变小鼠在成年早期的行为。相似的成年期行为缺陷也可在出生后第 10 天接触氯胺酮和地西泮混合剂的小鼠上观察到[50]。

尽管麻醉"鸡尾酒"（麻醉药混合使用）似乎是非常不利的，但在大鼠大脑发育早期单独给予氯胺酮同样也能引起以后的行为、学习、记忆方面的缺陷[50]。当联合应用阻断 GABA 受体以及阻断 NMDA 受体的麻醉剂［这在临床实践中很常见，比如同时应用氧化亚氮（N_2O）和挥发性麻醉药，或者丙泊酚和氯胺酮］，认知障碍会更显著[7, 49-50]。尽管因果关系难以证实，但麻醉诱导的神经元凋亡（前面讨论的）至少是所观察到的认知缺陷的部分原因。尚不明确在易损期长期多次地暴露于麻醉混合药会否对神经认知功能发育产生比预期更大的影响。

全身麻醉很少在没有外科手术及其相关疼痛和组织损伤的情况下应用。因此，已知的全身麻醉对发育脑的潜在神经毒性需要排除手术刺激的影响。在使用临床治疗浓度的氧化亚氮和异氟醚时，Shu 等[51] 发现，与麻醉本身相比，伤害性刺激增加了神经元凋亡并加剧远期认知的损害（图 15-6）。另一方面，Liu 等[52] 发现伤害性刺激减弱了氯胺酮麻醉引起的细胞凋亡作用。这些有关外科手术和麻醉对新生儿复合效应的研究结果相互矛盾，还需进一步论证。

通常啮齿类动物的研究结果很难推及人类，但新兴的灵长类动物行为学研究结果却可以借鉴。Paule 等[53] 验证了灵长类新生儿（5～6 天）持续注射（24h）氯胺酮对行为发育的影响，该剂量为足够维持一个小型外科手术的麻醉剂量。结果观察到氯胺酮处理过的灵长类动物在认知发育的各个重要方面，如学习、心理运动反应速度、概念形成以及行为动机等，都表现出长期障碍。这些效应的发生并不伴有生理或者代谢方面的损害。虽然持续 24h 的麻醉暴露非同寻常，但其确实存在，尤其是在各年龄段的危重患者中。

人类在儿童期接受手术后的长期认知和行为缺陷

围术期事件对儿童心理和情感发育的影响近数十年来已广为人知。1945 年，Levy 的回顾性研究[54] 首次发现，健康儿童接受扁桃体切除术、腺样体切除术或阑尾切除术等相对较短的外科手术，与术后 6 个月内新出现的惊吓、依赖、破坏和叛逆等行为学问题的发生和发展存在一定关联。大多数敏感儿童都处于最

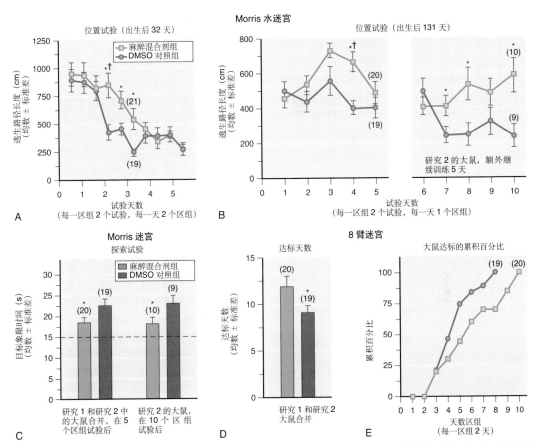

图 15-5　新生儿麻醉"鸡尾酒"治疗对空间学习的影响。典型的认知研究显示较为持久的麻醉可导致认知缺陷。A. 在大鼠出生后 32 天时测试其水下（不可见）平台定位的能力。对逃生路径长度的数据进行方差分析，结果显示麻醉处理的效应明显（$P=0.032$）且试验区组间相互影响的作用显著（$P=0.024$）。这个结果表明给予麻醉混合剂（0.75vol% 异氟烷和皮下注射 9mg/kg 咪达唑仑，以及 75vol% 氧化亚氮 6h）大鼠的位置训练的表现要明显差于对照大鼠。随后配对比较表明在 4、5、6 区别最大（分别是 $P=0.003$、0.012、0.019）。而在最后 4 组试验中给予麻醉混合剂的大鼠相对同样的对照组表现有所改善。B. 大鼠在成年后（出生后 131 天）重新接受不同的水下平台定位能力试验。左边的曲线图显示了所有大鼠均参与试验的最初 5 次位置试验的路径长度数据。对这些数据进行方差分析，结果显示麻醉处理的效应明显（$P=0.013$），说明对照大鼠通常比用麻醉混合剂治疗过的大鼠游向平台的路径更短。随后配对比较显示在第 4 区组差别最大（$P=0.001$）。右边的曲线图显示在大鼠成年后给予 5 天额外训练的数据。在这些试验中，对照大鼠的表现得以改善并且达到基线水平，但给予麻醉混合剂的大鼠无改进。这些数据的方差分析显示麻醉处理的效应明显（$P=0.045$），同样试验区组间相互影响的作用显著（$P=0.001$）。附加的配对比较显示在第 7、8 和 10 区组里差别最大（分别是 $P=0.032$、0.013、0.017）。C. 给予麻醉混合剂的成年大鼠和对照组探索试验表现。在区组 5 和 10 最后的位置试验后，大鼠的探索行为可通过从水池中移除水下平台来量化。左边的直方图显示了大鼠完成 5 组位置试验后，研究 1 和 2 的综合数据；而右边的直方图则显示研究 2 中大鼠完成 10 组位置试验后的数据。虚线代表仅给予动物一次尝试机会到达目标象限时所预计花费的时间。探索试验无论是在 2 个研究完成 5 组试验后还是在研究 2 完成 10 组试验后进行，两组直方图均显示对照大鼠比麻醉暴露后大鼠在目标象限花费明显更多的时间。D 和 E. 通过生后 53 天完成 8 臂迷宫测试的数据来评价空间工作记忆能力。D 的直方图显示，与对照组相比，给予麻醉混合剂的大鼠需要明显更多的时间来达到标准示范学习（连续 4 天最初的 9 个应答中有 8 个正确的应答）。E 的线形图显示以训练天数区组的函数为组别的大鼠达标天数的累积百分比。给予麻醉混合剂的大鼠的采集速率在第 4 区组试验开始减慢并在其余的实验部分依旧减慢。每个图括号里的数据表示样本大小。＊ $P<0.05$；Bonferroni 校正水平：a 中 $P<0.005$，b 中 $P<0.01$ *(From Jevtovic-Todorovic V, Hartman RE, Izumi Y, et al: Early exposure to common anesthetic agents causes widespread neurodegeneration in the developing rat brain and persistent learning deficits, J Neurosci 23:876-882, 2003.)*

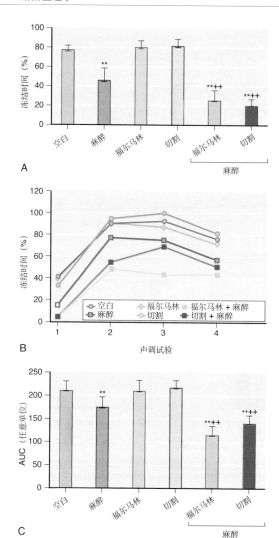

A

B

声调试验

C

麻醉

图 15-6 恐惧情境记忆实验评估认知功能。为了评价伤害性刺激和麻醉的联合效应，出生后 7 天的大鼠接受 70% 氧化亚氮合并 0.75% 异氟烷，伴随或不伴随伤害性刺激（甲醛足底注射或皮肤切开）。在 40 天时，大鼠接受恐惧情境记忆实验，较长的冻结时间反映出更好的记忆。A ~ C 显示在出生后 7 天除麻醉外的伤害性刺激实际上进一步降低了早期成年时期的认知功能表现 *(From Shu Y, Zhou Z, Wan Y, et al: Nociceptive stimuli enhance anesthetic-induced neuroapoptosis in the rat developing brain, Neurobiol Dis 45:743-750, 2012.)*

中行为障碍会持续数月甚至数年。在一项包含 551 名儿童的前瞻性多中心研究中，Campbell 及其同事[59]发现新出现的行为学问题，包括焦虑、梦魇和寻求注意等的总发生率在 47%，并再次提示在 2 岁前有过外科手术的儿童有相对更高的风险。

由于行为改变独立于药物或技术而存在，住院治疗带来的情感伤害、与家庭的隔离以及疼痛、体液失衡、营养改变、失血等外科手术带来的物理创伤曾被视作是导致退行性行为改变的原因。但在 1953 年，Eckenhoff[56]发表的一项关于 612 名 12 岁以下的儿童采用不同种类麻醉药（环丙烷、氧化亚氮、吗啡和戊巴比妥）行扁桃体切除术或阑尾切除术的回顾性研究提出了麻醉和急性人格改变之间的关系。行为改变和新发的遗尿平均发生在术后 2 个月，发病率在 3 岁以下最高（57%），8 岁以上最低（8%）。

Backman 和 Kopf[58]第一次提出了麻醉和长期认知迟滞的关系。在这份报告中，儿童在氯胺酮和氟烷麻醉下接受一项相当小的外科手术——先天性痣细胞痣切除术。结果发现认知功能损害的发生率增加，且持续到术后 18 个月，其被称为退行性行为改变。同样，3 岁前的儿童是最敏感的。上述作者明确表示全身麻醉可能会对长期认知功能产生影响。

尽管临床研究尚在初期阶段，但过去几年出现的证据一致指出，麻醉暴露对年幼儿童行为和认知发育有不利影响。

一项基于 5357 名儿童的回顾性出生队列研究中，Wilder 及其同事[60]发现在 4 岁前接受过两种或更多全身麻醉药的儿童在青少年期存在学习障碍的风险更

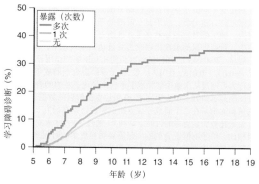

图 15-7 4 岁前接受外科手术的儿童的学习障碍。只有 4 岁前多次外科手术史对学习障碍的累积发病率有显著的影响 *(From Wilder RT, Flick RP, Sprung J, et al: Early exposure to anesthesia and learning disabilities in a population-based birth cohort, Anesthesiology 2009;110:796-804.)*

年幼的年龄组中，其中 33% ~ 58% 在 0 ~ 2 岁之间。目前我们知道外科相关的心理障碍发生率在 9% ~ 20% 之间，且小于 2 岁的儿童风险最大。此外，该风险是独立于麻醉药物的使用而存在的[55-58]，并且在某些病例

大（图 15-7）。此外，更长的累积暴露时间（>2h）风险更大。特别值得关注的是，他们发现在 4 岁前接受麻醉的队列组认知评分较预测降低。这暗示早期暴露于全身麻醉可能会妨碍完整的认知潜能的形成。在一项更大规模人群的研究中，Sun 及其合作伙伴[61] 评估了 228 961 名个体的学习障碍情况。在 3 岁以前接受过麻醉手术的儿童比没有接受过麻醉手术的儿童因学习障碍而需要更多的医疗干预。在荷兰，Kalkman 及其同事[62] 进行的纳入人数较少的研究中也发现，有过全麻暴露的儿童有更严重的学习能力缺失。此外，早产儿的一些操作也与其以后严重的行为障碍相关。例如，对存在动脉导管未闭[63] 或坏死性小肠结肠炎[64] 早产儿的手术治疗比药物治疗在神经系统方面的预后更差。

最近一项临床回顾性研究证实在 2 岁以前接受全身麻醉与注意力缺陷 / 多动障碍（ADHD）有关[65]，且这种注意力缺陷 / 多动障碍可持续至 19 岁。这同 Wilder[60] 的研究结果类似，其进一步指出只有在 2 岁前有过 2 次以上全麻暴露的队列和 ADHD 相关，单次暴露则缺乏相关性（图 15-8）。

尽管回顾性临床研究有其局限性，如缺乏随机化、难以配对和众多不可控（且未知）的变量，但该项研究仍然提示我们行为缺陷可能和早期的麻醉暴露相关。但相关并不意味着存在因果关系。应理智地权衡利弊，因为从回顾性临床研究中，很难将外科手术或手术治疗的疾病因素与麻醉的影响分离开来。无论如何，在临床研究中应意识到对年幼患者开展双盲前瞻性临床研究设计的复杂性。这些复杂性包括：伦理道德方面的考量，安全生物学标记的缺乏，临床结局（尤其是神经认知方面）的复杂性和个体差异，以及难

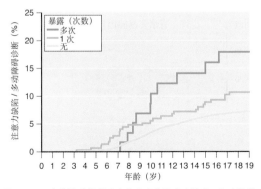

图 15-8　2 岁前接受外科手术的儿童的注意力缺陷 / 多动障碍（ADHD）。与学习障碍的数据（图 15-7）相似，在先前接受过手术的队列中 2 岁前有过多次外科手术对 ADHA 发病率的影响最大 (From Sprung J, Flick RP, Katusic SK, et al: Attention-deficit/hyperactivity disorder after early exposure to procedures requiring general anesthesia, Mayo Clin Proc 87:120-129, 2012.)

以设定合适的对照组。

实践指南和推荐

尽管人们对麻醉与发育期神经毒性的认识飞速发展，但得出麻醉对人类发育中大脑具有风险的结论仍为时尚早。在神经发育的易损期（如突触发生期），需要根据麻醉暴露的时机和持续时间决定是否手术。最易受损的是 4 岁以下的年龄组，但发育期神经毒性是否和特殊麻醉技术、外科手术操作、合并症或基因型有关，目前仍是未知的，需进一步深入研究。合理的建议是在大部分突触发生完成前尽量避免麻醉，或者尽可能控制麻醉暴露时间在 2h 内，但除外危及生命需要多次手术及必须在 ICU 长期治疗的患儿。

对老年人的神经毒性（参考第 80 章）

麻 醉 药 物

全麻药物通过作用于中枢神经系统（CNS）影响认知功能。认知功能在术后的较长时间会受到影响，但一般不会超过 1 ~ 2 天。这取决于所用麻醉药物的种类、暴露的时长、使用剂量的大小。关于术后认知功能障碍（POCD）的临床研究，除一篇较早的国际性研究发现麻醉药的持续暴露时间是 POCD 的显著危险因素外，其他研究均未发现麻醉药或麻醉方法对 POCD 的影响。在临床研究中麻醉和手术是密不可分的，只有在动物模型和细胞培养中可以将麻醉与手术分开，从而可研究单纯麻醉药是否会导致认知功能障碍。Culley 等首次建立了一个麻醉后 POCD 的大鼠模型，单纯暴露于异氟烷和氧化亚氮后，老年大鼠出现了长达 3 周的记忆和学习功能障碍[66]，但使用幼年大鼠却没有成功建模[67]。之后的研究发现相对于氧化亚氮，异氟烷可能是主要原因[68]。这一结果在 Bianchi 等[69] 的研究中得到了证实，未经手术处理的野生型大鼠暴露于异氟烷后出现了认知功能障碍。虽然仅有较少的研究比较了不同麻醉药对认知功能的影响，但地氟烷相比于异氟烷对认知功能的影响较小，而一些静脉麻醉药（比如丙泊酚）对认知功能的影响可能更小。总之，所有的基础研究都表明，单纯麻醉药物引起的认知功能障碍轻微而且短暂。众多的临床试验（见后述）也揭示了麻醉药不是 POCD 的危险因素。但对于少部分敏感人群，其本身有进行性发展的神经系统疾病，麻醉药物对这些人可能会产生严重的影响。

β- 淀粉样物质和麻醉

β- 淀粉样物质在 AD 的发病机制中起了关键性作用。β- 淀粉样物质是突触起源的淀粉样前体蛋白（APP）的小蛋白水解片段，具体作用尚不明确。现已知家族性 AD 都涉及 *APP* 基因的直接变异或与其相关，并且发现的唯一一对 AD 有保护作用的基因突变也涉及 *APP* 基因序列[70]。大量的 β- 淀粉样物质在细胞外聚集形成寡聚体并最终形成斑块（彩图 15-9），其机制不明。最近，淀粉样斑块被认为是一种惰性的被隔离的物质，而小的寡聚体会直接导致神经毒性反应

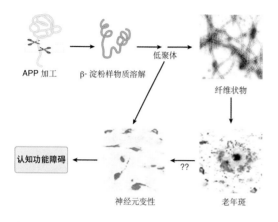

APP 加工　　β- 淀粉样物质溶解　　低聚体

纤维状物

认知功能障碍　　神经元变性　　??　　老年斑

彩图 15-9　β- 淀粉样物质的瀑布学说。淀粉样前体蛋白 APP 被分泌酶及其他酶水解成大量片段，β- 淀粉样物质是其中的水解产物。这些单体一旦达到一定的浓度阈值，就会聚集成低聚体，一个低聚体由 2 ~ 20 个单体构成。这些低聚体通过尚不明确的机制引起细胞毒性和炎症反应，最终导致细胞死亡和认知障碍。除此之外，低聚体还能重组成纤维状物，后者结合一些细胞外成分形成老年斑——阿尔茨海默病的病理标志物。老年斑是否对于神经变性有影响，或者说它仅仅是其一个次要的标志物，目前还不明了

和由神经系统最重要的免疫监视细胞——小胶质细胞产生的炎症应答。神经毒性和炎症反应的恶化导致神经元和突触消耗殆尽，最终引起认知功能障碍。多数 AD 小鼠模型都涉及 *APP* 基因的改变。比如，Tg2576 模型结合了人类 *APP* 基因以及瑞典家族的遗传病理突变，从而引起大量蛋白酶解和 β- 淀粉样物质释放。小鼠随之出现年龄相关的认知功能减退，并且在脑的相关区域出现淀粉样斑块，人类中也存在类似改变（脑下角、海马和皮质）（彩图 15-10）。有趣的是，将这些老龄且伴有认知障碍的 Tg2576 小鼠暴露在麻醉药后，并不会引起认知功能的进一步恶化[69]。研究者们把这种反常识现象称为"封顶效应"。换言之，这些小鼠原本已经受损，以至于麻醉药对它们的叠加作用反而难以察觉。在人类中也有类似现象，即一旦出现认知功能的减退，就会进行性恶化而且可能对干预措施没有反应[71]（图 15-11）。这也可能是大量治疗 AD 的试验失败的主要原因，因为人们把症状改善作为判断治疗有效的终点指标。因此，单纯认知功能检测可能对增量效应相对不敏感，而病理过程中的生物标记物检测更有发展前景。

氟烷预处理后的 Tg2576 小鼠中淀粉样斑块显著增加，淀粉样斑块是 AD 病理学的生物标记物[69]。这是首个将麻醉暴露和 AD 病理学改变联系起来的体内研究，如今也涌现了大量类似研究。比如，体外细胞培养发现，吸入麻醉药可以促使 β- 淀粉样物质生成[72]和聚集[73]（彩图 15-9），从而加速 AD 发展[74]。但这些体外促生作用是否在人体中存在及其存在机制尚不明确，但可以确定的是，除此之外还有其他诸多影响因素。比如，经等效麻醉药物处理后的年轻转基因小鼠并未出现淀粉样物质变化，而其学习和记忆能力却得到改善[75]。也许，有诸多易感因素会转换麻醉药对病理

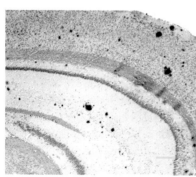

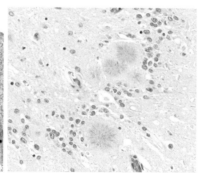

彩图 15-10　脑淀粉样变性。两张图片上都可见细胞外的淀粉样斑块。左图（放大 30 倍）是取自于抗淀粉样物质抗体染色的阿尔茨海默病老鼠模型，右图（放大 150 倍）取于苏木精 - 伊红染色的人类脑细胞

因素和认知功能的影响。

Tau 蛋白和麻醉的关系

AD 的另一个标志病变是神经纤维缠结（NFT），由大量异常磷酸化的 τ 蛋白缠绕聚结而成。τ 蛋白参与微管系统的构成，并维持其稳定性和活性。τ 蛋白磷酸化后就会从微管上脱离，当脱离的 τ 蛋白达到一定的数量，即会自身聚结成纤维状物并产生细胞毒性（彩图 15-12）。微管对维持细胞功能起着重要作用，解聚之后会丧失稳定性并导致功能异常。在动物实验中已经证实那些对稳定微管结构有重要作用的小分子物质可以改善发病机制和行为，最近的临床试验也证实了该现象。麻醉药对 τ 蛋白聚集的影响和其对 β- 淀粉样物质的作用不同，麻醉药并不是直接影响 τ 蛋白聚集，而是通过促发 τ 蛋白的磷酸化和解离发挥作用。例如，介导 τ 蛋白去磷酸化的酶（磷酸酶）对温度非常敏感，即使温度仅仅降低 2 ~ 3℃（这在麻醉状态下很常见），就会导致磷酸化 τ 蛋白数量一过性增高。这种增高的临床意义尚不明确，但却提示麻醉药重复暴露可以导致磷酸化 τ 蛋白数量持续增高。Le Freche 和同事[76] 研究发现七氟烷反复暴露会增加 τ 蛋白磷酸化，而单次暴露则不会。同样，Tang 等[75] 也发现了类似现象，反复暴露于异氟烷或者氟烷后，磷酸化 τ 蛋白数量会持续增高。除吸入麻醉药，丙泊酚也会影响磷酸化 τ 蛋白数量[77]。麻醉药物对磷酸化 τ 蛋白的作用机制可能是改变下游激酶的活性而非磷酸激酶的活性[78]。由此可见，AD 的第二个标志性病变——Tau 蛋白病也受到全麻药及全麻状态下机体生理状态的影响，这为术后认知障碍提供了另外一个理论依据，即麻醉和 AD 发病机制的相互作用可能导致术后认知功能减退。

钙与麻醉

AD 发病的第三个主要机制是钙调节异常，这同时也可能是儿童神经毒性相关机制之一（见之前的讨论）。众所周知，麻醉药可引起钙调节改变，这种现象可能通过几种通道的相互作用发生[79]（图 15-13）。与 AD 相关的是一组控制钙离子从内质网释放的受体通道，特别是 RyR（ryanodine 受体）和 IP$_3$ 受体。神经元内质网是正常细胞存储钙离子的场所，这些受体通道严格控制着钙离子的释放。目前认为通道中任何一个发生突变或暴露于可对其产生影响的药物都可导致钙离子过度释放，触发凋亡[80]。已挥发性麻醉药（如氟烷和异氟烷）可在易感个体上通过激活肌肉型 RyR 触发恶性高热（见第

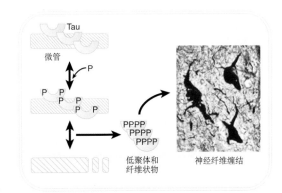

彩图 15-12 Tau 蛋白病通路。τ 蛋白与微管可逆性结合并且增加了微管的稳定性。τ 蛋白上有多个磷酸化位点可以调节与微管的亲和力。高度磷酸化使 τ 蛋白从微管上解离并聚结成低聚体、纤维状物，最终形成有细胞毒性的神经纤维缠结（NFTs）。功能性的 τ 蛋白耗竭，微管失去了稳定性。目前还不明确微管失活和 NFTs 的细胞毒性是否与 Tau 蛋白相关的细胞功能异常有关。P，磷酸化位点

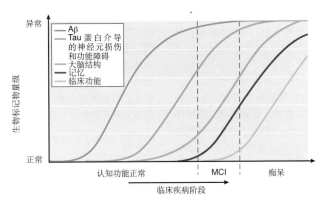

图 15-11 病理过程与疾病阶段的联系。这张图强调了在出现严重认知功能障碍之前就已经发生了高度的淀粉样变、Tau 蛋白病和结构异常，但在发生认知功能减退后疾病进程是否会进行性恶化目前还不清楚。这项研究确立了神经变性的认知功能相关标志物用来反映各种干预措施的激活和抑制效果。MCI，中度认知功能减退

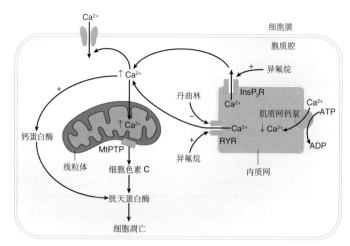

图 15-13 细胞内钙离子动力学。在这个简化的图解中，麻醉药（图中示异氟烷）激活内质网中钙离子释放通道 IP$_3$ 受体和 RyR，提高细胞质内钙离子水平，启动多条通路。首先，其激活细胞膜上的钙离子通道，允许更多的钙离子进入细胞。其次，激活蛋白酶（如钙蛋白酶）以激活胱天蛋白酶（caspase），触发细胞凋亡。第三，过量的细胞质内钙离子由线粒体摄取缓冲，尽管钙离子摄取过多会激活线粒体通透性转换孔（MtPTP）。随后，MtPTP 释放细胞色素 C，进一步激活胱天蛋白酶活性并放大凋亡。丹曲林作用于内质网 RyR 以达到缓解作用

43 章），因此，神经型也可能发生类似但程度略轻的效应。最近的离体实验和细胞研究显示，IP$_3$ 受体是挥发性麻醉药的直接靶点，该受体可导致钙离子过度释放入细胞质[81]。在体实验中，麻醉药诱导的钙离子调节异常可能需要其他可诱发 InsP$_3$R 过度释放钙离子的敏感因子（如磷酸化的 τ、β- 淀粉样物质）协同作用。丙泊酚对这些通道的兴奋作用小得多。

如果内质网钙离子释放参与了 AD 的发病机制或麻醉药诱导的凋亡，那么钙通道的抑制剂可能不仅在手术期间有用，同时也可延缓 AD 的发病。基于上述前提的个体化研究已在动物模型中开展，在动物模型中使用 RyR 抑制剂丹曲林，得到的结果并不一致，可能与该药物难以通过血脑屏障有关。对此现象及相关药物还需要进一步的研究。

线粒体与麻醉

这些小小的细胞器是细胞的能量来源，它们的功能与大部分细胞功能密切相关。毋庸置疑，线粒体功能障碍与衰老、AD[82] 有关，同时它也是全麻药的靶点。例如，麻醉药可减少呼吸链的活性[83]，影响 K$^+_{ATP}$ 通道，并与各种线粒体蛋白质（包括启动凋亡的蛋白）直接相关[84-85]。线粒体启动凋亡的机制在之前关于神经发育毒性的讨论中已提及，这里不再重复讨论，因为其机制似乎是相似的。

神经炎症反应与麻醉

炎症反应通过释放外周促炎性细胞因子 [如白介素 -6（IL-6）和肿瘤坏死因子 -α（TNF-α）] 或影响迷走神经传入参与认知功能减退。长期使用非甾体消炎药（NSAIDs）可对关节炎患者的认知功能提供强大保护，首次证实了炎性通路参与痴呆性疾病（如 AD）的发生[86]。随后，关于炎症反应在痴呆（尤其是 AD）中的作用的文献越来越多。显然，炎症级联反应至少起着调节作用。β- 淀粉样物质激活小胶质细胞，促炎性细胞因子上调，外周单核细胞聚集[87]。尽管神经炎症反应所起的作用已明确，但或许由于用药时机的关系，NSAIDs 药物的前瞻性研究并未得出重复性结果。围术期常使用可调节炎症级联反应的药物（如利多卡因、地塞米松、酮咯酸），但尚不明确麻醉药是否产生上述作用。吸入性麻醉药，如异氟烷和七氟烷不太可能具有抗炎作用，而支持丙泊酚抗炎作用的文献越来越多。丙泊酚是一种自由基清除剂，目前还不明确其是否具备有益作用，也未明确其与 POCD 的关系。

总结

全麻药的持续作用对认知功能以及已知病因的认知功能障碍（如 AD）会产生不良影响，其影响的程度并不明确。总之，单纯使用麻醉药的研究表明，麻醉药很少甚至不影响认知功能，其引起的病理改变微小，且通常是可逆的。

手　术

动物研究

麻醉旨在为手术、内镜检查和经皮导管操作提供镇静和镇痛，但罕有为麻醉而麻醉的。已知许多操作会引起炎症反应，可能导致认知功能障碍，尤其对于易感人群。手术本身可引起短期的认知功能下降，此现象首次在暴露于单纯给予麻醉药或给药同时进行整形手术的小鼠中发现[88-89]，该研究中仅手术组检测到大幅度的认知功能下降。进一步研究发现，此现象归因于外周炎症反应激发的神经炎症反应，其中最显著的因子是 TNF-α[90]。与先前提到的麻醉药的影响类似，手术对认知功能的影响可在一周内完全逆转。此外，这些实验动物年轻健康，是发生认知功能障碍的低风险群体，难以代表大多数患者群体。最近，为研究手术是否对敏感人群认知功能的影响更明显，研究者对不同的 AD 转基因模型进行了实验，但仍缺乏 10～12 月龄的 AD 表型和病理学结果。在该实验中，单纯使用地氟烷仅短暂地影响认知功能，如同时进行手术，会引起更大程度的认知功能减退，该影响持续至少 3 个月，且难以逆转[91]。进一步的证据支持手术诱导的外周炎症反应所激发的神经免疫反应会与 AD 致病因子相互作用，加速不可逆的损伤（图 15-14）。这种机制或许能解释为什么不是所有人都会发生术后认知功能减退。首先，接受手术的患者有着截然不同的易感性，且绝大多数是未知的。其次，对于手术的炎症反应个体差异很大。基于以上两点认识，未来或许能预测并防止认知功能下降。

临床研究

如前所述，临床研究总是与手术麻醉相关联，但最终目的是为了检验所提出的观点是否可用于指导围术期管理。关于长期的认知问题，有几项小型的回顾性研究阐述了手术麻醉是否会影响 AD 的发生率、发病年龄或者发病轨迹。其中一项约包括 250 例样本的研究中，作者发现手术麻醉可明显降低 AD 的确诊年龄，而最终确诊 AD 的总比值比（odds ratio, OR）为 1.5，无统计学差异[92]。另外两项研究也有类似发现，但阴性结果可能与统计功效不足有关[93-94]。在心脏手术患者的调查中，有两项研究的结果相互矛盾。一项研究比较了全麻下行冠状动脉旁路移植术（CABG）与镇静下行经皮冠状动脉腔内成形术的患者，结果发现 CABG 组的 AD 发病率明显更高[94]。Knopman 及其同事[95]对此的看法略有不同，他们发现已经诊断 AD 的患者接受过 CABG 的比例并没有比年龄相匹

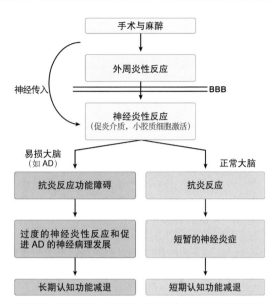

图 15-14　易损大脑。由于并非每个人都会发生认知功能障碍，我们设计这样一个模型：手术诱导的神经炎症和由已存在的持续神经病理性疾病 [如老年或阿尔茨海默病（AD）] 导致的免疫应答障碍共同导致的过度神经炎性反应（类似自身免疫反应）和持续的认知功能障碍。BBB，血脑屏障

配的对照组多。最近一篇包含 15 份病例对照研究的 meta 分析指出，并未发现麻醉手术史与 AD 患病风险之间存在联系[96]。这些作者也都坦言"这一领域鲜有高品质的研究""需要长期随访或者随机对照的前瞻性队列研究来进一步阐明全身麻醉与 AD 之间的关系"。

研究者已开始与世界各地的 AD 中心开展合作，着手研究手术与麻醉的影响，但这些中心还未系统地收集有关手术麻醉的数据。在这些中心，老年患者无论有无认知症状均被纳入研究，研究中采用多种测试手段，包括认知、影像学、生物标记物试验。入选的患者随后被纵向跟踪随访多年，力图寻找出认知功能减退与各种生物标记物之间的联系。在最近发表的一项研究中，作者回顾性分析了来自各中心患者的认知轨迹与手术或重大疾病（需住院治疗）之间的关系。虽然这些患者中只有少数接受手术治疗，限制了统计功效，但作者也从中得出结论：认知轨迹与手术或者重大疾病之间缺乏任何关联[97]。而另一个类似的大型研究中，却发现因重大疾病住院治疗与之后的认知轨迹密切相关[98]。在随后的研究中，再次调用了 AD 中心的患者数据，发现相对于对照组来说，手术麻醉与患者在 6 个月后的认知功能减退不无关系。最为有趣的是，检测到手术组海马及皮层灰质容量大量丢失，

表 15-1　神经变性的脑脊液生物标记物

ADNI	Aβ42 平均值（标准差）	T-τ 平均值（标准差）	P-τ 平均值（标准差）	T-τ Aβ42 平均值（标准差）	P-τ Aβ42 平均值（标准差）
AD	143	122	42	0.9	0.3
N = 102	(41)	(58)	(20)	(0.5)	(0.2)
MCI	164	103	35	0.8	0.3
N = 200	(55)	(61)	(18)	(0.6)	(0.2)
正常	206	70	25	0.4	0.1
N = 114	(55)	(30)	(15)	(0.3)	(0.1)

From Shaw LM, Vanderstichele H, Knapik-Czajka M, et al: Cerebrospinal fluid biomarker signature in Alzheimer's disease neuroimaging initiative subjects. Ann Neurol 65:403-413, 2009.

通过阿尔茨海默病神经成像（ADNI）研究，已发现淀粉样物质 -β42、总 τ 和磷酸化 τ 水平都与 AD 特有的渐进性认知减退有关。这些生物标志物，尤其是 τ 蛋白与 β- 淀粉样物质的比值，目前已用于建立 AD 诊断以及为介入治疗筛选患者。

AD，阿尔茨海默病；MCI，轻度认知功能障碍

表明大脑结构与认知缺失相互关联。该项研究也是首次利用生物标记物来调查手术麻醉对大脑影响的研究之一。

生物标记物

生物标记物对于理解干预措施与预后之间的关系非常重要，尤其是对于那些前驱很长的疾病。神经变性早在初次出现记忆力衰退之前数十年就已开始，而这个前驱期可能是治疗的敏感期，但对于需要手术等干预的患者来说，也是加速疾病进展的易损期。因此，生物标记物可能具有双重益处。首先，在术前明确易损期有助于完善围术期管理（前提是当我们知道如何处理的时候）；其次，其能够帮助我们理解围术期管理对病理轨迹的影响。除了之前提到的回顾性影像学研究，有几个围术期脑脊液（CSF）生物标记物研究业已开展。特殊的 CSF 生物标记物，包括淀粉样物质 -β42、总 τ 和磷酸化 τ，是当前 AD 诊断的基础（表 15-1）。在 AD 患者中，脑脊液淀粉样物质 -β42 较低，总 τ 和磷酸化 τ 较高。总 τ 和淀粉样物质 -β42 之比是 AD 的一个非常敏感而特异的预测因子。在接受 CABG 的患者的调查研究中，Palotas 及其同事 [99] 发现术后早期 CSF 仅有轻微的 AD 样变化，而术后 6 个月可出现明显的 AD 样变化趋势。在另一项研究中，作者分别于 CABG 术前及术后 24h 检测 CSF，结果发现促炎性细胞因子显著升高，而淀粉样物质 -β42 (99) 却变化甚微。鼻内镜术后 24 ~ 48h 内，CSF 中的促炎性细胞因子、总 τ 和磷酸化 τ 都显著升高，而淀粉样物质 -β42 没有变化 [100]。虽然有研究显示，全凭静脉麻醉诱发的 CSF IL-6 反应较七氟烷小 [100]，但严格来说，尚无法通过 CSF 生物标志物对围术期管理进行前瞻性比较的报道。麻醉医生拥有椎管内穿刺的技术及机会，可以大大促进这些必要数据的收集。

其他可以反映围术期神经毒性的生物标志物形式还包括血浆（例如 S100β）和影像学。神经元损伤的血浆生物标记物存在于婴幼儿期，虽然还未被严格验证过 [101]，但影像学已出现明显进展。通过 PET 检测葡萄糖利用或淀粉样斑块（AD 的一个特征性病变）能大幅提升诊断 AD 的能力，为治疗试验筛选患者，并为干预后的病程随访提供便利 [102-103]（彩图 15-15）。目前尚没有运用 PET 的围术期研究，这对于围术期从业者来说是一个契机。同样，磁共振成像（MRI），无论功能性成像还是结构性成像，正越来越多地用来证明神经变性 [104-105]。功能性 MRI[（例如血 - 氧水平依赖（BOLD）或者动脉自旋标记（ASL）] 能反映神经变性疾病的早期事件，结构性成像能反映晚期事件（如神经元和神经胶质损耗）。仅有一项研究回顾性调查了患者术后结构性 MRI[106]。该研究发现，手术组相对于配对的非手术对照组来说，术后平均 6 个月，海马及皮层灰质体积有显著但程度较小的减少（图 15-16）。

最终用来明确易损期的"生物标志物"是基因检测。那些可导致高外显性的家族性神经变性的特殊基因突变（例如，APPswe，PS1，21- 三体）很少见，且只与一小部分疾病有关，尚无法提供针对这些患者的最佳围术期管理措施。已明确 AD 的两个迟发性或散发性的易感基因：TOMM40 和 apoEε4[107]。同样，对于这些患者（一些患者正从私人公司获取他们自己

PET 扫描

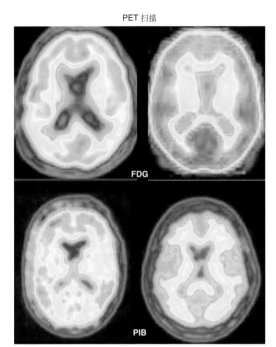

FDG

PIB

阿尔茨海默病　　　　　正常的淀粉样物质阴性

彩图 15-15　PET 图像。这种形式的"生物标志物"已证明能有效评估大脑的易损点。氟脱氧葡萄糖（FDG）成像可显示葡萄糖摄取及利用活跃的脑区。因此，阿尔茨海默病患者的大脑（左侧）所显示的全脑信号要远低于正常大脑（右侧），可能是由神经元丧失和神经元功能紊乱共同导致的。B 型匹兹堡复合物（PIB）是一种很小的含碳 13 的放射性配体，与淀粉样物质纤维沉淀物（主要为斑块）高度亲和。因此，阿尔茨海默病患者大脑的信号要比正常大脑高很多。这些影像学生物标记物有望用于明确易损点及追踪患者对治疗（或手术）的反应

的基因信息），围术期管理是否需要做出调整还不得而知。在上述信息获得明确结论前，除非这些患者被纳入研究，否则无法认为常规进行基因检测的花费是合理的。

成人神经毒性总结

与婴儿的情况相反，全身麻醉药在传统临床剂量下可能会对成年或老年大脑产生神经毒性。另一方面，临床前及临床的数据已证实，通过炎性通路介导的手术本身的潜在影响其实更引人注目。除了围术期管理决策外，患者的易感因素可能会显著影响老年患者手术后的神经病理学及行为学结果。

实践指南和推荐规范

正如开篇所述，除非不做手术（这当然是最显而易见的），目前实践中还没有循证的推荐处理。当然这需要很小心地平衡认知功能减退与取消手术两者之间的风险。多数情况下，后者带来的风险更高。因此，需要明确围术期管理可能会引起认知减退的因素并及时处理。目前相关的证据涉及炎性通路和麻醉药选择。但在关注此类问题的前瞻性临床研究中并无有价值的发现。最后，还是需要可靠的生物学标记物来筛选患者、追踪干预措施的效果。

本 章 小 结

由于患者及其疾病的复杂性，加上围术期的复杂性与混乱，令我们很难去证实究竟是围术期的哪项特征（如果有的话）导致了幼儿或老年人的长期认知功能减退。有意义的实验研究发现，手术和麻醉很可能是导致幼儿和老年持久性认知障碍的原因。这些临床前试验为临床研究指明了方向，许多研究已在进行当中。尽管目前对围术期管理提出详细的推荐规范还为时尚早，但已迫切需要更多的研究来调查围术期神经毒性的成因及防范措施。

参 考 文 献

见本书所附光盘。

手术患者的 MRI

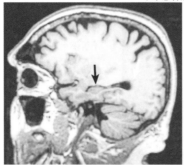

基础（术前）   初次随访（术后）

图 15-16 MRI 图像与 PET 类似，这种影像学生物标记物有助于建立手术与大脑结构性缺陷之间的联系。这些来自参考文献 106 的资料显示，相对于年龄匹配的对照组来说，做过手术的患者的海马及皮层灰质都有缺失。柱状图比较了轻度认知功能障碍患者和阿尔茨海默病患者的灰质变化。黑色箭头，海马；白色箭头，侧脑室；AD-BSL，阿尔茨海默病 - 基线；MCI-BSL，轻度认知功能障碍 - 基线；NL-BSL，正常 - 基线；CI，置信区间

海马体积：
手术及 dx（±95% CI）

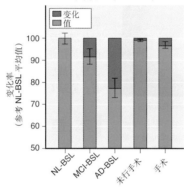

灰质体积：
手术及 dx（±95% CI）

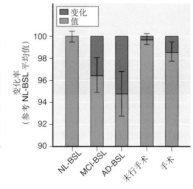

第 16 章　自主神经系统

David B. Glick

孙 杰　顾小萍 译　曾因明　丁正年 审校

要 点

- 自主神经系统（autonomic nervous system，ANS）与肾素、皮质醇和其他激素一起共同对外源性和内源性应激做出反应。
- 交感神经系统的特点是具有放大效应，副交感神经系统的特点是靶组织的反应较局限。
- 吸入和静脉麻醉药通过对自主神经系统功能的影响而引起血流动力学的改变。
- β- 肾上腺素能受体阻滞剂已经成为重要的预防心肌缺血以及治疗高血压、心肌梗死和充血性心力衰竭（congestive heart failure，CHF）的药物。
- 交感神经系统能通过突触前和突触后机制（如生物合成和受体调节）对急性和慢性应激产生适应。
- 突触前 α 受体对调节交感系统神经递质的释放发挥重要作用。
- 许多治疗高血压的措施都是基于对交感神经功能产生直接或间接的影响。
- 迷走神经是副交感功能的超级高速公路，它容纳了副交感神经信息传递量的 75%。
- 衰老和许多疾病状态下（如糖尿病、脊髓损伤）都伴有自主神经系统功能的重要改变。

自主神经系统调控属于无意识调控的范畴，它是最原始也是最基本的即刻调节系统。之所以最原始，是因为它存在于所有的哺乳动物体内；之所以最基本，是因为它对威胁生命的应激做出反应，从而维持机体生命所需的重要功能（例如心血管功能、胃肠道功能和体温调节等）。ANS 分为两个亚系统：交感神经系统和副交感神经系统。第三个亚系统，肠道神经系统，已被认为具有 ANS 的基本特征。激活交感神经系统引发传统上所指的"格斗或逃避"反应，表现为血流从内脏到骨骼肌的重新分配、心功能增强、出汗和瞳孔扩大。副交感神经系统支配着维持生存所需的机体活动，如消化和泌尿生殖功能。应用麻醉药物的一个主要目的是维持患者的最佳稳态，避免其受到强大应激反应的冲击。对患者进行麻醉管理需要了解自主神经系统药理学的知识，以使麻醉药物与自主控制系统间出现预期的相互作用，并避免产生有害的反应或相互作用。疾病状态可能显著损害 ANS 功能，从而改变

ANS 系统对手术和麻醉的预期反应。此外，因为人体的应激反应可能是有害的，因此消除或减少应激反应可能会改善围术期预后。

历史和定义

最初认为，神经连接在一个巨大的合胞体上。Magendie 的学生 Claude Bernard 提出了通过释放化学性介质而进行突触传递的假说。随后，Sherrington 开始系统地研究神经反射，并描述了反射功能的某些特性。化学家 J.J.Abel 在 1899 年最先合成了肾上腺素，他的学生 Langley 证实，合成的肾上腺素能够产生与刺激交感神经节后纤维相同的效应。Langley 同时发现，当切断神经并注射肾上腺素时效应更明显，证明去神经支配具有增敏效应。通过这些观察，ANS 系统中化学性传递的概念被提出。Henry Dale 爵士分离出了胆碱，并使用乙酰胆碱进行动物实验。他发现乙酰

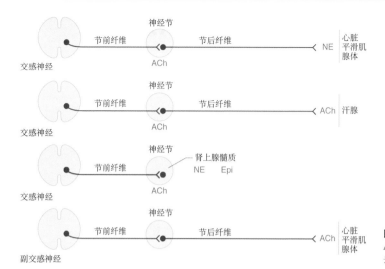

图 16-1　自主神经系统神经传递模式。ACh, 乙酰胆碱 ; Epi, 肾上腺素 ; NE, 去甲肾上腺素

胆碱能导致显著的血压下降和血管扩张。

传统上神经按照它们所含有的神经递质进行分类。含有乙酰胆碱的神经元称为胆碱能，含有去甲肾上腺素的神经元称为肾上腺素能。除此之外，在结构或功能上与乙酰胆碱有关者也被称为"胆碱能"。例如，胆碱能受体是指分布在细胞膜上能与乙酰胆碱结合的蛋白质，其与乙酰胆碱结合后使细胞产生一系列特征性反应（如肌肉收缩、腺体分泌）。胆碱能受体激动剂是指作用于胆碱能受体，使细胞产生与乙酰胆碱相同的特征性作用的药物。这些药物也成为拟胆碱药。胆碱能受体拮抗药是指作用于胆碱受体，从而阻止乙酰胆碱与其受体结合，使乙酰胆碱不能发挥作用的药物。这些药物有时也称解胆碱药、抗胆碱药或胆碱能受体阻断药。

从真菌中分离出来的化合物毒蕈碱所产生的作用与刺激副交感神经系统相似，因此曾被认为是内源性副交感神经的神经递质。因此，作用于副交感神经支配的组织（如心脏、平滑肌及腺体）并模拟毒蕈碱作用的药物被称为拟毒蕈碱药。

在 20 世纪早期，人们发现烟碱可以作用于神经节、骨骼肌运动终板及神经膜和感觉末梢。相应地，与这些部位的胆碱能神经起作用的药物被称为拟烟碱药物。拟烟碱药物有作用部位的特异性，并以此对这些药物进行命名，如神经节药物、神经肌药物以及影响中枢神经系统（CNS）烟碱传递的药物。胆碱能神经包括以下几部分（图 16-1）：

1. 所有支配骨骼肌的运动神经。
2. 所有副交感神经的节后纤维。

3. 所有交感神经和副交感神经的节前纤维。
4. 少数交感神经节后纤维，如支配汗腺和某些血管的神经纤维。
5. 从内脏大神经发出的支配肾上腺髓质的节前纤维。
6. 中枢胆碱能神经元。

作用与去甲肾上腺素相似的药物称为拟交感神经药物，而抑制去甲肾上腺素作用的药物称为抗交感神经药。肾上腺素能神经在神经 - 效应器接头部位释放去甲肾上腺素，而肾上腺髓质可分泌肾上腺素和去甲肾上腺素。

肾上腺素受体被分为 α 受体和 β 受体两种亚型，两种亚型可被进一步细分为 α_1、α_2、β_1、β_2 和其他亚型。α_2 肾上腺素能受体主要分布于突触前膜，调节去甲肾上腺素的释放。突触后 α_1 肾上腺素能受体主要介导血管平滑肌的收缩（图 16-2）。β_1 肾上腺素能受体主要分布于心脏组织，而 β_2 肾上腺素能受体介导某些器官的平滑肌舒张。肾上腺素能神经主要包括（图 16-1）：

1. 交感神经节后纤维。
2. 某些中间神经元。
3. 特定的中枢神经元。

功 能 解 剖

自主神经的每个分支均有解剖学上的差异，这些差异表现在细胞和分子水平上。交感神经系统的特点是作用广泛，而副交感神经的特点是作用局限且靶器

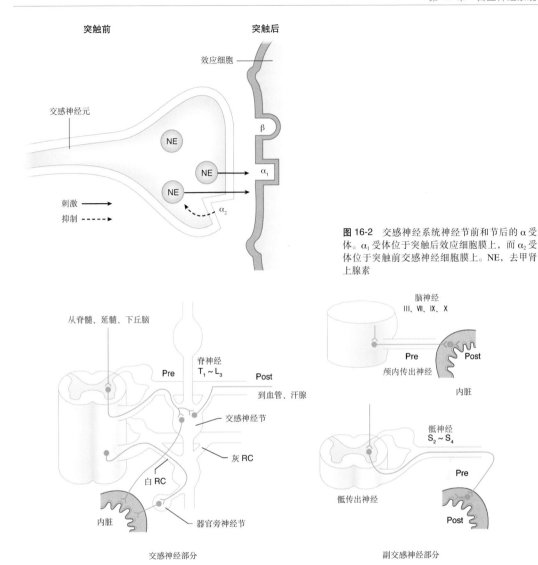

图 16-2 交感神经系统神经节前和节后的 α 受体。α₁ 受体位于突触后效应细胞膜上，而 α₂ 受体位于突触前交感神经细胞膜上。NE，去甲肾上腺素

图 16-3 自主神经系统。Pre，节前神经元；Post，节后神经元；RC，交通支 *(From Ganong W: The autonomic nervous system. In Ganong W, editor: Review of medical physiology, ed 15. Norwalk, Conn, 1991, Appleton & Lange, p 210.)*

官反应精细。肠道神经系统的分布并不局限于肠道，可能支配内脏，可根据化学编码的机制来区分具有不同功能的神经。

交感神经系统

交感神经发自脊髓胸腰段，始于胸 1 节段止于腰 2 或腰 3 节段。交感神经节前神经元的胞体位于脊髓灰质的侧角内（即中间外侧柱）。神经纤维从胞体发出后分

布到三种类型的神经节：成对的交感神经链、不成对的远端神经丛和靶器官附近的神经末梢或器官旁神经节。

22 对神经节位于脊柱的两侧。神经干将这些神经节联系到一起，神经节借助灰交通支与脊神经相连接。节前纤维经脊神经前根离开脊髓，加入脊神经干，通过白交通支（有髓鞘的）进入相应节段的交感神经节。节后纤维离开交感神经节后，通过灰交通支（无髓鞘的）重新加入脊神经，支配毛发运动、汗腺分泌的效应器及骨骼肌和皮肤的血管（图 16-3）。支配躯干和

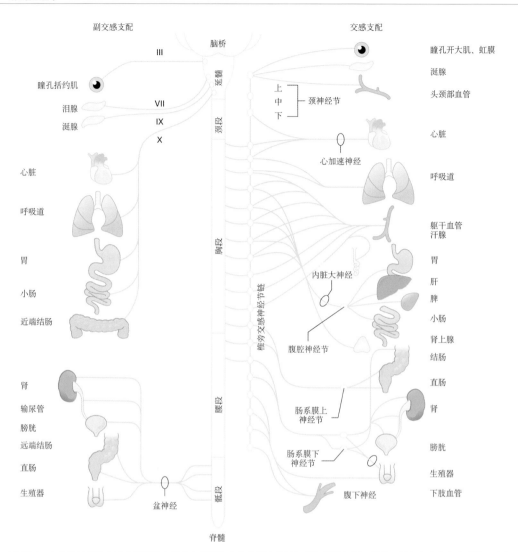

图 16-4 自主神经系统支配的外周效应器官和脊髓发出的外周自主神经的解剖学起源。脊髓双侧都存在椎旁交感链，为便于说明，在图的右侧显示交感神经支配的外周效应器官，而在图的左侧则显示副交感神经支配的外周效应器官。脑干发出神经旁的罗马数字代表脑神经，其副交感传出神经部分支配头、颈和躯干 *(From Bylund, DB: Introduction to the autonomic nervous system. In Wecker L, Crespo L, Dunaway G, et al, editors: Brody's human pharmacology: molecular to clinical, ed 5. Philadelphia, 2010, Mosby, p 95.)*

四肢的交感后神经纤维随脊神经分布。

头颈部交感神经链的三个神经节发出分支调节血管张力、瞳孔开大肌、腺体的分泌和毛发运动。这些颈部神经节的节前纤维起自脊髓上胸段。人群中约80%同侧颈下神经节与第1胸神经节融合，称为星状神经节。

不成对的椎前交感神经节位于腹腔和盆腔椎体的前方，包括腹腔、主动脉、肾和肠系膜上、下交感神经节。从上胸段椎前交感神经节发出的交感神经节后纤维分别形成心脏、食管和肺终末神经丛。从腹腔、肠系膜上下交感神经丛发出的节后纤维形成腹腔和盆腔的内脏支（图 16-4）。

第三类神经节，即终末支或副神经节，体积小，数量少，且靠近各自的靶器官（如肾上腺髓质）。肾上腺髓质和其他嗜铬性组织与交感神经节同源，源自外胚层的神经嵴。不同于交感神经的节后纤维，肾上腺髓质释放肾上腺素和去甲肾上腺素。交感神经节前纤维相对较短，因为交感神经节通常距离中枢神经系统（CNS）较近，但距离效应器较远。因此，节后纤维在到达所支配的效应器前延伸的路径很长。交感神经节前纤维在换元前可以经过多个神经节，纤维末端可能与大量的节后神经元相联系。因此，交感神经节前纤维不仅与位于脊髓内的起始处神经节形成突触联系，而且可向上或向下穿行于成对的椎旁神经节。因而交感神经反应并不完全限制在刺激区域的脊髓节段，而是一种放大的和弥散的放电。

副交感神经系统

副交感神经系统起自第Ⅲ、Ⅶ、Ⅸ和Ⅹ对脑神经以及脊髓骶段。与交感神经系统不同，副交感神经系统的神经节位于效应器附近或效应器内。这种神经节的位置决定了副交感神经系统的作用较交感神经系统精确且较弱。

副交感神经系统的节前纤维起自中枢神经系统的三个区域：中脑、延髓和脊髓骶区。随动眼神经走行的节前纤维起自中脑的动眼神经副核，到达睫状神经节交换神经元。这个通路支配虹膜的平滑肌和睫状肌。起自延髓的副交感神经包括面神经（上泌涎核）、舌咽神经和迷走神经（迷走神经背核）。面神经发出副交感神经纤维进入鼓索和岩大神经，分别抵达颌下神经节或舌下神经节和翼腭神经节。舌咽神经在耳神经节内交换神经元。这些节后神经纤维支配黏液腺、涎腺和泪腺，也包括血管舒张纤维。

迷走神经的神经传递占副交感神经系统总量的3/4，因此迷走神经是最重要的副交感神经。它控制心脏、气管支气管、肝、脾、肾和除远端结肠外的全部胃肠道。迷走神经的节前纤维很长，而节后纤维很短。大多数迷走神经纤维在抵达胸腔和腹腔脏器附近或壁内的小神经节后才交换神经元。虽然副交感神经纤维和与其发生突触联系的效应细胞的比例为 1 : 1，但受迷走神经支配的肠肌神经丛（又称 Auerbach 丛）可通过一个神经纤维支配 8000 个细胞。

脊髓骶 2 ~ 4 节段发出的纤维形成阴部神经或盆腔神经。它们在直肠和生殖器官内的末梢神经节内交换神经元。

肠道神经系统

肠道神经系统与许多重要的临床现象有关，如恶心、呕吐及麻醉引起的肠道功能的改变，但是人们对自主神经系统的第三大支系的认识是如此之少。肠道神经系统是由大量埋在胃肠道壁内的神经元及相关支撑细胞（也包括胰腺和膀胱壁内的神经元）组成的神经网。肠道神经系统由神经嵴的成神经细胞分化而来，随迷走神经移行至胃肠道。肠道神经系统所含的神经细胞的数量与脊髓相同。

肠道神经系统与交感神经系统和副交感神经系统的一个重要区别是：肠道神经系统具有非常强的局部自主调节能力。当脊髓横断或脊椎麻醉时，尽管括约肌功能可能受损，但消化功能和胃肠蠕动仍可进行。

尽管功能上是独立的，胃肠道仍受交感神经和副交感神经活动的影响。从 T_8 到 L_3 发出的交感神经节前纤维通过腹腔、肠系膜上下神经节抑制胃肠道功能，而脊椎麻醉和中胸段的硬膜外麻醉能够消除这种抑制，肠道收缩加上脊椎麻醉产生的肌松作用能够为上腹部手术提供良好的手术条件。此时括约肌松弛，而蠕动仍维持正常。

肠道内的去甲肾上腺素是分布至肠道的交感神经节后神经元的神经递质。例如，如果小肠上段的内容物处于极度的酸性或高张状态，肾上腺素能神经介导的胃肠反射就会降低胃排空率。静息状态下，由胸和腰脊髓节段发出的到达胃肠道肠肌神经节的肾上腺素能神经元通常处于失活状态。消化道内部和外部刺激都会反射性地引起这些神经元去极化。在腹部手术触摸腹腔脏器时，肾上腺素能神经的抑制作用能够在很长时间内抑制小肠的活动。这种肾上腺素能神经的抑制作用被认为是术后肠麻痹发生的生理基础。缺少副交感神经支配的肠道通常表现为肠道张力降低和蠕动减慢，但随着时间推移，肠神经丛的活性增强可起代偿作用。脊髓横断后，骶区副交感神经传入信号消失，但迷走神经在终末靶器官神经节的分支仍有脑副交感神经信号传入，导致结肠扩张和粪便嵌塞的发生率（可能通过异常反射导致高血压）较小肠功能紊乱的发生率更高。

肠道神经元可以是感觉神经元，感知肠道内的张力或肠内容的化学特性；也可作为中间神经元起联系作用；也可以是运动性神经元，引起小肠肌肉收缩、舒张管腔或转运水和电解质。肠道神经系统内的运动神经元又可分为兴奋性和抑制性运动神经元。

在肠道神经系统中，某些神经丛有重要的作用。肠肌神经丛也称 Auerbach 丛，位于肠外层纵形肌和环形肌之间，是由神经纤维和小神经节组成的网络。黏膜下神经丛（Meissner 丛）由神经元细胞体、神经胶质细胞及胶质细胞突起和神经元突起组成，但不含结缔组织和血管。在神经节内，许多神经元突起内含有贮存神经递质的囊泡。

交感神经系统和副交感神经系统神经元的解剖位置与其功能相关，而肠道神经元则不然。选择性的化学编码模式可能非常重要，胺类、肽类递质及其相对浓度共同决定肠神经元的功能。

乙酰胆碱是肠道神经系统的重要兴奋性物质，可引起肌肉收缩（非括约肌）。肠道神经系统的胆碱能神经元有多种功能，包括兴奋外层肌肉、激活运动神经元、增加水及电解质分泌和刺激胃体细胞。在胃肠道活动的神经调控方面，有两种类型的运动神经元参与：兴奋性神经元和抑制性神经元。这些神经元支配整个消化道括约肌和非括约肌部分的环形肌，以及胆道系统的肌肉和肌性黏膜。支配小肠和结肠环形肌的运动神经元可被肠壁内的局部反射通路激活。膨胀引起去极化反射，包括近端收缩、远端舒张，形成同步的蠕动。烟碱拮抗剂可消除肠反射，表明通路中的感觉神经元或中间神经元是胆碱能神经元。一旦乙酰胆碱过量，如农药中毒或肌松的过度逆转（参见第 35 章），肠道将趋于过度兴奋（其内的胆碱酯酶被抑制）。

除乙酰胆碱和去甲肾上腺素以外，还有许多其他的化合物参与肠道功能的自动调节。在这些非肾上腺素能非胆碱能（NANC）神经递质中最重要的是一氧化氮（NO）——一种重要的内源性抑制剂，其他的 NANC 神经递质还包括 P 物质、多种阿片肽、血管活性肠肽（VIP）和数目不断增长的肽类激素（表 16-1）（参见第 104 章）。

功　能

组成和整合

交感神经系统对各种内源性和外源性刺激产生应答，使心率增快、血压升高、心排血量增加、支气管舒张，并将血液从小肠和其他内脏器官分流至骨骼肌群。副交感神经系统的主要作用是储存能量、维持器官功能和协调机体状态。

身体的大多数器官由双重神经支配，从交感神经和副交感神经传入的冲动通常产生相反的效果（表16-2）[1]。刺激一个系统可能对效应器官发挥兴奋性作用，而刺激另一个系统则可能产生抑制效应。例如，交感神经兴奋作用于心脏引起心率增加、收缩力增强和房室结传导速度加快，而副交感神经兴奋时心率减慢、心房收缩力降低和房室结传导速度减慢。正常情况下，两种系统中仅有一种对器官功能发挥优势调节

表 16-1　神经肽及其对胃肠道的作用

肽	作用
铃蟾肽	多重刺激作用（包括释放促胃液素）
降钙素基因相关肽	胃酸分泌，胃部肌肉收缩
胆囊收缩素	不明
强啡肽	阿片类作用
内皮肽 -1	血管收缩
甘丙肽	肌肉收缩
亮氨酸 - 脑啡肽	阿片类作用
甲硫氨酸 - 脑啡肽	阿片类作用
神经调节肽 U	肌肉收缩，血管收缩
神经肽 Y	血管收缩
垂体腺苷酸环化酶激活肽	激活腺苷酸环化酶
组氨酸 - 甲硫氨酸多肽	肌肉放松，分泌
生长抑素	多重抑制作用（包括抑制促胃液素）
P 物质	血管舒张，肌肉收缩
血管活性肠肽	血管舒张，肌肉松弛，分泌

Modified from Bishop A, Polak J: The gut and the autonomic nervous system In Mathias C, Bannister R, editors: Autonomic failure: a textbook of clinical disorders of the autonomic nervous system, ed 4. Oxford, 1999, Oxford University Press, p 120

作用，维持其"静息张力"。少数器官由交感神经单独支配，如大多数血管、脾、立毛肌。

要预测药物的效应，必须要理解交感神经系统和副交感神经系统在不同器官的相互作用。阻断交感神经功能后，副交感神经活性必然要显露出来，反之也是如此。例如，使用阿托品阻断副交感神经支配的心脏的毒蕈碱受体，交感张力失去拮抗，导致心动过速。临床上，心脏移植后出现心脏去神经支配，同样椎管内麻醉、糖尿病或心肌梗死（MI）时也会出现该情况。通常用一定时间内连续心跳之间的时间间隔变化（心率变异性），来评估交感 - 副交感神经系统的平衡[2]。

肾上腺素能神经的功能

交感神经介质效应概述

肾上腺素能神经元影响和调节机体的许多功能，尤以对循环和呼吸系统的影响最为重要（表 16-3）。

表 16-2　刺激交感神经和副交感神经引发效应器官的反应

效应器官	肾上腺素能效应	相关受体	胆碱能效应	相关受体	主导效应（A 或 C）
心脏					
收缩频率	增加	β₁	降低	M2	C
收缩力	增加	β₁	降低	M2	C
血管					
动脉（大多数）	血管收缩	α₁			A
骨骼肌	血管舒张	β₂			A
静脉	血管收缩	α₂			A
支气管	支气管舒张	β₂	支气管收缩	M3	C
脾被膜	收缩	α₁			A
子宫	收缩	α₁	不定		A
输精管	收缩	α₁			A
胃肠道	舒张	α₂	收缩	M3	C
眼					
虹膜辐射状肌	收缩（瞳孔开大）	α₁			A
虹膜环肌			收缩（瞳孔缩小）	M3	C
睫状肌	舒张	β₂	收缩（调节）	M3	C
肾	分泌肾素	β₁			A
尿道膀胱					
逼尿肌	舒张	β₂	收缩	M3	C
三角肌与括约肌	收缩	α₁	舒张	M3	A、C
输尿管	收缩	α₁	舒张		A
胰腺分泌胰岛素	减少	α₂			A
脂肪细胞	脂肪分解	β₁(β₃)			A
肝糖原分解	增加	α₁(β₃)			A
立毛肌、平滑肌	收缩（立毛）	α₁			A
鼻腔腺体分泌	减少		增加		C
唾液腺	增加分泌	α₁	增加分泌		C
汗腺	增加分泌	α₁	增加分泌		C

From Bylund, DB: Introduction to the autonomic nervous system. In Wecker L, Crespo L, Dunaway G, et al, editors: Brody's human pharmacology: molecular to clinical, ed 5. Philadelphia, 2010, Mosby, p 102.
A，肾上腺素能；C，胆碱能；M，毒蕈碱

　　内源性儿茶酚胺，包括去甲肾上腺素和肾上腺素，具有 α 受体和 β 受体激动剂的作用。去甲肾上腺素对 β₂ 受体几乎不发挥作用，而肾上腺素对 β₁ 和 β₂ 受体都有激动作用（表 16-4）。全身平滑肌，包括眼部睫状肌和血管、支气管及尿道平滑肌在交感神经兴奋时所产生的收缩效应主要由 α 受体介导。α 受体

表 16-3　交感神经系统活动的效应

作用部位	兴奋	抑制
心脏	心率、传导、收缩性	
血管	血管收缩（皮肤、肠道、肝、心脏、肾）	血管舒张（骨骼肌、心脏、脑）
呼吸	呼吸中枢（增加呼吸驱动） 支气管舒张	
胃肠道	括约肌	平滑肌
泌尿生殖道	括约肌	输尿管和子宫的肌肉
代谢和内分泌效应	糖原分解（肌肉、肝） 糖异生 胰岛素释放 释放肾素 释放 ADH	释放胰岛素（α 兴奋或 β$_1$ 拮抗） 脂肪分解

ADH，血管升压素或抗利尿激素

表 16-4　肾上腺素能受体效应的差异

受体	兴奋	抑制
α 受体		
血管	血管收缩（皮肤、肠道、肝、心脏、肾）	
胃肠道	括约肌	
泌尿生殖道	括约肌	
代谢和内分泌效应		释放胰岛素
β 受体		
心脏	(1) 心率、传导性、收缩性	
血管		(2) 血管舒张（骨骼肌、心脏、脑）
呼吸	(?) 呼吸中枢 (2) 支气管舒张	
胃肠道		(2) 平滑肌
泌尿生殖道		(2) 子宫和输卵管肌肉
代谢和内分泌	(2) 糖原分解（肌肉、肝） (1) 脂肪分解作用 (2) 糖异生 (1) 释放胰岛素 (?) 释放肾素 (?) 释放 ADH	

(1), 由 β$_1$ 受体介导；(2), 由 β$_2$ 受体介导；(?), 存在争议

兴奋后也可收缩消化道和生殖系统括约肌。α 受体激动剂也可调节由交感神经系统控制的胰腺的胰岛素分泌，α$_2$ 受体兴奋后会抑制胰岛 β 细胞释放胰岛素。在外周血管床，α$_1$ 受体和 α$_2$ 受体介导激素性神经递质和药物引起的血管张力的调节。

β 受体激动后主要表现为心脏交感兴奋性增加，血管和支气管舒张，刺激肾分泌肾素，并引起一些代谢变化，包括脂肪分解和糖原分解。β$_1$ 受体主要与心脏效应 [3]、脂肪酸和肾素的释放有关，而 β$_2$ 受体兴奋后主要引起平滑肌舒张和血糖升高。在某些特殊环境下，β$_2$ 受体也可介导心脏功能变化。虽然去甲肾上腺素和肾上腺素可导致急性血压和心率的变化，但慢性高血压与这些激素在循环中的水平无关 [4]。据估计，静息血压水平 85% 由肾素控制（图 16-5）。肾上腺素的另一个重要的效应是增加骨骼的缝隙连接数量，使循环中血液的有形成分增加 [5]。

心理性和生理性刺激会引起不同程度的交感代偿反应。在公众面前演讲可兴奋肾上腺，使肾上腺素水平异常升高，而体育锻炼主要引起去甲肾上腺素水平的升高 [6]。应激反应不是一成不变的反应，在机制、强度和表现形式上变异性很大。

血糖

交感神经系统通过兴奋 β 受体增加肝和骨骼肌中糖原的分解，并增加脂肪组织释放游离脂肪酸，最终引起血糖水平升高。在新生儿，肾上腺素还有一个重

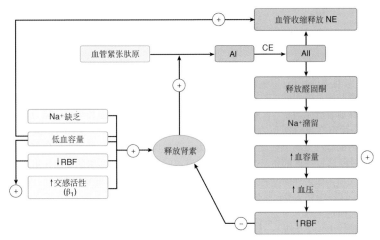

图 16-5　肾素 - 血管紧张素 - 醛固酮系统与交感神经系统在维持血压和容量方面的相互作用。A I，血管紧张素 I；A II，血管紧张素 II；CE，转化酶；NE，去甲肾上腺素；RBF，肾血流；+，刺激效应；-，抑制效应

要的功能，即调控褐色脂肪的分解以产热来维持体温（即非战栗产热）。

胰腺有 α_2 和 β_2 受体。激动 α_2 受体能减少胰岛分泌胰岛素，阻滞该受体可能增加胰岛素的分泌，并可导致血糖显著降低。激动 β_2 受体可增加高血糖素和胰岛素的分泌，降低胰岛素的外周敏感性[7]。

钾的转运

血浆肾上腺素对血清钾浓度也发挥调节作用。β 肾上腺素能神经兴奋可引发一过性高钾血症，主要是由于随着 β_2 受体激动引起的葡萄糖外流，钾离子从肝细胞中转运出来。β_2 受体激动后促使钾离子进入红细胞和骨骼肌细胞，随后会出现长时间的低钾血症。外源性应用或内源性释放的肾上腺素会激动红细胞上的 β_2 受体，激活鸟苷酸环化酶和钠钾 ATP 酶，促使钾离子进入细胞。这可导致血清钾浓度下降，并可能是伴随心肌梗死和其他应激反应的心脏节律失常的原因。理论上 β_2 受体阻滞具有抑制这种钾离子转移的优点，但是，选择性和非选择性 β 受体阻滞剂防止心肌梗死后心律失常的效果基本相同[8-12]。

胆碱能神经功能

乙酰胆碱作用概述

与交感神经系统作用广泛并引起"格斗或逃避"反应不同，副交感神经系统的效应在功能和解剖上都较为局限。副交感神经系统的主要活动是保存能量和维持器官功能。剧烈的副交感神经反应能导致机体筋疲力尽，导致流涎、流泪、喘息、呕吐、排尿、排便

和僵直。虽然在应激情况下需要交感神经系统兴奋产生紧急反应，但它对生存并不是必需的，而副交感神经系统对维持生命是至关重要的。

乙酰胆碱释放是副交感神经兴奋的标志。乙酰胆碱的作用几乎与去甲肾上腺素、肾上腺素完全相反。一般来说，乙酰胆碱的毒蕈碱样作用与迷走神经兴奋产生的效应基本相同。

乙酰胆碱能降低心率、窦房结和房室结的传导速率以及心肌收缩力（虽然这一降低并不如交感兴奋引起心肌收缩力增加那么显著）。在窦房结，乙酰胆碱导致膜超极化反应，延长动作电位达阈值的时间，延缓下一个动作电位的产生，导致心率减慢。在房室结，乙酰胆碱降低结内传导速率，延长有效不应期，这是应用大剂量胆碱受体激动剂可引起完全性房室传导阻滞的原因。在心室，乙酰胆碱能降低浦肯野纤维系统的自律性，提高心室颤动的阈值（见第 20 章和第 47 章）。乙酰胆碱对交感神经效应的抑制与心脏突触前和突触后的毒蕈碱受体有关。乙酰胆碱一方面是通过作用于突触前受体抑制去甲肾上腺素的释放，另一方面通过作用于突触后受体对心肌产生与儿茶酚胺相反的效应。

副交感神经系统兴奋后可产生很多心血管系统以外的效应。乙酰胆碱能的兴奋可引起平滑肌收缩，包括支气管平滑肌；胃肠道和泌尿生殖系统的平滑肌收缩，但括约肌松弛，结果导致失禁。局部应用乙酰胆碱后，可引起虹膜平滑肌收缩，瞳孔缩小。

胆碱能中毒的症状和体征包括恶心、呕吐、小肠痉挛、嗳气、排尿和紧急排便。受副交感神经支配的所有腺体被刺激后出现分泌增加，包括泪腺、支气

管腺体、唾液腺、消化腺和外分泌腺。

血管张力的局部调节

除了副交感神经系统释放的乙酰胆碱介导的药理学作用外，血液中的乙酰胆碱对血管有显著的作用，几乎能舒张体内所有的血管。内皮细胞受到乙酰胆碱刺激后会产生一种或多种内皮细胞源性血管舒张因子（EDRFs）[13]。现已表明，内皮细胞表面存在着包括 5- 羟色胺、腺苷、组胺和儿茶酚胺在内的多种激动剂的受体（图 16-6）。外周的 NO 是第一种已被确认的 EDRF（参见第 104 章）。当内皮细胞受损，如粥样硬化时，EDRF 的生成减少，血管收缩。这一变化解释了为何当患者血管受损或患病时其反应不同。

对 NO 的生物学作用的理解是认识许多重要生理功能的基础（参见第 104 章）[14]。内皮细胞还通过 NO 以外的途径来调节循环。内皮细胞可代谢多种血管活性胺，将血管紧张素 I 转化为血管紧张素 II，分泌前列环素和内皮缩血管肽 1（ET-1）。NO、ET-1 和前列环素是血管内皮释放的局部激素，影响其周围

的内环境。前列环素和 NO 舒张血管平滑肌，而在管腔，通过单独或协同作用防止血小板聚集于内皮细胞表面。

NO、前列环素和 ET-1 调控循环的主要方式为局部释放。前列环素系统可能是内皮细胞损伤时的一种补充系统，可加强 NO 系统的作用。两种血管舒张物质共同作用具有很强的抗血管内血栓形成的能力。创伤反应（如血管外伤）可使局部生成 ET-1，减少出血。目前认为，许多疾病状态，包括感染性休克、肺动脉高压和肾衰竭时，这些局部激素的长期作用可能具有重要意义 [15-16]。关于 NO 的更多生理学的内容，请查阅第 104 章。

药 理 学

肾上腺素能神经药理学

去甲肾上腺素的合成

去甲肾上腺素合成的基本原料是酪氨酸，酪氨酸被主动转运至交感神经节后纤维的末端囊泡内（图 16-7）。酪氨酸由苯丙氨酸合成。休克时大量摄入去甲肾上腺素前体物质可能有助于通过交感神经系统的活动来维持灌注压。

酪氨酸转化为去甲肾上腺素和肾上腺素（在肾上腺髓质）需要一系列的反应。第一步与去甲肾上腺素生物合成的限速酶——酪氨酸羟化酶（TH）有关。去甲肾上腺素水平升高抑制 TH 的活性，水平降低可增强该酶的活性。在交感神经系统兴奋期间，增加酪氨酸的摄入可增加去甲肾上腺素的合成。通过磷酸化会改变 TH 的活性。在蝶啶辅因子和氧分子存在的条件下 TH 才能发挥其活性。当氧分子显著减少时，可明显降低去甲肾上腺素的合成，导致意识状态的改变。对 TH 的急性调控主要是改变酶的活性，而慢性刺激可通过合成新酶来提高 TH 的含量。酪氨酸在 TH 的作用下转化为多巴，多巴在芳香氨基酸脱羧酶（多巴脱羧酶）的催化下生成多巴胺，多巴脱羧酶对底物的选择性不高。

多巴胺在某些细胞中可作为神经递质，但大多数多巴胺在囊泡内的多巴胺 β- 羟化酶（DβH）的催化下发生 β- 羟化，转化为去甲肾上腺素。在肾上腺髓质和脑内某些区域，苯乙醇胺 -N- 甲基转移酶（PNMT）可将 85% 的去甲肾上腺素甲基化为肾上腺素。肾上腺皮质生成的糖皮质激素经过髓质时可激活此酶，因此应激反应引起的类固醇的释放可使肾上腺素的生成增加。这种局部循环可放大糖皮质激素的释放效应 [17]。

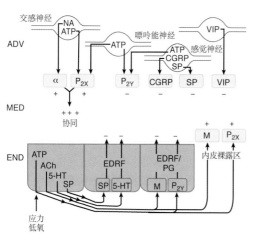

图 16-6 内皮相关性血管张力调节机制可能的模式。外膜（ADV）的神经释放去甲肾上腺素（NA）、腺苷三磷酸（ATP）、降钙素基因相关肽（CGRP）、P 物质（SP）和血管活性肠肽（VIP），作用于中间层（MED）各自相应的受体，引起血管收缩或舒张。剪应力或低氧刺激内皮细胞（END）释放 ATP、乙酰胆碱（ACh）、5- 羟色胺（5-HT）和 SP，这些物质作用于位于内皮细胞上的相应受体，引起内皮细胞源性血管舒张因子（EDRF）或前列腺素（PG）的释放，这两种物质作用于血管平滑肌导致血管舒张。缺乏内皮细胞的区域，平滑肌上的受体可能引起相反的效应。α，去甲肾上腺素受体；M，毒蕈碱受体；P$_{2X}$，P$_{2X}$ 嘌呤受体，P$_{2Y}$，P$_{2Y}$ 吟受体 *(From Lincoln J, Burnstock G: Neural-endothelial interactions in control of local blood flow. In Warren J, editor: The endothelium: an introduction to current research. New York, 1990, Wiley-Liss, p 21.)*

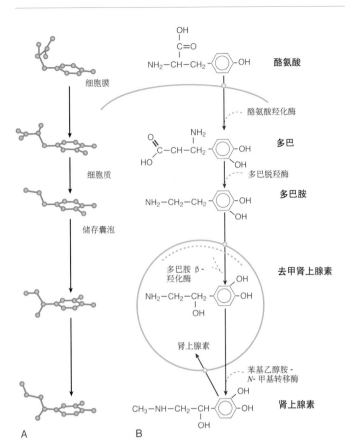

图 16-7　去甲肾上腺素和肾上腺素在交感神经末梢（和肾上腺髓质）的生物合成。A. 分子透视图；B. 酶催化过程 *(From Tollenaeré JP: Atlas of the three-dimensional structure of drugs. Amsterdam, 1979, Elsevier North-Holland, as modified by Vanhoutte PM: Adrenergic neuroeffector interaction in the blood vessel wall, Fed Proc 37:181, 1978.)*

去甲肾上腺素的储存

去甲肾上腺素储存在具有致密核的大囊泡中。电子显微镜证实，这些囊泡的致密核不只有去甲肾上腺素，还包含其他结合蛋白。囊泡内也包含有 Ca^{2+}、多种肽和 ATP。根据生理刺激的性质和频率的不同，选择性释放的 ATP 可通过嘌呤受体产生即刻的突触后效应，但去甲肾上腺素是交感神经末梢的主要神经递质。

突触囊泡为异质性，且存在于特定的功能区域。现已证明囊泡群在活跃的循环使用，同时证明，在强烈刺激时储备的囊泡群才运动并释放神经递质。从功能上而言，储存在囊泡中的去甲肾上腺素约有 10% 可以被释放。一般而言，每次去极化反应导致 1% 的去甲肾上腺素释放，提示其具有很强的功能储备能力。

去甲肾上腺素的释放

囊泡的内容物进入突触间隙有几种不同的过程。胞吐作用是递质释放的主要方式。钙离子内流介导囊泡锚定、融合、内容物的释放及胞吞（在胞吞过程中，囊泡膜和蛋白被循环利用）（图 16-8）。在神经刺激作用下，囊泡将其内容物全部排空。囊泡释放在生物学上并不是随机的，而是高度分化的过程。胞吐作用在种属之间具有高度保守性，表明其具有重要的生物学意义。血管紧张素Ⅱ、前列环素和组胺可促进囊泡释放，而乙酰胆碱和前列腺素 E 抑制其释放。关于神经递质释放方面的进一步讨论详见第 28 章。

虽然肾上腺髓质的嗜铬细胞能合成肾上腺素和去甲肾上腺素，但两种物质由不同的嗜铬细胞亚群储存和分泌。含有肾上腺素和去甲肾上腺素的细胞药理学特性不同，且根据刺激性质的不同引起不同的嗜铬细胞亚群释放。烟碱受体激动剂或去极化剂引起去甲肾上腺素的优先释放，而组胺主要引起肾上腺素的释放 [18-20]。蛋白激酶 C 在调节含去甲肾上腺素的嗜铬细胞分泌儿茶酚胺方面具有重要的作用 [21]。

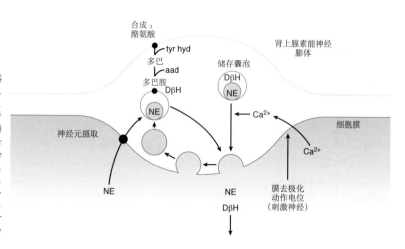

图 16-8 去甲肾上腺素在交感神经末梢部位的释放和再摄取。aad，芳香 L- 氨基脱羧酶；DβH，多巴胺 β- 羟化酶；NE，去甲肾上腺素；tyr hyd，酪氨酸羟化酶 *(From Vanhoutte PM: Adrenergic neuroeffector interaction in the blood vessel wall, Fed Proc 37:181, 1978, as modified by Shepherd J, Vanhoutte P: Neurohumoral regulation. In Shepherd S, Vanhoutte P, editors: The human cardiovascular system: facts and concepts. New York, 1979, Raven, p 107.)*

灭活

大部分释放出的去甲肾上腺素在突触间隙通过胺机制（即摄取 1 机制）或非神经组织（即摄取 2 机制）被快速移出。摄取 1 机制在灭活释放出的去甲肾上腺素的过程中最先被启动并占主导地位。大部分释放出的去甲肾上腺素被转运至储存囊泡中以循环利用。突触囊泡对神经递质的摄取受跨突触囊泡膜的电化学质子梯度的驱动。空泡的质子泵是一个大的异质低聚体复合物，含有 8 ～ 9 个不同的亚单位。未被摄取的少量去甲肾上腺素被单胺氧化酶（MAO）代谢，此酶具有几种器官特异性的亚型。

自 1991 年被分离并克隆后，有关人类去甲肾上腺素转运体的研究有了很大进展 [22-23]。这种结合蛋白根据其药理学特性被认为是可卡因结合位点，尽管三环类抗抑郁药（如地昔帕明和去甲替林）也是潜在的拮抗剂。

摄取的去甲肾上腺素进入神经膨体，再转运至储存囊泡，此过程虽然高效但并不只限于对神经递质的摄取。一些化学结构与去甲肾上腺素相近的化合物也可通过此机制进入神经元，从而可能导致神经递质被耗竭。这些伪神经递质具有重要的临床意义。此外，一些能阻断囊泡或突触末端摄取的药物可加强儿茶酚胺的作用（即更多的去甲肾上腺素与受体结合）。这些药物包括可卡因和三环类抗抑郁药（表 16-5）。

在不同的组织中摄取 1 系统的活性差别很大。由于解剖学的原因，外周血管几乎不能摄取去甲肾上腺素，因此，外周血管需要很快的去甲肾上腺素合成速率来调整血管张力。心脏的再摄取速率最高。改变生物合成或储存的药物或疾病状态（如甲基多巴能降低储存）对血压的影响显著，而影响再摄取的药物更易于诱发心率和心律的改变。

一般来说，一次肺循环中肺可清除 25% 的去甲肾上腺素，但不摄取肾上腺素和多巴胺。肺摄取去甲

表 16-5　直接和间接拟交感神经药对比

	药物引起的效应器官反应	
预处理	直接拟交感神经药（如肾上腺素）：作用于受体	间接拟交感神经药（如酪胺）：经摄取 1 机制摄取后引起 NE 释放
去神经支配　失去摄取 1 机制的位点　受体上调	增加	减弱
利血平　阻断囊泡摄取　耗竭 NE　可能导致上调	轻度增加	减弱
可卡因　阻断摄取 1 机制　耗竭 NE	增加	减弱

Adapted from Minneman KP: Drugs affecting the sympathetic nervous system. In Minneman K, Wecker L, editors: Brody's human pharmacology: molecular to clinical, ed 4. Philadelphia, 2005, Mosby, p 125.
NE，去甲肾上腺素

肾上腺素是钠依赖性的易化转运过程，主要发生在前毛细血管、后毛细血管及肺静脉的内皮细胞。神经末梢有显著的摄取作用。原发性和继发性肺动脉高压使肺摄取减弱，目前推测是肺血管壁增厚的结果。虽然肺血管内皮细胞摄取的功能意义尚不清楚，但对血管活性较强物质的摄取表明肺内皮细胞具有保护左心的功能。

充血性心力衰竭（CHF）患者常存在 ANS 紊乱。急性应激导致的心肌病（Tako-Tsubo 心肌病，又称应激性心肌病）与异常的交感活动有关 [24]。慢性心力衰竭时，心脏儿茶酚胺耗竭，对去甲肾上腺素的再摄取减少 [25]。持续的交感兴奋导致神经元释放去甲肾上腺素增加 [26]。即使在心力衰竭终末期等候心脏移植的患者中，心脏的去甲肾上腺素外流速率的变化也很大，但某些研究提示，与传统心血管指数相比，血浆儿茶酚胺水平升高能更好地预示不良预后 [27-28]。由于 CHF 患者儿茶酚胺释放受损，作为体循环阻力降低的代偿反应，肾素 - 血管紧张素系统被激活。这些因素的综合作用使肾上腺素能神经活性增加，β 受体敏感性降低，去甲肾上腺素储备耗竭，导致心脏收缩力降低 [29-30]。

代谢

在储存和再摄取的过程中，少量未被神经末梢摄取而进入循环系统的去甲肾上腺素被血液、肝或肾中的 MAO 和儿茶酚胺 -O- 甲基转移酶（COMT）共同或单独灭活（图 16-9）。

由肾上腺髓质释放的肾上腺素也由上述酶灭活。灭活后最终的代谢产物是香草扁桃酸（VMA）。由于清除迅速，去甲肾上腺素（和大多数生物胺）在血浆中的半衰期非常短，小于 1min。由于其半衰期短，使用这些药物时应持续输注。基于同样的原因，儿茶酚胺产生量的测量应测量其代谢产物而不是其本身。例如，当筛查产生去甲肾上腺素的嗜铬细胞瘤时，通常测量其血浆中游离甲氧基肾上腺素 [31]。

抑制 MAO 对患者交感神经功能产生很大影响。患者对 MAO 抑制剂（MAOIs）通常耐受性较好，但患者稳定的状态掩盖了其胺类代谢严重改变的事实。其在临床上重要的、危及生命的药物相互作用将在"药物与自主神经系统"部分中讨论。

另一些化合物可被分解酶代谢，产生伪神经递质。酪胺虽然无治疗意义，但被作为工具药物用于研究。酪胺存在于多种食物中（特别是在长时间存放的乳酪和葡萄酒中），也可由酪氨酸合成。酪胺通过摄取 1 机制进入交感神经末梢，将去甲肾上腺素从囊泡内置换入细胞质。去甲肾上腺素从细胞质内渗漏出来，是酪胺引起交感兴奋效应的原因，但会出现继发效应。在囊泡内，酪胺被 DβH 转化为章胺，最后作为伪神经递质代替去甲肾上腺素释放，因其活性只有去甲肾上腺素的 10%，所以不能产生同等的效应。

肾上腺素能受体

最初，α 肾上腺素受体从 β 肾上腺素受体中被区

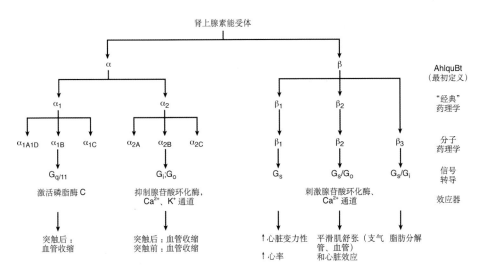

图 16-9 肾上腺素能受体的分类

表 16-6   α 受体和 β 受体的分布

受体	分布	反应	激动剂	拮抗剂
α_1	平滑肌	收缩	去氧肾上腺素	哌唑嗪
α_2	突触前	抑制去甲肾上腺素释放	可乐定 右美托咪定	育亨宾
β_1	心脏	变力 变时	多巴酚丁胺	美托洛尔
β_2	平滑肌	舒张 松弛	特布他林	

分出来主要是由于前者对去甲肾上腺素和肾上腺素产生的效应远远超过对异丙肾上腺素的反应。α 和 β 受体拮抗剂研究的进展进一步证明了独立的 α 受体的存在。传统上，肾上腺素能受体被分为 α 和 β 肾上腺素能受体；近年来根据对特定药物的反应的不同，又将其分为 α_1、α_2、β_1 和 β_2 肾上腺素能受体。随着分子生物学技术的进步，肾上腺素能受体的分类演变为 3 种主要亚型和 9 种次亚型（图 16-9）[32]。表 16-6 描述了 α_1、α_2、β_1 和 β_2 肾上腺素能受体的分布、效应、代表性的激动剂和 α_1、α_2、β_1、β_2 受体拮抗剂。

α 肾上腺素能受体　功能及亲和力的测定和分子生物学方法均证实，α 肾上腺素能受体有不同的亚型[33]。α_1 受体又分为 $\alpha_{1a/d}$、α_{1b} 和 α_{1c} 受体。几种 α_2 同工受体（α_{2a}、α_{2b} 和 α_{2c}）也被分离出来。α_2 受体可在突触前膜甚至在非神经组织中表达。α_2 受体存在于外周神经系统、中枢神经系统及多种组织器官，包括血小板、肝、胰腺、肾和眼，并已证实其具有特殊的生理功能[34]。在人类脊髓中主要存在的 α_2 受体为 α_{2a} 亚型[32, 35]。这表明哺乳动物的基因组中包含有两套至少三种基因编码的 α 受体。α_2 受体的基因编码定位于 2、4 和 10 染色体上。对受体亚型的分类不仅仅是理论上的需要[36]，引起 α_{2c} 突触前功能降低和 β_1 受体亲和力增强的点突变可引起肾上腺素能的反应过度，并易引发 CHF[37]。

氨基酸序列对比显示，α 受体属于具有 7 个跨膜片段的基因超家族的成员，由 G 蛋白介导这一基因超家族的信号转导功能。175 个氨基酸组成的核心形成了不同家族成员共同的高度保守的 7 个跨膜片段。虽然不同的信号转导机制表明受体亚型具有精确的调控作用和重要的生理意义，但还不能完全解释其受体亚型的多样性。在不同的物种，α 受体亚型具有相当大的变异性，这一点具有重要意义[38]。

突触前膜和突触后膜都有受体存在。突触前受体可以是异源受体或自身受体。自身受体是指能对自身神经末梢释放的神经递质发生反应并发挥反馈调节作用的突触前膜受体。异源受体是指能对特殊神经末梢释放的除神经递质以外的物质发生反应的突触前受体。这种调节在整个神经系统都存在，但对交感神经系统尤为重要[39]。

α_2 受体在已经确认的几种突触前受体中可能最具有临床意义。突触前 α_2 受体通过负反馈机制调节去甲肾上腺素和 ATP 的释放[40]。去甲肾上腺素激活 α_2 受体后，可抑制神经刺激所诱发的去甲肾上腺素的释放。同样的抑制机制也见于在 ANS 中乙酰胆碱与其突触前膜受体的结合。配体研究揭示，在人类大脑，特别是在大脑皮质和髓质具有高密度的 α_2 受体[41]，这种分布解释了 α_2 受体激动剂引起心动过缓和低血压的原因。

β 肾上腺素能受体　与 α 受体相似，β 受体是具有 7 个跨膜单环结构的蛋白超家族。这些跨膜区被标记为 $M_1 \sim M_7$。拮抗剂有特定的结合区域，而激动剂广泛地与跨膜疏水区结合（图 16-10）。受体的细胞外部分以氨基结尾，细胞内的羧基末端是磷酸化的位点。在这些细胞质区域，有与 G 蛋白和包括 β 肾上腺素能受体激酶在内的激酶相互作用的位点。β 受体与毒蕈碱受体而非烟碱受体在机械及结构上具有相似性，尤其是在跨膜部分。

β 受体可进一步分为 β_1、β_2 和 β_3 亚型，所有这些亚型都可调节 G 蛋白并通过腺苷酸环化酶增加环腺苷酸（cAMP）[42]。传统认为，β_1 受体只分布于心脏，而 β_2 受体只分布于血管和支气管平滑肌。但目前认为，β_2 受体在人类心脏有广泛的分布，在心室约占 β 受体总数的 15%，而在心房可达 30% ~ 40%[43]。β_2 受体的存在有助于出现疾病时机体的代偿。当慢性儿茶酚胺刺激和 CHF 导致 β₁ 受体下调时，可通过 β₂ 受体保持对儿茶酚胺的反应[44]。即使在充血性心肌病的终末期，β₂ 受体的数目也不会产生很大变化[45]。除了正性变力作用外，人类心房的 β₂ 受体还参与心率的调节。人类心脏生成 cAMP 主要是由 β₂ 受体介导，而非人们所认为的 β₂ 受体[45]。仅在脂肪细胞上表达的 β₃ 受体提示了对肥胖的新的治疗方案[46]。β₃ 受体的多态性与肥胖相关，而且与糖尿病的发展有潜在的联系[47-49]。β₂ 受体的点突变与 β 受体的下调受抑和哮喘的夜间发作有关[50-51]。

多巴胺受体

多巴胺作为去甲肾上腺素合成的中间产物存在，内源性多巴胺可表现出 α 和 β 肾上腺素能效应（依据使用剂量而定）。Goldberg 和 Rajfer[52] 证明，在已被克隆出来的 5 种多巴胺受体中，最重要的是 1 型多巴胺受体（DA₁）和 2 型多巴胺受体（DA₂），二者的生理特性明显不同（图 16-11）。DA₁ 受体为突触后受体，

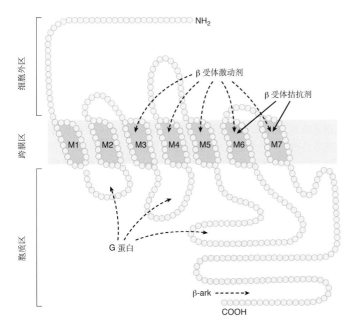

图 16-10 经典 G 蛋白偶联的 β 肾上腺素能受体的分子结构。注意三个区域。跨膜区作用类似配体结合袋，胞质区与 G 蛋白和激酶［如 β 肾上腺素能受体激酶（β-ark）］相互作用，后者能使受体磷酸化并脱敏。COOH，羧基，NH2，氨基 *(From Opie L: Receptors and signal transduction. In Opie LH, editor: Heart physiology: from cell to circulation, ed 4. Philadelphia, 2004, Lippincott Williams & Wilkins, 2004, p 194.)*

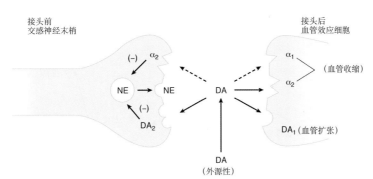

图 16-11 神经节后血管效应细胞上多巴胺 1 型（DA₁）受体、α₁ 和 α₂ 肾上腺素能受体以及交感神经节前末梢上 DA₂ 受体和 α₂ 肾上腺素能受体的定位。当给予多巴胺时，激动 DA₁ 受体导致血管扩张，而激动 DA₂ 受体能抑制（-）储存颗粒释放去甲肾上腺素（NE）。较大剂量的多巴胺激动节后效应细胞上的 α₁、α₂ 肾上腺素能受体，引起血管收缩；激动交感神经节前末梢上的 α₂ 肾上腺素能受体，抑制 NE 释放。交感神经节前末梢释放的 NE 也作用于 α₁ 和 α₂ 肾上腺素能受体 *(From Goldberg LI, Rajfer SI: Dopamine receptors: applications in clinical cardiology, Circulation 72:245, 1985.)*

分布于肾、肠系膜、脾和冠状血管平滑肌，通过刺激腺苷酸环化酶增加 cAMP 的产生而引起血管舒张，其对肾动脉的血管舒张作用最强。由于有以上作用，尤其是对肾血流的再分布效应，多巴胺广泛应用于临床。另外，肾小管的 DA_1 受体通过 Na^+-K^+-ATP 酶和 Na^+-H^+ 交换调节尿钠排泄 [52-55]。DA_2 受体为突触前受体，可能具有抑制去甲肾上腺素和乙酰胆碱释放的作用。中枢也存在 DA_2 受体，可介导恶心和呕吐反应。氟哌利多的止吐作用可能与其对 DA_2 活性的影响有关。

GTP 偶联的调节蛋白（G 蛋白）

肾上腺素能受体激动后，细胞外信号传入细胞内的过程称为信号传导。在此过程中，α_1 和 β 受体与 G 蛋白偶联。G 蛋白被激活后介导细胞内第二信使的合成和激活（图 16-12）。激活的第二信使在细胞质内扩散，并激发酶级联反应。第一信使→受体→ G 蛋白→效应器→第二信使→酶级联反应这一过程在很多细胞中存在。这种可发挥不同作用的物质在不同细胞间差异很大 [56]。G 蛋白分布于细胞膜内表面，也能直接改变跨膜离子通道的活性。

G 蛋白是由 α、β、γ 三个亚基构成的异构体。其中 β 和 γ 亚基构成稳定的复合物，而 α 亚基与复合物处于可逆的结合状态。β 和 γ 亚基在结构上变异很小，而目前已知 α 亚基有 20 个亚型。结合的 α 亚基的结构决定了 G 蛋白的功能。α 亚基目前被分为 α_s、α_i、α_q 和 α_{12} 四类，相应地，G 蛋白复合物根据与 βγ 复合物结合的 α 亚基被命名为 G_s、G_i、G_q 和 G_o [57]。

每一类肾上腺素能受体与相应的 G 蛋白亚家族相偶联，并与不同的效应器相联系。α_1、α_2、和 β 受体分别与 G_q、G_i 和 G_s 相耦联，并相应激活磷脂酶 C（α_1）、抑制腺苷酸环化酶（α_2）和兴奋腺苷酸环化酶

（β）（图 16-9）。在静息状态下，G 蛋白与鸟苷二磷酸（GDP）相结合，并不与受体接触。当受体被第一信使激活后，刺激 G 蛋白释放 GDP，且其 α 亚单位与 GTP 结合，G 蛋白被激活。与 GTP 结合的 G 蛋白被分为 α-GTP 结构和 βγ 亚单位两个部分。分离的 α 亚单位结合效应器并使其激活，随后与其结合的 GTP 转化为 GDP，恢复静息态。βγ 亚单位再次与 α 亚单位结合，重新组成处于静息态的、位于细胞膜内表面的 G 蛋白。

β 受体激活，兴奋 G 蛋白后，增加腺苷酸环化酶的活性和 cAMP 的生成。肾上腺素或去甲肾上腺素与 β 肾上腺素能受体极短时间的结合也会导致细胞内 cAMP 水平急剧升高（数分钟内可较基础值升高 400 倍）。cAMP 生成增多可激活蛋白激酶，使靶蛋白磷酸化，引发细胞内各种功能的变化，实现了受体对效应器功能的调节。刺激 α_2 受体可导致 G_i 抑制腺苷酸环化酶。G 蛋白数量相对较多，使得在信号转导阶段的受体激动作用被放大。G 蛋白分子的数目远远超过了 β 肾上腺素能受体和腺苷酸环化酶分子的数目。受体的密度及最终腺苷酸环化酶分子的活性决定了对儿茶酚胺的反应，这可能也解释了磷酸二酯酶抑制剂的效应机制 [58-59]。

心肌细胞对受体刺激的反应不同，依赖于第一信使的种类。两种相反的效应——收缩性降低和收缩性增加都是通过受体→ G 蛋白→效应器→酶级联反应这一过程引发，只是在发挥不同效应时，这一过程所涉及的化学物质不同 [60]。去甲肾上腺素作用于兴奋性 G 蛋白（G_s）的 α 亚单位，使腺苷酸环化酶激活，导致心肌细胞收缩性增强，并且 G 蛋白的 α 亚单位可介导钾离子通道开放，使钾离子外流。当乙酰胆碱作为第一信使时，可作用于相应受体，激活抑制性蛋白 G_i 或 G_o，使收缩性减弱。临床上重要的心率变异性可通

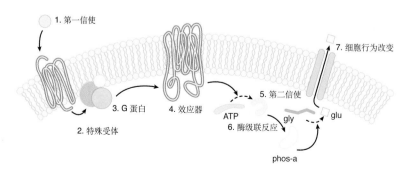

图 16-12　在肝细胞内，由肾上腺素刺激引起的糖原分解可以显示出 G 蛋白在细胞功能方面的作用。第一信使（肾上腺素）通过与其特殊受体结合，刺激 G 蛋白（这个例子中是 G_s）以活化腺苷酸环化酶。腺苷酸环化酶使腺苷三磷酸（ATP）转化为环腺苷酸，即第二信使，后者又可引发一个瀑布式级联反应，从而刺激磷酸化酶（phos-a），使糖原（gly）转化为葡萄糖（glu），生成的葡萄糖由细胞排出 *(From Linder ME, Gilman AG: G Proteins, Sci Am 267:56, 1992.)*

过 G_s 和 G_o 的激活来解释。G_o 引起的膜电流强度大于 G_s，这可解释一种临床现象，即当存在交感刺激时，迷走神经抑制心率的作用仍占主导，这种现象可见于未接受术前用药的患者 [60]。

上调和下调

β 肾上腺素能受体并不是固定的，突触间隙和胞质内与去甲肾上腺素产生反应的 β 肾上腺素能受体的数量变化很大。β 受体的这种变化出现非常迅速，去神经或肾上腺素能阻滞的 30min 内，其受体数目即增加。这种上调可以解释突然停止使用 β 受体阻滞剂后会出现反跳性心动过速，并增加心肌梗死和心肌缺血的发生率的现象。许多慢性改变，如静脉曲张 [61] 或衰老，可减少肾上腺素能受体的数目或降低其全身反应性。

在临床及细胞水平，即使持续应用肾上腺素能激动剂，各种激素和神经递质所引发的反应还是会迅速减弱 [62]，这种现象被称为脱敏，已通过细胞膜 β 肾上腺素能受体刺激 cAMP 升高的方法对这种现象进行了较深入的研究。目前推测，脱敏的机制包括：解偶联（如磷酸化）、隔离和下调。导致 β 肾上腺素能受体快速钝化的分子机制不是受体的内化，而是 β 受体与兴奋性 G_s 蛋白解偶联，结果导致 β 受体自身功能改变。激动剂诱发的脱敏效应与两类丝氨酸 - 苏氨酸激酶介导的 G 蛋白偶联受体的磷酸化有关。一类引起受体特异性或同源性脱敏；而另一类通过第二信使依赖性激酶，引起细胞的反应整体性降低，即异源性脱敏。最终，抑制性的拘留蛋白与磷酸化的受体相结合，阻断了信号转导而引起脱敏。因为酶的磷酸化只发生在激活状态，因此当受体脱敏时，如在 CHF 或心肺转流等情况下，短时间给予 β 受体阻滞剂可使受体 "休息休息" [63]。隔离的功能性 β 肾上腺素能受体因去磷酸化或再利用偶尔会恢复。有证据表明，拘留蛋白通过信号转导的解偶联和参与受体的内化过程导致受体脱敏 [64-65]。由于受体隔离后不需要蛋白质合成，受体的数目可发生迅速变化。

下调可能与这种快速机制不同，因为下调发生在持续暴露在激动剂数小时后（如慢性应激或 CHF），并且受体会被破坏。在恢复到基础水平前，必须有新的受体合成。

慢性 CHF 是研究受体耐受和下调最重要的也是最佳的一种病理生理状态（见第 20 章）。最初观察到，为应对血浆中儿茶酚胺水平的升高，心力衰竭终末期患者的心脏 β 受体的密度显著下降。这个发现揭示了有此症状的患者使用外源性 β 受体激动剂效果不佳的原因。由于人类心室同时存在 β_1 和 β_2 受体 [66]，

Bristow 及其同事利用放射配体技术证明，CHF 仅降低人类心室 β_1 受体的密度，而对 β_2 受体的密度无影响。在衰竭的心脏，异丙肾上腺素的正性变力作用 60% 是通过激动 β_2 受体实现的，而在未衰竭的心脏，β_2 受体的作用仅占 40% [67]。

甲状腺功能引起肾上腺素能受体密度的改变。甲状腺功能亢进增加受体密度，甲状腺功能减退降低受体密度。因此，临床使用 β 受体阻滞剂是控制甲状腺功能亢进的重要的急性治疗手段。有证据表明，糖皮质激素会降低受体密度。因此，机体对交感神经激动剂可发生不同的反应，这取决于病理状态和环境。甲状腺素和酪氨酸的结构相似，提示假性神经递质可能起重要作用（参见第 84 章和第 85 章）[68]。

胆碱能神经药理学

乙酰胆碱的合成

根据已知的神经肌肉接头处胆碱能传递的详细的电生理信息，可得出许多有关胆碱能的药理学假设。有关胆碱合成和代谢的化学作用详见第 18 章。

胆碱能受体

传统上，胆碱能受体主要分为烟碱受体和毒蕈碱受体两类。毒蕈碱类受体属于 G 蛋白偶联受体超家族，主要存在于外围内脏器官，烟碱受体多与离子通道相关，存在于交感和副交感神经节（神经亚型）以及骨骼肌神经肌肉接头处（神经和肌肉亚型）。

这两种结构和功能截然不同的受体对乙酰胆碱的反应明显不同，但刺激物本身没有特异性。特异性拮抗剂可以区分烟碱受体和毒蕈碱受体的差异。所以出现了结构 - 活性关系的问题。所有胆碱能激动剂都需要季铵基团和可通过孤电子对形成氢键的原子，两者间的距离决定激动剂是激动烟碱还是激动毒蕈碱受体。毒蕈碱受体激动剂的距离为 4.4Å，而烟碱受体激动剂的距离为 5.9Å。

神经亚型和肌肉亚型的烟碱受体分别位于神经节和运动终板。非去极化型肌松剂阻滞神经节、颈动脉体 [69] 和神经肌肉接头处的神经型烟碱受体（参见第 18 章）[70]，而六烃季铵则作用于神经节的受体。

有证据表明，神经节处的烟碱受体比神经肌接头处的受体对麻醉的敏感性强得多 [71]。

关于神经节和运动终板的烟碱受体详见 18 章。简言之，受体是由五聚体膜蛋白构成的非选择性的阳离子通道，包括两个 α 单位（每个 40kDa）及 β、ε、δ 单位各一个。这五个亚单位围绕每一个离子通道，该

通道允许钠离子或钙离子流入或钾离子流出细胞。每类离子拥有其独特的通道。为开放通道，乙酰胆碱必须占据两个 α 亚单位上的受体位点。

与离子通道型受体烟碱受体相比，毒蕈碱受体与 α、β 肾上腺素能受体的同源性高于烟碱受体。与受体家族其他成员相似，毒蕈碱受体具有七个螺旋结构（即 α_2、β_1、β_2、5- 羟色胺、视紫红质及视蛋白），并通过 G 蛋白进行信号转导。五种毒蕈碱受体（即从 M_1 到 M_5）的第五和第六跨膜区之间的巨大的胞质侧环中存在着结构变异性。尽管分子研究揭示有五种亚型，且其中四种药理学特性明确（即 M_1、M_2、M_3 和 M_4），但仍无选择性的拟毒蕈碱药物。M_2 型胆碱能受体为接头后受体，主要存在于内脏器官。已在许多生物物种的支气管平滑肌中测定出 M_2、M_3 受体。离体实验表明，M_3 受体介导收缩和分泌反应。使用 β 肾上腺素能受体激动剂逆转胆碱能物质引起的支气管痉挛效果不佳，可能是因为有大量的 M_2 受体存在的缘故 [72]。

毒蕈碱受体具有不同的信号转导机制。奇数序列的受体亚型（如 M_1、M_3、M_5）主要通过聚磷酸肌醇的水解作用，而偶数序列的受体主要通过调节腺苷酸环化酶 [73]。

当 M_3 受体激活后，G_q 蛋白可激活磷脂酶 C，进而催化磷脂酰肌醇双磷酸水解生成二酰甘油和肌醇三磷酸。毒蕈碱受体与第二信使系统（如环核苷酸或磷酸肌醇）偶联，后者再与离子通道偶联。在其他情况下，阳离子内流启动细胞反应。例如，钙离子作为信使内流，然后与其他离子结合或使其他离子通道开放。除影响离子通道外，钙离子作为信使可激活各种细胞内蛋白，改变细胞活性。心房毒蕈碱受体活化可使钾离子外流，产生细胞膜超极化，可减慢传导，使起搏速度减慢或停止。在腺体中，钙离子和（或）钠离子流入引发细胞内的各种活动，促使细胞分泌。在平滑肌细胞中这些离子内流引起收缩。

毒蕈碱受体存在于中枢和外周神经中。一个神经元可以同时拥有兴奋性和抑制性作用的两种毒蕈碱受体。对于副交感神经系统接头前自身受体的研究可能没有交感神经系统详细。突触前毒蕈碱受体可抑制节后副交感神经元释放乙酰胆碱，接头前烟碱受体则可增加其释放。

由于偶联复杂，毒蕈碱系统反应较为缓慢，在应用乙酰胆碱后反应可延迟至数秒到数分钟才出现。同样，其作用持续时间要比激动剂存在的时间长。尽管递质迅速被灭活，其激活产生的一系列细胞反应仍可持续数分钟。毒蕈碱受体可通过与 β 受体相似的机制产生激动剂依赖性磷酸化而导致受体脱敏。

自主神经系统的非肾上腺素能非胆碱能神经递质的转运

非肾上腺素能非胆碱能（NANC）的成分，如单胺、嘌呤、氨基酸和多肽是 ANS 的组成部分。通过对血管周围神经进行组织化学和免疫组织化学分析，已证明存在其他神经递质，包括 ATP、腺苷、VIP、P 物质、5- 羟色胺（5-HT）、神经肽 Y（NPY）及降钙素基因相关肽（CGRP）。免疫细胞化学研究揭示，一种以上神经递质或待确认的神经递质共同存在于同一神经。最常共存于血管周围神经的神经递质如下：去甲肾上腺素、ATP、NPY 共存于交感神经元（图 16-13），乙酰胆碱、VIP 共存于副交感神经元（图 16-14），P 物质、CGRP 和 ATP 共存于感觉 - 运动神经元。一个神经元能够合成、储存并释放一种以上神经递质称为共同传递，许多待确认的神经递质都是通过此途径发挥作用。最初，神经递质以不同组合方式释放的多样性显得毫无规律而且令人困惑，但是有一种方式可以使这种情况清晰起来。自主神经系统表现为化学编码，即每个神经元通过释放特定组合的神经递质来执行特定的生理功能 [74]。

在自主神经控制机制方面，递质共存和神经调节的概念已被接受。为证明共存于同一神经元的神经递质起协调作用，必须要证明释放后每种物质能够作用于突触后各自特定的受体并发挥效应。

有证据表明，去甲肾上腺素和 ATP 是许多血管周围交感神经的共存递质，它们从同一神经中释放出来，但分别作用于相应的 α_1 肾上腺素受体和 P_2 嘌呤受体，引起血管收缩 [75-76]（图 16-13）。ATP 与 P_2 嘌呤受体结合引起电压依赖钙通道的变化来介导血管收缩 [77]。血管收缩的快速启动是由嘌呤受体介导的，而去甲肾上腺素通过与 α_1 肾上腺素受体结合开放受体门控钙通道，引起血管平滑肌的持续收缩。ATP 贮存于神经膨体的囊泡中，通过胞吐作用被释放至突触间隙，并与突触后嘌呤受体结合。ATP 通过与膜结合的 ATP 酶和 5'- 核苷酸酶被降解为腺苷。腺苷被突触前神经元再吸收，而 ATP 在突触前神经元再合成，并可进入囊泡，以备再次释放 [78]。

嘌呤受体被分为 P_1 和 P_2 受体。P_1 受体与腺苷结合，P_2 受体与 ATP 结合。P_1 受体分为四种亚型（A_1、A_{2A}、A_{2B} 和 A_3），所有的 P_1 受体都与膜结合的 G 蛋白结合。P_2 受体分为两种亚型——P2X 和 P2Y。P2X 受体与 ATP 结合，开放配体门控离子通道；相反，P2Y 受体与 G 蛋白结合，并与相应的第二信使系统结合。P2X 受体分为 7 种亚型（$P2X_{1-7}$），P2Y 受体分为 8

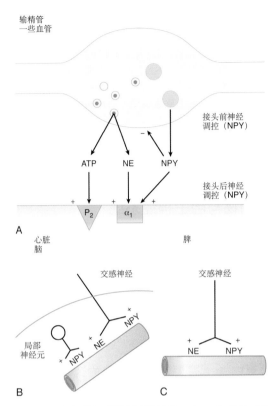

图 16-13　由交感神经膨体释放的神经肽 Y（NPY）、腺苷三磷酸（ATP）、去甲肾上腺素（NE）间不同的相互作用。A. 该示意图显示了在输精管和一些血管内，NE 和 ATP 通过 α_1 肾上腺素能受体和 P_2 嘌呤受体，协同并独立地使平滑肌收缩（+），这两种物质很可能都由小颗粒囊泡释放。B 和 C. 心和脑（B）以及脾（C）内的交感神经传递 *(From Lincoln J, Burnstock G: Neural-endothelial interactions in control of local blood flow. In Warren J, editor: The endothelium: an introduction to current research. New York, 1990, Wiley-Liss, p 21.)*

种亚型（$P2Y_{1, 2, 4, 6, 11, 12, 13, 14}$）。有些 P2Y 受体可优先被腺苷二磷酸而不是 ATP 活化，有些可以被嘧啶核苷（尿苷三磷酸）以及嘌呤激动剂激活。

　　在高血压的情况下，ATP 在神经末梢的释放会使动脉血压显著下降。ATP 和 $MgCl_2$ 的联合使用对于继发于先天性心脏病的肺动脉高压是强烈的肺动脉舒张剂。此外，ATP 还可以用于治疗缺血后肾损伤。嘌呤的共传递也可见于胃肠道，ATP（和 NO）受体的激活会抑制胃肠蠕动。

　　神经调质能够调节神经元之间信息传递的过程。它们可以是循环中的神经激素、局部物质和由同一神经元或附近的神经元释放的神经递质。神经调质可通过增加或减少神经传递过程中神经递质的释放量来发

挥接头前调制作用，也可通过改变神经递质的效应强度或作用时程来发挥接头后调制作用。在所有已知的接头前和接头后的神经调制过程中，这些物质的作用是减弱或增强神经递质的效能。这种效应反映了自主神经 - 效应器接头空间结构的多样性[79-80]。与神经肌肉接头不同，自主神经效应器接头处于动态的变化之中，且接头后特异性不强。胺类递质通常需要跨越较长的距离才能到达效应器。由于这些化学物质半衰期很短，神经调制为加强和延长它们的生物效应存在一种生物学机制[81]。

　　NPY 也可与去甲肾上腺素和 ATP 共存。虽然在一些血管中，NPY 很少或不能发挥直接的作用，但其却可作为接头前的神经调质抑制神经末梢释放去甲肾上腺素，或在接头后增强去甲肾上腺素的作用[82-83]（图 16-13A）。在某些血管中，尤其是脾、骨骼肌、脑和冠状血管，NPY 具有直接的缩血管效应。在心脏和脑组织中，局部（非交感）神经元以 NPY 作为主要的神经递质（图 16-13B）。在脾，NPY 似乎与去甲肾上腺素一起作为递质，共存于血管周围的交感神经中（图 16-13C）[84]。刺激的频率决定哪些囊泡被动员并释放出所含的递质。

　　经典的神经递质如（乙酰胆碱）在许多器官的副交感神经元中与 VIP 共存，但实际上两种神经递质分别贮存于不同的囊泡内。不同的刺激频率可引起不同的递质释放，这取决于神经递质储存的位置[85-86]。例如，在涎腺，它们可分别作用于腺泡细胞和腺体的血管（图 16-14）[76]。低频刺激可选择性引起乙酰胆碱的释放，而高频刺激可引起 VIP 释放，从而使两者发挥协同作用。接头前和接头后调节的因素已经被描述过。在许多生物学状态下，包括妊娠（见第 77 章）[87]、高血压和衰老（见第 80 章），共存递质之间的关系可能是代偿反应的重要决定性因素，可以对生理功能进行更精确的调控。此外，还有大量的不同受体可能会提供潜在的药理性干预靶点。

神经节药理学

　　神经节不仅仅起着细胞与附近细胞胞体之间的连接作用，还肩负着机体更复杂的功能。整合和加工作用可能有助于 ANS 做出精确的反应。神经节刺激的电生理较复杂，根据兴奋性突触后电位（EPSP）和抑制性突触后电位（IPSP），至少有四种不同的电刺激反应[88]。

　　当乙酰胆碱与烟碱受体相互作用，使突触后膜快速去极化时，神经节兴奋的主要表现形式为兴奋性突触后电位（EPSP）。去极化主要由钠离子通过烟碱受

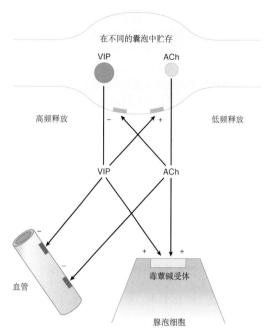

在不同的囊泡中贮存

VIP   ACh

高频释放   −   +   低频释放

VIP   ACh

血管

毒蕈碱受体

腺泡细胞

图 16-14 在支配猫唾液腺的副交感神经内，经典的神经递质乙酰胆碱（ACh）与血管活性肠肽（VIP）共存。ACh 和 VIP 分别储存于不同的小囊泡内，在受到不同频率的刺激时，它们就被分别释放，作用于腺细胞及有腺体功能的血管。通过选择性的低频冲动释放 Ach 和高频冲动释放 VIP 达到协同作用的目的。图中显示了接头前和接头后调控 *(From Burnstock G: Local mechanisms of blood flow control by perivascular nerves and endothelium, J Hypertens Suppl 8:S95, 1990.)*

体通道内流引起，可被非去极化烟碱受体阻滞剂六烃季铵所阻滞。其他通路或辅助通路被增强或抑制能引起其他的电位改变，而这些通路对经典的烟碱受体拮抗剂不敏感。

电刺激神经节引起的电位变化还存在其他通路：①慢速 EPSP；②迟慢 EPSP；③ IPSP。

自主神经节传导可被两类药物所激动：烟碱类激动剂和毒蕈碱类激动剂。烟碱类激动剂先产生快速的兴奋效应，类似起始的 EPSP，可被经典的非去极化神经节阻断药物所阻断。而毒蕈碱类激动剂延迟兴奋效应的发生，其作用可被阿托品所阻断。

烟碱受体被阻断或其传导被抑制是神经节的传导被阻断的主要形式。有两类药物可阻断神经节的传导。第一类代表药物是烟碱，先激动受体，然后发挥神经节传导阻滞作用，表现为持续性去极化；第二类药物不引起神经节兴奋或神经节电位改变，包括六烃季铵、曲美芬和美卡拉明。曲美芬在神经节与乙酰胆碱竞争胆碱能受体，六烃季铵可阻断开放的通道。无论

哪种机制，都能抑制 EPSP 的出现，并阻断神经节的传导。

毒蕈碱受体拮抗剂或 α 受体激动剂不能完全阻断传导，但它们可能对神经冲动的正常调节起抑制作用。刺激 β 肾上腺素能受体可促进烟碱和毒蕈碱受体传导，而刺激 α 肾上腺素能受体则抑制传导。5-HT 的促进作用最强，但在特定区域会产生抑制作用。多巴胺可通过产生 IPSP 而发挥抑制作用。肾上腺髓质是一类特殊的神经节突触，因此也受到与其他自主神经节类似的影响。

药物与自主神经系统

交感神经系统和副交感神经系统的结构和功能在前文已有叙述。药物对自主神经系统的影响是许多急性和慢性疾病治疗的基础。从药理学的角度来看，这些药物从很多方面影响自主神经系统，包括对递质的合成、储存和受体介导活性的增强或抑制。在下面的内容里，我们将一起探讨麻醉医师感兴趣的自主神经系统活性药物及其作用机制。

影响肾上腺素能神经传导的药物

内源性儿茶酚胺

儿茶酚胺是拟交感神经药物的重要亚类，内源性交感神经递质，如去甲肾上腺素、肾上腺素和多巴胺都属于儿茶酚胺类（图 16-15）。拟交感神经药物的因体化合物是 β-苯乙胺，它包括一个苯环和一个乙胺侧链。苯环 3，4 位上的羟基将其转化为儿茶酚，所有这些复合物统称为儿茶酚胺。尽管异丙肾上腺素和多巴酚丁胺为人工合成，但也属于拟儿茶酚胺类。非儿茶酚胺类药物也可产生拟交感神经作用并且具有相似的结构。

儿茶酚胺类药物大部分由 COMT 代谢。如果失去了两个羟基中的任意一个，都会因为不再由 COMT 代谢而使药物口服后效应增强、作用时间延长。非儿茶酚胺类药物基本上都由 MAO 代谢。因为 COMT 和 MAO 都不能代谢被 α 碳基取代的非儿茶酚胺类药物，所以这些药物的作用时间延长。

肾上腺素 肾上腺素常用作心搏骤停、循环衰竭和过敏反应等危及时刻的抢救用药，同时还可局部使用，以限制局麻药的扩散或减少出血。肾上腺素的全身效应变异性很大且与血容量有关。根据应用目的和紧急程度的不同，可以选择不同的剂量和给药方式。

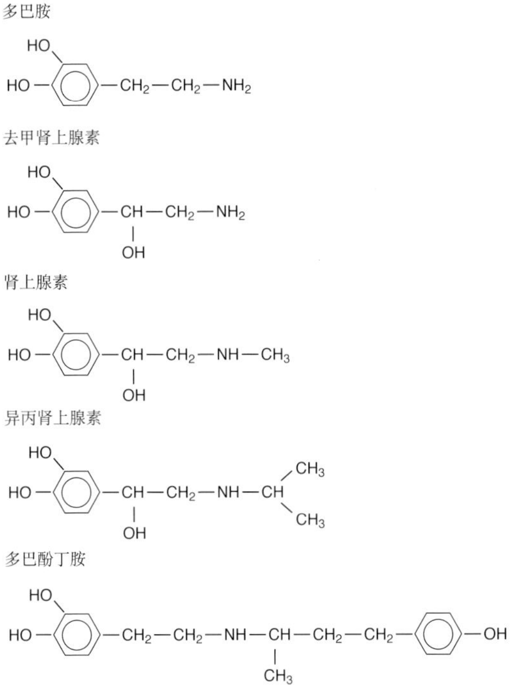

多巴胺

HO
HO—⬡—CH₂—CH₂—NH₂

去甲肾上腺素

HO
HO—⬡—CH—CH₂—NH₂
          |
          OH

肾上腺素

HO
HO—⬡—CH—CH₂—NH—CH₃
          |
          OH

异丙肾上腺素

HO
HO—⬡—CH—CH₂—NH—CH
          | |
          OH   CH₃
                         CH₃

多巴酚丁胺

HO
HO—⬡—CH₂—CH₂—NH—CH—CH₂—CH₂—⬡—OH
                           |
                           CH₃

图 16-15 儿茶酚胺的化学结构。一个苯环和两个相邻的羟基形成儿茶酚原子团

表 16-7 变力和变时药物的剂量依赖性作用

药物 *	受体	常用输注剂量
肾上腺素	β_2	$1 \sim 2\mu g/min$
	$\beta_1 + \beta_2$	$2 \sim 10\mu g/min$
	α_1	$\geqslant 10\mu g/min^†$（单次：$2 \sim 10\mu g$, $0.5 \sim 1.0mg^‡$）
去甲肾上腺素	α_1, $\beta_1 \gg \beta_2$	$4 \sim 12\mu g/min^†$
多巴胺	多巴胺能	$0 \sim 3\mu g/(kg \cdot min)$
	β	$3 \sim 10\mu g/(kg \cdot min)$
	α	$> 10\mu g/(kg \cdot min)^†$
多巴酚丁胺	$\beta_1 \gg \beta_2, \alpha$	$2.5 \sim 10\mu g/(kg \cdot min)^†$
异丙肾上腺素	$\beta_1 > \beta_2$	$0.5 \sim 10\mu g/min$

Data from Hoffman BB, Lefkowitz RJ: Catecholamines and sympathetic drugs. In Goodman A, Rall T, Nies A, et al, editors: Goodman and Gilman's the pharmacological basis of therapeutics, ed 8. New York, 1990, Pergamon Press, p 187.
* 表中所有药物的清除半衰期为数分钟。
† 临床已使用的剂量远高于此常用输注剂量。
‡ 用于过敏反应伴有心室颤动或心搏骤停时

肾上腺素可激活所有肾上腺素能受体：α_1、α_2、β_1、β_2 和 β_3。其治疗作用包括对心脏的正性变力作用、变时作用和变传导作用（β_1），血管和支气管平滑肌松弛（β_2），血管收缩（α_1）。当血管收缩时，主动脉的舒张压升高，进而增加心脏停搏时冠状动脉的血流量，而这可能就是决定存活与否的最重要的单一因素[89]。肾上腺素的内分泌和代谢方面的作用包括升高血糖、乳酸和游离脂肪酸。

肾上腺素可以单次或者持续静脉输注。通常状况下，用来支持血压的初始单次剂量为 2 ~ 8µg 静脉注射，用于治疗心血管衰竭、心脏停搏、心室颤动、电机械分离和过敏性休克的剂量为 0.02mg/kg 或 1mg[90]（参见第 108 章）。有时候则需要更高的剂量以收缩周围血管来维持心肌和脑血流灌注。在对心搏骤停的患者进行复苏时，曾经应用过大剂量肾上腺素（0.1 ~ 0.2mg/kg），但是似乎并没增加成人复苏的成功率。儿科患者心脏停搏的后果不可预料，所以目前推荐在给予初始剂量肾上腺素（0.01mg/kg）后，在整个复苏过程中每 3 ~ 5min 重复输注一次[42, 91]（参见第 95 章）。在某些紧急状况下，给予 0.2mg/kg 的大剂量也可能有效[92]。患者对药物的反应差别很大，相同的输注速度并不一定能在所有患者身上得到预期的血药浓度。因此在给予"加压药"时应小心地调节剂量，这时候对肾、大脑和心肌灌注的监测要比遵循严格的用药方案更为重要（表 16-7）。1 ~ 2µg/min 的剂量虽然临床很少用到，但应当可以主要激活 β_2 受体，产生松弛血管和支气管平滑肌的效果。2 ~ 10µg/min[25 ~ 120ng/(kg · min)] 的剂量可以通过房室结增加心率、增强心肌收缩力和加快传导，并缩短不应期。当剂量超过 10µg/min[100ng/(kg · min)] 时，会产生显著的 α 受体的激活，引起全身性血管收缩。肾上腺素可以通过直接激活 α 受体和间接促进肾素释放而引起肾血管的强烈收缩。尽管低剂量的肾上腺素可通过激活 β_1 受体来增快心率，但是大剂量应用时，由于周围血管收缩引起的显著血压升高会使心率反射性降低。

消旋肾上腺素（即左旋和右旋肾上腺素混合物）可以使水肿的黏膜收缩，从而治疗严重哮吼[93]、拔管后或外伤性的气道水肿。将 2.25% 溶液用水或盐水按 1 : 8 的比例稀释后进行雾化吸入，可以每 2h 应用 1 次，效果持续 30 ~ 60min。首次用药后应密切观察患者至少 2h，因为用药 2h 后患者有可能在症状改善后出现反跳性水肿。尽管临床上经常使用消旋肾上腺素，但是有证据表明左旋肾上腺素比混合体的作用效能强 15 ~ 30 倍[94]，并且在治疗这些临床合并症方面性价比更高[95]。

支气管痉挛也可以采用每 20min 皮下注射肾上腺素 300μg，最多 3 次的方法来治疗。除了可以直接舒张支气管，肾上腺素还可以降低抗原诱发的来自肥大细胞的内源性支气管致痉物质的释放，对于过敏反应特别有效[96]。相对禁忌证包括高龄、严重的心动过速、高血压和冠状动脉阻塞性疾病。皮下注射肾上腺素的吸收很缓慢，因为它能引起强烈的局部血管收缩，所以皮下注射较大剂量（如 0.5～1.5mg）的肾上腺素，其效果只相当于静脉注射 10～30μg/min。如果静脉输入与皮下注射等量的肾上腺素，将引起致命的室性心律失常、高血压和脑出血。肾上腺素常局部应用于黏膜表面来控制术野出血，还可与局麻药混合后用于局部浸润和鞘内注射。这一用法通过 α 受体介导的血管收缩而减少局部出血，还可以减缓血管对局麻药的吸收，延长其作用时间，降低血浆峰浓度。尽管有人认为可能引起全身性不良反应，但是很多研究表明，除非静脉注射，否则通过血管吸收所引起的血浆肾上腺素水平的升高很有限，甚至其影响不如人心理紧张时的应激反应[97]。这一结论提示，应避免误入静脉。

其他药物与肾上腺素的相互作用通常是可以预见的。可卡因和其他抑制肾上腺素摄取的药物可以增加外源性肾上腺素的效果和作用时间。事先应用 α₁ 受体阻滞剂可引起反常的"肾上腺素作用翻转"现象（低血压和心动过速反应），类似于 β₂ 受体激动剂所引起的血管舒张效应。应用非选择性 β 受体阻滞剂的患者可以表现出明显的 α 效应。心脏选择性（β₁）阻滞剂则没有这种效应[98]。

氟烷（某些国家还在使用）可以增加心脏对儿茶酚胺的敏感性，浅吸入麻醉下可能会引起的棘手的心律失常。肾上腺素通过缩短心肌不应期，使心脏更容易发生心律失常。在吸入麻醉药 1.25MAC 的浓度下，50% 的成人（ED₅₀）出现三个室性期前收缩的肾上腺素的剂量分别为：氟烷 2.1μg/kg、异氟烷 6.7μg/kg、恩氟烷 10.9μg/kg[99]。小儿较成人能耐受更大剂量的肾上腺素（参见第 93 章）。建议采用氟烷麻醉的儿童，每 10min 接受肾上腺素皮下注射的最大剂量为 10～15μg/kg[92]。低碳酸血症可以易化这种作用。

去甲肾上腺素 去甲肾上腺素与肾上腺素在结构上的区别仅在于前者缺少一个甲基。与肾上腺素一样，去甲肾上腺素作用于 α 和 β 受体，但以强大的 α 激动作用为主。通常去甲肾上腺素是维持体循环血管阻力的最后选择。由于其半衰期较短，为 2.5min，所以一般建议持续输注。当输注速度小于 2μg/min[30ng/(kg·min)]

时，表现出 β₁ 受体激动效果，所以通常应用大于 3μg/min[50ng/(kg·min)] 的速度输注以达到激动 α 受体、收缩外周血管的目的。

外周血管的收缩可以升高血压，并反射性引起心动过缓。由于静脉强有力的收缩，使静脉回心血量增加。心排血量通常不变或减少，耗氧量明显增加。肺血管阻力可能增加，所以去甲肾上腺素慎用于肺动脉高压患者[100]。

和肾上腺素一样，去甲肾上腺素也可以强力收缩肾和肠系膜血管，从而引起肾衰竭、肠系膜坏死和外周低灌注。临床上比较重要的是因肾血流减少，通过肝代谢的药物（如利多卡因）的血浆浓度明显升高。为了减轻对肾的损害，通常将小剂量的多巴胺与去甲肾上腺素合用[101]。血管外注射去甲肾上腺素会引起组织坏死，可以局部应用酚妥拉明来治疗。长时间应用去甲肾上腺素会造成肢端坏疽。由于去甲肾上腺素广泛的血管收缩作用，要求对患者进行严格选择和严密监护。

多巴胺 多巴胺作用于 α 受体、β 受体和多巴胺受体，还能促进去甲肾上腺素的释放，因此具有直接和间接的双重效应。尽管多巴胺是去甲肾上腺素的前体物质，但其最主要的作用是使周围血管舒张。在休克时，多巴胺通过激动突触后膜多巴胺受体增加肾和肠系膜血流。它被 MAO 和 COMT 快速代谢，半衰期大约为 1min。与其他内源性儿茶酚胺一样，多巴胺适用于静脉内持续输注，没有负荷量。应用较低剂量时 [0.5～2.0μg/(kg·min)]，DA₁ 受体被激活，肾和肠系膜血管舒张[102]。除了改善肾血流，它还能增加肾小球滤过率和钠排泄。在 2～10μg/(kg·min) 的剂量，多巴胺激活 β₁ 受体，增加心脏收缩力和心排血量。当剂量大于 5μg/(kg·min) 时，多巴胺就可以促进内源性去甲肾上腺素的释放，并作用于心脏。在较大剂量 [10～20mg/(kg·min)] 时，α 和 β₁ 受体同时被激活，以 α 受体介导的血管收缩效应为主。此时多巴胺对肾的保护作用消失[103]。

过去，多巴胺通常是休克治疗的首选用药（尤其是处于血管扩张状态，如败血症时），并且认为其可以通过增加肾血流产生肾保护和利尿作用[104]。但是最近的研究提示，多巴胺在休克状态下并不具有肾保护作用，因此它在休克时的应用价值受到质疑（参见第 102 章和第 107 章）[105-106]。

盐酸多培沙明是一种变力性血管舒张剂，属合成类注射用多巴胺类似物，可以用于 CHF 治疗。相比多巴胺，多培沙明的 β₂ 受体激动作用强 60 倍，DA₁ 受体的作用只有前者的 1/3，而 DA$_2$ 受体的作用只有其 1/7[107-108]。与多巴胺不同，多培沙明没有 α 受体活性，对 β$_1$ 受体的作用甚弱，因而没有血管收缩作用[107, 109]。据文献报道，多培沙明的半衰期在健康的患者为 3～7min，在低心排血量的患者约为 11min[110]。β$_2$ 受体激动作用使全身血管舒张，并引起间接变力作用（通过抑制神经元对去甲肾上腺素的摄取）[107-109, 111-112]。对多巴胺受体的激动作用导致其选择性地舒张肾和脾血管，提高肾小球滤过率、增加尿量和尿钠[108, 113-116]。

多培沙明最适用于高血管阻力时。在 1～6μg/(kg·min) 的剂量范围内，其表现出的强心、扩血管利尿、利钠效应有益于 CHF 的治疗[117-120]，但其对感染性休克疗效不明显[119, 121-125]。当剂量高于 4μg/(kg·min) 时可表现出心动过速，故其应用受到一定的限制[126-127]。多培沙明对小肠黏膜和肝灌注的影响尚存在争议[128-133]。总体来看，多培沙明有确切的舒张全身血管的作用，而多巴胺[134] 和多巴酚丁胺[135] 的强心作用更为确切。

非诺多泮是一种选择性 DA$_1$ 受体激动剂和血管舒张剂（是多巴胺效能的 6～9 倍），可以增强利钠、利尿作用并增加肾血流[136-140]。由于其生物利用度较低且临床试验得出的结果变异性较大，非诺多泮现在已经不再作为治疗慢性高血压和 CHF 的可选药物。而静脉注射非诺多泮从 0.1μg/(kg·min) 开始增加，最高可达 0.8μg/(kg·min)，已证实这一剂量范围可治疗严重高血压。它可以作为硝普钠的替代品，相对不良反应（硫氰化物毒性、反跳作用或冠状动脉窃血）较少，还能改善肾功能。在 15min 内非诺多泮达到峰值效应[141-142]。

非儿茶酚胺拟交感神经胺类

β 受体激动剂异丙肾上腺素及 α 受体激动剂去氧肾上腺素和甲氧明主要作用于一种受体，但大部分非儿茶酚胺拟交感神经胺类药物能通过两种机制作用于 α 和 β 两种受体：直接作用于受体，以及通过释放内源性去甲肾上腺素间接作用于受体。

美芬丁胺、麻黄碱和间羟胺都是有混合作用的药物。麻黄碱能升高血压并有正性肌力作用。由于对子宫血流没有不良效应，麻黄碱被广泛用于低血压产妇血压的提升（见第 77 章），尽管最近有研究认为去氧肾上腺素可能更安全[143]。麻黄碱对 β$_1$ 受体的激动作用使其可以用于处理中度低血压，特别是伴有心动过缓时。它还有直接激动 β$_2$ 受体的作用，所以可作为支气管扩张药口服使用。其常用剂量为静脉注射 2.5～25mg，肌内注射 25～50mg。美芬丁胺药效与麻黄碱相似，而间羟胺则有相对较强的 α$_1$ 受体激动作用，并可能引起反射性心动过缓。

对间接效应的快速耐受可能与去甲肾上腺素储备的耗竭有关。尽管所有拟交感神经胺类药物都能产生耐受，但是对间羟胺的研究最多。间羟胺被摄入交感神经末端，取代去甲肾上腺素，产生拟交感神经作用。但应用一段时间后，药物作为一种伪神经递质，削弱了交感神经作用。因此，如果有其他更有效的药物可供选择，最好不要选用间羟胺。长效利血平或可卡因削弱其间接作用，但是大剂量应用时仍可发挥出其药效。尽管这些发挥间接作用的药物在术中低血压时常作为首选用药，但是针对麻醉下不良反应的流行病学研究表明，依靠这些药物而拖延肾上腺素的使用来抢救患者可能导致死亡率升高[144]。

α 受体激动剂

去氧肾上腺素和甲氧明是选择性 α$_1$ 受体激动剂。它们常用于心排血量充足、需要收缩外周血管提升血压时，如脊椎麻醉可能出现的低血压，合并有冠状动脉疾病或主动脉狭窄、需要在不影响心率的情况下增加冠状动脉灌注的患者。去氧肾上腺素静脉给药起效迅速，相对作用时间较短（5～10min）。可以单次给予 40～100μg，或以初始速率 10～20μg/min 持续输注。更高的 1mg 剂量用于通过反射作用降低室上性心动过速。去氧肾上腺素还可以用作散瞳剂和鼻部黏膜血管收缩药。在麻醉操作中，可局部单独或与局麻药凝胶合用来准备经鼻腔插管，也可以加入局麻药中以延长蛛网膜下腔阻滞时间。相对来说，甲氧明的作用时间更长（30～60min）[145]。大剂量的甲氧明具有一定的膜稳定作用和 β 受体阻滞作用。

α$_2$ 受体激动剂更多被认为是麻醉辅助用药和镇痛药。它们的主要作用是交感神经阻滞。其通过抑制突触前 α$_2$ 受体来减少外周去甲肾上腺素的释放，还可通过突触前和突触后机制以及直接激动脊髓神经节前交感神经元来抑制尾侧核的中枢神经递质传递。α$_2$ 受体激动剂以往曾被用于治疗高血压，但是现在又发现其具有镇静、抗焦虑及镇痛作用。

这一类药物的代表是可乐定，一种部分选择性 α$_2$ 受体激动剂，大约为 200：1（α$_2$：α$_1$）。其抗高血压作用是通过抑制中枢及外周交感神经的活性和激活中枢非肾上腺素能咪唑啉受体来实现的[146-148]。中枢交感神经活性的降低抑制了外周交感神经元的活性而并不影响压力感受器反射[149]。因此，与其他降压药作用不同的是，可乐定可使动脉血压下降而不伴随直立性低血压[150]。由于可乐定是脂溶性的，其可以穿过血脑屏障到达下丘脑和髓质。可乐定也不同于甲基多巴，不用转化为其他物质[151]。可乐定停药后可能引起高血危象，所以在围术期应持续应用或者进行替代治疗时应该密切监测血压，并且做好处理高血压的准备。在可乐定停药时，应用非选择性 β 受体阻滞剂将加重高血压的症状，因为 α_1 受体激动引起的血管收缩将失去对抗。拉贝洛尔可用于治疗这种停药综合征。

尽管 α_2 受体激动剂作为单独的麻醉药应用于人体很少[152]，但是这类药物能够减少麻醉药的用量，稳定心血管系统，这可能与其具有抗交感神经活性从而降低心血管系统麻醉的需求量有关[153-154]。有证据表明，无论口服、静脉、硬膜外还是鞘内应用可乐定，都能够增强吸入或静脉麻醉药的效能，减少全麻或局部麻醉药的用量，同时减少不良反应[153, 155-162]。meta 分析表明，围术期使用可乐定和其他 α_2 受体激动剂，如右美托咪定和米伐泽醇可以显著降低血管手术中心肌梗死和围术期死亡的发生率（参见第 69 章）[163]。

右美托咪定是一种高选择性的 α_2 受体激动剂，其 α_2：α_1 的选择性为 1600：1[164]，现已作为区域、局部和全身麻醉的辅助用药应用于临床[165]。右美托咪定的半衰期是 2.3h，临床作用非常短暂[166]。

在健康志愿者身上发现，右美托咪定还可以加强催眠、镇痛和遗忘效应，降低心率、心排血量和循环中儿茶酚胺的含量，这些作用具有剂量依赖性[164]。在前期临床试验和志愿者试验中发现的可降低 MAC 的催眠和镇痛效应已经在临床实践中被大量证实。虽然右美托咪定可以使麻醉诱导、维持和苏醒时的血流动力学的不稳定性降低，但是其他麻醉药物的剂量应适当降低[167-168]，因为其他麻醉药的需求量可能减少。此药物的另一个用处是为机械通气患者撤机时提供镇静（见第 103 章）[169]。

除了应用于手术中，α_2 受体激动剂还可以为急性和慢性疼痛提供有效的镇痛，尤其是作为局麻药和阿片类药物的辅助用药。合用可乐定可以延长镇痛药的作用时间，并降低用量[159, 170-184]。硬膜外应用可乐定用于治疗顽固性疼痛[181]。口服或硬膜外阿片类药物用量达极限而疼痛难以缓解的难治性疼痛患者，口服、贴剂、肌内注射或神经轴索应用可乐定可能有效[185-188]，可乐定同样对伴有反射性交感神经营养不良[189]和神经源性疼痛[190]的患者有效。由于其内在的 α_2 受体激动作用，可以单独鞘内（450μg）或硬膜外 [1~2ug/(kg·h)] 应用大剂量的可乐定控制术中和术后疼痛。可乐定可以降低术后氧耗量及肾上腺素能应激反应[191-192]。尽管其不良反应有剂量依赖性的低血压、催眠和特异性反应（如心动过缓），但是可乐定并不产生呼吸抑制，而对于阿片类诱导的呼吸抑制也只有轻微的促进作用[193-194]。由于右美托咪定作用短效，在产生镇静作用的同时对呼吸抑制轻微，故

有报道可用于清醒纤维支气管镜插管[195-196]。上述报道的作者强调，在困难或危险气道处理时，需要充分镇静而保持自主呼吸时应考虑短效 α_2 受体激动剂。在阻塞性睡眠呼吸暂停的肥胖患者，围术期使用右美托咪定可以减少阿片类药物的使用，并提供充分的镇痛作用[197]。

除了应用于辅助麻醉和治疗高血压以外，可乐定还可以治疗恐慌症[198]、阿片类、苯二氮䓬类和酒精的戒断症状[199]，戒烟后对香烟的渴求感[200]、肿瘤化疗阶段出现的呕吐，糖尿病腹泻。实验数据还提示针对麻醉药物的神经毒性，α_2 受体激动剂可对发育中的大脑具有保护作用[201]。

可乐定可以通过抑制胰岛素的释放来升高血糖浓度[202]。与椎管内应用阿片类药物不同的是，可乐定并不引起尿潴留，因而可以缩短脊椎麻醉后的首次排尿时间[203-204]。右美托咪定的临床应用经验远不如可乐定丰富。不过，短效静脉 α_2 受体激动剂的持续输注可以应用于 ICU 拔管[205]后及神经外科手术中（促进术中苏醒和改善神经监护中的信号质量）[206]的镇静（见第 49 章和第 70 章），并且可以作为术后疼痛管理的一种方案[207]。对于那些接受右美托咪定镇静的 ICU 患者，谵妄和（或）昏迷的发生率似乎更低[208-209]。右美托咪定所产生的"易被唤醒的"镇静的特征使其成为上述领域的重要选择（见第 102 章）。特别是可通过语言或轻触觉刺激使患者从深镇静状态中苏醒。

β 受体激动剂

非选择性 β 受体激动剂

多巴酚丁胺 尽管在临床剂量下，多巴酚丁胺可以作用于 β_2 和 α_1 受体，但是这种合成的多巴胺类似物更主要作用于 β_1 受体。有报道认为，与异丙肾上腺素相比，多巴酚丁胺的变力效应要大于变时效应，但是多巴酚丁胺同样可以通过窦房结组织增加传导速率。多巴酚丁胺引发的 β_2 肾上腺素能效应比异丙肾上腺素小，α_1 肾上腺素能效应比去甲肾上腺素小。与多巴胺不同的是，多巴酚丁胺并不能直接使内源性去甲肾上腺素释放，也不作用于多巴胺受体。

尽管由于其缺乏显著的 α_1 受体升压效应，在严重低血压时其升压效果并不显著，但是多巴酚丁胺用于伴有低心排血量的 CHF 和 MI 患者时疗效显著。多巴酚丁胺可以提高衰竭心肌的收缩力而不增加心肌梗死面积和心律失常的发生率。在小于 20μg/(kg·min) 的剂量时，多巴酚丁胺并不引起心动过速，但是在严重 CHF 患者，显著的心动过速是其主要不良反应。因为多巴酚丁胺直接激动 β_1 受体而并不依赖于去甲肾上腺素储备，所以在儿茶酚胺耗竭状态下（如慢性 CHF 患

者）仍有效。但在严重慢性 CHF 患者，由于 β 受体的下调，其效果将受到影响。

多巴酚丁胺作用于 β_2 受体后引起的血管舒张几乎完全被其 α_1 激动作用所抵消，这种对 α_1 受体的激动作用在应用非选择性 β 受体阻滞剂后才能显现出来。多巴酚丁胺引起的外周血管床的舒张与其说是 β_2 受体介导的血管舒张作用，倒不如说是由于其缓解失代偿 CHF 患者的高肾上腺素能状态而引起的 [210]。如果临床需要降低后负荷，最好应用硝普钠一类的药物。

长期应用多巴酚丁胺可导致 β 受体下调。应用 3 天后，其血流动力学效应会出现明显的耐受，可以通过暂时增加输注速率来缓解 [211]。间断输注多巴酚丁胺可以改善心力衰竭患者的运动耐量 [212]，但并不能增加存活率 [213]。

异丙肾上腺素　异丙肾上腺素相对而言是纯的非选择性 β 受体激动剂，没有明显的 α 受体激动作用。其对 β_1 受体的激动作用要明显强于对 β_2 受体的激动作用，其对 β_2 受体的激动作用要强于多巴酚丁胺。随着其他变力性药物的开发，由于其心动过速和心律失常的不良反应，异丙肾上腺素已经不再被普遍应用。以往异丙肾上腺素被用于治疗心动过缓或对阿托品耐受的传导阻滞（见第 108 章），现在异丙肾上腺素主要作为一种心脏移植后的变时性药物应用。这些患者的自身交感神经纤维随着心脏离断而被切断，不能对刺激产生内源性的交感神经反应。异丙肾上腺素的各种临床适应证都有很多更好的药物选择，因此在许多医院中异丙肾上腺素已经远离一线用药行列。对于成人，其输注剂量始于 $0.5 \sim 5\mu g/min$。由于异丙肾上腺素并不能被肾上腺素能神经末梢摄取，所以其作用时间要略长于内源性儿茶酚胺。

选择性 β_2 受体激动剂　过去利用异丙肾上腺素的 β_2 受体激动作用来治疗支气管痉挛，但是其引起的 β_1 受体激动所产生的不良反应限制了其应用。选择性 β_2 受体激动剂的发展为治疗支气管痉挛提供了方便。但这种 β_2 受体的选择性是相对的，大剂量使用时这种选择性消失。此外，窦房结上的 β_2 受体兴奋可引起心动过速。这类药物的结构经过修饰后其代谢减慢，作用时间延长，并可以口服。特别是，当儿茶酚胺的氨基加上庞大的结构后，其对 β_2 受体的选择性增高，对 α 受体的亲和力降低，并能防止 COMT 对其的代谢。这些药物雾化吸入后，加快了起效时间，降低了全身药物浓度和不良反应。

有文献报道，每年哮喘导致的死亡率有所增加，这种增加被认为与 β_2 受体激动剂的应用有关 [214-216]。其可能原因为这类药物对心脏的直接刺激或通过 β_2 受体诱导的低钾血症引起的心律失常。还有人推测，长期应用此种药物会增加气道的反应性。但依然有成百上千的患者受益于这类药物。

常用药物包括奥西那林、特布他林及沙丁胺醇。奥西那林对 β_2 受体的选择性要小于特布他林和沙丁胺醇。特布他林是唯一可以皮下注射的 β_2 受体激动剂，因此在哮喘持续状态时尤为重要。常用的皮下注射量为 0.25mg，15 ~ 30min 后可再次给药。

β_2 受体激动剂还可以用于防止早产（见第 77 章）。这类药物激动 β_1 受体所产生的不良反应很常见，尤其通过静脉注射给药时。因此其在保胎中的应用价值受到了质疑 [217]。

α 受体拮抗剂

α_1 受体拮抗剂曾被广泛用于高血压的治疗，但是近年来已经不再常用。对 α_1 受体的阻断可以阻止内源性儿茶酚胺释放引起的动静脉收缩，从而产生血管舒张效应，这在站立或低血容量时更容易出现。随后可能出现反射性心动过速和液体潴留。

酚苄明是经典的 α_1 受体拮抗剂，尽管其不可逆地与 α_1 受体和 α_2 受体结合。在其作用完全消失之前，必须有新的受体合成。在其口服给药的半衰期并不清楚，静脉给药的半衰期大约是 24h。酚苄明降低外周阻力，增加心排血量，增加皮肤和脏器血流。其主要不良反应是直立性低血压，有时还有鼻塞。除了能阻断受体，酚苄明还能抑制神经元和神经元外组织对儿茶酚胺的摄取。酚苄明常用于嗜铬细胞瘤的治疗，长期用药会在术前达到"化学性交感神经切除术"的效果，从而有利于控制血压、纠正血浆容量、预防儿茶酚胺引起的心脏损伤。酚苄明的应用使患者围术期相对平稳地从嗜铬细胞瘤手术中恢复。在应用 α_1 受体拮抗剂后，如果给予外源性拟交感神经药物，其收缩血管的作用将被抑制。去氧肾上腺素的作用完全被抑制，而去甲肾上腺素的作用将被局限为作用于 β_1 受体引起的心脏效应。在应用肾上腺素时，由于 β_2 受体激动效应没有被拮抗，将会引起肾上腺素作用的逆转，表现为严重的低血压和心动过速。尽管酚苄明与受体的结合是不可逆的，但是当其过量时仍推荐使用去甲肾上腺素输注治疗，因为仍有一部分受体没有和药物结合 [218]。

酚妥拉明是一种短效的 α_1 和 α_2 受体拮抗剂。以往曾用被用于肺动脉高压的治疗，现在已经被依前列醇（PGI_2）取代。酚妥拉明还用于治疗可乐定停药后或 MAOI 治疗中酪胺摄入所引起的高血压，但是少有文献表明酚妥拉明对上述指征具有有效性和安全性。酚妥拉明还用于组织内注射，治疗药物（如去甲肾上腺素）外渗造成的组织损伤，主要是通过舒张被收缩的血管而发挥作用，使用时需将 5 ~ 10mg 的药物用 10ml 的盐水稀释。酚妥拉明的不良反应是低血压和胃肠功能紊乱，当作用于 α_2 受体时，可引起反射性心动过速和心律失常。冠状动脉疾病和胃溃疡是相对禁忌证。当酚妥拉明过量引起低血压时，最好用去甲肾上腺素而不是肾上腺素来治疗。

哌唑嗪是强效的选择性 α_1 受体拮抗剂，经常作为药理试验中的首选拮抗剂。哌唑嗪能够拮抗去甲肾上腺素和肾上腺素引起的血管收缩，使外周血管阻力下降，回心静脉血量减少。心率增快现象较少出现，但是直立性低血压是其主要不良反应。与其他抗高血压药物不同，哌唑嗪可以降低低密度脂蛋白而提高高密度脂蛋白的水平。哌唑嗪主要用于治疗高血压，还用于治疗 CHF，但与血管紧张素转化酶抑制剂（ACEIs）类药物不同，它并不能延长寿命。哌唑嗪在肝代谢。市售有 1mg、2mg 和 5mg 片剂，一般初始用量为 0.5 ~ 1mg，为防止直立性低血压，建议在睡前服用。哌唑嗪可以每日服用 2 次。

α_2 受体拮抗剂（如育亨宾）可以通过增加去甲肾上腺素的释放来提高交感神经活性。除了在泌尿科应用以外，这些药物很少在临床麻醉中应用。

β 受体拮抗剂

药理学　β 肾上腺素能受体拮抗剂（β 阻滞剂）是最常用的处方药物，患者在术前常规应用。现在使用 β 受体阻滞剂的适应证包括缺血性心脏病、心肌梗死后治疗、心律失常、肥厚型心肌病、高血压、心力衰竭和预防偏头痛。在麻醉状态下使用 β 受体阻滞剂容易引起患者血流动力学不稳定的观点已被否定。这类药物是围术期麻醉医师控制应激反应、保护心血管系统的得力助手。一项综合分析表明，围术期应用 β 受体阻滞剂可降低高危患者非心脏手术中的发病率和死亡率[219]。许多众所周知的临床试验[220-224]和 β 阻滞剂在心力衰竭患者身上广泛应用[225]及其安全性的经验，使其成为标准化的干预手段（参见第 38 章）。

临床上有多种 β 受体阻滞剂可供选择。在选择长期应用 β 受体阻滞剂时，其心脏选择性、内在拟交感神经活性（ISA）和脂溶性成为关键的考虑因素。在临床麻醉中，β 受体阻滞剂的心脏选择性、作用时间和是否适合静脉注射成为决定性因素（表 16-8）。β 受体阻滞剂在结构上与异丙肾上腺素相似，与 β 受体激动剂竞争 β 受体（图 16-16），增加 β 受体激动剂用量可以对抗 β 受体阻滞剂对 β 受体的阻滞。通常以一种 β 受体阻滞剂抑制异丙肾上腺素诱发心动过速的能力来决定其效能的大小。普萘洛尔的效能设为 1，其他 β 受体阻滞剂以它为标准进行衡量。

非选择性 β 受体阻滞剂作用于 β_1 和 β_2 受体。这类药物包括普萘洛尔、纳多洛尔、吲哚洛尔、索他洛尔、氧烯洛尔、喷布洛尔和噻吗洛尔。具有心脏选择

表 16-8　选择性 β 受体阻滞剂的药动学和药理学特性

特性	阿替洛尔	美托洛尔	盐酸普萘洛尔	拉贝洛尔	艾司洛尔	卡维地洛
相对 β 敏感性	+	+	0	0	+	0
内源性交感活性	0	0	0	+	0	0
膜稳定活性	0	0	++	0	0	★
亲脂性[†]	低	中	高	低	低	高
主要消除途径	RE（大部分为原形）	HM	HM	HM	红细胞酯酶水解	HM
在肾病时的药物蓄积	是	否	否	否	否	否
消除半衰期（h）	6 ~ 9	3 ~ 4	3 ~ 4	≈ 6	9min	2 ~ 8
常用的口服维持剂量	50 ~ 100mg qd	50 ~ 100mg qid	60 mg qid	100 ~ 600mg bid	N/A	25mg bid
一般静脉注射剂量（谨慎）		5 mg q5min × 3	0.1mg/kg（最大）	1 ~ 2mg/kg	50 ~ 300μg/kg/min 静脉输注	15mg

★ 无数据可用。
† 由辛醇和水分配比例决定。
HM，肝代谢；N/A，无可用剂型；RE，肾排出；0，无作用；+，轻度作用；++，中度作用

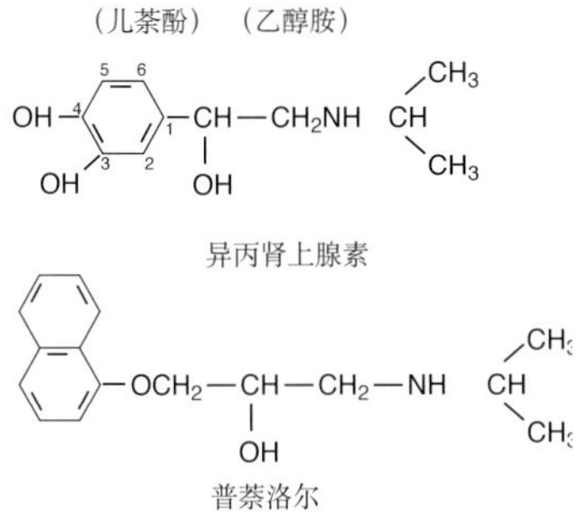

（儿茶酚）　（乙醇胺）

异丙肾上腺素

普萘洛尔

图 16-16　异丙肾上腺素与普萘洛尔的化学结构 *(From Tollenaeré JP: Atlas of the three-dimensional structure of drugs. Amsterdam, 1979, Elsevier North-Holland.)*

性的 β 受体阻滞剂对 β_1 受体的亲和力要明显高于对 β_2 受体的亲和力，所以其主要作用部位是心脏。选择性阻滞 β_1 受体时，房室结传导速率、心率和心脏收缩力降低，同时肾小球旁器分泌肾素和脂肪细胞的脂肪分解均减少。当剂量增大时，其对 β_1 受体的相对选择性消失，将同时阻滞 β_2 受体，表现为支气管收缩、外周血管收缩和糖原分解减少。

心脏选择性 β 受体阻滞剂包括阿替洛尔、倍他洛尔、贝凡洛尔、艾司洛尔和美托洛尔。这些药物更适用于合并有慢性阻塞性肺疾病、外周血管疾病、雷诺现象和糖尿病的患者。尽管曾有争议，但 meta 分析得出的结论是，心脏选择性 β 受体阻滞剂在合并有慢性阻塞性肺疾病的患者可以安全使用[226]。但由于其选择性是相对的，且在临床剂量下可能丧失其选择性，所以肺部疾病患者应用这类药物时要特别注意监护。有些 β 受体阻滞剂还有舒张血管的效果，因此可应用于高血压和 CHF[227-228] 的治疗。拉贝洛尔通过阻滞 α_1 受体和直接激动 β_2 受体来舒张血管。

有一些 β 受体阻滞剂在阻滞 β 受体激动剂时也有部分激动 β 受体的效应，即内在拟交感神经活性（ISA）。具有 ISA 的 β 受体阻滞剂包括醋丁洛尔、卡替洛尔、塞利洛尔、地来洛尔、氧烯洛尔、喷布洛尔和吲哚洛尔。这些药物在降低血压的同时，只轻微降低心率和左心室功能。当交感神经活性增高（如锻炼）时，这些药物和常用的 β 受体阻滞剂相同。吲哚洛尔对 β_2 受体的部分激动使其能舒张支气管。当患者合并有心动过缓、外周血管疾病或非常轻微的气道高反应性疾病时，ISA 就非常有用。这类药物在控制严重心绞痛的症状和降低 MI 后死亡率方面不是特别有效[229]，但可以预防 β 受体阻滞剂的停药后综合征[230]。

普萘洛尔和醋丁洛尔还具有膜稳定活性（MSA），

也被称为奎尼丁样或局麻药作用。这种作用降低心脏动作电位上升的速率。普萘洛尔的 MSA 可以解释其用药后引发的血红蛋白氧亲和力降低的现象。但只有在浓度达到阻滞 β 受体浓度的 10 倍以上时才能观察到 MSA，可能没有临床意义。当具有 MSA 的药物剂量过大时，会增加死亡率[231]。

适应证

围术期 β 受体阻滞　在 20 世纪 90 年代末期，两项重要的研究阐明了围术期使用 β 受体阻滞剂在非心脏手术中降低冠状动脉缺血发生风险的意义（见第 38 章和第 39 章）。具有以下一种或两种特征的患者被认为存在围术期发生冠状动脉缺血的风险：无已知冠状动脉缺血的证据而需进行高风险血管手术的患者，或存在典型的冠状动脉疾病的危险因素（如高龄、高脂血症、高血压、有吸烟史、有冠状动脉疾病史、糖尿病）的患者施行非血管手术[232]。一项围术期心肌缺血的多中心研究将存在冠状动脉疾病风险的 200 例患者随机分组，术前和术后给予安慰剂或阿替洛尔。研究结果表明，尽管阿替洛尔治疗组没有改善住院期间心血管事件的发生率（心源性死亡和心肌梗死），但却减少了术后 6～8 个月心血管事件的发生率，明显降低术后两年各种原因所致的死亡率（术后两年存活率：安慰剂组，68%；治疗组，83%）[221]。第二项研究在术前超声心动图提示缺血性疾病的患者中进行[222]，治疗组给予比索洛尔，并逐步增加剂量至心率降至心肌缺血阈值以下。本项研究纳入的患者比前一项研究的患者出现心肌缺血事件的风险更大。结果显示，比索洛尔可使该类患者围术期心源性死亡和心肌梗死的发生率降低 10 倍（3.4% *vs.* 34%）。这些研究有力地证明，β 受体阻滞剂可以降低围术期心源性风险、提高术后两年的生存率，因而强力推荐围术期使用 β 受体阻滞剂[233]。但是近期有研究对围术期常规使用 β 受体阻滞剂提出质疑。

围术期 β 阻滞（Perioperative Beta-Blockade，POBBLE）研究[234]表明，其并不能降低血管手术 30 天内的心血管死亡率（一组高危人群来自前项研究），同样糖尿病术后发病率和死亡率（Diabetic Postoperative Mortality and Morbidity，DIPOM）研究[229]也表明，在进行非心脏手术的糖尿病患者（另一组高危人群）中使用 β 受体阻滞剂没有任何改善的价值。而一项针对 780 000 余例患者的住院期间死亡率的回顾性研究发现，对没有明确冠状动脉疾病的患者，围术期 β 受体阻滞剂使用价值的评价是中性的，甚至是负面的。β 受体阻滞剂只能对 3% 的伴有三项甚至更多的冠状动脉疾病危险因素（根据改良的心脏危险评分）的患者表现为降低死亡率[236]。因此，在更大样本的临床研究出现之前，只推荐术前检查提示存在缺血所致的心脏高危因素的血管手术患者术前接受β受体阻滞剂干预[233]。根据目标心率而使用β受体阻滞剂的严格标准大大减少了围术期β受体阻滞剂的应用[237]。

一旦围术期应用β受体阻滞剂，必须逐渐调整剂量，使心率降至不引起缺血的水平（每分钟60～70次），而且对于所有的患者不应采取固定的标准剂量。对于已经使用β受体阻滞剂治疗心绞痛、症状性心律失常或高血压的患者，则必须维持其使用。

目前关于围术期持续应用β受体阻滞剂的安全性已经明确，但对于全麻与β受体阻滞剂之间的相互作用则尚不明确。停止应用β受体阻滞剂可导致冠状动脉疾病患者反跳性心动过速（伴或不伴心房颤动）和心肌缺血的风险。这类药物应该一直用到手术开始，当胃肠道给药不适合时，需改用适当剂量的静脉给入。如果术前忘记了应用β受体阻滞剂，应该立即应用艾司洛尔或拉贝洛尔来防止心动过速和高血压。无论是心脏选择性还是非选择性β受体阻滞剂，都可以有效地阻止气管插管和手术应激反应造成的心脏变时性反应[238]。

心肌缺血　早在20世纪60年代，普萘洛尔就被用于心肌缺血的治疗，而现在β受体阻滞剂仍是心肌缺血药物治疗的重要组成部分（见第39章）。这类药物通过降低心率和心肌收缩力来降低氧耗量。尽管早些时候有人认为，对β_2受体的阻滞会增强α受体介导的血管收缩反应，从而加重缺血，但是即使在变异性心绞痛的患者身上这一现象也很少出现。β受体阻滞剂可用于治疗急性心绞痛并减少心肌梗死后患者再梗的发生率和死亡率[239-242]。接受溶栓治疗的患者，早期静脉给予了β受体阻滞剂可以降低缺血、再梗[243]和严重室性心律失常的发生[244]。已明确证实，长期应用β受体阻滞剂（例如噻吗洛尔、普萘洛尔、美托洛尔、阿替洛尔）可以降低MI后患者的死亡率。在临床应用中，剂量应逐渐调整至休息时心率为每分钟60～80次，运动时不发生心动过速。

充血性心力衰竭　在20世纪90年代，β受体阻滞剂已经成为治疗缺血性或非缺血性CHF的一线用药。临床医师曾经不愿意用β受体阻滞剂来治疗心力衰竭，因为这些药物有负性变力效应。这些效应在临床应用中并没有产生很明显的影响。早期研究表明，心力衰竭患者应用美托洛尔或比索洛尔可以显著降低死亡率。由于其降低中重度心力衰竭患者死亡率的作用较为显著，因而一些大型试验提前终止[245-246]。β受体阻滞剂治疗心力衰竭的优势归结为以下几个方面：

用药1个月后心室出现正常化和重构[247]；β_1受体阻滞后降低去甲肾上腺素引起的心肌细胞凋亡[248]；抗心律失常特性，降低了心脏病猝死的发生率；最近研究提示，其还可以改变心肌的基因表达，从而影响心肌的收缩力及病理性的肥厚增生[249]。为防止患者心力衰竭症状加重并降低负性变力作用，β受体阻滞剂从很小的剂量开始用药，逐渐调整至靶剂量[250]。如果应用β受体阻滞剂时发生失代偿，可将磷酸二酯酶抑制剂作为强心剂使用，因其作用可不被β受体阻滞剂拮抗[251]。

高血压　β受体阻滞剂治疗高血压的机制尚不完全清楚。其具有针对高血压患者的特异性降压作用，长期应用对血压正常的个体没有影响。现在认为降低心排血量和肾素释放是其可能的作用机制。对高血压患者而言，没有ISA的β受体阻滞剂可以降低心排血量15%～20%，降低肾素释放60%。吲哚洛尔具有ISA作用而且对肾素影响很小，但仍有显著的抗高血压作用[252]。血压明显改变之前肾素即被最大限度地降低[253]。起初β受体阻滞剂可增加外周血管阻力，一段时间后则开始降低外周血管阻力[254]。最后，这类药物的降压作用通过心排血量和外周血管阻力的降低而实现。但这也并不能完全解释这类药物的降压机制，因为拉贝洛尔降压效果很好且不影响心排血量。中枢神经系统似乎在其中并不起什么作用，因为无论是亲脂性还是亲水性的药物都有相似的抗高血压效果。总体来说，单独应用β受体阻滞剂对于患有高血压且大于60岁的非裔美国人无效。

心律失常　β受体阻滞剂属于Ⅱ类抗心律失常药（见第38、67、68章）。可能的两个作用机制是阻滞儿茶酚胺的作用和MSA，而后者可能在临床上没有意义，因为治疗心律失常的β受体阻滞剂都没有MSA[255]。β受体阻滞剂降低窦房结和任何异位起搏点的去极化速率，降低心房组织和房室结的传导速率，延长了房室结不应期。这类药物可以将房性心律失常转化为窦性节律[256]，但其主要用于减慢心室反应。这些药物还能治疗折返性快速型心律失常、（沃-帕-怀综合征）、二尖瓣脱垂和Q-T间期延长。尽管这类药物可以治疗洋地黄类中毒引起的快速心律失常，但是在应用中一定要严密监视，以免发生类似洋地黄中毒的房室结阻滞。索他洛尔是拥有第Ⅲ类药物特征的β受体阻滞剂，可以治疗室性心律失常，但是，在比较消旋索他洛尔和D-索他洛尔预防MI后心室颤动发生的试验中，使用后者的患者死亡率增加[257]。当发生MI后心律失常风险最低的患者在使用这种药物后死亡率增加时，该试验提前终止[258]。

心动过速　β 受体阻滞剂常作为辅助用药用于处理血管舒张剂应用后出现的反射性心动过速（见第 68 章）。除了使血压降低以外，β 受体阻滞剂还能通过降低左心室射血速率（dp/dt）来减弱心室剪切力，在没有使用 β 受体阻滞剂而应用硝普钠时就会由于心室收缩速率增快而增加心室剪切力[259]。这一点在处理主动脉夹层过程中特别重要，因为 dp/dt 增加可能加重夹层的进展。这种情况下，拉贝洛尔特别有效[260]。

甲状腺危象　心脏并发症是甲状腺危象死亡的主要原因（见第 85 章）。β 受体阻滞剂可以抑制心动过速和节律紊乱，但是需要很大的剂量。β 受体阻滞剂还可以和洋地黄类药物协同作用而改善房室结传导性。普萘洛尔可以抑制外周组织中的甲状腺素向活性形式三碘甲腺原氨酸的转化[261]。

其他情况　噻吗洛尔和倍他洛尔是眼部应用治疗青光眼的 β 受体阻滞剂，可减少房水形成。即使局部应用，也可能产生显著的全身 β 受体阻滞效应。β 受体阻滞剂还用于特发性肥厚性主动脉瓣下狭窄，以降低左室流出道阻力。这类药物还能预防偏头痛，但不能治疗偏头痛，可以控制急性恐慌症状和特发性震颤。

不良反应　β 受体阻滞剂最主要的不良反应是对心肺功能的影响。严重的非心肺系统不良反应，如皮肤反应或过敏反应很少发生。有时候可能出现致命的心动过缓甚至心脏停搏，而心脏收缩力降低会使虚弱的 CHF 患者陷入危机。对于伴有支气管痉挛性肺部疾病的患者而言，阻滞 β_2 受体可以致死。在通常的麻醉辅助用药范围内，除非长期应用，中枢神经系统并不会受到太多影响。糖尿病是 β 受体阻滞剂长期应用的相对禁忌证，因为当交感神经系统活性被抑制时，糖原分解受到抑制而导致低血糖，但低血糖的征象，如心动过速和震颤却被掩盖。但除了极少病例出现胰岛素抵抗以外，大部分非胰岛素依赖型糖尿病患者都可以耐受 β 受体阻滞剂。对于外周血管疾病患者，由于 β 受体阻滞剂阻滞 β_2 受体，导致外周血管灌流不良而加重病情，而对于敏感患者还能够诱发雷诺病。突然停药会引起心肌缺血和心肌梗死，但对于具有 ISA 的 β 受体阻滞剂（如吲哚洛尔）来说，则风险较小[262]。虽然 β 受体阻滞剂可降低肾血流和肾小球滤过率，但这类药物仍可用于肾衰竭患者。对于上述患者，应该减少非脂溶性药物的剂量。除非预先使用 α 受体阻滞剂，否则为了防止加重高血压，不应给嗜铬细胞瘤患者应用 β 受体阻滞剂。在交感神经高度兴奋的患者应用非选择性 β 受体阻滞剂可引发高血压反应[263]。

β 受体阻滞剂也有禁忌的药物配伍。维拉帕米对心率和心脏收缩力的作用与 β 受体阻滞剂可以叠加[264-265]，所以在二者联合应用时，尤其是在静脉注射治疗急性室上性心动过速时，需严密监护。地高辛和 β 受体阻滞剂联合应用会显著影响心率和心脏传导性。药动学方面的相互影响可以通过药物脂溶性高低来预测。西咪替丁和肼屈嗪可降低肝灌注，从而增加脂溶性 β 受体阻滞剂的血浆浓度并延长其半衰期。巴比妥类、苯妥英、利福平和吸烟能诱导肝酶系统，加速代谢。普萘洛尔可减少肝对利多卡因的清除，增加中毒风险。

β 受体阻滞剂过量可以用阿托品治疗，但是有时候可能需要在心脏起搏后注射异丙肾上腺素、多巴酚丁胺或胰高血糖素（或联合用药）来维持足够的心脏收缩速率。

特殊药物　普萘洛尔、美托洛尔、拉贝洛尔和艾司洛尔对于临床麻醉尤为重要，因为这些药物有很多方便的静脉注射剂型，并且药效也很有特点。如果患者长期服用普萘洛尔、美托洛尔或者拉贝洛尔，在临床状态稳定的情况下可通过静脉注射的形式继续应用。在决定该用哪种 β 受体阻滞剂来替代患者长期服用的药物时，优先考虑的是药物的心脏选择性。美托洛尔和艾司洛尔具有心脏选择性。如果长期服用的药物有 ISA，可选用氧烯洛尔和醋丁洛尔，这些药物有静脉剂型，但是不容易买到。很多时候，可以用艾司洛尔来替代，但需要逐步调整用量以确定其疗效，以免当患者不能耐受时药效不能很快消退。

普萘洛尔　普萘洛尔（Inderal, Ipran）是典型的 β 受体阻滞剂，是一种具有 MSA 但没有 ISA 的非选择性 β 受体阻滞剂，很容易穿过血脑屏障。由于其脂溶性很高，所以主要在肝代谢，但代谢的个体差异很大。其有效剂量范围很广，口服剂量从每天 10mg 至 320mg。药物清除受肝病或肝血流变化的影响，若不调整剂量方案，其可能会导致连续静脉注射时血浆药物浓度显著增加。肾损害时不需要改变剂量。虽然半衰期只有 4h，但是其抗高血压的作用时间长，每日只需服药 1 ~ 2 次。普萘洛尔有静脉输注剂型，可单次输注和持续输注给药，但是现在持续输注已经被艾司洛尔所取代。单次注射剂量可以为 0.1mg/kg，尽管有很多人更愿意选择较小的初始剂量（通常为 0.25 ~ 0.5mg），然后再逐步调整到显效为止。普萘洛尔可以使氧合血红蛋白解离曲线右移，这也许是其治疗血管痉挛性疾病有效的原因[266]。

美托洛尔　美托洛尔是美国 FDA 批准用于治疗心绞痛和急性 MI 的 β 受体阻滞剂。美托洛尔没有 ISA 和 MSA，但对心脏有选择性。由于美托洛尔由肝单加氧酶系统代谢，所以即使应用于肝衰竭的患者也不需调整剂量。常用口服剂量为每天 100 ~ 200mg，治疗高血压每天为 1 ~ 2 次，治疗心绞痛每天为 2 次。还可以静脉注射该药，每 2 ~ 5min 给予 2.5 ~ 5mg，最多 15mg，主要观察心率和血压的变化。

拉贝洛尔　拉贝洛尔是 α_1 受体和 β 受体的竞争性拮抗药的代表药物。拉贝洛尔具有四种异构体来阻滞 α_1、β_1 和 β_2 受体，抑制神经元对去甲肾上腺素的摄取（摄取 1），对 β_2 受体有部分激动作用，可能还有直接的舒张血管的作用。拉贝洛尔对 β 受体的阻滞作用约为其对 α 受体阻滞作用的 5 ~ 10 倍。临床常用口服剂量为每日 2 次，每次 200 ~ 400mg，有时也用更大的剂量。拉贝洛尔在肝代谢，其清除受肝血流影响。肾功能障碍的患者不需要调整拉贝洛尔的用量。拉贝洛尔还可以每 5min 静脉注射 5 ~ 10mg，或者以高达 2mg/min 的剂量持续注射。该药能够明显改善气管插管引起的心血管反应[267]。拉贝洛尔能有效控制主动脉夹层[259]、高血压急症[268-269]和心脏外科术后患者的病情[270]，主要是因为该药在舒张血管的同时不伴有心动过速。拉贝洛尔可以长期给药治疗妊娠期高血压[271]，更多的时候是用于紧急情况，即使血压显著降低也不影响子宫血流（见第 77 章）[272]。

卡维地洛　卡维地洛也是一种混合性 α、β 受体阻滞剂，用于治疗轻、中度高血压[273-281]、稳定或不稳定性心绞痛和急性 MI 后[282-286]。有临床试验证明它可以显著降低已控制的 CHF（纽约心脏协会分级 Ⅱ ~ Ⅳ级）患者的死亡率[244-245, 287-288]，尤其是那些合并糖尿病的患者[289]。

艾司洛尔　由于艾司洛尔被酯酶水解，其半衰期很短，只有 9 ~ 10min，所以特别适合于临床麻醉中应用。艾司洛尔可以在需要短期 β 受体阻滞的时候使用，也可以用在某些危重患者，因为如果出现心动过缓、心力衰竭或低血压等不良反应时，可以通过快速停药来解除。其峰效应在首次负荷后 5 ~ 10min 内出现，在 20 ~ 30min 内消失。该药对心脏有选择性，可以单次给药 0.5mg/kg 来抑制插管所致的心血管反应。如果需要持续注射治疗室上性心动过速，可以在 1min 内给予 500μg/kg，随后以 50μg/(kg·min) 的速度输注 4min。如果心率没有下降，在重复负荷量后给予 100μg/(kg·min) 注射 4min，依此类推，每次增加 50μg/(kg·min) 输注剂量，直到 200 或 300μg/(kg·min)。在停止持续注射后，药效维持 20 ~ 30min。与维拉帕米相比，艾司洛尔更容易将心房颤动转化为窦性心律[255]。该药可以安全有效地治疗术中及术后高血压和心动过速[290-292]。如果需要持续输注，可以用较长效的心脏选择性 β 受体阻滞剂

（如静脉注射用美托洛尔）将其替换。即使左心功能障碍的患者使用艾司洛尔也很安全[293-294]。

抑制去甲肾上腺素合成、储存或释放的药物

有些早期抗高血压药物是通过用低效能的伪神经递质取代神经末梢的去甲肾上腺素而发挥作用。甲基多巴就属于这类药物，在 β 受体阻滞剂应用以前，甲基多巴是最常用的非利尿型抗高血压药物[219]。与多巴一样，甲基多巴也参与去甲肾上腺素的生物合成过程（图 16-7）。在脱羧基后，其转化为 α 甲基去甲肾上腺素。起初认为这种化学物质可发挥伪神经递质的作用，但后来发现该药与去甲肾上腺素的效能几乎完全相同。在中枢神经系统，甲基多巴进一步转化为 α 甲基肾上腺素，作用于 α_2 受体而抑制交感神经活性，降低血压。由于存在不良反应，包括催眠、液体潴留、直立性低血压和偶发肝坏死，现在已经很少使用。

甲基酪氨酸是酪氨酸羟化酶（可以催化酪氨酸生成多巴）的强抑制剂（图 16-7）。由于这是生物合成去甲肾上腺素的限速环节，所以该药可以显著降低内源性儿茶酚胺的水平，能有效治疗不能手术的或恶性的嗜铬细胞瘤。

利血平影响囊泡膜而不是神经元膜摄取去甲肾上腺素，因此可以抑制去甲肾上腺素和多巴胺的运输和储存。在现代医药中已经很少使用该药。

胍乙啶首先表现为抑制去甲肾上腺素的释放，随后被肾上腺素能神经末梢通过摄取 1 机制摄入并耗竭去甲肾上腺素的储备。通常在其他药物无效时才考虑应用胍乙啶治疗高血压。胍乙啶不能通过血脑屏障，所以没有催眠作用。胍那屈尔与胍乙啶相似，但起效更快，作用时间更短。

溴苄铵是一种胃肠道外应用的第 Ⅲ 类抗心律失常药，用于治疗致命的室性心动过速，现在已经引起人们广泛关注。与胍乙啶一样，溴苄铵被肾上腺素能神经末梢摄入，但其作用机制完全不同。溴苄铵首先引起去甲肾上腺素释放，随后通过降低交感神经的兴奋性又抑制去甲肾上腺素的释放。与胍乙啶不同的是，溴苄铵并不耗竭去甲肾上腺素的储备。给药刚开始的时候，去甲肾上腺素的释放可能引起显著的高血压并加重某些心律失常（如伴有洋地黄中毒和心肌缺血时）[241]，因此现在已不列入考虑（以前将溴苄铵作为加强心脏生命支持方案中的一部分用于治疗室性心律失常）。

MAO 和 COMT 是降解儿茶酚胺的重要酶。MAO 抑制剂与这些酶不可逆地结合，并增加突触前末梢内胺的浓度。长期应用 MAO 抑制剂具有抗高血压、抗

抑郁和治疗发作性睡病功效。一般认为，MAO 抑制剂是通过伪神经递质的机制来达到抗高血压的目的。酪胺通常在胃肠道内由 MAO 氧化脱氨。当使用 MAO 抑制剂时，酪胺浓度升高。酪胺被交感神经末梢通过摄取 1 机制摄入后，进入囊泡，由 DβH 将其转化为章胺。随后章胺取代交感神经受体上的去甲肾上腺素，而章胺对交感神经受体的作用较弱，因此导致血压下降。由于有许多性价比更高的新药被开发出来，MAO 抑制剂已经不再用于降血压。

MAO 抑制剂最初用于精神病的治疗。其抗抑郁的机制是基于以下理论：抑郁症的产生是由于 CNS 突触中胺类物质降低。抑制 MAO 可以促进胺类的释放。MAO 抑制剂类治疗抑郁的药物包括异卡波肼、硫酸苯乙肼和硫酸反苯环丙胺。

根据底物的特异性，目前至少存在两种形式的 MAO。MAO-A 作用于 5-HT、肾上腺素、去甲肾上腺素、酪胺和多巴胺，而 MAO-B 仅特异性作用于酪胺和多巴胺。一种特异性的 MAO-B 抑制剂——盐酸司来吉兰通过抑制中枢多巴胺的降解而有望应用于治疗帕金森病，抑制中枢多巴胺的降解可使更多的多巴胺保存在受损的部位[295]。

一些药物和食物会对使用 MAO 抑制剂的患者产生很大的影响。使用这类药物的患者应避免食用红酒和长时间贮存的干酪等含有酪胺的食物。这类食物会导致酪胺大量传递至肾上腺素能神经末端，引起后续去甲肾上腺素大量释放，后者可导致临床高血压危象，如心肌梗死、颅内出血和死亡。就像在服用 MAO 抑制剂的同时服用左旋多巴一样，任何生物源性胺的前体都会大幅度提高儿茶酚胺的水平。拟交感神经胺类的作用可增加，特别是无直接作用的药物。麻醉药品，尤其是哌替啶，与使用 MAO 抑制剂药物的患者的高热昏迷和死亡有关。镇静剂、酒精和全身麻醉药的抑制作用在这些患者身上会加强。司来吉兰与麻醉药之间的相互作用尚没有文献报道，但使用该药的经验有限。长期接受 MAO 抑制剂治疗的患者在施行麻醉时可增加危及生命的药物不良事件发生的风险，使用 MAO 抑制剂的患者在急诊手术时会表现出明显的血流动力学波动。对麻醉药和间接起效的拟交感神经药物的严重反应，以及内源性和外源性儿茶酚胺代谢的变化都为这种患者的麻醉管理带来困难。由于很多药物都可能与 MAO 抑制剂发生危险的相互作用，所以人们还在探讨这类患者的最佳麻醉方案[296-297]。也有人认为这可能有些小题大做。尽管谨慎的意见是，择期手术患者最好在停用 MAO 抑制剂至少 2 周后再进行手术，但是即使手术不能推迟，仍有合理的麻醉方案可供选择，可以既满足药理学的需要，又对患者有利。

影响肾素 - 血管紧张素系统的药物

肾素 - 血管紧张素系统主要是维持血压和体液平衡。系统的主要终产物血管紧张素 II 是强力血管收缩剂，同时刺激肾上腺皮质释放醛固酮。醛固酮作用于肾引起钠水潴留。肾皮质的球旁细胞分泌蛋白酶肾素，后者将肝合成的蛋白质——血管紧张肽原水解，生成血管紧张素 I。血管紧张素 I 在血管紧张素转化酶（ACE）的作用下迅速水解为血管紧张素 II。ACE 主要存在于肺内皮细胞。除了直接的血管收缩活性，血管紧张素 II 还可作用于接头前，增加交感神经末梢释放去甲肾上腺素，并可增强交感神经传出神经的活性。血管紧张素 II 也可直接降低肾小管对钠的重吸收，增加抗利尿激素和促肾上腺皮质激素的分泌，并刺激醛固酮的分泌，从而影响钠、水平衡。ACE 也是降解具有舒张血管作用的缓激肽的激酶。ACE 抑制剂能阻断血管紧张素 II 的合成，减少缓激肽的降解，并作用于相关的前列腺素[298]。

只有少数高血压患者的循环中血浆肾素的水平增高，但很多患者（占 70%）在应用 ACE 抑制剂后产生抗高血压效应。对于那些血浆肾素水平升高的患者（如心力衰竭和盐潴留状态），治疗必须从低剂量开始，因为这些患者对于 ACE 抑制剂非常敏感，常规剂量就有可能导致严重的低血压[219]。

已证明 ACE 抑制剂在高血压和 CHF 的治疗中有效，能够降低心肌梗死后的死亡率[299]。卡托普利是第一种可口服的药物，然后依次是依那普利和赖诺普利。ACE 抑制剂通过抑制 ACE 的活性影响肾素 - 血管紧张素 - 醛固酮系统[300-301]。依那普利是目前唯一可胃肠道外给药的 ACE 抑制类药物，赖诺普利有每天用药一次的剂型，但是这种长效药物如果在手术当日没有停用，容易导致顽固性低血压，特别是在发生显著的术中出血时更加明显。

虽然所有的 ACE 抑制剂均可用于治疗高血压，但只有卡托普利、依那普利、雷米普利和群多普利可以降低心力衰竭患者的发病率和死亡率。卡托普利较其他药物的不良反应发生率高，药物间的相互作用也相对更多，且每天需用药 2 ~ 3 次，而其他药物每天只需 1 ~ 2 次。

一些不良反应是 ACE 抑制剂类共有的，如咳嗽、血管性水肿、急性肾衰竭和高钾血症。血管性水肿尤其好发于第一次用药后，主要影响面部、四肢、口唇、黏膜、舌体、声门或咽部[302-303]，偶尔可致命[298, 304]。

卡托普利与其他 ACE 抑制类药物相比，皮疹和味觉异常的发生率高。因为 ACE 抑制剂引起的肾功损害在停药后通常可恢复，因此必须监测肾功能。由于高钾血症通常是醛固酮分泌被抑制所引起，因此应监测血清钾水平。人类使用 ACE 抑制剂类药物可增加胎儿的发病率和死亡率，在妊娠的中、晚期应禁用此类药物[300]。由于 ACE 抑制剂存在各种不良反应，人们开发了血管紧张素Ⅱ受体拮抗剂（ARBs）。氯沙坦是这类新型抗高血压药物中的第一个，目前这类药物有六种。最初的研究并没有能够证明 ARBs 较 ACE 抑制剂优越。但是，在慢性 ACE 抑制剂治疗期间增加这类药物的使用可减少心力衰竭患者的死亡率和住院天数[305]。

胆碱能药物

作用机制概述

胆碱能药物通过模拟、增强和抑制乙酰胆碱的效应而发挥作用。其作用与乙酰胆碱并不完全相同，这些药物的作用更为特异，效应部位较乙酰胆碱少，作用时间一般较乙酰胆碱长。

与有多种肾上腺素能药物可供临床选择不同，影响副交感神经功能的药物相对较少。一般来说，药物通过以下四种途径中的一种影响副交感神经功能：

1. 作为激动剂，兴奋乙酰胆碱能受体。
2. 作为拮抗剂，阻断或抑制乙酰胆碱能受体介导的作用。
3. 阻断或兴奋自主神经节的受体。
4. 抑制乙酰胆碱分解，提高或延长其效应。

目前尚没有通过影响乙酰胆碱合成（抑制胆碱乙酰转移酶）或引起乙酰胆碱间接释放而起作用的临床药物。密胆碱可影响乙酰胆碱的摄取，耗竭乙酰胆碱的储备，但尚未应用于临床。腺苷可能通过降低钙离子与其结合部位的亲和力而抑制乙酰胆碱的释放。氨基糖苷类抗生素与镁离子一样，与钙离子竞争细胞膜上的钙通道。肉毒杆菌毒素可抑制胞吐作用释放的乙酰胆碱，有时可局部注射此毒素以治疗斜视和眼睑痉挛。临床上也可使用肉毒杆菌毒素在疼痛发作时进行触发点注射和除皱。过多使用此毒素会增加肉毒中毒的危险。重度肉毒中毒综合征会因肌无力和呼吸衰竭而导致死亡。

胆碱能激动剂

胆碱能激动剂由于其不良反应而被限制应用。乙酰胆碱产生广泛和非选择性的作用，且迅速被胆碱酯酶和假性胆碱酯酶水解，因此几乎没有治疗作用，只在眼科手术时用来短时间缩瞳。

胆碱能激动剂的临床应用由乙酰胆碱衍生而来，但不易被胆碱酯酶水解，作用时间较长。胆碱能激动剂对各系统的不同作用更多是定量而不是定性的，尽管其有限的器官特异性在治疗上有一定用处，如人工合成的氯贝胆碱和卡巴胆碱。醋甲胆碱和氯贝胆碱主要激动毒蕈碱受体，卡巴胆碱兼有烟碱样和毒蕈碱样作用。醋甲胆碱由乙酰胆碱中胆碱基团 β 位添加甲基获得，是纯毒蕈碱受体激动剂，且不被胆碱酯酶水解。静脉注射醋甲胆碱会导致低血压和心动过缓，皮下小剂量应用引起低血压和反射性心率增快。当前醋甲胆碱应用的主要用途是利用其有害的毒蕈碱受体激动作用作为支气管痉挛的激发药，以诊断气道高反应性。醋甲胆碱仅吸入给药，当口服或经胃肠道外给药时可出现严重的不良反应，包括胃肠道症状、胸痛、低血压、意识消失和完全性心脏阻滞。过度的支气管痉挛反应可吸入 β 受体激动剂治疗。当应用 β 受体阻滞剂时，禁忌使用醋甲胆碱。

醋甲胆碱的氨基甲酸酯衍生物氯贝胆碱偶尔用于术后促进肠蠕动的恢复或促使弛缓的膀胱排尿。由于氯贝胆碱对于肠道和泌尿道受体的敏感性优于心脏，因此可以很好地促进胃肠道蠕动和尿道排尿而很少出现心血管不良反应。氯贝胆碱通常口服给药，但如果由于胃肠道功能影响其吸收，也可以皮下给药。

表面或眼内应用卡巴胆碱的缩瞳作用可使其用于开角型青光眼的长期治疗。当表面应用时，其耐受性好于眼内应用抗胆碱酯酶药，对毛果芸香碱和毒扁豆碱耐药的患者也可能有效。其快速缩瞳作用是神经节阻滞和毒蕈碱受体共同作用的结果。另一种生物碱——毛果芸香碱曾用于治疗青光眼，但已被更新的药物所取代。

毒蕈碱受体（M 受体）拮抗剂

在古代，用于治疗或可引起中毒的某些植物的活性成分就是 M 受体拮抗剂。尽管这些药物年代久远，但在麻醉和重症治疗中 M 受体拮抗剂仍有重要作用。

M 受体拮抗剂与神经释放的乙酰胆碱竞争性地与 M 胆碱受体结合从而抑制乙酰胆碱的作用。这些药物同时拮抗 M 受体激动剂在非神经支配区的作用。肾上腺素能神经末端的突触前 M 受体抑制去甲肾上腺素的释放，而 M 受体拮抗剂则会加强交感活性。除季铵化合物无法通过血脑屏障而几乎没有中枢作用外，这些药物的作用没有太大的区别，几乎等效地抑制毒蕈

表 16-9　毒蕈碱受体拮抗剂

药物	作用时间	中枢神经系统*	止涎	心率
阿托品	短	兴奋	+	++
格隆溴铵	长	0	++	+
东莨菪碱	短	镇静	++	0/+

* 临床剂量的阿托品作用有限，但对老年患者作用明显。
0，无效应；+，轻度效应；++，中度效应

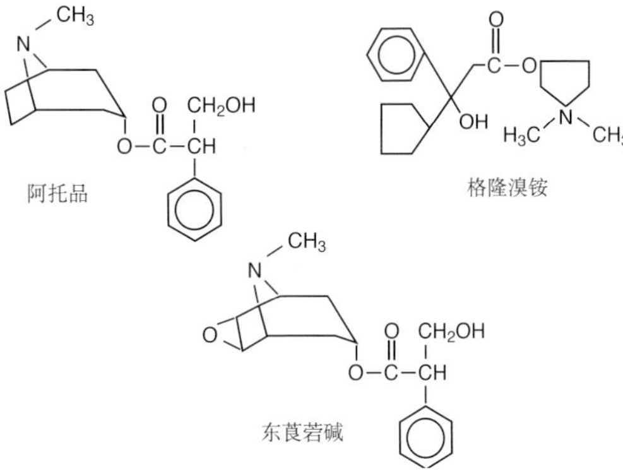

图 16-17　临床常用抗毒蕈碱药的化学结构

碱的作用，当然在作用上有些定量的差异（表 16-9）。研究提示存在几种毒蕈碱受体的亚型，已经研制出针对特定亚型的激动剂和拮抗剂。哌仑西平优先抑制 M$_1$ 受体，tripitramine 与 M$_2$ 受体的结合力更强，达非那新则与 M$_3$ 受体的结合力强。对各种抗毒蕈碱受体的药理学区分有利于发展治疗激惹性膀胱疾病的新药物。奥昔布宁、托特罗定、达非那新、索利那新和曲司氯铵都可优化膀胱综合征的缓解而将毒蕈碱受体在膀胱外的作用最小化。

这些药物曾用于治疗消化性溃疡、各种形式的肠痉挛综合征、上呼吸道疾病和哮喘。但是随着特异性组胺受体（H$_2$）阻断药（如西咪替丁）在消化性溃疡中的应用，M 受体拮抗剂的这类用途明显减少。阿托品曾用来治疗支气管痉挛，目前已被不会引起气道干燥和抑制纤毛摆动的 β$_2$ 受体激动剂所取代。眼科仍经常局部应用阿托品进行散瞳。

在乙醚麻醉时代，术前常规应用毒蕈碱受体拮抗剂以减少分泌物和阻滞不良的迷走神经反射，但随着现代吸入麻醉药的应用，这些药物已不再作为必需的术前用药。对一些小儿和耳鼻咽喉科患者，或准备使用纤维支气管镜插管的患者，仍常术前使用这些药物以抑制分泌。

阿托品的叔铵结构使其容易通过血脑屏障（图 16-17）。当应用较大剂量（1～2mg）以阻断抗胆碱酯酶药逆转神经肌阻滞（见第 35 章）所导致的毒蕈碱样不良反应时，可出现 CNS 症状。相反，人工合成的抗毒蕈碱药格隆溴铵具有季铵结构，不能通过血脑屏障，因而被广泛应用于阻断抗胆碱酯酶药的不良反应。格隆溴铵的作用时间较阿托品长。

东莨菪碱的外周作用与其他药物相似，但 CNS 作用明显。东莨菪碱是非处方催眠药的活性成分，对晕动病有效。东莨菪碱的片剂用于预防晕动病及术后恶心呕吐，但无论口服或胃肠道外给药，都可引起眼、膀胱、皮肤以及认知和心理方面的不良反应[306-307]。

异丙托溴铵的出现使抗毒蕈碱药重新用于治疗哮喘

和支气管痉挛性疾病[308]。虽然异丙托溴铵与阿托品的结构相似，当肠道外给药时效应基本相同，但一个重要的不同是，异丙托溴铵为季铵化合物，当吸入给药时极少被吸收，即使大剂量吸入时也几乎没有肺外效应。吸入药物的 90% 被吞咽，但只有 1% 被机体吸收。

健康志愿者试验表明，异丙托溴铵几乎能完全缓解多种诱发因素引起的支气管痉挛。但是，在哮喘患者中，试验结果的差异很大。某些药物，如醋甲胆碱或二氧化硫引起的支气管痉挛可被完全阻断，但对白三烯诱发的支气管痉挛无效。其支气管舒张作用起效慢，最大舒张作用弱于 β 受体激动剂。与阿托品不同，异丙托溴铵不影响纤毛清除率。一般来说，抗毒蕈碱药（包括异丙托溴铵）对慢性阻塞性肺疾病患者的治疗作用要好于哮喘患者[305]。目前只提供异丙托溴铵定量吸入气雾剂型，每喷 18μg，每次 2 喷，每日 4 次。30～90min 出现最大程度的支气管舒张，可持续 4h。

M 受体拮抗剂对外周和 CNS 毒蕈碱受体的阻滞可引起毒性反应。在健康成年人，其外周效应（如口干）可能令其厌烦，但不致命。与成人相比，儿童调节体温更依赖于出汗，因此容易出现危险的高热。此外，老年人可能不能耐受阻断心脏、眼睛及尿道的 M 受体所产生的效应。

阿托品或东莨菪碱剂量的增加使其导致的神志异常越发严重，从思维混乱进一步发展为幻觉、妄想、谵妄和严重精神异常。这些效应是可逆的，但精神异常可持续数周。小剂量（0.05mg）的阿托品能引起心动过缓，这一发现使一些临床医师增加儿童的用药剂量。这种现象曾归因于阿托品的中枢效应，但发生时间以及在切断迷走神经的动物模型也可出现心动过缓的事实质疑了这种解释。无论这种反常的心动过缓是中枢性的还是外周性的或是二者的共同效应，毒蕈碱

受体亚型的作用仍需要进一步讨论[309]。

天然生物碱毒扁豆碱是抗胆碱酯酶药，可通过血脑屏障，几十年前就已用于治疗阿托品和东莨菪碱中毒（中枢抗胆碱能综合征）。静脉注射 1 ~ 2mg 可成功治疗静脉应用阿托品或东莨菪碱所引起的术后 CNS 症状。毒扁豆碱也可逆转其他有抗胆碱活性的药物所引起的 CNS 症状，包括三环抗抑郁药、几种主要的镇静药和抗组胺药。毒扁豆碱也可拮抗苯二氮䓬类药物的镇静效应，但特异性苯二氮䓬受体拮抗剂——氟马西尼替代了毒扁豆碱的这个用途[310]。由于毒扁豆碱有致命的烟碱样效应，而此效应不能被 M 受体拮抗剂所预防，且其半衰期与该中毒药物的半衰期不匹配，故应谨慎使用。

胆碱酯酶抑制剂

抗胆碱酯酶药是指可产生持久的、全身性的胆碱能激动症状的药物。这些药物用来逆转神经肌肉阻滞、治疗重症肌无力和特定的快速型心律失常。

抗胆碱酯酶药有三种类型的化合物：氨基甲酸酯类、有机磷酸酯类和季铵乙醇类。毒扁豆碱、新斯的明和溴吡斯的明属于氨基甲酸酯类，而依酚氯铵属季铵乙醇类。当胆碱酯酶的酯解部位与乙酰盐、氨基甲酸酯或磷酸盐结合时，酶的活性被抑制。氨基甲酸酯键和磷酸酯键与乙酸键相比不易被羟基攻击。乙酰化合物形式只能持续数秒，而氨基甲酸酯化合物形式可持续存在 15 ~ 20min。有机磷酸酯类，包括异氟磷、对硫磷、马拉硫磷、索曼、沙林、VX 其他多种化合物用作农业杀虫剂。虽然有机磷酸酯类杀虫剂的毒性主要与其抗胆碱酯酶的活性有关，但其效应机制与临床应用的胆碱酯酶抑制药不同（见第 83 章）。有机磷酸酯类对酶产生不可逆性抑制，并有 CNS 反应。因此，须通过化合物来置换与酶结合的杀虫剂，恢复胆碱酯酶的活性，从而治疗有机磷酸酯类中毒。这类化合物的代表是碘解磷定（2-PAM）。毒扁豆碱和大多数有机磷酸酯类不是季胺类化合物，具有 CNS 胆碱能效应（见第 83 章）。

由于这类药物能增强和延长神经元释放乙酰胆碱的效应，因此可用于乙酰胆碱释放缺乏，如重症肌无力。抗胆碱酯酶药偶尔用于增强肠道功能或作为缩瞳药眼部局部使用。临床上可使用不可逆性有机磷酸盐抗胆碱酯酶药碘依可酯局部滴眼治疗青光眼。这种药较其他局部用药的优势在于其作用时间长。由于此药也能抑制血浆胆碱酯酶的活性，因此可能延长琥珀胆碱的作用时间。虽然为了患者安全，术前应停用碘依可酯 1 周，但也有许多在急诊条件下未停药而成功完成麻醉的病例。

影响神经节的药物

神经节激动药

神经节激动药基本上是作为研究神经节功能机制的工具药，并没有临床应用价值。烟碱是典型的神经节激动药，其效应已经被详细描述过。

副交感神经药物可刺激神经节，但此作用往往被其产生的其他拟副交感神经效应所掩盖。在试验条件下，使用阿托品阻断毒蕈碱受体后，静脉注射相对大剂量的乙酰胆碱可导致神经节兴奋和刺激肾上腺髓质释放肾上腺素。

神经节阻断药

神经节阻断药是第一种有效治疗高血压的药物，在 20 世纪 50 ~ 60 年代被广泛应用。但由于其干扰交感神经和副交感神经神经节的传递，在抗高血压同时伴有大量的不良反应。六烃季铵是这类药物的原型药，其神经肌肉效应和毒蕈碱样作用最弱。神经节阻断的全身反应取决于用药前机体的神经节的静息状态（表16-2）。随着临床上曲美芬的停止使用，人们对这类药物的兴趣已成为历史。

自主功能紊乱

自主神经系统功能的评估

老年人或糖尿病患者可能伴有自主神经功能紊乱，从而增加手术风险[311]，因而对自主神经病变的诊断尤其重要。糖尿病患者的自主功能用 5 种心血管功能的检查来评估（见第 39 章）[312]。检查包括做 Valsalva 动作、起立和深呼吸对心率的影响，及起立和持续握拳对血压的影响。有关心率变化的检查反映了副交感神经系统损伤的情况，涉及血压改变的检查反映了交感神经系统损伤的情况。心率的变化早于血压的变化。当涉及心率改变的检查有一项异常或两项在正常范围的边缘时，称为早期自主神经功能紊乱。当心率评估有两项异常时即可诊断。当血压的评估出现异常时，称为严重自主神经功能紊乱。这些标准的应用需要观察者了解完成这 5 种检查所需要的技术和无自主神经病变时出现的结果（表 16-10）。这种临床评价非常简单有效，也可用于非糖尿病引起的自主神经功能紊乱的评估。不仅如此，这些评价标准在非标准化的术前评估中也具有一定的有效性，可发现有自

表 16-10 评估自主神经系统的非创伤性检查

临床检查	技术	正常值
副交感神经		
心率对 Valsalva 动作的反应	检查对象坐位，对一管口吹气（维持压力在 40mmHg）15s。Valsalva 比是指最长 R-R 间期（在呼气后很快出现）与最短 R-R 间期（在做动作期间发生）的比值	比值 > 1.21
心率对起立的反应	测量检查对象从平静仰卧位起立时心率的变化。正常的心脏加速反应在起立后的第 15 次心跳达到最大。接着出现相对的心动过缓，在起立后第 30 次心跳最为显著。心率对起立的反应表示为 30 : 15 的比值，即大约在第 30 次心跳左右的最长 R-R 间期与大约在第 15 次心跳左右的最短 R-R 间期的比值	比值 > 1.04
心率对深呼吸的反应	检查对象在 1min 内深呼吸 6 次。测量每次周期中的最大和最小心率，在 3 个连续呼吸周期中心率差值（最大心率-最小心率）的平均值作为最大心率-最小心率值	平均差值 > 15 次 /min
交感神经		
血压对起立的反应	检查对象从平静仰卧位起立，用立位收缩压减去仰卧位收缩压	差值 < 10mmHg
血压对持续握拳的反应	受试者用最大握力的 30% 持续握拳 5min，测量每分钟血压，并用放开前的舒张压减去最初的舒张压	差值 > 16mmHg

主神经功能不全风险的外科患者[313]。

血浆儿茶酚胺

20 世纪 70 年代已有测量血浆中儿茶酚胺的准确而灵敏的方法，但对数据的解释仍有争议。正常血浆中肾上腺素和去甲肾上腺素水平波动于 100 ~ 400pg/ml 之间，当发生应激反应时可增加 6 倍或更多。

血浆肾上腺素的浓度（如果不代表整个交感神经系统的活性则主要反映肾上腺髓质的活性）较不稳定。

特定的应激情况（如当众演讲）[5] 可引起肾上腺髓质的单独分泌。另外，静脉采样可能反映的是采样器官而不是全身的肾上腺素水平，动脉血可能更可靠。

有关血浆中去甲肾上腺素浓度的意义争议更多。虽然肾上腺髓质分泌少量的去甲肾上腺素，但大多数神经末梢释放的去甲肾上腺素被神经末梢再摄取，因此血浆中的水平一般反映的是交感刺激后的溢出。再摄取可能有组织特异性且受生理或疾病状态的显著影响。人类去甲肾上腺素溢出的基线水平约为合成去甲肾上腺素速度的 10% ~ 20%，而在交感兴奋时可能显著增加[314]。根据动物实验提出的最令人瞩目的观点是：血浆去甲肾上腺素水平可作为交感活性的标志，在此实验中去甲肾上腺素水平直接反映出神经兴奋的情况。许多重要研究揭示，血浆儿茶酚胺的升高与急性和慢性应激之间具有相关性，并因此提出"无应激麻醉"的概念。CHF 患者的死亡率与血浆中去甲肾上腺素水平升高密切相关，因此出现了应用 β 受体阻断剂治疗心室功能不全的方法[315-316]。

利用放射性示踪技术估测在体儿茶酚胺动力学，特别是局部浓度的变化，提供了很多具有重要临床意义的信息。例如，如果仅分析动脉和静脉血中儿茶酚胺的水平，只能说明肝和肠系膜对整个机体儿茶酚胺的清除起重要作用，而对溢出的意义很低（< 8%）。而局部去甲肾上腺素动力学的研究证明，肠道释放的去甲肾上腺素（≤整个机体的 25%）在很大程度上被肝的有效降解（> 80%）所掩盖了。与此类似，心脏选择性释放去甲肾上腺素的增加与心肌缺血有关，是 CHF 和快速型心律失常的早期表现，但动脉和静脉血中去甲肾上腺素的水平不能反映这种情况[317]。对局部溢出的观察使人们认识到，虽然应激可能引起全身性的交感反应，但也可能刺激不同时应激的表现形式也不同。临床出现明显的交感活动而没有相应的血浆去甲肾上腺素水平的升高，这可能是由于测量技术的限制或应激源的特殊性。

我们认为，综合考虑年龄、体位和容量因素，当血浆中儿茶酚胺的变化很小时，与血流动力学变化的相关性差，解释其意义应慎重；当其水平显著增加（>1000pg/ml）时，则可作为交感神经系统活化的良好标志。

临床综合征

外科应激反应

外科应激，特别是大手术的应激，导致严重的代谢和内分泌反应。伴随手术出现的自主神经、激素和分解代谢方面的联合变化称为外科应激反应[318]。尽管临床直观认为，抑制应激反应有益，但这种抑制措施是否能影响预后一直存在争论。三个独立的证据表明，抑制应激反应有助于改善预后。在一系列研究中，中断交感神经对手术的反应能明显降低术中和术后外科应激反应。持续胸段硬膜外输注局麻药能抑制血浆中儿茶酚胺、皮质醇和胰高血糖素的升高，并改善预后。预后的改善与患者的疼痛水平无关，因为当患者接受非甾体消炎药和阿片类药等其他方法进行镇痛治疗时，代谢和内分泌对手术的反应并未出现类似的下降[319]。持续硬膜外给药直至术后阶段被认为是改善预后的基本因素。控制炎症和伤口愈合所必需的炎症反应和免疫反应似乎不受影响。在行结肠切除术的老年患者，使用相似的技术和其他降低应激的方法，患者可更快、更全面地恢复[320]。

另一个支持长期抑制应激反应可改善预后的证据来自儿童。当复杂先天性心脏病患儿接受心脏手术时，与对照组相比，术中和术后24h接受大剂量舒芬太尼以减轻应激反应的患儿，血中β-内啡肽、去甲肾上腺素、肾上腺素、胰高血糖素、醛固酮和皮质醇水平降低[318]。阿片类药物组患儿的死亡率明显低于对照组和历史对照，因此说明麻醉技术可明显影响手术引起的代谢和内分泌反应，有效地处理这些反射可影响预后。

第三个证据来自围术期缺血研究组的多中心观察（见"围术期β受体阻滞"）[221]。围术期使用β受体阻滞剂可提高2年存活率[222-223, 225]，这有力地证明了减轻应激反应对患者有益，并据此改变了心血管疾病高风险患者的临床处理方案。围术期给予心血管疾病风险的患者 α_2 受体激动剂也得出了类似结果[321]。推测应用β受体阻断剂或 α_2 受体激动剂通过减轻交感张力抑制应激反应和改善预后。

糖尿病

糖尿病自主神经病变是自主神经病变最常见的形式，得到了最为广泛的研究（见第39章）。其在所有胰岛素依赖型糖尿病患者中发生率为20%～40%。与糖尿病自主神经病变有关的症状通过直接或继发的机制增加患者麻醉和外科治疗期间的风险。其常见的表现包括：阳痿、直立性低血压、胃轻瘫、腹泻和出汗异常。迷走神经控制的正常心率变异性的缺失或破坏、外周交感神经张力下降所引起的血流增加以及无汗等症状提示存在早期的小神经纤维的损伤。足部患有糖尿病神经病变时，痛觉和温觉的消失出现于触觉和振动觉消失之前。在出现去交感支配后，交感神经将无法正常支配细小动脉，或交感神经与效应器异常隔离。当阳痿或腹泻是唯

一的症状时，对生存率的影响很小。但当出现直立性低血压或胃轻瘫时，5年死亡率超过50%。

大多数临床医师认为，糖尿病自主神经病变可增加全身麻醉的风险[322]。胃轻瘫可能是去迷走神经的表现，可能因此而需要进行清醒插管或快速诱导插管。直立性低血压患者的全身营养血管损伤可增加围术期血流动力学不稳定和循环衰竭的风险。维持站立时血压的机制被改变，站立时足部正常的毛细血管前的血管收缩消失。糖尿病自主神经病变损害颈动脉窦和主动脉弓的压力感受器。直立性低血压的糖尿病患者通常去甲肾上腺素水平较低。

即使是很小的外科手术，糖尿病自主神经病变也可导致严重并发症。

有自主神经病变的糖尿病患者比无病变的糖尿病患者在诱导后出现更明显的血压下降，对血管活性药的需求量更大[322]。Page和Watkins[323]报道了5例年轻的糖尿病患者出现循环呼吸骤停，所有这些患者均有自主神经病变的症状。一项对糖尿病自主神经病变患者进行上述5种临床诱发试验检查的大样本前瞻性研究表明，96%的患者出现交感衰竭前有早期的副交感神经功能紊乱[324]。这一组自主功能检查用于诊断患者是否存在自主神经病变，对死亡率和围术期风险有较高的预见性[311]。

衰老与自主功能改变

与衰老相关的血管反应性的改变导致临床上血压的剧烈变化——高血压和直立性低血压（见第80章）。老年人直立性低血压相当普遍（约20%），可能主要是由于压力感受器反应性降低所致。血压、Valsalva动作和呼吸周期引起的心率变化也随着衰老而钝化[325]。

健康成人随年龄的增加而出现静息时和运动时去甲肾上腺素水平的增加（约每10年增加13%），部分原因是由于去甲肾上腺素的清除率降低[326]。以前存在争议，目前认为除了已被证明的与衰老相关的迷走功能降低外[327]，衰老引起的自主功能紊乱主要是去甲肾上腺素再摄取减少所致，这可能是神经密度下降的结果。虽然在骨骼肌，交感神经传出纤维的神经传递速度没有明显的年龄相关性的下降[328]，但动力学研究揭示，心脏去甲肾上腺素的溢出出现选择性和显著的增加，可能的原因是，在心理和运动应激反应时，老年患者去甲肾上腺素的再摄取减少[314]。这可以促发心脏疾病患者的临床并发症（恶性心律失常和心脏性猝死）。但是由于 β_1 肾上腺素能受体的代偿性下调（即受体密度和亲和力降低）和由于 Gs 活性降低导致

的 β_2 肾上腺素能受体解偶联 [329]，末梢 - 器官的反应性被钝化。尽管心脏去甲肾上腺素的溢出增加，但心肌氧耗不改变 [330]。

随着年龄的增加，突触前 α_2 受体抑制神经元释放去甲肾上腺素的作用减弱也会引起去甲肾上腺素水平的增高 [331-333]。突触后 α 受体的活性降低减弱了收缩反应，进而降低了血管的收缩性。近似恶性循环，血中去甲肾上腺素水平的增高导致血小板 α_2 受体密度和反应性下调。随着年龄的增加，α_2 及 β 受体介导的反应的下降所引发的肾上腺素能控制缺乏导致交感神经系统控制心血管反应性的效能下降，这可能与老年人心血管系统紊乱（如 CHF）的发生率增加有关。

脊髓横断对自主神经系统的影响

麻醉医师可能遇到的最强烈的自主神经系统改变是完全性脊髓横断（见第 52、70、81 章）。脊髓横断不仅影响运动和感觉功能，也导致自主神经功能发生剧烈变化，从而对麻醉用药产生影响。从交感和副交感传出的解剖可以看出，脊髓损伤或横断引起自主功能紊乱的程度取决于损伤的位置、范围和损伤的时间。脊髓横断后脊髓以上高位中枢对自主反射的反馈抑制作用消失。小的刺激就能引起截瘫患者交感神经的过度兴奋。

颈椎横断的患者交感和副交感传出失去了高位中枢的控制。除了运动和感觉改变外，心血管、体温调节、胃肠道和泌尿系统都发生明显的异常。横断后自主功能的改变并不总是非常明显，由于远端脊髓可能会保持一些功能，可能会出现一些难以预料的自主功能异常现象。脊髓横断后的急性期和慢性期之间存在着本质的不同。最初阶段出现短暂的兴奋性下降。这种现象称为脊髓休克，通常在横断后立即出现，并持续数天到数周。此期患者的外周普遍松弛，外周血管扩张。高胸段脊髓损伤早期的患者仰卧位基础血压低，血浆儿茶酚胺水平大约只有正常时的 35% [334]。低位脊髓损伤早期的患者可能出现心动过速，这是 ANS 完整部分表现出的代偿现象。

高位脊髓损伤的晚期患者，低血容量时心率增加的反应消失，并可能表现为心动过缓。迷走神经是四肢瘫痪患者的压力反射通路中唯一保存完整的部分。当体位改变和做 Valsalva 动作或胸腔内压力增加时可出现心动过缓 [335]。

临床常被忽视的一个问题是高位截瘫患者的吸痰操作。许多这样的患者呼吸肌麻痹而依赖机械通气，因而未受抑制的迷走反射可导致严重的心动过缓，尤其是存在低氧血症时。

由于这类患者可能会出现交感神经系统功能异常，肾素 - 血管紧张素 - 醛固酮系统发挥代偿作用以维持血压。脊髓横断的患者可能对 ACE 抑制剂极其敏感，即使血容量或体位发生轻微改变也可产生显著的影响。肾素的释放可与交感兴奋性无关，可由伴随的肾灌注压下降刺激肾压力感受器引起。

虽然损伤平面以上的压力刺激通常不引起血压变化，但损伤平面以下的刺激可导致自主反射异常。肠道或膀胱膨胀可引起"团块反射"。该自主反射包括血压急剧升高、外周血流显著下降、损伤以上区域潮红及出汗。此外还伴随肠道或膀胱的收缩、骨骼肌痉挛、阴茎勃起。

患者的心率可反射性降低。令人惊奇的是，使用显微神经检查法的研究表明，在团块反射过程中，交感活性 [336] 和血浆去甲肾上腺素的水平仅轻度增加。推测认为，血压的过度增高可能由肾上腺素能受体超敏所引起。如预想的一样，四肢瘫痪的患者对外源性血管加压药的敏感性增加 [334]。四肢瘫痪的患者使用外源性血管紧张素和儿茶酚胺时，血压升高的反应显著增加。血压升高激活的下行抑制性反射通路受损可能是这种超敏反应的原因。当损伤低于 T_5 时很少出现超敏反应，这一发现支持了上述假说。即使是那些长期四肢瘫痪的患者，其肾上腺素能受体的水平也几乎正常。

对自主反射异常的处理具有重要的临床意义。虽然对感觉或运动功能丧失的患者，麻醉医师可能会尝试给予最浅的麻醉，但也可诱发明显的内脏反射。即使患者不能感知疼痛，麻醉医师可能还是会使用脊椎麻醉、全身麻醉或血管舒张药物（如硝普钠或硝酸甘油）来消除这种反射。预防性使用可乐定可消除这种反应。

脊髓横断引起的去自主神经支配的另一个问题是产热。这些患者由于皮肤血管扩张和不能通过战栗产热而可能出现低体温。同时正常排汗机制被破坏可引发高热。因此在麻醉过程中需严密监测体温。

自主神经活性的新概念

基因在自主神经功能和药物反应中的作用

越来越多的研究关注了 β 肾上腺素能受体基因中的单核苷酸多态性（SNPs）及其与自主神经病理生理学的关系 [337]。总体来说，这些研究都是从统计学角度观察 SNPs 与疾病（如高血压、哮喘、CHF 和心律失常）发生的关系。但是，在某些情况下，其潜在的生物学联系正在被广泛研究，新的治疗措施正在涌现。美国 FDA 关于基因组学的会议制定了一项关于药物治疗前的遗传学测试的建议，这项建议只限于化学治疗药物，并与作用于纯信息作用的 ANS 的药物共同发挥作用。

尽管哮喘易感性与人群中 β 肾上腺素能受体多态性的关系还没有被确定，但是哮喘的表型（包括哮喘严重性和支气管高反应性）与 β 肾上腺素能受体多态性是有关的。更值得注意的是，编码区域的变化可改变对短效和长效激动剂的反应，该发现可能暗示了一种新的遗传学调控机制。还有研究探讨了肾上腺素能受体变异的程度与高血压、心力衰竭[338]、猝死和 β 肾上腺能受体拮抗剂的关系。更深的研究探讨了 β 肾上腺能受体多态性与临床综合征的关系如体位性心动过速综合征[339]、猝死等，但治疗总是明显落后于机制的发现。特别是对于心力衰竭，虽然受体功能的研究已经进行了几十年[340]，但是这些遗传药理学的研究成果并未能产生有效的治疗手段[341]。

然而，最近开始有资料提示，除了受体作用外，潜在的信号转导和恢复机制的差异也可能在自主神经系统的病理生理中发挥作用。

因此，虽然 ANS 是一原始的系统（存在于所有哺乳动物内），但是它的复杂性至今都无法被人类充分认识。随着对自主神经活性遗传决定因素及对 ANS 功能性和细胞学相互作用的理解的不断深入，我们将能更精确地理解和强化不同的自主神经作用。这不仅将改善人类的长期健康，还有助于提高我们的患者围术期的安全性。

参 考 文 献

见本书所附光盘。

第17章 脑生理学和麻醉药物的影响

Piyush M. Patel • John C. Drummond • Brian P. Lemkuil

徐咏梅 译　张 兵 审校

要　点

- 脑代谢率高，脑血流量（cerebral blood flow, CBF）约占心排血量的15%。正常情况下，CBF 约为50ml/(100g·min)，其中灰质血流占80%，白质占20%。

- 大脑约60%的能量消耗用于支持电生理功能。剩余的能量则用于维持细胞稳态活动。

- CBF 与局部脑代谢紧密相关。当某一特定区域活动增强时，相应地引起该区域血流量的增加，脑代谢的抑制则引起血流量的减少。

- 静脉压正常的情况下，平均动脉压（mean arterial pressure, MAP）在65～150mmHg 范围内，CBF 有自身调节功能，并保持不变。这一作用存在显著的个体差异。当平均动脉压超出自身调节的限度或范围时，CBF 随平均动脉压的变化而被动变化。

- CBF 也受化学调节。$PaCO_2$ 在25～70mmHg 范围内，CBF 随 $PaCO_2$ 的改变而改变。当 PaO_2 低于60mmHg 时，CBF 显著增加。体温降低通过抑制脑代谢而影响 CBF。全身血管扩张药（例如硝酸甘油、硝普钠、肼屈嗪、钙通道阻滞剂）可扩张脑血管，并依赖平均动脉压来增加 CBF。血管收缩药（如去氧肾上腺素、去甲肾上腺素、肾上腺素和多巴胺）对脑循环无直接作用，它们通过对动脉血压的作用影响 CBF。当平均动脉压低于自身调节低限时，血管收缩药升高 MAP，从而增加 CBF。如果体循环血压在自身调节范围内，血管收缩药引起的血压升高对 CBF 几乎无影响。

- 除氟烷外，所有挥发性麻醉药均抑制脑代谢率（cerebral metabolic rate, CMR），并引发脑电图（electroencephalogram, EEG）的爆发性抑制。此时 CMR 可减少60%。挥发性麻醉药对 CBF 的作用呈剂量依赖性。低于 1MAC 时，CBF 轻度降低。超过 1MAC 时，直接扩张脑血管，引起 CBF 和脑容量增加。

- 巴比妥类药、依托咪酯和丙泊酚降低 CMR，可引起 EEG 爆发性抑制，CMR 可减少约60%。由于血流-代谢偶联仍得以保留，所以 CBF 降低。阿片类药和苯二氮䓬类药使 CBF 和 CMR 轻度下降，而氯胺酮可明显增加 CMR，血流量相应增加。

- 脑储备氧和底物的能力有限，并对 CBF 的减少极为敏感。CBF 严重降低[低于6～10ml/(100g·min)]时可致神经元迅速死亡。缺血性损害的特征为早期兴奋性毒性和延迟性的凋亡。

- 在实验模型中，巴比妥类药、丙泊酚、氯胺酮、挥发性麻醉药和氙有神经保护作用，可减轻缺血性脑损害。麻醉药仅对轻度脑缺血性损害有持久的保护作用，对中重度的脑损害没有长期保护作用。麻醉药物的神经保护作用在人类是有限的。依托咪酯引起局部 CBF 降低，可加重缺血性脑损害。

本章将回顾麻醉药物和技术对脑生理的影响，尤其是对脑血流量（CBF）和代谢的影响。最后一部分简要讨论病理生理状态，包括脑缺血和脑保护。本章将重点阐述颅内病变患者如何应用麻醉药及重症监护直接相关的理论。第70章将详细阐述这些患者的临床管理。神经学监测，包括麻醉药物对脑电图（EEG）的影响和诱发反应将在第49章阐述。

大脑血液循环的解剖

大脑动脉血液供应包括供应大脑前部的左右颈总动脉和供应大脑后部的左右椎动脉。两侧椎动脉相连形成基底动脉。颈内动脉和基底动脉相连形成血管环（即Willis环），这样左右前后的动脉之间形成了侧支循环。从Willis环发出3对动脉：大脑前动脉、大脑中动脉和大脑后动脉。后交通动脉和前交通动脉使Willis环闭合。前部循环和后部循环对Willis环的贡献相同。

正常情况下，前部循环和后部循环的血液不混合在一起，因为这两部分的压力是相等的。同样，左右两侧血液的混合也非常有限。由Willis环发出的血管为大脑相应区域提供血流。但是在某一动脉分支发生阻塞的病理情况下，Willis环通过前后血管和左右血管之间的分流，增加低灌注区域的侧支血流。

完整的Willis环见图17-1A。但Willis环的解剖存在很多变异，很大一部分个体Willis环不完整[1]。Willis环的变异种类和所占比例见图17-1B。

大脑有三套静脉回流系统。皮质浅静脉在大脑表面的软脑膜内，皮质深静脉回流至较深脑组织。上述静脉回流至硬脑膜窦。上、下矢状窦和直窦、横窦与乙状窦是主要的硬脑膜窦。其最终回流至左右颈内静脉。脑静脉循环见图17-1C。

脑血流量的调节

麻醉药物对脑生理的很多方面产生剂量相关的、可逆的改变，包括CBF、脑代谢率（CMR）和电生理功能（EEG、诱发反应）。麻醉方法和麻醉药物的作用对处于疾病状态的大脑可能产生不利影响，因此对神经外科患者具有重要的临床意义。但是可以通过改变全麻对CBF和CMR的影响，提高手术安全性和改善患者的预后。

成人大脑约重1350g，仅占体重的2%，而脑血流量占心排血量的12%~15%。由此可见脑代谢率很高。静息时，脑的平均氧耗量为3.5ml/(100g·min)，全脑氧耗量（50ml/min）占全身氧耗的20%。CBF、CMR和其他生理指标见框17-1。

脑的能量消耗中约60%用于支持电生理功能。大脑需要消耗能量来维持细胞内外离子梯度，合成、运输和再摄取神经递质，从而发生反映在EEG上的去极化和复极化电活动。其余能量则用于维持细胞的稳态活动。大脑各部位CBF和CMR是不同的，灰质的CBF和CMR约是白质的4倍。不同种类的大脑细胞对能量的需求也是不一致的。神经胶质细胞约占脑容积的一半，但耗能比神经元少。神经胶质细胞除了作为大脑的支持网络以外，对于神经递质的再摄取、代谢底物和废物的传递清除及维持血脑屏障（BBB）功能也起到重要作用。

脑依赖血流来提供充分的氧和葡萄糖，以满足脑对代谢底物的需求。但由于颅骨和脑膜的顺应性差，故限制了颅内空间的变化，使脑血流不能过多。大脑具有精细调节CBF的机制，包括化学性、肌源性和神经源性机制，见表17-1。

脑血流量的化学调节

某些因素可引起脑生化环境的变化，例如CMR、$PaCO_2$和PaO_2的改变会引起CBF发生变化。

脑代谢率

神经元活动增加导致相应部位脑代谢增加，并伴有与之相匹配的局部脑血流量的改变，即血流-代谢偶联。传统观点认为这种偶联是一种正反馈机制，神经元活动增加导致能量需求增加，脑血流增加满足这种需求。最近的研究数据表明这是一种前锁机制，神经元活动直接增加CBF，从而增加能量供给[2]。尽管血流-代谢偶联的机制仍不完全清楚，但认为与局部代谢产物[K^+、H^+、乳酸盐和腺苷三磷酸（ATP）]有关。神经突触活动增加伴随谷氨酸释放，引起多种影响血管张力的介质生成（图17-2）。神经元活动增加所释放的谷氨酸可以促进一氧化氮（NO）的合成和释放。NO是一种强效的脑血管扩张剂，在脑血流-代谢偶联机制中起重要作用。神经胶质在血流-代谢偶联中也起重要作用，与神经元紧密联系。上述过程在血流-代谢偶联中起传导作用。谷氨酸激活星形胶质细胞上的代谢型谷氨酸受体（mGluR），从而引起花生四烯酸（AA）代谢，继而生成前列腺素和环氧二十碳三烯酸（EETs）。局部代谢产物（K^+、H^+、乳酸盐和ATP）也能直接调节血管张力。氧调节这些通路所起作用的相对大小。在组织氧张力下降的情况下，腺苷

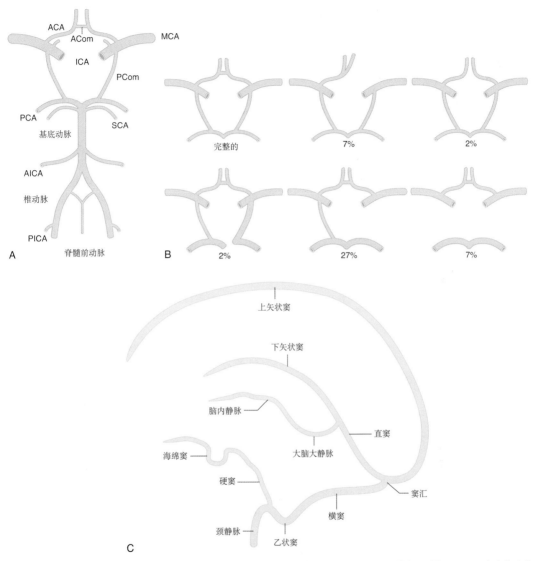

图 17-1　大脑的血液供应及回流解剖。A. 完整的 Willis 动脉环。ACA，大脑前动脉；ACom，前交通动脉；AICA，小脑前下动脉；ICA，颈内动脉；MCA，大脑中动脉；PCA，大脑后动脉；PCom，后交通动脉；PICA，小脑后下动脉；SCA，小脑上动脉。B. Willis 环的解剖变异。每种变异的发生率如图所示。C. 大脑的静脉回流

释放引起血管扩张。因此血管张力的最终结果取决于多个信号传导通路的相对贡献。此外，支配脑血管的神经释放肽类神经递质，例如血管活性肠肽（VIP）、P物质、缩胆囊素、生长抑素和降钙素基因相关肽。这些神经递质可能参与神经血管偶联。大脑的血流 - 代谢偶联是一个复杂的生理过程，不是由单一机制调节，而是受代谢、神经胶质、神经和血管等多种因素调节。

在神经外科手术中，脑 CMR 受多种因素影响，包括神经系统的功能状态、麻醉药物和温度。

功能状态　睡眠时 CMR 下降，任何原因引起感官刺激、脑力活动和觉醒都使 CMR 增加。癫痫发作时，CMR 极度增加；局部脑损害或昏迷时，CMR 显著降低。

框 17-1　脑生理指标正常值

CBF
　　全脑　　　　　　　　　　　45 ~ 55ml/(100g·min)
　　皮质（主要为灰质）　　　　75 ~ 80ml/(100g·min)
　　皮质下（主要为白质）　　　≈ 20ml/(100g·min)
$CMRO_2$　　　　　　　　　　　3 ~ 3.5ml/(100g·min)
CVR　　　　　　　　　　　　 1.5 ~ 2.1mmHg/(100g·min)
脑静脉氧分压　　　　　　　　 32 ~ 44mmHg
脑静脉氧饱和度　　　　　　　 55% ~ 70%
$SjVO_2$　　　　　　　　　　　 ≈ 65%
ICP（仰卧）　　　　　　　　　8 ~ 12mmHg

注：CBF，脑血流量；$CMRO_2$，脑氧代谢率；CVR，脑血管阻力；ICP，颅内压；$SjVO_2$，颈静脉氧饱和度

表 17-1　影响脑血流量的因素 *

因素	注解
化学性 / 代谢性 / 体液性	
CMR 　麻醉药 　温度 　觉醒 / 癫痫发作	CMR 的影响假定存在完整的血流 - 代谢偶联，机制仍不完全清楚
$PaCO_2$	
PaO_2	
血管活性药物 　麻醉药 　血管扩张药 　血管收缩药	
肌源性	
自动调节 / 平均动脉压	自身调节机制易受破坏，在许多病理状态下，CBF 依赖局部压力
流变性	
血液黏度	
神经源性	
颅外交感和副交感通路 轴内通路	作用和临床意义仍不清楚

* 讨论见正文。
CBF，脑血流量；CMR，脑代谢率；MAP，平均动脉压；$PaCO_2$，动脉血二氧化碳分压；PaO_2，动脉血氧分压

麻醉药物　不同麻醉药物对 CMR 的影响将在本章的第二部分进行详细论述。总之，除氯胺酮和氧化亚氮（N_2O）外，绝大多数麻醉药物均抑制 CMR。麻醉药抑制与电生理功能有关的 CMR。一些麻醉药（包

括巴比妥类、异氟烷、七氟烷、地氟烷、丙泊酚和依托咪酯）随血浆浓度的增加，对 EEG 和 CMR 的抑制逐渐增强。但达到 EEG 等电位线时，麻醉药物血浆浓度进一步增加不会进一步抑制 CMR。静脉麻醉药不改变与维持细胞稳态有关的 CMR（图 17-3）。

不同麻醉药使 EEG 完全抑制时的脑氧代谢率（$CMRO_2$）非常相似，但应该指出，麻醉药引起的 EEG 抑制不是同一种生理状态，并且受抑制药物的影响。给予巴比妥类药物达到 EEG 抑制时，全脑的 CBF 和 CMR 的抑制程度相同。而异氟烷和七氟烷对 CBF 和 CMR 的抑制在新皮质区比其他部位强。应用巴比妥类药和异氟烷时大脑电生理反应也不同，硫喷妥钠在远远大于引起 EEG 完全抑制的剂量下即很容易记录到刺激正中神经引起的皮层躯体感觉诱发电位，而应用引起爆发性抑制剂量的异氟烷（~ 1.5MAC）也很难记录到此诱发电位（图 17-4[3-4]）。此外，不同麻醉药在 EEG 完全抑制前出现的爆发性抑制状态也是不同的。麻醉药引起的爆发性 EEG 抑制状态不同可能与其具有的神经保护潜能不同有关。

温度　低温对大脑的影响有详细论述 [5]（见第 54 章）。温度每下降 1℃，CMR 下降 6% ~ 7%。除麻醉药外，低温也能引起 EEG 的完全抑制（在 18 ~ 20℃）。但与麻醉药物不同的是，当达到 EEG 等电位线时，温度进一步下降 CMR 仍会继续下降（图 17-5），这是因为麻醉药物仅降低与电生理功能相关的 CMR，而低温既抑制与电生理功能有关的 CMR，又抑制与维持细胞稳态有关的 CMR。轻度低温主要抑制 CMR 的基本成分。18℃时的 $CMRO_2$ 低于常温时正常值的 10%，所以大脑在这样的低温下可以耐受较长时间的循环停止。

高温对脑生理有相反的影响。在 37 ~ 42℃之间时，CBF 和 CMR 增加。但高于 42℃时，脑的氧耗量急剧下降，提示高热引起的毒性反应导致蛋白（酶）变性。

$PaCO_2$　CBF 直接随着 $PaCO_2$ 变化而改变（图 17-6）。$PaCO_2$ 在生理范围内变化时对 CBF 的影响最显著。在正常生理范围，$PaCO_2$ 改变 1mmHg，CBF 相应改变 1 ~ 2ml/(100g·min)。$PaCO_2$ 低于 25mmHg 时这种反应减轻。正常情况下，CBF 对 $PaCO_2$ 的敏感性（$\Delta CBF / \Delta PaCO_2$）与 CBF 的静息水平呈正相关。麻醉药改变静息 CBF，因而改变了脑循环对 CO_2 的反应。静息 CBF 高时（使用挥发性麻醉药麻醉时），低碳酸血症引起 CBF 大幅度下降；相反，静息 CBF 低时，低碳酸血症引起 CBF 小幅度下降。但值得一提的

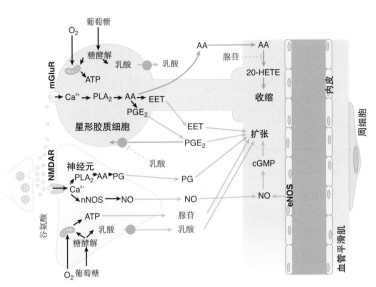

图 17-2 大脑血流 - 代谢偶联。突触活动引起谷氨酸释放，激活谷氨酸能受体，钙流入神经元，引起花生四烯酸（AA）、前列腺素（PGs）和一氧化氮（NO）释放，代谢活动生成腺苷和乳酸。这些因素都导致血管扩张。谷氨酸也激活星形胶质细胞上的代谢型谷氨酸受体（mGluR），引起钙进入细胞内、磷脂酶 A_2（PLA$_2$）的激活及 AA、环氧二十碳三烯酸（EET）和前列腺素 E_2（PGE$_2$）的释放。后两种 AA 代谢产物引起血管扩张。相比之下，AA 也能在血管平滑肌中代谢为 20- 二十碳四烯酸（20-HETE）。20-HETE 是强有力的血管收缩剂。cGMP，环氧苷酸；eNOS，内皮型一氧化氮合酶；NMDAR，N- 甲基 -D- 天冬氨酸谷氨酸受体；nNOS，神经元型一氧化氮合酶 *(Modified from Attwell D, Buchan AM, Charpak S, et al: Glial and neuronal control of brain blood flow, Nature 468(7321):232-243, 2010.)*

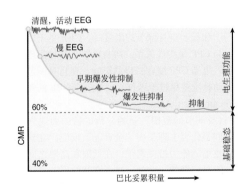

图 17-3 脑电生理功能和脑代谢率（CMR）的相关性。各种麻醉药（包括巴比妥类药）引起剂量相关的脑氧代谢率（CMRO$_2$）和脑血流量（CBF）下降，直至电生理活动消失。此时，电生理活动的能量利用为 0，但维持细胞稳态的能量利用不变。巴比妥类药的增加不引起 CBF 或 CMRO$_2$ 的进一步下降

是，正常大脑在所有被研究的麻醉药的作用下都存在对 CO_2 的反应。

PaCO$_2$ 引起的 CBF 变化依赖于脑细胞外液 pH 值的变化。NO 虽并非唯一，但也是引起 CO_2 血管扩张反应的重要介质[6]，特别是神经元产生的 NO。前列腺素也部分介导了对高碳酸血症的血管舒张反应。因为 CO_2 可以自由通过脑血管内皮细胞，所以 PaCO$_2$ 改变时细胞外液 pH 和 CBF 可迅速发生改变。与呼吸性酸中毒不同，在急性全身代谢性酸中毒时不会引起 CBF 的即时变化，因为 BBB 自血管周围间隙排出 H$^+$。虽然 CBF 随 PaCO$_2$ 的改变而迅速发生变化，但这种变化并不持久。即使动脉血 pH 值仍是增高的，随着碳酸盐的排出，脑脊液（CSF）的 pH 值可逐渐恢复正常（经过 6 ~ 8h）（图 70-6）。因此，应特别注意长时间过度通气或通气不足的患者。当快速使 PaCO$_2$ 恢复正常时，原有低碳酸血症的患者会导致明显的 CSF 酸中毒，CBF 增加，同时与颅内顺应性关系密切的颅内压（ICP）也升高；原有高碳酸血症的患者会出现碱中毒，理论上有脑缺血的危险。

PaO$_2$ PaO$_2$ 从 60mmHg 到 300mmHg 以上的范围内变化对 CBF 影响不大。PaO$_2$ 低于 60mmHg 时，CBF 迅速增加（图 17-6）。低氧时脑血管扩张的机制可能与外周或轴索化学感受器启动的神经源性作用和局部体液因素有关。神经源性 NO 也部分参与脑对低氧的充血反应。低氧时 ATP 依赖的 K$^+$ 通道开放，引起血管平滑肌超极化，导致血管扩张。延髓头端腹外

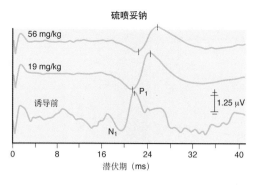

硫喷妥钠

异氟烷

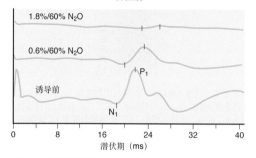

图 17-4 人类在诱导前和麻醉中使用硫喷妥钠 /N₂O 和异氟烷 / N₂O 时皮层躯体感觉诱发电位（刺激正中神经）。和异氟烷相比 [4]，尽管硫喷妥钠引起相同或更大程度的 CMR 下降，但皮层诱发电位反应能更好地保留 [3]，这表明不同麻醉引起的 EEG 抑制并不是相同的电生理状态。图中显示累积的硫喷妥钠剂量以及异氟烷和 N₂O 呼出浓度

侧（RVM）是大脑内的氧感受器。低氧刺激 RVM，引起 CBF 增加（但 CMR 不增加）；RVM 损害则抑制低氧时的 CBF 反应。低氧引起的血管扩张反应与高碳酸血症及酸中毒引起的反应具有协同作用。高 PaO₂ 时 CBF 轻度下降。在 1 个大气压下吸纯氧时 CBF 下降约 12%。

脑血流量的肌源性调节（自身调节）

自身调节是指平均动脉压（MAP）在一定范围内波动时，脑循环有调节其血管阻力而维持 CBF 不变的能力。正常人自身调节的限度是 MAP 为 70 ~ 150mmHg（图 17-6）。以往认为自身调节的低限（LLA）是 MAP 50mmHg。这一数值来自动物实验，人类的 LLA 可能更高 [7]。自身调节曲线 x 轴的单位影响曲线的正确拐点，当 x 轴是平均动脉压时，正常的 LLA 均值不低于 70 mmHg（存在个体差异）。因为通常不测量正常人的 ICP，故难以得到脑灌注压（cerebral perfusion

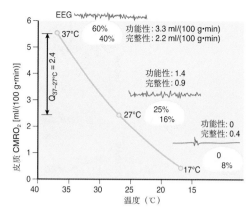

图 17-5 温度降低对皮质的脑氧代谢率（CMRO₂）的影响。低温引起脑代谢活动两种成分（图 17-3）—— 与神经元电生理活动有关的成分（"功能性"）和与维持细胞内稳态有关的成分（"完整性"）的下降。这与麻醉药不同，麻醉药只改变功能性成分。37℃与 27℃的 CMR 比值 Q10 如图所示。由于白质代谢率更低，所以皮质 CMRO₂（灰质）大于全脑 CMRO₂ *(Modified from Michenfelder JD: Anesthesia and the brain: clinical, functional, metabolic, and vascular correlates. New York, 1988, Churchill Livingstone.)*

pressure，CPP）（MAP − ICP）值。假定仰卧位时正常人的 ICP 是 5 ~ 10mmHg，LLA 用 MAP 表示时是 65mmHg，用 CPP 表示时为 55 ~ 60mmHg。

高于和低于自身调节的限度时，CBF 是压力依赖性的，与 CPP 呈线性关系。自身调节受各种病理过程的影响，也受 CPP 变化快慢的影响。在自身调节范围内，当动脉压变化过于迅速，也可造成 CBF 的短暂变化（3 ~ 4min）。

"自身调节的范围"是为分析的目的而建立的概念。它们不代表生理学中"全或无"反应。在动脉床舒张和收缩的能力被耗竭前，在低限和高限之间血管反应可能是连续的。此外，自身调节的形态学受血管舒张和血管收缩背景水平的强烈影响（例如 PaCO₂ 或麻醉条件）。

自身调节的确切机制及其与血流 - 代谢偶联的重叠关系仍不清楚。根据肌源性假说，CPP 的变化直接引起血管平滑肌张力的改变，这一过程是被动的。NO 可能参与低血压时的血管扩张（见第 104 章）。脑血管的自主神经支配也与自身调节有关（下一部分讨论）。

脑血流量的神经源性调节

脑血管有广泛的神经支配 [8]，神经分布的密度随血管管径的减小而减少。神经源性调节主要体现在较

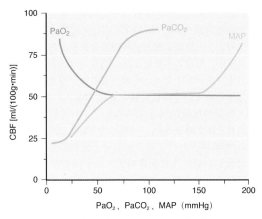

图 17-6　动脉血二氧化碳分压（PaCO₂）、动脉血氧分压（PaO₂）和平均动脉压（MAP）分别引起的脑血流量（CBF）变化

大的脑动脉上。神经支配包括颅内外的胆碱能（副交感和非副交感）、肾上腺素能（交感和非交感）、5- 羟色胺能和 VIP 能系统。动物颅外交感神经的影响来自颈上交感神经节，副交感神经支配来自蝶腭神经节。动物轴内途径的神经支配可能来自蓝斑、顶核、中缝背核和 Meynert 大细胞基底核。对 CBF 自身调节和缺血损害的研究表明了神经源性调节在功能上的重要性。失血性休克时交感神经张力增高、CBF 下降，其降低的幅度不如使用交感神经节阻断药时明显。休克时，交感神经张力增强，引起脑血管收缩，使脑血流量自身调节曲线平台下限右移。在这一现象中体液机制和神经机制所发挥的相对贡献大小仍不清楚。但是，神经源性作用肯定存在，因为失血性休克时，去除交感神经仍可使 CBF 增加。此外，人类星状神经节阻滞引起的去交感神经支配能增加 CBF[9]。脑内交感神经被激活时，自身调节曲线平台的上限右移，此作用可在血压增高时对 BBB 提供某种程度的保护。在实验研究中，改变这些神经源性控制通路会影响标准化缺血损害的预后，这可能是通过影响血管张力而改变了 CBF 所致。在人类，这些途径的本质和对脑血流的影响还不清楚，如何调控这些途径以达到临床治疗目的仍需系统研究。

血液黏度对脑血流量的影响

血液黏度能够影响 CBF。血细胞比容是血液黏度最重要的决定因素[10]。健康人的血细胞比容在正常范围内（33% ~ 45%）变化时，对 CBF 的影响是很小的。超过这一范围，CBF 的变化非常显著。贫血时，脑血管阻力下降，CBF 增加。这不仅是因为血液黏度下降，还与血液携氧能力下降时引起的代偿性反应有关[11]。局部脑缺血时，血液黏度下降对 CBF 的影响更加显著，这时携氧能力下降引起的血管扩张反应可能已经达到最大。这种情况下，血液稀释降低血液黏度，可以使缺血区域 CBF 增加。对于局部脑缺血的患者，血细胞比容保持在 30% ~ 34% 可获得最理想的供氧效果。但是，改变急性缺血性卒中患者的血液黏度对降低脑损害的程度无益[12]。因此，对于有脑缺血危险的患者，除非血细胞比容超过 55%，否则不应降低其血液黏度。

血管活性药

现代麻醉实践中所使用的许多药物都具有内在的血管活性，包括麻醉药物，也包括调整血流动力学时所使用的多种血管活性药，这一部分主要讨论后者。麻醉药的作用将在"麻醉药对脑血流量和脑代谢率的影响"中进行讨论。

全身性血管扩张药

有降压作用的大多数药物（包括硝普钠、硝酸甘油、肼屈嗪、腺苷和钙通道阻滞剂）也引起脑血管扩张，因此脑血流量可增加或维持在低血压前水平。此外，脑血管扩张剂引起低血压时，CBF 仍可保持正常；而出血或非脑血管扩张剂则不能维持正常的 CBF。与直接的血管扩张剂不同，血管紧张素转化酶抑制剂依那普利对 CBF 无明显影响[13]。麻醉扩张脑血管，同时增加脑血容量（cerebral blood volume, CBV），可能增加 ICP。当这些药物使血压缓慢下降时，对 ICP 的影响不显著，可能是因为此时代偿机制的相互影响更有效（即 CSF 和静脉血之间的转移）。

儿茶酚胺受体激动剂 / 拮抗剂

对儿茶酚胺受体（α₁、α₂、β₁、β₂ 和多巴胺受体）具有激动或拮抗作用的许多药物都是临床常用药物。这些药物对脑生理的影响依赖于基础血压、药物引起的血压变化程度、自身调节机制的状态和 BBB 的状态。药物可能对脑血管平滑肌有直接作用，或是通过体循环血压改变引起脑血管自身调节反应的间接作用（或两种作用都有）。自身调节机制正常时，如果基础血压超出自身调节的范围，体循环压力升高时 CBF 增加；如果基础血压在自身调节范围内，血压升高不会对 CBF 有明显影响，因为可通过自身调节反应使脑血管收缩（脑血管阻力增加），以维持恒定的 CBF。当自身调节机制受损时，CBF 随体循环血压的变化而改变。以下部分内容和表 17-2 着重描述的是从血管加压药完整制剂的研究中获得的数据，人和高级灵长类动物研究数据优先。

α₁ 受体激动剂 给予 α₁ 受体激动剂（去氧肾上腺素和去甲肾上腺素）会引起 CBF 降低吗？

在人类和灵长类动物的研究并没有证实这一观点。颈动脉内注射去甲肾上腺素使 MAP 明显上升，CBF 无变化。体外循环中给予去氧肾上腺素并不降低 CBF[14]。但 α 受体激动剂对 CBF 的影响有一些种属差异。α₁ 受体激动剂不引起大鼠脑血管收缩，但引起犬和山羊的 CBF 轻度下降，这一作用可被 α₁ 受体拮抗剂阻断（见第 16 章）。

如果自身调节机制受损或超出其调节范围，去甲肾上腺素可引起 CBF 增加。在一些情况下，CBF 增加与 BBB 异常有关。拟 β 受体药物（去甲肾上腺素有 β₁ 受体作用）增加脑代谢[15]的同时增加 CBF，特别是在 BBB 受损、药物容易进入脑实质时（表 17-2）。

传统观点认为使用 α₁ 受体激动剂可以维持脑血流而对脑氧合没有任何不良反应，但这种观点受到了挑

表 17-2　纯儿茶酚胺受体激动剂和特殊升压物质对脑血流量和脑代谢率影响的最佳评估 *

激动剂	脑血流量	脑代谢率
纯的		
α₁	0/-	0
α₂	-	-
β	+	+
β（BBB 开放）	+++	+++
多巴胺	++	0
多巴胺（大剂量）	-	?0
非诺多泮	-	?0
混合的		
去甲肾上腺素	0/-	0/+
去甲肾上腺素（BBB 开放）	+	+
肾上腺素	+	+
肾上腺素（BBB 开放）	+++	+++

BBB，血管屏障；+，增加；-，减少；0，无影响。
* 因种属不同，数据会有所改变，优先选择来自灵长类的数据。完整讨论见正文。
"+" 的个数代表作用的幅度

战。给予麻醉状态下的患者[16-18]大剂量去氧肾上腺素可轻度降低脑氧饱和度（ScO_2），ScO_2 通过近红外血氧定量法测定。虽然麻黄碱和去氧肾上腺素能同等程度地升高动脉压，但前者不降低 ScO_2，可能是因为麻黄碱维持心排血量。对于人类志愿者，去甲肾上腺素引起的动脉血压升高可轻度降低大脑中动脉（MCA）血流速度、ScO_2 和颈静脉血氧饱和度（$SjVO_2$）[19]。与此相比，虽然去氧肾上腺素降低 ScO_2，但可增加 MCA 血流速度，对 $SjVo_2$ 影响则不大[20]。那么去氧肾上腺素和去甲肾上腺素对脑氧合会产生负面影响吗？几个因素并不支持这种可能性。首先是方法学。近红外光谱学（NIRS）测定的是大脑特定区域的氧合和去氧合的血液，包括动脉、毛细血管和静脉血。血管升压药影响动脉和静脉的张力。大脑局部动脉和静脉容量的一个哪怕微小的变化都能影响 ScO_2 测量。此外，对于最近可用的 NIRS 监测仪所测得的数值，颅外血掺杂是 ScO_2 值的一个重要成分[21]。在这些研究中这种掺杂比出现 ScO_2 的轻微下降更具有意义。在没有直接测量脑组织氧合的方法的情况下，动脉血压升高而 ScO_2 适度下降不能作为脑氧合被破坏的证据。此外，$SjVO_2$ 是脑氧合更全面的测量方式，而去氧肾上腺素不降低 $SjVO_2$。虽然去甲肾上腺素使 $SjVO_2$ 降低大约 3%（最多是轻度下降），但以往的研究显示其增加 $CMRO_2$。最后，在同时出现 $CMRO_2$ 增加的时候，去氧肾上腺素引起的 ScO_2 轻度下降并不明显。显然，去氧肾上腺素不能防止脑代谢加强引起的 CBF 增加。

这些研究是在中枢神经系统（CNS）正常的患者中进行的。尽管可能性不大，但值得注意的是 α₁ 受体激动剂可能降低受损大脑的灌注。例如，对于脑损伤患者，给予去氧肾上腺素可增加 CPP，不降低局部 CBF[22]。给予负荷剂量的去氧肾上腺素，CBF 和 ScO_2 会发生一过性变化（2~5min）。但是，持续输注 α₁ 受体激动剂对人类 CBF 和脑氧合几乎没有直接影响[23]。因此使用血管升压药维持 CPP 对大脑没有不利影响。

α₂ 受体激动剂 α₂ 受体激动剂既有镇痛作用又有镇静作用。这类药包括右美托咪定和可乐定，后者是特异性不高、效能不强的 α₂ 受体激动剂。人类志愿者的两项研究证实了右美托咪定能够降低 CBF。它剂量依赖性地使 MCA 血流速度降低，最大可达 25%[24]。右美托咪定在健康的志愿者 [1μg/kg 负荷剂量，并以 0.2μg/(k·h) 或 0.6μg/(k·h) 持续输注] 可使 CBF 减少约 30%[25]。这两个研究都没测量 CMR，CBF 减少是由于右美托咪定的直接缩血管作用还是由于抑制 CMR 导致还不清楚。在最近一个关于右美托咪定的实验中，

MCA 流速和 CMR 在健康人中都进行了检测,发现右美托咪定降低 MCA 流速与 CMR 的降低有一致性[26]。这些数据说明右美托咪定对 CBF 的作用主要是通过抑制 CMR 所致。众所周知,右美托咪定降低动脉血压,因此在主要依赖侧支灌注压的患者中需慎用,尤其在麻醉恢复阶段。

β 受体激动剂 小剂量 β 受体激动剂对脑血管无直接作用,大剂量和伴有生理应激时,可以导致 CMR 增加,同时 CBF 增加[27],这是由于 β₁ 受体发挥作用所致。当使用不引起 MAP 明显变化的小剂量时,颈动脉内肾上腺素不改变未麻醉人体的 CBF。但当使用导致 MAP 增加的大剂量时,CBF 和 CMRO₂ 可增加 20%。

有证据表明 BBB 受损可以增强 β 受体激动剂的作用[28]。颈动脉内去甲肾上腺素在正常情况下不影响 CBF 和 CMR,但在应用高张药物使 BBB 渗透性增强时,颈动脉内去甲肾上腺素增加 CBF 和 CMR。只有在 BBB 通透性增加时,肾上腺素才引起 CMRO₂ 升高[28]。这些发现表明,只有在 BBB 受损时 β 受体激动剂才引起 CBF 和 CMR 增加。但当给予肾上腺素的剂量并未引起 MAP 显著升高时,CBF/CMR 仍会增加[29]。人类 BBB 受损并不是 β 受体激动剂介导的 CBF 和 CMR 增加的必要条件,但可促进 CBF 和 CMR 的增加。

β 受体阻滞剂 β 受体阻滞剂可以降低 CBF 和 CMR 或对两者无影响。对人体的两项研究中,静注 5mg 普萘洛尔[30] 或静注 0.75mg/kg 拉贝洛尔[31] 对 CBF 和脑血流速度(CBFV)无影响。在纠正开颅术患者麻醉苏醒期高血压时给予拉贝洛尔可使 CBF 轻度降低。艾司洛尔能缩短电惊厥疗法(ECT)引起的癫痫发作时间,说明它可以透过正常的 BBB。给予 β 肾上腺素能阻断剂时,体内的儿茶酚胺水平或(和)BBB 的状态会影响这些药物的作用。除了继发于灌注压变化而产生不良作用外,β 受体阻滞剂对有颅内病变的患者可能不产生不利影响。

多巴胺 多巴胺广泛用于治疗血流动力学异常。治疗局部脑缺血时,特别是在血管痉挛时,常用多巴胺增强正常心血管系统的功能,以提升 MAP。但多巴胺对 CBF 和 CMR 的作用还未确定。研究表明,小剂量多巴胺对正常脑血管的主要作用是轻度的血管扩张和 CMR 的轻度改变[32]。多巴胺使大脑个别区域(如脉络丛和基底神经节)CMR 增加,但不影响整个皮质血流[33]。即使多巴胺的剂量达到 100μg/(kg·min),也不引起脑血管收缩。在同一研究中,相同剂量的多巴酚丁胺使 CBF 和 CMR 分别增加 20% 和 30%[32]。非诺多巴是一种作用于 DA₁ 受体和 α₂ 受体的多巴胺受体激动剂。给予非诺多巴可以引起全身血管舒张和全身动脉血压下降。人类研究显示,非诺多巴可使全身动脉压降至高于 LLA 水平,此时即使维持体循环血压,轻度下降(约 15%)的 CBF 也不能升至正常水平[34]。CBF 下降是由于非诺多巴激活了 α₂ 受体,在已发生损害的大脑,这种作用的影响尚不清楚。

血管紧张素转化酶抑制剂和血管紧张素受体拮抗剂 血管紧张素转化酶抑制剂和血管紧张素受体拮抗剂通常用于治疗高血压。在外科病房和神经科 ICU,这些药物用于紧急控制血压。血管紧张素转化酶抑制剂和血管紧张素受体拮抗剂在高血压时降低动脉压,但是不影响静息时的 CBF,此时自身调节机制仍保留[35]。急性脑卒中的患者,血管紧张素转化酶抑制剂和血管紧张素受体拮抗剂降低动脉血压但不剧烈地影响 CBF[36-38]。很明显,在动脉压轻度下降的情况下这些药物不降低 CBF(见第 16 章)。

年 龄

从青年到老年,大脑正常老化,神经元逐渐丧失。较早的研究表明神经元密度减少可达 60%[39]。最近的研究表明神经元丧失约 10%[40]。有髓纤维的丢失导致白质容量下降[41]。相比之下,老化大脑突触的丢失更明显。脑内大部分兴奋性突触在树突棘。树突分支和容量逐渐减少,树突棘的数量减少 25% ~ 35%[41]。随着神经纤维网的丧失,在 80 岁时 CBF 和 CMRO₂ 下降 15% ~ 20%[42](见第 80 章和第 93 章)。

麻醉药物对脑血流量和脑代谢率的影响

这部分主要讨论麻醉药物对 CBF 和 CMR 的影响。并简单提及其对自身调节、CO₂ 反应性和 CBV 的影响。对 CSF 动力学、BBB 的影响和致癫痫性的内容将在之后的"癫痫的形成"中讨论。

在神经外科麻醉中,麻醉方法和药物对 CBF 的影响机制受到重视。原因是双重性的。首先脑的能量供应依赖于 CBF。脑缺血时,CBF 的轻微改变就可能会极大影响神经功能。再者,调整 CBF 是控制 ICP 的主要措施,因为 CBF 受血管收缩-血管扩张剂的影响

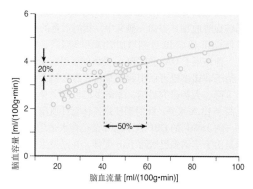

图 17-7 脑血流量（CBF）和脑血容量（CBV）之间的关系。虽然 CBF 和 CBV 呈线性关系，但当 CBF 的变化一定时，CBV 变化的幅度明显小。CBF 增加 50% 只引起 CBV 增加 20%

发生变化时，CBV 随之改变[43]。与 ICP 相比，CBV 是更关键的指标。在正常大脑，CBV 约为 5ml/100g 脑组织[44]。PaCO₂ 在 25～70mmHg 的范围内时，PaCO₂ 每升降 1mmHg，CBV 相应增减约 0.049ml/100g 脑组织。成人脑约重 1400g，PaCO₂ 从 25mmHg 升至 55mmHg 时，总 CBV 增加 20ml。实际上，CBV 比 CBF 难测量得多，所以数据相对较少，尤其是关于人类的数据。

虽然 CBV 和 CBF 呈平行变化，但 CBV 的变化幅度比 CBF 变化的幅度小（图 17-7）。另外，在某些情况下，CBV 和 CBF 独立变化。比如脑缺血时，CBV 增加而 CBF 明显下降[45]。自身调节机制可防止 MAP 升高引起的 CBV 增加。事实上，当 MAP 升高时，脑循环减少，以维持 CBF 不变，此时 CBV 实际上是下降的[46]。当自身调节受损或超出上限（≈150mmHg）时，随动脉压的上升，CBF 和 CBV 平行上升（图 17-6）。MAP 下降时，脑血管扩张以维持血流量不变，CBV 渐进性增加；MAP 低于 LLA 时，CBV 进一步增加[46]。对于正常人，最初的 CBV 增加并不使 ICP 升高，因为可以由颅内其他成分代偿调节（例如静脉血转移至脑外血管，CSF 转移至脊髓的蛛网膜下腔）。颅内顺应性*下降时，CBV 增加引起脑疝或 CPP 下降而导致脑缺血。

---

*一个被误用的根深蒂固的术语[206]。"顺应性"曲线通常用来描述颅内压力 - 容积关系（图 70-3），实际上描述的是 ΔP/ΔV（弹性）而不是 ΔV/ΔP（顺应性）。这里指的"降低的顺应性"，正确的说法应该是"增加的弹性"。但是由于现在的文献大多数通常使用"顺应性"这一术语，我们在此就保留了这种不正确的说法

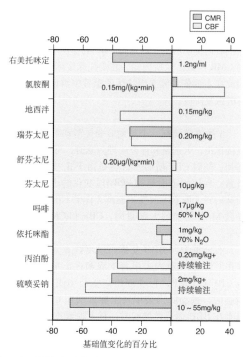

图 17-8 静脉麻醉药对脑血流量（CBF）和脑氧代谢率（CMRO₂）的影响。数据来自对人类的研究，以未麻醉对照值变化的百分比表示，右美托咪定的 CMR 值是在 0.5% 异氟烷麻醉背景下测定的（详见正文）。没有咪达唑仑对人类 CMRO₂ 影响的数据（数据引自参考文献 25 和 47-59）

静脉麻醉药

绝大多数静脉麻醉药引起 CMR 和 CBF 平行下降。氯胺酮是个例外，可以引起 CMR 和 CBF 的增加。图 17-8 对静脉麻醉药对人类 CBF 的影响进行了比较[25, 47-59]（见第 30 章）。

静脉麻醉药降低 CBF 主要是由于降低 CMR 引起的平行性改变，如果这是全部的解释，那么所有麻醉药的 CBF/CMR 比值应该是一样的，但事实并非如此。此外，静脉麻醉药对血管平滑肌的直接作用（例如血管收缩、血管扩张、自身调节功能改变）也影响最终效应。例如，巴比妥类药物使脑血管收缩，但一些巴比妥类药物可引起离体脑血管平滑肌的松弛[60]。而在体实验表明，巴比妥类药物使 CMR 明显下降，EEG 抑制时表现为脑血管收缩和 CBF 明显下降[61]。总体来说，静脉麻醉药对自身调节和 CO₂ 反应无明显影响。

巴比妥类药物

巴比妥类药物降低 CMR 和 CBF 的作用与剂量相关。麻醉开始后，CBF 和 $CMRO_2$ 分别降低约 30%[62]，大剂量硫喷妥钠使脑电图完全抑制时，CBF 和 $CMRO_2$ 分别降低约 50%[61, 63]，进一步增加剂量不再增加药物对 CBF 和 CMR 的影响[61]。表明在非毒性剂量下，镇静性麻醉药主要影响与脑电生理功能（如神经生理学活动）相关的脑代谢，而对维持细胞稳态的脑代谢率影响极小（图 17-3）。

巴比妥类药对 CBF/CMR 的影响很快出现耐受[64]。在一个严重脑外伤维持"巴比妥昏迷"72h 的病例中，用来维持 EEG 爆发性抑制的硫戊巴比妥的血浆浓度在第一个 24h 末增加，并在随后的 48h 里持续增加[65]。在戊巴比妥深麻醉时，当动脉压低于 60mmHg，仍有脑血流的自身调节，CO_2 反应仍存在。

丙泊酚

丙泊酚（2，6-双异丙酚）对 CBF 和 CMR 的作用与巴比妥类药相似。对人类的研究表明，丙泊酚使 CBF 和 CMR 降低[66]。对于健康的志愿者，与清醒状态时相比，手术所需水平的丙泊酚能使 CBF 减少 53% ～ 79%[67-68]。Alkire 等[69] 给志愿者输注丙泊酚到意识消失时，用正电子发射断层扫描术（PET）测定大脑糖代谢，发现全脑代谢率下降 48% ～ 58%，部分区域下降不一致。与异氟烷 - 芬太尼、七氟烷 - 芬太尼麻醉比较，丙泊酚 - 芬太尼麻醉降低脑肿瘤患者的硬膜下压力，并降低动静脉氧差（$AVDO_2$）[70]。总结这些人体研究发现，丙泊酚降低 CMR，继而引起 CBF、CBV 和 ICP 的下降。

在人体，使用丙泊酚不影响 CO_2 的反应性和自身调节[71-72]，即使丙泊酚的剂量导致 EEG 爆发性抑制[73]，CO_2 的反应性和自身调节作用仍保持。丙泊酚麻醉下，低碳酸血症导致的 CBF 下降幅度将减小，可能是因为 CMR 下降引起的脑血管收缩限制了低碳酸血症介导的脑血管收缩。

依托咪酯

依托咪酯对 CBF 和 CMR 的作用与巴比妥类药相似。在人类，CBF 和 CMR 几乎平行降低[47, 74]，同时伴有 EEG 进行性抑制。硫喷妥钠或依托咪酯麻醉诱导时，均引起 MCA 血流速度下降约 27%[75]。CBF/CMR 的变化幅度较大。Renou 等[47] 研究发现，成人给予约 0.2mg/kg 的依托咪酯，CBF 和 CMR 分别下降 34% 和 45%。和巴比妥类药一样，当增加剂量使 EEG 完全

抑制后，给予更大剂量时 CMR 也不再下降。在人类，这种现象还未被证实。但 Bingham 等[76] 发现，严重脑外伤患者如果仍保持有 EEG 活动，依托咪酯可降低 ICP，但如果 EEG 受抑制则对 ICP 无影响。依托咪酯对全脑 CMR 的抑制比异氟烷和巴比妥类药轻。与巴比妥类药物抑制全脑 CMR 不同，依托咪酯在脑的不同区域对 CMR 的抑制不完全一致，主要为对前脑的抑制。

依托咪酯可降低颅内肿瘤[77] 和脑外伤患者[78] 的 ICP，但不引起 CPP 下降。外科手术中 MCA 暂时阻断时，依托咪酯可加重脑组织的低氧和酸中毒[79]。此外，需注意依托咪酯的助溶剂丙二醇具有抑制肾上腺皮质功能和肾损害作用[80]，应避免持续使用。

在人类使用依托咪酯麻醉时，CO_2 反应性仍存在[47, 74]，其对自身调节机制的影响未见报道。肌阵挛和致痫痫性在"痫痫的形成"部分讨论。

麻醉性镇痛药

虽然现有研究结果不一致，但麻醉性镇痛药可能对正常神经系统的 CBF 和 CMR 影响很小。如果有影响，也只是轻度下降。文献报道的不一致在很大程度上是因为许多研究中，"对照"状态设定为肌肉松弛和镇静状态，经常仅使用 N_2O。在这些可观察到 CBF 和 CMR 明显下降的研究中，麻醉药的功效可能是药物固有作用与觉醒程度降低的共同结果。而觉醒程度降低时，很容易发生 CBF 和 CMR 的下降，这对临床有重要意义。但是，它们可以看作是镇静或（和）镇痛的非特异作用，而不是麻醉性镇痛药的特异作用。接下来将重点讨论一些研究，在这些研究中对照测量结果不受觉醒现象的明显影响。

吗啡 Moyer 等[81] 发现单独注射吗啡（≈ 1mg/kg）对人全脑 CBF 无影响，$CMRO_2$ 下降 41%。令人惊讶的是后者明显下降，CBF 却没有同时改变。没有其他关于人类单独使用吗啡的临床研究。Jobes 等[48] 给予患者 1mg/kg 或 3mg/kg 的吗啡以及 70% N_2O，CBF 和 CMR 无明显变化。N_2O 可以轻度增加 CBF 和 CMR。而在清醒对照组，CBF 和 CMR 没有改变，提示大剂量吗啡对 CBF 和 CMR 有轻度至中度抑制作用。但是应注意的是，吗啡具有组胺释放作用。组胺使脑血管扩张引起 CBV 增加，CBF 的变化依赖于血压的变化。

给予健康志愿者吗啡 2mg/kg 和 70% N_2O 吸入，MAP 在 60 ～ 120mmHg 之间时脑血流的自身调节机制未受影响[82]。

芬太尼 在人类，此方面临床研究有限。Vernhiet 等[49]测定了芬太尼 12 ~ 30μg/kg（平均 16μg/kg）和 50% N_2O 用于脑血管造影患者时麻醉前和麻醉中的 CBF 和 $CMRO_2$，同时使用的其他药物只有阿托品和泮库溴铵。与清醒对照值相比，其中 6 例患者 CBF 和 $CMRO_2$ 未发生明显改变。但有 1 例患者（CT 扫描结果正常的癫痫患者）CBF 和 $CMRO_2$ 明显增加，其原因无法解释。其余 5 例 CBF 和 $CMRO_2$ 分别下降 21% 和 26%（$P<0.05$）。图 17-8 中芬太尼 -N_2O 的数据来自上述患者（平均 17μg/kg 芬太尼）。Murkin 等[83]测定了大剂量芬太尼（100μg/kg）和地西泮 0.4mg/kg 诱导前后的 CBF，CBF 下降 25%，其中苯二氮䓬类药物的作用可能大于芬太尼（见"苯二氮䓬类药"部分）。Firestone 等[84]给予健康志愿者芬太尼 1.5μg/kg，PET 显示 CBF 的变化不一致。额叶、颞叶和小脑 CBF 增加，而与疼痛有关的区域 CBF 下降。CO_2 反应性和自身调节机制亦不受影响，对低氧的充血反应仍存在。

综上所述，对于正常安静状态的大脑，芬太尼引起全脑 CBF 和 CMR 中度降低。与吗啡相似，觉醒状态下芬太尼引起 CBF 和 CMR 更大幅度的下降。

阿芬太尼 McPherson 等[85]给予戊巴比妥钠麻醉的犬 320μg/kg 的阿芬太尼。他们发现 CBF、CMR、CO_2 反应性、自身调节及 CBF 对低氧的反应均不变。目前仍缺乏有关阿芬太尼对人 CMR 影响的报道。Schregel 等[86]予患者以硫喷妥钠诱导后，给予 25 ~ 50μg/kg 的阿芬太尼和 60% 的 N_2O，发现 CBFV 呈一过性下降。多普勒测定 MCA 的直径不变，表明 CBFV 的下降是 CBF 下降导致的。Mayberg 等[87]发现采用异氟烷 -N_2O 吸入维持麻醉的患者给予 25 ~ 50μg/kg 阿芬太尼，CBFV 无变化。

虽然此方面的研究很少，但总体模式相似，结论与舒芬太尼相同（见下一段落）[88-92]。在阿芬太尼与芬太尼、舒芬太尼共同参与的两项与舒芬太尼有关的外科领域研究中[93-94]，也未发现有不良反应。

舒芬太尼 动物[95-96]和人类研究表明，舒芬太尼对 CBF 和 CMR 无影响或降低 CBF 和 CMR 取决于不同的剂量。Stephan 等[50]测定了用 10μg/kg 舒芬太尼诱导前后的 CBF 和 $CMRO_2$，结果 CBF 下降 29%，$CMRO_2$ 下降 22%。Murkin 等[97]采用同样的方法和药物剂量也得出了同样的结果。Mayer 等[98]给予志愿者 0.5μg/kg 舒芬太尼，发现 CBF 无变化。Weinstabl 等[99]研究发现，在 ICU 给予高 ICP 的患者 1.0μg/kg 和 2.0μg/kg 舒芬太尼后 CBFV 降低。Weinstabl 等[99]

和 Mayer 等[98]研究发现，给予健康志愿者 0.5μg/kg 舒芬太尼，CBFV 不变。

可以得出如下结论：舒芬太尼或阿芬太尼对 ICP 无影响，不引起 ICP 降低[99-104]。但在对人类的一些研究中发现，舒芬太尼可轻度增加 ICP。舒芬太尼引起 ICP 增加可能部分是舒芬太尼使 MAP 突然下降引起的自身调节的结果[105]，因此给予舒芬太尼和芬太尼[102]时应注意防止 MAP 突然下降。MAP 下降使 CPP 下降、ICP 升高。CPP 过度下降、ICP 过度升高都是有害的。但舒芬太尼引起 ICP 增加的程度很小。此外，对外科领域中的状况进行对比的四项研究[93-94, 106-107]（包括颅牵引器下的压力）[93]认为舒芬太尼对 ICP 没有产生不良影响。因此舒芬太尼不应视为禁忌，但是使用时应密切注意其对 MAP 的影响。

瑞芬太尼 中等剂量的瑞芬太尼与其他合成的麻醉性镇痛药作用相似（除作用时间明显缩短外）。幕上占位病变的患者手术时给予 1μg/kg 瑞芬太尼对 ICP 无影响[108]。另一项研究表明，开颅手术患者给予 0.35μg/(kg·min) 瑞芬太尼时，CBF 值与中等深度的异氟烷 -N_2O 或芬太尼 -N_2O 麻醉时所测得的值相似[109]，CO_2 反应性仍保存。大剂量的瑞芬太尼对 CBF 的影响更显著。心肺转流术中，使用瑞芬太尼麻醉，5μg/kg 静注继之以 3μg/(kg·min) 输注，在 MAP 不变的情况下，MCA 的 CBFV 下降 30%[51]。但较低剂量（2μg/kg）静注继之以 3μg/(kg·min) 输注时并不影响 CBFV。大剂量舒芬太尼在心脏外科麻醉时所得结果与此相似（如前部分"舒芬太尼"所述）[50]。

瑞芬太尼与其他药物合用可能会影响脑的血流动力学。最近对健康志愿者的研究证明，输入低剂量（镇静）瑞芬太尼可以增加 CBF。一项 PET 研究中，给予 0.05μg/(kg·min) 和 0.15μg/(kg·min) 瑞芬太尼后，发现额叶前部、低位顶叶前极和辅助运动皮层 CBF 增加，小脑、颞叶上部和中脑灰质 CBF 下降[108]。随着瑞芬太尼剂量的增加，CBF 也显著增加。Lorenz 等[110]用 MRI 测定 CBF 也得出同样的结果。Kofke 等[111]从人类志愿者的 PET 检查中发现，瑞芬太尼引起边缘系统之内局部 CBF 增加。使 CBF 增加的机制仍不清楚，有可能与小剂量瑞芬太尼的注入引起的去抑制或副作用的感觉（温暖、舒适、瘙痒）[110]有关。在瑞芬太尼或芬太尼与 N_2O 联用时，CBF 和 CO_2 反应性是相似的[109]。总之，单独使用小剂量（镇静）的瑞芬太尼使 CBF 轻度升高。剂量增加或与其他麻醉辅助药合用时，CBF 不变或轻度下降。

苯二氮䓬类药物

苯二氮䓬类药物使人的 CBF 和 CMR 平行下降。脑外伤患者给予地西泮 15mg 可使 CBF 和 CMRO$_2$ 下降 25%[52]。咪达唑仑对人 CBF（而非 CMR）的影响也有相关研究。Forster 等[53, 112]发现清醒的健康志愿者在给予 0.15mg/kg 咪达唑仑后，CBF 下降 30% ~ 34%。Veselis 等[113]利用 PET 发现相似剂量的咪达唑仑使全脑 CBF 下降 12%，主要出现在与觉醒、注意力和记忆有关的部位。CO$_2$ 反应性仍存在[114]。

总之，苯二氮䓬类药物引起人 CBF 中等程度的下降，可能与代谢偶联。苯二氮䓬类药物引起 CBF 和 CMR 下降的最大程度介于麻醉性镇痛药（轻度）和巴比妥类药物（明显）之间。考虑到不引起呼吸抑制和 PaCO$_2$ 升高，苯二氮䓬类药物用于颅内高压的患者应该是安全的。

氟马西尼

氟马西尼是高度特异的苯二氮䓬类受体拮抗剂。对未麻醉的志愿者的 CBF 没有影响[112, 115]。但氟马西尼可逆转咪达唑仑引起的 CBF、CMR 和 ICP 的降低。虽然 Knudsen 等[116]发现脑肿瘤切除手术结束时用氟马西尼拮抗咪达唑仑后，CBF 和 CMR 无变化，但 Chiolero 等[117]发现用咪达唑仑镇静的脑外伤患者，如果 ICP 未能控制，给予氟马西尼后 ICP 明显升高。这些后来的研究与动物研究结果一致，氟马西尼不仅逆转咪达唑仑降低 CBF 和 CMR 的作用，还引起两者明显的短时间升高，CBF 较给予咪达唑仑前高出 44% ~ 56%，ICP 高出 180% ~ 217%。CMR 没有高出对照水平，说明 CBF 增高并不与代谢偶联。引起 CBF 升高的原因不清，可能与神经源性催醒作用有关。颅内顺应性降低者慎用此药。

氟哌利多

没有单独使用氟哌利多对人 CBF 和 CMR 的影响的研究。综合动物实验和对人联合用药时的实验资料[118-119]，发现氟哌利多无脑血管扩张作用，可能对人 CBF 和 CMR 影响很小。偶见 ICP 升高[118]，可能是 MAP 突然下降时通过自身调节引起脑血管扩张所致。

氯胺酮

在所有静脉麻醉药中，氯胺酮是唯一引起 CBF 和 CMR 升高的药物[120]。动物实验发现，给予氯胺酮后不同脑区 CMR 的变化不同。在大鼠中，边缘系统 CMR 明显增加，而皮层部分中度或轻度降低[121]。人的 PET 研究证明亚麻醉剂量的氯胺酮（0.2 ~ 0.3mg/kg）增加全脑 CMR 约 25%[122]。额叶和前扣带回皮层的 CMR 增加最显著。小脑 CMR 相对降低。市售氯胺酮包含左旋和右旋两种异构体。左旋氯胺酮增加 CMR，而右旋氯胺酮降低 CMR，特别是颞中皮层和小脑[123]。CMR 的变化同时伴有 CBF 的变化[124]。给予左旋氯胺酮增加人类全脑和局部的 CBF 时不伴有 CMRO$_2$ 同等程度的增加。亚麻醉剂量和麻醉剂量的氯胺酮分别增加全脑 CBF 约 14% 和 36%，不改变全脑 CMRO$_2$。正如预期的一样，鉴于 CMR 不变而 CBF 增加，氧摄取率下降。CBV 增加约 50%[59]。绝大多数研究表明氯胺酮麻醉时自身调节[125]和 CO$_2$ 反应性仍存在。

已经证明人类 ICP 升高与 CBF 和 CBV 的增加有关。但麻醉药（地西泮、咪达唑仑、异氟烷 -N$_2$O、丙泊酚）可以减弱或消除氯胺酮引起的 ICP 或 CBF 的增加[120, 126-127]。应用丙泊酚镇静的脑外伤患者给予相对大剂量的氯胺酮（1.5 ~ 5mg/kg）后，ICP 下降[128]。所以氯胺酮不应单独用于颅内顺应性差的患者，但可谨慎地和前面提及的其他麻醉药（如丙泊酚、阿片类药物）联合应用。

利多卡因

在动物实验中，利多卡因引起剂量相关的 CMRO$_2$ 下降[129]。在犬实验中，给予 3mg/kg 的利多卡因使 CMRO$_2$ 下降 10%，给予 15mg/kg 时下降 27%。体外循环时给予犬大剂量利多卡因（160mg/kg）引起 CMRO$_2$ 下降的程度比给予大剂量巴比妥类药物大得多[130]。此外利多卡因的膜稳定作用可能降低了细胞维持稳态所需的那部分能量需求。Lam 等[131]在未麻醉的志愿者的试验中，30min 内给予 5mg/kg 利多卡因，然后以 45μg/(kg·min) 持续输注，CBF 和 CMR 分别下降 24% 和 20%。

对于开颅手术中控制由使用针式头部固定器或切皮等操作刺激引起的急性 ICP 升高，Bedford 等[132]发现给予 1.5mg/kg 利多卡因和给予 3mg/kg 硫喷妥钠同样有效，但硫喷妥钠使 MAP 下降更显著。因此，单次剂量的利多卡因可用于预防和治疗急性 ICP 升高，并且能够预防气管内吸痰导致的颅内压升高。虽然人和动物实验表明，大剂量利多卡因可引起惊厥发作，但是对于麻醉状态下的人类未见有利多卡因引起惊厥发作的报道。但在清醒状态下，应限制利多卡因的用量不超过导致惊厥发作的血浆浓度阈值（>5 ~ 10μg/ml）。单次给予 2mg/kg 利多卡因的血浆浓度峰值达 6.6 ~ 8.5μg/ml，低于引起惊厥发作的阈值。因此单次给予利多卡因 1.5 ~ 2.0mg/kg 是恰当的。

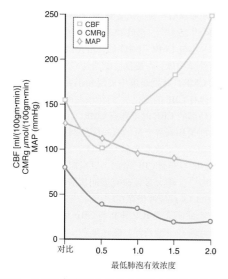

图 17-9 异氟烷麻醉时大鼠运动感觉皮层葡萄糖代谢率（CMRg）和 CBF 变化的相互关系。异氟烷引起的大部分 CMR 抑制发生在 1MAC，在这个浓度范围内脑血流量（CBF）不增加。之后异氟烷浓度增加不会引起 CMR 进一步下降，脑血管开始扩张。这些来自 Maekawa 等[137]的数据［± 标准差（SD）］表明了在测定异氟烷对 CBF 的影响时代谢偶联的重要性。MAP，平均动脉压

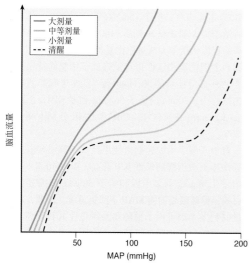

图 17-10 一种典型的挥发性麻醉药浓度逐渐增加对脑血流量（CBF）自身调节功能的影响。剂量依赖性脑血管扩张导致自身调节能力减弱。上限和下限都左移。MAP，平均动脉压

吸入麻醉药

挥发性麻醉药

挥发性麻醉药对脑生理的影响与静脉麻醉药所引起的 CMR 和 CBF 平行下降不同。所有挥发性麻醉药和静脉镇静 - 催眠药一样，引起剂量相关的 CMR 下降[133-136]，但挥发性麻醉药对血管平滑肌的直接作用是引起脑血管扩张。因此，挥发性麻醉药对 CBF 的最终作用取决于 CMR 抑制引起的 CBF 的下降与直接脑血管舒张引起的 CBF 增加之间的平衡。0.5MAC 时 CMR 抑制引起的 CBF 下降占优势，与清醒状态相比 CBF 下降；1.0 MAC 时 CBF 不变，此时 CMR 抑制和血管扩张之间达到平衡；超过 1.0MAC，血管扩张占优势，即使 CMR 明显下降，CBF 也会明显增加（图 17-9[137]）。挥发性麻醉药剂量增加引起的血管扩张导致脑自身调节功能减弱。大剂量的挥发性麻醉药会损害自身调节功能，脑灌注变成压力依赖性（图 17-10）。

挥发性麻醉药在大于 1.0 MAC 时引起的 CBF 增加反映血流 - 代谢解偶联。但是，挥发性麻醉药麻醉时偶联（CBF 的调整与 CMR 的变化呈平行状态）仍持续存在[138-141]。所以结论是挥发性麻醉药使 CBF/CMR 值改变（增加）。这种改变是剂量相关的，在稳态条件下，增加挥发性麻醉药的剂量导致 CBF/$CMRO_2$ 比值的升高[134-142]。MAC 水平越高，血液灌注越"奢侈"。

挥发性麻醉药导致的重要临床后果是 CBF 和 CBV 的增加及随后的 ICP 的增加。常用的挥发性麻醉药中，扩张脑血管效能依次为氟烷 >> 恩氟烷 > 地氟烷≈异氟烷 > 七氟烷。

对脑血流量的作用 挥发性麻醉药具有内在的扩张脑血管的性能，不仅改变脑自身调节能力，还使动脉血压呈剂量相关性下降。因此，评价其对 CBF 和 CMR 的作用时应使动脉压维持在同一水平。此外，挥发性麻醉药对脑血管的作用还受其他中枢神经系统活性药物的影响。因此，理解不同对照状态下（清醒、镇静或麻醉）挥发性麻醉药对 CBF 和 CMR 的影响是十分重要的。有关挥发性麻醉药对脑血管作用的准确资料都来自于以非麻醉、清醒状态为对照的研究中。

有关氟烷和恩氟烷对脑血管作用的研究很有限。对人的最初研究证明，1MAC 氟烷时即使血压明显下降，CBF 也显著增高[143]。后有研究发现，在人类当 MAP 维持在 80mmHg 时，1.1MAC 氟烷使 CBF 增加 191%，CMR 降低约 10%（图 17-11）[143-144, 146, 148]。与清醒状态相比，1.2MAC 恩氟烷使 CBF 增加 45%，

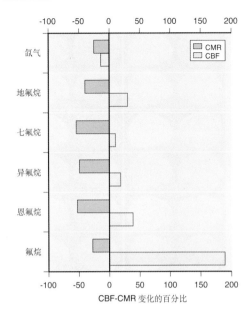

图 17-11 挥发性麻醉药引起的脑血流量（CBF）和脑氧代谢率（CMRO₂）的估算变化。氟烷、恩氟烷和异氟烷的 CBF 是 1.1MAC 时（维持血压）在人类获得的数据，以清醒对照值的百分比表示 [144]。氟烷、恩氟烷和异氟烷的 CMRO₂ 是从猫的实验中获得的 [134, 146]。以 N₂O 镇静对照值的百分比表示。七氟烷的 CMRO₂ 是在 1.1MAC 麻醉下获得的（兔），以吗啡 -N₂O 麻醉对照值的百分比表示 [136]。七氟烷的 CBF 是从 1MAC 麻醉下的患者获得的 [147]。地氟烷的数据是从 1MAC 麻醉下的患者获得的 [148]

CMR 降低 15%[145]。CBF 的显著增加和 CMR 轻度下降证明氟烷和恩氟烷具有脑血管扩张作用。异氟烷对 CBF 的影响不及氟烷和恩氟烷显著。人类研究表明，血压在正常范围时，1.1MAC 异氟烷使 CBF 增加约 19%，CMR 降低约 45%[141]。

七氟烷和地氟烷明显降低患者 CBF（与清醒、非麻醉患者 CBF 对照）。1.0MAC 七氟烷 [147] 和地氟烷 [145] 分别使 CBF 降低 38% 和 22%，分别使 CMR 降低 39% 和 35%。这些结果表明，异氟烷扩张脑血管的作用强于七氟烷和地氟烷。CBF 由惰性气体技术测定。由于该技术主要测定皮质的 CBF，因而可能明显低估全脑的 CBF 值。对健康人的 PET 研究表明，七氟烷剂量依赖性地抑制 CMRO₂ 和 CBF。在 1MAC 水平，CMRO₂ 和 CBF 分别降低接近 50% 和 50% ~ 60%[67-68]。虽然 CBF 明显下降，但七氟烷不引起 CBV 下降。其他一些人类研究采用经颅多普勒超声测定 MCA 血流速度，发现异氟烷、地氟烷与七氟烷之间有较小的差异（图 17-12A）[149-151]。因为各实验组的血压不同，所以不可能精确地定量比较挥发性麻醉药之间的差异。文献报道也存在差异，原因是选择测量 CBF 的区域不同和挥发性麻醉药对脑的不同部位影响不均一（见后面"脑血流量 / 脑代谢率变化的分布"部分）。

氙气的麻醉特性在几十年前就被发现了，但是直到现在氙气才被认定可以用于患者。氙气的 MAC 为 63% ~ 71%，女性患者的 MAC 值显著降低（51%）[152]。有人认为氙气主要通过非竞争性拮抗 NMDA 受体来发挥麻醉作

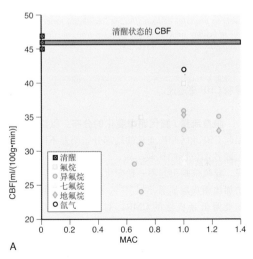

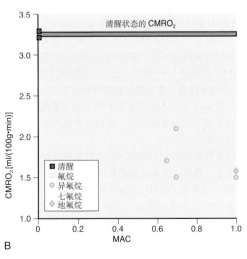

图 17-12 挥发性麻醉药对清醒人类脑血流量（CBF）（A）和脑代谢率（CMRO₂）（B）的影响。此图由许多独立研究结果组合而成 [54, 96, 134-135, 139-151]。在这些研究中，PaCO₂ 维持在正常范围（35 ~ 40mmHg）并维持一定平均动脉压。多数研究中利用惰性气体技术测定 CBF，采用这种技术可能低估了皮层和全脑的 CBF

用[153]，但是 TREK 两孔 K+ 通道的激活可能也起到一些作用[154]。对于健康成人，1MAC 引起皮层和小脑的 CBF 分别下降近 15% 和 35%。有趣的是，CBF 在白质增加 22%[155]。CBF 下降伴随脑糖代谢率（CMRg）相应地减少 26%[156]。对于动物，氙气麻醉期间脑自身调节和 CO₂ 反应被保留[157]。在 ICP 增加的实验模型中，在苯巴比妥麻醉的背景下，使用氙气不增加 ICP，对低碳酸血症和高碳酸血症的反应都保留[158]。氙气扩散入含气的腔隙（如肠内）的情况确实存在，但气体扩散的程度明显小于 N₂O[159]。因此对有气脑的患者，氙气的使用要慎重。上述数据显示其非常适合神经外科麻醉。

对脑代谢率的影响　所有挥发性麻醉药都降低 CMR。在特定的 MAC 水平，氟烷对 CMRO₂ 的影响比其他四种小。七氟烷对 CMRO₂ 的影响与异氟烷相似。从现有的不同研究中得到的数据表明，地氟烷对 CMRO₂ 的影响比异氟烷对 CMRO₂ 的影响轻，尤其是超过 1MAC 时[135]。虽然目前没有一个关于所有挥发性麻醉药对人类 CMRO₂ 影响的直接比较研究，但可以收集到的数据表明 1MAC 的异氟烷、七氟烷和地氟烷分别使 CMRO₂（动脉和颈静脉球部血样的 AVDO₂）下降 25%[160]、38%[148] 和 22%[161]。给人类吸入氟烷（0.9 MAC）和异氟烷（0.5MAC），PET 测定的脑葡萄糖代谢率（CMRg）分别降低了 40% 和 46%[69, 162]，并且 CMRO₂ 的下降与剂量相关。在人类研究中，异氟烷（地氟烷和七氟烷几乎肯定也是）达到临床相关浓度（例如 1.5 ~ 2MAC）时出现 EEG 完全抑制，此时 CMRO₂ 下降最显著。此外，异氟烷的呼气末浓度达到 6% 也不会引起 CMR 进一步下降，也未表现出代谢毒性。氟烷则不同，在动物实验中，氟烷浓度超过 4MAC 后达到 EEG 抑制，进一步增加氟烷的浓度，CMRO₂ 继续降低，此变化与能量负荷的变化一致。后者的变化是可逆的，说明氟烷干扰了氧化磷酸化。这些数据表明，与异氟烷不同，氟烷在非常高的浓度下产生可逆的毒性作用。

挥发性麻醉药对 CBF 和 CMR 的影响与剂量呈非线性关系。氟烷、恩氟烷和异氟烷麻醉时，出现 EEG 变化的同时伴有 CMRO₂ 迅速下降[135]，之后 CMRO₂ 随剂量增加下降速度变慢。七氟烷也有这样的作用。在对人类的研究中，逐渐增加七氟烷浓度，1MAC 的七氟烷麻醉使熵（一种麻醉深度的测量方法）最大程度地下降。随着浓度的增加，下降的程度变小[163]。另有一些研究表明，氟烷麻醉诱导时 CMR 发生变化前 CBF 明显升高，说明挥发性麻醉药对平滑肌的作用比

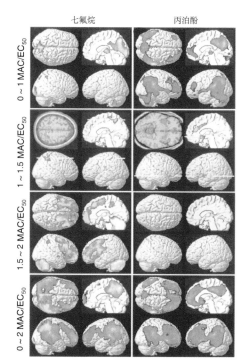

彩图 17-13　在人类中与剂量相关的脑血流量（CBF）再分布。PET 扫描证实七氟烷（左）和丙泊酚（右）麻醉引起剂量相关的 CBF 下降。七氟烷麻醉时从 1.5 增加到 2.0MAC 导致皮层下（特别是小脑）的 CBF 增加。随七氟烷麻醉浓度的增加，平均动脉压（MAP）逐渐下降，对 MAP 没有处理。如果使 MAP 维持在正常范围内，CBF 增加更明显。因此本图显示的 CBF 比七氟烷麻醉时真正的 CBF 低。丙泊酚麻醉时 CBF 在大脑各部位均一下降，没有观察到 CBF 的再分布。EC₅₀：半最大效应浓度 *(From Kaisti K, Metsähonkala L, Teräs M, et al: Effects of surgical levels of propofol and sevoflurane anesthesia on cerebral blood flow in healthy subjects studied with positron emission tomography, Anesthesiology 96:1358-1370, 2002.)*

抑制 CBF 更迅速。

脑血流量 / 脑代谢率变化的分布　氟烷和异氟烷引起 CBF 和 CMR 变化的局部分布明显不同。氟烷对大脑各部位影响比较一致，全脑 CBF 增加，CMR 下降。异氟烷则引起不一致变化。皮层下和后脑的 CBF 增加比新皮层显著[140, 164-165]；对 CMR 的影响正相反，主要降低新皮层的 CMR，对皮层下影响小[137]。在人类，1MAC 七氟烷（彩图 17-13）引起皮层和小脑 CBF 下降。随着七氟烷剂量增加，皮层 CBF 进一步下降。与此相比，剂量大于 1.5 MAC 时小脑 CBF 增加[67]。这些效应与异氟烷相似[67, 165]。还没有关于地氟烷局部 CBF 的研究。但由于其对 EEG 作用相似

（说明对皮层 CMR 和 CBF 的作用相似），故 CBF 分布存在不均一性的假设也是合理的。由此可以解释关于异氟烷对 CBF 的影响，为什么不同的文献报道之间有差异。采用测定全脑血流动力学效应的方法比只测定皮质层的方法变化更大。例如 Eintrei 等 [166] 报道开颅手术患者用异氟烷麻醉时，用氙洗出方法测定的 CBF 不增加，而其他报道 [167-169] 称，对具有颅内病变、血碳酸正常的患者给予异氟烷后 CSF 压力增高。

CBF 作用的时间依从性 动物研究表明，挥发性麻醉药对 CBF 的影响随时间的变化而变化。其先升高，随后明显下降，2.5 ~ 5h 之后恢复至比较稳定的水平（接近麻醉前水平）[164, 170-171]，其机制仍不清楚。在人类的研究中，氟烷、异氟烷、地氟烷和七氟烷麻醉下 3h 或 6h，这一现象不明显 [151, 172]。

脑血容量 之所以广泛研究挥发性麻醉药对 CBF 的影响，主要是因为挥发性麻醉药导致的脑血管扩张可能增加 ICP。但是，不是 CBF 而是 CBV 本身影响 ICP。颅内血液多数贮于静脉系统。血管扩张引起的 CBF 和 CBV 变化相关联，但 CBF 的变化比 CBV 显著（图 17-7）。因此，CBF 的变化不能推测 CBV 和 ICP 的变化。不过，研究表明，与丙泊酚、戊巴比妥麻醉相比，异氟烷麻醉确实引起 CBV 明显增加 [43]。对于人类志愿者，1MAC 的七氟烷减少局部 CBF 但不减少局部 CBV；与此相反，丙泊酚既降低局部 CBF 也降低局部 CBV（图 17-14）[68]。此外，CBV 受 PaCO_2 影响，低碳酸血症时 CBV 下降，高碳酸血症

CBV 升高。但 CBV 的变化程度小于 CBF。总之，这些数据明确表明，虽然麻醉药物和其他干预对 CBF 的影响与对 CBV 的影响一致，但在数量和质量上存在本质上的区别。

CO_2 反应性和自身调节 应用所有挥发性麻醉药时 CO_2 反应性均可良好维持 [173-175]。与所有的血管舒张剂相似，应用挥发性麻醉药物期间，较低的 MAP 仍可维持 CBF，各种麻醉药物没有区别。没有直接比较低血压期间使用异氟烷、地氟烷和七氟烷麻醉时对 CBF 影响的研究。相对之下，动脉血压升高时的 CBF 自身调节受损，使脑血管扩张最显著的麻醉药对自身调节影响最大，并且与剂量相关。与其他挥发性麻醉药相比，七氟烷对自身调节的损害最小。最近的研究发现 1.2 ~ 1.5MAC 的七氟烷麻醉时，用去氧肾上腺素使 MAP 增加时 CBFV 不变 [176-177]，失血引起低血压时 CBF 也不变 [178]。在高血压的急性发作期间，例如使用喉镜或麻醉深度没达到手术刺激的需要时，对高血压的自身调节反应可能是恰当的。这可能与颈动脉内膜切除术或动静脉畸形切除术后的充血状态有关（见第 70 章）。

挥发性麻醉药扩张脑血管作用的临床意义 1MAC 或更低的异氟烷、地氟烷和七氟烷对人脑皮质血管有轻度扩张作用。事实上，挥发性麻醉药对 CBF 的净作用是导致 CBF 下降（图 17-12A）。需谨慎地解读这些结果，因为临床上真正感兴趣的关键指标是 CBV。虽然众所周知 CBF 和 CBV 有直接关系，但不是严格的 1:1。CBV 的变化没有 CBF 显著。CBF 的轻中度下降不

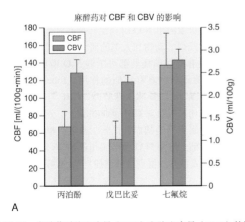

A

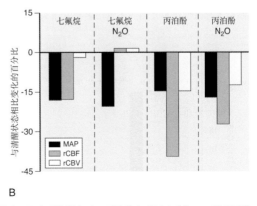

B

图 17-14 麻醉药对脑血流量（CBF）和脑血容量（CBV）的影响。A. 与异氟烷相比，丙泊酚和戊巴比妥使 CBF 明显下降，但 CBV 的下降轻微 [156]。B. 虽然七氟烷引起区域 CBF（rCBF）明显下降，区域 CBV（rCBV）未发生变化。如果血压维持在正常水平，rCBV 比清醒状态时更大。而丙泊酚使 rCBF 和 rCBV 都减少。这些数据表明麻醉药对 rCBF 的影响程度明显大于对 rCBV 的影响。因此，rCBF 下降不一定导致相同程度的 rCBV 下降。MAP，平均动脉压；N_2O，氧化亚氮

一定伴有 CBV 的下降。临床研究进一步证实了这一发现。研究观察到，使用可引起 CBF 下降的浓度的异氟烷患者 ICP 显著升高（进而 CBV 增加）[167, 169]。尽管低碳酸血症减轻了 ICP 的升高，但研究表明过度通气并不能降低异氟烷引起的颅内肿瘤患者的 ICP 升高[168]。在实验性脑损害研究中，挥发性麻醉药明显增加 ICP，低碳酸血症不能缓解 ICP 的升高[179]。总之，对于颅内顺应性正常的患者，挥发性麻醉药对脑的血流动力学影响轻微。但对于颅内顺应性异常的患者，挥发性麻醉药可能增加 CBV 和 ICP。因此，当患者出现大面积或迅速扩散的脑损害或其他显著的脑生理功能紊乱时，大脑对 CO_2 的反应度异常，血流-代谢偶联受损，此时应谨慎使用挥发性麻醉药。如果出现上述情况（例如一名嗜睡、呕吐的患者伴有视盘水肿、颅内占位体积大和大脑基底池受压），在打开颅骨和硬膜并能够直接评估麻醉方法的影响之前应主要选用静脉麻醉药。这种情况在择期神经外科手术时相对少见。

药物治疗或疾病本身已经使 CMR 下降的患者，应用挥发性麻醉药亦应谨慎。尽管 CMR 下降引起的脑血管收缩可以抵消挥发性麻醉药的脑血管扩张作用，但对于 CMR 已经明显下降的患者，挥发性麻醉药主要使脑血管扩张[73, 139]。这些数据说明，在其他药物[73, 139]或疾病（如外伤性脑损害）已经被维持电生理功能的 CMR 成分受到抑制时，异氟烷引起脑血管明显扩张。

在人体相同 MAC 的异氟烷、地氟烷和七氟烷的净血管扩张作用比氟烷弱，因此在颅内顺应性受损的情况下选择挥发性麻醉药时，前者更为合适。颅内顺应性差、血碳酸正常的患者使用氟烷会发生 ICP 升高，但如果氟烷诱导前患者已存在低碳酸血症，ICP 的升高会大幅减低或不升高。不过，多数临床医师更愿意使用异氟烷、地氟烷和七氟烷，因为与氟烷相比，其安全范围更广些。

氧化亚氮

N_2O 引起 CBF、CMR 和 ICP 增加。部分原因是 N_2O 兴奋交感神经。其作用的程度与是否合用其他麻醉药有关（图 17-15[180-182]）。当单独使用 N_2O 时，发生明显的 CBF 和 ICP 的增加。与静脉麻醉药（巴比妥类药物、苯二氮䓬类药物、麻醉性镇痛药和丙泊酚）合用时，脑血管扩张作用减弱甚至完全被抑制。N_2O 与挥发性麻醉药合用时，CBF 轻度升高。

单独应用 N_2O 单独应用 N_2O 或在使用最小剂量 N_2O 的背景麻醉下，人类[183]和动物研究[184]均表明 N_2O 明显增加 ICP 或 CBF。例如，Henriksen 和 Jorgensen[183]发现脑肿瘤患者自主呼吸 66% N_2O 后，平均 ICP 从 13mmHg 上升至 40mmHg。在人类研究中 CBF 明显增加，但不如在动物研究中显著[180]。这些作用是 N_2O 本身的作用还是非特异的"二期"觉醒现象，目前仍不清楚。

N_2O 与静脉麻醉药合用时 与静脉麻醉药合用时，N_2O 增加 CBF 的作用显著下降。Phirman 和 Shapiro[185]发现，预先给予一昏迷患者硫喷妥钠和地西泮可以预防吸入 70% N_2O 引起的 ICP 增加。研究表明脑肿瘤患者和颅内顺应性差（诱导前平均 ICP 为 27mmHg）的患者[186]在巴比妥麻醉下吸入 50% N_2O 并过度通气后，ICP 几乎没有变化。Jung 等[187]比较了巴比妥麻醉诱导后吸入 0.7% 异氟烷或 70% N_2O 时脑肿瘤患者的腰部 CSF 压力，发现 N_2O 组 CSF 压力明显高于异氟烷组，但与单独应用 N_2O 时相比升高不显著，说明存在巴比妥的残余。动物和人类的研究都表明苯二氮䓬类药物以及麻醉性镇痛药都可削弱 N_2O 增加 CBF 的作用[110]。镇痛药物具有相似的作用。Jobes 等[48]发现 1mg/kg 吗啡和 70% N_2O 麻醉时，CBF 与清醒对照值相比无变化。吗啡对 CBF 影响非常小，这些数据说明 N_2O 不引起明显的脑血管扩张。虽然有报导在丙泊酚麻醉的基础上应用 N_2O 会增加儿童 MCA 流速[188]，但其他研究人员并没发现这种增加[182]（见第 93 章）。

N_2O 与挥发性麻醉药合用时 在大多数研究（包括几项对人类的研究）中，挥发性麻醉药达到或超过 1MAC 时吸入 N_2O，CBF 显著增高[181, 189-192]。Algotsson 等[193]用相同 MAC 的 N_2O 代替异氟烷，比较 1.5MAC 异氟烷和 0.75MAC 异氟烷复合 65% N_2O 麻醉时的

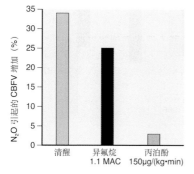

图 17-15 吸入 60% N_2O 时（血碳酸正常），三种状态下［清醒状态[180]、吸入 1.1MAC 的异氟烷[181]、持续输注丙泊酚 150μg/(kg·min)[182]］大脑中动脉的 CBFV 增加的平均百分数

CBF，发现后者的 CBF 增加了 43%，说明合并使用挥发性麻醉药时，N_2O 有明显的脑血管扩张作用。Lam 等[181] 和 Strebel 等[192] 也得出相似的结论。一些研究证实，1MAC 异氟烷麻醉时 CBF 低于 N_2O（50%～65%）复合异氟烷达到 1MAC 时的 CBF[181, 193-194]。

N_2O 的血管扩张作用与吸入麻醉药的浓度呈正相关[192]，这表明高浓度氟烷和异氟烷可提高 N_2O 增加 CBF 的作用。但是重要的是，Reinstrup 等[195] 发现对健康的志愿者使用 50% N_2O 不明显改变 CBV。Kaisti 等[68] 在 1MAC 七氟烷麻醉的基础上复合 N_2O，没发现任何对 CBV 的影响，这支持 Reinstrup 等人的发现。这些数据表明，虽然 N_2O 能增加 CBF，但它对 CBV 的影响最多也是轻微的。

N_2O 对脑代谢率的影响 关于 N_2O 对 CMR 的作用没有一致结论。CBF 与 CMR 平行变化[184]、CBF 增加而 CMR 无变化[196]、CMR 变化时 CBF 无变化[143] 等研究结果均有报道。这种分歧是由于种属、方法、背景麻醉的深度，以及与其他药物的相互作用等影响因素的不同造成的。最近的一项人类研究表明，在七氟烷或丙泊酚麻醉的基础上应用 70% N_2O 引起 $CMRO_2$ 一定程度的升高，因此说明 N_2O 确实增加脑代谢[68]。

N_2O 麻醉时，CBF 对 CO_2 的反应仍保留[197]。

临床意义 尽管研究结果不一致，但 N_2O 的血管扩张作用对于颅内顺应性差的神经外科患者具有临床意义。N_2O 的脑血管扩张作用可以被同时使用的静脉麻醉减弱。相反，在挥发性麻醉药物的基础上应用 N_2O 能轻度增加脑代谢和脑血流。N_2O 曾经广泛用于神经外科，根据经验，放弃使用并不合理。但 ICP 持续升高或者术野张力过大可能与 N_2O 有关。因为 N_2O 能迅速进入密闭的气体间隙，当颅内存在密闭气体间隙或发现血管内存在气体时，应避免使用 N_2O。

肌肉松弛剂

非去极化肌肉松弛剂

目前已知的非去极化肌肉松弛剂对脑血管的唯一作用是通过组胺释放实现的（见第 34 章和第 53 章）。组胺在增加 ICP（脑血管扩张引起）的同时降低 MAP，从而使 CPP 下降[198]。BBB 完整时，这种作用是组胺直接引起脑血管扩张的结果还是继发于 MAP 下降的自身调节反应，目前仍不完全清楚。右旋筒箭毒碱是组胺释放作用最强的肌肉松弛剂。甲筒箭毒、

阿曲库铵和米库氯铵引起组胺轻度释放，除非大剂量应用以迅速达到插管条件，否则这种作用可能无临床意义。在这些药物中，顺阿曲库铵的组胺释放作用最弱。神经外科 ICU 患者在给予 0.15mg/kg［抽动抑制的 95% 有效剂量（ED_{95}）的 3 倍］顺阿曲库铵后没有发现组胺释放[199]。但顺阿曲库铵起效慢，对快速麻醉诱导不适用。

大剂量维库溴铵（0.1～0.14mg/kg）对脑肿瘤患者的脑生理没有明显影响[200]。其他氨基甾体类肌松药哌库溴铵和罗库溴铵应该也没有直接作用且无不良事件的报道。

肌肉松弛剂的间接作用可能对脑生理产生影响。大剂量泮库溴铵可引起血压突然升高。当存在颅内顺应性差和自身调节功能受损时，可以升高 ICP，但没有相关临床报道。因为可防止咳嗽和屏气（降低中心静脉压，同时降低脑静脉回流的阻力），所以肌肉松弛剂可减低 ICP。

阿曲库铵的代谢产物 N-甲基罂粟碱可能诱发癫痫。大剂量的阿曲库铵虽可引发觉醒模式 EEG，但是 CBF、CMR 和 ICP 无改变（犬实验）[201]。N-甲基罂粟碱不增加头孢菌素直接用于皮层表面引起的癫痫样脑电活动的严重程度（兔实验）[202]。阿曲库铵对人类的致癫痫性非常小[203]。

总之，维库溴铵、哌库溴铵、罗库溴铵、阿曲库铵、米库氯铵、顺阿曲库铵、甲筒箭毒和泮库溴铵（如果能防止泮库溴铵引起的急性血压升高）都可以应用于高颅压的患者。甲筒箭毒、阿曲库铵和米库氯铵的剂量应加以限制，以防止低血压。

罗库溴铵在麻醉诱导和术中肌肉松弛中的应用日渐增多。在非去极化肌肉松弛剂中起效最快。使用舒更葡糖时，即使很深程度的神经肌肉阻滞也可以被迅速逆转（见第 34 章和第 35 章）。

琥珀胆碱

浅麻醉下使用琥珀胆碱使人 ICP 轻度增加（～5mmHg）。这个效应可能是肌肉纺锤体发出的传入电位引起脑电活动（以 EEG 改变和 CBF 增加为证据）的结果[204]。但是人们注意到可看到的肌束颤颤和 ICP 的增加之间的相关性很弱。正如所估计的那样，这可能是一种觉醒现象，因为犬实验研究显示深麻醉能够防止琥珀胆碱引起的 ICP 增加[200]。维库溴铵的肌肉松弛作用和 0.03mg/kg 甲筒箭毒的"轴突解聚（defasciculation）"作用可防止人 ICP 的增加。其他具有轴突解聚效应的麻醉药物的有效性尚无人体研究。

尽管琥珀胆碱能增加 ICP，但是仍然可被用于

表 17-3　麻醉药对 CSF 分泌和吸收速率的影响

	氟烷	恩氟烷	异氟烷	地氟烷	芬太尼	依托咪酯
分泌	↓	↑	---	↑	---	↓
吸收	↓	↓	↑	---	---	↑

向上的箭头表示脑脊液（CSF）分泌或吸收速率增加，向下的箭头表示减少。表中的结果是非定量的，对 CSF 的影响可能随药物剂量的不同而不同

快速顺序诱导麻醉。Kovarik 等 [205] 发现，在 10 例无肌肉松弛但行机械通气的神经外科 ICU 患者中，给予琥珀胆碱 1mg/kg 并未引起 ICP 变化，其中有 6 例具有脑外伤。他们的观察资料非常重要，因为正是这样的患者能否使用琥珀胆碱更易引起争论。假定琥珀胆碱对 ICP 的作用是肌梭传入冲动引起的觉醒现象 [204]，那么疾病本身导致的意识障碍就可以抑制这一反应。同许多麻醉药物一样，我们应关心的不是可否使用它，而是如何使用它。如果给药时注意控制 CO_2 张力、血压和麻醉深度，或者在给药前去肌颤，可降低其危害性。

麻醉药物对脑生理的其他影响

脑脊液动力学

成人约有 CSF 150ml，一半在颅内，一半在脊髓脑脊液间隙。CSF 由脉络丛产生，从脑间质组织经室管膜扩散入脑室系统，CSF 每天更新 3~4 次。CSF 对 CNS 起缓冲和排泄作用。麻醉药对 CSF 的生成速率和吸收速率均有影响。表 17-3 是常见麻醉药对 CSF 的非定量影响。由于未做人类研究，这些结果均来自动物实验 [207-213]。在挥发性麻醉药中，氟烷减少 CSF 的分泌，异氟烷不影响 CSF 的分泌，而恩氟烷和地氟烷增加 CSF 的分泌。氟烷和恩氟烷减少 CSF 的吸收，地氟烷不影响 CSF 的吸收，异氟烷增加 CSF 的吸收。虽然可能与临床实践的相关性很小，但是对颅内顺应性差的患者，理论上应该注意长时间的闭合性颅内操作。在颅内顺应性较差的情况下，增加 CSF 的产生同时减少其重吸收的危害性更大。在犬实验中，恩氟烷增加 CSF 的产生，同时减少其重吸收。除了其对脑损害和低碳酸血症患者的潜在致癫痫性，这是限制恩氟烷临床应用的另一原因。

血脑屏障（BBB）

在全身大部分毛细血管床中，内皮细胞之间的通道直径约为 65Å。在脑中除了脉络丛、垂体区和极后

区等部位，内皮细胞之间的紧密连接使这个孔的面积减少至 8Å，因而大分子和大多数离子不能进入脑间质组织（BBB）。关于麻醉药对 BBB 的影响的研究很有限。动物实验中，1% 异氟烷使白蛋白漏出到丘脑，表明 BBB 完整性受损。更高剂量的异氟烷（3%）明显增加蛋白漏出，不仅在丘脑，还在皮质 [214]。这种 BBB 的破坏与甘露醇的作用相当。在脑损伤模型中，有研究表明异氟烷可以促进损伤大脑的水肿形成 [215]，也有研究表明其减轻损伤大脑的水肿形成 [216]。这些作用是异氟烷本身对 BBB 作用的结果还是麻醉对血流动力学的影响，目前还不清楚。麻醉药对 BBB 的潜在调控作用的临床意义还不清楚。就作者所知，目前尚无血压正常时麻醉药对人 BBB 功能影响的对比研究。

癫痫发生

关于麻醉药及其辅助药的致惊厥和抗惊厥作用有比较全面的综述 [217-218]。几种常用的麻醉药有引发癫痫的可能，特别是对有此倾向的个体。值得注意的是，在麻醉和肌松下癫痫很难发现，而如果长时间内氧和葡萄糖的需求（CMR）超过供给，癫痫将导致神经元损害 [219]。另一个值得注意的问题是，致癫痫作用将持续到麻醉后阶段，往往癫痫在出手术室后发作，而且不如在手术中容易控制。实际上，在麻醉中或麻醉后出现的自发癫痫极为少见。尽管如此，对患者进行可能诱发癫痫的操作时，如果有合适的替代药物，应避免使用可能有致癫痫作用的药物。

挥发性麻醉剂

临床上恩氟烷可能导致癫痫发生。恩氟烷麻醉时低碳酸血症促发癫痫样放电 [220]。志愿者在 3% 恩氟烷麻醉下，$CMRO_2$ 下降 50%，发生癫痫时 $CMRO_2$ 恢复正常水平 [221]，说明血流-代谢偶联仍存在。如果维持氧供充足，并无证据说明这种类型的 EEG 活动是有害的。但癫痫发作使脑代谢增加 400%。有癫痫倾向或阻塞性脑血管疾病的患者应避免使用恩氟烷，特别是使用高浓度和伴有低碳酸血症时。

癫痫病灶切除术中，可利用恩氟烷激活 EEG 的特性进行癫痫病灶定位，此时 EEG 出现棘波并可持续到术后[222]。此外，有两例在恩氟烷麻醉下手术即刻发生癫痫的病例报道，一例术前有癫痫倾向[223]，另一例没有[224]。这两例均没有发生明显的永久性后遗症。事实上，恩氟烷与癫痫发作的关系还未完全确定。此种情况非常少见。

异氟烷引起 EEG 棘波和肌阵挛，但在实验中没有出现癫痫。临床应用异氟烷的经验非常多，但目前只报道两例患者发生无法解释的癫痫，一例发生在术中[225]，另一例发生在术后即刻[226]。因此异氟烷的致癫痫性没有临床意义。事实上，异氟烷已成功地用于控制顽固性癫痫持续状态[227]。

儿童在高浓度七氟烷诱导时可发生癫痫，包括没有癫痫因素的儿童[228]。两例健康成人在吸入 2MAC 七氟烷时出现 EEG 爆发性抑制并伴有癫痫样放电[229]。癫痫样放电同时伴有 CBF 显著增加，证明血流 - 代谢偶联仍存在。颞叶癫痫的患者在吸入 1.5 MAC 七氟烷时出现广泛的阵发性 EEG 活动，阵发性 EEG 活动并不局限于颞叶癫痫病灶，因此七氟烷无助于大脑癫痫病灶的定位[230]。另有报道无癫痫病史的患者在七氟烷麻醉苏醒期发生了强直阵挛性的癫痫活动[231-232]。所有关于七氟烷与癫痫有关的报道中患者均未发生严重后遗症。虽然七氟烷引发癫痫的可能性小，但癫痫患者应慎用。

美索比妥

使用美索比妥有时会出现肌肉痉挛，常用它来激活癫痫灶进行皮层定位[229, 223]。大剂量使用美索比妥以引起 EEG 爆发性抑制的神经外科患者会发生顽固性的癫痫[234]。因此，对于起源于颞叶的癫痫患者（通常表现为精神运动异常），或使用大剂量时，美索比妥有引发癫痫的风险。但是应该指出，行 ECT 检查的患者使用单次剂量的美索比妥后并未发现能引起长时间癫痫。

氯胺酮

氯胺酮能诱发有癫痫倾向的患者的癫痫发作[235]。氯胺酮麻醉时用深度电极对癫痫患者进行监测，可以显示孤立的皮层下癫痫样活动，由于它起源于边缘系统和丘脑，所以表面 EEG 可能记录不到这种皮层下的激活[236]。神经功能正常的患者在氯胺酮麻醉后发生癫痫的报道只有两例[237-238]，其中一例癫痫的阈值可能已被氨茶碱降低。

依托咪酯

依托咪酯常引起肌阵挛，但不合并 EEG 的癫痫样活动[239]。目前有一例依托咪酯麻醉后立即出现严重、持久的肌阵挛的报道[240]。依托咪酯还使癫痫患者出现广泛癫痫样 EEG 活动[241]，这类患者应避免使用依托咪酯。但术中可选择性使用小剂量依托咪酯激活癫痫灶，以利于术中定位癫痫灶[242]。在作者的研究中（未发表），使用 0.1mg/kg 依托咪酯可以选择性激活静止病灶，大剂量则可能会导致广泛激活。

与美索比妥和丙泊酚相比，给予依托咪酯后 ECT 引起的癫痫更持久。使用 0.15 ~ 0.3mg/kg 的依托咪酯不会引起剂量相关的 ECT 癫痫抑制。美索比妥和丙泊酚也引起 ECT 癫痫抑制。

上述研究并不充分，目前没有令人信服的研究表明依托咪酯对正常人具有致癫性因此，依托咪酯的使用不应受到限制。实际上，依托咪酯一直用于控制顽固性癫痫持续状态。

丙泊酚

丙泊酚麻醉后可出现癫痫和角弓反张。但是对人类[243]和动物[244]的全身研究虽然发现了偶然的不协调和舞蹈样动作的发生，却没确认丙泊酚是促进惊厥的。事实上，在大鼠中丙泊酚似乎是一种抗惊厥药[244]。此外，丙泊酚诱导后的 ECT 癫痫比美索比妥诱导后的短[245]这与抗惊厥效应更一致。另外，丙泊酚镇静被广泛用于癫痫灶以及其他颅内病灶的"清醒"切除。虽然 EEG 中发现了明显的高振幅 β 波活动[246]，但并没发生预想不到的癫痫。

麻醉性镇痛药

在某些动物种属，麻醉性镇痛药易引起癫痫或（和）边缘系统代谢亢进。对健康志愿者的研究发现，与疼痛处理有关的脑深部结构 CBF 增加[84]，但在人类未见动物中出现的代谢亢进作用。几项无对照和无 EEG 记录的报道表明，接受大剂量和小剂量芬太尼的患者都发生了癫痫大发作。但在相对大剂量芬太尼、舒芬太尼和阿芬太尼对人 EEG 影响的系统研究中，未发现神经兴奋活动[247-249]，"癫痫"可能是过强的肌强直现象。也有一些例外。Tempelhoff 等人[250]报道，行前颞叶切除的患者用芬太尼诱导后出现了复杂部分发作。9 名患者中的 8 名在临床相关芬太尼剂量范围（平均 26μg/kg）内出现电癫痫活动[250]。另一项研究发现，50μg/kg 阿芬太尼能增强颞叶癫痫患者的颞叶棘波活动[251]。未经治疗的强直本身也会导致严重的

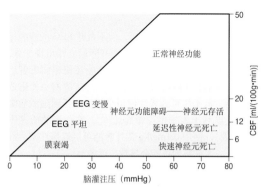

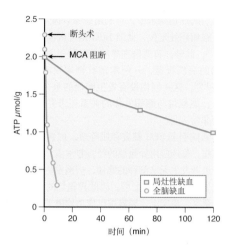

图 17-16 脑灌注、脑血流量（CBF）、脑电图（EEG）和神经元功能状态 / 生存能力之间的关系。注意 CBF 在 6 ~ 12ml/(100g·min) 范围内，能量供给是不足以支持电生理活动的（即 EEG 平坦），但它能避免进展期的完全膜衰竭和神经元死亡。这些区域被称为"缺血半暗带" [252]。数据来源于对用巴比妥类药麻醉的狒狒 [252, 256] 和未麻醉的猴 [257] 的大脑皮层的研究。CBF 和平均动脉压阈值可能因麻醉剂和种属不同而不同 [254]。

图 17-17 全脑缺血（通过犬头离断而产生 [259]）和不完全性局灶性缺血 [阻断猴的大脑中动脉（MCA） [258]] 时能量供给 [腺苷三磷酸（ATP）] 衰竭的比较。在有残余 CBF 存在的情况下，能量供给衰竭会明显延迟

CNS 后果。麻醉性镇痛药引起强直也可使 ICP 增加，可能是脑血管充血的结果。

新生儿的麻醉药物神经毒性

此部分内容将在第 93 章详细讨论。

病理状态下的脑生理

脑缺血的病理生理学

临界 CBF 阈值

大脑对能量的利用率高，但能量储备有限。因此，当氧、葡萄糖供给中断时，脑极易受损。在正常情况下，全脑 CBF 维持在约 50ml/(100g·min)，在 CBF 降低以至脑供氧随之减少的情况下，神经元功能呈现渐进式的损害，而并非"全或无"的方式（图 17-16 [256-257]）。CBF 低于正常水平时，大脑有一个基础储备，而且在 CBF 降至约 20ml/(100g·min) 之前，EEG 不出现缺血迹象。CBF 在约 15ml/(100g·min) 水平时，皮质 EEG 呈等电位。只有当 CBF 降至 6 ~ 10ml/(100g·min) 时，才会迅速出现不可逆的膜衰竭指征（如细胞外的钾离子浓度升高 [252] 和直接皮质反应丧失）。在 10 ~ 15ml/(100g·min) 范围内，随着 CBF 降低，能量供给逐渐减少，经过一段时间（可能会延续数小时而非几分钟）后导致膜衰竭和神经元死亡。

CBF 降至 6 ~ 15ml/(100g·min) 的脑区，神经元功能障碍是暂时、可逆的，若血流不恢复，就会发生神经元死亡。这些缺血区域称为"缺血半暗带"区 [252-253]。关于"半暗带"区内脑梗死进程的研究主要是在灵长类动物的大脑皮质进行的。因麻醉药 [254] 和种属的不同，发生各种功能减退的实际 CBF 水平不同。但是在人类，氟烷和 N_2O 麻醉使 EEG 开始发生变化 [255] 的 CBF 阈值与动物实验的结果是相似的。

脑缺血模型

全脑缺血（如心脏停搏）和不完全性脑缺血（如发生于脑部大血管的阻塞或严重低血压）有什么不同？从有利于临床医师的角度而言，最重要的区别是：不完全性缺血时，残余血流量可能会提供足够的氧以生成 ATP，从而防止发生严重的不可逆的膜衰竭，而在常温下全脑缺血时，几分钟便可发生膜衰竭。能量供应障碍程度的差异 [258-259]（图 17-17）使脑对不完全性缺血的耐受力要比对全脑缺血（如心脏停搏）的耐受力强。

能量衰竭和兴奋性中毒

能量衰竭是发生于脑缺血的主要事件 [260]。正常膜离子梯度的维持需要 ATP，能量衰竭迅速导致神经元细胞膜的去极化，以及 Na^+、Ca^{2+} 内流。电压依赖性钙通道随后被激活，Ca^{2+} 流入细胞质。突触前膜去极化导致大量兴奋性神经递质释放入突触间

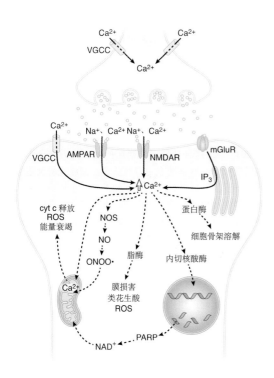

图 17-18 缺血时，腺苷三磷酸（ATP）减少导致神经元去极化和超大量神经递质（特别是谷氨酸）的释放。配体门控通道的过度兴奋和电压依赖性钙离子通道的开放使 Ca^{2+} 迅速流入神经元，代谢型谷氨酸受体（mGluR）的激活产生肌醇三磷酸（IP_3），后者引起 Ca^{2+} 从内质网（ER）和线粒体中释放。谷氨酸受体的 α- 氨基 -3- 羟基 -5- 甲基 -4- 异噁唑丙酸（AMPA）门控通道的激活允许过量的钠离子内流。过多的离子 Ca^{2+} 导致多种酶的激活：活化的蛋白酶裂解神经元的细胞骨架；脂酶损坏细胞膜上的脂质并释放花生四烯酸（AA），后者在环加氧酶和脂加氧酶的作用下产生自由基和其他细胞损害的物质；一氧化氮合酶（NOS）的激活使 NO 释放，产生一种强反应性自由基过（氧化）亚硝酸盐（ONOO）；激活的内切核酸酶损害 DNA，使细胞凋亡。线粒体的损害导致能量衰竭、自由基产生、线粒体释放色素 c（cyt c），细胞色素 c 是启动神经元凋亡的通路之一。mGluR，代谢型谷氨酸受体；NAD^+，烟酰胺腺嘌呤二核苷酸的氧化形式；NMDAR，N- 甲基 -D- 天冬氨酸受体；PARP，多聚腺苷二磷酸核糖聚合酶；ROS，活性氧；VGCC，电压依赖性钙通道

隙，特别是谷氨酸。谷氨酸受体 [NMDA 受体和 α- 氨基 -3- 羟基 -5- 甲基 -4- 异噁唑丙酸受体（AMPA）] 的激活增加了 Na^+、Ca^{2+} 内流（图 17-18）。mGluR 激活后所产生的细胞信号使贮存在内质网的钙通过肌醇三磷酸（IP_3）受体释放出来。离子内流伴随水的内流，因此在膜去极化后，神经元水肿迅速发生。过量谷氨酸受体被激活所造成的损害称为兴奋性中毒。

Ca^{2+} 是细胞内普遍存在的第二信使，是许多酶系统激活必需的辅助因子。快速、不可控的细胞质内钙的增多激活许多细胞过程而引起损害。激活的蛋白酶裂解细胞骨架内的蛋白质（如肌动蛋白）。这些酶还能将大量组成神经元的蛋白质降解。脂酶作用于细胞脂质，损害细胞膜。磷脂酶 A_2 是一个重要的脂酶，可以导致细胞膜释放脂肪酸（如花生四烯酸）。在环加氧酶和脂加氧酶的作用下，花生四烯酸（AA）代谢为前列腺素和白三烯，并伴随有过氧化物自由基的产生。后者和线粒体损害后生成的其他自由基一起引起脂质过氧化反应和膜损害。前列腺素和 AA 能引起炎症反应，而且是强有力的趋化剂。脑内微血管中血小板的激活及流入损害区的白细胞阻塞血管并加重缺血性损害。

在缺血性神经元损害中，DNA 的损害也很重要。AA 代谢、线粒体损害、NO 生成的过（氧化）亚硝酸盐所产生的自由基导致 DNA 的氧化性损害。激活的内切核酸酶也使 DNA 链断裂。在正常情况下，DNA 损害使参与 DNA 修复的多聚腺苷二磷酸核糖聚合酶（PARP）被激活。过多的 DNA 遭到损害后，PARP 的活性急剧增高，并导致 PARP 的底物烟酰胺腺嘌呤二核苷酸（NAD^+）减少。NAD^+ 在能量代谢中是很重要的辅酶，它的减少会加重能量的衰竭。

乳酸形成是脑缺血病理生理过程的另一要素。氧供不足时无氧糖酵解过程会产生乳酸，与之伴随的 pH 值下降导致细胞内环境恶化。缺血前血糖水平的升高会通过提供额外的无氧酵解底物来加速这一过程。

在多数生理状态下，NO 可能是 CBF 改变的一种介质（见前述"脑代谢率"），也与缺血的病理生理相关。事实上，NO 是一种弱的自由基，它会引起更具活性的物质 [如过（氧化）亚硝酸盐] 的生成。而且它还是巨噬细胞使用的一种"杀伤性物质"。在脑缺血过程中，NO 的作用有利有弊。在局灶性缺血期，NO 的扩血管作用（可能是内皮源型 NO）会增加侧支循环的 CBF。但是，在缺血后期，NO（可能来源于神经元或巨噬细胞）会导致神经损害。

总之，许多细胞通路同时激活且未被调控，阻碍了神经元内休整恢复过程，并最终导致神经元死亡。

神经元死亡的本质

在脑缺血过程中发生的神经元死亡根据性质可分为坏死和凋亡两种。由兴奋性中毒损害引起的神经元坏死的特征为细胞迅速肿胀、细胞核凝集和固缩以及线粒体和 ER 水肿，这些坏死神经元的一个特征性改变是嗜酸性细胞质的出现[261]。神经元坏死导致脑局部炎性细胞浸润，造成脑组织的大量副损害。

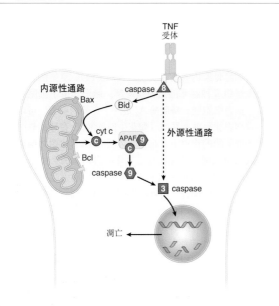

图 17-19 导致神经元凋亡的细胞内过程。受限于线粒体内外膜间的细胞色素 c(cyt c) 会在线粒体受损害时释放出来。细胞色素 c 与凋亡激活因子（APAF）一起，通过溶蛋白性裂解激活 caspase-9。激活的 caspase-9 又激活了 caspase-3，后者能裂解许多底物，包括 DNA 修复的必需物质。在线粒体中 Bax 促进细胞色素 c 的释放，Bcl 可阻止细胞色素 c 释放。Bid 也可促进细胞色素 c 释放，而 caspase-8 通过肿瘤坏死因子（TNF）激活 Bid。另外，caspase-8 可直接激活 caspase-3。PARP（参与 DNA 修复的酶）的过度激活使细胞内氧化烟酰胺腺嘌呤二核苷酸（NAD^+）减少。由于 NAD^+ 在能量代谢中发挥重要作用，因而它的减少加重了能量衰竭

神经元凋亡是细胞自杀的一种形式，并已在各种脑缺血模型中得到证实。其特征为：染色质凝集、细胞膜退化、线粒体水肿和细胞固缩。在凋亡晚期阶段，神经元破碎成数个凋亡小体，随后从脑中被清除[261]。凋亡不引起炎症反应，从而限制了在最初缺血损害中存活的周边神经元的损害。

有多种导致凋亡的生化途径。关于损害的线粒体释放细胞色素 c 启动凋亡的途径研究最多（图 17-19）。细胞色素 c 受线粒体外膜的限制而不能进入细胞质[262]。当线粒体受损，其外膜上的微孔就将细胞色素 c 释放到细胞质中，并与 procaspase-9 及凋亡激活因子（APAF）共同形成凋亡体。procaspase-9 经过溶蛋白性裂解激活，激活的 caspase-9 又激活 caspase-3，后者能将在 DNA 修复中起重要作用的蛋白质底物（如 PARP）清除。炎症信号通路通过肿瘤坏死因子 α（TNF-α）和和活化的 caspase-8 也能激活 caspase-3[263]。值得注意的是，对于脑缺血所发生的神经元死亡，很

难区分为坏死或凋亡。神经元死亡的本质可能是单纯的神经元坏死或凋亡，或兼而有之。

神经元死亡的时机

关于缺血性损害的传统观念认为，神经元死亡仅限于缺血期和再灌注早期阶段。但是最近的研究表明，缺血后神经元损害是一个动态过程，缺血性损害开始发生后，神经元的死亡将经历一个较长的阶段（图 17-20）[264]。这种神经元的延迟性死亡先后在全脑缺血模型和局灶性脑缺血中得到证实。神经元的延迟性死亡程度与缺血性损害的程度相关。严重缺血时，大多数神经元快速死亡。对于较轻微的创伤，在最初损害中存活下来的神经元会经历延迟性死亡。这一渐进性的死亡导致了在局灶性脑缺血中脑梗死面积的逐渐扩大。在实验性研究中证实，即使在脑梗死后 6～8 个月仍存在炎症反应，炎症反应从理论上讲会进一步造成损害。

神经元延迟性死亡的发生对于评价神经元保护策略的研究有重要意义。在对缺血后 3～4 天内损害程度评估的研究中，许多方法显示了神经元保护作用，但这种作用并不持久。近期资料显示，在较长的缺血后恢复阶段之后对损伤进行评估，发现脑梗死面积会逐渐扩大，可以减轻损害的特异疗法的作用也不再明显[264]。因此，对于一种特定疗法的长期（>1 个月）效果的评价是很重要的。

关于脑缺血的病理生理过程的大多数文献都聚焦在神经元损伤。但是，最近的研究突出了星形胶质细胞、小胶质细胞、血管细胞（例如内皮、平滑肌细胞和周细胞）、基底膜和细胞外基质对脑卒中的作用的重要性。这些独立的成分聚集形成神经血管单位。对神经血管单位的每一种成分所起作用的深入了解不仅是保护大脑免受缺血和创伤性损伤的先决条件，而且是寻找 CNS 再生的治疗方法的前提。

脑 保 护

关于脑缺血和脑保护的文献很多，关于这一主题的详细论述远远超过目前讨论的范围。最近发表了许多关于此方面的较好的综述[265-273]。

全脑缺血（心搏骤停）的处理

心搏骤停时维持足够的灌注压是重点。心搏骤停复苏后，低血压可能会加重微循环和血管痉挛程度，加重脑损害。晚期可能会发生颅内高压，其原因为广泛脑水肿的形成。从病因学上讲，这种水肿可能既是

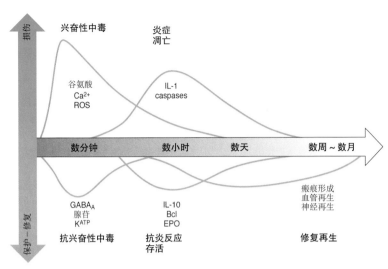

图 17-20 神经元死亡的时间历程。在脑缺血发生后最初几小时，兴奋性中毒（由谷氨酸介导）损害导致了缺血后几小时内神经元的死亡。脑组织的损害激活炎症反应（是损害组织清除和恢复的重要过程），导致脑组织的副损害。由炎症反应导致的神经元死亡可持续数天，在最初发生脑缺血时存活下来的受损神经元可发生凋亡。已证实，神经元的凋亡在脑缺血发生后，可持续数天。很明显，缺血后神经元的死亡是一个动态过程，在这一过程中，神经元在一个较长的阶段内继续死亡。Ca²⁺，钙离子；EPO，促红细胞生成素；GABA_A，γ- 氨基丁酸 A；K^ATP，受 ATP 调控的钾离子；IL-1，白介素 1；IL-10，白介素 10；ROS，活性氧类 *(Adapted from Dirnagl U, Iadecola C, Moskowitz M: Pathobiology of ischaemic stroke: an integrated view, Trends Neurosci 22:391-397, 1999.)*

血管源性的，又是细胞毒性的，与脑梗死有关。对于这种颅内高压应用渗透疗法常以失败告终。通常不使用 ICP 监测，因为这些 ICP 延迟增高的患者有持久的大面积脑组织损害。

巴比妥类药和钙通道阻滞剂已用于心搏骤停的患者。前者是无效的[274]。在一组发生心跳搏停的患者中（51 人），尼莫地平可改善 CBF 而并不改善神经学预后[275]。另一试验（大约包含 150 名心搏骤停的患者）也未获得尼莫地平有利于神经学预后的结论[276]，但在加强生命支持的开始延迟 10min 以上的患者中，尼莫地平可改善存活率。但这一单一研究并不能成为尼莫地平用于心搏骤停患者的依据，特别是当利多氟嗪用于心搏骤停的多中心研究得出确切的阴性结果时[277]。再次强调，治疗的目标是维持正常血碳酸值、正常血压、正常的系统 pH 值，避免体温过高，预防和治疗癫痫发作。

对于经历心搏骤停后精神状态改变、Glasgow 昏迷评分为 7 或更少的患者，诱发浅低温可有效降低死亡率和发病率[278]。与正常体温组相比，32～34℃的浅低温持续约 24h 可改善心搏骤停后的神经功能和 6 个月的存活率。诱发浅低温并不难。被动复温过程应缓慢，超过 8h。浅低温组的并发症与正常体温组相似。这是低温用于预防全脑缺血损害的可行性和有效性的最早

的研究之一。对于经历缺血缺氧性脑病的新生儿，全身低温（33.5℃）72h 使死亡率下降[279]。长期随访此研究中的患者证实了轻度低温的潜在益处[280]。在许多单位，诱导低温被加入治疗心搏骤停或新生儿全脑缺血缺氧性脑病的脑并发症的医疗设备中[72]。

局灶性（不完全性）脑缺血的治疗

在讨论个别药物之前，需要注意的是，麻醉药本身具有脑保护作用。其对标准化实验损害相关的全身应激水平的降低改善了预后，具体原因不明[281-282]。在回顾关于麻醉药脑保护作用的文献时，读者应意识到这样一种可能性：麻醉药之所以显示脑保护作用，可能是由于在高应激对照状态下（例如 N₂O 镇静）损害加重。

巴比妥类药 大量动物研究报道，在局灶性脑缺血中，巴比妥类药具有保护作用[283-285]，人类有效的报道只有一项[286]。这一作用主要与降低 CMR 有关，但也可能与 CBF 的重新分布和自由基清除[287]有关。有证据显示降低 CMR 不是其唯一的作用机制[288]。理论上讲，CMR 的降低对一些脑的区域有好处，在这些脑的区域中，氧供不充足，不能满足正常生理需要，但可满足一些正在进行的电生理活动的能量消耗（即

EEG 异常但不是平坦的)。这些区域面积一般都相对局限,表现为局灶性缺血,但有动物研究提示它可产生非常显著的保护性作用[283-284]。回顾这些研究可以看出,以前应用的监测和维持体温的方法低于现有的对有意[289-290]和无意低温作用进行分析后得出的标准。在引用的一些研究中,未被认识到的脑低温可能是保护作用的一个因素,因此有可能高估了巴比妥类药的保护作用。虽然最近的研究中使用恰当的温度控制方法,确实显示巴比妥类药具有保护作用[288, 291, 292],但是与早期研究相比,这一作用是较弱的。当巴比妥类药用于短暂性局灶性缺血(如动脉瘤手术中血管的短暂阻断)之前或早期时,对于已麻醉的患者,由巴比妥类药诱发的 EEG 抑制可能仍是一种合理的疗法。但是,必须在考虑了血管闭塞的危险性、患者的心血管状况、医师是否愿意接受可能的苏醒延迟以及客观评价可能的保护作用的大小之后,才能做出采用上述方法的决定。

大量动物和人类研究都不能证实巴比妥类药在全脑缺血(心搏骤停)时具有保护作用[274]。

由于抑制 CMR 被认为是巴比妥类药物保护作用的机制,因此传统上使用巴比妥类药物最大程度地降低 CMR(当达到 EEG 的爆发性抑制,CMR 的减少几近完全)。但是,由 Warner 等[288]得到的数据证明使用爆发性抑制剂量的 1/3 就能产生相同的保护作用(梗死容积减少),这一发现具有重要的临床意义。各种巴比妥类药(硫喷妥钠、硫戊巴比妥、美索比妥和戊巴比妥)对 CMR 有相同的作用,并被推测具有相同的脑保护作用。但是,如果该保护机制是药理学作用而非 CMR 的减少,那么推测各种巴比妥类药有相同脑保护作用合理吗?近来一些资料显示,巴比妥类药的脑保护作用并不相同。对比临床上常用的三种巴比妥类药物,发现美索比妥和硫喷妥钠(而不是戊巴比妥)能在局灶性缺血动物模型中减少损害[293]。这些资料表明,非代谢抑制机制或代谢抑制机制以外的某些机制可能参与巴比妥类药的保护作用。

挥发性麻醉药 异氟烷也是大脑皮质 CMR 强有力的抑制剂,并且有报道以 EEG 为证据表明异氟烷在人类中有保护作用[254]。与清醒状态或 N_2O-芬太尼麻醉状态相比,在脑半球缺血[294]、局灶性缺血[295]和全脑缺血[296-297]模型中一致证实异氟烷有脑保护作用。近期的观察结果表明异氟烷的脑保护作用不持久[298]。对缺血后 2 天的损害进行评估,异氟烷麻醉者损害明显减轻。但是,14 天后,损害减轻不明显。这些数据表明,在缺血后的恢复期仍可出现神经元的损害,缺

血后不久出现的脑保护作用不能延续较长时间。更新的数据显示,在缺血的严重程度已被控制和缺血后血流完全恢复的情况下,异氟烷仍具有改善神经元存活的作用[299]。异氟烷的脑保护作用与其他挥发性麻醉药没有显著差异。已证实在局灶性[300]和半球缺血[301]的动物模型中,七氟烷可减轻缺血损害,其效果等同于氟烷。地氟烷减轻神经元损害与异氟烷相似[302]。因此,与清醒状态相比,适当的麻醉本身有脑保护作用[281-282]。不同挥发性麻醉药的保护作用并无差别。

氙气 这种惰性气体通过非竞争性作用于 NMDA 受体发挥麻醉作用,所以认为它能为兴奋性毒损害提供神经保护作用是符合逻辑的。在体外氧糖剥夺实验[303]、活体小鼠局部缺血实验[304]和心肺转流引起的鼠认知功能障碍[305]实验中发现,氙气具有神经保护作用。有趣的发现是,联合应用亚麻醉剂量的氙气和低温或异氟烷[306]能明显降低新生啮齿类动物低氧-缺血模型的神经损害,并改善脑功能。这种保护作用在损伤后 30 天仍明显。此外,使用氙气对大脑有预处理作用[307],预处理降低大脑对缺血性损害的敏感性。作用于 NMDA 受体(氯胺酮)和 γ-氨基丁酸 A 型(GABA$_A$)受体的麻醉药物(挥发性麻醉药、巴比妥类、苯二氮䓬类、丙泊酚)在突触发生的关键时期能引起啮齿类新生幼仔神经损害[308]。虽然氙气有激活 NMDA 受体的作用,但现有证据显示,它对发育的大脑不能引起凋亡[309]。但是应该注意到,在以成人为对象的实验中,未发现氙气有长期的神经保护作用。以神经保护为目的的氙气特殊应用还有待人类试验的结果。

丙泊酚 临床剂量的丙泊酚可使 EEG 受到抑制。无对照性资料表明,在动脉瘤[310]和颈动脉内膜剥脱术中应用丙泊酚可以提供"保护作用"。在实验性脑缺血模型中,动物在丙泊酚麻醉下神经损害范围与氟烷麻醉相同[311]。前已提到,氟烷可减轻损害,这些资料间接证明丙泊酚也有脑保护作用。在最近的一项研究中,丙泊酚麻醉的动物与清醒动物相比,大脑梗死容积明显减少[312]。将丙泊酚与戊巴比妥直接进行比较发现,在两种药物分别麻醉的动物中,局灶性脑缺血造成的脑损害是相似的[313]。与挥发性麻醉药相似,初期的研究认为,丙泊酚的保护作用不持久[314]。如果缺血的程度很轻,丙泊酚具有持续保护作用[302]。总之,这些资料的观点是一致的,即丙泊酚可减轻缺血性脑损害。

依托咪酯 依托咪酯已作为一种具有潜在保护

作用的药物用于动脉瘤的手术[315]。依托咪酯也能使 CMR 减少，程度与巴比妥类药相同。与巴比妥类药相似，依托咪酯也是 GABA_A 受体的激动剂。在局部缺血的实验中与 1.2MAC 氟烷麻醉对照组相比，使用依托咪酯并未减少损害的程度。事实上，依托咪酯组比对照组的损害大得多。与相当麻醉剂量地氟烷组相比，行暂时性颅内血管阻断的患者使用依托咪酯会导致更严重的组织低氧和酸中毒。依托咪酯（咪唑基）造成的损害加重可能与 NO 直接结合有关，后者是依托咪酯引起的溶血反应的结果[316]，依托咪酯还可直接抑制 NO 合酶。因此，尚无科学的依据支持目前使用的依托咪酯具有脑保护作用。

钙通道阻滞剂　蛛网膜下腔出血（SAH）后尽快口服尼莫地平（北美尚未允许静脉制剂用于临床），持续 21 天，这是已经确定的临床治疗方案[317]。其他钙通道阻滞剂在 SAH 后减轻血管痉挛但没有改善患者预后，说明尼莫地平的益处是细胞水平的而不是对血管的作用。但是在手术室或其他环境中，出现神经性卒中后，尼莫地平或其他钙通道阻滞剂并未成为常规用药。尽管在一些小规模试验中有阳性结果，但并不是在所有卒中患者的研究中都证实了尼莫地平的益处[318]。

其他麻醉药物　在动物研究中，大量麻醉药物都被证实有脑保护作用。但迄今为止，各种药物的大范围随机试验中，尚未证实某药物对卒中患者有脑保护作用。除外使用组织型纤溶酶原激活物（tPA）进行溶栓、钙通道阻滞剂尼莫地平和尼卡地平用于 SAH，药理学上有脑保护作用的药物在脑缺血患者治疗中均无作用。已经进行了临床试验和那些目前正在用于人类治疗研究的药物的相关具体问题可以在 St. Louis 的华盛顿大学（St. Louis，MO）脑卒中试验登记处（Stroke Trials Registry）（www.strokecenter.org/trials/TrialDetail.aspx?tid=338）中找到。

脑缺血：生理参数的影响

脑灌注压　增加 CBF（能量供给的重要因子）的方法也很重要。在"缺血半暗带"（在"临界 CBF 阈值"部分描述），较小程度的 CBF 改善可能明显延长神经元存活时间。正常高值水平的 CPP 的维持可增加侧支灌注压和维持 CBF[319]，并且还可改善各种神经生理性参数，包括神经功能[320-321]。相反，低血压可减少 CBF 并加重损害。在对急性脑卒中患者进行的尼莫地平试验中，血压下降 10%～20% 可使愈后不良（死亡或功能丧失）的可能性增加 4 倍[322]，故应强调血

压降低对损害大脑的不良影响非常明显。因此，有脑缺血的患者应迅速纠正低血压，恢复至正常压力。尽管 MAP 应以患者发病前血压为依据，但现存的数据不足以为人类的治疗提供一个具体的指南。在大多数患者中，MAP 维持在 70～80mmHg 已足够。现有的数据支持已使用过 tPA 治疗的脑卒中患者血压降至低于 180/105mmHg，目的是减少缺血脑组织发生出血的概率[323-324]。另外，SAH 导致血管痉挛的患者收缩压升高至 180～220mmHg 以及外伤性脑损害患者的血压升至 CPP 大于 60mmHg 是合理的[323]。需注意，如果不是在缺血短期内（特别是在缺血发生数小时后），增加 CPP 至正常高值可能会有水肿和出血性梗死的危险。

二氧化碳分压　高碳酸血症可能引起颅内"盗血"现象，并可恶化细胞内 pH 值。尽管一些研究支持低碳酸血症可以产生所谓的罗氏（Robin Hood）现象和逆转"盗血"现象[325]，但在实验室和临床中尚未得到证实[326-328]。在获得进一步的研究资料和找到证实对 PaCO_2 调控的灌注反应的方法之前，维持正常二氧化碳分压仍是实践中的标准。

温度　低温已成为循环骤停时一项主要的脑保护措施（见第 54 章）。它能确切地增强脑组织对缺血的耐受力。在深低温下，这一作用的机制可能是使 CMR 减少。巴比妥类药只能减少与电生理活动相关的 CMR（减少清醒状态下 60% 的 CMRO_2），但是低温既可减少电生理能量消耗，又能减少用于维持细胞完整性的能量消耗，并且轻度低温可优先抑制后者[329-330]。最近，大量实验室研究证实，在缺血期浅低温（2～4℃）能发挥重要的脑保护作用，并在组织学上得以证实[289-290]。此外，动物实验所得的数据表明，缺血后即刻应用低温技术可提供脑保护作用[331-332]。

由于轻度低温显著的保护作用，有人提出在手术室中应用轻度低温。支持其应用的人认为，低温较易达到，并且不伴明显的心肌抑制和心律失常。另外，在有缺血的危险后，患者在手术室中很易复温。早期的研究结果清晰地表明，在行颅内动脉瘤夹闭的患者，低温有改善神经愈后的趋势[333]。不幸的是，后续试验并没有显示出任何低温引起的愈后改善[334]。但是应该指出，这个试验中大部分患者都是蛛网膜下腔出血分级 Ⅰ、Ⅱ、Ⅲ 级的患者。另外，暂时夹闭超过 20min 的患者非常少（5～6 人）。因此产生了以下争论：轻度低温对分级较高的动脉瘤患者有益处还是对动脉瘤夹闭复杂程度高以至于需要延长暂时夹闭时间的患者

更有益处。降温需要一些时间，因此需提前做出降温的决定。在高危患者中应考虑低温的治疗性应用。

早期的一些试验表明，在脑损害后应用轻度低温能降低 ICP[335]，并改善神经功能愈后[336]。未发现低温引起的并发症。但是，一个后续多中心、有关脑损害患者低温的试验并未证实先前那些研究的发现[337]。应用轻度低温不能改善长期神经功能转归。值得注意的是，进一步统计分析发现，如果小于 45 岁的患者开始应用了低温，对他们进行复温后，其愈后更差。这些数据说明，对于此类患者，复温过程应持续较长一段时间。

对卒中患者（样本量有限）已进行了许多低温技术的临床试验。到目前为止，这些试验已证实在 33 ~ 35℃ 范围内的低温技术是可行的，即使是对于没有气管内插管和机械通气的患者也是可行的[338]。低温可改善 ICP 和 CPP。但低温常引起一些并发症，特别是血小板减少、心动过缓、心室异位性搏动、低血压和感染。另外，在复温时，即使温度回升缓慢并历时数小时，仍可发生难控制的 ICP 增高。这些副作用说明仍需进行恰当的随机试验来正确评价浅低温对卒中患者的保护作用。这些试验正在进行中。

对心脏停搏存活者应用轻度低温的相关数据得出的结论更加肯定，最近的两项试验表明，在成功进行心脏停搏复苏后应用低温（32 ~ 34℃），6 个月后神经功能能得到显著改善[278, 339]。这些研究证明，低温减少缺血性脑损害是临床有效的，并支持对高危患者在术中使用低温。

相反，在缺血发生时或缺血后，脑温升高会加重损害[340]。即使温度值升高 1℃ 也能加重损害。缺血通常会导致零散的神经元坏死，但在体温升高时会引起脑梗死。因此，对已发生缺血和有脑缺血风险的患者应该谨慎避免高温。在手术中高温一般不是问题（事实上是努力防止低体温）。在一种情况下体温允许升高，即低温心肺转流后的复温。在这种情况下高温（中心体温高于 38℃）是正常的。考虑到最近关于高温有害的资料，体温高于 37 ~ 38℃ 是有害的这种说法有一些价值。

葡萄糖 在可能发生脑缺血的情况下，限制含糖液体的输入是目前已经确定的临床治疗方案。这一实践是基于脑和脊髓缺血的动物模型所提供的大量资料。无论发生完全性还是不完全性缺血前，血糖的升高均可导致神经损害加重。但是，需注意到大部分研究结果来自成年动物，在未成熟动物（如新生儿）[341]中高血糖确切的不良作用研究较少。此外，还应注意

的是，只有部分[342-343]而不是所有[344]的人类研究证实了血糖对神经学预后的独立作用。但是对长期愈后的研究显示，高血糖（糖尿病和非糖尿病）是愈后不良的独立危险因素[343]。在国家卫生研究所资助的重组 tPA 脑卒中试验中，高血糖与满意临床愈后的概率显著较低相关，并和颅内出血的高发生率相关[345]。这些数据促成了一个随机临床试验，这个试验针对的是急性卒中患者使用胰岛素的有效性。虽然这个试验无统计效能，但结果显示对急性卒中的患者应用胰岛素来控制血糖并未改善卒中 3 个月后的预后[346]。这些研究共同的观点是血糖水平升高可能是严重损害（如缺血、外伤）的应激结果，而非原因。另外，一个不可避免的问题是是否应用胰岛素和在多长时间内将高血糖降至正常水平以减少危险。该问题尚未得到确切的答案。作者的观点是，在手术室中轻度血糖升高（~ 150mg/dl）患者快速输注胰岛素（应注意有产生低血糖的危险）尚未得到证实。

低血糖也与脑损害有关。血糖逐渐下降至约 40mg/dl 时，EEG 的频率由 α 和 β 向 δ 和 θ 波转变[347]。当血糖水平低于 20mg/dl 时可以观察到 EEG（平坦）的抑制。这种持续的低血糖水平会导致癫痫和神经损害，尤其是在海马部位。

癫痫 虽缺乏药理学的有力证据，但维持全身正常 pH 值、预防和治疗癫痫发作（可明显增加 CMR）、控制 ICP 和 CPP 是脑保护和复苏中的重要元素。

血容量 / 血细胞比容的调控 虽然在人类卒中的研究中并未证实血液稀释是有效的，但实验室和临床资料均支持血液稀释应用于临床，并已用于有血管痉挛性的脑缺血的治疗。但是，对于在手术室可能发生局灶性缺血的患者，并未证明常规血液稀释的有效性（理论上认为血细胞比容在 30% ~ 35% 最佳）[348]。另一方面，血液浓缩的有害作用也有助于否定已过时的观念——神经外科患者应该"干"一些。血细胞比容增加（由于黏度的作用）可减少 CBF[10]。在有可能发生不完全性缺血的操作中 [如颈动脉内膜剥脱术（CEA）]，术前血细胞比容超过 55% 时应放血使其降低。

麻醉性药物和神经保护的总结

与清醒和轻度镇静状态相比，在麻醉状态下脑组织对缺血损害的易感性降低。挥发性麻醉药、巴比妥类、丙泊酚、氙气和氯胺酮在实验模型中都显示可以减轻损害，与单纯应用 N₂O- 麻醉性镇痛药的麻醉相比，上述药物都能减轻损伤。但是还没有直接的对比

研究证实哪一种药物（或联合用药）优于另一种药物。因此基于现有的数据，在临床中并没有倡导为了脑保护而应该使用某一特定麻醉药或麻醉方案。

考虑到围术期脑卒中和缺血损伤发生率低，麻醉药对人类神经保护作用的资料和临床试验的缺乏是可以理解的。但可从几个临床研究推断麻醉药具有神经保护作用。在动脉瘤手术术中低温的临床试验（Intraoperative Hypothermia for Aneurysm Surgery Trial，IHAST）中，出于神经保护的目的，一部分患者接受了追加剂量的硫喷妥钠、依托咪酯或丙泊酚，这些患者的神经预后和没有接受这些麻醉药的患者没有区别[349]。在全麻对比局麻的临床试验中[350]，行 CEA 的患者随机接受全麻或局麻（见第 70 章）。局麻组患者手术中被轻度镇静但保持清醒。两组预后无差异，表明全麻状态没有提供保护作用[350]。最后，在最近的一个关于急性脑卒中溶栓的回顾性试验中，麻醉患者比轻度镇静患者预后更差。虽然全麻预后差归因于 CPP 更低[351]，但结果没有证实麻醉药的神经保护作用。总之，这些数据表明麻醉状态下的患者使用辅助药物引起 EEG 爆发性抑制不起保护作用，全麻状态没有改善神经学预后。

只有在密切注意维持生理稳态的情况下，麻醉药物在实验研究中的神经保护作用才得以显现出来。事实上创伤或缺血引起的脑损害的恶化和生理紊乱比药物的轻度保护作用要严重得多。因此，考虑到脑保护的问题，应把重点放在维持生理学指标（灌注压、氧饱和度、正常二氧化碳值、体温管理、控制血糖、预防癫痫发作）在正常范围，而不是放在能减少脑损害的药物或麻醉性药物上。

卒中后推迟择期手术

麻醉和术后脑梗死范围扩大的危险性并未得到系统研究。卒中患者的 CBF 发生明显改变。既有高 CBF 区域，又有低 CBF 区域，局部 CBF 和 CMR 的稳定性在 2 周后明显[352]。在损害后的早期阶段，正常血管舒缩反应的丧失（如 CO_2 反应性、自身调节）是很普遍的[353-355]。在一小部分卒中患者中，这种改变可持续超过 2 周[354-355]。CT 和脑同位素扫描发现，在损害后 4 周仍可存在 BBB 异常[356]，而且在数月内，组织学上大面积梗死也没有完全结束。对于脑卒中面积大并且有神经功能障碍的脑卒中患者，进行早期颈动脉内膜切除术会增加颅内出血的风险[357]。根据早期颈动脉内膜切除术的经验，建议在脑卒中后推迟 4~6 周行颈动脉内膜切除术[357]。推迟 6 周对于自身调节、CO_2 反应性、BBB 完整性的恢复可能有一定的保证。

但是脑卒中后延迟进行颈动脉内膜切除术也是有风险的。发生脑卒中的患者再次卒中的可能性是 12%[358]。延迟手术存在颈动脉完全堵塞的风险。此外，早期颈动脉内膜切除术能恢复"缺血半暗带"区的脑灌注，有可能改善长期的功能转归[359]。但是梗死的面积和位置需要加以考虑。与导致轻瘫并仍在消退的大面积梗死相比，在沉默皮质区的小面积梗死有着更宽的范围。一项小规模的前瞻性研究证实，对于非致残的脑卒中患者，脑卒中后 2 周内进行早期颈动脉内膜切除术是安全的[360]。脑卒中后适合行早期颈动脉内膜切除术的患者包括脑梗死面积相对较小、神经功能症状消退（完全消退或近乎完全消退）、同侧颈动脉狭窄的患者[361]。对于大面积脑卒中并存严重神经功能障碍、意识水平降低、CT 扫描显示中线移位的患者，行延迟颈动脉内膜切除术是较合适的。

关于对脑卒中患者进行其他手术的时机，相关数据缺乏。在获得其他资料之前，从颈动脉内膜切除术的研究内容推断，脑血管意外后至少 4 周再进行择期手术是合理的，最好在 6 周后进行手术，此时受损害的神经系统状态趋于稳定。

慢性高血压

对于慢性高血压患者，将血压降低到什么水平是人们关注的问题。至今尚未形成一个公认的标准。但是，从有利于大脑的角度出发，高血压和正常血压的患者将血压降低静息下 MAP 均值的 30%~35% 是合适的。这两种人群使用相同的标准是合理的，因为慢性高血压的患者自身调节曲线的高限和低限均向右移并轻微扭曲[362]。

降低 30%~35% 的理由如下：在未麻醉的正常血压和高血压患者中，MAP 降低 50% 通常会引起可逆的脑低灌注症状[362-364]。虽然人体在短时间的低血压、血细胞比容适当、脑血管开放情况下可耐受较大幅度的血压下降，但作者反对血压过度降低。这种幅度的 MAP 降低会显著增加 CCP 接近或低于 LLA 的可能性，从而会降低脑血管储备。已证实 MAP 降低 25% 会使血压正常和高血压患者的血压降至 LLA[362]。当 MAP 降低超过基础值的 25%，即使是没有闭塞性血管疾病者，CBF 值也会低于正常，但会在引发神经生理功能障碍或损害的阈值之上（图 17-6）。但是，生理储备的下降已经不允许由于错误或其他原因（低血细胞比容、未发现的脑血管疾病）而导致的脑氧供降低的出现。

在动物中已证实，治疗慢性高血压可使 LLA 恢复正常[365-366]。Strandgaard 在人类中也发现相似的现象，但有些个体治疗 12 个月也未得到恢复或恢复不完全[362]。在抗高血压治疗中，LLA 恢复的程度可能与药物有关，但未得到证实。一些药物比其他药物在 LLA 的恢复上更为有效。特别是血管紧张素转化酶抑制剂可迅速降低血压正常者和高血压患者的 LLA[367-368]。

颅内高压

颅内高压的控制将在第 70 章中详细介绍。

脑 肿 瘤

关于颅内肿瘤生理学的资料很少。Arbit 等[369]用激光多普勒技术测量了颅内肿瘤的 CBF。大体上讲，和正常脑组织相比，肿瘤组织 CBF 较低。自身调节一般存在。血管对 PaO_2[370] 和 $PaCO_2$[371] 变化的反应在神经胶质瘤患者中一般被保留。但在一些情况下，过度通气与肿瘤同侧 MCA 流速的异常增加相关[372]。肿瘤区域的 CBF 和 CBV 较高，对过度通气的反应（CBF、CBV 减少）仍存在。在肿瘤区域内，局部 CBF 的测量对判定颅内神经胶质瘤的分级可能是一种有用的预测因素。高级别的神经胶质瘤有更高的局部 CBF 和 CBV[373]。颅内肿瘤一般都伴有明显水肿，放射学观察的水肿程度（代表异常血管渗漏的程度）与 ICP 增高的严重程度相关，而 ICP 的增高与插管相关性高血压有关[374]。肿瘤周围区域水肿形成可能是由于血浆蛋白从血管间隙中渗漏，CSF 流动受阻导致脑积水，或是肿瘤引起的静脉受阻导致的淤滞[375]。虽然水肿形成发生的确切机制还不清楚，但是构成 BBB 的紧密连接蛋白的完整性的丢失、肿瘤表达的血管内皮生长因子使血管通透性增强、肿瘤周围液体中白三烯 C4 表达增加都可能起作用[376]。用甘露醇渗透治疗能使水肿减轻，但对于渗透性增强的 BBB，甘露醇可能扩散到肿瘤周围间隙并导致水肿反弹[375]。在手术室内快速降低 ICP 时，这种顾虑不用考虑。地塞米松仍是治疗肿瘤性水肿的主要方法，它能减少水肿形成，但对水肿的重吸收没有作用。用药后最早 1h 就可以观察到 BBB 渗透性下降[377]，肿瘤的大小也会轻度减小。第 70 章有更详尽的讨论。

昏迷和癫痫

任何原因引起的昏迷都降低脑代谢。在网状激活系统发生损害的情况下，CMR 的减少可能代表对减弱的功能活动的生理性调整。在癫痫全身发作时，CMR 和 CMF 急剧增高[202]。与全身性癫痫发作相关的运动和脑活动的增强可导致全身性和脑酸中毒，经常伴有动脉氧合下降、$PaCO_2$ 增加、外周乳酸性酸中毒。若全身性癫痫发作持续未减轻，将会发生低血压。若肌肉松弛，并有充分的氧合和通气，就可避免全身酸中毒和低血压，脑酸中毒的严重程度就可减轻。在相对短的持续性癫痫发作过程中，脑组织可满足高代谢的需要[219]。但若癫痫持续更长时间，即使维持有效的通气和有效的灌注压，仍会导致不可逆的神经损害[378]。治疗的目的在于控制癫痫发作、恢复脑代谢需要和脑血流之间的平衡。巴比妥类药、苯二氮䓬类药和其他强效抗惊厥药是合适的。充分通气、维持氧合和血压都是重要的辅助手段。肌肉松弛应视为单纯的对症治疗，因为它不能改变异常的脑电活动。

癫痫的危害很大，因此重在预防。临床情况各不相同，但是，严重脑外伤或蛛网膜下腔出血的患者以及准备进行皮质切开的患者都有癫痫发作的风险，应考虑预防性使用抗惊厥药。

参 考 文 献

见本书所附光盘。

第18章 神经肌肉生理学与药理学

J. A. Jeevendra Martyn

刘金锋 译 潘 鹏 审校

要 点

- 神经肌肉接头由神经末梢远端、突触间隙及肌肉终板组成，并有一系列受体和底物可供药物作用。神经肌肉传递主要依赖于天然神经递质乙酰胆碱。乙酰胆碱从突触前神经末梢释放后，与位于神经肌肉接头前膜或者后膜的经典乙酰胆碱受体结合。乙酰胆碱受体根据结构组成，分为 M 型和包含多个亚型的 N 型。

- 肌松剂作用位点众多。虽然去极化或非去极化肌松剂的主要作用机制与部位为突触后受体上发生的竞争或拮抗作用，但这不过是描述神经肌肉类药物作用的一种最简单的说法。非去极化肌松剂通过阻断乙酰胆碱与突触后膜烟碱样乙酰胆碱受体的识别部位的相互结合，起到阻断神经肌肉传递的作用。

- 增加非去极化肌松剂浓度则会出现另一种非竞争性作用的叠加，即离子通道的阻断。肌松剂通过作用于突触前膜的乙酰胆碱受体，调节乙酰胆碱的释放，从而增强肌松剂在突触后膜上的肌松效应。这一点在实验记录中可表现为，随着刺激频率的增加而出现"衰减"。当突触后膜上的乙酰胆碱受体功能受抑制（如被银环蛇毒素抑制），或乙酰胆碱受体数量减少（如重症肌无力）时，也会出现"衰减"。因此，神经肌肉接头是一个复杂的动态系统，药物作用是一系列因素的综合，药物种类、剂量、神经末梢和肌肉部位的活性、给药后的时间、联合应用麻醉药或其他药物以及患者的年龄和身体状态等多种因素均能改变肌松剂的作用。

- 抗胆碱酯酶药（如新斯的明）可以抑制肌肉内胆碱酯酶的活性，升高局部乙酰胆碱浓度，从而竞争性置换非去极化肌松剂，逆转其肌松作用。这些抗胆碱酯酶药（如新斯的明）还有其他作用，包括通过别构效应影响神经末梢和受体。单次或者长期使用抗胆碱酯酶药可能损害亚健康状态患者的神经肌肉功能。改良的环糊精（如舒更葡糖）作为一类新型化合物，能通过包裹甾体类肌松剂而逆转其肌松作用。

- 与神经递质类似，去极化肌松剂（如琥珀胆碱）首先与乙酰胆碱识别部位发生反应，在使终板膜去极化的过程中开放乙酰胆碱离子通道。而与递质不同的是，去极化肌松剂不被乙酰胆碱酯酶水解，而是一直保留在接头处。琥珀胆碱用药后不久，一些受体就出现脱敏，此时，即使受体再与激动剂结合，离子通道也无法开放，不能让电流通过而引起肌肉膜的去极化。

- 当使用超过常规浓度的去极化肌松剂或去极化肌松剂在接头部位长时间

要　点（续）

留存时，则会出现其他的神经肌肉作用。去极化肌松剂也可影响接头前结构。去极化肌松剂的接头前和接头后作用加上其对肌肉神经稳态的某些继发作用，导致了所谓"Ⅱ相阻滞"这一复杂现象。

- 对神经肌肉传递领域的深入研究一直在快速进行。有关肌肉和神经乙酰胆碱受体类型、离子通道、膜和接头前功能的最新研究表明，神经肌肉接头的激动剂和拮抗剂作用部位更为广泛，作用机制更复杂。

- 某些临床用药（如肉毒杆菌毒素）也能对神经产生作用，从而间接影响肌肉。某些产梭菌毒素的全身性感染（如肉毒杆菌感染、气性坏疽）可通过减少神经末梢乙酰胆碱的释放，引起全身麻痹。即使在用药 12h 或更长时间后，非去极化肌松剂也能够影响突触后受体，出现类似去神经支配的表现（化学性去神经支配）。先兆子痫的孕妇给予镁剂后，乙酰胆碱释放减少，故孕妇或新生儿存在肌无力的风险。在认识到这些作用部位和机制的前提下，我们开始将这些理论知识用于进一步解释这些药物临床应用后的表现。

- 目前研究工作的重点在于调控正常或疾病条件下接头后膜上乙酰胆碱受体的表达。乙酰胆碱受体成熟与未成熟的异构体的出现与否，使其效应更加复杂化。特定病理状态下（如去神经支配、脑卒中、脓毒症、烧伤、身体制动和肌松剂长期应用），乙酰胆碱受体表达上调，同时乙酰胆碱受体的未成熟异构体的表达也增加。最新研究在肌肉中又发现了一种烟碱样乙酰胆碱受体的异构体——α7 神经元乙酰胆碱受体，此前该受体被认为仅位于神经组织中。与传统的肌肉突触后受体相比，这些受体的功能和药理学性质都不同。这些未成熟受体（γ 亚型）和神经元受体（α7 亚型）功能和药理学特性的改变导致肌肉对琥珀胆碱的敏感性增加，并伴有高钾血症及非去极化肌松剂抵抗。

- 另一个日益受关注的领域是对成熟受体及其另外两种受体异构体（未成熟的 γ- 亚型和 α7- 亚型）表达的调控。未成熟的 γ 和 α7 亚型受体的再表达可能与生长因子信号异常有关。将乙酰胆碱受体基因进行突变后，离子通道开放时间延长或出现快速开放，即使受体数量正常，也可能出现类肌无力状态。通常，这种肌无力与无效的去极化或通道开放时间的改变有关，抑或两者都有关。

尽管神经肌肉接头处的胆碱能神经传递是神经系统中研究最广泛的突触，但其作用机制还未完全研究清楚。在全球范围内，这也是诸多研究者一直感兴趣的领域。

通过典型的乙酰胆碱受体（acetylcholine receptor, AChR）介导的神经肌肉信号传递模型，可以在一个最简单的层面上分析并理解神经肌肉传递的生理学变化。哺乳动物的神经肌肉接头非常典型，且被广泛应用于对突触的研究。经典神经肌肉接头通路的传导过程中，神经传导以及受体对药物的反应都是可以干预的，相关研究对其过程已经提供了很多详细的信息。例如，研究发现乙酰胆碱受体的质变和量变均可调节神经传导和受体对药物的反应[1-3]。在重症肌无力患者中，乙酰胆碱受体的减少将会导致神经传递效率的下降（因而肌肉无力）[4]，以及受体对神经肌肉松弛剂敏感性的改变[3]。另一个例子就是相关神经（接头前）的变化在神经传递和麻醉药物反应上的重要性[5-7]。然而，肌松剂发挥作用的途径并非经典图解所示的单一作用位点。研究显示，肌松剂可以产生接头前效应[5]，并且一些非去极化肌松剂（nondepolarizing muscle relaxants,

NDMRs）对受体也有类似于激动剂的作用[8]，而另一些肌松剂所产生的效应则不能用单纯的突触后反应来解释[9-11]，这些所见为先前无法解释的现象提供了新的突破口。尽管已知肌松剂作用于神经肌肉接头处的突触前膜及突触后膜受体，但是新近研究表明肌松剂可以与烟碱样与毒蕈碱样 AChR 发生作用的部位除了肌肉处，还包括颈动脉窦、心脏迷走神经以及支气管平滑肌等[9-13]。虽然这种多元化的动作 - 反应现象使神经传导的生理学和药理学更加复杂，但是这些崭新的观点使实验研究所得结论与临床研究更为密切。

在神经递质乙酰胆碱及其受体系统研究相关的基本概念的进展中，现代新技术，如分子生物学、免疫学、电生理学、遗传基因学，以及更先进的观察活体神经肌肉接头技术的应用[14]至关重要。这些技术丰富了药理学、蛋白质化学、形态学及细胞学等传统的研究方法[15-17]。研究表明，神经末梢是通过调节神经递质的合成、释放以及营养因子的释放来调节肌肉的功能状态。同时研究也阐明了这些过程受外源性及内源性物质影响的机制[15-17]。今后研究将继续针对受体合成、受体镶嵌于终板、神经末梢在成熟过程中的作用，以及乙酰胆碱酯酶（即降解乙酰胆碱的酶）的合成与调控等方面进行研究。一些文章对这些领域做了详细的综述[16-19]。

神经肌肉传导

神经肌肉的传导机制比较简单直观。神经组织合成乙酰胆碱，并将其储存在一种小而均一的囊泡中。当神经受到刺激时，这些囊泡移动到神经表面，破裂后向神经与肌肉间裂隙释放乙酰胆碱。位于肌肉终板上的 AChR 反应性开放钠离子通道，使肌肉组织去极化。肌肉组织产生的终板电位沿着肌膜传导，使整个肌膜上的钠离子通道开放，引发一次肌肉收缩[16-17]。然后乙酰胆碱立即与受体分离并被突触间隙的胆碱酯酶降解。药物，尤其是去极化肌松剂、烟碱或卡巴胆碱（一种合成的乙酰胆碱类似物，不能被胆碱酯酶降解），也可以作用于这些受体，模拟乙酰胆碱的作用，使终板去极化。这些药物不同程度地激动乙酰胆碱受体或者至少触发受体的兴奋，因而称作受体激动剂。NDMRs 也作用于受体，但其作用机制是阻滞乙酰胆碱与受体结合，从而阻止激动剂的去极化作用。由于 NDMRs 可以阻止激动剂（如乙酰胆碱、卡巴胆碱、琥珀胆碱）的作用，因而也被称作乙酰胆碱受体拮抗剂。其他通常称作逆转因子或神经肌肉松弛拮抗剂（如新斯的明、普洛斯的明）的复合物，通过抑制

乙酰胆碱酯酶来抑制乙酰胆碱的水解。累积的未降解的乙酰胆碱可以有效地与 NDMRs 竞争，从受体上取代后者（即质量作用定律），并拮抗其作用。

形　态　学

神经肌肉接头是神经端和肌肉端传递和接受化学信号的特异结构[15-19]。每一个运动神经元从脊髓前角或髓质直接发出一个大且有髓鞘包被的轴突到神经肌肉接头处（图 18-1A）。运动神经元靠近肌肉时，不断发出分支与众多的肌细胞接触，并与其组成功能性群体，称为"运动单位"（图 18-1B）。这类神经末梢在结构上与其他神经轴突差别很大，当神经末梢到达肌纤维后，即脱髓鞘形成一束终末神经束分布于肌表面，并被施万细胞覆盖。这种排列与肌细胞膜中的突触结构相匹配（图 18-1C）。神经与肌细胞表面之间存在一宽约为 20nm 的裂隙间隔，称为接头间隙或突触间隙。神经和肌肉之间以蛋白丝紧密联合，该蛋白丝称为基底膜，并由其分隔神经和终板间的突触间隙。肌肉表面有很多皱褶，在肌膜的褶皱中又有许多凹陷，即初级和次级裂隙，因此终板处的肌纤维膜总表面积很大。不同物种和不同类型的肌组织之间，这些皱褶的深度也不相同。人类神经肌肉接头相对于自身肌肉大小来说，要比小鼠小许多，虽然人类位于肌肉纤维上的接头实际大小比小鼠大很多。人类的神经肌肉接头分布有更多的褶皱，而且褶皱相对较深[14, 17]。传递去极化电流的钠离子通道分布于这些褶皱的底部（图 18-1D）。AChR 密集分布于这些褶皱"肩部"，每个接头处约有 500 万个。而在皱褶底部，这些 AChR 则稀少许多。

神经的营养功能对于神经肌肉正常功能的发育及维持非常重要。出生前，每个肌细胞通常和几个神经接触，并形成突触[14, 19]。出生时，只保留一个终板，其他神经都回缩了（见本章后面"特殊年龄阶段的神经肌肉接头"部分）。突触结构一旦形成，尤其是终板，则成为永久结构，即使原来的神经死亡，也会有其他神经在原来的区域代替其支配同一区域的肌肉。快肌纤维表面的神经末梢比慢肌纤维表面的神经末梢体积更大、更复杂，其原因尚不明。神经末梢在肌纤维表面的这些差异可能与快 / 慢收缩肌纤维对肌松剂的反应不同有关。

由于单个运动单位中的所有肌细胞都被同一个神经元激动，神经发出的电刺激或从前角发出的动作电位，或者任何一种激动剂 [包括去极化肌松剂（如琥珀胆碱）] 均可以导致一个运动单位中的肌细胞同步收缩。这种一个运动单位中所有细胞同步收缩的现象称为

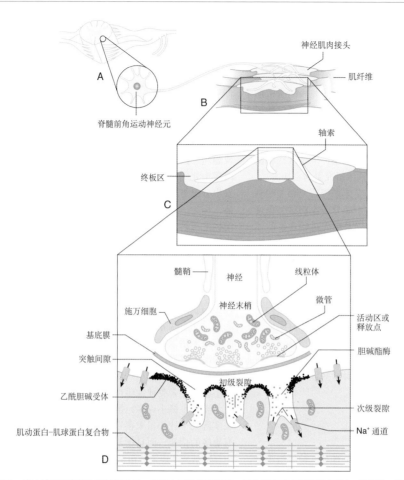

图 18-1 成人神经肌肉接头的结构显示。突触由三种细胞构成：运动神经元（如神经末梢）、肌纤维、施万细胞。A. 运动神经由脊髓的前角或脑干发出。B. 当神经靠近其肌纤维时，在与肌纤维表面接触之前，神经会不断发出分支，支配肌纤维。C. 每块肌肉只接受一个突触。运动神经元脱髓鞘并进一步发出许多分支进入到突触前终端，终止在肌纤维表面。D. 被施万细胞覆盖的神经末梢在膜周围有成簇分布的囊泡使膜增厚，这是活动区，它的一端朝向突触，而另一端朝向线粒体和微管。突触的槽（突出间隙）由初级的和很多次级的裂隙构成，将神经和肌肉分隔开来。肌肉的表面形成褶皱，褶皱"肩部"的密斑含有乙酰胆碱受体，钠通道存在于裂隙的底部并遍及肌膜。起着稳定神经肌肉接头作用的乙酰胆碱酯酶、蛋白和蛋白聚糖也分布于突触间隙

肌束震颤，通常这种收缩很明显，可以肉眼在皮肤上观察到。虽然大多数成人每个肌细胞只有一个神经肌肉接头，但也有例外，其中眼外肌尤为重要。与哺乳动物的横纹肌不同，眼外肌是"强直性"肌肉，受多个神经支配，即多个神经肌肉接头汇聚到同一条肌纤维[20-23]。与其他肌肉明显不同的是，即使是成人的眼外肌，也存在成熟和未成熟胎儿受体（见本章后面"接头前和接头后烟碱样乙酰胆碱受体的生物学"部分），这些受体将不同纤维上的不同突触分隔开。眼外肌不像其他横纹肌一样快速收缩和松弛，其收缩和松弛均很缓慢，可保持比较稳定的收缩或挛缩，其收缩力与所受到的刺激大小

成比例。从生理学上说，眼外肌的这种特性可以有效维持眼球位置的稳定。对麻醉医师来说，应十分重视眼外肌的这种特性，因为去极化肌松剂（如琥珀胆碱）对眼外肌的作用相对于大多数骨骼肌不同，不是使眼外肌先收缩后麻痹，而是长时间处于收缩状态，处于收缩状态的眼外肌将眼球压在眶壁上，使得眼内压[22-23]升高。然而，临床上对琥珀胆碱诱导眼内压升高的临床意义已产生质疑。即使许多教科书提及应用琥珀胆碱后导致眼内容物脱出的报道，但这一效应的基础似乎缺乏对照验证[24]。临床研究表明，琥珀胆碱诱导可使眼外肌收缩时间长达 1～2min，并且每条眼外肌均会

产生 12g 以上的张力[23]。因而琥珀胆碱似乎不应该用于开放性眼外伤患者（见第 34 章和第 84 章）。

接头旁的肌肉区域称为旁接头地带，其对神经肌肉接头的功能很重要。旁接头地带中存在各种受体，包括低密度的乙酰胆碱受体以及高密度的钠通道（图 18-1D）。受体的混合存在增强了旁接头地带对乙酰胆碱受体产生的去极化作用（也就是终板电位）的反应，并将其转化为去极化波，沿肌组织传导，最终引发肌肉收缩。旁接头地带的钠离子通道密度高于距离接头更远的肌纤维床组织[25-26]。旁接头地带离神经末梢较近，能受到其释放的神经递质的影响。而且，在生命的不同时期，此区域的受体和通道会发生某些特殊变异（即亚型），以回应神经活性的异常下降（见本章后面"接头前和接头后烟碱样乙酰胆碱受体的生物学"部分）。也有一些乙酰胆碱受体、钠离子或钙离子通道存在先天异常（即突变）[25-27]。这种变异性有可能导致患者在不同年龄和病理条件下对肌松剂产生不同的反应[17, 27]。

量 子 理 论

神经末梢的内容物并非均一一致。如图 18-1 和图 18-2 所示，囊泡聚集在朝向接头表面的部位，而微管、线粒体以及其他支撑结构分布在对侧。这些包含神经递质的囊泡沿着电子致密度很高的小而厚的膜，以集簇的形式有序分布，这一区域被称作"活动区"或"释放点"。该增厚区是一些横跨神经末梢突触表面的条带的交叉部分，被认为是囊泡破裂进入突触间隙（见本章后述"胞吐过程"）之前所附着的结构（活动区）。高分辨率电子显微镜显示，一些小的蛋白颗粒沿着囊泡间的活动区域分布。这些颗粒被认为是一些特殊通道，即电压门控钙通道，该通道可以允许钙离子进入神经细胞，并引起囊泡释放[28-29]。神经递质释放十分迅速（200μs），这提示这种电压门控钙通道离释放点很近。蛋白质组学研究表明，至少有 26 种基因编码突触前蛋白，其中的 12 个基因出现突变能导致突触前结构缺陷，进而导致乙酰胆碱释放减少和肌肉无力[30]。

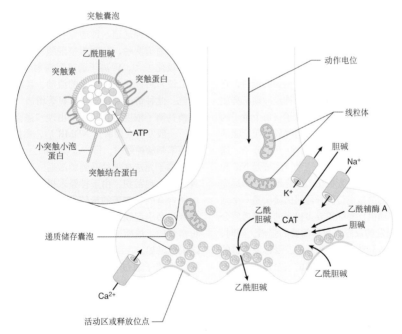

图 18-2　化学突触、运动神经末梢，包括递质合成装置的作用过程。线粒体是细胞内比较大的结构。在乙酰辅酶 A 的作用下，胆碱和乙酸合成乙酰胆碱，然后运输并贮存在有被囊泡中，转移到释放部位。突触前动作电位通过特殊的蛋白质（钙离子通道）触发钙离子内流，引起囊泡与膜融合并释放递质，囊泡膜从神经膜上脱离而再被摄取再利用。每一个囊泡都能够不同程度地释放内容物——从不完全到完全。递质通过扩散、分解和再摄取而被灭活。插图为突触囊泡的放大图。乙酰胆碱以量子的形式与 ATP 共同贮存在囊泡中并被覆囊泡膜蛋白，突触小泡蛋白是构成囊泡膜的一种糖蛋白，突触结合蛋白是囊泡的钙感受器。作为另一种膜蛋白，突触蛋白磷酸化后促使囊泡运输到释放部位。小突触小泡蛋白［囊泡相关膜蛋白（VAMP）］是一种 SNARE 蛋白，它将囊泡与释放部位相连（见图 18-3）。CAT，胆碱乙酰转移酶

这些缺陷可能影响胞吐作用、胞吞作用、活动区及活动旁区的形成、囊泡的运输作用和神经肽的调节[30]。

在观察骨骼肌的电生理活动时，神经肌肉接头处可以看到小的、自发的去极化电位。与运动神经受到刺激时所产生的终板电位幅度相比，这些神经肌肉接头处的电位幅度只有终板电位的 1/100。除幅度外，这些电位在时程及受药物影响的方式方面与终板电位相似。这些小幅度电位被称作"小终板电位"（miniature end-plate potentials, MEPPs）。统计分析得出结论，它们是单位反应，也就是说，MEPPs 有最小值，而且所有的 MEPPs 都等于最小值或者是最小值的倍数。因为单个乙酰胆碱分子不足以产生如此大的 MEPPs，故推想 MEPPs 是由大小一致的一组（即量子）神经递质从神经释放（无刺激时）所产生。刺激所引发的终板电位是几个囊泡同步释放所产生的去极化的总和。传播到神经末梢的动作电位通过开放电压门控钙通道促使钙离子进入神经细胞，而钙离子内流导致囊泡移行到活动区，并与神经膜融合，将乙酰胆碱释放进入突触间隙[28-29]。释放点于受体所在突触后表面的正对侧，因此所有的神经递质都被充分利用，这样，肌肉反应直接与神经传导信号相偶联[17, 28]。

突触前受体位点的有序排列有赖于突触两侧分布的黏附分子或特殊细胞表面蛋白跨过突触间隙相互紧密连接，使得接头前、后的突触结构成为一个整体[14, 19, 31]。神经连接蛋白就是其中一种与突触黏附相关的蛋白，它与突触后膜的神经配蛋白相结合。每个神经冲动所释放的乙酰胆碱数量庞大，至少有 200 个量子（每个量子约含 5000 个分子）。同时，一次神经冲动释放递质所激活的乙酰胆碱受体也数量庞大，大约为 50 万个分子。通过激活的乙酰胆碱受体通道，离子流动（主要是 Na^+ 和一些 Ca^{2+}）引起最大的终板去极化，最终形成一个远高于肌肉兴奋阈电位的终板电位。神经肌肉接头是一个强有力的系统，其冲动由比实际需要多得多的神经递质分子产生，而且其引发的反应也比所需要的强烈。同时，每个冲动信号的传送只动用了可用囊泡、受体及通道的一小部分。因此，信号传递具有重要的安全范围，同时也具有强大的储备能力[16-18, 32]。

神经肌肉接头

神经递质在运动神经末梢中的形成

运动神经轴突将电信号从脊髓传递到肌肉，其具有将电信号转化为化学信号所需的所有生物化学结构。神经末梢中所有用来合成、储存和释放乙酰胆碱

以及其他营养因子的离子通道、酶、蛋白质、大分子和膜成分都是在细胞体生成并由轴突转运神经末梢（图 18-2）[15, 28-29]。简单的分子，如胆碱、乙酸可从神经末梢的外环境中获得。胆碱通过一个特殊的系统从细胞外液转运到胞质中，乙酸则以线粒体中的乙酰辅酶 A 的形式摄取。胆碱乙酰转移酶将乙酸和胆碱合成为乙酰胆碱，合成的乙酰胆碱先储存在胞质中，然后被运输到囊泡。当动作电位到达神经末梢时，囊泡这一位置有利于乙酰胆碱释放。

神经动作电位

神经产生动作电位的过程中，钠离子通过细胞膜流入细胞，生成去极化电压，开放钙离子通道，钙离子内流，引起乙酰胆碱释放。神经动作电位是神经递质乙酰胆碱释放的激活因素。神经受刺激后释放的量子数量与细胞外钙离子浓度有很大关系。如果钙离子不存在，即使电刺激使神经去极化也不会引发神经递质的释放。当细胞外钙离子浓度增加一倍时，终板电位的量子含量将增加 16 倍[33]。细胞内的钾外流使膜电位回到正常时，钙离子就停止流动。神经末梢同时有钙通道和钾通道，钾通道有电压门控钾通道和钙激活性钾通道两种，其功能是限制钙离子内流，从而抑制去极化[26, 32]。钾离子通道阻滞剂（如 4- 氨基吡啶、四乙铵）可以延长钙离子的流动、延缓或阻止钾离子外流。此种情况下量子释放显著增加[17, 34]。提高神经末梢钙离子浓度可在临床上出现"强直后增强"的现象，一般发生在患者用 NDMR 后，用持续的高而强直的频率刺激神经时。每一次刺激都会引起钙离子内流，且钙离子无法在神经受到刺激后立即排出，因而在强直阶段出现蓄积。由于神经末梢在强直后的一段时间内所含有的钙离子的量较正常多，这段时间给神经一个刺激会引起超出正常量的乙酰胆碱释放。这些超出正常量的乙酰胆碱可以拮抗肌松剂并导致特征性的收缩幅度增加。

钙离子通过钙通道这一特殊蛋白质进入神经细胞[15, 35]。在多种钙通道中，有两种在神经递质释放过程中比较重要，即 P 通道和 L 慢通道。P 通道只分布在神经末梢，可能负责神经递质的正常释放[13, 35]。在运动神经末梢，钙离子通道位于活化区的毗邻区域（图 18-2）。这些钙通道是电压依赖性的，通过神经动作电位引起膜电位的改变来控制其开放和关闭。除了钙离子通道，钾离子通道也存在于神经末梢，包括电压门控钾通道和钙激活性钾通道。钾通道限制神经末梢去极化的时间，因而也抑制了钙内流和递质

释放[26]。钙内流的改变也可以影响神经递质的释放。Eaton-Lambert 综合征（不应与重症肌无力混淆）是一种获得性自身免疫病，其病因就是体内存在针对神经末梢电压门控钙通道的自身抗体[36]。这种疾病是因为钙通道功能受损使神经递质释放减少，去极化不充分，从而导致肌肉无力。Eaton-Lambert 综合征患者主要表现为对去极化以及非去极化肌松剂的敏感性增加[37]。

高于正常浓度的二价无机阳离子（如镁、镉、锰）也能通过 P 通道阻断钙内流而明显地损害神经肌肉的传导功能。这就是硫酸镁治疗先兆子痫时孕妇及胎儿出现肌无力的作用机制。阻断钙内流的药物，例如维拉帕米、地尔硫䓬、硝苯地平等不会影响 P 通道。这些药物主要影响分布于心血管系统的 L 慢通道。因此，治疗剂量的 L 慢通道阻断剂不会明显影响乙酰胆碱的正常释放或神经肌肉正常的传导强度。也有一些报道认为，钙离子通道阻断剂会增加非去极化肌松剂对神经肌肉传导的阻断程度，但作用很小，且并不是每个研究人员都能观察到。可能的解释是神经末梢也含有 L 型钙通道。

突触囊泡及再循环

可释放乙酰胆碱的有两个囊泡池，即释放池和储备池，有时也分别称之为 VP2 和 VP1[38-39]。前者的囊泡相对小一些，而且分布局限于离神经膜很近的活动区的地带。这些囊泡通常只释放递质。电子显微镜研究已经证明，大多数突触囊泡 VP1 储存在储备池里并拴在微丝网状的细胞骨架上，其组成成分主要为肌动蛋白、突触蛋白（一种肌动蛋白结合蛋白）、突触结合蛋白和血影蛋白[38-39]。

可溶性 N‐乙基马来酰亚胺敏感性附着蛋白受体（soluble N-ethylmaleimide-sensitive attachment protein receptor, SNARE）蛋白使得 P 通道在活性区线性排列。钙离子通过 P 通道进入神经导致囊泡释放[38-39]。SNARE 蛋白参与乙酰胆碱在活动区的融合、停靠与释放。钙离子仅需移动极短的距离（如几个原子半径）就可以与囊泡接触，并激活参与"停靠"过程的位于囊泡壁上的蛋白质（见本章后述"胞吐过程"）[39]。激活的蛋白质可以和神经膜相互作用形成裂孔，囊泡经由这个裂孔将乙酰胆碱释放入突触间隙。采用荧光蛋白技术研究可观察到突触囊泡如何与释放点融合，释放其内容物，然后进行自我修补。某些囊泡在自我修补前处于短暂的开放状态，并未完全塌陷入表膜（"亲吻和逃跑"）。其他囊泡则开放更久并可能不会完全塌陷（"补偿"）。还有一些囊泡在下一个刺激传导过来前

一直完全关闭，处于未恢复状态（"搁浅"）[38-39]。

神经末梢的囊泡大多数是比较大的储备囊泡（VP1）。这些囊泡被许多蛋白质牢固地固定于细胞骨架结构上。这些蛋白质包括肌动蛋白、突触蛋白（肌动蛋白结合蛋白）、突触结合蛋白以及血影蛋白[37-38]。储备囊泡可以在神经高强度工作（例如高频率长时间刺激神经）时，从细胞骨架结构移动到释放池去顶替那些已破碎的囊泡或参与传递。在这种紧张的情况下，钙离子可以较一般状态下更深地渗透到神经内部，或通过 L 通道内流并激活钙依赖性酶，破坏连接囊泡与细胞骨架结构的突触蛋白，使囊泡移动到释放点。重复刺激需要神经末梢不断补充充满神经递质的囊泡，该过程称之为动员。这个词通常指维持神经末梢释放神经递质能力的所有步骤的综合，包括胆碱的获取、乙酸的合成，以及囊泡向释放点的移动。其限速环节可能是胆碱的摄取过程和胆碱乙酰转移酶（合成乙酰胆碱的酶）的活性[15, 29]。

胞吐过程

突触囊泡池中组装的囊泡可直接释放。在动作电位产生和钙内流的过程中，神经递质被释放出来。有关囊泡释放内容物的潜在工作机制的研究取得了一些进展。这一整个过程被称为"胞吐作用"。SNARE 包括小突触小泡蛋白、质膜相关蛋白（突触融合蛋白）以及 25kd 的突触小体相关蛋白（synaptosome-associated protein of 25-kd, SNAP-25）[38-39]。目前蛋白介导的胞吐过程中的膜融合模型如下：当产生动作电位出现钙离子内流时，突触蛋白发生磷酸化，使突触囊泡从其所连接的细胞骨架中游离出来。突触融合蛋白和 SNAP-25 是固定在细胞膜上的复合体。囊泡膜上的小突触小泡蛋白与复合体初次接触后组成一个三联体。作为钙离子感受器，突触结合蛋白位于囊泡膜上，能将突触囊泡固定于富含钙离子通道的突触区域，使其处于稳定的停靠状态[38]。这个三联体促使囊泡靠近下方的神经末梢细胞膜（即活动区）并处于释放就绪状态（图 18-3）。神经末梢产生的动作电位允许钙离子进入，这种释放位点、钙通道和突触囊泡的紧密接近，以及钙离子感受器的参与导致在刺激的同时，新递质暴发性释放[37-40]。囊泡释放其部分或全部内容物，有些内容物可以再回收形成新的囊泡，如前所述（"亲吻和逃跑""补偿""搁浅"）[37-40]。

肉毒杆菌神经毒素可选择性地降解一种或全部 SNARE 蛋白，进而阻断囊泡的胞吐作用[41-42]，最终导致肌无力或麻痹。该毒素能够产生部分或完全的化学

性去神经效应。肉毒杆菌毒素已被用于治疗许多神经性疾病或外科疾病的强直或痉挛症状，并用于多汗症、去皱美容[43-44]。肉毒杆菌毒素由重链、轻链蛋白两部分组成。重链作用于一种位于胞膜上、被称为多聚唾液酸神经节苷的脂质分子，并与囊泡上的突触结合蛋白相互作用，从而进入囊泡。一旦进入囊泡内，轻链蛋白就会通过抑制 SNARE 蛋白功能，使神经肌肉传递失活（图 18-4）。有报道称，加拿大和美国梭菌感染的发病率增加，其中肉毒梭状芽孢杆菌感染在外伤、药物滥用者和肌肉骨骼移植后的患者中尤为常见[6-7]。因此，梭菌感染后可能发生全身肌肉麻痹。而用于治疗的局部注射通常会导致局部麻痹[7, 45]，尽管全身效应亦有报道。

乙酰胆碱酯酶

乙酰胆碱从神经释放后在突触间隙中扩散，与终板上的特异性受体结合的乙酰胆碱引发肌肉收缩。那些没有立即与受体反应，或与受体结合后又释放的乙酰胆碱递质分子几乎立即被突触间隙中的乙酰胆碱酯酶降解。接头处的乙酰胆碱酯酶是肌肉终板中合成的一种非对称性或 A12 构象蛋白。乙酰胆碱酯酶（酶的分类为 3.1.1.7）是一种 B 型羧酸酯酶。接头外区域也存在低浓度的乙酰胆碱酯酶。这种酶由肌组织分泌出来后通过胶原的细柄附着于肌细胞的基底膜上[15, 37]。大多数神经释放的乙酰胆碱分子在接触接头后受体前都要从这些酶中间经过，而当乙酰胆碱从受体上解离出来后，都不可避免地会遭遇乙酰胆碱酯酶并被其降解。正常情况下，一个乙酰胆碱分子在被降解前只和一个受体作用。乙酰胆碱是一个作用强大的信号分子，但其作用时间却非常短暂，释放后不到 1ms 就会被降解。

某些先天性和获得性疾病与乙酰胆碱酯酶活性的改变有关。先天乙酰胆碱酯酶缺如（基因敲除鼠）可导致运动神经系统的功能紊乱以及神经终末支的缺陷[46]。有研究报道，因先天性乙酰胆碱酯酶功能异常所致的许多综合征可以导致神经肌肉的功能紊乱，其症状和体征类似于重症肌无力或肌无力综合征[27, 47]。去神经化能降低接头及接头外的乙酰胆碱酯酶浓度[37]。其他胆碱酯酶相关的获得性疾病则与乙酰胆碱酯酶的慢性抑制有关。有机磷杀虫剂、神经毒气（如沙林）以

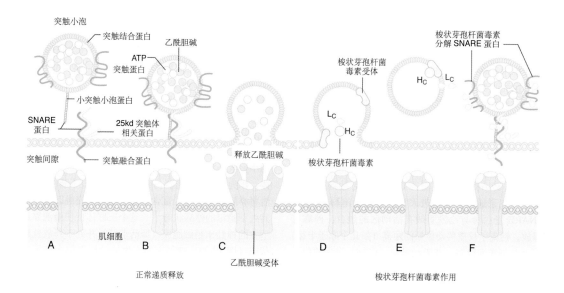

图 18-3 蛋白介导的膜融合和胞吐过程示意图。A. 乙酰胆碱从囊泡中释放是由 SNARE 蛋白介导。突触结合蛋白是神经钙离子受体，可感受到钙离子内流；小突触小泡蛋白[即囊泡相关性膜蛋白（VAMP）]是囊泡上的丝状蛋白。B. 在去极化和钙离子内流时，突触蛋白也出现在囊泡膜上。囊泡上的小突触小泡蛋白解折叠，并与神经末梢膜上的突触融合蛋白及 25kd 大小的突触体相关蛋白形成三联体复合物。C. 上述三联体复合物的形成促使囊泡在活化区内紧贴神经膜并释放其内容物乙酰胆碱。融合过程完结，囊泡再循环。D. 梭状芽孢杆菌毒素——肉毒杆菌毒素通过抑制乙酰胆碱的释放导致肌肉麻痹。梭状芽孢杆菌毒素由轻链（L_c）和重链（H_c）组成。中毒的第一阶段是毒素和一种迄今尚未明确的受体的相互作用。E. 随后是囊泡内毒素的细胞内摄取和囊泡释放轻链。F. 依据毒素的类型，释放的 L_c 可分解不同的 SNARE 蛋白，藉此阻止融合复合物的形成，最终阻断乙酰胆碱的释放

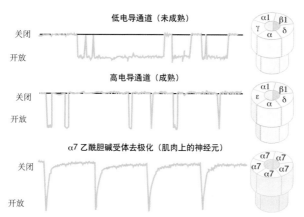

图 18-4　乙酰胆碱受体通道（右）及受体通道开放时的细胞膜片钳电流示意图（左）。成熟受体又称接头受体，由两个 α1 亚基及一个 β1 亚基、一个 δ 亚基和一个 ε 亚基组成。非成熟受体（又称接头外受体）或胎儿型受体则由两个 α1 亚基及一个 β 亚基、一个 δ 亚基和一个 γ 亚基组成。因此后者又称为 γ 亚基受体。最近，在肌肉中还发现了一种由五个 α7 亚基组成的神经元受体。这些亚基围绕在阳离子通道周围。包含 γ 亚基的非成熟受体通道开放时间较长且通道电流幅度低。而包含 ε 亚基的成熟受体去极化状态下通道开放时间短且电流幅度大。ε 亚基取代 γ 亚基可使门控通道转变为开放快、高电导的通道类型。正如所料，乙酰胆碱作用于 α7 乙酰胆碱受体可产生快速的迅速衰减的内向电流。这些去极化事件对阿托品治疗不敏感，但是对能够阻断电流的 α- 银环蛇毒素和肌松剂敏感。肌松剂对这三个亚型的亲和力可能不同，α7 乙酰胆碱受体是最不容易被阻断的

及为预防神经气体中毒而进行的慢性溴吡斯的明治疗都可以引起慢性乙酰胆碱酯酶抑制[48-49]。胆碱酯酶长期受抑制的症状从乏力到肌无力，这表明乙酰胆碱酯酶对正常和非正常神经肌肉功能的重要性。最近采用啮齿类动物的研究证实，慢性溴吡斯的明治疗相关的肌无力与乙酰胆碱受体的下调和受体非依赖性因素有关[50]。

接头后乙酰胆碱受体

乙酰胆碱受体在许多种属中有相似性，其在 Torpedo 电鱼上的大量分布极大地方便了这一领域的研究工作。通过获取人类及其他种属乙酰胆碱受体的 mRNA 和 DNA，研究者可以在人工系统（例如蛙卵细胞和不表达该受体的哺乳类细胞，如 COS 或成纤维细胞）中研究该受体。研究者也可用分子生物技术使乙酰胆碱受体发生变异来模拟病理状态，从而研究在这种人工环境中该受体的功能。通过这些技术以及相关的科技手段，对乙酰胆碱受体的合成、组成和生物学功能以及乙酰胆碱受体的生理学及药理学作用机制已经有了深入的了解[51-53]。接头后烟碱样受体有三种类型，一种是接头或成熟型受体，一种是接头外或未成熟型（胎儿型）受体，还有最近发现的神经元 α7 受体[2, 16, 18]（见"接头前和接头后烟碱样乙酰胆碱受体的生物学"）。在关于神经肌肉传导中受体作用的一

般性讨论中，受体亚型间的差异可忽略。

乙酰胆碱受体在肌细胞内合成，并通过一种特殊的 43kd 的缔合蛋白镶嵌在终板膜上。这种胞质蛋白与乙酰胆碱受体的比例是 1:1[16-19]。该受体由 5 个亚基构成，这 5 个亚基排列成一桶形的圆柱结构，中间围成的孔作为离子通道（主要结构如图 14-4 所示）。受体蛋白的分子量约为 250kd。每个受体有 5 个亚基：成熟型受体由 2 个 α1 亚基、1 个 β1 亚基、1 个 δ 亚基和 1 个 ε 亚基组成。未成熟的接头外受体或胎儿受体则由 2 个 α1 亚基、1 个 β1 亚基、1 个 δ 亚基和 1 个 γ 亚基组成。神经元 α7 乙酰胆碱受体包括 5 个 α7 亚基[16, 18]。每个亚基由 400 ~ 500 个氨基酸组成。受体蛋白复合物贯穿细胞膜，向外突出于细胞膜外表面，向内深入到细胞质。每个受体的 α1 亚基上都有乙酰胆碱的结合位点，位于细胞外基质和 α1 亚基上，而且这些位点是受体激动剂及拮抗剂的竞争目标，激动剂和拮抗剂被吸引至此，其中的一个会占据这个位点，该位点距离半胱氨酸残基（α 链特有）很近，在 α 亚基的 192 ~ 193 位氨基酸处[16-18]。对眼镜蛇中提取的 α- 银环蛇毒素进行放射标记，用于受体的定量分析和荧光染色，发现标记物连接于 α 亚基 185 ~ 199 位的七肽位点处[54]。最初被描述为乙酰胆碱受体诱发活动（AChR-inducing activity, ARIA）的运动神经元生成的神经调节蛋白 -1β（NR-1β）通过激活 ErbB 受体诱导亚突触肌细胞核中的 AChR 基因转录[16-19]。

突触后受体的合成与稳定

肌组织是从中胚层分化而来，最初表现为肌原细胞。肌原细胞相互融合形成肌管，所以每个肌管都有很多核。当肌管成熟后，肌小节就形成了，后者是肌肉收缩的主要元素，主要由肌动蛋白和肌球蛋白组成[55]。β-整联蛋白对肌原细胞的融合和肌节的形成十分重要[55]。运动神经元轴突会很快地长入正在生长的肌肉组织，而且这些轴突带来的神经源性信号（即生长因子），包括突触蛋白聚糖和神经调节蛋白（NRβ-1、NRβ-2），在肌管成熟变为肌组织的过程中发挥重要作用[19]。突触蛋白聚糖是一种来源于神经组织的蛋白质，可以通过激活肌肉特异性酪氨酸激酶（muscel-specific tyrosine kinase, MuSK）来刺激突触后分化，MuSK 是一种选择性表达于肌组织的酪氨酸激酶。当发来信号时，原本在肌膜上散在分布的乙酰胆碱受体就会立即在神经下方聚集成簇。突触蛋白聚糖以及其他生长因子（神经调节蛋白等）也会引发其他重要的肌源性蛋白成簇分布，包括 MuSK、缔合蛋白以及 ErbB 蛋白。上述蛋白是接头部位乙酰胆碱受体成熟及保持稳定不可缺少的物质。除了对突触后分化有影响外，突触蛋白聚糖和 MuSK 对突触前分化也有影响。突触蛋白聚糖和 MuSK 诱导逆行性信号，这些信号指导神经元轴突的向外生长和终末分化[19]。目前对神经肌肉接头的突触前的理解远没有对突触后深刻。在出生前和出生后不久，未成熟的含有 γ 亚基的乙酰胆碱受体即被成熟的包含 ε 亚基的受体取代。虽然上述机制还未清楚，但是一种与 ErbB 受体相连接的神经调节蛋白 NRβ-1（也叫作 ARIA）似乎起着一定作用[19, 56]。

神经传导的电生理基础

在突触前和突触后受体这一研究领域中，电生理技术的发展丝毫不落后于分子生物学技术。膜片钳作为一种新技术，将一个玻璃微移液管作为电极放置于细胞膜表面，直到一个单独的功能性受体进入其范围之内。移液管的尖端伸入膜的脂质层，其电子部件可以保证膜电位恒定，以测量通过受体通道的电流。移液管中的液体可以含有乙酰胆碱、肌肉松弛药、其他药物或者药品的混合物。这些药物通过移液管作用于受体，就可以监测其电位变化。

图 18-5 显示了在终板受体上乙酰胆碱作用所引起的经典去极化活动。正常情况下，通道的裂孔被一些类似圆柱状的物质（即亚基）封住。当一种激动剂占据两个 α 亚基的位点，蛋白分子就会发生构象变化，其中心形成一个通道，离子顺着浓度梯度流动。中心通道开放时，胞外钠离子和钙离子发生内流，钾离子外流。这一通道的大小足以通过许多无机阳离子以及一些电中性分子，但其排斥阴离子（如氯离子）。而电流由邻近细胞膜的去极化来传播。电流诱发去极化，产生终板电位，使肌肉收缩。同时，向下（即去极化）的电流可被先前描述过的电生理技术记录下来（图 18-4）。

一个或者两个激动剂分子从受体上解离下来后，启动离子通道的机械性反向别构（如前所述），离子通道关闭，冲动停止。激活、开放状态下，通过每个开放通道的电流很小，仅数毫安（大约每毫秒 10^4 个离子）。然而，神经释放一次乙酰胆碱通常会同时开放500 000 个通道，其电流总和足以使终板去极化并引起

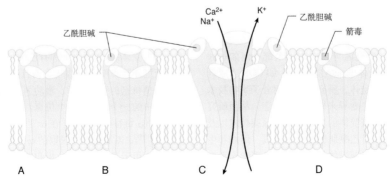

图 18-5 乙酰胆碱或箭毒对终板受体的作用。A. 离子通道处于失活状态，乙酰胆碱缺失，通道不开放。B. 即使一个乙酰胆碱分子（实心圆）结合了受体上 2 个结合位点中的一个，通道也无法开放。C. 乙酰胆碱同时与 2 个识别位点的 α 亚基结合后（实心圆），通道构象改变，引发通道开放，允许离子跨膜通过。D. 拮抗剂（如箭毒）的作用（实心方形）。筒箭毒碱与乙酰胆碱竞争其受体识别位点的同时，也影响胆碱酯酶。作为一种典型的非去极化肌松药，筒箭毒碱可通过抑制乙酰胆碱酯酶的活性来延长乙酰胆碱的寿命及其与受体作用的概率。当两个受体识别位点的其中一个被箭毒占据时，即使另一个识别位点与乙酰胆碱结合，受体也不会开放

肌肉收缩。一个通道开放可将神经传来的化学信号转变为电流，形成终板电位，最终引起肌肉收缩。习惯上认为终板电位是分级的，并且可受药物的影响，导致波幅降低、时间延长，但实际上终板电位是无数离子通道同时开放时发生的很多"全或无"事件的总和，药物正是影响这些很小的事件。

如果没有与两个激动剂分子（如乙酰胆碱）结合，受体则处于关闭状态。受体的两个 α 亚基必须同时被激动剂占领，如果只有一个被占领，通道仍是关闭的（图18-5），这是拮抗剂阻止去极化的基础。NDMRs，如筒箭毒碱就是通过结合一个或两个 α 亚基阻止乙酰胆碱与其结合，从而阻止通道的开放。激动剂与拮抗剂相互竞争的结果是传导还是阻断，主要依赖于药物的相对浓度和结合特点（见"药物对突触后受体的作用"）。

单个通道也可出现多种构象变化 [17, 57]。其可呈现开放或关闭状态，从而影响总体的跨膜电流。与正常相比，单个通道单次开放或关闭的时间可长可短，可快可慢，还可出现短暂开放或重复开放，或单次允许通过的离子较平常多或者少。其功能受药物、膜流动性的变化、温度、环境中电解质平衡的改变以及其他物理和化学因素的影响 [38-39]。受体通道是一动态结构，与药物相互作用后变化很大，电流通过可发生不同改变。所有这些对通道活性的影响最终都反映在神经肌肉传导及肌肉收缩的强弱上。

药物对突触后受体的作用

非去极化肌松剂的经典作用

神经动作电位释放的乙酰胆碱与烟碱样受体结合产生神经传导作用。所有的 NDMR 通过竞争性损害或阻止乙酰胆碱与其受体的结合来减弱或阻断神经传导，其最终结果（阻断或传导）取决于肌松剂的相对浓度及对乙酰胆碱受体的相对亲和力。图18-5 所示为受体系统暴露于乙酰胆碱和非去极化神经肌肉阻滞剂筒箭毒碱的情形。其他的肌松剂（如泮库溴铵、维库溴铵）（见第34章）和筒箭毒碱有相似的作用。一个受体与两分子乙酰胆碱结合，离子通道开放，此处的离子流引起该节段膜去极化；另一个受体与一分子筒箭毒碱结合，即使另一位点被一分子乙酰胆碱占据，离子通道还是处于关闭状态，无离子流产生。第三个受体上的一个 α 亚基与乙酰胆碱结合而另一个不与任何分子结合。可能出现的效应取决于受体上结合的分子，如果是乙酰胆碱，通道将开放，膜去极化；如果是筒箭毒碱，通道则处于关闭状态，膜也不会去极化。

如一个或两个筒箭毒碱分子与受体结合，这时受体对激动剂无反应，亦无电流产生。在中等浓度筒箭毒碱作用下，任何通过整个终板的电流都会衰减，产生较小的终板电位，如持续时间较长，将会产生神经传导阻滞或神经肌肉麻痹。

正常情况下，乙酰胆碱酯酶会分解乙酰胆碱，并使乙酰胆碱从受体的竞争位置上移除，这样筒箭毒碱就更易于抑制传导功能。但给予胆碱酯酶抑制剂（如新斯的明）后，胆碱酯酶无法分解乙酰胆碱。突触间隙的激动剂会保持较高浓度，此种高浓度可使筒箭毒碱与乙酰胆碱之间的竞争更倾向于乙酰胆碱，即使周围环境中存在筒箭毒碱，受体与两个乙酰胆碱分子结合的概率还是大大增加。胆碱酯酶抑制剂正是通过这种机制来逆转 NDMR 的肌松作用。离子通道只有在乙酰胆碱与两个识别位点都结合后才开放，但一个分子的受体拮抗剂即足以阻止受体的去极化作用，这使受体激动剂与拮抗剂之间的竞争更有利于受体拮抗剂。精确地讲，如果筒箭毒碱的浓度加倍，乙酰胆碱的浓度必须是原来的 4 倍才能够与筒箭毒碱相竞争。高浓度的肌松剂（受体拮抗剂）产生的肌松作用比低浓度的肌松剂产生的肌松作用更难于用胆碱酯酶抑制剂逆转。大剂量使用非去极化肌松剂后，只有当接头周围肌松剂通过再分布或清除等作用降到较低浓度后，胆碱酯酶抑制剂才能起作用。与用胆碱酯酶抑制剂逆转肌松的情况相反，对任何浓度的甾体化合物（如维库溴铵和罗库溴铵），环糊精类都会起作用。这一机制下，环糊精（如舒更葡糖）只要用量足够大，可以逆转任何水平的神经肌肉阻断（详见第35章）。

去极化肌松剂的经典作用

去极化肌松剂（如琥珀胆碱、十烃季铵）最初模拟了乙酰胆碱的作用并因此被视为激动剂，事实上其在刺激开始后表现为神经传导的阻断作用。琥珀胆碱在结构上与天然配体乙酰胆碱相似，由两个乙酰胆碱分子结合而成，因此其可以模拟乙酰胆碱的作用毫不奇怪。

琥珀胆碱或十烃季铵可与受体结合，开放离子通道，产生电流，使终板去极化。与乙酰胆碱相似，这些激动剂结合通道的时间短暂，单次离子通道开放时间较短，只有 1ms 或更短。然而由于胆碱酯酶对乙酰胆碱的快速降解作用，突触后膜对乙酰胆碱的反应在数毫秒内结束，终板在其他神经刺激到来之前已恢复至静息状态。与此相反，去极化肌松剂对肌肉呈特征性的双相作用，即开始时收缩，随后是持续数分钟甚至数小时的松弛作用。去极化肌松剂对胆碱酯酶的水解作用不敏感，因此只有当该药物在血浆中被清除后，才会开始从接头间隙清除。药物作用的时间主要取决于该药从体内清除的时间。去极化肌松剂的整体清除也非常缓慢，尤其是对于胆碱酯酶缺乏的患者。由于突触间隙的肌松剂分子不能被很快清除，故与乙酰胆碱相比，即使血浆胆碱酯酶正常，其也与受体反复作用，几乎是从一受体解离后立即作用于另一受体，使终板反复去极化，通道重复开放。胆碱酯酶缺乏患者的琥珀胆碱效应详见第 34 章。

由于终板被去极化肌松剂持续去极化，肌肉迅速由收缩状态转化为松弛状态。肌膜终板边缘的平行位置存在不同的离子通道，即一种对化学物质无反应，但在跨膜电压变化时开放的钠通道。该钠通道也是一种钠离子可通过的圆柱形跨膜蛋白。其由两部分组成[58]，如同两个闸门控制钠离子通过。钠离子必须在两个闸门同时开放时才能通过，任何一个关闭将切断电流。两个闸门相继开放，因此该种钠通道有三种功能状态，并可逐渐从一种状态转变为另一种状态（图 18-6）。

当钠通道处于静息状态时，下位闸门（即时间依赖性或非激活闸门）开放而上位闸门（即电压依赖性闸门）关闭，钠离子不能通过。当分子突然感受到邻近部位膜去极化产生的电压变化时，上位闸门开放，此时因下位闸门（时间依赖性）仍处于开放状态，钠离子通过通道。只要分子仍然受到周围膜的去极化作用影响，此电压依赖性通道将保持开放状态，在去极化作用消失前不会关闭。然而，在电压依赖性闸门开放不久，下位闸门即关闭，离子流再次被切断，直至电压依赖性闸门关闭，下位闸门才会再开。当终板去极化作用停止时，电压依赖性闸门关闭，时间依赖性闸门开放，钠通道再次回到静息状态，此整个过程如果是由乙酰胆碱引起，则时间很短[58]。去极化肌松剂导致的最初反应类似于乙酰胆碱，但由于肌松剂不能被迅速水解，终板的去极化作用时间较长。

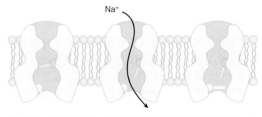

Na$^+$

图 18-6　钠离子通道。短棒代表充当闸门作用的分子部分，上面的短棒是电压依赖性的，卜面的是时间依赖性的。图左侧代表静息状态。一旦电压变化激活通道，分子及闸门即产生如图所示（从左到右）的变化。详见正文

去极化肌松剂引起的终板去极化开始时，引起邻近钠通道的电压闸门开放，产生沿肌肉传导的去极化波，并引起一次肌肉收缩。在电压依赖性闸门开放不久，时间依赖性非激活闸门关闭。肌松剂在突触间隙不能被清除，故终板持续去极化。与终板紧密相接的钠通道受终板去极化的影响，其电压依赖性闸门保持开放状态，时间依赖性闸门则处于关闭状态。因钠离子不能通过一个关闭的失活的闸门，故突触周围的肌膜不能去极化。突触旁区通过钠通道的离子流因非激活闸门关闭而停止时，下游通道（突触旁区外）就不受去极化影响。实际上，接头旁区域成为一个缓冲带，可以保护其余肌肉不受终板影响。因此，肌膜被分为三个区：①终板，可被琥珀胆碱去极化；②接头旁肌膜，此处钠通道被定格于失活状态；③其余肌膜，钠通道处于静息状态。因为神经脉冲分泌的乙酰胆碱不能激活接头周边的钠通道，神经肌肉传导被阻断，此现象也称为"适应"。在"适应"过程中，当突触处于对神经（递质）无反应的状态时，直接电刺激肌肉也可产生肌肉收缩，原因是肌肉接头周围区域钠通道处于静息可兴奋状态。

眼外肌为张力性肌肉，受多种神经支配，且其大多数肌膜表面具有化学兴奋性[20-23]。尽管眼外肌由多种神经支配，其同时表达成熟受体和非成熟受体[20, 22]。应用琥珀胆碱时，其不会出现"适应"现象，肌肉处于一种持续收缩状态。此张力将眼球向眼眶压迫，这也部分解释了去极化肌松剂导致眼压升高的原因（见第 34 章）。还有证据表明，眼外肌中含有某种特殊类型的受体，在乙酰胆碱或其他激动剂持续存在时不发生脱敏变化（下文讨论）[21, 23]。单次剂量的琥珀胆碱可引起眼外肌收缩数分钟[23]。是乙酰胆碱受体的未成熟的 γ 亚基还是 α7 亚基在抵抗眼外肌脱敏中起作用，目前还不得而知。

神经肌肉药物的非经典及非竞争性作用

某些药物可与受体相互作用，通过直接作用或通过脂质环境改变神经肌肉传递功能。这些药物与神经肌肉受体作用，改变或削弱其传导功能，但并不作用于乙酰胆碱的识别位点。这些药物可使受体的动力学特性发生药物诱导性变化，被修饰的通道变得不活泼而不再快速开闭。通道开放变得更加缓慢、开放时间更长，或关闭缓慢且经历多个步骤，或两者并存。离子通道的此种效应可引起离子流相应的变化及终板电位的变形。临床效果依赖于这些分子事件。例如普鲁卡因、氯胺酮、吸入麻醉药，或其他溶解于膜脂的药

物可改变离子通道的开闭特性[57, 59]。如果通道开放被阻止，传导功能就能被削弱。但如果通道关闭受阻或减慢，传导功能可能会加强。这些药物不符合经典模型。其削弱的神经传导功能不能通过胆碱酯酶抑制剂增加接头周围乙酰胆碱的浓度来拮抗。这些药物与两种重要的临床反应——受体脱敏和通道阻断有关。前者发生于受体分子，而后者发生于离子通道。

脱敏感阻断

乙酰胆碱受体因其周围脂质的灵活性和流动性，可以存在多种构象[57-61]。因为静息受体未与激动剂结合，所以通道处于关闭状态。第二种状态是当两分子激动剂同时结合于受体 α 亚基，受体发生构象变化，通道开放，允许离子通过。这些反应是神经肌肉正常传递的基础。然而，也有一些受体与激动剂结合后不发生通道开放的构象变化。此状态称为脱敏（即对激动剂的通道开放作用不敏感）。这些受体与激动剂结合得异常紧密，但此种结合不会导致通道开放。目前，这种脱敏作用发生的机制不明。受体大分子是大多数药物和气体重量的 1000 倍，其可为小分子提供许多作用位点。受体蛋白和脂质界面提供了其他潜在的反应点。已知受体蛋白有几种不同构象，乙酰胆碱不能使它们中任意一种的离子通道开放，因此均属于脱敏构象。一些证据表明，脱敏作用伴随受体蛋白的酪氨酸磷酸化[61-62]。

尽管激动剂（如琥珀胆碱）可诱导脱敏，但无论激动剂存在与否，受体一直处于静息和脱敏之间的转换状态。激动剂可加速受体向脱敏状态转换，或由于其与脱敏受体紧密结合，使受体处于脱敏状态。拮抗剂也能与脱敏受体紧密结合，使受体处于脱敏状态。但拮抗剂并不是通过与乙酰胆碱竞争受体来发挥这种作用。如果乙酰胆碱促进受体向脱敏状态转变，乙酰胆碱可能会增强拮抗剂的作用。脱敏作用会造成对所得数据的误解。表面上看标本似乎正常，但受体对激动剂或拮抗剂的反应已经改变。在应用激动剂后，受体会在数毫秒内发生变化。这可解释为什么应用琥珀胆碱后受体对非去极化肌松剂的敏感性会增加。长期使用去极化肌松剂可引起Ⅱ相阻滞现象（见"Ⅱ相阻滞"）。通常这被认为是一种脱敏阻断现象，然而实际并非如此，因为受体脱敏只是导致Ⅱ相阻滞的许多现象中的一个。

麻醉医师使用的许多其他药物也能使受体由正常状态转为脱敏状态[58-60]。其中一些药物（框 18-1）可通过降低神经肌肉接头处的安全范围，或者增加非去

框 18-1 能够引起或促进烟碱样胆碱受体脱敏的药物
挥发性麻醉药
氟烷
七氟烷
异氟烷
抗生素
多黏菌素 B
可卡因
醇类
乙醇
丁醇
丙醇
辛醇
巴比妥盐类
硫喷妥钠
戊巴比妥
激动剂
乙酰胆碱
十烃季铵
卡巴胆碱
琥珀胆碱
乙酰胆碱酯酶抑制剂
新斯的明
溴吡斯的明
二氟磷酸酯（DFP）
依酚氯胺
局麻药
辛可卡因
利多卡因
丙胺卡因
依替卡因
酚噻嗪类
氯丙嗪
三氟拉嗪
丙氯拉嗪
苯环利定
钙离子通道阻滞剂
维拉帕米

极化肌松剂阻断传导的能力来削弱神经传导功能。此作用与经典的竞争性乙酰胆碱抑制机制不同。脱敏受体的存在表明可用于传导跨膜电流的受体通道较正常少。脱敏受体的产生削弱了神经肌肉的传递效能。如果有较多受体脱敏，剩余的正常受体将不足以使运动终板去极化，神经肌肉的传递将不会发生。即使只有一部分受体脱敏，神经肌肉的传递功能也会受损，机体对传统拮抗剂（如筒箭毒碱或泮库溴铵）会更敏感。

通 道 阻 断

局麻药或钙通道阻滞剂通过阻断钠离子和钙离子各自的通道来阻断钠离子或钙离子的流动，因此被称

为通道阻断药。同样，临床上应用多种不同浓度的药物都可阻断乙酰胆碱受体的离子流，这是导致受体产生一些特殊现象和药物相互作用的原因。通道阻断有两种类型：开放性通道阻断和闭合性通道阻断[60, 63-64]。在闭合性通道阻断中，某些特定药物占据通道的入口，阻止能够使终板去极化的离子流通过。此过程甚至可以在通道关闭的情况下发生。在开放性通道阻断，药物分子进入被乙酰胆碱激活后开放的通道中，但并不一定贯穿整个通道。开放性通道阻断是一种功能依赖性阻断，这意味着只有在通道开放时药物分子才可以进入通道中。在开放性和闭合性通道阻断中，正常通过受体的离子流减少，从而导致终板去极化受阻，神经肌肉传递功能被阻断或削弱。然而，由于此作用并非发生于乙酰胆碱识别位点，故不是乙酰胆碱的竞争性拮抗作用，也不能够通过可增加乙酰胆碱浓度的胆碱酯酶抑制剂缓解症状。增加乙酰胆碱浓度可使通道开放频率增加，因此对功能依赖性阻断剂更加敏感。有证据表明，新斯的明和相关的胆碱酯酶抑制剂可用作通道阻断药物[17, 63]。

通道阻断在某些药物［如一些抗生素、可卡因、奎尼丁、罗哌卡因、三环类抗抑郁药、纳曲酮、纳洛酮和精神毒性药物等］所致的神经肌肉功能改变方面起重要作用。相比之下，肌松剂可与乙酰胆碱识别位点相结合并占据该通道。泮库溴铵优先与此识别位点结合。戈拉碘铵在两位点（通道阻断位点和乙酰胆碱阻断位点）的作用相似。筒箭毒碱居中，临床上低剂量（可产生最轻微的传导阻断作用的剂量）时，该药物实质上是识别位点的纯粹拮抗剂；大剂量时，其进入并阻断通道。十烃季铵和琥珀胆碱作为激动剂可使通道开放，作为小分子，其可进入通道并将其阻断。十烃季铵和其他一些细长型分子可以贯穿整个开放的通道，并进入肌细胞的细胞质。在对重症患者治疗的过程中，长期使用 NDMRs 是否会导致其占据离子通道甚至进入胞质，目前仍不清楚。

Ⅱ 相 阻 滞

Ⅱ相阻滞是一复杂现象，在接头长时间暴露于去极化肌松剂时发生，与膜电位的典型消退有关。这种衰减现象可能是由于琥珀胆碱与特殊的神经元（接头前）乙酰胆碱受体相互作用并产生去极化效果引起的。此时，这些接头前受体被高于通常浓度的琥珀胆碱所阻断。这种由琥珀胆碱引起的衰减至少部分依赖于与胆碱能传递相关的突触前相互作用，这对神经递质动员和释放具有重要意义。然而，重复性神经刺激在肌肉中产生的衰减也可以归咎于接头后乙酸胆碱受体的阻断[65]。

导致Ⅱ相阻滞的原因很多。通道的反复开放导致持续性钾离子外流，钠离子内流，致使膜内外电解质失衡，接头处膜功能遭到破坏。钙离子通过开放性通道进入肌组织，使受体及亚终板结构破裂。随着胞内钠离子增多，膜上钠钾 ATP 酶活性增强，将细胞内的钠泵出，细胞外的钾泵入，使膜内外离子恢复平衡，膜电位趋于正常。只要去极化药物存在，受体通道就保持开放状态，从而保证频繁的离子流[66]。

多种因素可以影响Ⅱ相阻滞进程，包括药物暴露时间、使用药物的种类和浓度及肌肉的类型（即快纤维或慢纤维）。麻醉药物之间以及麻醉药和其他药物之间的相互作用也影响此过程。所有这些药物可能都具有接头前膜效应，即影响神经递质的释放和运动。诸多因素影响神经肌肉传递，因此Ⅱ相阻滞是一个复杂且不断变化的现象。很难预测胆碱酯酶抑制剂逆转去极化肌松剂导致的Ⅱ相阻滞的效果。因此，尽管可用四个成串刺激或肌强直反应来预测非去极化肌松剂的阻断程度，仍建议最好不用胆碱酯酶抑制剂逆转Ⅱ相阻断。

接头前和接头后烟碱样乙酰胆碱受体的生物学

肌接头后传统的乙酰胆碱受体和神经乙酰胆碱受体的比较

目前已知的接头后乙酰胆碱受体有三种类型。存在于受神经支配的成人神经肌肉接头的乙酰胆碱受体异构体被称为成人型、成熟型或接头型受体；另一种异构体发现于 40 年前，肌力减弱时才表达，通常见于胎儿未形成神经支配前，或见于化学或物理因素引起制动后，或出现于上下运动神经元损伤、烧伤、脓毒症后，或导致肌蛋白分解的其他原因（包括脓毒症或全身感染）后[1-3]。与成熟型或接头型受体相反，该异构体称为未成熟型、接头外或胎儿型乙酰胆碱受体。有证据表明，在营养不良状态下肌蛋白分解和消耗时未见到未成熟型受体[67]。基因突变可导致成熟型异构体数量的变化，从而引起蛋白质结构亚型的改变。乙酰胆碱受体的这些改变，还能引起神经传递的异常（如慢通道及快通道综合征）[27, 47]，由此引起对肌松剂反应的异常。

在分子水平，成熟型或未成熟型受体均由五个亚基组成（图 18-4）[1-3]。成熟型接头受体是由两个 $\alpha 1$ 亚基、一个 $\beta 1$ 亚基、一个 $\delta 7$ 亚基，一个 ε 亚基组成。

未成熟型接头受体由两个 α 亚基、一个 β7 亚基、一个 δ7 亚基和一个 γ 亚基组成。也就是说，未成熟型接头受体中 γ 亚基取代了 ε 亚基。γ 亚基与 ε 亚基在氨基酸的同源性上差异极小，但这些差异足以造成受体及其离子通道的生理和药理作用的差异。接头受体通常局限于肌膜的终板区域。未成熟型或接头外受体可在肌膜的任何位置表达，但接头处表达最少[16]。在某些病理状态或其发展过程中，接头和接头外受体可共存于肌膜的接头周围区域（图 18-7）。

传统肌肉乙酰胆碱受体由 α1、β1、δ 及 ε/γ 亚基组成，如前所述。与传统的受体组成不同，新近在制动、脓毒症和去神经病变患者的骨骼肌里发现了乙酰胆碱受体的 α7 亚基[68-69]。最近两项研究表明，在败血症、烧伤和制动后，用蛋白质免疫印迹法、配体结合和基因技术测定，发现肌肉中乙酰胆碱受体 α7 亚基蛋白的表达增加，在这期间没有发生明显的去神经支配[16, 70]。这些 α7 亚基乙酰胆碱受体是同价同效基因（即由同样的亚基组成），排列成五聚体（图 18-4）。配体（药物）结合口袋被认为形成于 α7 亚基装配界面的阴面和阳面。正像预期的那样，内源性激动剂乙酰胆碱结合到 α7 乙酰胆碱受体上，五个亚基都有结合乙酰胆碱或琥珀胆碱分子的能力[18, 69]。其他激动剂（包括烟碱和胆碱）和拮抗剂（包括肌松剂、眼镜蛇毒素和 α- 银环蛇毒素）也与 α7 乙酰胆碱受体结合[18, 69-72]。

与传统的乙酰胆碱受体（α1、β1、δ、ε/γ）或脑中神经元 α7 乙酰胆碱受体相比，肌肉的 α7 乙酰胆碱受体功能和药理学特性不同。作为乙酰胆碱（和琥珀胆碱）的前体和代谢产物，胆碱对传统的肌肉乙酰胆碱受体是弱激动剂，但对 α7 乙酰胆碱受体而言是强效激动剂。也就是说，不能使传统乙酰胆碱受体通道开放的胆碱浓度能够开放 α7 乙酰胆碱受体通道[69]。此外，即使胆碱持续存在，α7 乙酰胆碱受体也不发生脱敏[69]。因此，钾离子随着浓度梯度有更大的概率外流，从细胞内（浓度约为 145mEq/L）流向细胞外间隙，包括血浆（浓度约为 4.5mEq/L）。源自蜗牛的化学性 α- 芋螺毒素 GI 特异性抑制肌肉中的传统乙酰胆碱受体（成熟型和未成熟型），而不抑制 α7 乙酰胆碱受体。有证据表明 α7 乙酰胆碱受体在非去极化肌松剂抵抗中起着重要作用[73]。在该实验中，野生型小鼠被制动时可形成非去极化肌松剂抵抗，而 α7 乙酰胆碱受体基因敲除的小鼠在同样被制动的情况下不出现抵抗。神经组织中的 α7 乙酰胆碱受体很容易对胆碱脱敏[69]，这一点不同于肌肉的 α7 乙酰胆碱受体，后者对胆碱不脱敏。肌肉 α7 乙酰胆碱受体对其激动剂的亲和力很低，包括泮库溴铵、罗库溴铵、阿曲库铵及 α- 银环蛇毒

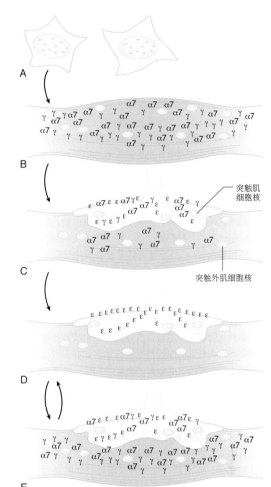

图 18-7 发育中的成人、成熟、去神经支配的肌肉或制动或者炎症引起的消耗性肌肉中乙酰胆碱受体的分布。A 和 B. 在胎儿早期，来自中胚层的单核肌细胞彼此融合形成多核肌管。在被神经支配前，含 γ 亚基的未成熟乙酰胆碱受体和含 α7 亚基的神经元乙酰胆碱受体分布于整个肌膜。C. 当神经与肌肉接触后，受体在突触处聚集，部分突触外受体消失。D. 神经肌肉接头处含有 ε 亚基的受体取代含有 γ 亚基和 α7 亚基的受体意味着神经肌肉接头的成熟。虽然成熟的肌细胞是多核的，但却缺乏突触外乙酰胆碱受体。E. 即使不是解剖上的去神经支配（如烧伤、制动、慢性肌松剂治疗、脑卒中、脓毒症），去神经或其他病理状态也可导致 γ 亚基乙酰胆碱受体的再表达，而且主要表达在接头外区。α7 乙酰胆碱受体在接头处表达，更可能在接头外表达。如果肌肉制动、消耗状态或炎症能恢复正常，这种受体的改变是可逆的

素。上述药物需要较高浓度才可抑制激动剂诱发的离体 α7 乙酰胆碱受体去极化，或在 α7 乙酰胆碱受体上调时引起离体或在体的神经肌肉麻痹[69-72]。在传统的

乙酰胆碱受体中，拮抗剂只结合一个 α1 亚基就可以使受体钝化，因为乙酰胆碱激活乙酰胆碱受体需要结合两个 α1 亚基。而对于 α7 乙酰胆碱受体而言，即使三个亚基都与拮抗剂（例如肌松剂）结合，其剩余的两个亚基仍能够结合激动剂而产生去极化。这种特性也可解释为什么 α7 乙酰胆碱受体在病理状态中的肌肉和其他组织中表达时，对肌肉松弛剂有一定的抵抗 [69-73]。

肌肉 α7 乙酰胆碱受体的临床药理学特性尚未研究全面，但其基本药理学作用为研究琥珀胆碱相关性高钾血症提供了一些线索。肌肉的化学或物理性去神经支配不仅能导致乙酰胆碱受体数量上调及性质改变（ε 亚基 → γ 亚基），而且上调肌肉 α7 乙酰胆碱受体表达的数量。琥珀胆碱作为一种合成的乙酰胆碱类似物，包含两个连接在一起的乙酰胆碱分子，能够使传统的乙酰胆碱受体和肌肉 α7 乙酰胆碱受体发生去极化反应 [72]。而且，琥珀胆碱的代谢物胆碱的弱脱敏作用可使 α7 乙酰胆碱受体去极化。琥珀胆碱和胆碱的去极化作用于上调的 α7 乙酰胆碱受体，能导致细胞内的钾持续流出和细胞外液剧增（包括血浆），从而引起高钾血症。接头和接头外表达的三种亚型数量及亚基组成上的差异也许可以解释临床观察到的肌松剂反应异常，如非去极化肌松剂抵抗及琥珀胆碱引起的高钾血症 [2, 72-73]。

成熟神经肌接头的保持

与其他细胞不同，每个肌细胞都包含多个（通常是数百个）细胞核。每个细胞核均含有表达三种类型受体的基因。电活动、生长因子信号（如胰岛素、突触蛋白聚糖及神经调节蛋白）及神经支配与否等众多因素都控制着三种受体亚型的表达 [19, 37]。在发育的胚胎中，随着神经肌肉接头的形成，可清楚地看到这些因素对受体表达的调控。在受到神经支配前，胎儿肌细胞只合成未成熟型和 α7 型乙酰胆碱受体，这也是前者被称为胎儿型受体的原因。此合成过程几乎由细胞内所有的胞核调控，且受体在肌细胞胞膜各处均有表达（图 18-8）。随着胎儿的发育，肌肉开始由神经支配，肌细胞开始合成成熟型受体。这些受体被特异性地植入发育中的（未来的）终板区域 [14-19]。神经释放的许多生长因子可影响核附近的受体合成装置。首先，神经营养因子诱导亚突触核增加乙酰胆碱受体的合成。其次，神经产生的电活动使接头外区域的受体受到抑制。神经源性生长因子（包括突触蛋白聚糖及 ARIA/神经调节蛋白）使受体聚集于亚突触区域，并促使成熟型受体迅速表达 [19, 37]（图 18-8）。众多研究证实，成熟型受体的聚合、表达和稳定至少需要两种生长因子

诱导，即突触蛋白聚糖和神经调节蛋白 /ARIA，可能还有降钙素基因相关肽 [56, 74-75]。神经调节蛋白和突触蛋白聚糖也可以从肌肉中释放，但是肌源性突触蛋白聚糖在受体的聚集和成熟过程中不是那么重要。ARIA 在神经中合成，其在成熟囊泡排列和触发 γ 亚基转变为 ε 亚基时发挥作用 [75]。所有这些生长因子与特定的胞膜和胞质受体蛋白相互作用后磷酸化，从而引起核（基因）转录系统的激活。突触蛋白聚糖通过 MuSK 发挥作用，而神经调节蛋白是通过 ErbB 受体起作用的（图 18-8）。这些受体调控着接头部位受体亚型转录的数量和质量。一旦转录开始，整个过程就非常稳定，接头处的细胞核会持续表达成熟型受体。在某些病理状态诱导的胰岛素抵抗下，乙酰胆碱受体似乎可在接头区域外增殖。制动、烧伤及去神经支配状态下可以观察这类胰岛素抵抗（如生长因子信号减少）[75-78]。在这种情况下，不仅所有的乙酰胆碱受体出现上调，未成熟型受体和 α7 乙酰胆碱受体亚型也出现从头合成及上调 [1-3]。这种上调可能与突触蛋白聚糖和神经调节蛋白信号通过一些与胰岛素相同的下游信号蛋白 [如酸酰肌醇 3 激酶（PI3K）] 有关 [56, 76-79]。因此突触蛋白聚

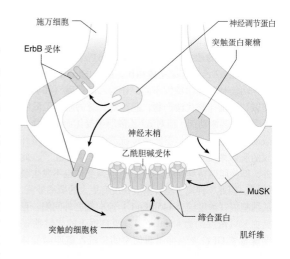

图 18-8 神经肌肉接头成熟过程中，突触蛋白聚糖和乙酰胆碱受体诱发的 ARIA/ 神经调节蛋白依赖性事件。肌肉中的神经建立后，突触蛋白聚糖和神经调节蛋白等生长因子被释放，神经调节蛋白信号对施万细胞的存活很重要，而施万细胞对轴突的支持又是非常重要的。突触蛋白聚糖与其受体 MuSK 相互作用可增加突触蛋白（包括乙酰胆碱受体、缔合蛋白和 ErbB 受体的聚集。ARIA/ 神经调节蛋白在含有 γ 亚基的未成熟受体转换为含有 ε 亚基的成熟受体的过程中具有重要作用。含有 ε- 亚基的成熟受体具有突触特异性，因此不会插入到接头外区域

糖和神经调节蛋白信号可对正常神经肌肉接头处的未成熟乙酰胆碱受体及 α7 乙酰胆碱受体的抑制起着十分重要的作用。

胎儿期，在神经支配前，肌细胞膜各处都有乙酰胆碱受体存在。神经支配后，乙酰胆碱受体越来越多地向突触后膜集中。胎儿出生时受体几乎在突触以外的区域消失。神经支配的过程在胎儿期进展相对较缓慢，在婴儿期和童年早期才成熟 [14-19]。随着年龄增长，未成熟型受体密度逐渐下降，且在肌肉外周部位消失。在活跃的、具有正常神经支配的成人肌肉，只有在终板下方和靠近终板的细胞核才指导受体合成，而且只有表达成熟型受体的基因处于活跃状态。接头区域以外的细胞核不活跃，因此肌细胞内除了接头周围，其他区域受体不表达。接头周围的乙酰胆碱受体中，所有 γ 亚基到 ε 亚基的转变在出生后继续进行。在啮齿动物中，该转变过程需要约 2 周的时间 [14-19]，人类还会更长。α7 乙酰胆碱受体在胎儿或新生儿体内消失的时间范围现在还未知。涉及成熟型受体和细胞骨架连接的蛋白很多，包括整联蛋白、互养蛋白、肌营养相关蛋白、α 和 β 肌养蛋白聚糖以及缔合蛋白 [14-19]。

未成熟型（胎儿型）γ 亚基及 α7 亚基乙酰胆碱受体在成人的再表达

在上、下运动神经元去神经支配后及特定的病理状态下（如烧伤、脓毒症、制动、慢性肌肉松弛治疗及肉毒杆菌中毒、肌肉电活性丧失），接头外未成熟型受体迅速再次出现。用外源性电流刺激去神经支配的肌肉可阻止未成熟型受体的出现。已有研究表明，在肌肉活动时进入到肌肉中的钙离子对抑制上述过程具有重要作用 [16-17]。在之前列举的那些病理状态下，如果病情危重且持续时间长，接头外受体就会被插入到肌肉整个表面，包括接头周围的部位（图 18-7）。接头处的细胞核也会持续产生成熟型受体，肌肉停止活动后，数小时内即开始合成未成熟型受体，但肌细胞膜表面完全被受体覆盖则需要数天。此种受体上调提示，使用去极化和非去极化肌松剂后可引起受体上调。α7 乙酰胆碱受体的改变似乎与未成熟型受体的表达成平行性相关，尽管这一点尚未深入研究。

受体亚基的组成成分（γ 亚基与 ε 亚基）改变也影响了受体的电生理功能、药理学及代谢特点 [16-18]。成熟型受体代谢较稳定，半衰期为 2 周左右；未成熟型受体半衰期不到 24h。未成熟型受体单通道电导较小，平均通道开放时间比成熟型受体长 2~10 倍（图 18-4）。亚基成分的变化也可改变特定配体的受体的敏感性和

（或）亲和性。去极化肌松剂或拮抗剂（如琥珀胆碱和乙酰胆碱）更易使未成熟型受体产生去极化，出现阳离子流，其所需剂量为成熟型受体的 1/10~1/100 [2]。对于烧伤、去神经和制动的患者，非去极化肌松剂表现为药物抵抗，药效也被减弱 [1, 3]。但是根据最近的研究，非去极化肌松剂药物抵抗很可能与接头处的 α7 乙酰胆碱受体表达有关，这些受体与非去极化肌松剂的亲和力下降 [16, 69-73]。有数据显示，一些非去极化肌松剂可以使未成熟型受体产生部分激动作用，因而药效减弱 [8]。接头和接头外区域的成熟型乙酰胆碱受体上调可延缓肌松剂的扩散，引起对去极化肌松剂的抵抗 [80]。

对肌松剂的敏感性发生改变可只见于身体的某些部位，或某些神经活动少的肌肉（如脑卒中后）。肌松剂的敏感性开始发生改变可在损伤或住院治疗后的 48~72h 之间。一个或多个肌肉内的乙酰胆碱受体上调时，琥珀胆碱最严重的不良反应就是高钾血症 [1-3]。在这些情况下，受体大范围地分布于肌细胞膜表面。在激动剂（琥珀胆碱）的作用下，乙酰胆碱通道开放，钾离子从肌肉中释放入血（图 18-9）[2-3]。如肌细胞表面大范围地存在着上调的受体（未成熟型）通道，且其开放的时间较长，那么从肌肉释放入血的钾离子则显著增加。由此引发的高钾血症可造成包括心室颤动在内的各种高危心脏节律紊乱。此外，提前给予非去极化肌松剂也难以阻止高钾血症的发生，因为阻断这些乙酰胆碱受体需要大剂量的非去极化肌松剂，而后者也会引起肌肉麻痹，也就不必再使用琥珀胆碱了 [3]。较常规剂量大的非去极化肌松剂能削弱血钾的增高但不能完全阻止它。然而，即使不是在去神经支配的状态下，给予琥珀胆碱也可引起高钾血症和心搏骤停。这见于某些先天性肌营养不良患者，给予琥珀胆碱后其肌膜更容易受损，导致钾离子通过受损的肌膜释放入循环 [81]。

接头前乙酰胆碱受体

烟碱样乙酰胆碱受体以多种形式存在，而不是仅存在于肌肉中 [16, 18]。经典肌肉型烟碱样乙酰胆碱受体存在于突触后，而神经型乙酰胆碱受体可能存在突触前及突触后。接头前表达的神经型烟碱样乙酰胆碱受体为杂聚肽，仅由 α 亚基和 β 亚基构成。在周围和中枢神经系统、自主神经和颈动脉体内氧感受性细胞上的神经节中，这种烟碱样乙酰胆碱受体家族广泛表达。α7 乙酰胆碱受体也存在于免疫细胞中，如巨噬细胞、淋巴细胞、中性粒细胞、成纤维细胞和软骨细胞等 [16, 18]。不同的基因编码不同的乙酰胆碱受体，离子通道由复杂的亚基

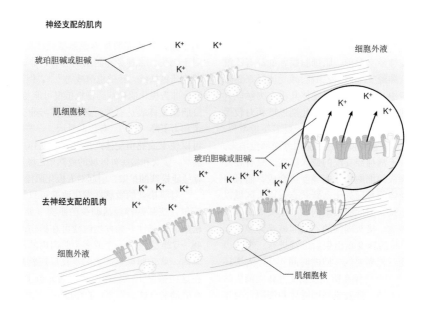

图18-9 在神经支配（图上半部分）及去神经支配（图下半部分）的肌肉中，琥珀胆碱（SCh）诱发的钾离子（K$^+$）释放。在受神经支配的肌肉中，全身给予的琥珀胆碱能够接触到所有肌细胞膜，但是去极化只发生在接头处（α1、β1、δ/ε）的受体，因为乙酰胆碱受体（AChRs）只存在于这个区域。在去神经支配的肌肉中，肌细胞核不仅表达接头外（α1、β1、δ/ε）的乙酰胆碱受体，还在整个肌细胞膜上表达 α7 烟碱样乙酰胆碱受体。与局部释放的乙酰胆碱相比，琥珀胆碱全身用药使所有上调的乙酰胆碱受体出现去极化，引起大量细胞内钾离子外流进入循环，导致高钾血症。琥珀胆碱的代谢物胆碱（可能还有琥珀酰单胆碱）也能通过 α7 烟碱样乙酰胆碱受体维持这种去极化，促进钾离子的释放并维持高钾血症 *(From Martyn JAJ, Richtsfeld M: Succinylcholine-induced hyperkalemia in acquired pathologic states: etiologic factors and molecular mechanisms, Anesthesiology 104: 158-169, 2006.)*

（多聚体）构成。已从脊椎动物中克隆出 17 种乙酰胆碱受体基因，其中包括 α 亚基（α1 ~ α10）、β 亚基（β1 ~ β4）以及 1 个 γ 亚基、1 个 δ 亚基和 1 个 ε 亚基的不同组合。γ 亚基、δ 亚基和 ε 亚基只见于肌肉组织[16-18]。

　　药理形态学及分子生物学技术已证明了接头前或神经末梢胆碱能受体的药理学作用，但与突触后膜受体相比，其组成及作用还未完全明确。许多含有多种潜在靶点的药物均可影响神经末梢功能。维持神经肌肉联系的营养功能包括乙酰胆碱和营养因子的释放和再补充，其所需信号需要多种受体介导，接头前的烟碱样乙酰胆碱受体就是其中之一。非去极化肌松剂可以抑制琥珀胆碱引起的肌束震颤。由于肌束震颤是运动单位中的大量肌细胞同时收缩引起的，而只有神经可使所有的肌肉在一个运动单位中活动同步化，很显然琥珀胆碱的作用部位也一定在神经的终末端。由于非去极化肌松剂可以抑制肌束震颤，因此推测非去极化肌松剂也同样在接头前受体中发挥作用，极微量的胆碱能受体激动剂（如琥珀胆碱）及拮抗剂（如非去

极化肌松剂）可在神经末梢影响烟碱受体。前者通过神经末梢去极化，有时通过诱发神经冲动重复发放发挥作用；后者通过抑制激动剂发挥作用[5]。

　　特定单克隆抗体的使用证明了在神经末梢存在烟碱 α3 亚基[82]。接头前和接头后乙酰胆碱受体的另一个不同就是一些药物（如 β- 银环蛇毒素）只能结合接头前受体，而其他药物（如 α- 银环蛇毒素）只能结合接头后受体[65]。此外，众多实验证实胆碱能激动剂和拮抗剂与接头前、后的烟碱受体的作用也存在很多差异[65, 82-84]。例如，筒箭毒碱很少与神经节后的烟碱样胆碱能受体结合，且在该部位也不存在与乙酰胆碱的竞争性激动作用。十烃季铵（一种临床上不再使用的去极化肌松剂）是肌肉型受体的选择性抑制剂，而六烃季铵则是自主神经节中烟碱受体的选择性抑制剂[80-85]。此外，D- 筒箭毒碱和六烃季铵可以阻断已开放的受体通道，并具有阻断神经节传递的特性。接头前受体通道的功能特点可能也不相同。例如，河豚毒素作为钠离子流动的特异阻断剂，可阻断乙酰胆碱在运动神

末梢的去极化作用，但对终板却不起作用。

对运动神经末梢中神经元型烟碱受体分子组成的相关信息，目前仍所知较少。虽然某些亚基组成相似，但接头后受体的其他亚基组成却不同。目前已发现 16 种不同的烟碱型胆碱受体基因产物，其中只有 12 种（α2～α10、β2～β4）在神经元的烟碱受体表达中发挥作用。最令人侧目的是，神经组织中不包含 γ 亚基、δ 亚基和 ε 亚基，只包含 α 亚基及 β 亚基。而神经中的 α 亚基及 β 亚基基因与肌肉中又不完全相同。为了强调神经和肌肉中烟碱受体的不同，前者往往用 Nn 而后者用 Nm 表示。由于存在许多不同的亚基，这些亚基可以有多种可能的组合，但在运动神经中还未发现究竟有哪些亚基组合，其生理作用也未完全明确。在体外，神经中烟碱型乙酰胆碱受体的表达已经明确，肌松剂及其代谢产物可与这类受体中的一部分结合[53,83-85]。

神经（神经末梢）接头表面的烟碱受体可以感受突触间隙中的神经递质，并通过正反馈系统引起更多的递质释放。在神经系统的其他部位，负反馈系统可以补充正反馈系统，当突触间隙中的递质浓度适当增加时，释放系统将被关闭。现在认为在神经肌肉组织中，非去极化肌松剂抑制强直收缩和四个成串刺激是由运动神经末梢突触前的胆碱能自身受体介导的[5,52]。

引起神经末梢抑制和随后膜电位消退现象（在强直刺激中或四个成串刺激中观测到的）的神经元乙酰胆碱受体亚型被证明是 α3β2 烟碱样乙酰胆碱受体亚型[10,84]。当接头前受体被类似筒箭毒碱的非去极化肌松剂特异性阻断时，神经递质减少并伴有重复刺激，随后发生膜电位消退现象。然而，值得注意的是，单纯阻断接头前乙酰胆碱受体并不是引起消退现象的必要或充分条件，必需注意其伴随的接头前和接头后神经传递安全性的降低[65]。虽然，临床应用的非去极化神经肌肉阻断药物抑制了接头前乙酰胆碱受体和其他的一些神经烟碱乙酰胆碱受体，但临床浓度的琥珀胆碱既不能激活也不能抑制突触前 α3β2 自受体[53,85]。这一观点可能解释了琥珀胆碱诱导的神经肌肉阻滞过程中典型的衰减缺失。在自主神经节中，琥珀胆碱不与 α3β4 乙酰胆碱受体相互影响[53]。非去极化肌松剂可以减少部分瘫痪患者的低氧性通气反应[86]，其机制有可能是其抑制颈动脉体上的烟碱受体[11]。最近，在人类颈动脉体发现了烟碱样 α3、α7 和 β2 乙酰胆碱受体[87]。这些受体的抑制是否在缺氧驱动反应的减弱中起着重要作用还有待进一步研究。运动神经末梢还存在其他类型的受体，如阿片受体、肾上腺素受体、多巴胺受体、嘌呤受体以及腺苷受体和内源性激素、神经肽类和许多蛋白质的受体[88-89]。上述受体的生理作用以及麻醉对其的影响还不明确。

特殊年龄阶段的神经肌肉接头

新 生 儿

出生前，乙酰胆碱受体大都围绕在接头处的神经上，在接头外只有少量的乙酰胆碱受体存在。新生儿的突触后膜自身并没有特异化，几乎没有突触褶皱，有宽大的突触间隙和少量的乙酰胆碱受体[14,19]。出生后早期的乙酰胆碱受体簇为椭圆形斑块（图 18-10）。几天后出

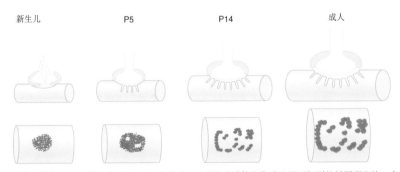

图 18-10 突触后结构的成熟过程。出生当天（P0）：出生时，乙酰胆碱受体聚集成边界不规则的椭圆形斑块。在这时每个接头可能有多个神经末梢支配。出生后第 5 天（P5）：出生后大约 5 天，突触后膜陷入鞘内，形成一个凹陷，并在斑块处形成小的裂孔。出生后第 14 天（P14）：出生后大约 14 天，未成熟 γ 亚基乙酰胆碱受体完全被成熟 α 亚型乙酰胆碱受体取代。凹陷和裂缝的数量增加，从而在卷褶形状的接头处形成很多裂隙。这些裂隙相当于突触间隙或褶皱。出生后第 30 天（P30）：在出生后第 30 天，神经肌肉接头完全形成。乙酰胆碱受体的密度最大化。突触下区域选择性地转录一系列突触前蛋白质和信号分子，保障了神经肌肉接头的完整性和神经传递的高效性 *(Modified from Shi L, Fu AK, Ip NY: Molecular mechanisms underlying maturation and maintenance of the vertebrate neuromuscular junction, Trends Neurosci 35:441-453, 2012; and Sanes JR, Lichtman JW: Induction, assembly, maturation and maintenance of a postsynaptic apparatus, Nat Rev Neurosci 2:791-805, 2001.)*

现简化的褶皱。随着不断成熟，斑块转化成多孔的卷样结构。因为其他的神经末端萎缩，多神经支配的终板转化成单一神经支配的接头。在成人，神经末梢与乙酰胆碱受体簇完美结合。新生儿与重症肌无力患者的突触后膜在形态学上没有太大差别，乙酰胆碱受体数量减少，并且突触后褶皱也减少。因此，重症肌无力患者神经传递效率没有新生儿高并不奇怪。鉴于这个原因，当给予新生儿和婴儿非去极化肌松剂后，他们的表现与重症肌无力患者相似[90]。在人类，大约在 2 岁会出现成熟的神经肌肉接头[90]（见第 93 章）。

老 年 期

目前已明确证实存在老龄相关的功能性去神经支配、肌肉萎缩和肌无力现象[91-92]。单个神经肌肉接头的形态学改变包括末梢前和轴突分支的增加，伴或不伴接头体积的增大。接头前膜和接头后膜接触点减少，导致神经和肌肉之间的营养关系减少和刺激物传播减少。与年龄相关的肌无力并不全都是外周性的[93]。从大脑到骨骼肌的神经传递能力是随着年龄逐渐减弱的。除了与年龄相关的结构和功能上的改变，总体说来，老年人比婴儿的安全性要高[94]（见第 80 章）。

参 考 文 献

见本书所附光盘。

第 19 章　呼吸生理学与病理生理学

Brian P. Kavanagh • Göran Hedenstierna
岳子勇 译　崔晓光 审校

要　点

- 体内 CO_2 的排出取决于肺泡通气量，而不是总（分钟）通气量。
- 慢性阻塞性肺疾病和肺栓塞患者无效腔通气量显著增加，可达每分通气量的 80%。
- 低肺容量呼吸可增加气道阻力并促使气道闭合。
- 肺泡通气不足、弥散障碍、通气 / 血流比失调和右向左分流都可引起低氧血症。
- 几乎所有的麻醉药物都能降低骨骼肌张力，导致功能残气量（FRC）降至接近于清醒时的残气量（RV）水平。
- 功能残气量（FRC）降低和吸入气氧浓度（FiO_2）增加（包括麻醉诱导前预吸氧）都会引起麻醉期间肺不张。
- 全麻能引起通气 / 血流比失调（气道闭合）和分流（肺不张）。
- 静脉血掺杂是由于通气 / 血流比失调（$\dot{V}_A/\dot{Q}$）（对 FiO_2 增加有反应）和分流（对 FiO_2 增加无反应）引起的。
- 大部分麻醉药物能减弱低氧性肺血管收缩，从而加重通气 / 血流比失调。
- 麻醉期间呼吸功增加是呼吸顺应性降低和气道阻力增加的结果。

呼吸生理学是麻醉实施的关键

呼吸功能与麻醉的实施密不可分。麻醉中会发生呼吸系统不良事件[1]，其中最严重的并发症包括低氧血症。这些并发症包括从气道闭合引起的顽固性低氧血症到阿片类药物或者区域麻醉引起的术后呼吸抑制（见第 96 章）[2-3]。在手术室内的观察发现，在未出现不良后果的情况下，全麻也会对呼吸功能和肺生理产生明显的影响。由于对麻醉引起的生理改变（例如支气管痉挛的机制[4]，机械通气的影响）认识的提高[5]，加上监测技术（例如脉搏блоod氧测定法和二氧化碳描记法，见第 44 章）的开拓性发展[6]，麻醉学科成为保证患者安全的领导者（见第 6 章）[7]。最后，呼吸功能的综合检测（从运动耐量[8]、肺活量测定到组织氧合[9]或总氧耗量[8]）似乎可以作为麻醉和手术预后判断的预测指标。

健康人的呼吸生理学

通过健康人的正常呼吸功能和机制，可以判断麻醉相关呼吸功能障碍的机制。下面我们简单回顾一下，细胞呼吸消耗 O_2 并产生 CO_2、O_2 和 CO_2 在血液中的转运以及肺氧合血液并排出 CO_2 的生理机制。

细胞内呼吸作用

正常的动脉血氧分压（PaO_2）接近 100mmHg，在线粒体中代谢后，氧分压降至 4 ~ 22mmHg。在细胞质中，葡萄糖（$C_6H_{12}O_6$）经糖酵解途径代谢成丙酮酸（CH_3COCOO^-）和 H^+，丙酮酸进入线粒体，作为三羧酸循环的起始底物，最终代谢为烟酰胺腺嘌呤二核苷酸（NADH）、腺苷三磷酸（ATP）、CO_2 和 H_2O。NADH 和 H^+ 是氧化磷酸化过程中关键的供电子体，消耗腺苷二磷酸（ADP）和 O_2，代谢生成 ATP

和 H_2O。因此，葡萄糖的氧化作用最终结果是提供能量（ATP）、H_2O 和 CO_2 [10]。

血液中 O_2 的运输

动脉血运输 O_2 到达细胞，运输 O_2 的总量（$\dot{D}O_2$）等于动脉血氧气容量（CaO_2）和血流量（心排血量，$\dot{Q}$）的乘积，即：

$$\dot{D}O_2 = CaO_2 \times \dot{Q}$$

血氧的运输有两种形式：与血红蛋白相结合的 O_2（容量巨大）和溶解在血浆中的 O_2，血液中 O_2 的含量为两部分的总和，即：

$$CaO_2 = \left[\begin{array}{l}(SaO_2 \times Hb \times Hb \text{ 的 } O_2 \text{ 结合能力}) \\ + (O_2 \text{ 的溶解度} \times PaO_2)\end{array}\right]$$

其中 CaO_2（O_2 含量）为每 100ml 血液中 O_2 的容积（ml），SaO_2 为血红蛋白氧饱和度，血红蛋白的 O_2 结合力为每克血红蛋白结合 1.34ml O_2，Hb 为每 100ml 血液中血红蛋白的质量（g），PaO_2 为 O_2 压力（溶解的 O_2），血浆中 O_2 的溶解度为 0.003ml/（dl·mmHg）。

O_2 与血红蛋白的结合是一个复杂的别构机制。理解了典型的异常情况（如一氧化碳中毒、高铁血红蛋白血症）对血液 O_2 张力、容量和运输的影响，也就对这一过程有了深刻理解。

三价铁离子 Fe^{3+} 代替二价铁离子与 O_2 结合，形成高铁血红蛋白（MetHb），高铁血红蛋白与 O_2 的结合能力减弱，导致 O_2 含量降低，O_2 运输减少。此时（无肺疾病时）PaO_2 正常，如果通过 PaO_2 估算 O_2 含量，O_2 含量将是正常的；但如果测定 O_2 含量，则是降低的。相比之下，MetHb 水平升高。在一些病例中，因 O_2 运输下降而发展为乳酸性酸中毒。同时，由于 MetHb 是蓝褐色的，尽管 MetHb 的比例很少，患者仍会呈现蓝紫色，特殊的氧测量法能测定 MetHb 水平 [11-12]。明显的发绀对于氧疗效果并不佳，治疗涉及将 MetHb 转化（即还原）成 Hb（通过亚甲蓝）。医学上形成 MetHb 的重要原因包括苯佐卡因、氨苯砜及易感人群吸入一氧化氮（NO）。

CO 中毒时，CO 与血红蛋白结合，CO 与血红蛋白的亲和力比 O_2 高很多（超过 200 倍）。牢固结合的 CO-Hb 主要造成两方面影响：第一，CO-Hb 形成后使可结合 O_2 的位点变少，血液中 O_2 含量因此减少；第二，CO-Hb 形成引起 Hb 的分子构象改变使与血红蛋白结合的 O_2 释放减少，这个作用相当于使 Hb-O_2 解离曲线左移。尽管 CO 与 Hb 的结合并没有减少 O_2 含量和"总体的"O_2 运输，但却降低了 O_2 的释放和向细胞的运输。由于 CO-Hb 与 O_2-Hb 的颜色非常相似，患者血液的颜色（包括患者）呈鲜红色。和 MetHb 的情况相似，PaO_2（无呼吸系统疾病时）将是正常的，计算出来的 CaO_2 也是正常的，但 CaO_2 的测定值则会下降，严重时，还会出现乳酸性酸中毒。现在的技术能区分 Hb-O_2 和 CO-Hb [13]。

最后，波尔效应是指由于 CO_2 或者 pH 改变引起的 Hb-O_2 解离曲线移位 [14]。与动脉血相比，在体循环的毛细血管中，局部 CO_2 生成，PCO_2 增高（pH 相应降低），使 Hb-O_2 解离曲线向右移位，增加 O_2 向组织中释放。在肺毛细血管中则完全相反，因为 CO_2 排出，$PaCO_2$ 降低（pH 相应增高），解离曲线向左移位，利于 O_2 与血红蛋白相结合。

血液中 CO_2 的运输

CO_2 是由线粒体代谢生成，线粒体中的 CO_2 水平最高。运输途径（压力梯度逐渐降低）是从线粒体经过细胞质至小静脉，最后通过混合静脉血经肺泡排出。在血液中，CO_2 的运输主要有三种形式：溶解的 CO_2（产生 $PaCO_2$，约占 CO_2 运输总量的 5%）、碳酸氢根离子（HCO_3^-，约占 90%）和氨基酸化的 CO_2（CO_2 与血红蛋白分子末端的氨基相结合，约占 5%）[10]。动脉血和混合静脉血中，CO_2 的正常含量分别约为 21.5mmol/L 和 23.3mmol/L。

吸入 O_2 有时会引起高碳酸血症，主要发生在吸入过多 O_2 的慢性肺疾病患者身上。传统知识认为增加的 PaO_2 降低了呼吸驱动力，现在已经知道这不是关键原因 [15]。主要原因是 Haldane 效应及低氧性肺血管收缩（HPV）的损伤。充分氧合的血液和缺氧的血液中 CO_2 含量存在的差异即为 Haldane 效应 [16]，其机制有两种：第一，升高的 PaO_2 使形成氨基甲酸复合物的能力降低（减少 CO_2 与血红蛋白结合），从而增加 CO_2 溶解（PCO_2 升高）。第二，组氨酸的咪唑基在生理 pH 下是有效的 H^+ 缓冲剂，组氨酸是血红素和血红蛋白链之间的重要连接分子。增加氧分压（PO_2）能增加与血红蛋白结合的 O_2 的量，导致血红蛋白分子结构发生改变，从而改变了与血红素连接的组氨酸，降低其对 H^+ 的缓冲能力，因此，更多的自由 H^+（未被缓冲）与 HCO_3 结合，释放储存的 CO_2。O_2 升高减弱了 HPV 作用，使通气不足区域的灌注增加，进而减少通气充足区域的灌注，导致 CO_2 排出效能降低。增加肺泡通气（$\dot{V}_A$）能力受损的患者对 CO_2 升高不能代偿，吸入过多的 O_2，会导致 $PaCO_2$ 升高。

肺 内 氧 合

体循环静脉血（中心静脉血）通过右心房进入右心室。不同大静脉中 O_2 饱和度（SO_2）是不同的：静脉血 SO_2 高说明血流充足、组织氧摄取低，或者两者兼有[17]。与上腔静脉（SVC）相比，下腔静脉（IVC）的 SO_2 相对较高，原因可能是相对于氧耗而言，肾和肝的血流较多。在右心室，来自上腔静脉和下腔静脉的中心静脉血（$S_{CV}O_2$）与来自冠状循环的静脉血混合（通过冠状窦），另外还有少量引流自心肌的静脉血通过心最小静脉流入，所有的这些静脉血充分混合后流入肺动脉，称为"混合静脉血"（$S_{\bar{v}}O_2$），因此 $S_{\bar{v}}O_2 < S_{cv}O_2$，尽管两者通常呈平行趋势[18]。

通　　气

通气是指肺吸入和呼出气体的运动。

肺 泡 通 气

新鲜气体以代谢需要所决定的频率和幅度（潮气量，V_T）周期性地呼吸进入肺，V_T 一般为 7～8L/min[19]。大部分吸入气体进入肺泡，每次潮气量的一部分留在气道内（100～150ml），不能参与气体交换。这部分无效腔量（V_D）接近于潮气量的 $1/3$[20]。解剖无效腔是指"传导性"气道中的那部分潮气量，生理无效腔是指未参与气体交换的那部分潮气量。（图 19-1）。

潮气量（V_T, ml）可以表示为：

$$V_T = \dot{V}_A + V_D$$

潮气量与呼吸频率（每分钟）的乘积即为每分通气量（$\dot{V}_E$）。每分通气量表示为：

$$\dot{V}_E = \dot{V}_A + f \times V_D$$

每分钟到达肺泡和呼吸细支气管，并参与气体交换的这部分 $\dot{V}_E$ 被称为肺泡通气（$\dot{V}_A$），约为 5L/min。因其与肺血流量（即心排血量，5L/min）接近，所以肺泡总的通气/血流比约为 1。

无效腔通气

$PaCO_2$ 的维持是通过 CO_2 生成（$\dot{V}CO_2$，反映代谢活动）和肺泡通气（$\dot{V}_A$）之间的平衡达到的。如果 $\dot{V}_E$ 不变，V_D 增加，$\dot{V}_A$ 则自然下降，$PaCO_2$ 升高。因此，如果 V_D 增加，$\dot{V}_E$ 必须相应增加才能预防 $PaCO_2$ 升高。当使用口罩或者面罩时 V_D 增加，这部分增加的 V_D 被称为"设备无效腔"（可高达 300ml，气道解剖无效腔为 100～150ml）[21]。

传导性气道容积增加（例如支气管扩张）仅轻度增加总的 V_D。当相当大数目的肺泡的灌注血流中断时（例如肺栓塞时），V_D 显著增加（图 19-1）。实际上，肺栓子较大时，V_D/V_T 能达到 0.8（正常值的 2.7 倍）。

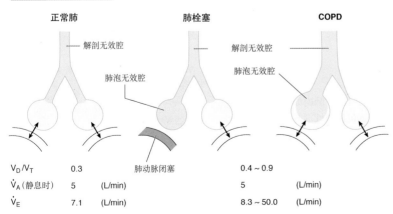

图 19-1　正常肺和患病肺的无效腔量和肺泡通气量。无论是血流中断，还是相对于灌注而言肺泡通气增加，都会导致无效腔增加。如果 V_D 增加，为了维持 $\dot{V}_A$，必须大幅度增加每分通气量。V_D/V_T，无效腔量与潮气量比值；$\dot{V}_A$，肺泡通气量；$\dot{V}_E$，每分通气量。$\dot{V}_E = \dot{V}_A + f \times V_D$。双向箭头表示正常 CO_2 交换。COPD，慢性阻塞性肺疾病 *(From Hedenstierna G: Respiratory measurement. London, 1998, BMJ Books, 1998, p. 184; see also book review of Respiratory Measurement in Thorax 53:1096, 1998.)*

此时，为了维持正常的 $\dot{V}_A$（5L/min），$\dot{V}_E$ 需要增加至接近 20L/min（也是 2.7 倍）。除了低 PaO_2 引起的呼吸困难外，增加 $\dot{V}_E$ 也会引起明显的呼吸困难。

阻塞性肺疾病能导致吸入气体流向通气充足（无阻塞）但灌注不良的肺组织，使这部分肺组织的通气/血流比升高[22]，相当于增加了 V_D/V_T（图 19-1）。严重的 COPD 患者 V_D/V_T 甚至达到 0.9，这类患者需要非常大的通气量（30～50L/min）以维持正常的 $PaCO_2$，当通气储备减弱时则难以达到。上述患者表现为 $\dot{V}_A$ 降低，而 $\dot{V}_E$ 常常增加。一个重要的代偿机制是，$PaCO_2$ 增加时，较低水平的 $\dot{V}_A$ 可维持 CO_2 排出稳定（框 19-1）。

静态肺容积——功能残气量

正常呼气末肺内的气体总量称为功能残气量（图 19-2），正常值为 3～4L，是由向内的力量（肺）和向外的力量（胸壁）平衡产生的。向内的力量是肺组织的弹性回缩力，源自有弹性的肺纤维组织、会收缩的气道平滑肌和肺泡表面张力。向外的力量由肋骨、关节和胸壁肌肉的被动回缩力产生。FRC 随身高和年龄（肺弹性组织减少）的增加而增大，女性和肥胖人群则减小（见第 71 章）[19, 23]。

呼气末肺内仍保留一部分气体很重要，原因有两个。第一，膨胀一个打开的（已充气的）的肺要比膨胀一个完全萎陷的肺容易得多。这是因为完全肺萎陷导致肺泡表面只有液体（高表面张力），而部分膨胀的肺泡内是气-液面（低表面张力）。第二，尽管肺的灌注是时相性的，但是频率很快，流量波动也很小，形成几乎持续的血流；通气则不同：频率明显慢，波动幅度也大很多。在呼吸过程中，如果肺完全（或者大部分）萎陷，血液流经闭合的肺泡（不含 O_2）后 SO_2 会非常低（等同于混合静脉血），这部分血液与肺的全部血液混合后可导致每次呼气后血液中 O_2 严重低饱和。

呼 吸 力 学

学习呼吸力学让我们知道吸入的气体在肺内如何分布和肺疾病的严重程度。呼吸阻抗包括弹性（与顺应性相反）、阻力和惯性。

呼吸系统顺应性

肺像一个弹性气球，正压（内部）或者负压（外

部）可以使肺膨胀。在正常情况下，肺维持膨胀状态，因为尽管内部的压力（肺内压）是 0，但外部的压力（胸膜腔压力）为足够的负压。使肺膨胀的净压，即气道压（正数）（P_{AW}）与胸膜腔压力（负数）（P_{PL}）的差值被定义为跨肺压（P_{TP}）。即：

$$P_{TP} = P_{AW} - P_{PL}$$

很明显，增加 P_{AW} 则增加 P_{TP}。降低 P_{PL}（经常是负值，使其变得更小）同样增加 P_{TP}。

顺应性（与弹性相反）表示在一定水平的 P_{TP}（压力，cmH_2O）下所能达到的膨胀程度（容积，L），为 0.2～0.3L/cmH_2O[24]。尽管高 P_{TP} 能使肺张开更大，但施加的压力和其导致的容积增加之间的关系像大多数弹性结构一样是曲线型的（图 19-3）[24]。肺顺应性依赖于肺容积，当 FRC 极度高或者低时，顺应性最差（图 19-3）。在以肺顺应性降低为特征的肺疾病（例如 ARDS、肺纤维化、肺水肿）中，压力-容积曲线变得平坦且右移（图 19-4）[24]。相反，虽然肺气肿患者的

框 19-1　肺泡气方程

肺泡氧分压（PAO_2）

$$PAO_2 = PiO_2 - \frac{PAO_2}{R} + \left[PaCO_2 \times FiO_2 \times \frac{1-R}{R} \right]$$

PiO_2 是吸入氧分压，$PACO_2$ 是肺泡 CO_2 分压（假定等于动脉 PCO_2）。R 是呼吸交换率（正常范围是 0.8～1.0），FiO_2 是吸入氧分数。

方括号内是通过肺泡毛细血管内膜的 O_2 吸收大于 CO_2 排出的补偿。

没有补偿项的简化方程式如下：

$$PAO_2 = PiO_2 - \frac{PACO_2}{R}$$

肺泡通气

肺泡通气（$\dot{V}_A$）表示为：

$$\dot{V}_A = f \times (V_T - V_{DS})$$

f 为呼吸频率，Vt 为潮气量，Vds 为生理无效腔量。

肺泡通气也可以表示为：

$$\dot{V}_{CO_2} = c \times \dot{V}_A \times FACO_2$$

$\dot{V}_{CO_2}$ 为 CO_2 排出量，c 为转换常数，$FACO_2$ 为肺泡 CO_2 浓度。如果 $\dot{V}_A$ 用 L/min 表示，$\dot{V}_{CO_2}$ 用 ml/min 表示，$FACO_2$ 用 $PaCO_2$ 替代以 mmHg 表示，$c = 0.863$，重新整理如下：

$$\dot{V}_A = \frac{\dot{V}_{CO_2} \times 0.863}{PACO_2}$$

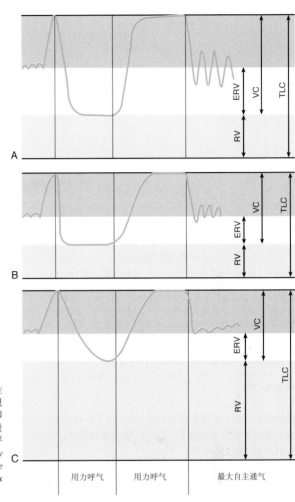

图 19-2　A. 健康人正常肺的通气和肺容积。B. 限制性肺疾病患者。C. 慢性阻塞性肺疾病（COPD）患者。限制性肺疾病时，肺活量（VC）降低，呼气流速增加（即用力呼气曲线比正常曲线坡度陡）。COPD 时，残气量（RV）增加，VC 下降，用力呼气流速减慢。ERV，补呼气量；TCL，肺总量 *(From Hedenstierna G: Respiratory measurement. London, 1998, BMJ Books, 1998, p. 184; see also book review of Respiratory Measurement in Thorax 53:1096, 1998.)*

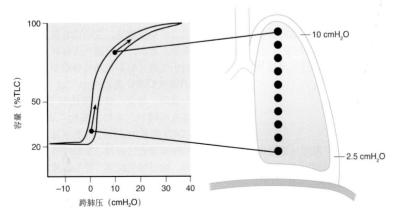

图 19-3　肺的压力 - 容积关系。压力和容积呈曲线关系（弹性结构的典型关系）。在肺顶端，胸膜腔的压力较低（比大气压低很多）。站立时，肺顶端的跨肺压（$P_{TP} = P_{AW} - P_{PL}$）要比基底部高。这导致肺的上部（曲线平坦，顺应性差）和肺的下部（曲线陡，顺应性好）对应压力 - 容积曲线上的不同位置。因此，跨肺压增加量固定时，相对于上部分的肺而言，下部分的肺膨胀得更好（即通气更好）。TLC，肺总量

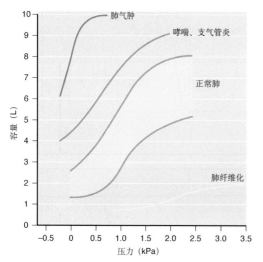

图 19-4　健康肺和肺疾病时的压力 - 容积曲线。肺纤维化时曲线变得平坦，说明压力变化和呼吸做功增加的幅度很大。哮喘或者支气管炎时，压力 - 容积曲线发生（向上方）平移，说明肺容积增加，但是顺应性没有变化。肺气肿时，曲线坡度变得更陡，说明弹性组织减少，顺应性可能增加。但是，在肺气肿、哮喘或者支气管炎时，气道阻力是增加的，呼吸做功也增加，顺应性增加产生的益处因此抵消 *(From Hedenstierna G: Respiratory measurement. London, 1998, BMJ Books, 1998, p. 184; see also book review of Respiratory Measurement in Thorax 53:1096, 1998.)*

弹性组织减少，但是肺组织总量（通过 CT 影像显示）减少意味着顺应性增加[25]，压力 - 容积曲线左移，并变得陡峭（图 19-4）[24]。

　　胸壁的阻抗在自主呼吸时并不会被注意到，因为呼吸"泵"本身就包括了胸壁。只有在呼吸肌完全松弛时才能测量胸壁力学[26]，而在机械通气时，呼吸肌完全松弛。随着 P_{AW} 使肺充盈，胸壁的特性决定了 P_{PL} 的变化。在这种情况下，P_{PL} 每升高 1 单位引起的肺容量变化即为胸壁顺应性。胸壁顺应性和肺顺应性接近，在肥胖、胸壁水肿、胸腔积液、肋椎关节病变时降低[26]。

呼吸系统阻力

气道

　　阻力阻碍气流进入（或者离开）肺组织。阻力主要由气道（大气道和小气道）的阻力组成，小部分是由吸气（和呼气）过程中肺和胸壁组织的移动组成的[27]。（驱动）压力能够克服阻力。在自主呼吸时，驱动压力是 P_{PL}。正压机械通气时，施加在气管导管（P_{AW}，来源）和肺泡（P_{ALV}，目标）的压力是不同的。阻力等于驱动力（ΔP）除以形成的气流（F）：

$$R = \Delta P/F$$

　　气道阻力约为 $1cmH_2O/(L \cdot s)$，患阻塞性肺疾病时增加（如 COPD、哮喘），严重哮喘时甚至升高 10 倍[28]。使用内径是 8（或者 7）mm 的气管导管时，将会使阻力增加为 5（或者 8）$cmH_2O/(L \cdot min)$[29]。无论应用何种导管，当气流为层流（平滑的，流线型的）时，阻力的增加与导管的长度成正比，与导管直径成反比（4 次方）。

　　以下两个原因能解释为什么气流产生的大部分阻力（接近 80%）发生在大气道里[27]：第一，随着细支气管逐渐分支，阻力被平行分散，终末细支气管的总横截面积增大，甚至达到气管水平横截面积的 10 倍。第二，大气道较粗，不规则或者分叉，气流常常是湍流，不是层流。当气流为层流时：

$$F_{(lam)} = \Delta P/R$$

相反，当气流为湍流时：

$$F_{(turb)} = \Delta P/R^2$$

　　因此当半径固定时，如果发生湍流，为达到相似的流速，需要更大的压力。这样就需要做更多的功，如果严重或者持续时间长，很容易发生呼吸衰竭。

　　很多因素能改变气流阻力。第一，随着肺容积增加，阻力下降。这是肺容积增加（正压或自发呼吸）使气道直径增大的直接结果。由于气道直径是阻力的关键性决定因素，所以阻力降低至很小的水平。呼气时恰好相反（图 19-5）。但是，当肺容量达到 RV 时（正如麻醉时发生的），在压缩的肺组织内气道变狭窄，阻力呈指数增加。主动或者被动通气时均会出现这一现象。第二，主动通气还有其他影响。用力呼气会压缩小气道（即不包括软骨组织）[27]。另外，用力呼气还导致 COPD 患者的小气道气流发生湍流，腔内压力骤降，细支气管变得狭窄[30]，导致呼出气流受限，多次呼吸后，最终发展成"动态性肺过度充气"[31]。COPD 患者为了使呼吸更容易，有时会采取对抗阻力的呼吸方式（或者"张口呼吸"）。原理是增加呼气阻力，减慢呼气流速。呼气流速减慢会降低驱动呼气的压力梯度（也就是说，肺泡内压力最高，接近口腔压力逐渐降低）。沿着气道树存在一个点，在这个点的位置，气道内的压力刚好降低到小于气道外的压力（等于胸膜腔压力），这个点从可塌陷的小气道移向口腔方向不可塌陷的软骨性气道（图 19-6）。这一过程能预防小气道塌陷，而小气道对维持正常的气体交换至关重要[32]。

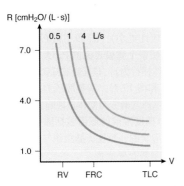

图 19-5　不同流速时气流阻力和肺容量的关系。肺容量下降时，气流阻力增加。当肺容量低于功能残气量时，阻力增加的幅度更大。而且，气体流速越高，阻力越大。当肺容量极度降低时，阻力接近于中到重度哮喘时的数值 [6 ~ 8cmH$_2$O/（L·s)]。RV，残气量；TLC，肺总量

大气道（即咽、喉和气管）位于胸廓外。吸气时，胸腔内的气道受到的管腔外压力（即 P$_{LP}$）低于管腔内压力；相反，胸廓外的气道受到的管腔内压力低于管腔外压力（即大气压）[27]。这一特征与吸气导致的向下牵张一起作用，使胸廓外大气道变得狭窄。如果之前已经存在气道狭窄（例如甲状腺增大或者肿瘤、声带麻痹、会厌炎），则会严重降低气道横截面积。

组织

尽管并不直观，但肺组织的阻力等于施加于肺组织的压力除以肺组织的运动速率。在人体，有很多方法能测定肺组织阻力，包括分别用体积描记法（PV 曲线面积相当于克服全肺阻力所做的功）和食管压力法（PV 曲线面积相当于克服"组织"阻力所做的功）来考虑压力 - 容积曲线的特性[33]。也可以用数学方法模拟肺对不同呼吸频率的反应[34]。肺组织的阻力约占全部呼吸阻力的 20%，在慢性肺疾病时，可以增加 3

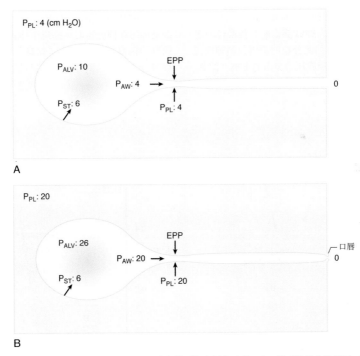

图 19-6　"等压点"（EPP）概念和气道动态压缩。A. 在正常条件下轻度用力呼吸。在一些呼气肌的作用下，胸膜腔压力（Ppl）为正值——4cmH$_2$O（0.4kPa）。肺泡弹性回缩力（Pst）（6cmH$_2$O）和胸膜腔压力共同形成肺泡内压力（Palv）（10cmH$_2$O），从而产生呼气气流。在朝向气道开放的下游某个位置，气道压（Paw）降低了 6cmH$_2$O，管腔内压力和胸膜腔、管腔外压力相等，这就是 EPP。从这个点到口腔，气道管腔内压力低于管腔外压力，气道可能被压缩。B. 试图通过"吹笛样呼吸"稳定气道。呼气气流阻力的增加需要增加呼吸做功来保持呼气气流。因此，胸膜腔压力和正常状态时相比有所增加（Ppl = 20cmH$_2$O）。肺泡弹性回缩力（Pst）和早期相等，因为肺容积相同。如果呼气流速与正常呼吸时是相同的，则压力沿呼吸道降低的幅度也与正常呼吸时一致。此时 EPP 的位置也和正常呼吸一样，没有达到稳定气道的作用。通过增加肺容积增加肺泡弹性回缩力（Pst），或者通过降低呼气流速都能使 EPP 向口腔方向移动，减少气道塌陷，压力沿气道树的降低也会减慢

倍或者 4 倍[35]，在浅快呼吸时降低[36]。最后，ARDS 患者的胸壁阻力增加（见第 103 章）[37]。

气体和组织的惯性或加速度

呼吸总阻力的最后一个组成部分是惯性，或者说是在吸气或呼气时加速气体和组织的压力。但这部分占比很小，无论是否有肺部疾病，在正常呼吸时几乎测不到。但在快速机械通气时，组织的惯性很大[38]，在脱机失败或者高频振荡通气的快呼吸特征中，惯性就显得很重要。

吸入气体分布

吸入的气体在肺内并非均匀分布，在自然吸气时，更多的气体进入那些扩张最多的肺单元中。在静息状态下，与肺尖部（非重力依赖区）相比，肺底部（重力依赖区）的充气要少一些。因此，肺底部有更大的扩张能力。在吸气过程中，大部分气体进入肺底部（仰卧位时更多的气体进入肺背部，而右侧卧位时进入处于低位的右肺）[39]。如此分布的原因包括肺顺应性及体位对使肺扩张的胸膜腔压力分布的影响（即 P_{PL} 压力梯度）。这些改变与吸入气体的性质无关。

在直立位时，与肺尖部相比，肺底部的 P_{PL} 负值较小。因为全肺的 P_A 是相等的，故肺尖部的 P_{TP} 更大。因此，在吸气开始前，与肺底部相比，肺尖部膨胀更大（顺应性更小）（图 19-3 和 19-7）。在吸气时，膈肌的收缩使整个胸膜表面的 P_{PL} 大幅度降低（因为正常肺的流体样行为），并且肺底部膨胀程度大于肺尖部（图 19-3 和图 19-7）。胸膜腔压力梯度与重力的方向一致，所以通气的分布受体位影响。

P_{PL} 压力梯度形成的原因包括肺密度、重力和肺组织与胸腔形状的一致性。肺组织与胸腔形状的一致导致肺组织聚集在肺底部[40]，造成肺底部的局部 P_{PL} 负值略小。因为正常肺组织的密度约为 0.3，所以高度每下降 1cm，P_{PL} 增加 $0.3cmH_2O$，肺损伤和肺水肿时，P_{PL} 增加得更多。在实验室失重状态下，通气分布的不均一性减低[41]，但并没有消失，因此，非重力因素（如组织、气道）也发挥作用[42]。

尽管在仰卧位和俯卧位时，肺的垂直高度是一致的，但 P_{PL} 在俯卧位时的垂直压力梯度较小[43]，可能是因为在仰卧位时纵隔挤压肺底部区域肺组织，而俯卧位时纵隔在胸骨上"休息"，不压迫肺组织[44]。1974 年 Bryan 预测[44]，在俯卧位时吸入气的分布更加

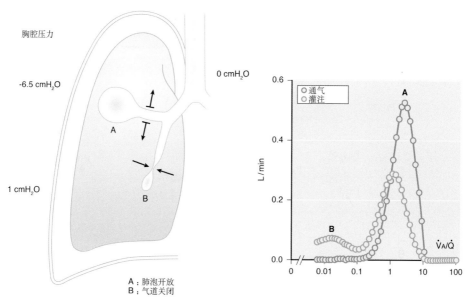

图 19-7　左图是肺上部分（A）和下部分（B）局部肺泡和气道容积示意图。肺最顶端和最底端存在胸膜腔垂直压力梯度〔−6.5−1 = −7.5(cmH_2O)〕。气道压（P_{AW}）为大气压，或者自始至终都为 $0cmH_2O$。因此，在肺的上部分 $P_{AW}>P_{PL}$，气道持续开放。相反，在肺较低部分 $P_{PL}>P_{AW}$，导致气道闭合，闭合气道远端肺泡内气体随后被吸收，这可能进一步加重气道闭合。右图是从大量惰性气体清除试验得到的通气/血流比值分布图，可以看到，肺上部组织的肺泡开放和通气对应于"正常"的通气和血流模式（A）。另外还有一系列血流大于通气的低 $\dot{V}_A/\dot{Q}$（B），这与呼吸时气道间歇性关闭相一致

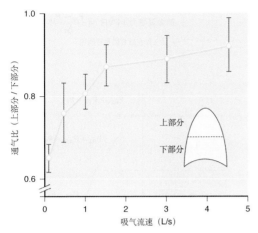

图 19-8 吸气流速改变时肺上部与肺下部组织的通气分布。低流速时大量的气流进入肺下部，但流速较高（例如在运动）时气体分布更加均匀，保证了在气体交换时能够更有效地利用全部肺泡毛细血管膜（假设肺血流分布相似）

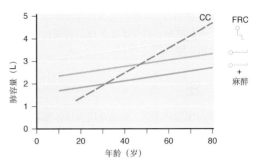

图 19-9 静息状态下的功能残气量（FRC）和闭合气量（CC）。FRC 随着年龄增长而增加（由于肺弹性组织减少），而仰卧位时，FRC 在此基础上减少（由于腹腔内容物导致的膈肌抬高），仰卧位麻醉时会进一步减少。CC 也随年龄增加而增加，而且急速增加，导致在直立位（大于 65 岁）和仰卧位（大于 45 岁）大于 FRC 时就发生气道闭合。CC 和 FRC 之间的关系解释了血液氧合作用会随着年龄的增长而下降

均匀，氧合作用更佳，现已经被试验证实[45-46]。

在低流量状态（如休息）时，气体分布主要受顺应性差异而非气道阻力差异的影响。因为在肺膨胀开始时，（已经充气的）肺尖部的顺应性略差，所以气体优先进入肺底部；相反，在高流量时，阻力（而非顺应性）是决定气体分布的关键因素。因为肺尖部扩张程度较大、阻力较小，所以增加气体流速使得通气在肺内上下分布相等，正如 ^{133}Xe 在人体肺内分布所示（图 19-8）[47-48]。这在运动和紧张时显得尤为重要，因为大量的肺泡毛细血管表面积将被利用。

气 道 闭 合

呼气使气道变得狭窄，深呼气时甚至导致气道闭合。呼气时小气道开始闭合所能继续呼出的气量称为闭合气量（CV），CV 和 RV 的总量称为闭合容量（CC，即气道发生闭合时肺的总容积）[49]。在呼气时发生气道闭合很正常，P_{PL} 升高会增加气道闭合，尤其用力呼气时。当 P_{PL} 超过 P_{AW} 时，气道（如果能塌陷）将会闭合，而且经常在肺底部最先开始，因为底部的 P_{PL} 最大（图 19-7）。

对麻醉医师而言，这一重要原理主要涉及三个方面：第一，气道闭合与年龄相关。年轻人呼气达到或者接近 RV 才会发生气道闭合，而年老者在呼气时较早发生气道闭合（即肺容量较高时）。因为随着年龄增加，P_{PL} 的平均值变得更加趋于"正数"（即大气压，

等于 P_{AW}）。到 65～70 岁时，达到甚至高于 FRC 时也会发生气道闭合[50]，导致在正常呼气时，肺下垂部分的肺组织也会发生气道闭合。这可能是氧合作用随着年龄增加而降低（见第 80 章）的最主要原因。第二，仰卧位时 FRC 比直立位时低，但是 CC 不变。因此 45 岁时，仰卧位时呼出正常的潮气量可达到闭合气量，导致气道闭合；但在 70 岁时，仰卧位就可能发生持续的气道闭合（图 19-9）。最后，COPD 患者气道闭合时的肺容积增加，而气道水肿和支气管张力增加时可能会加重这一现象[49]。

气 体 弥 散

在大气道和中等大小的气道中，气体呈成团流动（即对流），即在驱动压力梯度作用下，气体分子按照一定的平均速度整体流动。气流流经很多级别的细支气管，净驱动力逐级减小。第 14 级支气管后，气道与肺泡合并，参与气体交换（呼吸性细支气管）。横截面积大量增加（气管 $2.5cm^2$，23 级支气管 $0.8m^2$，肺泡表面积 $140m^2$）[51]，总阻力骤降。因为气体分子的总数是不变的，所以气流速度迅速下降，气体进入肺泡时流速极小（0.001mm/s），到达肺泡膜时为 0。气流进入肺泡的速度比 O_2 和 CO_2 扩散速度慢一些，因此，扩散（而不是对流）对末端气道和肺泡的气体运输是必要的。甚至屏气数秒后，在口腔仍能检测到 CO_2，这是快速扩散和心脏振动（即搅拌）共同作用的结果。

正常呼吸时正常肺的肺泡内气体能完全混合。但是如果肺泡扩张（如肺气肿），弥散的距离太远以至于

难以使气体充分混合，可能会造成肺泡膜表面气体层富含 CO_2，而肺泡中心的气体富含 O_2，表现出"微小的"通气分布不均匀[52]。

灌 注

肺循环与体循环不同，肺循环压力比体循环压力低 5～10 倍，且肺循环血管更短更宽。特别低的血管阻力有两方面的重要影响：第一，与全身毛细血管的稳定血流相比，肺毛细血管中的血流是波动性的[53]。第二，由于不受高的静水压力影响，毛细血管壁和肺泡壁可以足够薄，使气体最佳扩散（即交换）的同时又限制了血浆或者血液渗漏到肺泡中。但肺动脉（或者静脉）压突然增加会导致毛细血管断裂[54]，缓慢增加（持续数月甚至数年）则导致血管重构[55]，血管重构或许能预防肺水肿[56]（预防肺损伤[57]），但气体扩散可能受损。

肺血流分布

肺血流取决于驱动压力和血管阻力，在整个肺组织中，这些因素（和血流）是不均一的。传统的肺灌注观念强调重力因素的重要性[58]，但非重力因素也很重要。

肺血流分布：重力的影响

血液是有重量的，所以血压受重力影响。成年人的肺（从肺尖到肺底）约高 25cm，所以站立时，肺底部的静水压力比肺尖部高 25cmH₂O（即大约 18mmHg）。在心脏水平，平均肺动脉压约为 12mmHg，因此肺尖部的肺动脉压接近于 0。所以，肺尖部的血流就比较少（相比于肺底部）。正压通气时，肺尖部的肺泡压迫其周围的毛细血管，阻止任何局部血流。

在肺动脉压的重力性分布和肺泡膨胀影响的基础上，West 等[59]将肺组织分成 Ⅰ～Ⅲ区（图 19-10）。肺泡灌注依赖肺动脉压（P_{PA}）、肺静脉压（P_{PV}）和肺泡压（P_{ALV}），肺组织的分区就是建立在这个原理基础上的。在肺尖部（Ⅰ区），关键问题是肺动脉压比肺泡压低，因此没有血流。在机械通气时Ⅰ区这种情况就会出现，当 P_{PA} 降低时Ⅰ区无灌注的情况会进一步加重。当Ⅰ区无灌注时，无灌注的肺泡增加无效腔量（V_D）。肺尖下部的区域为Ⅱ区，P_{PV} 低于肺泡压，除了有血流时，此区域的静脉塌陷，就好像"血管瀑

$$肺血管阻力（PVR）= \frac{\bar{P}_{PA} - P_{LA}}{\dot{Q}_T}$$

（仅在肺Ⅲ区是正确的）

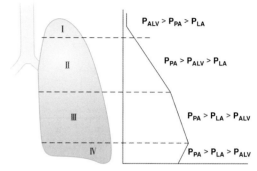

图 19-10 肺血流垂直分布图。Ⅰ、Ⅱ、Ⅲ、Ⅳ区的位置已标出。Ⅰ区只有通气没有灌注。Ⅱ区肺动脉压大于肺泡内压力，肺静脉压最小，驱动压等于 P_{PA}–P_A。Ⅲ区肺动脉压和静脉压都超过了肺泡内压力，因此驱动压为 P_{PA}–P_{LA}。在肺基底部，肺血流下降，可能是因为肺间质压力升高，压迫肺泡外血管。P_A，肺泡压；P_{ALV}，肺泡内压力，P_{LA}，左心房压力，P_{PA}，肺动脉压；Q_T，心排血量

布"。尽管大多数时候 P_{ALV} 是大于 P_{PV} 的，但是当 P_{PA} 大于 P_{ALV} 时（间歇性，心脏收缩期）就会有灌注。此区域下方是Ⅲ区，这个区域有两个主要的不同：P_{PA} 和 P_{PV} 一直都大于 P_{ALV}。结果是在心脏收缩期和舒张期（吸气和呼气时）此区域都有灌注。重力因素作用的结果是随着向肺底部的移动，P_{PA} 和 P_{PV} 同等程度增加。因此，在Ⅲ区，重力因素通过单纯增加 P_{PA} 与 P_{PV} 的压力梯度是无法影响血流的。但接近肺底部的血液重量较大，有可能会使血管扩张，从而降低血管阻力，增加血流[58]。后来有试验证实，在肺底部，或者说是Ⅳ区，灌注也降低，可能是因为重力因素压缩肺底部的肺组织（血管也在其中），从而增加血管阻力[60]。

最后，通过志愿者试验，即通过改变喷气式飞机的飞行模式而增加或者消除重力影响[61]，进一步证实了重力因素的作用。在这些试验中，零重力能减低屏气时心脏搏动对 O_2 和 CO_2 的影响，表明零重力使灌注更加均匀。相反，最新的呼出气分析试验（和平号空间站上）证实，在微重力时，肺灌注的不均匀性降低，但并未消失，提示重力促使血流分布不均匀，但又不能完全解释这个问题[62]。尽管关于重力的确切影响仍有争议，但是与直立位相比，仰卧位时重力影响较小。

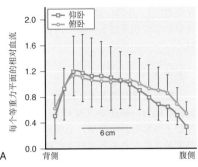
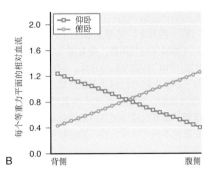

图 19-11　仰卧位或俯卧位时的（腹部和背部）血流分布图。不管体位如何，从腹部到背部血流分布相似，说明血流分布是由解剖结构决定的，而不是由重力因素决定的。俯卧位（或是仰卧位）时血流分布的变化（即非重力性的不均匀）远大于俯卧位与仰卧位（即重力性的不均匀）之间血流分布的差异 *(From Glenny RW et al: Gravity is a minor determinant of pulmonary blood flow distribution, J Appl Physiol 71:620-629, 1991.)*

肺血流分布：非重力因素

一些重要的试验重新考虑了重力的影响。在同一重力平面上，每单位肺组织里，肺尖部的血流量比肺底部少[63]。而且，微球分析方法证实，在相同重力平面上肺血流量存在显著差异，无论患者处于俯卧位或仰卧位，肺的高度只能解释肺血流分布的10%[64]。而且，水平方向的不均匀性要比垂直方向的不均匀性明显（图 19-11）[65]。其他试验表明，中央区域（与外周相比）的肺组织灌注更占优势[66]，呼气末气道正压（PEEP）可逆转这种分布[67]。尽管放射状的血管长度较长可以解释这种中心 - 周围差异，但也有专家认为这种因素并不显著[64]。最后，有报道认为肺不同区域中局部血管阻力不同[68]。

血流的不均匀分布可能比重力的影响更重要[69]。灌注不均匀模式意味着在任何给定的区域内，相邻组织之间都可能存在血流的"空间相关性"（相似性）。

尽管测定肺灌注的方法是复杂的，观点也很多[71-72]，但综合数据表明，重力以外的其他因素造成了灌注分布的不均匀性。

低氧性肺血管收缩

低氧性肺血管收缩（hypoxic pulmonary vasoconstriction，HPV）是使血流从低氧的肺区域向氧合更好区域转移的一种代偿机制[73]。无论是通气不足还是吸入气体 PO_2 低导致的肺泡氧分压（PAO_2）降低，都是 HPV 的最大刺激因素，在越小的肺区域表现越明显。含氧量较低的混合静脉血的刺激作用要弱一些[74-75]。但对于人类而言，传统的挥发性麻醉药比静脉麻醉药抑制 HPV 的作用强，新的挥发性麻醉药（包括七氟烷[76]和地氟烷[77]）对 HPV 的抑制作用则很小。在静脉麻醉时，一侧肺使用 FiO_2 为 1.0 的气体，对侧肺则使用低氧的混合气体（FiO_2 为 0.12 到 0.05），低氧侧肺的灌注量降低至心排血量的 30%[78]。持续 HPV 导致血管重构，形成肺动脉高压。高海拔地区的居民[79]或者有慢性缺氧性肺疾病的患者可发展成肺动脉高压。

肺功能的临床评估

肺活量测定——肺总量及其组成

最大吸气后肺内的气体量即为肺总量（TLC，通常为 6 ~ 8L）。COPD 时可因为肺泡过度膨胀，或者是因为肺泡壁破裂、弹性组织丧失（如肺气肿）导致 TLC 增大（图 19-4）[80]。在极端的病情下，TLC 可增加至 10 ~ 12L。限制性肺疾病时，TLC 降低（反映了肺纤维化的程度），甚至低至 3 ~ 4L（图 19-4）[80]。

最大呼气后，肺内仍有部分气体，即 RV（约 2L）。因为在肺泡塌陷前末梢气道（< 2mm）已经闭合，使一部分气体陷闭并防止肺泡进一步排空，所以大多数情况下没有肺泡塌陷[81]。而且，这也限制了胸壁、胸腔和膈肌被进一步压缩。预防肺组织塌陷的重要性前文已有阐述（图 19-6）。

吸气后呼出的最大气体量为肺活量（VC，4 ~ 6L），其为 TLV 和 RV 的差值。在限制性和阻塞性肺疾病时，VC 均降低。在限制性肺疾病时，VC 下降反映了肺容量的减少，例如肺纤维化的压缩（萎缩）造成的肺容量减少。在阻塞性肺疾病时，无论是通过损害（和降低）VC，还是通过增加（成比例地降低幅度）FVC，长期陷闭在肺内的气体使 RV 增大[80]。

潮气量（V_T，约 0.5L）是静息状态下，从呼气末（FRC，2.0L）开始吸气的气体量。随着通气增加（如运动时），V_T 增加，FRC 可能降低约 0.5L。但在气道梗阻时，呼气受阻，以至于尚未达到正常静息状态的肺容量时就开始了吸气运动，因此，呼气末容量增加[80]，这种气体陷闭降低了狭窄气道中对气流的抵抗，但是由于肺组织过度膨胀和不利的机械条件，总的呼吸做功增加（见第 103 章）。

随着年龄增加，肺弹性组织减少，FRC 增加，与向外的胸壁力量对抗的肺弹性回缩力降低，肺容量增加（见第 80 章）。COPD 时，慢性气体陷闭、弹性组织显著减少，FRC 随着年龄发展的速度可能加快[19]。肺纤维化疾病时 FRC 下降[80]，有时降至 1.5L（图 19-4）。肺切除时 FRC 也降低，但是剩余的肺组织会扩张，填充部分空间，称为代偿性肺气肿（见第 66 章）。

弥散量（DL_{CO}）——肺泡 - 毛细血管膜间弥散

弥散量测定融合了很多呼吸生理学的重要现象。此处将对试验方法和影响其解读的因素进行阐述。在肺内，O_2 和 CO_2 是被动弥散的：O_2 从肺泡气体进入血浆和红细胞，在此处与血红蛋白结合；CO_2 则相反，从血浆进入肺泡。在一定时间内，通过肺泡毛细血管膜弥散的气体总量即为弥散量，可以用下面的公式表示：

$$弥散量 = \frac{(SA \times \Delta P \times Sol)}{h \times \sqrt{MW}}$$

其中 SA 表示暴露于气体的肺泡膜表面积，ΔP 表示吸入气体和血液之间的分压梯度，Sol 表示气体在细胞膜的溶解度，h 表示膜的厚度，MW 表示气体分子量。

弥散量（有时叫弥散系数）的评估用 CO 作为检验气体。在最大呼气后，以低浓度（0.3%）吸入，达到 TLC，使低浓度的 CO 尽可能地充满肺内。屏住呼吸，然后深呼气至 RV。呼出气体和吸入气体中 CO 数量上的差值被灌注的血液（即 Hb）所摄取，或是保留在肺内（RV）。若 CO 与不可溶气体（如 He）一起吸入，则后者可测量出来。

表面积

肺泡和毛细血管间能完成气体交换的面积即为表面积，因此，其假定了一个有通气和有灌注的肺（即

非无效腔）。小肺、肺纤维化（限制性）、肺切除后或者罹患肺组织受损的疾病（例如肺气肿）时，表面积减小。

膜厚度

膜厚度增加降低 CO 转运，因为弥散距离增加降低弥散能力，而且 O_2（和 CO_2）在纤维组织中的溶解度低于血浆中的溶解度。毛细血管中血液的容量和膜厚度两者对弥散的影响很难区别，但是因为 O_2 和 CO 互相竞争与血红蛋白的结合，因此，改变 FiO_2，然后测定 CO 的弥散量，就有可能区分开两者（见 Hughes 等的综述[82-83]）。

压力梯度

气相（肺泡）和液相（毛细血管）中 O_2 或者 CO_2 的分压差（ΔP）越大，弥散的速度越快。肺毛细血管中混合静脉血的 PO_2 为 40mmHg（5.3kPa），肺泡中 PO_2 约为 100mmHg（13.3kPa），所以，驱动压力（ΔP）是 60mmHg（8kPa）。

当血液流经毛细血管时，摄取 O_2，释放 CO_2。由于毛细血管中氧分压逐渐升高，氧气弥散速度缓慢下降，当肺泡 - 毛细血管壁两侧压力相等时，弥散速度降至 0。静息时，到达毛细血管长度的 25%～30% 时，经常出现压力平衡状态，在剩下的毛细血管中几乎无气体交换（图 19-12）。但在运动或者应激（即高心排血量）时，流经毛细血管的血流速度加快，达到平衡状态所需的毛细血管距离延长。肺泡 - 毛细血管膜增厚也能延迟弥散平衡，如果增厚严重，则可阻碍弥散达到平衡状态，从而增加低氧血症的可能。如果混

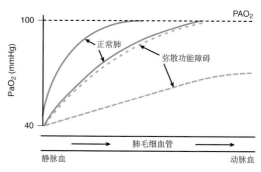

图 19-12　肺毛细血管血液氧合。在健康人，氧分压在肺泡和毛细血管血液中达到平衡的时间很快（只需要小于 30% 的肺毛细血管长度）；但在运动时，血流速度加快（即转运时间缩短），经过大部分毛细血管距离才能达到平衡，可以通过增粗和增加毛细血管抵消这种影响。如果弥散受损，达到平衡所需的距离就更长，在运动时到毛细血管末端仍不能达到平衡

合静脉血中 PO_2（$P_{mv}O_2$）低于正常，则驱动压增加，通过与肺泡内氧气获得平衡而得到部分补偿。驱动压力表示为：

$$\Delta P = (PaO_2 - P_{mv}O_2)\ mmHg$$

大部分溶解在血浆中的氧气都弥散到红细胞中，与血红蛋白相结合。1L 饱和度为 98% 的血液（Hb150g/L）（正常动脉血）携带 200ml 氧化血红蛋白。相比之下，溶解的氧气只有 3ml（$PaO_2$100mmHg）。血浆中与血红蛋白结合的氧气不会产生压力，这一点非常重要。在达到压力平衡前，这会允许更多的氧气通过肺泡细胞膜弥散。贫血（或之前接触 CO）降低弥散量，红细胞增多症增加弥散量。

分子量和溶解度

气体的弥散速度与其分子量（MW）的平方根成反比，分子越大，弥散越慢。O_2 是较轻的气体（MW32），CO_2 是稍重的气体（MW44）。但弥散也与其在组织中的溶解度成正比，CO_2 的溶解度几乎是 O_2 的 30 倍。总的结果是 CO_2 的弥散速度是 O_2 的 20 余倍[84]。所以，生活中肺部疾病不会影响到 CO_2 的弥散。

术中呼吸运动

麻醉期间的呼吸功能

无论患者是自主呼吸还是接受机械通气，麻醉都损害肺功能。大多数麻醉后的受试者都发生血液氧合功能受损[85]，所以额外补充 O_2（FiO_2 常为 0.3 ~ 0.5）几乎成为惯例。轻度低氧血症（SaO_2 为 85% ~ 90%）较常见，持续几秒钟甚至数分钟。有时很严重，大约 20% 的患者 SaO_2 低于 81% 的时间可长达 5min[86]。甚至，麻醉相关死亡索赔案件中，大于 50% 的案件与麻醉期间低氧血症有关[2]。离开手术室后，在麻醉恢复期能检测到肺功能的变化：小手术后有 1% ~ 2% 的患者发生典型的临床肺部并发症，而上腹部手术和胸科手术后[87] 可高达 20%。麻醉造成的这些影响使得弄清围术期呼吸功能障碍的原因和临床治疗措施尤为重要。

该部分将描述麻醉和机械通气对肺功能的影响。这部分的叙述顺序与血液氧合和 CO_2 排出的事件次序相平行。因此，麻醉时最先观察到的现象可能是肌肉张力消失，接着是向内力量（即肺弹性组织）和向外力量（即呼吸肌）之间的平衡发生变化，导致 FRC 降低。这可同时伴随着肺弹性行为增强（顺应性下降），并且呼吸系统阻力增加。FRC 下降影响肺组织开放，导致肺不张（吸入高浓度氧气时肺不张加剧）和气道闭合，通气分布和通气血流比值改变，血液氧合作用和二氧化碳排出受阻。

麻醉期间的肺容量和呼吸力学

肺容量

从直立位变为仰卧位时，静息肺容量（即 FRC）减少接近 1L，麻醉诱导后 FRC 进一步降低约 0.5L[88]。FRC 大约由 3.5L 降至 2L，接近 RV。无论是控制呼吸还是自主呼吸[89-90]，无论是吸入麻醉还是静脉麻醉[91]，全麻导致 FRC 下降（接近 20%）。这是氧合作用下降的主要原因（后面讨论）。全麻期间肌肉松弛不会进一步降低 FRC。

FRC 降低的解剖学基础尚不明确。一项通过二维断层扫描对三个志愿者进行观察的具有重大意义的试验发现，麻醉和肌肉松弛诱发的膈肌向头侧移位与 FRC 降低有关[92]。最近用 CT 扫描进行的试验也证实，膈肌向头侧移位，同时胸部横截面积降低[91, 93]。但其他数据则表明膈肌几乎不造成影响，因为膈肌的前部分可能向尾侧（不是头侧）移位[94]。简单的 CT 检查证实，除非有严重的阻塞性肺疾病，否则膈肌均向头侧移位。尽管关于 FRC 降低在解剖学方面仍有争议，但 FRC 降低的机制似乎与呼吸肌张力消失有关。内向作用力（肺回缩力）和外向作用力（胸壁回缩力、胸壁肌肉、膈肌）维持平衡，产生 FRC。例如，氯胺酮麻醉时保留肌张力，FRC 不降低[91]。因为患者常常是仰卧位，所以 FRC 已经降低，年龄大的患者更是如此（图 19-9）。如图所示，假设体重不变，则 FRC 随着年龄增加而降低。

呼吸系统顺应性和阻力

在麻醉期间，呼吸系统（包括肺和胸廓）的静态顺应性平均水平由 95ml/cmH₂O 降至 60ml/cmH₂O[95]。大部分研究表明，与清醒时相比，麻醉期间肺顺应性降低，大量试验的综合数据也证实，麻醉与静态顺应性平均值下降有关，从接近 190ml/cmH₂O 降至约 150ml/cmH₂O[95]。呼吸阻力变化的数据仍不清楚。尽管大部分研究表明麻醉增加呼吸阻力，尤其是机械通气时[95]，但仍没有研究对肺容量和气流速度（都明显影响阻力）进行校正，可能阻力改变仅仅是因为容量（即 FRC）减少（图 19-13）。

清醒

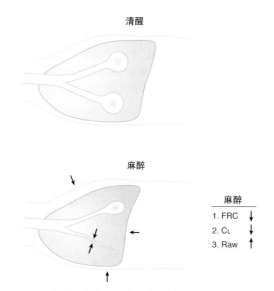

麻醉

麻醉
1. FRC ↓
2. C_L ↓
3. Raw ↑

图 19-13 麻醉导致膈肌向头侧移位及胸廓横截面减小。这种影响造成 FRC 降低。通气量下降（肺不张和气道闭合）引起顺应性（C_L）下降。FRC 降低导致的气道直径减小可能会升高气道阻力（Raw）

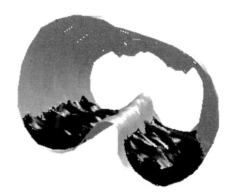

图 19-15 一位麻醉患者的胸腔三维重建图像。图像显示双肺底部肺组织发生肺不张。朝向肺尖方向（在此图的远端），肺不张的程度轻微下降 *(Data from Reber A, Nylund U, Hedenstierna G: Position and shape of the diaphragm: implications for atelectasis formation. Anaesthesia 53:1054-1061, 1998.)*

麻醉期间肺不张和气道闭合

Bendixen 等[96]在一篇经典文章中提出了"肺不张的概念"。肺不张是导致麻醉期间氧合作用受损和呼吸顺应性降低的原因[96]。这个研究中描述，在麻醉患者和实验动物身上都观察到，肺顺应性逐渐降低，伴随着氧合逐渐降低，这被解释为渐进性的肺不张。但有其他研究发现在麻醉诱导时突然发生顺应性和 PaO_2 突然下降，而常规胸部 X 线扫描无法显示肺不张。

从那以后，CT 扫描提高了我们对于麻醉导致的肺不张的本质的认识，这项技术还提示麻醉期间双肺底部密度迅速增加（数据截止到 1990 年，Moller 等的综述[86, 97]）。对不同种类动物肺密度的形态学研究支持肺不张的诊断。图 19-14 是一例肺不张的 CT 影像。

约有 90% 的麻醉患者发生肺不张，而且与麻醉选择无关[98]。无论是应用静脉麻醉还是吸入麻醉后，在自主呼吸和肌松状态都会发生肺不张[91]。靠近膈肌的肺不张区域占全肺的 5% ~ 6%，并且很容易超过 20%。塌陷的肺组织总量更大，因为肺不张的区域主要由肺组织构成，而这部分肺组织有 20% ~ 40% 是由正常膨胀的肺泡构成（其余为气体）。因此在手术开始前，正常麻醉时有 15% ~ 20% 的肺膨胀不完全。从肺底到肺尖，肺不张逐渐减少，肺尖部常常保持膨胀状态（图 19-15）。胸科手术和心肺转流术后，肺不张的程度更加严重（超过肺容量的 50%），能持续数小时[99]。腹部手术对肺不张几乎无影响，但腹部手术后肺不张会持续数天[100]。

肺不张是低氧血症的一个重要原因。肺不张

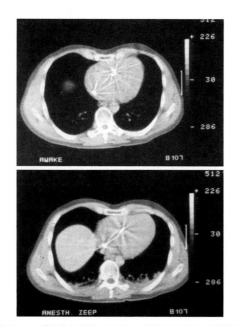

图 19-14 受试者在清醒（上图）和麻醉下（下图）胸廓横截面的 CT 影像。清醒状态时，肺充气良好（心脏内可见肺动脉导管影）。麻醉时，重力依赖区会发生肺不张（图中灰色/白色不规则区域所示）。右肺中间大面积的灰白区域是由肝及膈肌上移导致的

同一肺段通气和灌注的 CT 扫描
和垂直分布

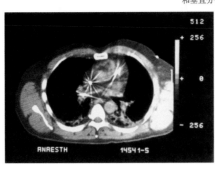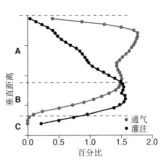

图 19-16 肺不张和通气血流分布。左图是一名麻醉患者的胸廓横截面的 CT 影像，显示肺基底部（背部）肺不张。右图显示了整个区域的通气和血流分布。大部分通气都在上方肺组织（A 区）（与没有肺不张的清醒患者完全相反），其通气远远超过了局部的灌注水平，导致上方肺组织通气浪费（即无效腔）。下部分肺（B 区）通气减少（可能是因为气道间断性闭合），局部灌注增加，导致此区域低 $\dot{V}_A/\dot{Q}$，引起低氧血症。在更低的区域（C 区），由于肺不张，完全没有通气，但仍有一些灌注，产生分流。距离肺顶端越远，灌注越好，但在最低的区域灌注下降（见正文）*(Data from Hedenstierna G: Alveolar collapse and closure of airways: regular effects of anaesthesia, Clin Physiol Funct Imaging 23:123-129, 2003.)*

的程度和肺内分流的大小具有显著而密切的相关性（R=0.81），肺不张以 CT 扫描中膈肌平面稍上的肺组织的百分比表示，分流以通过多种惰性气体清除技术（MIGET）测定的心排血量百分比表示[98]。结合 CT 扫描和单光子发射计算机断层成像（SPECT，图 19-16），分流增加的位置即为肺不张区域[101]。除分流外，肺不张可能是感染集中的区域，很容易发展成肺部并发症[102]。

除麻醉（和手术类型）外，很难预测肺不张的发展。尽管肥胖与重度肺不张有关，但是体重的大小［或者体重指数（BMI）］与肺不张程度的相关性较差[89, 91]。另外，无论年龄[98]还是 COPD[103]都无法预测肺不张的程度和范围。COPD 时，气道闭合早于肺泡闭合（所以能预防肺泡闭合）。或者，与胸壁组织相比，肺组织（弹性回缩力）丢失较多，故有利于预防肺不张。

麻醉期间肺不张的预防

很多干预措施能帮助预防肺不张[97]，甚至复张塌陷的肺组织，如下所述。

呼气末正压（PEEP）

研究多次证实，应用 PEEP（10cmH$_2$O）能使肺不张区域部分复张（图 19-17）。仍有一些肺不张较顽固，可能需要更高的 PEEP 和吸入气体压力[91]。应用更高的 PEEP 会产生很复杂的影响。应用 PEEP 的大小与低氧血症改善程度之间并无成比例的相关性，在

很多时候存在一个临界值。另外，增加 PEEP 后 SaO$_2$ 可能下降，原因有两个：第一，PEEP 导致 P$_{PL}$ 增加，静脉回流减少，混合静脉血氧气含量（C$_{\bar{V}}$O$_2$）降低，尤其是低血容量、心排血量和 DO$_2$ 降低时。存在肺内分流（如肺不张）时，混合静脉血直接汇入肺静脉血，造成动脉血低饱和度。第二，增加 PEEP 会导致肺血流从肺泡充气膨胀的区域（PEEP 使其膨胀）向肺不张（PEEP 未能使肺泡膨胀）区域重新分布（图 19-18）[104]。在这种情况下，与无 PEEP 相比，占全肺血流总量更大比例的血液分布在肺下垂部位持续肺不张的区域[59]。最终，停用 PEEP 后，麻醉导致的肺不张迅速再次出现[91]。因此，Hewlett 等[105]在 1974 年谨慎地反对"常规麻醉中滥用 PEEP"。

肺复张手法

逆转肺不张建议采用叹息呼吸或者大潮气量[10]。但肺不张的改善程度与潮气量的增加或者 P$_{AW}$ 高达 20cmH$_2$O 的叹息呼吸并不一致[106]。肺不张初步开放时要求 P$_{AW}$ 达 30cmH$_2$O，更完全的逆转则要求 P$_{AW}$ 达 40cmH$_2$O（图 19-19）。在正常肺，这样的膨胀相当于肺活量，因此被称为肺活量法（尽管是通过正压 P$_{AW}$ 达到）。如果持续应用肺活量法，会造成明显的血流动力学影响。事实上，应用 40cmH$_2$O 的 P$_{AW}$ 膨胀肺泡，持续 7～8s。能成功复张绝大部分麻醉导致的肺不张[107]。

减少气体吸收

无论 PEEP 还是肺活量法都完全可能复张麻醉导致

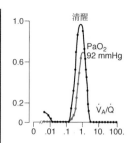

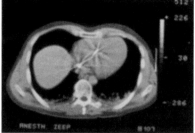

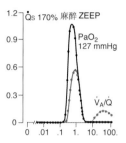

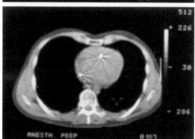

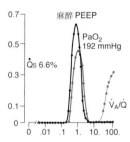

图 19-17 健康人在清醒状态、无 PEEP 的麻醉状态（ZEEP）、PEEP 为 10cmH$_2$O 时的麻醉状态（PEEP）下的 CT 影像和 $\dot{V}_A/\dot{Q}$ 再分布。清醒时无肺不张，$\dot{V}_A/\dot{Q}$ 比值较小，反映了间歇性的气道闭合。应用 ZEEP 的麻醉中，肺不张可以在肺底部见到（膈肌被推向头侧）。$\dot{V}_A/\dot{Q}$ 低被肺不张和大量分流代替，另外，轻度"增高"的 $\dot{V}_A/\dot{Q}$ 比值模式反映了肺上部无效腔。麻醉中应用 PEEP 时，塌陷的肺组织复张，分流减少。而且，高 $\dot{V}_A/\dot{Q}$ 比值模式显著增加，可能反映了在肺上部无灌注区肺泡的进一步膨胀

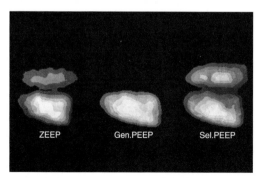

图 19-18 麻醉患者侧卧位时的肺血流分布 γ 摄像图。使用零呼气末正压（ZEEP）机械通气时，灌注（占心排血量的 60%～70%）主要分布在下侧肺组织。双肺都使用 PEEP（10cmH$_2$O）后，下侧肺的灌注更好，上侧肺几乎没有灌注（即无效腔显著增加）。相反，如果选择性地对下侧肺应用 PEEP，将使灌注向上侧肺再分布。当然，图像显示的是灌注的肺组织（不是全部的解剖学上的肺组织，右侧卧时上侧肺将会增大）*(From Hedenstierna G et al: Ventilation and perfusion of each lung during differential ventilation with selective PEEP, Anesthesiology 61:369-376, 1984.)*

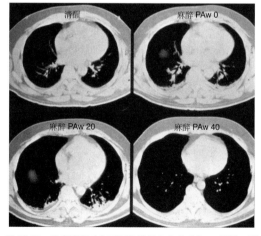

图 19-19 患者清醒时和不同气道压力麻醉时的 CT 影像。影像显示清醒患者脉管系统正常，没有肺不张（左上图）。麻醉时（P$_{AW}$ = 0cmH$_2$O，右上图）可见双侧基底部肺不张，P$_{AW}$ = 20cmH$_2$O 时，肺不张仍存在，P$_{AW}$ = 40cmH$_2$O 时肺不张被逆转（右下图）。因此，复张肺时需要用肺活量法 *(From Rothen HU et al: Re-expansion of atelectasis during general anaesthesia: a computed tomography study, Br J Anaesth 71:788-795, 1993.)*

的肺不张，但为了预防肺不张快速再次发生，需要持续应用某个水平的 PEEP[108]。如果肺泡已经完全开放，N_2（一种不溶解的气体，不会被吸收入血）能"撑开"肺泡。麻醉后的患者接受肺活量法后用 60%N_2+40%O_2 的混合气体机械通气，再次肺不张的倾向降低，复张肺泡 40min 后，只有 20% 发生肺不张[108]。

相同的原理适用于麻醉诱导期预充氧过程。"预充氧"的目的是，通过麻醉医生较好地管理机械通气和氧合，在确保气道安全之前的诱导过程中预防氧饱和度下降（即达到一个 O_2 的安全界限）。习惯上，常常应用 FiO_2 1.0，尽管应用此方法常能维持很好的 SaO_2，但肺不张也不可避免。临床研究证实，与诱导期应用 100% 的 O_2 相比，应用 30% 的 O_2 能避免肺不张的形成[109]。随后的研究比较了诱导期吸入 100%、80% 和 60% 的 O_2，证实吸入 100% O_2 时普遍存在肺不张，吸入 80% O_2 时减少，吸入 60% O_2 时更少（图 19-20）。但较少的肺不张换来的是氧饱和度下降的安全时限缩短[110]。

另外一种替代方法是持续气道正压（CPAP）。应用 $10cmH_2O$ CPAP，吸入氧浓度达到 100% 时也不会发生明显的肺不张[111]。这可能是将氧饱和度降低和肺不张风险降到最小的一种完美方法，但并未经过重复验证。

维持肌张力

因为膈肌和胸壁失去肌张力增加了肺不张的风险，所以维持肌张力的方法可能具有一定益处。静注氯胺酮不影响肌张力，是唯一不引起肺不张的特殊麻醉药物。如果复合肌肉松弛剂，则和其他麻醉药一样引起肺不张[91]。氯胺酮在特殊情况下是非常有用的药物，但是在日常工作中的使用具有很大的挑战性。

有一种试验方法通过膈肌起搏恢复呼吸肌张力。这种方法通过刺激膈神经实现，能轻度降低肺不张程度，但其方法复杂，效果有限[112]。

术后肺不张

麻醉和手术后低氧血症很常见。麻醉诱导前吸入氧气和气管导管拔出前吸引气道（负压）都会加重术后低氧血症。绷带固定以及疼痛导致的咳嗽受限都会引起手术后肺不张。已有一些方法用来尝试处理术后肺不张导致的低氧血症。吸入 100% 的 O_2 联合肺活量法并无效果，可能是因为虽然肺活量法使肺复张，肺泡却没有持续开放（事实上是不含有 N_2 的 O_2 促使了肺泡塌陷）[113]。但低浓度 O_2（40% O_2 与 N_2 混合气）联合肺活量法可保持肺泡持续开放，直到麻醉结束[107]。心肺转流术后，与吸入 100% O_2 相比，吸入含 50% O_2 的空气（即 N_2），机械通气后能维持更长时间的氧合[114]。最后，处理术后肺不张引起的低氧血症时，应用 CPAP 替代吸入 100% O_2 预后更好[115]。

气道闭合

间断的气道闭合减少了受累肺泡的通气。如果灌注持续存在或者没有降低至与通气同一水平，这部分肺将会成为低通气血流比区域。随着年龄增长，气道闭合的倾向增加[49]（图 19-9），低通气血流比区域的灌注也增加[116]。麻醉降低 FRC 约 0.5L[88]，因此以潮气量通气时，气道闭合可增加[117-118]。事实上，因为气道闭合，未发生肺不张的区域通气减少（图 19-21），而且，这些区域通气比灌注少（即低通气血流比区域），使得麻醉期间氧合受损。综上，肺不张和气道闭合可以解释 75% 的氧合作用受损[89]。另外，（CV-ERV）反映了大于 FRC 时发生气道闭合的数量（ERV 表示补呼气量），这个值在麻醉诱导后增加，并且低通气血流比和气道闭合程度之间具有良好相关性[89]。总之，简单的肺三室模型（正常通气血流比区域、气道闭合区域和肺不张区域）即可很好地解释导致麻醉期间氧合作用受损的因素（图 19-21）。

麻醉期间通气和血流的分布

通气分布

应用同位素技术，通过对麻醉状态下仰卧位患者的观察，发现吸入气体可以从肺的底部向肺顶部再分布。应用放射性物质标记的气溶胶和 SPECT 技术，显示通

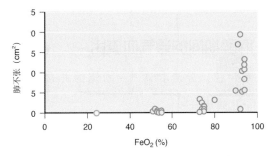

图 19-20　使用不同浓度氧气预充氧后患者肺不张的情况。尽管变异性很大，但在预充氧时增加 FiO_2 会增加随后肺不张的可能性。图中 25% 呼出氧浓度（F_eO_2）附近的圆圈代表使用 30% O_2 进行麻醉诱导时所得的数据 *(From Rothen HU et al: Prevention of atelectasis during general anaesthesia, Lancet 345:1387-1391, 1995.)*

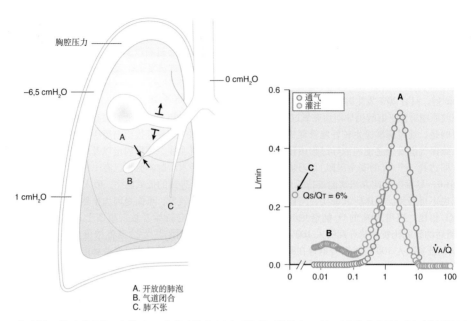

A. 开放的肺泡
B. 气道闭合
C. 肺不张

图 19-21 麻醉期间通气和灌注的三室模型。上部分肺的肺泡和气道都是开放的（A 区），中间部分肺的气道间断性关闭（B 区），最底部肺组织出现肺不张（C 区）。右图是相应的通气 - 灌注分布情况（多种惰性气体清除法），模式 A 反映通气和灌注较好，模式 B 反映间断性气道关闭。另外，肺不张区域存在肺内分流（模式 C）

气主要向肺的上部分形成再分布，同时肺下半部分的通气逐渐减少，在更低部分的肺组织则完全没有通气，这与 CT 所观察到肺不张相符合（图 19-16）[101]。

　　麻醉患者侧卧位[119] 和仰卧位时[120]，肺复张操作可增加下垂部分肺的通气，使通气分布恢复至清醒状态。因此，总 FRC 恢复至接近清醒水平，气体分布也恢复至接近清醒水平。原因是：肺不张区域的复张、闭合气道的再开放、已经膨胀的肺区域进一步膨胀降低了局部肺顺应性，减少了通气量。

肺血流的分布

　　通过注射同位素标记的大颗粒白蛋白和 SPECT 技术，人们研究了肺血流的分布[101]。在麻醉期间，从较高处到较低处，肺灌注逐渐增加。在肺最低的位置，灌注轻微减少，通过同步 CT 观察发现这部分有肺不张（图 19-16）。PEEP 将阻碍静脉血回流至右心，降低心排血量。PEEP 也会影响肺血管阻力，尽管这对心排血量的影响很小。另外，PEEP 促使血流向肺下垂部位再分布[59, 120]，减少肺上部的血流（增加无效腔）。下垂部分的血流增加可能会加重肺不张区域的分流[104]。

低氧性肺血管收缩

　　在离体的肺组织上，一些吸入（而非静脉）麻醉药物能抑制 HPV[121]。由于多个参数同时变化，HPV 的人体研究很复杂。因此，HPV 对心排血量、心肌收缩力、血管收缩力、血容量分布、pH、PCO_2 和肺呼吸力学变化的反应就很容易被混淆。尽管如此，研究发现在心排血量无明显变化时，吸入 2MAC 的异氟烷和氟烷可抑制 50% 的 HPV 反应[122]（图 19-22）。

麻醉期间的通气血流比

无效腔、分流和通气 - 血流的关系

CO_2 清除

　　麻醉损害 CO_2 清除和血液氧合能力。CO_2 清除降低是因为呼吸受到抑制，导致每分通气量（$\dot{V}_E$）降低，或者每分通气量不变但 V_D/V_T 增加。单肺灌洗记录已证实"解剖"无效腔无变化，经 MIGET 扫描确认增加的 V_D/V_T 是肺泡（图 19-23）[10]。这样的高 $\dot{V}_A/\dot{Q}$ 是肺上部分的肺泡间隔中的小血管低灌注造成的，在这部分肺组织中，肺泡压力超过肺血管压力（Ⅰ区）[85]。这种

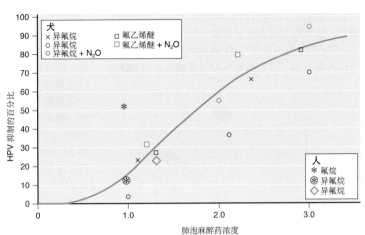

图 19-22　吸入麻醉药对低氧性肺血管收缩 (HPV) 的影响。吸入麻醉药为 1MAC 时，可抑制 20% ~ 30% 的 HPV；吸入更高浓度的麻醉药时，HPV 将急剧下降。其结果是在吸入麻醉期间，本应减少的分流（即无通气区域的灌注）却得不到减少 *(From Marshall BE: Hypoxic pulmonary vasoconstriction, Acta Anaesthesiol Scand Suppl 94:37-41, 1990.)*

CO_2 清除能力受损多数可通过增加通气量轻易纠正，在常规的机械通气的麻醉过程中，极少产生这种问题。

氧合作用

高龄、肥胖和吸烟的患者，麻醉期间动脉氧合能力受损更加严重（见第 80 章）[123-124]。按照标准的氧分流公式估算，静脉混合血量在麻醉期间也增加，大约达心排血量的 10%。但这只是认为低氧血症仅由分流引起时的一个平均值，事实上低氧血症的原因包括"真"分流（即无通气肺有灌注）、某些区域的通气差、某些区域通气但灌注多于通气（低通气血流比区域）。这些影响统称为静脉血掺杂。分流方程（框 19-2）假设所有流经肺的血流去向以下两者中的任意一个：其一（无分流部分），所有血液都氧合；另一个（分流部分），所有血液都分流。

分流方程式（或静脉血掺杂）可以表示为[125]：

$$\frac{\dot{Q}_S}{\dot{Q}_T} = \frac{(C_cO_2 - C_aO_2)}{(C_cO_2 - C_{\bar{v}}O_2)}$$

假设肺毛细血管末端血流氧饱和达到最大程度（因此，$S_cO_2 = 1$），此时溶解的氧气总量可以忽略，并且可以假设 C_vO_2 很小（$C_vO_2 = C_{\bar{v}}O_2$）：

$$\frac{\dot{Q}_S}{\dot{Q}_T} = \frac{(1 - S_aO_2)}{(1 - S_vO_2)}$$

因此，通过 S_aO_2 和 S_vO_2 的变化可以很容易计算出干预措施对分流的影响。

静脉血掺杂的程度依赖于吸入氧浓度（FiO_2）。吸

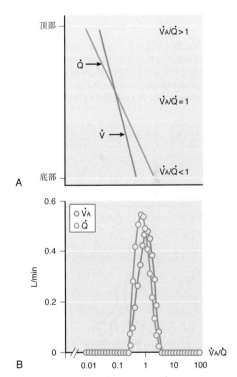

图 19-23　全肺的通气 A（$\dot{V}_A$）和血流（$\dot{Q}$）的垂直分布 (A) 及通气 - 血流（$\dot{V}_A/\dot{Q}$）分布 (B) 的示意图。$\dot{V}_A/\dot{Q}$ 分布以比值为 1 处为中心，它相当于通气和灌注曲线交叉的部位。在肺上部，通气比灌注稍大，导致 $\dot{V}_A/\dot{Q}$ 大于 1。相反，在肺下部，灌注比通气大，这就是 $\dot{V}_A/\dot{Q}$ 较低的原因（小于 1）。肺下部通气适度增加，而灌注的增加更大

入氧浓度越高，$\dot{V}_A/\dot{Q}$ 低的区域越少。但是，随着 FiO_2 增加，低 $\dot{V}_A/\dot{Q}$ 区域的肺可能因为气体吸收而发生塌陷，并转变成分流区[126]。对 45 名麻醉受试者的一项研究表明，"真"分流和低 $\dot{V}_A/\dot{Q}$ 区的灌注之和与静脉

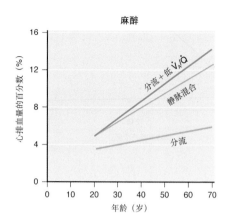

麻醉

图 19-24 麻醉期间年龄对氧合的影响。随着年龄增加，分流和低 $\dot{V}_A/\dot{Q}$ 之和显著增加（与静脉血掺杂的程度一致）。分流随年龄的增加虽然有意义但是不显著 *(From Gunnarsson L et al: Influence of age on atelectasis formation and gas exchange impairment during general anaesthesia, Br J Anaesth 66:423-432, 1991.)*

框 19-2　静脉混合（分流）公式的派生

$$Ca \times \dot{Q}_T = \left(Cc' \times \dot{Q}c\right) + \left(C\bar{v} \times \dot{Q}_S\right) \quad (1)$$

$$\dot{Q}_C = \dot{Q}_T - \dot{Q}_S \quad (2)$$

将式 2（通过肺的全部血流）代入式 1（全肺的氧运输），得出：

$$Ca \times \dot{Q}_T = \left(Cc \times \left[\dot{Q}_T - \dot{Q}_S\right]\right) + \left(C\bar{v} \times \dot{Q}_S\right)$$

重新排布，即：

$$\frac{\dot{Q}_S}{\dot{Q}_T} = \frac{Cc' - Ca}{Cc' - C\bar{v}}$$

Cc、Ca 和 $C\bar{v}$ 分别是肺末端毛细血管、动脉血、混合静脉血的氧含量。$\dot{Q}_T$ 代表心排血量，$\dot{Q}_C$ 代表毛细血管血流，$\dot{Q}_S$ 代表分流。

血掺杂之间具有良好的相关性（图 19-24）[98]。"氧分流"或者静脉血掺杂的推导见框 19-2。

年轻健康志愿者应用硫喷妥钠和甲氧氟烷麻醉时，通气和血流的分布使 $\dot{V}_A/\dot{Q}$ 值范围增大，后者可以用灌注分布标准差的对数（logSD$\dot{Q}$）来表示。另一项例数相近的研究发现，使用氟烷和肌松药麻醉时，麻醉中 logSD$\dot{Q}$ 几乎翻倍（清醒时 0.43，麻醉时 0.80）。另外，真分流增加至平均 8%。对中年（37~64 岁）手术患者的一项研究得出相似的结果，即清醒时分流为 1%，而麻醉时平均为 9%，分布范围也增大（logSD$\dot{Q}$：清醒时 0.47，麻醉时 1.01）。肺功能严重受损的年老患者，无论是否应用氧化亚氮，应用氟烷和肌松药麻醉时，都将导致 $\dot{V}_A/\dot{Q}$ 显著增大（logSD$\dot{Q}$：清醒时 0.87，麻醉时 1.73）。另外，分流增加至平均 15%，且患者间的变异也很大（0~30%）。因此，麻醉中经常可以看到 $\dot{V}_A/\dot{Q}$ 失调加重（可以用 logSD$\dot{Q}$ 增加来表示）和分流增加。详见 Hedenstierna 的文章[85]。

麻醉期间自主通气常常减少，因此吸入性麻醉药[127]或者巴比妥类药物[128]能降低机体对 CO_2 的敏感性。这种反应呈剂量相关性，麻醉加深时通气进一步降低。麻醉同样降低对缺氧的反应，可能是颈动脉体化学感受器受影响所致[129]。

麻醉对呼吸肌功能的影响已得到更为深入的理解[130]。其影响并不一致。麻醉加深时胸廓运动减小[131]。对 CO_2 正常的通气反应由肋间肌完成[132-133]，但在氟烷麻醉时，CO_2 重复吸入未明显增加胸廓运动。因此，麻醉期间 CO_2 引起的通气反应降低主要归因于肋间肌的功能受到抑制。

影响麻醉期间呼吸功能的因素

自主呼吸

大多数关于肺功能的研究是在行麻醉和机械通气的患者或者动物身上完成的。关于自主呼吸的研究很少。无论是否应用肌松药物[90-91]，麻醉时 FRC 降低的程度都一样。保留自主呼吸的麻醉患者和应用肌松药的患者发生肺不张的程度几乎一样[134]。而且，正如 Froese 和 Bryan[92] 的文章中所报道的，无论是保留自主呼吸的全身麻醉状态还是应用肌松药，膈肌向头侧移位的程度相同，尽管膈肌与静息位的运动方式不同。自主呼吸时，膈肌底部运动幅度最大；而应用肌松药时，膈肌顶部运动幅度最大。

所有这些发现都提出了如下问题：自主呼吸和机械通气时，局部通气是否不同？机械通气是否导致灌注

良好的肺底部通气降低，从而恶化了该区域的 $\dot{V}_A/\dot{Q}$？但是，文献里没有太多证据支持肌松药会恶化气体交换。已经完成的少数几项关于 $\dot{V}_A/\dot{Q}$ 分布的研究也没有得到支持结果。Dueck 等[135] 发现，无论是自主呼吸还是机械通气，麻醉过程中绵羊的 $\dot{V}_A/\dot{Q}$ 失调均恶化。表示 $\dot{V}_A/\dot{Q}$ 失调程度的 logSD$\dot{Q}$（清醒时为 0.83，吸入麻醉但有自主呼吸时 0.83，机械通气时 0.89）增加。麻醉期间分流从 1%（清醒时）增加至 11%（麻醉时，保留自主呼吸）或者 14%（麻醉时，机械通气）。通过对麻醉患者的研究发现，分流和 logSD$\dot{Q}$ 从清醒时的 1% 和 0.47 增加至麻醉状态保留自主呼吸时的 6% 和 1.03，以及机械通气时的 8% 和 1.01[85]。因此，麻醉对气体交换的影响绝大部分发生在自主呼吸时，肌松药和机械通气很少或者不会进一步加重对气体交换的影响。

氧浓度的增加

迄今为止的研究所用吸入氧浓度（FiO_2）大约为 0.4。Anjou-Lindskog 等[136] 对静脉麻醉下行择期肺手术的中年至老年患者从术前至麻醉诱导期行吸入空气（FiO_2，0.21），尽管 logSD$\dot{Q}$ 从 0.77 增加至 1.13，但分流增加很少（1% 增加到 2%）。当 FiO_2 增加至 0.5 时，分流增加（3% ~ 4%）。另一项关于老年人氟烷麻醉的研究中 [85]，FiO_2 从 0.53 增加至 0.85，导致分流量增加，从心排血量的 7% 增加至 10%。因此，FiO_2 增加可引起分流增加，可能是因为 FiO_2 增加会减弱 HPV，或者低 $\dot{V}_A/\dot{Q}$ 区的肺组织进一步发展成肺不张和分流[126]。

体　　位

仰卧位和麻醉的共同作用会导致功能残气量显著降低（见第 41 章）。Anjou-Lindskog 等测试了直立位时麻醉诱导对 FRC 的影响[136]，发现半卧位和仰卧位相比，氧合没有差异。降低心排血量和增强血流灌注分布的不均匀可超过任何体位的影响。半卧位时，肺底部灌注和通气较差，导致无通气区域增加。侧卧位时，肺底部和肺尖部之间的呼吸力学、静息肺容量和肺不张的差异已被证实[138]，这种差异可导致通气 / 血流比更加紊乱，氧合严重受损。个体间还存在极大的不可预测的差异[139]。人们采用同位素技术，证实麻醉时应用肌松药的患者侧卧位时 $\dot{V}_A/\dot{Q}$ 失调增加[140]，在俯卧位时得到改善[141]。另外，俯卧位时，灌注在垂直方向的分布差异也变得不明显[69]，这可能反映出

了血管结构的局部差异，这种差异促进背部肺组织灌注良好，无论其是否处于低垂部位。最后，俯卧位时麻醉患者的通气分布可能更加均匀[142]。

年　　龄

老年患者的氧合作用降低（见第 80 章）[10]。但成人肺不张的形成并不随年龄增加而加重，少数几项针对麻醉期间婴儿的 CT 研究显示，肺不张的程度非常严重[98]。另外，在 23 ~ 69 岁之间，分流不随年龄增加而增加。但是，$\dot{V}_A/\dot{Q}$ 失调随年龄增加而加重，因为在清醒和麻醉时，低 $\dot{V}_A/\dot{Q}$ 区域的灌注增加。麻醉时气体交换受损的最主要原因在 50 岁以下时是分流，大于 50 岁时，$\dot{V}_A/\dot{Q}$ 失调（即 logSD$\dot{Q}$ 增加）则变得越来越重要（图 19-24）。因为 logSD$\dot{Q}$ 和年龄的相关性在麻醉时和清醒状态下是平行的。故可以说，麻醉使 $\dot{V}_A/\dot{Q}$ 失调，相当于患者衰老了 20 岁。

肥　　胖

肥胖损害氧合作用（见第 71 章）的主要原因是降低 FRC[143-144]，其导致气道闭合的倾向大大增加[145]。另外，吸入高浓度氧时，闭合气道远端的肺泡将会快速发生肺不张[89, 110]，BMI 和肺不张之间存在良好的相关性（在麻醉过程中和麻醉之后都如此）[101, 146]，BMI 和肺分流也同样存在良好的相关性（图 19-25）[145]。

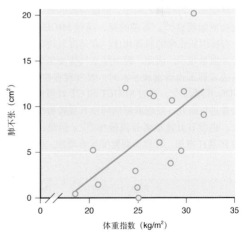

图 19-25　全麻期间体重指数（BMI）与肺不张程度之间的关系。随着 BMI 增加，肺不张程度增加（尽管变异率很大）*(From Rothen HU et al: Re-expansion of atelectasis during general anaesthesia: a computed tomography study, Br J Anaesth 71:788-795, 1993.)*

麻醉诱导时应用 CPAP 能预防 FRC 减低，减少肺不张形成，维持氧合作用[124, 147-148]。事实上，肥胖患者 "安全窗口期"（麻醉诱导前吸入氧气后，氧饱和度下降的起始时间）明显降低，PEEP 和 CPAP 通过增加肺容量以及可向毛细血管弥散的 O_2 储备，可能会延长 "安全窗口期"。

应用高浓度氧气（几乎为 100%）以在麻醉和手术时维持氧饱和度在一个可接受的水平可能是最简单的方法，但并不一定最好。这可能会进一步促使肺不张形成[109]，如果分流大于 30%（在这样的患者中就会出现这种情况），增加氧气时动脉氧合增加并不明显[150]。曾有人提倡应用 PEEP，因为 PEEP 能减少肺不张[123, 145, 147]。但其也会产生不良反应，例如降低心排血量和使血流向剩余的萎陷肺组织形成再分布。以接近肺活量的通气量行机械通气，使塌陷的肺组织复张，随后机械通气时增加 PEEP 可作为另一个选择。患者 BMI 为 $40kg/m^2$ 或者更高时，膨胀肺到 $55cmH_2O$ 就能复张所有原本塌陷的肺组织[151]。但是，若仅凭单纯的复张方法，肺开放仅仅能维持几分钟。若想维持肺开放，需要在复张后添加 $10cmH_2O$ 的 PEEP。单独的 $10cmH_2O$ 的 PEEP 也不足以使肺开放[151]。体位对肺容积有明显的影响，在手术允许的情况下，应给予一定程度的考虑[152]。

并存肺疾病

吸烟和原有肺疾病的患者在清醒状态时气体交换即已受损，与健康人相比，麻醉导致的氧合功能降低也会更加明显[10]。有趣的是，通过 MIGET 计算发现，与肺组织正常的患者相比，有适度气流限制的吸烟者分流量较少。因此，轻中度支气管炎患者在行手术或者腿部血管重建手术时，仅发现很少的分流，$logSD\dot{Q}$ 却增加[85]。通过 MIGET 和 CT 对慢性支气管炎患者进行研究，发现麻醉期间没有或者极少发生肺不张，也没有分流或者分流极少[103]；但是，其在低 $\dot{V}_A/\dot{Q}$ 区灌注增加，导致失调程度显著增加。因此，与肺健康患者相比，其动脉氧合功能明显受损，但原因与健康患者不同。这些患者没有发生肺不张和分流可能是由于肺慢性过度充气，后者改变了肺的力学特征，也改变了肺和胸廓之间的相互作用，降低了肺泡塌陷的趋势。但应该牢记，阻塞性肺疾病患者的低 $\dot{V}_A/\dot{Q}$ 区域可能很大，后者可能随着时间转变成吸收性肺不张。因此，麻醉期间阻塞性肺疾病对阻止肺不张形成的保护作用可能并不能维持很长时间。术中或术后，继发于气道阻塞的气体吸收可能让许多低 $\dot{V}_A/\dot{Q}$ 区会最终发展为肺不张。

区 域 麻 醉

区域麻醉对通气的影响取决于区域麻醉的类型和运动阻滞的范围（见第 56 章和第 57 章）。在进行包括所有胸段和腰段的广泛阻滞时，吸气容积将降低 20%，补呼气量接近 0[153-154]。但是，即使在蛛网膜下腔或者硬膜外腔阻滞意外扩散到颈段时，膈肌功能常仍可保留[153]。熟练局部麻醉对肺部气体交换的影响很小。在蛛网膜下腔和硬膜外腔麻醉时，动脉氧合及二氧化碳清除都能很好地维持。一致的研究结果还有，在硬膜外麻醉时，闭合容积和功能残气量的关系不变[155]，由 MIGET 评估的通气-血流比值也不变[85]。

低氧血症和高碳酸血症的原因

在前面我们讨论了通气、气体分布和支配气体分布、弥散和肺灌注的呼吸力学。所有肺功能的组成部分都会影响血液氧合作用，除弥散外的其他肺功能还会明显影响 CO_2 清除。关于低氧血症和 CO_2 潴留（或称高碳酸血症）的不同机制在前文都有所涉及，在这里将进一步详细讨论。

低氧血症的原因包括通气不足、$\dot{V}_A/\dot{Q}$ 失调、弥散障碍和右向左分流（表 19-1）。尽管 $\dot{V}_A/\dot{Q}$ 失调和分流会导致高碳酸血症，但常见的原因仍是通气不足（表 19-2）。高代谢状态（例如发热、恶性高热、甲状腺危

表 19-1　低氧血症的原因

干扰	PaO$_2$（吸空气）静息时	PaO$_2$（吸氧气）静息时	PaO$_2$（吸空气）运动时（相对于静息时）	PaCO$_2$
通气不足	降低	正常	无变化或进一步降低	升高
通气/血流失调	降低	正常	无变化或轻度升高或降低	正常
分流	降低	降低	无变化或进一步降低	正常
弥散障碍	降低	正常	轻度降低到明显降低	正常

象）或者应用能生成 CO_2 的药物（例如使用 $NaHCO_3$）时，$\dot{V}CO_2$ 增加。

通 气 不 足

如果与代谢需求相比通气比例不足，CO_2 清除就会不彻底，肺泡、血液和组织内的 CO_2 就会蓄积。通气不足常被定义为通气导致 $PaCO_2$ 大于 45mmHg(6kPa)。因此，假如代谢需求或者无效腔通气大幅度增加时，即使每分通气量已经很高，仍会发生通气不足。

肺泡 PCO_2 升高减小了肺泡内氧气的空间。肺泡 PO_2（PAO_2）可以通过肺泡气体方程式计算（框 19-1）。简化的方程式可以表示为：

$$PaO_2 = P_IO_2 - \left(PaCO_2/R\right)$$

假设呼吸交换率（R）是 0.8（静息时基本合理），PAO_2 则可估算。在理想的肺中，PaO_2 和 PAO_2 相等。例如，如果 PiO_2 为 149mmHg(19.9kPa)，$PaCO_2$ 为 40mmHg(5.3kPa)，则 PaO_2 为 99mmHg(13.2kPa)。如果发生通气不足，$PaCO_2$ 增加至 60mmHg(8kPa)，且无气体交换障碍，则 PaO_2 将降至 74mmHg(9.9kPa)。很明显，通过增加 PiO_2（例如增加 FiO_2）可以很容易克服通气不足导致的 PaO_2 下降。如果 PAO_2（用方程式估计的值）和测得（真实）的 PaO_2 存在差异，说明除了通气不足还有其他导致低氧血症的原因存在。这些原因将在后面讨论。

通气血流失调

在理想的气体交换中，通气和血流应在肺的所有区域相匹配。静息时，从肺尖至肺底，通气和血流都逐渐增加。但血流增加幅度大于通气增加幅度，在肺最顶端和最低端 5cm 范围内，通气增加了 3 倍，血流增加了 10 倍。结果是在肺中部通气血流比值为 1，在肺基底部为 0.5，在肺顶端为 5（图 19-23 上图，血流分布简图见图 19-11）。

另一种表现通气和血流匹配关系的方法是建立与 $\dot{V}_A/\dot{Q}$ 比值对应的通气血流分布多室分析。其可以通过 MIGET 实现[156]。简单来说，MIGET 是基于恒量吸入一定种类（常为 6 类）的惰性气体，这些气体在血中的溶解度不同。当血液通过肺毛细血管时，不同的气体通过肺泡排出，呼出气与它们在血液中的溶解度成比例。溶解度低的气体会快速离开循环血流，差不多被完全清除和呼出（例如硫六氟化物）；溶解度高的气体几乎全部留在血液中，不会被呼出（例如丙酮）；中等溶解度的气体将会中等程度地留在血液内（例如氟烷）。

因此，动脉血中不同气体的浓度也会不同。溶解度越高，气体浓度越高。溶解量可以通过动脉血和混合静脉血中气体浓度的比值计算。同样，浓度的比值（即呼出气：混合静脉血）也能计算，并可测定每种气体的排出量。知道了每种气体的溶解量、排出量和溶解度，就可以绘制通气血流比对应的血流连续分布图。图 19-23 中的下图即为健康人的例子，其通气和血流非常匹配，$\dot{V}_A/\dot{Q}$ 局限在 1 周围。MIGET 对于检测不同的 $\dot{V}_A/\dot{Q}$ 失调具有较高的分辨能力，但不能确定具体分布位置。一些反映失调程度的变量是可以计算的，在表 19-3 中已经给出。下文将讨论 $\dot{V}_A/\dot{Q}$ 失调的一些例子。

表 19-2 不同肺疾病导致低氧血症的机制

疾病	通气不足	弥散障碍	通气 / 血流失调	分流
慢性支气管炎	(+)	−	++	−
肺气肿	+	++	+++	−
哮喘	−	−	++	−
纤维化	−	++	+	+
肺炎	−	−	+	++
肺不张	−	−	−	++
肺水肿	−	+	+	++
肺栓塞	−	−	++	+
急性呼吸窘迫综合征	−	−	+	+++

表 19-3 在没有心肺疾病、清醒或在全麻肌肉松弛的情况下通气 - 血流关系的平均值

	$\dot{Q}$ mean	log SD $\dot{Q}$	$\dot{V}$ mean	logSD$\dot{V}$	分流（% Q_T）	无效腔（% V_T）	PaO_2/FiO_2^* (kPa)
清醒	0.76 (0 ~ 33)	0.68 (0.28)	1.11 (0.52)	0.52 (0.15)	0.5 (1.0)	34.8 (14.2)	59.5 (8.1)
麻醉	0.65 (0.34)	1.04 (0.36)	1.38 (0.76)	0.76 (0.31)	4.8 (4.1)	35.0 (9.9)	50.9 (15.2)

logSD$\dot{Q}$，血流分布标准差的对数；logSD$\dot{V}$，通气分布标准差的对数；$\dot{Q}$ mean，$\dot{V}_A/\dot{Q}$ 的血流分布平均值；$\dot{V}$ mean，$\dot{V}_A/\dot{Q}$ 的通气分布平均值

如果通气和血流不匹配，气体交换将受影响。影响氧合作用最常见的原因是 $\dot{V}_A/\dot{Q}$ 失调。低 $\dot{V}_A/\dot{Q}$ 会降低氧合作用，因为通气太少，以至于无法使血液充分氧合。氧合受损的程度取决于 $\dot{V}_A/\dot{Q}$ 失调的程度。事实上，即使肺组织局部的 $\dot{V}_A/\dot{Q}$ 正常（0.5～1），血液也不会完全达到氧饱和。因此，PaO_2 和肺泡 PO_2 不会完全相等，$(PAO_2 - PaO_2)$ 差值为 3～5mmHg（0.4～0.7 kPa）是正常的。$\dot{V}_A/\dot{Q}$ 失调越严重，PAO_2 与 PaO_2 的差值就越大。$\dot{V}_A/\dot{Q}$ 失调可以解释所有严重阻塞性肺疾病患者低氧血症的原因[116]。

COPD 的患者常常被认为存在分流（有灌注，但无通气），用更加精细的技术（如 MIGET）检测时，大多数情况下又不存在分流。事实上，阻塞性肺疾病患者的分流很可能是疾病中的一个复杂因素（图 19-26）。

严重哮喘患者应用 MIGET 检查时，低 $\dot{V}_A/\dot{Q}$ 呈独特的双峰图形[157]（图 19-26）。原因可能是水肿（或黏液栓，或痉挛）导致气道闭合，其远端的肺泡仍可以通过旁路通气（例如肺泡孔、支气管间交通）；否则这些区域就存在分流（无通气但有灌注），其结果是导致 $\dot{V}_A/\dot{Q}$ 出现又一个高峰，这就解释了双峰分布的原因。这些旁路通气可能就是 COPD 时不常存在真性分流的部分原因。当然，如果用标准分流方程式解释低氧血症，很难区分导致低氧血症的原因究竟是低 $\dot{V}_A/\dot{Q}$ 还是分流（被称为"静脉血掺杂"更加确切）。

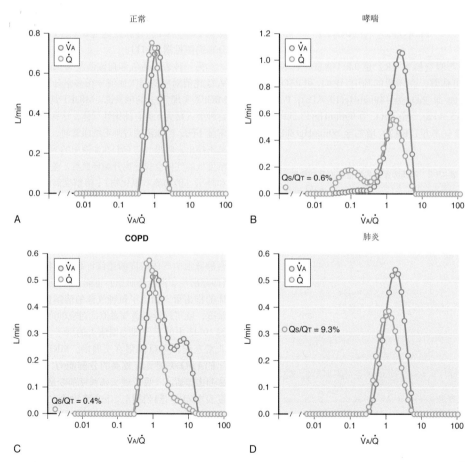

图 19-26 正常肺、哮喘、慢性阻塞性肺疾病（COPD）和肺炎时的通气血流分布。A. 健康受试者通气和血流匹配较好，$\dot{V}_A/\dot{Q}$ 集中在 1。这使 CO_2 排出和血液氧合作用都达到最佳。B. 哮喘患者 $\dot{V}_A/\dot{Q}$ 分布范围较广，有些区域的通气相对血流是过剩的（$\dot{V}_A/\dot{Q}$ 比值达 10 甚至更高），并且还存在一个 $\dot{V}_A/\dot{Q}$ 比值集中在 0.1 的特殊"低 $\dot{V}_A/\dot{Q}$"比值区域。旁路通气可以合理解释这一现象，旁路通气使其他闭合的气道仍保持一定程度的气体交换。哮喘患者不存在分流。C. 慢性支气管炎患者的通气类型和哮喘患者几乎没什么差别，但有一个更加明显的"高 $\dot{V}_A/\dot{Q}$"，从而增加了无效腔通气。无分流，图中所示的 $\dot{V}_A/\dot{Q}$ 模型不会导致显著的低氧血症。D. 大叶性肺炎的主要发现就是完全分流（实变、有灌注、极少通气的肺叶），$\dot{V}_A/\dot{Q}$ 分布范围非常窄

气道梗阻的分布是不均匀的，$\dot{V}_A/\dot{Q}$ 的变异很大。实际上，通气会从气道阻力高的区域向其他区域再分布。于是，与灌注相比，这些区域就形成了过度通气，导致高 $\dot{V}_A/\dot{Q}$。在肺顶端，有很多正常的区域 $\dot{V}_A/\dot{Q}$ 达到了 5，但在阻塞性肺疾病患者中，这个数值可能达到 100 甚至更高，使它很难与真正的无效腔相区分，这就是阻塞性肺疾病患者生理无效腔增加的原因。高 $\dot{V}_A/\dot{Q}$ 和气道无效腔的影响是相似的，也就是说，通气似乎不参与气体交换（无效通气）。因此，患有 COPD 的患者，既有低 $\dot{V}_A/\dot{Q}$（影响氧合作用），又有高 $\dot{V}_A/\dot{Q}$（模拟无效腔，影响 CO_2 清除）。但 MIGET 是一个复杂的、更适合用于研究的方法，临床上计算无效腔依赖于 CO_2 呼出量。用 CO_2 推导无效腔量见框 19-3。

所有 COPD 患者都存在不同程度的 $\dot{V}_A/\dot{Q}$ 失调，其对大多数患者的低氧血症都能做出解释。通气不足也是低氧血症的一个因素，但是弥散障碍和分流很少引起低氧血症。在严重 COPD（尤其是肺气肿）时，弥散容量（或转运试验）明显降低。在这些病例中，弥散容量下降并不是因为肺泡 - 毛细血管膜增厚，而是由于毛细血管血容量下降和弥散面积减少。

肺疾病会影响肺血管，通过阻碍局部血流导致 $\dot{V}_A/\dot{Q}$ 失调。$\dot{V}_A/\dot{Q}$ 失调、弥散障碍和分流，涉及血管

的系统性疾病会导致严重的肺功能障碍。肺纤维化时出现低氧血症大部分原因是由于 $\dot{V}_A/\dot{Q}$ 失调[158]。另外，弥散障碍（尤其运动时，作用更明显）和不同程度的分流（见下文）也会导致低氧血症。

肺栓塞通过三种途径导致 $\dot{V}_A/\dot{Q}$ 失调。第一，血管床闭塞，导致局部极高的 $\dot{V}_A/\dot{Q}$，表现为无效腔增加。第二，闭塞的血管床迫使血液向其他已经通气的区域流动，导致这些区域形成低 $\dot{V}_A/\dot{Q}$。最后，如果 P_{PA}（肺动脉压）显著增加，任何分流的倾向都会增加[159]。急性肺动脉栓塞患者[160]的低氧血症主要是由 $\dot{V}_A/\dot{Q}$ 变异性增加引起的，这已经被试验证实[161]。

当肺炎涉及大面积实变、水肿和肺不张，出现明显分流和肺部分通气时，都会导致 $\dot{V}_A/\dot{Q}$ 失调（图 19-26）[150]。细菌性肺炎时，HPV 受到抑制，这是低氧血症恶化的重要机制[162-163]。

$\dot{V}_A/\dot{Q}$ 对 CO_2 清除的影响

通常认为即使 $\dot{V}_A/\dot{Q}$ 影响氧合作用，其对 CO_2 清除的影响也很微小。事实上，相比于血液的氧合作用，CO_2 清除更加受限于 $\dot{V}_A/\dot{Q}$[84]。但很少因此导致高碳酸血症，因为 $\dot{V}_A$ 极小的增加也会快速纠正 $PaCO_2$。如果肺泡通气完全受损并无法增加，则恶化的 $\dot{V}_A/\dot{Q}$ 失调会增加 $PaCO_2$。

弥 散 障 碍

肺血管疾病和肺纤维化时，肺泡毛细血管膜严重增厚，从而发生弥散障碍，导致低氧血症。即使在静息状态下，弥散也会减慢，达到毛细血管血液完全氧饱和可能需要整个毛细血管长度。另一方面，这就意味着假如 O_2 达到平衡所需的灌注时间和距离允许，这个增厚的弥散屏障就不会导致低氧血症（图 19-12）。但当储备量耗尽时，PaO_2 开始下降。这在肺纤维化患者中很容易观察到，这类患者的 PaO_2 在静息时正常，运动时则显著降低[84, 116]。心内右向左分流出现或者加重（例如房间隔缺损）也会导致这种运动诱发的低氧血症，因为由于肺动脉压增加，静息时的左向右分流变成了右向左分流（或轻微的右向左分流增加）。

右向左分流

如果血液流经肺而未与通气肺泡相接触，则血液不会发生氧合，也不会释放 CO_2。这种情况就叫作分流，它降低 PaO_2，升高 $PaCO_2$。健康人有很小的分流

框 19-3　生理性无效腔方程的派生

一次呼气潮气量中 CO_2 的
呼出量 = $F_ECO_2 \times V_T$

它即来自有灌注的肺也来自
无灌注的肺

来自有灌注肺的 CO_2 呼出量 =
$F_ACO_2 \times V_A = F_ACO_2 \times (V_T - V_D)$

来自无灌注（无效腔）肺的 CO_2 源于
吸入气体 = $F_ICO_2 \times V_D$

公式变式为：$F_ECO_2 \times V_T = F_ACO_2(V_T - V_D) + (F_ICO_2 \times V_D)$

重组后：

$$\frac{V_{DS}}{V_T} = \frac{F_A - F_E}{F_A - F_I}$$

如果 $F_I = 0$，P 替换 F，Pa 替换 P_A，以 CO_2 为例，

$$\frac{V_{DS}}{V_T} = \frac{PaCO_2 - P_ECO_2}{PaCO_2}$$

F_E、F_A、F_I 分别表示混合呼出气、肺泡气和吸入气浓度；V_T、V_{DS} 和 V_A 分别表示潮气量、无效腔量和灌流的肺泡的潮气量。

（占心排血量的 2% ~ 3%），这是由于心肌中的静脉血通过心脏最小静脉注入左心房引起的。在病理状态下，分流范围可从心排血量的 2% 达到 50%。

分流常与 $\dot{V}_A/\dot{Q}$ 失调相混淆。尽管 $\dot{V}_A/\dot{Q}$ 为 0 时（有一些灌注，但无通气）就构成分流，但低 $\dot{V}_A/\dot{Q}$ 和分流间有两个明显和重要的区别。第一，分流的解剖与低 $\dot{V}_A/\dot{Q}$ 有区别。低 $\dot{V}_A/\dot{Q}$ 区以气道和血管收缩为特征，导致一些区域通气和血流减少，而另一些区域相应增加，例如阻塞性肺疾病和血管疾病。分流是由局部通气完全终止引起，常是塌陷（肺不张）或者实变（例如肺炎）的结果。哮喘和 COPD 不会导致分流[116]，即使有分流，也是并发症。第二，增加吸入氧浓度可改善低 $\dot{V}_A/\dot{Q}$ 导致的低氧血症，但是对分流导致的低氧血症则作用很小。尽管低 $\dot{V}_A/\dot{Q}$ 区域的肺泡充气很少，但确实存在肺泡充气，提高这部分肺泡内氧气浓度可以通过增加 FiO_2 来实现。相反，增加的氧气却无法进入真分流（解剖分流）区。

解剖分流和低 $\dot{V}_A/\dot{Q}$ 常常同时存在，其净效应常常被称为分流比（按照标准分流方程式）。这种情况下，低 $\dot{V}_A/\dot{Q}$ 的部分会对 FiO_2 增加有反应，解剖分流（真分流）的区域则无反应。因此，（无论 FiO_2 是多少）分流都会降低 PaO_2。当计算的分流分数增加到 25% 时，对 FiO_2 增加的反应就变小；当增加到 30% 甚至更高时，反应就变得微乎其微[150]。分流血液和混合静脉血具有相同 PO_2，其与肺终末毛细血管 PO_2 正常的血液混合，净效应就是造成了这种对 FiO_2 增加的不同反应。如果分流占全肺血流量的比例足够大，则增加 FiO_2 可以增加物理溶解的氧气量，但是这部分氧气太少，以至于难以测量。这种分流即为顽固分流。

单肺通气期间的呼吸功能

单肺手术期间维持氧合是一个挑战。一侧肺无通气但是仍有灌注，在术后一段时间内，肺的完整性和通气血流比值仍需要一段时间来恢复（见第 66 章）[164]。

单肺麻醉和通气技术意味着只有一侧肺通气、提供血液氧合并从血液中清除二氧化碳。无通气肺的持续灌注导致分流和 PaO_2 降低（图 19-27）。可采取措施降低这种血流[165-166]。

单肺麻醉期间，有两个主要因素导致氧合作用受损：一，无通气肺持续存在的血流。二，通气侧肺发生肺不张，导致局部分流和低 $\dot{V}_A/\dot{Q}$[139]。肺复张手法有助于区分肺不张的原因[167]。连续增加的气道峰压和 PEEP 施加于通气侧肺可使 PaO_2 明显增加，表明通气侧肺不张是导致低氧血症的重要原因。这种情况下，若把血液灌注从通气肺转移到无通气肺，不但不会改善氧合，还会恶化氧合。

复张还会影响 V_D。单肺麻醉期间复张策略能改善氧合，同时也会降低 V_D[168]。CO_2 曲线在呼气期（3 期）的斜率变得平坦，表明吸入气在肺内分布更加均匀，肺泡排空更加同步。因此，使塌陷肺泡再复张就产生了继发效应，即通气分布更加均匀，无效腔也减少。这个效应说明应用小潮气量通气更加有利。与单独一次复张策略相比，持续增加 P_{AW}（给通气侧肺设定最佳 PEEP）的方法能使顺应性增加 10%，但会稍微恶化氧合作用，可能是因为血液从通气的肺组织向

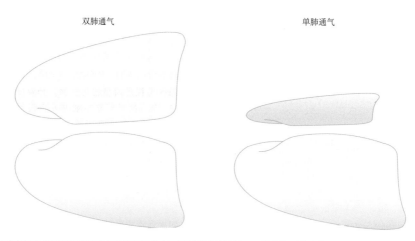

双肺通气　　　　　　　　　　　　　单肺通气

图 19-27　麻醉中行双肺通气和单肺通气时分流的分布。暗区代表分流区，双肺通气时分流位于下面的肺，而单肺通气时下面的肺以及上面的整个肺都有分流

无通气（未受压迫）的肺组织再分布引起[169]。有综述介绍了单次复张和应用最佳 PEEP 的基本原理[170]。

复张也可用于无通气肺。挤压无通气肺对氧合作用的影响可以通过动脉内 O_2 传感器检测，后者提供即时的和连续的 PaO_2[171]。挤压造成 PaO_2 升高，说明血液从上肺（无通气侧肺）向下肺（通气侧肺）移动。上肺发生完全吸收性肺不张可能也有相似的效应[172]。

目前已有关于吸入一氧化氮（NO，肺血管舒张药）和静脉注射阿米三嗪（肺血管收缩药）分别单独应用或两者联合应用的研究（见第 104 章）。单独应用 NO 对氧合作用的影响不大[173]，但是联合应用阿米三嗪时，氧合作用到改善[174-175]。在剂量不影响 P_{PA} 或心排血量时，单独应用阿米三嗪也能改善氧合[176]。尽管吸入 NO 能增加肺充分通气区域的灌注（提高 $\dot{V}_A/\dot{Q}$），但是阿米三嗪能增加 HPV，减少无通气（即分流）区域的灌注，还可能促使血液流向肺通气区域。选择性肺血管扩张曾被评估[177-178]。

肺血管拧曲和 HPV 会造成机械性阻塞，详细分析后显示，血流从非通气肺转移（尽管未完全转移）的重要决定因素是 HPV[179]。另外，患者体位会影响分流的程度[180]。

气　腹

腹腔镜手术是通过向腹腔内注入 CO_2 气体实现的。气腹的影响是双方面的。第一，高碳酸血症性酸中毒[181-182]的影响包括心肌收缩力下降、心肌对儿茶酚胺致心律失常作用敏感和全身血管扩张[183]。术后对呼吸的影响也会持续较长时间[184]。第二，气腹造成的物理影响也很重要。包括 FRC 和 VC 下降[185]、肺不张[186]、呼吸顺应性下降[187]和气道峰压升高[188]。尽管如此，CO_2 气腹时，分流下降，动脉氧合明显改善[189]。肺不张增多和分流下降是两个相反的结论，说明高碳酸血症性酸中毒引起血流从塌陷的肺区域向其他区域的有效转移。事实上，近期的实验研究表明，如果向腹腔内注入空气，相比于向腹腔内注入二氧化碳，会发生更严重的分流[190]。

心脏术后的肺功能

心脏手术会产生最严重的术后肺不张（见第 67 章）[191]，可能是因为双肺通常均发生萎陷。肺不张的自然恢复过程缓慢，到术后 1～2 天，残余的分流仍可高达 30%[99, 192]，但是，术毕采取复张策略是可行的。在一些病例中，30cmH$_2$O 的气道压力持续 20s 即已足够[99]，有利于肺重新开放。复张策略（PEEP 为 0 时）能使 PaO_2 和 EELV 短暂升高；单独应用 PEEP 时，EELV 增加，PaO_2 没有变化。但复张策略后再使用 PEEP 能大幅度持续提高 PaO_2 和 EELV[193]。单独应用 PEEP 时，EELV 增加的幅度明显大于动脉氧合增加的幅度，这说明相比于使膨胀不全的肺再开放，PEEP 更有利于使已经开放的肺保持开放。

一项关于间断 CPAP 和持续无创压力支持通气的研究得到了有趣的发现。压力支持后，肺不张的影像学证据减少，床旁肺功能测试得到的氧合结果也没有差异[194]。尽管作者的结论是无创压力支持通气没有临床效果，但不同的 FiO_2 可导致不同的肺不张倾向。达到中等程度气道压（46cmH$_2$O）的复张手法似乎不会影响肺血管阻力或者右心室后负荷[195]，这在心脏手术后是一个非常重要的问题。尽管如此，在这种情况下应慎重考虑 RV 负荷和射血，尤其是存在 RV 储备下降或者三尖瓣返流时。最后，现在很多心外手术都是在"非体外"下进行的，对术后肺的影响降低，术后肺内分流减少，住院时间缩短[196]。

▌术后理疗

手术（包括心脏手术，见第 103 章）后物理治疗虽然存在诸多争议[197]，但当认真完善其详细流程后，其对肺复张（脑部 CT 可见）的作用显著，例如运动后必须使用氧流量瓶吸氧[198]。事实上，在术后尽早做较大的吸气运动可能是预防术后肺部并发症的关键。是否需要特殊的用力呼吸装置来辅助深呼吸仍不确定。

▌睡眠对呼吸的影响

睡眠对呼吸的很多方面都有重要影响，可能最重要的就是通气[199]。睡眠降低潮气量和吸气动力，V_E 大约下降 10%，这取决于睡眠阶段，在快速眼动睡眠（REM）阶段降低最为显著。肺容量（即 FRC）也会降低[200]，这一现象在刚进入睡眠后立刻发生，在 REM 期，FRC 降至最低值（静息时的 10%）[201]。健康志愿者进行 CT 检查，发现睡眠期间 FRC 下降伴随着肺底部通气减少。已经证实麻醉患者 FiO_2 从 0.3 升至 1.0 时，出现同样的通气减少，肺不张快速发生。在正常睡眠时，吸入高浓度氧气可能也会导致肺不张。

▌参考文献

见本书所附光盘。

第 20 章　心脏生理学

Lena S. Sun • Johanna Schwarzenberger • Radhika Dinavahi
岳子勇 译　席宏杰 审校

要　点

- 心动周期是指一次心搏过程中心脏一系列的电和机械活动。
- 心排血量取决于心率、心肌收缩力、前负荷和后负荷。
- 大部分心肌细胞由杆状束样的心肌纤维组成，是心肌细胞收缩的基础。
- 收缩的基本单位是肌节。
- 缝隙连接是细胞间小分子电偶联的基础。
- 心脏动作电位分为四期。
- 普遍存在的第二信使 Ca^{2+} 是心脏兴奋收缩耦联的关键。
- 钙诱导的钙火花是局限性的钙离子释放在时间上和空间上模式化的活动表现，其对于兴奋收缩耦联以及自律性、收缩性的调节至关重要。
- β 肾上腺素能受体兴奋可产生变律、变力、舒张和变传导作用。
- 影响心脏活动的激素可由心肌细胞合成和分泌，或由其他组织合成转运到心脏。
- 心脏反射是心脏与中枢神经系统之间的快反射环路，可以调节心脏功能并维持生理学稳态。

　　1628 年，英国医生 William Harvey 首先提出了现代循环的概念，认为心脏是循环的动力源。现代心脏生理学不仅包括心脏泵功能生理学，还包括细胞及心肌细胞的分子生物学、心脏功能的神经和体液调节。心脏生理学只是完整的心脏血管和循环生理学的一个组成部分。本章我们只讨论心脏生理学，先讨论整体心脏生理学，然后集中讨论心脏细胞生理学，最后我们简要讨论调控心脏功能的各种因素。

　　心脏的基本解剖结构由两个心室和两个心房构成，它们提供两个相互分隔但又连续的循环。肺循环是低阻力和高容量的血管床，它接受右心排出的血液，主要功能是双向气体交换。左心排出的血液提供给体循环，它的功能是输送氧气和营养，并带走各个组织中的 CO_2 和代谢产物。

正常心脏生理学

　　为了掌握正常心脏的机械力学性能，首先要了解心动周期的每个阶段和影响心室功能的决定性因素。

心　动　周　期

　　心动周期是一次心脏跳动过程中一系列的电和机械活动。图 20-1 说明了：①一次心动周期的电活动由心电图表示；②一次心动周期的机械活动由左心房和左心室压力波动及与此相关的主动脉血流和心室容积的改变表示[1]。

　　心动周期开始于心脏跳动。特殊的心脏起搏组织本身具有自律性和节律性。窦房结是通常的起搏点，它能以最大频率产生搏动，是正常的起搏点。

电活动和心电图

　　体表心电图表示起搏点和特殊传导系统的电活动（参见第 45 章和第 47 章）。它是由心脏产生、在体表位置记录到的电势差。动作电位起始于窦房结，由特殊传导组织传导至双心房，引起心房收缩并产生心

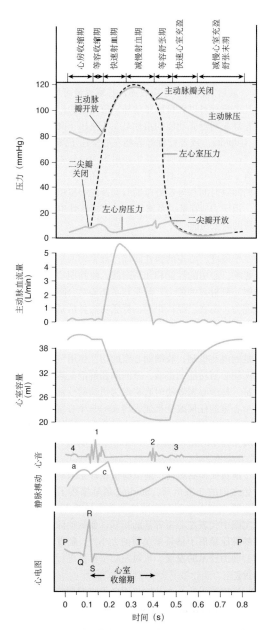

图 20-1 一个心动周期中的电和机械活动。图中显示主动脉血流量曲线、心室容量曲线、静脉搏动曲线和心电图 *(From Berne RM, Levy MN: The cardiac pump. In Cardiovascular physiology, ed 8. St. Louis, 2001, Mosby, pp 55-82.)*

图上的 P 波。在房间隔和室间隔的接合处，心房的特殊传导组织会聚在房室结，连接于希氏束。房室结传导相对较慢，它使正常进行的心房和心室收缩延迟。PR 间期表示在房室结水平房室收缩之间的延迟。电脉冲通过大的左右束支从远端希氏束传导至浦肯野纤维，后者是特殊传导系统最小的分支。最终电信号从浦肯野纤维传导至每一个心肌细胞，心肌去极化在心电图上显示的就是 QRS 波群。去极化后就是心室复极化，在心电图上表现为 T 波[2]。

机械活动

心动周期的机械活动从血液由体循环和肺循环返回到左、右心房开始。血液在心房内充盈，心房压力增加超过心室内压力，房室瓣开放。血液被动地流入心室，流入量大约占心室总充盈量的 75%[3]。心房主动收缩将剩余的血量注入心室。心房收缩开始与窦房结的去极化和 P 波同时发生。心室充盈，房室瓣向上移位，心室收缩伴随着三尖瓣和二尖瓣的关闭，对应于心电图上 R 波的终止。心室收缩的第一期被称为等容收缩期。冲动通过房室区并由左右束支传到浦肯野纤维，引起心室肌的收缩和心室内压力递增。当心室内压力超过肺动脉和主动脉压时，肺动脉瓣和主动脉瓣开放，心室射血，其为心室收缩的第二期。

心室射血分为快速射血期和减慢射血期两部分。在快速射血期，射血速度最快，肺动脉压和主动脉压上升也最快。在减慢射血期，随着收缩期的进展，血流和大动脉压的变化越来越小。血液射出后，室内压下降，心室舒张，肺动脉瓣和主动脉瓣关闭。心室舒张的最初阶段是等容舒张期，这一期伴随着心室肌复极化，心电图上 T 波结束。心室舒张的最后时期，室内压力快速下降，直到低于左、右心房的压力，这时房室瓣重新开放，心室重新充盈，又重复下一周期。

心室结构和功能

心室结构

心肌的特殊结构是心脏发挥泵功能的基础。心肌螺旋状的薄层结构使左心室形成椭圆形（图 20-2）。心肌肌束的走向在外层是纵向的，中间为环状，内层又变为纵向。由于左心室是椭圆形的，室壁的厚度也不同，导致左心室横断层面的半径也不同。这些局部的差别用于适应左心室不同的负荷状况[4]。此外，这样的解剖使左心室射血呈螺旋状由基底部开始至心尖结束。左心室这种复杂结构允许心肌进行最大程度的收缩，使心室壁增厚，产生收缩力。而且，左心室扭

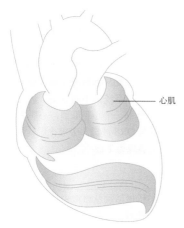

心肌

图 20-2　肌束 (From Marieb EN: Human anatomy & physiology, ed 5. San Francisco, 2001, Pearson Benjamin Cummings, p 684.)

曲的舒缓可为左室舒张期充盈提供抽吸机制。由于左心室游离壁和室间隔有相同的肌束组织，在正常心脏收缩时室间隔向内移动。局部室壁厚度通常用于临床评估心肌做功指数，如通过围术期超声心动图或磁共振成像来评估。

左心室需要将血泵入压力较高的体循环，而右心室对应的是压力较低的肺循环，所以右心室壁很薄。与椭圆形的左心室相反，右心室为月牙形，因此右心室的收缩力学更为复杂。流入和流出收缩并非同步发生，大部分收缩力似乎是依靠以左心室为基础的室间隔收缩力。

胶原纤维复杂的组合形成支持心脏和周围血管的支架，这种组合具有足够强度抵抗伸展拉力。胶原纤维主要是由厚的 I 型胶原纤维构成，它与薄的 III 型胶原纤维横向连接，III 型胶原纤维是其他胶原的主要类型[5]。含有弹性蛋白的弹性纤维与胶原纤维接近，它们使心肌富有弹性[6]。

心室功能

收缩功能　心脏提供动力向整个心血管系统输送血液，提供营养并带走代谢废物。由于右心室解剖学的复杂性，传统收缩功能的描述通常限于左心室。心脏的收缩特性取决于负荷条件和收缩性。前负荷和后负荷是相互依赖的外在因素，它们支配着心脏的做功。

舒张功能　舒张期是指心室的舒张，它有四个不同阶段：①等容舒张期；②快速充盈期，即左心室充盈同时左心室压发生变化；③减慢充盈期；④心房

收缩最后充盈期。等容舒张期是能量依赖性的。在张力增加的舒张期（第 2 期到第 4 期），充盈时心室内存在压力，这一过程心肌不产生收缩力，心室不断充盈。等容舒张期不发生心室充盈，最大的充盈量出现在第二阶段，而第三阶段只增加总的舒张末期容量的 5%，最后阶段由于心房收缩，心室容量可增加 15%。有几个指标可以评价舒张功能，应用最为广泛的检验等容舒张期舒张功能的指标是左心室压下降的最大速率（-dp/dt），或者计算等容相左心室压下降的时间常数（τ）。在张力增加的舒张期用于评价舒张功能的指标有：超声心动图测定主动脉瓣关闭到二尖瓣开放之间的间隔时间和等容舒张期时间及左心室壁变薄的峰率。用压力 - 容量关系来估计心室顺应性也可确定这阶段的舒张功能[7-8]。

很多因素影响舒张功能：收缩期容量负荷、被动的室壁硬度、心室的弹性回缩、舒张期两个心室的相互影响、心房的性能和儿茶酚胺。收缩期功能异常会减弱心脏射血的能力，舒张期功能异常会降低心脏充盈能力。现在已经认识到，舒张功能异常是充血性心力衰竭病理生理变化的主要原因[9]。

心室间收缩期和舒张期的相互作用是反馈调整每搏量的内在机制。收缩期心室的相互作用包括室间隔对两侧心室功能的影响。室间隔在解剖上连接着两侧心室，每个心室做功时它将成为负荷的一部分，因此一个心室的任何改变都能表现在另一个心室上。在舒张期心室的相互作用中，左心室和右心室的扩张将影响对侧心室的充盈效果，从而改变其功能。

前负荷和后负荷　前负荷指在舒张末期心脏收缩开始之前的心室负荷。Starling 最早描述了肌节长度和心肌收缩力之间存在的线性关系（图 20-3）。在临床实践中代表左心室容量的指标，如肺动脉楔压或中心静脉压被用于估计前负荷的大小[3]。随着经食管超声心动图技术的发展，可对左心室容量进行更直观的测量。

后负荷指左心室开始收缩之后收缩期的负荷。主动脉顺应性是决定后负荷大小的另一个重要因素[1]。主动脉顺应性是主动脉适应心室收缩力的能力。主动脉壁的变化（膨胀和僵硬）可改变主动脉的顺应性，从而改变了后负荷。病理条件下改变后负荷的实例是主动脉狭窄和慢性高血压，两者都阻碍心室射血，因此使后负荷增加。瞬间的主动脉阻抗或主动脉血压是精确测量后负荷的方法。但是，在临床上测定主动脉阻抗是一种有创操作。超声心动图可以通过测量增长最快时的主动脉血流来估计主动脉阻抗，这种方法是

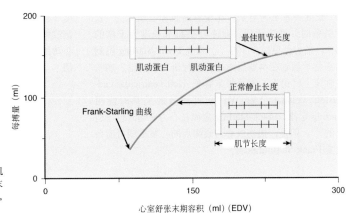

图 20-3 Frank-Starling 曲线。图中显示了肌节长度和心肌张力变化的关系。心脏舒张末期容积的增加相当于心肌伸展长度的增加，因此，根据 Starling 定律，每搏量也增加

无创的。在临床实践中，如果不存在主动脉瓣狭窄，收缩压基本上就代表了后负荷的数值。

前负荷和后负荷分别被认为是心室舒张末期和左心室射血期心室壁的张力。室壁张力是一个有用的概念，因为它包含着前负荷、后负荷和收缩所需的能量。室壁张力和心率很可能是说明心室氧需求的两个最相关的参数。Laplace 定律说明，室壁张力（σ）等于心室内压力（P）乘以心室半径（R）再除以室壁的厚度（h）[3]：

$$\sigma = P \times R/2h$$

左心室的椭圆形使其可保持最小张力，而心室由椭圆形变为球形时，室壁张力增加。椭圆的长轴和短轴比值减小表示心室从椭圆形转变到球形。

左心室肌的厚度是室壁张力重要的调节因素。例如，主动脉瓣狭窄时后负荷增加，收缩期射血时心室必须产生更高的压力来克服增加的后负荷。为了提高做功，心室厚度增加（左心室肥厚）。尽管为克服主动脉瓣狭窄必须增加左心室压力，但是根据 Laplace 定律，左心室壁厚度的增加将使室壁张力减小（图 20-4）[10]。在衰竭的心脏，左心室半径增加，这样也增大了室壁张力。

Frank–Starling 机制 Frank-Starling 机制是心肌内在的特性，伸展心肌的肌节可以提高心肌的收缩能力（图 20-3）。Otto Frank 于 1895 年首先在骨骼肌记录到这种情况，即张力的改变直接影响肌肉长度的变化。在心脏，压力的改变引起容量的改变[11]。1914年，E. H. Starling 以离体心肺为模型观察到，"心纤维由静止到收缩状态转变时，其长度的改变可释放机械

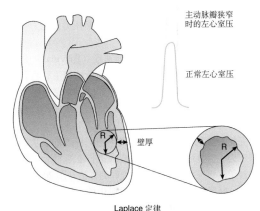

图 20-4 在主动脉瓣狭窄时，左心室压力增加，而为保持室壁张力在可控范围，左心室代偿性肥大。根据 Laplace 定律，室壁张力 = 心室内压力 × 半径 ÷（2 × 室壁厚度），因此，室壁厚度的增加抵消了心室内压力的增长，使室壁张力保持在可控水平 *(From Opie LH: Ventricular function. In The heart. Physiology from cell to circulation, ed 4. Philadelphia, 2004, Lippincott-Raven, pp 355-401.)*

能。"[12] 如果将一条心肌在等长状态下装在肌肉槽内，以固定频率刺激，肌节长度的增加引起抽搐张力也增加。Starling 的结论是：抽搐张力的增加是肌束相互作用增强的结果。

电子显微镜技术证实，肌节的长度（2.0 ～ 2.2μm）与肌动蛋白及肌球蛋白横桥的数量呈正相关。肌节有一个最适长度，在这个长度上相互作用是最大的。这个观念基于以下假设：横桥数量的增加等同于肌肉性能的增加。虽然这个理论适用于骨骼肌，但心肌的张

力 - 长度关系更为复杂。比较骨骼肌和心肌张力 - 长度关系时，可注意到，即使心肌肌节长度为正常的80%，张力也只减少10%[11]。有关 Frank-Starling 机制的细胞学基础在本章后面还要进行研究和讨论。通常在临床上讨论左心室舒张末容积（left ventricular end-diastolic volume，LVEDV）和每搏的关系时应用 Starling 定律。Frank-Starling 定律在心力衰竭时也是适用的[13]。但是，损伤或心力衰竭后的心室重塑可能会改变 Frank-Starling 机制。

收缩性 每一条 Frank-Starling 曲线都代表了心脏的一种收缩性或变力状态，即在任一舒张末期状态时的心肌做功。改变影响心肌收缩性的因素可得到一组 Frank-Starling 曲线（图 20-5）[10]。这些因素包括运动、肾上腺素能神经刺激、pH 变化、温度、药物（如洋地黄）。左心室产生并维持射血所需压力的能力是心脏固有的变力状态。

在离体的肌肉，最大收缩速度（即 Vmax）是在零负荷的情况下确定的。在不同负荷情况下，将乳头肌缩短速度绘制成图就可得到 Vmax。在完整的心脏上，由于不存在完全没有负荷的情况，所以无法测量 Vmax，但在单个心肌细胞上可以做到。有几种方法在测量完整心脏的收缩活性上取得了不同程度的成功。绘制压力 - 容量环的方法虽然要求进行左心插管，但这是目前测定完整心脏收缩性最好的方法（图 20-6）[10]。压力 - 容量环相当于间接测量肌肉的力（压力）和长

度（容量）的 Starling 关系，临床上最常用的能代表心室收缩功能的非创伤性指标是射血分数，可通过超声心动图、血管造影术、放射性核素心室造影术进行评估：

$$射血分数 = (LVEDV\text{-}LVESV)/LVEDV$$

其中 LVESV 是左心室收缩末容积。

心脏做功 心脏做功分为外部做功和内部做功。外部做功用于克服压力射血，内部做功用于改变心脏的形状，为心脏射血做准备。内部做功表现不出心脏的效能，室壁张力直接和内部做功成正比[14]。

外部做功或每搏作功等于每搏量（SV）与心脏射血时产生的压力（P）的乘积。

$$每搏作功 = SV \times P \ 或 \ (LVEDV\text{-}LVESV) \times P$$

心室外部做功和内部做功都要耗氧。在心肺转流期间左心室引流不畅的情况可以说明内部做功的临床意义。心肺转流术中，虽然外部做功是由滚轮泵提供，但如果左心室引流不畅会导致室壁张力及内部做功增加，心肌缺血仍可能发生。

心脏收缩性可由下面的公式评价[8]：

$$心脏效率 = 外部做功 / 等量的氧耗量$$

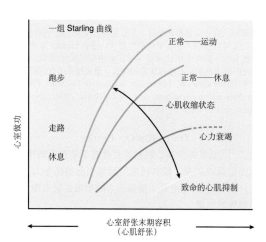

图 20-5 一组 Starling 曲线。向左侧移位的曲线表示收缩状态的增强，向右侧移位的曲线表示收缩力的减弱 *(From Opie LH: Ventricular function. In The heart. Physiology from cell to circulation, ed 4. Philadelphia, 2004, Lippincott-Raven, pp 355-401.)*

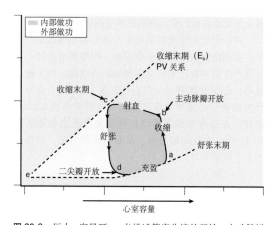

图 20-6 压力 - 容量环。a 点描述等容收缩的开始，主动脉瓣在 b 点开放，随后是射血（b→c），二尖瓣在 d 点开放，接着就是心室充盈。a、b、c、d 四点确定为外部做功，在 e、d 和 c 进行内部做功，压力 - 容量环面积是内部和外部做功的总和 *(From Opie LH: Ventricular function. In The heart. Physiology from cell to circulation, ed 4. Philadelphia, 2004, Lippincott-Raven, pp 355-401.)*

正常的左心室结构是纵向排列的外层包绕着环状排列的中间层，在此基础上，心脏射血时呈螺旋状运动做功效率最高。心力衰竭时，由于室壁张力增大，增加了氧耗，心室扩张使心脏的效率降低[11]。

心率及收缩力 – 频率的关系　在离体心肌，增加刺激的频率可导致收缩力增大，这个关系称为"阶梯现象"或收缩力 - 频率关系[8, 15]。在固定长度的离体心肌上，每分钟刺激在 150 ~ 180 次时可达到最大收缩力。因此，增加频率可增加收缩力，减少刺激频率可减小收缩力。但当刺激频率变得极高时，收缩力也减小。根据收缩力 - 频率关系，只有在某心率范围内使用起搏器才能产生正性肌力作用。在衰竭的心脏，应用收缩力 - 频率关系增加心肌收缩力的效果不佳[8]。

心 排 血 量

心排血量是单位时间内心脏泵出的血量，它由四个因素所决定：两个内在因素——心率和心肌收缩力；两个外在因素——前负荷和后负荷。

心率是指每分钟心跳的次数，主要由自主神经系统调节。只要在舒张时心室有足够的充盈，心率增加，心排血量也会增加。收缩性是指内在的收缩性能，它不依赖于负荷状态。收缩性在整体的心脏很难定义，因为不可能把心脏从有负荷的条件下隔离开来[8, 15]。例如，Frank-Starling 关系定义为根据前负荷的改变而使内在收缩性能发生改变。活体的心排血量可以用 Fick 原理来测定。Fick 原理以图示的方式进行概述（图 20-7）[1]。

Fick 原理的依据是质量守恒定律，肺静脉输送的氧含量（q_3）等于通过肺动脉（q_1）和肺泡（q_2）输送到肺毛细血管的氧含量。

经肺动脉输送到肺毛细血管的总氧含量（q_1）等于总的肺动脉血流量（$\dot{Q}$）乘以肺动脉血氧浓度（$CpaO_2$）：

$$q_1 = \dot{Q} \times CpaO_2$$

从肺静脉运送出的氧含量（q_3）等于肺静脉总血流量（$\dot{Q}$）乘以肺静脉血氧浓度（$CpvO_2$）：

$$q_3 = \dot{Q} \times CpvO_2$$

肺动脉 O_2 浓度等于混合静脉血 O_2 浓度，肺静

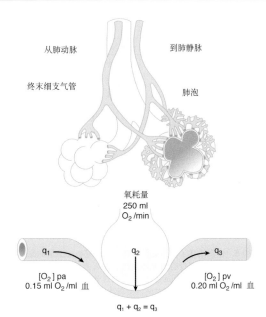

图 20-7　图中显示了根据 Fick 方程测定心排血量的原理。如果肺动脉中的氧浓度（$CpaO_2$）、肺静脉中的氧浓度（$CpvO_2$）和氧耗量都是已知的，心排血量就可以计算出来。pa 表示肺动脉，pv 表示肺静脉 *(From Berne RM, Levy MN: The cardiac pump. In Cardiovascular physiology, ed 8. St. Louis, 2001, Mosby, pp 55-82.)*

脉 O_2 浓度等于外周动脉血 O_2 浓度。氧耗量是指从肺泡输送到肺毛细血管的 O_2 量（q_2），因为 $q_1 + q_2 = q_3$，所以：

$$\dot{Q}(CpaO_2) + q_2 = \dot{Q}(CpvO_2)$$

$$q_2 = \dot{Q}(CpvO_2) - \dot{Q}(CpaO_2)$$

$$q_2 = \dot{Q}(CpvO_2) - CpaO_2$$

$$\dot{Q} = q_2 / (CpvO_2 - CpaO_2)$$

因此，如果肺动脉氧浓度（$CpaO_2$）、肺静脉氧浓度（$CpvO_2$）和 O_2 耗量（q_2）是已知的，就可得出心排血量。

指示剂稀释技术是测量心排血量的另一种方法，它也是根据质量守恒定律。两种最常用的指示剂稀释技术是染料稀释法和热稀释法。图 20-8 说明了染料稀释法的原理[1]。

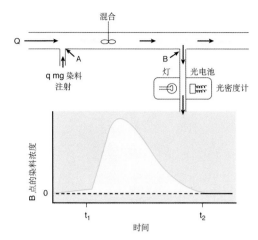

图 20-8 该图描述了使用染料稀释技术测定心排血量的原理。在这一模型中假定没有再循环血流。在 A 点将已知量的染料（q）注入血流 $\dot{Q}$（ml/min）。在 B 点通过光密度计以一恒定速率抽出混合的样本。一定时间内染料浓度的变化用一曲线描述出来。流量可以通过从上游注入的染料的总量除以下游浓度曲线下面面积来测得 *(From Berne RM, Levy MN: The cardiac pump. In Cardiovascular physiology, ed 8. St. Louis, 2001, Mosby, pp 55-82.)*

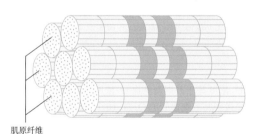

图 20-9 心肌细胞的组成。肌原纤维占心肌细胞的 50%，其他成分包括线粒体、细胞核、肌质网和细胞液

心脏细胞生理

细胞结构

从细胞水平看，心脏由三种重要成分组成：心肌组织（收缩性心肌细胞）、传导组织（传导性细胞）和细胞外结缔组织。一群心肌细胞及其结缔组织支撑网或细胞外基质组成一个心肌纤维（图 20-9）。相邻的心肌纤维通过胶原相连，细胞外基质是由成纤维细胞合成，其成分是胶原和其他主要基质蛋白。胶原是心肌坚硬程度的主要决定因素。基质蛋白之一弹性蛋白是弹性纤维的主要成分。弹性纤维使心肌具有弹性 [6]。其他的基质蛋白包括糖蛋白或蛋白聚糖和基质金属蛋

白酶。蛋白聚糖带有短的糖链，它们包括硫酸乙酰肝素、软骨素、纤维连接蛋白、层粘连蛋白。基质金属蛋白是可降解胶原和其他细胞外蛋白的酶。合成所引起的细胞外基质蛋白的蓄积与基质金属蛋白对其进行降解之间的平衡决定了心脏的机械特性和功能 [6]。

心肌细胞结构和功能

单个的收缩性心肌细胞是长度介于 $20\mu m$（心房肌细胞）至 $140\mu m$（心室肌细胞）之间的大细胞。肌原纤维占收缩性心肌细胞成分的 50%，其他成分是线粒体、细胞核、肌质网（SR）和细胞溶胶（细胞液）。肌原纤维杆状束组成心肌的收缩成分，每个收缩成分之间都有收缩蛋白、调节蛋白和结构蛋白。收缩蛋白占心肌蛋白的 80% 左右，余下的是调节蛋白和结构蛋白 [16-17]。心肌收缩的基本单位是肌节，本章后面"收缩成分"中将会详述。

肌膜或外部质膜将细胞内外间隔开。它通过广泛的横向或 T 型管状网络围绕着心肌细胞并进入肌原纤维内部，也形成了特殊的细胞间连接 [18-19]。

横管或 T 型管与膜内系统和在钙代谢中起重要作用的肌质网相接。钙离子代谢是心肌细胞兴奋收缩耦联（excitation-contraction coupling，ECC）的关键。肌质网进一步分为纵型（纵管系统）和连接型的肌质网。纵管系统参与钙的摄取，触发肌肉舒张。连接型的肌质网内有大量的钙离子释放通道［兰尼碱受体（RyRs）］，受到去极化刺激后，钙离子释放通道将肌质网中储备的钙离子释放出来，通过肌膜上的钙通道形成钙离子流。钙离子释放通道不仅可释放钙离子，也形成支架蛋白，它固定着许多关键的调节蛋白 [20]。

肌膜下面就是线粒体，它楔在细胞内肌原纤维之间。线粒体内包含有促进腺苷三磷酸（ATP）合成的酶类，它们是心肌细胞的能量加工厂。另外，线粒体也有积聚钙离子的功能，因此可调节胞浆钙离子浓度。在细胞核内几乎可以发现所有的遗传信息。在肌膜内除细胞器、收缩性结构和蛋白质以外，就是细胞液，形成充满液体的微环境。

心肌细胞间有三种不同的细胞间连接：缝隙连接、点状桥粒、片状桥粒（或者是筋膜连接）（图 20-10）[18, 21]。缝隙连接主要用于电偶联和细胞间小分子物质的转送，而桥粒样连接属于机械性连接。点状桥粒形成的黏附点用于固定细胞的细丝骨架，而筋膜黏附形成的黏附点用于固定收缩结构。缝隙连接由与相邻细胞的细胞质间隔直接相连的质膜丛构成。由保守蛋白的多基因家族编码的间隙连接蛋白构成缝隙连

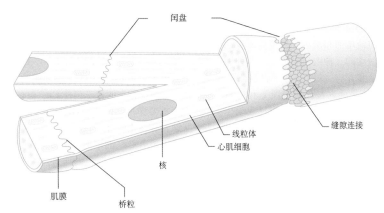

闰盘
线粒体
心肌细胞
缝隙连接
核
肌膜
桥粒

图 20-10　包绕心肌细胞的肌膜高度分化形成闰盘，和相邻细胞的终末细胞相接触。闰盘包括缝隙连接、点状和片状桥粒

接。哺乳动物心脏的主要间隙连接蛋白异形体是间隙连接蛋白 43；其他间隙连接蛋白，特别是间隙连接蛋白 40、45 和 37 也有表达，但表达量较少[20-21]。

　　传导性心肌细胞或浦肯野细胞是可传导动作电位的特殊细胞。这些细胞含有少量的肌原纤维和明显的细胞核，并有大量的缝隙连接。心肌细胞从功能上可分为：① 兴奋系统；② ECC 系统；③ 收缩系统。

兴奋系统

　　始发于特殊传导组织的细胞动作电位传递到每个细胞引起细胞内的活动，并通过肌膜兴奋系统引发细胞的收缩。

　　动作电位　离子流通过质膜引发了去极化（膜电位负值减少）和复极化（膜电位负值增加）。带有离子选择小孔（电压门控通道）的膜蛋白对其进行调节。依据膜电位变化，离子通道开启和关闭小孔，所以这些通道属于电压门控通道。在心脏上，已发现钠、钾、钙、氯通道与动作电位有关。

　　心脏的动作电位可分为两种类型：① 快反应动作电位，由浦肯野细胞系统和心房肌、心室肌细胞形成；② 慢反应动作电位，由窦房结和房室结中的起搏细胞形成。图 20-11 描述了浦肯野系统典型的动作电位[8]。钾离子跨膜电化学梯度决定了静息膜电位。膜电位发生去极化主要是由于 Na$^+$ 内流，引发了一次极快的膜电位上升（0 期）。在去极化过程中，当膜电位达到可临界水平或阈值，动作电位被广泛传导。快速超射后，紧接着就是瞬时的复极化（1 期），1 期主要是瞬时外向钾电流 i_{to} 的激活引起的短暂有限的复极

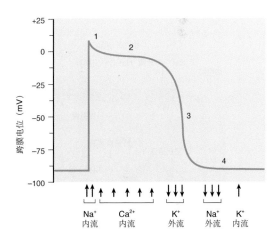

Na$^+$　Ca^{2+}　K$^+$　Na$^+$　K$^+$
内流　内流　外流　外流　内流

图 20-11　心室肌的动作电位分期和主要的伴随电流。初始期（0）峰值和超射（1）是由快速内向的 Na$^+$ 电流引起的。平台期（2）是由 L 型 Ca^{2+} 通道介导的慢 Ca^{2+} 电流引起。复极化（3）是由外向型 K$^+$ 电流引起的。4 期，静息电位（Na$^+$ 外流，K$^+$ 内流）是通过 Na$^+$-K$^+$-ATP 酶维持。主要通过 Na$^+$-Ca^{2+} 交换将 Ca^{2+} 排出。在特殊的传导系统中，4 期会发生自发性的去极反应，直到达到可引发 Na$^+$ 通道开放的电位水平 *(From LeWinter MM, Osol G: Normal physiology of the cardiovascular system. In Fuster V, Alexander RW, O'Rourke RA, editors: Hurst's the heart, ed 10. New York, 2001, McGraw-Hill, pp 63-94.)*

化；平台期（2 期）有通过 L 型钙通道进行的 Ca^{2+} 内流和通过一些钾通道进行的 K$^+$ 外流——内向整流 i_{k1}、延迟整流 i_{k1} 和 i_{to}。当三种外向钾离子流中的 K$^+$ 外流超过了 Ca^{2+} 内流，就发生复极化（3 期），恢复膜的静息电位。在快反应动作电位中，心脏舒张期（4 期）有极少量的离子流。

　　对比之下，在心脏舒张期（4 期），表现出慢反

应动作电位的起搏细胞可发生自发的心脏舒张期去极化，并产生自主性心脏节律。4期起搏细胞内的离子流包括三种内向电流增加和两种外向电流减少。引起自发性起搏细胞活动的三种内向电流是由两种钙通道介导的钙内流 i_{CaL} 和 i_{CaT}，以及一种混合性阳离子流 I_f [22]。两种外向电流是延迟整流钾电流 i_k 和内向整流钾电流 i_{k1}。与快反应动作电位相比，慢反应动作电位0期较缓和，没有1期，2期与3期没有明显区别 [23]。在窦房结细胞中，起搏点的 I_f 电流是决定舒张期去极化持续时间的主要因素，它是由超极化激活环核苷酸门控通道的四个亚型（HCN1-4）编码 [24]。

在心肌动作电位中，Ca^{2+} 进入细胞内和 Na^+ 从细胞内移出引发了离子的不均衡分布。通过耗能的逆浓度梯度的 Ca^{2+} 向细胞外主动转运，Na^+ 向细胞内转运，这种 Na^+-Ca^{2+} 交换恢复了细胞内外离子的均衡分布。

兴奋收缩耦联

参与 ECC 的结构包括肌膜、横管系统、肌质网（SR）和肌丝（图 20-12A）[25]。ECC 过程始于质膜的去极化和兴奋沿着心肌细胞肌膜的传导。

广泛存在的第二信使 Ca^{2+} 在心脏兴奋收缩耦联中起重要作用（图 20-12B）[23]。参与 ECC 的 Ca^{2+} 循环触发并终止肌纤维收缩。收缩系统的活动依赖于细胞液中游离 Ca^{2+} 的增加及其随后与收缩蛋白的结合。

Ca^{2+} 通过质膜上的通道进入 T 型管聚积，通过电压门控 L 型钙通道（二氢吡啶受体）内流的钙触发了肌质网内 Ca^{2+} 的释放 [26]，随即引发钙火花。钙火花被认为是心肌 ECC 的基本 Ca^{2+} 信号事件。钙火花的发生伴随着一串肌质网 RyRs 的开放，以一种局部再生的方式释放 Ca^{2+}。钙火花反过来又激活了钙离子释放通道，

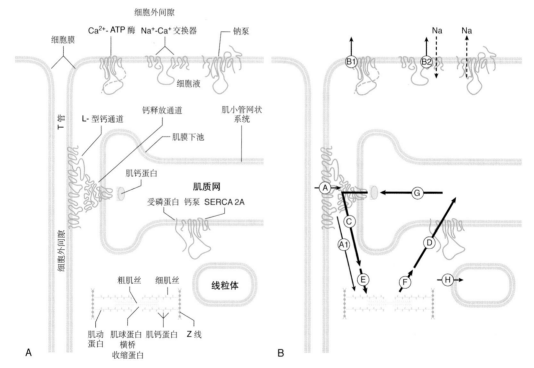

图 20-12 A. 该图描述了心脏兴奋收缩耦联的构成。钙池用黑体字注释。B. 该图显示的是细胞外（箭头 A、B1、B2）和细胞内钙离子流（箭头 C、D、F、G）。箭头的粗细代表钙离子流的量。垂直的箭头描述了钙离子转运的能量学：向下的箭头代表钙离子被动转运，向上的箭头代表钙离子主动运输。钙离子通过 L 型钙通道从细胞外液进入细胞内触发了肌质网中钙离子的释放。只有一小部分直接激活了收缩蛋白（A1）。箭头 B1 描述了钙离子通过细胞膜上钙泵和 Na^+-Ca^{2+} 交换主动转运到细胞外。钠泵把通过 Na^+-Ca^{2+} 交换进入细胞内的 Na^+ 泵（虚线）出细胞液。SR 调节钙离子从终末池（箭头 C）外流和肌小管网状系统的钙摄入（箭头 D）。箭头 G 代表钙离子在 SR 内的播散。钙离子通过与肌钙蛋白 C 高亲和力的结合位点结合（箭头 E）和分离（箭头 F）来激活和抑制收缩蛋白的相互作用。箭头 H 描述了钙离子进出线粒体来缓冲胞浆内的钙离子浓度 *(From Katz AM: Calcium fluxes. In Physiology of the heart, ed 3. Philadelphia, 2001, Lippincott-Raven, pp 232-233.)*

诱发肌质网内终末池中钙离子的进一步释放，使得细胞内钙离子大量增加。这些时间和空间上模式化的局部钙释放的激活又触发了肌纤维的收缩。细胞内钙离子的增加是暂时的，因为钙离子将会通过以下方式移出：①肌质网内的钙泵腺苷三磷酸酶主动摄取；②通过 Na^+-Ca^{2+} 交换将 Ca^{2+} 从细胞液中移出；③ Ca^{2+} 与蛋白相结合[27]。钙火花还与高血压、心律失常、心力衰竭、肌营养不良等病理生理性疾病有关[28-30]。

肌质网提供了解剖基础，它是 Ca^{2+} 循环的主要细胞器，是细胞内 Ca^{2+} 的贮存库。肌质网对 Ca^{2+} 的循环释放及再摄取调节了细胞液中的 Ca^{2+} 浓度并且将兴奋与收缩耦联。肌质网膜上 L 型钙通道和 RyRs 的相邻近使得 Ca^{2+} 诱导的 Ca^{2+} 释放发生得更容易。RyRs 的起始位置是从 SR 膜到 T 管膨大的部分，此处有 L 型钙通道[17, 27, 31]。

SR 也与 Ca^{2+} 再摄取有关，Ca^{2+} 的再摄取可触发肌肉松弛或终止收缩。肌质网 / 内质网 Ca^{2+}-ATP 酶（SERCA）是依赖 ATP 的泵，它将释放的 Ca^{2+} 主动泵回 SR。90% 的 SR 蛋白由 SERCA 组成，静息时被受磷蛋白所抑制。受磷蛋白是一种 SR 膜蛋白，脱去磷酸后具有活性。β 肾上腺素刺激或其他刺激通过各种酶发生磷酸化作用抑制受磷蛋白的活性，并释放出它的抑制作用。受磷蛋白磷酸化抑制作用消失及 SERCA 活性增强之间形成正反馈。SERCA 对 Ca^{2+} 的主动再摄取引发了舒张[17, 27, 31]。

一旦 Ca^{2+} 被 SR 再摄取，它将被储存直到下一次循环。集钙蛋白和钙网蛋白是 SR 中的两个贮存蛋白。集钙蛋白是一高电荷蛋白，位于邻近 T 管的 SR 中的终末池中。因为它与 Ca^{2+} 释放通道相邻，一旦 Ca^{2+} 释放通道受到刺激，贮存的 Ca^{2+} 能够很快释放出来。细胞液中的 Ca^{2+} 也通过肌浆膜上钙泵和 Na^+-Ca^{2+} 交换被移出。钙调蛋白是一个重要的感受器并且调节细胞内 Ca^{2+}[19]。

收缩系统

收缩成分　最基本的收缩单位是肌节。一个肌节是 Z 线（Z 是德语 Zuckung 的简写）之间的区域，Z 线将一系列的肌节连接起来。每个肌节包含一个中心 A 带，A 带被来自于两侧的 Z 线的一半 I 带分隔开。Z 线将 I 带分成两部分（图 20-13）[8]。每个肌节内有两种主要的收缩蛋白（见下文"收缩蛋白"部分）和一种非收缩蛋白——肌巨蛋白[27]。两种收缩蛋白分别是构成细肌丝的肌动蛋白和构成粗肌丝的肌球蛋白。肌动蛋白肌丝和肌巨蛋白都连接在 Z 线上，但实际上肌球蛋白没有达到 Z 线，第三种肌丝肌巨蛋白将肌

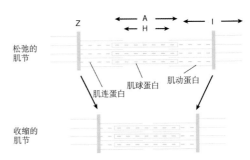

图 20-13　收缩的基本单位是肌节。该图分别描述了一个收缩和松弛的肌节。Z 线位于肌节的两端。A 带是肌球蛋白和肌丝蛋白肌丝重叠的部分。I 带位于 A 带的每一边且只含肌动蛋白。H 区位于 A 带的中央且只含肌球蛋白

球蛋白粗肌丝连接到 Z 线。收缩过程中肌球蛋白粗肌丝头和肌动蛋白细肌丝相互作用并且彼此发生了滑行，肌节两端的 Z 线会更加靠近[32-33]。

家族性肥厚型心肌病是一种遗传性的常染色体肌节疾病[34]，是健康人发生猝死的最常见原因。这种疾病的临床特征是左心室肥大和肌细胞 / 肌纤维排列紊乱，已证实至少 8 种编码肌节蛋白质的基因发生突变是产生这种紊乱发生的分子学基础。这些基因分别编码 β-心肌球蛋白重链、心肌钙蛋白 T（TnT）、α- 原肌球蛋白、心肌球蛋白结合蛋白 C、调节肌球蛋白轻链、心肌钙蛋白 I（TnI）、α- 心肌动蛋白和肌巨蛋白[34]。

收缩蛋白　心肌细胞内的收缩结构是由收缩蛋白和调节蛋白构成[19, 35-36]。细肌丝肌动蛋白和粗肌丝肌球蛋白是两种主要的收缩蛋白。肌动蛋白含有两条螺旋链。原肌球蛋白是一种双链 α 螺旋调节蛋白，它缠绕在肌动蛋白周围并且构成了肌动蛋白细肌丝的核心。肌球蛋白粗肌丝由 300 个肌球蛋白分子组成，每个肌球蛋白分子有两个功能结构域：体部 / 细丝和有两个裂片的肌球蛋白头部。肌球蛋白头部由一条重链和两条轻链组成。头部重链有两个结构域，其中较大的部分在肌动蛋白裂口处与肌动蛋白相互作用，并且有一个肌球蛋白 ATP 酶定位的 ATP 结合袋；较小的弹性较好的部分和两个轻链相连接。沿着原肌球蛋白有规律的间隔可发现调节肌钙蛋白异三聚复合体。这种异三聚肌钙蛋白由三种蛋白组成：肌钙蛋白 C（TnC），即 Ca^{2+} 受体；TnI，一种肌动蛋白和肌球蛋白相互作用的抑制物；TnT，它将肌钙蛋白复合体和原肌球蛋白联系在一起。原肌控蛋白是另一种调节蛋白，它位于肌动蛋白细肌丝末端并在末端加帽，以防止任何细肌丝的过度拉长[32-33]。

肌细胞收缩和舒张 静止时，没有发生横桥循环，也没有产生收缩力，这是因为肌球蛋白头部和细肌丝的联系被阻断或者只是微弱地和肌动蛋白连在一起（图20-14）[16]。横桥循环是由钙离子和TnC结合引起的，它们的结合加快了TnC-TnI的相互作用并降低了对TnI-肌动蛋白相互作用的抑制。这些过程是由Ca^{2+}和TnC结合导致原肌球蛋白变构、允许肌球蛋白头部和肌动蛋白结合引起。横桥循环包括肌球蛋白头部和肌动蛋白的分离以及肌球蛋白和另一个肌动蛋白利用ATP酶水解ATP获得能量再次结合的过程。ATP结合到肌球蛋白头部的核苷酸袋导致了ATP酶的激活[31-33]，ATP水解和肌球蛋白头部构造的改变易化了肌球蛋白头部和肌动蛋

白的结合及肌球蛋白头部动力的形成。在此模型基础上，可以明显看出横桥循环的速率依赖于肌球蛋白ATP酶的活性[36]。横桥循环的关闭主要是由细胞液钙离子降低引起的。

肌细胞舒张是一个耗能的过程，因为细胞液内Ca^{2+}浓度恢复到静息水平需要消耗ATP。细胞液内Ca^{2+}水平降低是通过SERCA将Ca^{2+}主动重吸收回SR和$Na^{+}-Ca^{2+}$交换排出Ca^{2+}实现的。这些变化导致了结合在TnC上的Ca^{2+}释放和肌球蛋白肌动蛋白横桥的分离。肌细胞舒张依赖于横桥循环动力学、Ca^{2+}对TnC的亲和力及Ca^{2+}再摄取机制的活性。增强横桥循环动力学、降低Ca^{2+}对TnC的亲和力及Ca^{2+}再摄取机制

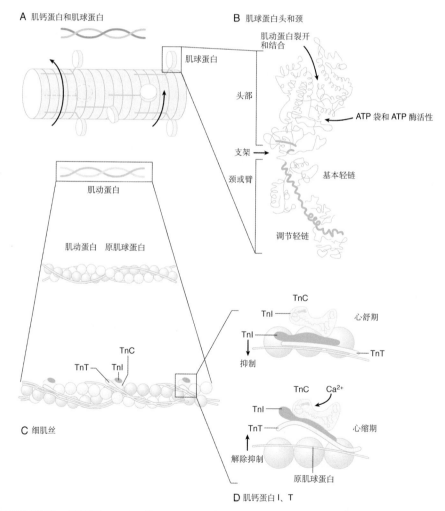

图 20-14 收缩系统分子结构。肌钙蛋白 C、I、T（TnC、TnI、TnT）*(From Opie LH: Ventricular function. In The heart. Physiology from cell to circulation, ed 4. Philadelphia, 2004, Lippincott-Raven, pp 209-231.)*

活性增强均可促进肌细胞舒张 [27]。

肌巨蛋白是一种大分子的环状蛋白质，是在肌节内的第三种肌丝。一个肌巨蛋白分子跨越半个肌节。结构上，肌巨蛋白由一个不可伸展的固定片段和一个可伸展有弹性的片段构成。它的两个主要功能涉及肌肉的集合和弹性。肌巨蛋白是心肌在心室低容量下被动特性的主要决定因素 [37]。

Frank-Starling 机制说明心室舒张末期容量的增加会增强心肌的收缩能力 [38-39]。在细胞水平，Frank-Starling 机制的主要基础是 Ca^{2+} 敏感性的长度依赖性变化 [40-42]。这种 Ca^{2+} 敏感性上的变化涉及如下几种可能的机制：①作为肌丝间距改变的一种功能；②涉及横桥与肌动蛋白结合的正性协同作用；③依赖于弹性蛋白——肌巨蛋白的张力 [36, 40]。

细胞骨架蛋白　细胞骨架就是细胞质中的蛋白质框架，它用来连接、固定或限制细胞内的结构成分 [16, 19]。微丝（肌动蛋白细丝）、微管和中间纤维是在细胞质中发现的三类细胞骨架蛋白。微丝蛋白就是肌动蛋白细丝，根据它们的位置分为肌节肌动蛋白细丝或皮质肌动蛋白细丝，肌节肌动蛋白细丝是已述的收缩系统中的细肌丝。皮质肌动蛋白细丝位于细胞表面质膜下并且与抗肌萎缩蛋白、黏着斑蛋白、锚蛋白等几种微丝蛋白相连。微管蛋白 α、β 二聚体聚合形成微管，它们在细胞内转运和细胞分区方面起了主要作用 [43]。微管末端与细胞结构相附着，使微管扩张和收缩，从而推动细胞周围的这些结构。中间丝相对不易溶解，它们已经被证明在维持正常线粒体的功能和活动中起重要作用。心肌细胞中的结蛋白中间丝可将细胞核与质膜连接并且对细胞间收缩力产生的压力和张力的传导起重要作用 [44]。在细胞内，细胞骨架为酶/蛋白质的活动和相互作用提供了微环境组织结构。

家族性肥厚型心肌病是一种遗传性的肌节疾病，而家族性扩张型心肌病（FDCM）实际上是一种细胞骨架蛋白疾病。FDCM 的遗传学基础包括 X 染色体连锁的两种基因（dystrophin，G4.5）和四种常染色体连锁的显性基因（actin，desmin，lamin A/C，δ-sarcoglycan）[16]。

心脏功能的调控

心脏功能的神经调节

自主神经系统有两部分，它们在心脏功能调节方面发挥的作用相反 [45]。交感神经系统的神经递质是去

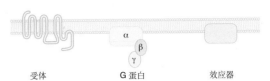

图 20-15　G 蛋白偶联受体，包括受体、异源三聚体、G 蛋白和效应器 *(Reprinted with permission from Bers DM: Cardiac ex-citationcontraction coupling, Nature 415:198-205, 2002. Copyright MacMillan Magazines Ltd.)*

甲肾上腺素，它发挥正性变时（心率）、变力（收缩力）和松弛（舒张）效应。副交感神经系统对心房发挥直接抑制效应，对心室发挥负性调节作用。副交感神经系统的神经递质是乙酰胆碱。去甲肾上腺素和乙酰胆碱都与反复穿膜 7 次形成的 G 蛋白偶联受体相结合，进行细胞内信号转导，发挥它们的效应（图 20-15）[46]。静息状态下，心脏有较强的副交感活动和较弱的交感活动。因此，在静息状态下心脏主要受到副交感神经调节。但在运动或紧张状态下，交感神经的影响变得更为突出。

副交感神经通过迷走神经对心脏发挥支配作用。室上组织比心室接受更多的迷走神经支配。副交感神经作用的主要靶效应器是心脏的毒蕈碱受体 [47-48]。毒蕈碱受体的激活抑制了起搏细胞的活动，减慢房室传导，直接削弱心房的收缩力，对心室收缩力发挥抑制效应。现已克隆出 5 种毒蕈碱受体 [49]，在哺乳动物心脏中发现的主要是 M_2 受体。M_3 受体被证实存在于冠状动脉循环中。此外，有心脏中存在非 M_2 受体的报道。总之，M_1、M_3、M_5 受体与 $G_{q/11}$ 蛋白偶联并激活磷脂酶 C- 二酰甘油 - 磷酸肌醇系统，以发送细胞内信号。另一方面 M_2 和 M_4 受体与百日咳毒素 - 敏感 G 蛋白 $G_{i/o}$ 相偶联，抑制腺苷酸环化酶。M_2 受体与特定 K^+ 通道相结合可影响钙通道活性、I_f 电流、磷脂酶 A_2、磷脂酶 D 和酪氨酸激酶。

与迷走神经支配相反，心脏的交感神经支配对心室的影响多于心房。去甲肾上腺素从交感神经末梢释放出来，作用于心脏上的肾上腺素受体（AR_S）。两类主要的肾上腺素受体 α、β 受体都是 G 蛋白偶联受体，它们通过特定的信号级联，进行细胞内信号转导（图 20-16）。

$β-AR_S$ 可被进一步分为 $β_1$、$β_2$ 和 $β_3$ 亚型 [50]。尽管在大多数哺乳动物心脏内都有 $β_1 -AR_S$ 和 $β_2- AR_S$ 受体，但是在许多哺乳动物心室内也存在 $β_3- AR_S$ 受体。每一 β-AR 亚型对心脏功能的调节因种属不同而异。在人类，$β_1-ARs$ 是心房和心室的主要受体亚型。相当一部分 $β_2-ARs$ 存在于心房，并在左心室中发现了近 20%

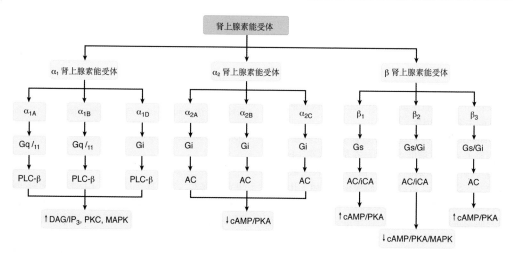

图 20-16　涉及 G 蛋白及效应器的心脏内肾上腺素能受体信号级联包括腺苷酸环化酶（AC）、L 型钙电流（iCA）、磷脂酶 β（PLC-β）。细胞内信号是二酰甘油（DAG）、肌醇三磷酸（IP$_3$）、蛋白激酶 C（PKC）、环腺苷酸（cAMP）、蛋白激酶 A（PKA）和丝裂原活化蛋白激酶（MAPK）。Gq/$_{11}$，异源三聚体 G 蛋白；Gi，抑制性 G 蛋白；Gs，刺激性 G 蛋白

的 β$_2$-ARs。目前对 β$_3$-ARs 了解较少，但已有文献报道它们存在于人类的心室中。尽管事实上 β$_1$-ARs 所占比例大于 β$_2$-ARs，但两种亚型的相对密度与其对心脏的影响不成比例，主要是由于与 β$_1$-ARs 相比，β$_2$-ARs 与环腺苷酸（cAMP）信号转导系统的结合更紧密。被 β$_1$-ARs 和 β$_2$-ARs 激活的信号通路包括兴奋型 G 蛋白（G$_s$）、腺苷酸环化酶的激活、cAMP 的积聚、cAMP 依赖性蛋白激酶 A 的激活以及关键性靶蛋白的磷酸化，这些蛋白包括 L 型钙通道、受磷蛋白和 TnI。

　　尽管一贯认为 β$_1$-ARs 和 β$_2$-ARs 都与 G$_s$-cAMP 信息传递系统相偶联，但现在有更多实验证明 β$_2$-ARs 也与抑制型 G$_i$ 相偶联，激活非 cAMP 依赖性信息传递系统。此外，β$_2$-ARs 也可与非 G 蛋白依赖性信息传递系统相偶联，调节心脏功能。如图 20-17 所示，β-AR 的激活既可增强收缩功能，也可增强舒张功能。

　　α-ARs 的两个主要受体亚型是 α$_1$ 和 α$_2$。α$_1$-AR、α$_2$-AR 还可被进一步分成不同的亚型。α$_1$-AR 是 G 蛋白偶联受体，包括 α$_{1A}$、α$_{1B}$ 和 α$_{1D}$ 亚型。α$_1$-AR 亚型是基因分离的结果，在结构、G 蛋白偶联、组织分布、信号传送、调节和功能方面存在差异。α$_{1A}$-ARs 和 α$_{1B}$-ARs 都可发挥正性肌力作用，由 α$_1$-AR 介导的正性肌力作用对心脏影响不重要。α$_1$-AR 与磷脂酶 C、磷脂酶 D 和磷脂酶 A$_2$ 相偶联，它们提高细胞内 Ca^{2+} 浓度并增加心肌纤维对 Ca^{2+} 的敏感性。

　　心肌肥厚主要由 α$_{1A}$-ARs 介导[51-52]。对 α$_1$-ARs 激动剂的心肌肥厚反应涉及 G$_q$ 信号传送机制介导的蛋白酶 C 和丝裂原活化的蛋白激酶的激活。已知有三种

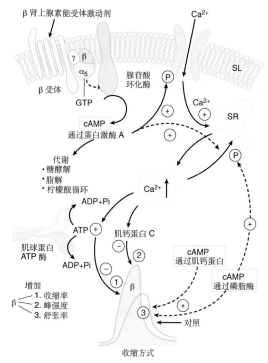

图 20-17　β 肾上腺素能受体信号系统引起心率增加、心肌收缩和舒张功能增强。ADP，腺苷二磷酸；ATP，腺苷三磷酸；cAMP，环腺苷酸；GTP，鸟苷三磷酸；PI，磷脂酰肌醇；PL，磷脂酶；SL，肌膜；SR，肌质网；TnI，肌钙蛋白 I *(From Opie LH: Receptors and signal transduction. In The heart. Physiology from cell to circulation, ed 3. Philadelphia, 1998, Lippincott-Raven, p 195.)*

α_2-ARs：α_{2A}、α_{2B} 和 α_{2C}。在哺乳动物的心脏，心房内的 α_2-ARs 去去甲肾上腺素释放的突触前抑制中发挥作用。这些突触前的 α_2-ARs 属于 α_{2C} 亚型。

心脏功能的神经性调节与肾上腺素能受体的不同种类及亚型和它们的信号通路之间的复杂相互作用相关。心血管内科疾病目标疗法与我们对肾上腺素能受体药理学知识的掌握和临床应用相关。

心脏功能的体液调节

许多激素对心脏发挥直接和间接的作用（表 20-1）。对心脏活动有影响的激素可由心肌细胞合成和分泌，或由其他组织产生运送到心脏，它们作用于心肌细胞上的特殊受体。这些激素受体绝大部分是细胞膜 G 蛋白偶联受体（GPCRs）。非 GPCRs 包括：利尿钠肽受体，它是鸟苷酸环化酶偶联受体；糖 / 盐皮质激素受体，它与雄激素、醛固酮相结合，是核锌指转录因子。激素可以在正常心脏生理条件下发挥作用，也

可只在病理条件下发挥作用，或两种条件下都起作用。大部分关于激素在心脏上作用的信息都来源于慢性心力衰竭相关的内分泌改变 [53]。

在正常心脏，心脏激素是由心肌组织分泌到循环的多肽。利尿钠肽 [54-55]、醛固酮 [56] 和肾上腺髓质激素 [57] 都可由心肌细胞分泌。肾素 - 血管紧张素系统中的效应激素血管紧张素 II 也由心肌细胞分泌 [58-59]。肾素 - 血管紧张素系统是心血管生理中最重要的调节机制之一。它是心肌的发育和功能的关键调节者。血管紧张素 II 作用于两个单独的受体亚型——AT_1 和 AT_2，二者都存在于心脏中。正常成人心脏中主要表达 AT_1 受体亚型。刺激 AT_1 受体将产生正性变时、变力效应。作用于 AT_1 受体，血管紧张素 II 也会调节心肌和成纤维细胞的发育和增殖并引发生长因子、醛固酮和儿茶酚胺的释放。AT_1 受体与心肌肥大和心力衰竭的发展直接相关，对心肌重塑也产生负面影响。相比之下，AT_2 受体发生相反的调节作用，一般起抑制增殖的作用。因为 AT_2 受体在胎儿心脏中大量表达并随发育减少，故而在成人心脏表达较

表 20-1　激素对心脏功能的影响

激素	受体	心脏活性	伴随 CEF 增加（+）或降低（-）
肾上腺髓质激素	GPCR	+变力作用 / +变时作用	+
醛固酮	胞质或核 MR	?	+
血管紧张素	GPCR	+变力作用 / +变时作用	+
内皮素	GPCR	?	+
利尿钠肽	GCCR		
ANP (ANF)			+
BNP			+
神经肽 Y *	GPCR	−变力作用	+
抗利尿激素	GPCR	+变力作用 / +变时作用	+
血管活性肠肽 †	GPCR	+变力作用	无
雌激素	ERα/ERβ	间接作用	无
睾酮	AR	间接作用	无
黄体酮	PR	间接作用	无
甲状腺激素	NR	+变力作用 / +变时作用	−
生长激素	IGF-1	+变力作用 / +变时作用	−

ANF，心房利钠因子；ANP，心房钠尿肽；AR，雄激素；BNP，B 型利尿钠肽；CHF，充血性心力衰竭；ER，雌激素受体；GCCR，鸟苷酸环化酶偶联受体；GPCR，G 蛋白偶联受体；IGF-1，胰岛素样生长因子 1；MR，盐皮质激素受体；NR，核受体；PR，黄体酮受体。

*Data from Grundemar L, Hakanson R: Multiple neuropeptide Y receptors are involved in cardiovascular regulation. Peripheral and central mechanisms, Gen Pharmacol 24:785-796, 1993; and Maisel AS, Scott NA, Motulsky HJ, et al: Elevation of plasma neuropeptide Y levels in congestive heart failure, Am J Med 86:43-48, 1989.

†Data from Henning RJ, Sawmiller DR: Vasoactive intestinal peptide: cardiovascular effects, Cardiovasc Res 49:27-37, 2001

少。心肌损伤或缺血时 AT_2 受体表达上调，但心脏 AT_2 受体的确切作用有待于进一步证实。

治疗心力衰竭时应用血管紧张素转换酶抑制剂来阻断肾素 - 血管紧张素系统的益处源于 AT_1 受体活性被抑制。除肾素 - 血管紧张素系统外，其他激素，如醛固酮[56]、肾上腺髓质激素[60-62]、利尿钠肽[54-55]、血管紧张素[63-65]、内皮缩血管肽[66]和血管升压素[67-68]在心肌发育、心肌纤维化、心肌肥大、充血性心力衰竭的发展过程中发挥致病性作用。

心肌受到牵拉刺激，心房和心室分别引起心房钠尿肽（ANP）和 B 型利尿钠肽（BNP）的释放。ANP 和 BNP 都与利尿钠肽受体相结合产生第二信使 cGMP，ANP 和 BNP 是由压力或容量超负荷引起的血流动力学变化所引发的心脏内分泌反应的一部分。它们也参与了胚胎期心血管系统的发育[54-55]。在慢性心力衰竭患者中，血清 ANP 和 BNP 水平的升高可作为死亡率的预测指标[69]。

肾上腺髓质激素是最近发现的血管活性物质，最初由嗜铬细胞瘤组织分离而来。肾上腺髓质激素使 cAMP 积聚，直接引发正性变时变力效应[57, 60-61]。随种属和位置的不同，肾上腺髓质激素可增加一氧化氮产量，表现出强力扩血管作用。

醛固酮是心脏产生的类固醇之一，它的生理学作用仍不确定。它与盐皮质激素受体相结合并增加心肌蛋白的表达或（和）增强心肌蛋白的活性，维持离子动态平衡或 pH 值的调节，如 Na^+/K^+-ATP 酶、Na^+-K^+

协同转运蛋白、Cl^--HCO_3^{2+} 和 Na^+-H^+ 反向运转体[56]。醛固酮通过诱导两心室纤维化改变心肌结构，因此引起心肌收缩功能的损害。

其他激素，如生长激素[70]、甲状腺激素[71]和类固醇性激素（见下文）通过直接或间接影响核受体也起到强心的作用。

类固醇性激素与心脏的关系

绝经前女性的心脏收缩力要强于同龄男性，绝经后女性停止激素替代疗法会导致心脏收缩功能降低。心脏功能的性别差异（性别两态性）及对损伤和疾病状态的适应性是通过类固醇性激素介导的。

研究最多的类固醇性激素是雌二醇 -17β(E_2) 和有生物学活性的代谢产物。它们结合并激活了心脏上的两个雌激素受体亚型：ERα 和 ERβ。对黄体酮、睾酮（另外两种类固醇性激素）和芳香酶的研究不多，芳香酶可将睾酮转化为雌激素。黄体酮和睾酮分别结合并激活心脏上的黄体酮受体和雄激素受体。类固醇性激素作用于其受体，对突触后靶细胞产生作用，并影响突触前的交感肾上腺素功能。心肌细胞不仅是类固醇性激素作用靶点，而且是这些激素合成和代谢的地方[72]。

E_2 源于睾酮，主要经肝代谢为羟雌二醇、儿茶酚雌二醇和甲氧雌二醇。雌二醇也可以在血管平滑肌细胞、心脏成纤维细胞、内皮细胞和心肌细胞代谢。心肌细胞含有调节基因表达的细胞核类固醇性激素受

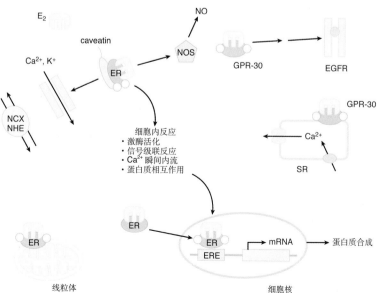

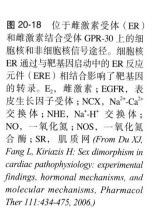

图 20-18 位于雌激素受体（ER）和雌激素结合受体 GPR-30 上的细胞核和非细胞核信号途径。细胞核 ER 通过与靶基因启动中的 ER 反应元件（ERE）相结合影响了靶基因的转录。E_2，雌激素；EGFR，表皮生长因子受体；NCX，Na^{2+}-Ca^{2+} 交换体；NHE，Na^+-H^+ 交换体；NO，一氧化氮；NOS，一氧化氮合酶；SR，肌质网 *(From Du XJ, Fang L, Kiriazis H: Sex dimorphism in cardiac pathophysiology: experimental findings, hormonal mechanisms, and molecular mechanisms, Pharmacol Ther 111:434-475, 2006.)*

体，并表达非细胞核受体调节类固醇性激素的非基因效应。在转录活动中，它们与许多不同的共调节因子相互作用传递信息到组织，并表达暂时的特异性。这些细胞特异性的辅激活物和辅阻遏物被认为是激素相关受体[73]。类固醇性激素可不改变基因表达而快速激活信号通路（图 20-18）。例如，激活血管内皮一氧化氮合酶可以介导血管舒张。绝经前女性比同龄男性舒张压低的可能原因是雌激素的血管扩张效应。在男性，芳香酶介导下睾酮转化为雌激素，以维持正常的血管张力。另外，类固醇性激素作用于核受体和非核受体，在没有配体的情况下，类固醇性激素受体也能够激活生长因子途径发送快速信号。

心脏电生理功能具有性别差异。雌激素对钙通道的调节作用可能是心脏复极化有性别差异的原因，例如，女性静息心率更快，同样女性也更易患有 Q-T 间期延长综合征[74]。雌激素通过激活 ERβ 受体，对大鼠心肌梗死后缺血再灌注损伤提供保护作用。相比之下，在同一模型中睾酮作用相反。芳香酶也具有保护作用，可能是通过它的作用来增加雌激素、减少睾酮。

心脏生理学性别差异应该涉及男性和女性类固醇性激素的细胞生理学，男性和女性的心肌细胞、血管平滑肌细胞和内皮细胞本质上的差异，以及心脏生理学的自主调节方面的性别差异。

心 脏 反 射

心脏反射是心脏和中枢神经系统（CNS）之间的快反射环路，它的作用是调节心脏功能和维持生理学稳态。特定的心脏感受器通过不同路径引发生理学效应。心脏感受器通过走行于迷走神经中的有髓或无髓传入神经纤维与 CNS 相连。在心房、心室、心包和冠状动脉内均存在心脏感受器。在大血管和颈动脉有心外感受器存在。交感和副交感神经将信号传入 CNS，经中枢处理后，与心脏或全身循环相连的传出纤维引发出特殊的效应。心血管系统对传出刺激发生的反应随年龄和引起反射的条件的持续时间而异。

压力感受器反射（颈动脉窦反射）

压力感受器反射的作用是维持动脉血压。这一反射可通过负反馈环路围绕一预先设定的值来调节动脉压（图 20-19）[75-76]。慢性高血压引起基础值改变后，压力感受器反射可重新确定预调整的动脉血压值。颈动脉窦和主动脉弓的环状和纵向的牵张感受器监测动脉血压变化。从这些牵张感受器传来的冲动通过舌咽神经和迷走神经将信号发送到延髓心血管中枢的孤束核。延髓心血管中枢包括两个功能不同的区域：侧面区和边缘区负责升压，中心和尾部区域负责降压。中

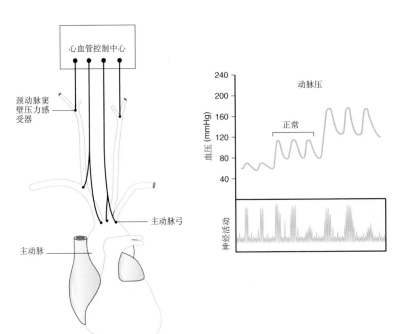

图 20-19 压力感受性反射的解剖学结构。位于颈动脉窦和主动脉壁的压力感受器感受到了循环中动脉压的变化。通过迷走神经将这些信号传入延髓的传入感觉区。髓质效应器部分发出信号调节外周血管紧张度和心率。血压升高引起反射活动增强（右图），最终使血压降低 *(From Campagna JA, Carter C: Clinical relevance of the Bezold-Jarisch reflex, Anesthesiology 98:1250-1260, 2003.)*

心区和尾部区也可整合来自下丘脑和边缘系统的冲动。通常，系统血压高于 170mmHg 就会兴奋牵张感受器。抑制系统的反应包括交感神经活性降低引起心肌收缩力下降、心率减慢和血管张力下降。此外，副交感神经兴奋可进一步减慢心率和降低心肌收缩力。低血压将引发相反的结果。

在急性失血和休克时，压力感受器反射起到重要的有益作用。当血压低于 50mmHg 时，压力反射弧将丧失功能。性激素水平不同（即性别不同）可改变压力感受器反射[77]。吸入麻醉药（特别是氟烷）可抑制这种反射对心率的影响[78]。同时使用钙通道阻滞剂、血管紧张素转化酶抑制剂和磷酸二酯酶抑制剂将削弱压力感受器反射引发血压升高的效应。削弱这一效应的原因是它们对周围循环系统具有直接影响，更主要的是它们对 CNS 信号传导通路（Ca^{2+}、血管紧张素）产生干扰[79]。由于压力感受器反射的减弱，慢性高血压患者围术期经常出现循环不稳定的情况。

化学感受器反射

化学敏感细胞位于颈动脉和主动脉上。这些细胞对 pH 值和血氧分压的变化做出反应。当动脉氧分压低于 50mmHg 或处于酸中毒情况下，化学感受器发出神经冲动沿颈动脉窦神经（舌咽神经的一条分支）和第 10 对脑神经（迷走神经）传入到延髓的化学感受区，这个区域刺激呼吸中枢加强呼吸驱动力。另外，继发的副交感神经系统激活可引起心率减慢和心脏收缩减弱。持续缺氧将直接刺激中枢神经系统，并因此引起交感神经活动增强。

Bainbridge 反射

Bainbridge 反射[80-82]由位于右心房壁和腔静脉心房交界处的牵张感受器引发。右侧充盈压升高通过迷走神经将信号传入到位于延髓的心血管中枢，这些传入信号抑制副交感神经活动，从而加快心率。心房的伸展对窦房结的直接影响也可引起心率加快。心率的变化取决于受刺激前的基础心率。

Bezold-Jarisch 反射

Bezold-Jarisch 反射是左心室壁内的化学和机械感受器感受到作用于心室的有害刺激，引起低血压、心动过缓和冠状动脉扩张的三联反应[75]。被激活的感受器通过无髓鞘的迷走神经 C 型传入纤维传递信号。这些纤维反射性增加了副交感神经节律，由于能引起心动过缓，Bezold-Jarisch 反射被认为是一种保护心脏的反射。这种反射与一系列心血管系统的生理学反应有关，如心肌缺血或心肌梗死、溶栓、血管重构或晕厥。由内生的 ANP 或 BNP 激活的利尿钠肽受体可以调节 Bezold-Jarisch 反射，因此，Bezold-Jarisch 反射在心肌肥大或心房颤动患者中不是很明显[83]。

Valsalva 操作

闭住声门用力呼气，胸内压和中心静脉压升高，静脉回流减少。在这种操作（Valsalva 操作）之后，心排血量和血压将会降低，压力感受器感受到这一变化并通过兴奋交感神经反射性引起心率加快和心肌收缩增强。当声门打开时，静脉血回流增加并引起心收缩力增强和血压升高。动脉血压升高又被压力感受器感受到，从而激活副交感神经到心脏的传出通路。

Cushing 反射

Cushing 反射由颅内压升高导致脑缺血所引起。延髓舒血管中枢缺血会引发交感神经系统的活动，这将会引起心率加快、动脉血压升高、心肌收缩力增强等改善脑灌注的反应。血压增高时，压力感受器随即引起反射性心动过缓。

眼心反射

眼心反射通过对眼球加压或牵拉眼周围组织引起的。牵张感受器位于眼外肌，一旦受到刺激，牵张感受器将通过睫状长神经和睫状短神经发出传入信号，睫状神经在睫神经节并入三叉神经眼支。三叉神经会将这些冲动传入到半月神经节，从而导致副交感神经张力增加和心率减慢。这种反射在眼外科手术中的发生率为 30%～90%。抗毒蕈碱药物（如格隆溴铵或阿托品）的应用可减少眼科手术时心动过缓的发生（参见第 84 章）。

参 考 文 献

见本书所附光盘。

第 21 章　胃肠道生理学和病理生理学

Matthias F. Stopfkuchen-Evans • Simon Gelman

赵延华　周姝婧 译　俞卫锋 审校

要　点

- 胃肠道（gastrointestinal, GI）的功能是消化和吸收营养物质。胃肠腔内容物（食物、消化酶、分泌物）沿着胃肠道内自口腔至肛门的完整运动使这些过程得以顺利进行。

- GI 管壁由数层结构组成，其中主要为浆膜层、肌层（纵肌层和环肌层）、黏膜下层和黏膜层。黏膜层由三种成分组成：单层上皮细胞（上皮）、固有层和黏膜肌层。

- 消化和吸收功能主要受深入到肠黏膜之间的神经网络，即肠神经系统和自主神经系统的调节。肠神经系统包含两个主要的神经丛：黏膜下神经丛和肠肌神经丛，前者主要控制吸收、分泌和黏膜血流；后者则调节肠壁的张力和紧张性收缩。

- GI 运动通过调节肠内容物的运输时间及营养物质暴露于肠黏膜刷状缘的时间，对营养物质吸收的速度和强度起着关键的作用。

- 胃酸缺乏，如长期服用质子泵抑制剂或组胺受体拮抗剂或胃的泌酸区域被大部分切除（胃切除术、减肥手术），会严重打破消化性和保护性分泌之间的平衡并且随时间进展会导致营养物质和维生素严重缺乏。

- 对肠道的操作可导致神经和炎症的级联反应，最终影响到整个肠道。术后肠梗阻的主要病理生理改变是神经免疫的相互作用，这是一种 GI 内以及整个机体内的免疫系统和包括肠神经系统在内的自主神经系统的双向调节作用。

- GI 血流的主要作用是将营养物质和激素输送至肠道、清除肠道代谢产物和维持肠黏膜屏障系统的完整性，以防止抗原、毒性化学物质和病原微生物的跨细胞迁移。

- 全部血容量中约 70% 位于静脉系统。内脏系统接受心排血量的 25%，约包含全部血容量的 1/3。当需要时，内脏血管床可动员近 1L 血液进入体循环系统。

- 气腹时所观察到的血流动力学改变是麻醉、手术创伤、患者体位、二氧化碳和腹内压增加（术毕时腹内压下降）以及氧化应激之间复杂的相互作用的结果。氧化应激在机体这一综合反应过程中起着重要的作用。因此，一些作者更为精确地应用"微小入路手术"一词来代替"微创手术"。

胃肠道约占人体总重量的5%，但接受心排血量的25%。胃肠道的主要功能包括运动、消化、吸收、分泌和血液循环（血流和血容量的调节）。其他重要功能是在近几年才开始广泛研究。这些功能包括胃肠道局部和全身性的免疫功能及其在炎症反应中总的作用，包括炎症的消退。这些多重作用需要精细的整合和调节。来自机体和环境中的信息必须被感知，并被加工处理后进入合适的指令中心，继而触发必需的活动。胃肠道系统的结构和调节机制符合上述需求。

胃肠道管壁由多层组成（图21-1）。由外层至内层主要是浆膜层、肌层（纵肌层和环肌层）、黏膜下层和黏膜层。黏膜层分为三部分（由内至外）：单层上皮细胞（上皮）、固有层和黏膜肌层。胃肠道的每一个器官都有大体相似的结构，但又有显著不同的独特之处（这主要发生在黏膜层）。胃肠道上皮细胞每三天更新一次，经历分裂和分化，然后发生程序性细胞死亡（凋亡）。肠神经丛起源于黏膜上皮，可感知胃肠道内容物。黏膜上皮还可分泌消化酶、吸收营养物质和排出代谢产物。

黏膜上皮下方的结构称为固有层，含有血管和神经末梢以及免疫细胞和炎症细胞，该层为宿主防御机制的一部分。固有层下方是一层被称为黏膜肌层的薄层肌细胞，负责绒毛的运动。黏膜层下方是神经细胞构成的复杂的网状结构，称为黏膜下神经丛，它将来自上皮细胞的信息输送至肠神经系统和中枢神经系

统。在黏膜层下方，有两层平滑肌为肠道提供动力。靠近黏膜层的一层环状肌可通过收缩减小肠腔的管径。外侧的一层平滑肌是纵行的，它的收缩可缩短肠道节段的长度。肠肌神经丛位于这两层平滑肌之间，它由调节肠平滑肌功能的神经组成。

胃肠道功能的调节

胃肠道系统受到四种调节方式的控制：内分泌、神经分泌、旁分泌和近分泌（免疫）。内分泌调节在整合各个胃肠道器官对食物的反应中起着重要的作用。Barrett将内分泌调节比作无线电广播[1]。当一种激素被释放时，它可影响整个消化系统内及其之外的许多受体。另一方面，神经分泌调节可远距离传递信息，但是这种交流有限而精确，从神经纤维末梢释放神经递质，激活有关受体，然后影响效应器。由于其特殊性，神经内分泌调节被比作电话机而不是无线电[1]。旁分泌和近分泌（免疫）调节通常在介质释放的邻近处即发挥效应作用。将Barrett比喻的含义进一步延伸和扩展，我们可以将这些调节模式看作是在几个个体之间进行的实时对话[1]，如电话会议。在旁分泌调节中，特定的物质是由细胞而不是神经所释放的。这些物质可对胃肠道系统产生一些其他的调节作用（有时是不需要的作用），包括对其动力的调节。近分泌（或免疫分泌）调节作用是通过黏膜免疫系统释放介质来实现的。这些免疫细胞在病原体或抗原物质侵袭黏膜时被病原微生物所激活，并释放包括组胺、前列腺素和细胞因子在内的化学介质。在这些过程中，肥大细胞的作用尤为重要，而且它们在固有层中的密度非常高。旁分泌调节和免疫分泌调节包括不同介质的释放。

肠黏膜免疫

胃肠道系统的内表面实际上是机体外表面的延续，并且为微生物和有毒物质提供了进入机体的入口。为了保护机体，肠道内形成了一个高效的免疫防御系统，从而使胃肠道成了人体内最大的淋巴器官[1]。肠道免疫系统能够鉴别食物内的有害和有益抗原物质。黏膜免疫系统由黏膜相关淋巴组织组成，它是抵抗病原体侵袭的最有力的屏障之一。这个系统包含非免疫性屏障，如肠内的胃酸和其他消化性分泌物和酶类。免疫性宿主防御屏障包括先天性免疫和适应性或获得性免疫系统。先天性黏膜免疫系统表达模式识别受体，能够检测到病原微生物中的分子结构，进而可以对病原体做出快速反应。例如，许多病原微生物内存在脂多

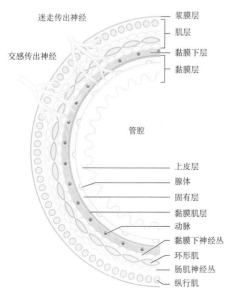

迷走传出神经 —— 浆膜层
—— 肌层
—— 黏膜下层
交感传出神经 —— 黏膜层

管腔

—— 上皮层
—— 腺体
—— 固有层
—— 黏膜肌层
—— 动脉
—— 黏膜下神经丛
—— 环形肌
—— 肠肌神经丛
—— 纵行肌

图 21-1　胃肠道管壁

糖和肽聚糖。先天性免疫系统感知到这些化学物质，激活并释放趋化颗粒，刺激其他炎症细胞（如巨噬细胞和中性粒细胞）的聚集。这些活化的细胞通过释放氧自由基之类的有毒产物而使微生物易于被杀灭。这些免疫介质在对抗微生物的宿主防御机制中有着重要的作用，但是它们同时也会损伤未感染的邻近组织。先天性免疫系统可产生细胞因子，以促进适应性免疫系统的应答和激活，从而识别微生物成分、微生物内的抗原以及异常的宿主细胞。这种识别是通过表达淋巴细胞、T 细胞和 B 细胞表面的特异性受体来介导的。B 细胞分泌针对外来抗原的特异性抗体，T 细胞通过释放细胞因子（转化生长因子 β）和白介素（IL-4、IL-5 和 IL-6）来加速这一过程。由 B 细胞产生的抗体可激活其他种类的细胞，如自然杀伤（NK）细胞，后者将抗免疫系统中适应性免疫和先天性免疫分支关联在一起。NK 细胞可以破坏接受过调理作用或被 NK 细胞表面成分特异性识别抗体包裹的颗粒和微生物。

NK 细胞也释放与适应性应答无关的细胞毒性复合物。上皮 M 细胞将抗原和微生物从上皮细胞运送至淋巴细胞，再由免疫系统将其破坏。上皮 M 细胞通过囊泡输送使其通过上皮屏障[2]。

多糖蛋白质复合物是位于上皮细胞顶部的糖蛋白、黏多糖和其他复合物的总称，其作用包括保护细胞膜免受化学性损伤。多糖蛋白质复合物也可使免疫系统识别并有选择性地攻击外来生物。它覆被于血管内皮细胞表面，并可防止白细胞滚动。当多糖蛋白质复合物在炎症反应中受损时，其渗透性增加，从而导致水、电解质和蛋白质的丢失，这可发生于包括围术期在内的许多炎症情况中。这种情况下循环内所丢失的液体量可达 1L[3]。

肠动力的神经分泌调节

肠动力是指使摄入的物质从口腔移动至肛门过程中胃肠道肌肉的收缩。在这一长距离运动过程中，摄入的物质体积减小，并与胃肠道的分泌物相混合。胃肠道由自主神经系统所支配，包括外来神经系统和肠神经系统，其中外来神经系统包含交感和副交感分支。

外来交感神经支配

支配胃肠道的交感神经节前纤维起源于脊髓的 $T_5 \sim L_2$ 节段。神经节的突触前纤维离开脊髓，进入神经节交感神经链（腹腔神经节和少数肠系膜神经节），与神经节的节后神经元形成突触联系，然后走行至肠道，并终止于肠神经系统的神经元。胃肠道的交感神经纤维最主要的神经递质是去甲肾上腺素。血管活性肠肽（VIP）也在交感性信号传递中起着重要的作用。交感神经系统的生理作用主要为抑制性，强烈的交感刺激可使食物在胃肠道内的运动停止。

外来副交感神经支配

副交感神经节前纤维来自于髓质和脊髓骶段的细胞体。它们主要与肠神经系统的细胞发生突触联系。在迷走神经和盆神经内走行的多支传入神经为大脑和脊髓的整合作用提供信息。迷走神经纤维支配食管、胃、胰腺、小肠和大肠的前半部分。骶部的副交感神经起源于脊髓骶段并走行在盆神经内，支配大肠的下段、乙状结肠、直肠和肛门部分。副交感神经的主要生理作用是激活胃肠道的功能。副交感神经的主要神经递质是乙酰胆碱（acetylcholine, ACh）。

内在神经支配（肠神经系统）

胃肠道拥有自己独立的神经系统——肠神经系统，通常也被称为"小大脑"，因为它不依赖于中枢神经系统就可以控制胃肠道的各种功能，包括胃肠道的动力、分泌和血流[1]。胃肠道的动力系统由肠神经元、Cajal 间质细胞（ICCs）和平滑肌细胞组成[4]。肠神经系统接收到肠道生理状态相关的信息后，立即对其进行整合，并且有效地使平滑肌细胞和胃肠道内的其他细胞做出必要的反应。该信息同时也被传递至中枢神经系统，中枢通过大多数迷走性脑干回路的可塑性的变化对信号进行调制，然后再将信号传送回肠神经系统以调节其功能。这一过程确保外源性因素（如应激状态或时间点）也被包括其中。

肠神经系统包含两个主要的神经丛（图 21-1）。外侧的神经丛位于纵形肌和环形肌之间，称为肠肌神经丛或 Auerbach 丛。内侧的神经丛位于黏膜下层，称为黏膜下神经丛或 Meissner 丛。胃肠道运动主要由肠肌神经丛控制。ICCs 是自律细胞，能够产生内在电活动，它位于肠肌神经丛内，并在功能上通过缝隙连接与平滑肌细胞相连接。ICCs 与肠神经末梢密切相关，并且位于肠神经末梢和平滑肌合胞体之间。黏膜下神经丛主要控制胃肠道的吸收、分泌和黏膜血流[5]。交感和副交感纤维与肠肌神经丛和黏膜下神经丛互相交联。刺激肠肌神经丛主要增加肠壁的张力与紧张性收缩，而这一过程是由肠神经系统的神经递质所介导的。ACh 和诸如 P 物质之类的速激肽有兴奋性作用，而

VIP 和一氧化氮（nitric oxide, NO）则有抑制性作用。

肠神经系统内也存在着反射。许多反射是双向的，将脊髓或脑干与胃肠道连接在一起。激活交感神经元和去甲肾上腺素并不会直接影响胃肠道的基础肌张力，但是可减少内源性胆碱能神经元的 ACh 释放量 [6]。交感神经元也可收缩括约肌。这两种机制（减少 ACh 的释放和收缩括约肌）均可延缓肠内容物沿着胃肠道的运送。胃肠道内有许多肠交感反射。远端回肠或结肠的扩张可抑制近端回肠的运动，减缓胃排空，以保护十二指肠，避免其过多暴露于高酸性胃内容物 [6]。兴奋性神经的主要神经递质是 ACh，它可激活毒蕈碱受体。抑制性神经主要释放 NO，也有其他抑制性神经递质，包括 VIP 和腺苷三磷酸（adenosine triphosphate, ATP）。肠神经系统内的交感性抑制效应是通过去甲肾上腺素实现的。

肠动力减退部分是由肠胆碱能神经元 ACh 释放受抑所致，仅次于 α₂ 肾上腺素受体的激动 [6]。β 肾上腺素受体激动可直接松弛肠平滑肌，从而进一步减弱肠动力。括约肌（不同于非括约肌）同时含有兴奋性 α 肾上腺素能受体和抑制性 β 肾上腺素能受体。在糖尿病性交感神经病变中已经观察到支配胃肠道的交感传出纤维发生营养不良和退行性改变 [6]，这导致食物在远端小肠内的运送速度加快。

胃肠道动力的神经控制非常复杂，包括从中枢神经系统到外周神经系统的信号传递，同时也包括从胃肠道到中枢神经系统的信号传递。胃肠道内肠神经系统的作用也不可忽视。

食物在胃肠道内的运送和混合

食物在胃肠道内的运动主要有两种方式：混合性运动（使肠内容物始终保持良好的混合状态）和推进性运动（使胃肠道内容物沿着胃肠道运动，允许有充足的时间进行消化和吸收）。推进性运动是由胃肠道某些节段的周期性收缩（肠蠕动）所形成的。肠道扩张是肠蠕动最重要的刺激因素。

吞咽和食管的运动

食管被分为三个部分：鼻咽部、口咽部和下咽部。鼻咽部的肌肉可防止食物在吞咽时进入鼻腔内。口咽部将食物向后并向下推送进入食管内。下咽部位于舌根和环状软骨之间，它包含食管上段括约肌。吞咽时肌肉间的功能协调是由大脑的吞咽中枢调节的。

吞咽运动有两个时相，首先是最初的自主吞咽期。准备吞咽食物时，自主地挤压并通过舌头向上向后对抗上腭所产生的压力使其滚入咽部。随后则变为自动过程且无法停止。在吞咽的第二个时相内，食物通过咽部进入食管。开始时，软腭向上方运动以闭合后鼻孔，防止食物逆流进入鼻腔内。其次，咽部和颈部的肌肉共同作用以防止会厌向上移动，从而防止喉和气道的开放。吞咽的这一时期需 1 ~ 2s，在此期间，吞咽中枢可特异性地抑制延髓的呼吸中枢。

食管的功能并不依赖于重力，即使人体在倒立状态下，食物也可以从口腔进入胃内 [1]。食物通过两种蠕动波的推动进入食管并到达胃内。第一个蠕动波推送食物的主要部分，第二个蠕动波将食物的残余部分送入胃内。食管上段括约肌也被称为咽食管括约肌，食物进入食管后，该括约肌收缩可防止食物返回进入咽部。食管上段括约肌可产生将近 60 mmHg 的压力。在食管的远端末端，即食管 - 胃交界处上方 2 ~ 5 cm 处，食管环形肌增厚形成胃食管括约肌或食管下段括约肌。该括约肌可产生 20 ~ 40 mmHg 的压力。

食管内的许多肠神经元可感知食物的存在并调整局部的反射活动，作为中枢对吞咽活动和食管蠕动控制的补充。感觉神经将信号传入到背侧迷走神经复合体，从而激活终止于食管上 1/3 段横纹肌或肠神经系统的躯体神经和迷走神经传出支。肠神经系统释放 ACh（可使肌肉收缩）、NO 或 VIP（可使肌肉松弛）。

食管扩张时，食管下段括约肌可发生反应性收缩，该反应主要是肌源性的。但是，食物摄入的同时，神经体液物质（ACh 和促胃液素）也被释放。该括约肌松弛可使食物进入胃内，此过程主要由 VIP 介导。食管下段括约肌受到肌源性机制、神经体液因素和来自于中枢神经系统和肠丛的双重神经调节的控制。

吞咽困难是常见问题，尤其是在老年人中，可增加误吸、窒息和营养不良的风险。约 13% 的住院患者和 60% 的疗养院患者有不同程度的吞咽困难 [1]。吞咽困难的解剖学原因包括憩室、裂孔疝、纤维化形成和由反流疾病所致的食管瘢痕。功能性吞咽困难的病因包括脑卒中和其他神经源性疾病。

下段食管最常见的功能障碍之一是胃灼烧感，它是由胃酸反流所引起的，可导致食管黏膜损伤。食管内的胃酸可部分被吞咽下的唾液中的碳酸氢盐所中和，但随着反流的进展，胃内容物（包括胃酸）在食管内存留的时间长于正常情况，由此便发生了胃食管反流疾病。在危重患者，胃食管括约肌的活动和食管括约肌的压力均减少 [7-8]。当按压清醒患者的环状软骨时，其胃食管括约肌的张力反射性下降 [9]。输注瑞芬太尼，同时伴或不伴异丙酚的输注，可减少由按压环状软骨所致的胃食管屏障压力的下降[10]。

胃 的 运 动

胃的功能好比是一台匀浆器，机械性地将摄入的食物分解成小颗粒的乳状液。近端胃（即贲门、胃底和胃体）主要起到容纳食物的作用。远端胃由胃体的远端、胃窦和幽门组成，后者控制进入十二指肠的食物的量和体积。胃的形状是囊状而不是管状的，肌层较厚且向不同的方向收缩。胃的运动功能主要有三种：首先是储存大量的食物。胃能轻易容纳 1500ml 内容物而不会明显增加胃内压。这个过程被称为容受性舒张，是由迷走反射所介导的，迷走神经切断术可使该反射消失。胃的第二个功能是将食物和胃液相混合，直至形成一种半流质状的混合物，称为食糜。第三个功能是缓慢将胃内容物向小肠排空。固体食物倾向于滞留在近端胃，而液体食物则分布于整个胃内。液体的排空较固体快。胃内固体食物的排空过程分为两步：在初始的滞留期，固体食物被分解为直径约 2mm 大小，随后是一般线性排空期[5]。固体食物从胃排空至十二指肠需 3～4h。胃内食物的性质影响其在胃内排空的速度，例如，等张生理盐水排空最快，而脂肪排空则较缓慢。

迷走神经传入支将来自于机械敏感性受体和化学敏感性受体的信息传入至大脑运动背核内的孤束核。胃动力受到内在（肠肌神经丛）和外来的神经调控。胃动力的外来神经调控是通过迷走神经的副交感神经来实现的。刺激迷走神经可增加收缩的次数和收缩力，而交感神经通常抑制收缩。促胃液素和促胃动素可增加收缩的频率和收缩力，而肠抑制肽则发挥抑制作用。

交感神经通过内脏神经来支配胃。主要的神经递质是去甲肾上腺素，在肠神经节的节后水平发挥抑制作用。肠肌神经元对胃的动力发挥协同作用。

这种复杂的神经支配和内在关联的结果就是当十二指肠扩张时，胃底的张力下降。这种反射及其产生的作用依赖于十二指肠内容物的特性。例如，当十二指肠肠腔内脂肪或者蛋白质含量升高时，可使胃排空减慢，直到十二指肠能够继续处理更多的营养成分。结肠扩张也可使胃松弛。缩胆囊素（cholecystokinin，CCK）被认为是介导肠道到胃内的逆向信号传递的最主要的神经递质之一。回肠黏膜在肠道内容物中脂肪成分的刺激下反应性释放 CCK，CCK可使胆囊收缩，使胆汁排入小肠，并抑制胃的动力。这两种功能联合作用的结果是使食物的运动减慢，并延长其在肠腔内与消化酶接触的时间。

胃的收缩使其能够有序地将其内容物排入十二指肠。当胃内充满食物时，幽门关闭的时间延长，开放的时间非常短，仅使少量的食物进入十二指肠。食物特定的化学成分也可延长幽门收缩的时间，以防止其过早地进入十二指肠。这一特征常被用于药物的研发，研究者在药丸的外部包裹一种物质，该物质可被胃的化学性受体感知且其信号经肠反射传入，从而较长时间地防止幽门松弛（即缓释药丸）。

胃的排空由神经机制（对胃扩张做出反应的反射）和体液机制（胃黏膜释放促胃液素）来调节。幽门张力是由抑制性和兴奋性迷走通路以及肠肌神经丛的上行和下行反射来调节的。介导幽门松弛的主要递质是 NO，它可通过外源性和内源性途径合成。

胃动力受抑以及胃排空减慢增加了胃食管反流的风险。该情况多发生于危重患者。给予阿片类药物后和手术后可观察到胃内容物送送缓慢[7, 11]。胃内容物反流也经常发生[11-12]。胃肠道内在和外来支配神经的异常可导致胃轻瘫。在糖尿病患者中，迷走神经病变是发生胃轻瘫的重要原因[13]。胃排空速度可由正常个体的 2～3 kcal/min 减慢至 1 kcal/min[7]。

接受机械通气的危重患者中约半数有胃排空减慢[14]。高血糖和颅内压增高时也会减缓胃排空。多巴胺和其他些儿茶酚胺类药物可刺激 β 肾上腺素受体，减少肠道的运动并且减缓胃的排空。红霉素和甲氧氯普胺可加快危重患者的胃排空，可作为促进胃动力的有效药物用于该人群[15]。

小肠的运动

小肠的近端部分称为空肠，远端部分称为回肠，其总长约 6m。肠壁有两层平滑肌细胞（参见图 21-1）。小肠的缓慢运动有以下几个目的：使其内容物与消化酶相混合；进一步减小颗粒物的大小，以增加其可溶性；内容物在肠腔内不断循环，与小肠的细胞膜充分接触；最后是将内容物从小肠推送进入结肠。大量反射与这些运动有关，它们发生于内在或外来神经元，或两者均有。例如，蠕动反射依赖于肠神经系统。小肠反射取决于外来的神经连接，当肠道内部分区域扩张时，肠道其余部分的收缩活动受到抑制。切断外来神经后，该反射消失。

小肠内有两种类型的收缩具有特定的目的：混合性收缩和推进性收缩。相同节段肠道的周期性收缩有助于食糜与肠道分泌物充分混合。发生在肠道节段内的有序的蠕动性收缩将食糜沿着胃肠道向前推送。回盲瓣的收缩使食糜留存在回肠内，以便于更好地吸收，同时也可防止大肠内容物进入小肠内。结肠扩张时回盲瓣收缩，该反射是由内脏神经的交感性传入所介导的。

肠道平滑肌的工作规律为"向前两步，退后一步"，使内容物在小肠内留存的时间足够长，以确保有用物质的摄取[1]。与其相关的机制之一是分节运动。当两端邻近的肠段收缩时，中间肠段被隔离。然后，该肠段的中间部分收缩，肠段被进一步分割隔离。这两个更小的肠段再被其他的收缩分割隔离。环形肌和纵形肌同时缩短和松弛以达到这个效果。分节运动是由肠神经系统控制的。具体来说，肠肌神经丛接受的传入信号分别来自于神经丛内其他神经元、肠黏膜层和肌层的受体以及中枢神经系统，其中后者是通过副交感神经和交感神经途径实现的。神经丛的神经元反过来输出整合信号至平滑肌细胞和上皮细胞，有时信号还可传至内分泌细胞和免疫细胞。

小肠的外来神经支配来自迷走神经和肠系膜上神经节的神经纤维。这一系统的主要收缩性神经递质是ACh和P物质，VIP和NO是抑制性递质。但小肠的运动主要是由内在的神经支配来调节的，外来神经支配的主要作用是调节由肠神经系统的"小脑"所建立的运动方式。此外，循环中的许多化合物也参与肠运动的调节，包括抑制收缩的肾上腺素（由肾上腺释放）、促胰液素和胰高血糖素，以及刺激收缩的5-羟色胺（存在于小肠肠壁内）、促胃液素、促胃动素和胰岛素。

呕吐是将小肠和胃的内容物经口腔用力排出体外。呕吐前和呕吐过程中通常会有自主神经系统张力增加。症状可表现为恶心、流涎、出汗、呼吸增快，有时候也可发生心律失常。呕吐时，小肠和胃的不同区域的压力梯度可达200mmHg，而且胃的一部分经常会经膈裂孔疝入胸腔内。呕吐通常是一种能够排除毒性物质的保护性机制，但是，长时间呕吐可导致水和电解质失衡。在危重患者中胃内容物经过小肠的速度快于健康人[16]。小肠内运送速度的加快会使吸收减少，导致营养不良[7]。

大肠的运动

结肠（大肠）是废物和不可消化的物质通过排便排出体外之前的储存场所。结肠（回盲连接处远端的胃肠道）在解剖学上分为盲肠、升结肠、横结肠、降结肠、乙状结肠、直肠和肛管。与小肠不同的是，大肠的功能是从小肠的内容物中提取剩余的水和电解质、将内容物运送至直肠，然后促进排便的冲动。结

肠膨胀可使回盲括约肌收缩，而回肠膨胀则使之松弛，这两个活动都是由肠神经所介导的。回盲括约肌松弛以及回肠的收缩活动增加通常发生于进食后不久。这种胃回肠反射是由胃肠道激素（主要是促胃液素和CCK）所介导的，这两种激素都可增加回肠的收缩并松弛回盲括约肌。

结肠内大部分运动都是节段性的，其作用是使其内容物来回运动以暴露于具有吸收作用的肠道表面。收缩运动可产生10~50mmHg的肠内压，收缩时间也长短不一。短时间的收缩主要发生在环形肌，形成的收缩波持续时间约8s，产生局部的混合作用；长时间的收缩持续20~60s，可将内容物向前推进一小段距离。

大肠的运动几乎完全由肠神经系统控制，其主要的调节效应是抑制性的。肠肌神经丛的细胞接受来自肠道内受体传入的信号，同时也接受来自于外来神经的信号。自主神经系统的交感和副交感分支都参与结肠运动的调节。盆神经在直肠-乙状结肠交界处进入结肠，然后沿着结肠向其近端和远端走行。远端直肠和肛管由来自腹下丛的交感纤维支配。肛门外括约肌由躯体神经中的阴部神经支配。与大肠神经支配相关的主要神经递质包括ACh、P物质、NO、VIP和ATP。阴部神经和肛门外括约肌之间的信息传递由ACh介导。

结肠内容物向直肠运动导致排便的开始。直肠的充盈和膨胀可引起肛门内括约肌松弛，这是由VIP和NO介导的，而这些神经递质是由内在神经释放的。该效应可由同时出现的肛门外括约肌张力增加所抵消。这一活动不仅可使排便时间延迟到合适的时机，也可防止排泄物渗漏。

排便由内在和外来神经共同控制。对肠道膨胀的感知以及对肛门外括约肌的自主控制是由脊髓以及大脑皮层的神经介导的。

胃肠道和情绪

利用磁共振成像（magnetic resonance imaging，MRI）和其他方法进行的试验显示了进食、食物总量和情绪之间的关系。其中一项试验的设计包括患者的饥饿度、心情和饱胀感，然后将试验者暴露于试图诱发其悲伤情绪的音乐和画面，同时将营养物质输入其胃内。结果发现，输入的脂肪酸可减轻之前诱发的悲伤情绪，同时还可观察到颅内处理情绪的区域神经元活动增强[17]。

肠脑交流也受到肠内微生物群的影响。服用益生

菌可通过调节神经递质 γ- 氨基丁酸受体亚型而影响患者的情绪状态。益生菌对应激相关性障碍（如焦虑和抑郁）以及常见的并发症和一些肠道疾病都是有益的[18]。胃肠道功能和情绪状态之间的关系已经被讨论了几个世纪，诸如"胃内的蝴蝶"（神经质地发抖）或"我对此没有胃口"表达方式的产生可能并不是偶然的。

术后肠梗阻

以下所描述的术后肠梗阻（postoperative ileus, POI）及其病理生理学仅包含对胃肠道器官进行剖腹术或手术操作或同时进行两种操作后胃肠道动力改变的简单过程，不包括任何预期之外的术后并发症（如穿孔、腹膜炎、出血）。这些并发症会具有其他的病理生理学特征，需要其他不同处理。

POI 的主要病理生理活动是神经免疫之间的相互作用，其基础是胃肠道内外的免疫系统（包括肥大细胞、巨噬细胞和其他白细胞）和自主神经系统（包括传入神经、传出神经和肠神经系统）之间的双向联系[19]。简单的 POI 病程一般持续 3～4 天，并且包括两个时期：早期神经源性期和其后的炎症期[19]。对肠道的操作是引发 POI 的最主要因素，但是，许多其他因素也对它的发展产生一定的作用，包括麻醉、术后疼痛和阿片类药物。

POI 的早期神经源性期起始于术中对肠道的操作，这使得胃肠道的运动几乎完全停止。该效应是由支配胃肠道的肾上腺素能神经介导的。内脏传入神经将接受操作的肠道的信息传送至脊髓，在脊髓内建立突触后，传出纤维将信息回传至胃肠道器官。这些信号同时也沿着传出纤维传至下丘脑，尤其是孤束核和下丘脑室旁核和视上核。这一通路可刺激促肾上腺皮质激素释放因子（corticotropin-releasing factor, CRF）的分泌。CRF 可激活下丘脑室上核内的神经元，信息由此进一步向远处传递至脊髓突触性的节前神经元。节后神经元被激活后可抑制胃肠道的运动。POI 的这一时期通常在术后持续 3～4h。POI 的炎症期也起始于术中对肠道的操作，这可导致白细胞聚集至受损的肠段内。总的交感张力由此而增加，其中包括交感传出纤维被激活。肠肌神经丛内的交感纤维被激活后可导致白细胞聚集至接受操作的肠段内（图 21-2）。

浆膜受损以及肠肌神经丛内的交感神经元的激活导致吞噬作用被激活[20]，以及细胞因子和化学因子释放增加，这可进一步使白细胞首先向接受操作的肠段聚集，然后向整个胃肠道聚集。

受损肠段内肥大细胞脱颗粒并释放介质可增加肠道的渗透性，并有利于肠腔内细菌易位，由此加重炎症过程。在腹腔内，肥大细胞可有效募集中性粒细胞并消灭细菌。一些数据显示，激活的传入神经释放的 P 物质和降钙素基因相关肽（calcitonin generelated peptide, CGRP）参与了肥大细胞脱颗粒的触发。在此过程中，研究者在肠道手术后的腹腔液中发现了组胺和蛋白酶[21-22]。因此可见，肥大细胞和巨噬细胞在导致 POI 的炎症反应中发挥着至关重要的作用。

手术过程中对肠段的操作所引发的神经反应对启动 POI 非常重要，而在炎症期则没那么重要。小肠移植后尽管处于完全去神经支配状态，但是该肠段仍可发生 POI[23]。

在正常情况下，巨噬细胞位于肠肌神经丛水平（在纵形肌和环形肌之间）和肠道浆膜内[20]。肠道操作时受损细胞所释放的物质（包括 ATP 及其他物质），特别是肥大细胞脱颗粒所释放的产物，可激活肌层内的吞噬细胞[24]。此后释放的细胞因子和化学因子可激活常驻巨噬细胞[25]。

用药理学或基因学方法去除肠道内的常驻巨噬细胞后，炎性介质的释放可减少，且白细胞向浆膜层内的募集也有所减少。由此可见，对肠道的直接操作可激活常驻巨噬细胞，从而激活肌层内的吞噬细胞。释放的细胞因子可加剧炎症反应。术前应用抗生素可减轻肠道内总的炎症过程。

白细胞聚集在黏膜肌层大约开始于肠道操作后 3h，在接下来的 24h 内，接受操作的肠道节段和整个胃肠道内白细胞的聚集均增加，进而诱发常驻巨噬细胞内 iNOS 和环加氧酶 -2（COX-2）的形成。因此，包括白细胞聚集于肠壁肌层的炎症反应过程是 POI 后期炎症期的主要机制之一。常驻巨噬细胞内 iNOS 和 COX-2 的上调可抑制发生炎症的肠段的运动[26-27]；所以，POI 的预防和治疗措施可以包括抑制 iNOS 和 COX-2。术前应用抗生素可减轻整个炎症过程，并可以减少 POI 的发生。

用药物或电刺激迷走神经可减少巨噬细胞的激活和减轻 POI[28]。稳定肥大细胞、应用针对 IL-12 的抗体或抑制 Th1 细胞的迁移也可有效减轻 POI 的症状[29]。神经节抑制剂（如六烃季胺）可明显改善 POI 病程中肠道运动的抑制程度[30]。胸段硬膜外麻醉置管部位低于 T_{12} 并不影响 POI 的病程，但是，若置管位置高于 T_{12}，可观察到 POI 有所减轻[31]。胸段硬膜外麻醉改善肠动力的机制是其阻滞了传入神经、阻滞了胸腰段交感传出而副交感神经传出神经未受影响、减少了术后阿片类药物的需求、增加了胃肠道血流，以及局麻药的全身性吸收[31]。这些观察结果清楚地表明，神经机制和炎症机制（及其之间的相互作用）都在 POI 的发病机制中起着重要的作用。

对肠道的操作可导致一系列神经和炎症反应。接受操作的肠段白细胞聚集与细胞因子和化学因子的释放有关，后者可引发和增强白细胞向肠段继而向整个胃肠道的募集。由于 NO 和 COX-2 的生成增加，发生炎症的肠道的动力下降。这些事件以及抑制性肾上腺素神经信号的激活与 POI 的病程有关（参见图 21-2）。

分　泌

概　述

首先，胃肠道的分泌功能有助于消化吞入的食物团块，以促进对食物内营养物质、电解质和维生素的

吸收。它也可保护胃肠道免受细菌的侵袭。其次，所分泌的激素、肽类和介质不仅通过与中枢神经系统密切的交互作用对食物的摄取进行调节，而且它也通过调节消化性分泌及其在肠道内的输送速度来保证对腔内容物进行最佳的消化和吸收。它调整黏膜的增殖、成熟和再生，并调节免疫功能。胃肠道完整的分泌活动控制着食物的摄入、消化、吸收及其在肠道内向前推进，在保证胃肠道内复杂的内环境稳态的同时优化对重要营养物质、维生素和电解质的摄取，并通过适应夜间和饥饿时休眠的需求及消化食物时动力需求的不断变化而保证其自身结构的完整性。

消化性分泌

盐酸的分泌

盐酸由胃内泌酸区域的壁细胞所分泌（图 21-3），

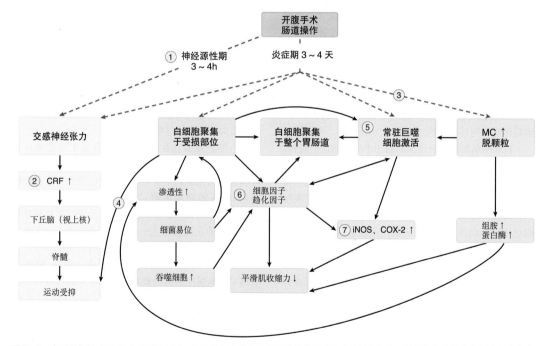

图 21-2　术后肠梗阻（POI）的病理生理学。POI 进展过程中的关键特征是免疫系统（肥大细胞、巨噬细胞和其他白细胞）和自主神经系统（传入、传出神经和肠肌神经丛）之间的交互作用。该图描述了主要事件。大多数重要的传入神经与传出神经都没有画出来，见正文解释。①对肠道的手术操作引起交感神经系统激活。神经通路涉及内脏传入纤维、脊髓突触、直接或通过肠神经系统回到内脏的传出纤维。②和③释放的 CRF 与 P 物质一起引发 MC 脱颗粒，图中画出了接下来的效应。④对肠道的操作诱使白细胞立即聚集于受累肠段，损害平滑肌的功能。⑤常驻巨噬细胞位于浆膜内和环肌层、纵肌层之间靠近肠肌神经丛处，受到肠道手术操作的直接刺激，引起 iNOS 和 COX-2 增加，通过 NO 和前列腺素（特别是 PGE-2）的合成直接抑制平滑肌功能。⑥内皮释放的肿瘤坏死因子 α、IL-1β 和 IL-6、趋化因子和巨噬细胞炎性蛋白 -1α（MIP-1α）上调内皮细胞的黏附分子（ICAM-1），进一步增加白细胞的聚集。在这个过程中交感神经阻滞（包括胸段硬膜外麻醉）会减轻炎症和 POI 症状，证明神经因素参与了该过程。⑦白细胞聚集触发神经通路并抑制运动，说明了在 POI 的发展过程中神经和免疫或炎症系统之间交互作用的重要性。CRF，促肾上腺皮质激素释放因子；MC，肥大细胞

它可促进对蛋白质、铁、电解质以及某些药物（如甲状腺素）的消化和吸收[32]。盐酸同时也可控制摄入的细菌对食物进行灭菌处理。盐酸的合成和分泌必须受到严格的调节，因为过多的胃酸对胃本身或相邻的食管和十二指肠都是有害的，它可破坏机体的自我调节机制而引起严重的病理学改变［胃溃疡、十二指肠溃疡、食管炎、肠化生（Barrett 食管）］，并最终导致胃癌或食管癌。胃酸过少可导致重要维生素和电解质吸收障碍，或细菌过度增殖，从而增加肠道内感染的风险，导致肠道内环境的改变。长期使用抑酸药物，如 H_2 受体抑制剂或质子泵抑制剂（proton pump inhibitors, PPIs）也可增加社区获得性肺炎的风险[33]，造成电解质异常（如低血镁）和维生素 B_{12} 水平降低。长期应用 PPIs 而导致胃酸减少时也会造成骨折的风险增高[34]。最后，患者置入支架后应用 GP2b/3a 受体抑制剂氯吡格雷作为抗血小板药物时，PPIs 会不同程度地减轻其药效，这种效应具有显著的临床意义[35]。

胃酸的分泌是一种复杂且高度一体化的过程，涉及激素、旁分泌和肠神经系统以及中枢神经通路，这些是由局部和中枢性反馈回路所调节的（图 21-4）。胃酸分泌的头期由对食物的想象、视觉、嗅觉、味觉或听觉等感官输入所引发。头期分泌的胃酸约占一餐中所分泌胃酸总量的 50%[5]。胃肠道分泌的多肽（如食欲刺激素或瘦蛋白）直接作用于大脑或者间接作用于大量的传入神经元，后者终止于脊髓或脑干。多达16 000 个传入性迷走神经元持续地对机械性和化学性

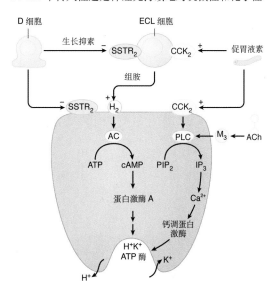

图 21-4　壁细胞受体和信号通路的模型。在壁细胞水平刺激胃酸分泌的主要物质是组胺（旁分泌）、促胃液素（激素）和乙酰胆碱（ACh，神经分泌）。组胺是由胃嗜铬细胞样（ECL）细胞释放的，与 H_2 受体结合，一起激活腺苷酸环化酶，将细胞内的腺苷三磷酸（ATP）转变为环腺苷酸（cAMP）。cAMP 的增加激活 cAMP 依赖型蛋白激酶（蛋白激酶 A），使细胞内各种蛋白质磷酸化，最终触发胃酸分泌。促胃液素由 G 细胞释放，与 ECL 和壁细胞上的 CCK_2 受体结合，一起激活磷脂酶 C，使磷脂酰肌醇磷酸（PIP_2）转变为肌醇三磷酸（IP_3）。IP_3 反过来引起细胞内钙（Ca^{2+}）释放，激活多种钙依赖性酶（如钙调蛋白激酶），最终导致胃酸分泌。促胃液素的酸刺激作用主要通过 ECL 细胞释放的组胺介导。ACh 由壁内神经元释放，与 M3 受体结合，通过如前所述的促胃液素类似的信号途径引起细胞内钙增加。细胞内 cAMP 和钙依赖信号系统激活下游的蛋白激酶，最终导致 H^+K^+ - ATP 酶、质子泵的融合和激活。生长抑素由泌酸性 D 细胞释放，是主要的胃酸分泌抑制剂。生长抑素通过 $SSTR_2$ 发挥作用，直接抑制壁细胞和通过抑制 ECL 细胞的组胺释放间接发挥作用。+，刺激性；−，抑制性（*Redrawn from Schubert ML: Regulation of gastric acid secretion. In Johnson LR, Ghishan FK, Kavnitz JD, et al, editors: Physiology of the gastrointestinal tract, vol 2, ed 5. Boston, 2012, Academic Press.*）

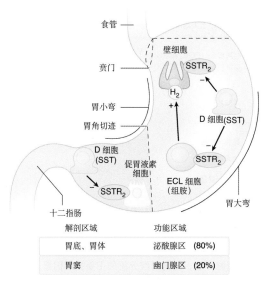

图 21-3　功能性胃解剖。胃包括三个解剖区域（胃底、胃体和胃窦）和两个功能区域（泌酸腺区和幽门腺区）。泌酸腺区的标志是壁细胞，幽门腺区的标志是 G 细胞。含生长抑素（SST）的 D 细胞在结构和功能上与其目标细胞［壁细胞、肠嗜铬细胞样（enterochromaffin-like, ECL）细胞和促胃液素细胞］相匹配。SST 通过 $SSTR_2$ 受体发挥作用，强直性抑制胃酸分泌。这种抑制作用是通过直接作用于壁细胞和通过抑制 ECL 细胞的组胺分泌、G 细胞的促胃液素分泌间接实现的。H_2，组胺 H_2 受体（*Redrawn from Functional Gastric Anatomy from Schubert ML: Regulation of gastric acid secretion. In Johnson LR, Ghishan FK, Kavnitz JD, et al, editors: Physiology of the gastrointestinal tract, vol 2, ed 5. Boston, 2012, Academic Press.*）

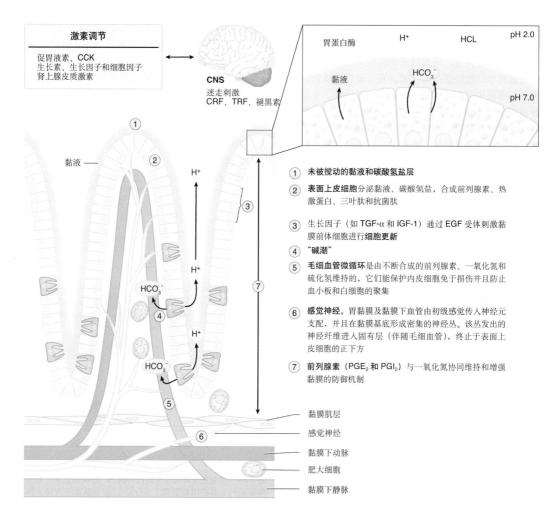

激素调节

促胃液素、CCK
生长素、生长因子和细胞因子
肾上腺皮质激素

CNS
迷走刺激
CRF、TRF、褪黑素

胃蛋白酶　　H⁺　　HCL　　pH 2.0

黏液　　HCO₃⁻

pH 7.0

① 未被搅动的黏液和碳酸氢盐层

② 表面上皮细胞分泌黏液、碳酸氢盐，合成前列腺素、热激蛋白、三叶肽和抗菌肽

③ 生长因子（如 TGF-α 和 IGF-1）通过 EGF 受体刺激黏膜前体细胞进行细胞更新

④ "碱潮"

⑤ 毛细血管微循环是由不断合成的前列腺素、一氧化氮和硫化氢维持的，它们能保护内皮细胞免于损伤并且防止血小板和白细胞的聚集

⑥ 感觉神经。胃黏膜及黏膜下血管由初级感觉传入神经元支配，并且在黏膜基部形成密集的神经丛。该丛发出的神经纤维进入固有层（伴随毛细血管），终止于表面上皮细胞的正下方

⑦ 前列腺素（PGE₂ 和 PGI₂）与一氧化氮协同维持和增强黏膜的防御机制

黏膜肌层
感觉神经
黏膜下动脉
肥大细胞
黏膜下静脉

图 21-5 胃黏膜的防御机制。泌酸胃黏膜的黏液 - 碳酸氢盐屏障示意图 *(Redrawn from Laine L, Takeuchi K, Tarnawski A: Gastric mucosal defense and cytoprotection: bench to bedside, Gastroenterology 135:41, 2008.)*

环境进行监测，并将信息传递至延髓孤束核和下丘脑室旁核。只有 6 000 个起源于疑核和迷走神经背核的传出性节前神经元转换至胃壁和十二指肠壁内的节后神经元，而其在中、远端肠道内的密度则更低[36]。这些神经元直接或通过抑制生长抑素的分泌以及刺激组胺和促胃液素的分泌而间接刺激胃酸的分泌。总体来说，旁分泌的组胺、促胃液素和 ACh 可刺激胃酸的分泌，这三种激素分别是由泌酸性肠嗜铬细胞样（ECL）细胞、幽门 G 细胞和节后壁内神经元所释放的。组胺与 ACh 或促胃液素可协同作用于壁细胞并增加胃酸的释放。生长抑素以旁分泌的方式从泌酸性 D 细胞和幽门 D 细胞释放，其为胃酸分泌的主要抑制因素。人工合成的生长抑素（奥曲肽）与其他治疗方式联合应用于急性出血性消化性溃疡的治疗。

碳酸氢盐的分泌和黏液屏障

黏液和碳酸氢盐的分泌（尤其是在胃和十二指肠内）是对抗不利环境和酸性环境的第一道防线。黏蛋白由上皮细胞分泌，并聚合成多体，以形成凝胶。它与具有表面活性的磷脂和碳酸氢盐一起覆盖在上皮细胞表面，并在正常的黏膜层中形成显著的 pH 梯度。该糖蛋白基质在胃肠道腔内的疏水表面可能是形成这

种梯度的最主要原因。储存于胃（胃小凹和表面黏液细胞）和十二指肠（小肠和大肠杯状细胞）黏膜细胞中的三叶肽家族（trefoil family peptide, TFFs）被分泌进入黏液凝胶中，可增加黏性和弹性。此外，TFFs被认为在黏膜细胞的分化和再生中起着关键性的作用，而且是胃酸合成的调节信号。促胃液素、促胰液素、前列腺素 E_2 和拟胆碱药可刺激黏液分泌。可导致溃疡产生的物质，如非甾体消炎药（nonsteroidal anti-inflammatory drugs, NSAIDs）、阿司匹林和胆盐可溶解黏液凝胶和磷脂层，从而导致黏膜损伤（图 21-5）。胃的泌酸区内的壁细胞合成等量的氢离子和碳酸氢盐。通过这种令人惊讶、简单却又精密的法则实现了自我调节 [37]。盐酸产生得越多，就有越多碳酸氢盐被分泌进入间质和胃黏膜体内的有孔毛细血管，碳酸氢盐在此弥散进入黏液层，中和从胃腔弥散至此的氢离子。碳酸氢根弥散的驱动力是它在黏液层中被氢离子中和的速度；但是，大多数来自壁细胞的碳酸氢盐都在尿液中分泌。进食后血和尿液 pH 值的升高称为"碱潮" [38]。

十二指肠内 HCO_3^- 的分泌受到许多激动剂（如 CCK、食欲刺激素、5-羟色胺、尿鸟苷素）的刺激，而且与胃内分泌相比更为持久且分泌量更大。十二指肠黏膜暴露于酸性环境可导致肠黏膜上皮细胞和黏膜下 Brunner 腺的碳酸氢盐分泌节段式显著增加。十二指肠碳酸氢盐分泌的增加被同时出现的 PGE_2 分泌增加所增强，而 PGE_2 的分泌也能刺激碳酸氢盐的分泌。自主神经系统在这种酸诱导的分泌反应中起着重要的作用。辣椒碱敏感的瞬时受体电位香草酸受体 1（TRPV-1）存在于固有层，感知胃酸，并刺激碳酸氢盐的分泌。局部体液因素，如褪黑素、VIP 和 NO 被证实与暴露于腔内酸性物质后碳酸氢盐的分泌上调有关。囊性纤维化穿膜传导调节蛋白（cystic fibrosis transmembrane conductance regulator, CFTR）是一种 ATP 结合盒转运体离子通道，负责氯化物和硫氰酸盐通过上皮细胞膜的转运。当细胞低渗或细胞内 Cl^- 偏低时，CFTR 的通透选择性从氯化物转变为 HCO_3^- [39]。在十二指肠内至少表达有三种顶端溶质载体（Slc-26）阴离子转运家族，它们都与 HCO_3^- 的分泌有关 [40]。

前列腺素（PGE_2、PGI_2）通过抑制胃酸分泌和刺激黏液、碳酸氢盐和磷脂的分泌而刺激和促进黏膜的防御机制。它们可增加黏膜血流并加强黏膜再生和愈合。前列腺素（prostaglandins, PGs）可抑制肥大细胞的激活、白细胞的黏附和血小板黏附于血管内皮细胞。NASIDs 抑制环加氧酶（cyclooxygenase, COX）介导的前列腺素合成，可导致胃十二指肠溃疡，这主要是

一种全身性效应，与 NSAID 的给药途径无关。胃黏膜的基础完整性是由 COX-1 介导的 PG 合成所维持的。COX-1 表达于许多组织，而 COX-2 则可被生长因子或细胞因子快速诱导。只有同时抑制了 COX-1 和 COX-2 才可引起黏膜损伤，选择性抑制 COX-1 和 COX-1/2 后黏膜血流减少，选择性抑制 COX-2 后黏膜血流不会减少。PG 缺乏使得体液、旁分泌或神经分泌通路（TRPV-1、传入纤维、NO、CGRP）失去对黏液凝胶分泌的刺激作用，这强调了 PG 的重要性，尤其是在黏液凝胶合成和分泌的上调方面。有趣的是，PG 耗竭可导致迷走神经依赖的胃动力亢进，继而发生黏膜血流减少以及氧自由基合成导致的中性粒细胞在内皮的聚集 [38]。

调节性分泌

激素、旁分泌和神经内分泌混合物

五种肽类物质被认为是胃肠道激素 [32]。它们在受到诸如进食之类的刺激后释放，作用于胃肠道的不同区域并调节胃肠道的功能。即使激素释放区域和其作用区域之间没有神经连接，这种效应仍然存在。这些激素的化学性质已经得到确认，当将其注入血流时，可产生相同的功能改变。促胰液素、促胃液素、CCK、促胃液素抑制肽和促胃动素是现今已经确认的胃肠道激素 [32]。

组胺和生长抑素在其效应部位附近释放，并通过弥散的方式到达各自的目标，因此它们是旁分泌制剂。

神经递质包括 ACh、促胃液素释放肽（gastrin-releasing peptide, GRP）、血管活性肠肽和垂体腺苷酸环化酶激活肽（pituitary adenylate cyclase-activating polypeptide, PACAP）。它们在神经末梢释放，穿越突触间隙后到达靶受体。表 21-1 总结了肠化合物及其各自的主要作用。

促胃液素是胃内胃酸分泌最主要的调节物。它促进黏膜增殖和成熟，并可调节黏膜固有免疫功能。胃窦和十二指肠内的 G 细胞以前体的形式分泌促胃液素。G 细胞是胃窦幽门腺黏膜的标志。小肠、结肠和胰腺也产生少量促胃液素。ACh、GRP、PACAP、促胰液素、5-羟色胺、β_2/β_3-肾上腺素受体激动剂、钙、腔内蛋白质、辣椒碱、经发酵的酒精饮料和细菌脂多糖均可刺激促胃液素的分泌。甘丙肽、腺苷和生长抑素可抑制由 G 细胞释放的促胃液素。促胃液素可通过 CCK-2 受体直接刺激 ECL 细胞和壁细胞，其机制是通过磷脂酶 C 路径增加细胞内 Ca^{2+} 的水平。促胃液素通过肾、肠道和肝代谢，在肾功能受损的患者，可观

表 21-1　肠肽的重要特征

肽	部位	激素（H）神经肽（N）	促分泌因素	主要作用
促胃液素	"S" 细胞——小肠	H	肠腔内酸性环境、脂肪	胆胰管上皮、Brunner 腺分泌碳酸氢盐
生长抑素（SRIF）	"D" 细胞——整个胃肠道、神经和神经丛	H、N	肠腔内酸性环境、饮食中的营养物质	胃肠激素分泌、营养物质吸收和外分泌的主要抑制因子
血管活性肠肽（VIP）	肠系膜上和肠系膜下神经节、Meissener 和 Auerbach 神经丛	N	对食物没有反应	松弛平滑肌
垂体腺苷酸环化酶激活肽（PACAP）	神经纤维，肠肌层和黏膜下神经节	N	对食物没有反应	生理功能没有被证实，松弛结肠平滑肌、刺激胰腺外分泌
神经降压肽	"N" 细胞——回肠和结肠细胞，肠肌神经丛	H、N	饮食中的脂肪	生理功能没有被证实，影响胰腺、胃和肠道的分泌
神经肽 Y（NPY）	黏膜下和肠肌神经丛，整个胃肠道的神经纤维，食管下括约肌的最高水平	N	对食物没有反应	调节胃肠道血流、运动和分泌
促胃动素	十二指肠的 "M" 或 "Mo" 细胞	H	禁食期间血浆促胃动素周期性升高；在人类，饮食中的脂肪增加血浆促胃动素	刺激Ⅲ期 MMC 收缩
肽 YY（PYY）	终末回肠和结肠的 "L" 细胞，胃内神经细胞体和神经纤维，肠内肠肌神经丛和黏膜下神经丛	H、N	人类的混合饮食，肠腔内的脂肪	肠抑胃素，肠梗阻，减少胃和小肠的运动及胃酸和胰液分泌

GI，胃肠道；MMC，移行性运动复合波。

Reproduced from Greeley G: Postpyloric gastrointestinal peptides. In Johnson LR, Ghishan FK, Kavnitz JD, et al, editors: Physiology of the gastrointestinal tract, vol 1, ed 5. Boston, 2012, Academic Press

察到其血浆促胃液素浓度升高。至少有两个负反馈回路调节促胃液素的释放。一条回路由胃内的酸度所激活，并通过感觉性 CGRP 神经元释放生长抑素，另一条回路则受到促胃液素的直接刺激而释放生长抑素。长期应用提升胃内 pH 值的药物可导致高促胃液素血症[41]。

CCK-2 受体也存在于泌酸前体细胞，这提示促胃液素同时还参与壁细胞的分化、生长和迁移。促胃液素刺激黏膜增殖并增加壁细胞和 ECL 细胞团，可能是通过生长因子的释放。

促胃液素通过 CCK-2 受体调节先天性免疫功能，肠固有层的巨噬细胞、外周血单核细胞以及结直肠癌基质内的多形核单核细胞内均发现有该受体。炎症活跃部位的趋化、黏附和吞噬作用使促炎反应占据主导地位。在肠系膜静脉系统，促胃液素可促进白细胞的黏附和外渗。受到促胃液素的刺激后，表达 CCK-2 受体的肠上皮细胞可上调血管细胞黏附分子 1（vascular cell adhesion molecule，VCAM-1）和 P 选择素糖蛋白配体-1（P-selectin glycoprotein ligand-1，P- 选择素）在上皮细胞内的合成。因此，促胃液素似乎作为一种趋化物质募集炎症细胞至胃肠道内的炎症部位[41]。

进食富含脂肪和蛋白质的食物后，十二指肠内的肠内分泌Ⅰ型细胞分泌 CCK 入血。这种分泌可刺激胆囊收缩和胰腺外分泌，并抑制进一步的进食，延迟胃排空，以及通过作用于迷走神经传入纤维的 CCK 受体 1 增加食物沿胃肠道的运送时间。总体来说，

CCK 促进小肠对脂肪和蛋白质的最优消化，并且目前来说它代表着对进食和长期能量守恒进行复杂控制的最重要的减退食欲的信号 [42]。此外，有研究发现CCK 可作为一种内源性抗阿片类物质，促进急性阿片类耐受的形成 [43]。

促胰液素由线性排列于小肠黏膜的 S 细胞所分泌，且从十二指肠到回肠，该细胞的密度逐渐减少。它在十二指肠内 pH 值降低至 4.5 以下时释放，最主要的作用是刺激胰腺和胆管细胞分泌碳酸氢盐 [1]。此外，促胰液素可减少由进食所引起的促胃液素分泌，减慢胃排空，并减少结肠运动。其被用于辅助诊断Zollinger-Ellison 综合征，这是一种通常为恶性的可合成促胃液素的神经内分泌肿瘤。受到促胰液素的激发后，血清促胃液素水平可进一步升高 100% [32]。促胃液素抑制肽或糖依赖性胰岛素释放肽是分泌素家族的一员；它由 K 细胞分泌，可刺激胰腺胰岛素的释放，并减少胃酸的释放。肠腔内的碳酸氢盐、蛋白质和脂肪都可触发肠抑胃肽的释放。它还可减慢胃排空并减少胃动力 [32]。空腹状态时，促胃动素周期性地释放于小肠，它可促进"移行性运动复合波"，这是一种发生于所有肠道的阶段性蠕动波，其功能是为下一次进食做准备 [1]。

胃内的组胺主要是由位于泌酸腺基底部的 ECL 细胞释放。一些组胺也由肥大细胞释放。ECL 细胞含有 L- 组氨酸脱羧酶，可催化 L- 组氨酸形成组胺，这是 ECL 细胞内组胺的主要来源，而肥大细胞内不存在 L- 组氨酸脱羧酶。组胺受体有四种亚型，并且都是 G 蛋白偶联受体。壁细胞表达组胺 2 受体。促胃液素、PACAP、VIP、食欲刺激素、肾上腺素、去甲肾上腺素和转化生长因子 -α 可刺激组胺的释放。生长抑素、CGRP、PGE_1 和 PGE_2、YY 肽、甘丙肽和白细胞介素 -1β 则可抑制其释放 [36]。

ACh 由胃体和胃底部节后壁内神经元所释放，它的功能是直接作用于壁细胞的 M_3-ACh 受体以及间接地通过 D 细胞上的 M_2-ACh 和 M_4-ACh 受体而抑制生长抑素的释放，从而刺激胃酸的分泌 [36]。

GRP 受体位于 G 细胞，它可与其他肽类一起刺激促胃液素的分泌。

PACAP 是一种在胃黏膜内发现的调节肽，由肠神经系统的神经元释放。它的受体位于 ECL 细胞和 D 细胞。它对胃酸分泌产生的是促进作用还是抑制作用取决于混合因素，如钙内流以及 ECL 细胞来源的组胺和 D 细胞来源的生长抑素的相对权重。

NO 的作用是一种神经递质、细胞内信使以及信号分子，它以剂量依赖性的方式对胃酸分泌量发挥效应。

食欲刺激素

食欲刺激素主要位于泌酸区黏膜内，也有少量位于幽门黏膜的 A 样细胞或 Gr 细胞内。这些细胞占胃内神经内分泌细胞的 20% ~ 30%，合成体内约 80% 的食欲刺激素。空腹时胃内不含有热量，食欲刺激素释放进入循环系统，从而刺激食欲。ACh、胰高血糖素、促胰液素、内皮肽和肠抑胃肽也可刺激食欲刺激素的分泌。食欲刺激素可促进进食和食欲。它可增加胃动力、胃酸的分泌、胰岛素的分泌，并促进脂肪形成。胃内含有热量、静脉内输注脂肪制剂和葡萄糖、胰岛素、CCK、生长抑素、GRP 和 IL-1β 可减少食欲刺激素的释放。食欲刺激素可刺激垂体内食欲刺激素的释放 [41]。减肥手术或胃全切除术后持续性体重减轻是丧失了分泌食欲刺激素的细胞所致，65% 的此种细胞位于胃内。此外，食欲刺激素抑制剂可通过降低食欲达到减轻体重的目的。切除一部分胃并且明显减少了分泌食欲刺激素的细胞打破了食欲调节的体液平衡（食欲刺激素、瘦蛋白、GLP-1），这可使术后的患者面临成瘾的风险，因为这些介质可影响脑内成瘾性相关回路中多巴胺的释放 [44]。

免疫调节性分泌

帕内特细胞

帕内特细胞位于小肠 Lieberkühn 隐窝的基底部，因其含有丰富的内质网和高尔基体而表现出独特的组织形态学特征 [45]。帕内特细胞分泌宿主防御蛋白和肽类（例如调节小肠肠道菌群的防御素 α、分泌型磷脂酶 A2、溶菌酶、脂多糖结合蛋白、REG3-γ、黄嘌呤氧化酶、基质金属蛋白酶 7、CD95 配基、免疫球蛋白 A、CD1d、CRIP、CD15 和一些促炎介质，如 IL-17A、肿瘤坏死因子 α、IL-1β 和脂肪因子），因此，这些细胞在黏膜固有免疫和下胃肠道稳态维持中发挥多种作用。帕内特细胞对内质网的应激和未折叠蛋白反应尤为敏感，而这二者若没有及时处理，将导致细胞凋亡和内环境稳态被打破，从而使患者对肠炎和结肠炎的敏感性增加 [45]。

消化和吸收

概　　述

摄入食物后从口腔即开始了消化过程。唾液起到

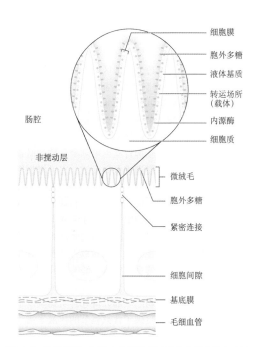

图 21-6　黏膜屏障。肠腔内的溶质经过肠上皮细胞进入血液，必须横穿非流动的液体层、胞外多糖、顶膜、细胞质、基底外侧膜、基底膜，最后是淋巴管的毛细管壁。组成刷状缘的细胞膜形态改变成为微绒毛。放大的微绒毛（插图）描绘的是其对于营养物质消化和吸收的重要性，说明酶与载体分子的空间排列 *(Redrawn from Johnson LR: Gastrointestinal physiology: Mosby physiology monograph series, ed 7. Philadelphia, 2006, Mosby.)*

润滑食团的作用并且在咀嚼过程中与食物混合。它的作用是湿润食物，便于吞咽。唾液中的酶开始分解糖类（α 淀粉酶）和脂质（脂肪酶）。此外，唾液通过缓冲和稀释有毒物质、热或冷的液体或食物来保护口腔。唾液中含有抗菌成分（乳铁蛋白、分泌型免疫球蛋白A），具有额外的保护功能。唾液腺能非常有效地分泌唾液，受自主神经系统的控制。唾液腺的毒蕈碱受体和 β 肾上腺素能受体主要受到副交感神经和交感神经系统的刺激。抗利尿激素（antidiuretic hormone, ADH）和醛固酮能够降低钠的浓度和升高钾的浓度，但是不会影响唾液分泌的速度。

胃中的消化过程开始于简单的水解。胃分泌盐酸，酸化胃内环境，使蛋白质变性并为食物进行消毒。在胃内开始蛋白酶的消化。胃蛋白酶以没有活性的前体形式（胃蛋白酶原）分泌，在低 pH 环境下自我裂解而激活。胃蛋白酶活性在低 pH 情况下最好。这被称为腔消化[32]。当食团进入小肠后开始膜消化。食物

接触到小肠刷状缘，被位于上皮表面顶膜的酶进一步水解。

小肠刷状缘是所有重要膳食成分消化和吸收的主要场所，而结肠主要吸收经过回盲瓣的电解质和大部分剩余的水分。

肠道为单层上皮细胞，主要包括四种不同类型的细胞：吸收细胞、分泌黏液的杯状细胞、肠内分泌细胞和帕内特细胞。所有的细胞都是由位于 Lieberkühn 腺内的多能干细胞不断更新。图 21-6 是绒毛和肠腺上皮排列以及黏膜屏障的示意图。

营养和水分是通过几种机制被摄入的，这些机制包括胞饮作用、被动扩散、易化扩散和主动运输[32]。肠上皮细胞之间的紧密连接机械地密封了内皮细胞层，但在肠道内某些区域内离子和水能相对渗漏。消化和吸收的过程能适应肠道内功能的变化。残留肠道具有代偿能力，因此能很好地耐受小肠切除术或旁路手术。回肠末端例外，因为胆盐和维生素 B_{12} 只有在这里才能被吸收。

糖

糖类（碳水化合物）约占我们日常摄入热量的50%。这些热量的一半是以淀粉的形式存在，后者是由直链淀粉和支链淀粉构成的大分子化合物。唾液腺和胰腺分泌的 α 淀粉酶在口腔和小肠内消化淀粉。酸性物质会使淀粉酶失活，因此胃内淀粉的消化是有限的。刷状缘水解酶进一步降解淀粉和其他碳水化合物为单糖。它们在整个小肠内被动吸收，通过刷状缘紧密连接的可塑性促进的细胞旁路扩散或葡萄糖载体（SLC2 基因家族的 GLUTs）介导的被动易化扩散。更重要的是，通过钠 - 葡萄糖同向转运体或协同转运蛋白（SLC5 基因家族的 SGLTs），单糖被吸收进入肠上皮细胞。葡萄糖和半乳糖堆积在肠上皮细胞内，并最终在基底外侧膜通过易化运输（GLUT2）或胞吐作用进入血液[46]。小肠吸收糖的能力非常高。通常，到达回肠中段时所有单糖都被吸收。近端小肠刷状缘内的化学感受器和渗透压感受器感知碳水化合物的含量，并且通过改变运动和胃排空来调节其与摄入糖的接触时间[32]。胃内含碳水化合物溶质的排空速度与碳水化合物的含量呈负相关。碳水化合物负荷越高，排入十二指肠的速度越慢，约为 200kcal/h[5]。

蛋白质

蛋白质在胃内被盐酸变性，被胃蛋白酶消化。胃蛋白酶由胃主细胞以前体形式释放。摄入含蛋白质的食物和胃内低 pH 值（因为食物中的蛋白质会使盐酸

分泌增加）会触发胃蛋白酶释放。随着食糜进入十二指肠，其多肽和脂肪触发十二指肠内分泌细胞（I 细胞）释放 CCK，这会刺激胰腺以无活性的前体形式分泌蛋白酶（胰蛋白酶原、糜蛋白酶原、弹性蛋白酶原、羧肽酶原），它们被十二指肠上皮细胞刷状缘的肠激酶所激活。此外，在刷状缘，多肽经过膜结合型消化成为游离氨基酸和更为重要的小片段二肽和三肽，然后通过顺着跨膜离子梯度的继发性主动转运过程进行吸收。近端的小肠对二肽和三肽的吸收能力最强，而更远端的回肠对游离氨基酸的吸收更有效。该过程与回肠内刷状缘结合蛋白酶的显著增加相符。大多数蛋白质在小肠吸收。结肠虽然能吸收蛋白质，但是在摄取食物氨基酸方面只发挥很少的作用。它可以参与来自细菌蛋白的二肽和三肽的吸收 [47]。肠上皮细胞的内肽酶活性高，进一步水解小分子肽，因此最终所有被吸收的肽类中约 90% 以氨基酸的形式通过基底膜离开肠上皮细胞。

脂类

脂类是成分非常混杂的大分子，是人类饮食中最主要的热量来源。脂类主要为三酰甘油（triacylglycerols, TAGs）、磷脂和固醇类。它们本质上不溶于水，并倾向于形成酯键。脂肪的消化是一个精确而有效的过程，与脂溶性维生素的吸收密切相关。它包括三个步骤：乳化、酶水解和脂肪分解形成水溶性脂类，使其能被吸收 [32]。胃将脂质与盐酸混合并搅拌在一起，胃体和胃底释放脂肪酶，并调节食糜进入十二指肠的进程。当小肠内已有大量脂质时，CCK 分泌，以减缓胃蠕动和排空。CCK 也能促进胆盐释放进入十二指肠。除了短链脂肪酸，胃不吸收脂类 [32]。在小肠内，胆盐、卵磷脂、脂肪酸（fatty acids，FA）和其他化合物将脂类乳化成直径约 1μm 的小脂滴，以进行酶水解。因为脂肪分解产物难溶于水，它们与脂溶性维生素（维生素 A、D、E、K）一起形成微团，中间疏水但表面具有亲水性。

CD36 是细胞表面蛋白 B 类清道夫受体家族的一员，在近端小肠绒毛上皮细胞的顶膜含量丰富，大部分 FA 的吸收即位于此处。CD36 基因敲除动物的 FA 吸收转移至更远端的小肠，且不依赖 CD36。但是如果没有 CD36，乳糜微粒的产生将明显减少。CD36 基因的多态性比较常见，会导致血内 FA 升高并加速心血管疾病的发生 [48]。TAG 水解为两个脂肪酸和单酰甘油，随后在上皮细胞的内质网重新组装为 TAG，然后以乳糜微粒前体转运囊泡进入高尔基体。乳糜微粒在这里成熟，随后释放进入淋巴和血液。这个多步骤的过程通常很快完成，每天可以处理 500g 脂肪。脂溶性维生素（维生素 A、D、E 和食物来源的维生素 K）溶解为微团，然后通过被动扩散吸收进入肠上皮细胞。细菌来源的维生素 K 通过主动过程吸收。维生素（大部分以原型）通过嵌入乳糜微粒最终分布到全身，这表明脂溶性维生素的吸收事实上取决于脂肪的吸收 [32]。

肠道脂类代谢可能对机体总的代谢平衡有明显影响。高脂肪摄入和肠道脂质代谢紊乱导致高脂血症和加速心血管疾病的发生 [48]。

水 分 运 输

胃肠道 24h 内处理 8 ~ 9L 水，除此之外，只有肾过滤和处理更多的水。其中约 2L 来自每天摄入的食物和液体，其余 6 ~ 7L 来自于：唾液腺分泌物（1.5L）、胃液（2.5L）、胰酶和含碳酸氢盐的液体（1.5L）、胆汁盐（0.5L）。大部分水在小肠重吸收（7.5 ~ 9L）[1, 49]，这说明特别是在胃和小肠内，同时存在水的分泌和吸收，二者的差值取决于机体的生理状态。与小肠相比，结肠黏膜的细胞旁通透性较低而上皮细胞间较紧密、电阻较高，因此相对不透水。它吸收剩余部分，还有约 100ml 的高渗水每天随粪便排泄。因此，结肠的水多数是可吸收的，吸收的过程必须要对抗肠腔内容物产生的渗透性和水压性阻力 [49]。结肠隐窝被认为是吸收水分的部位，因为它们周围是溶质（主要是钠）吸收后形成的高渗环境。当水分被"吸入"隐窝周围后，肌成纤维细胞形成的网状鞘维持隐窝的渗漏梯度和通畅度 [49]。

水分运输的机制

长期以来人们都认为，在主动的盐类运输产生的渗透力或在静水压差驱动下水分进行跨膜移动。有人观察到没有这两种力量的作用下水分仍能被分泌或吸收，时至今日科学家们都感到迷惑，这支持存在使水分穿过胃肠道上皮细胞膜的专用主动运输机制的理论。水通道蛋白或水泵（如钠 / 葡萄糖协同转运蛋白 1）正被研究，但其机制仍模糊。目前，最广泛接受的模型（即"固定梯度模型"）假定钠主动转运进入高渗的细胞间隙（lateral intercellular space, LIS），导致水分跨过细胞进入 LIS 和转运进入毛细血管循环。但是，顶膜和基底外侧膜可以渗透水分，LIS 的渗透梯度很小，基本上测不出来。有观察发现大部分水分的转运是通过细胞而不是通过细胞间的紧密连接，由此引申出"改良的固定梯度模型"，并出现了其他几

个理论 [49]。

钠和钾的转运

钠吸收有四种机制。在电解梯度和 Starling 力量的作用下钠进行跨细胞或细胞旁被动扩散。还有与 H^+ 的主动逆向转运、与有机溶质（如糖和氨基酸）的协同转运、与 Cl^- 的协同转运。十二指肠肠腔内的钠含量通过水分的净分泌或吸收与血浆保持平衡。因为基底外侧膜上 Na^+、K^+- 活化腺苷三磷酸酶（ATPase）持续使 Na^+ 外移和 K^+ 内移，肠上皮细胞的钠含量维持在低水平。随着在肠道内继续下行，空肠内 Na^+ 和 Cl^- 浓度降低，回肠内浓度更低，在结肠内达到各自的最低值，肠腔内 Na^+ 浓度可低至 $35 \sim 40mEq/L$。Cl^- 保存在结肠内，与 HCO_3^- 交换，后者来自碳酸酐酶对 CO_2 的水合作用 [32]。钾在整个小肠内被动吸收，在结肠内主动分泌。

水分和电解质在肠道的吸收调节机制很少，有什么吸收什么。但是，肾上腺素能（α 受体）或抗胆碱能刺激会增加其吸收，而胆碱能或抗肾上腺素能刺激会减少其吸收。5- 羟色胺、多巴胺、内啡肽和脑啡肽会改变经过上皮细胞的净转运，并且使分泌量超过吸收量。外源性阿片类药物（如吗啡或可待因）会增加小肠和大肠内的吸收并增加转运时间 [32]。

与小肠相反，在血钠耗竭或盐皮质激素分泌的情况下，大肠能够增加钠的吸收，使粪便钠浓度降低至 $2mEq/L$。同时钾的分泌受到刺激。醛固酮通过激活更多的钠通道和增加肠上皮细胞基底外侧膜上的钠泵分子数来改善刷状缘对钠的通透性。液体因渗透压在肠道的滞留和粪便内水分的增加都是通过多价离子［如硫酸镁（$MgSO_4$）］实现的，$MgSO_4$ 是唯一未被完全吸收的电解质 [32]。内镜检查或结直肠手术前的肠道准备就是利用这个原理。对于结直肠手术已经不再用该方法，因为没有益处，而且可能还会有明显的电解质和水平衡紊乱 [50]。

钙、镁和磷

钙、镁和磷来自日常饮食，是完成多种功能和组成结构的必需元素。其血浆水平有严格的调节，肠道、肾和骨骼在这些元素的平衡中发挥重要作用。在膜转运蛋白、相关蛋白和可溶性调节因子组成的复杂网络中，甲状旁腺激素和维生素 D 是主要的调节信号 [51]。吸收或消化钙的比例随年龄、Ca^{2+} 摄入水平、生理状态（如妊娠）和胃肠道因素（如食糜在肠道内的通过时间、可溶性钙的比例和肠上皮细胞的转运速度）而改变 [51]。含钙的固态食品必须首先消化成为可溶性钙。总体来说，在非妊娠状态下所有摄入的钙中约 25% 是肠道通过被动的细胞旁途径和主动的离子通道依赖性跨细胞途径来吸收的。当肠腔内钙浓度高时，大部分通过紧密连接调节的细胞旁途径被动吸收。负责跨细胞钙吸收的主要离子通道蛋白是 TRPV6。现已有几种模式解释钙如何在不影响严密调控的细胞内钙离子浓度的情况下扩散进入肠上皮细胞的细胞质、横穿过细胞，并通过基底外侧膜离开。"易化扩散模型"认为游离钙与细胞内缓冲蛋白结合并且通过与 Ca^{2+} 高亲和性的 P 型 ATP 酶从基底外侧膜排出。"ER 通道模型"和"囊泡转运模型"认为钙分别通过内质网和囊泡胞吐转运，或 Na^+/Ca^{2+} 交换体和 Ca^{2+} ATP 酶 [51]。

磷在骨骼的结构中发挥重要作用，在细胞生理中以无机磷酸盐和磷酸酯形式存在。磷在肠道内被有效地从食物中摄取，从而将磷酸盐水平保持在狭窄的范围内。磷主要是在十二指肠和空肠中通过被动细胞旁扩散和主动跨细胞转运来吸收，摄入量减少时吸收可上调。

镁主要是在小肠通过被动的梯度驱动的细胞旁扩散来吸收，由肠腔内镁离子的浓度以曲线的方式来调节，这可能是紧密连接具有可塑性的结果 [51]。与钙和磷相似，镁也可以通过涉及 TRP 离子通道家族的主动跨细胞转运来吸收。维生素 D_3 增强这两种途径的吸收能力，因此是肠道钙吸收和总钙稳态的主要调节信号。

铁

铁的吸收主要在近端小肠，其他不重要的部位包括胃、回肠和结肠。在经过顶部表面由肠道离子转运蛋白 -1 转运前铁必须要被还原，当自体内铁的储存已饱和时，铁以铁蛋白的形式储存在成熟的肠上皮细胞内。如果铁的储备低，铁通过细胞膜铁转运蛋白 -1 从肠上皮细胞的存储中转运出来，与组织间液和血浆中的转铁蛋白结合。这个过程受肝来源的铁调素的调节，铁调素可被血色素沉着病蛋白上调。

水溶性维生素

饮食中的维生素 B_1（硫胺素）主要是磷酸化的，因此吸收前需要在刷状缘水解，其在小肠内的吸收是通过 pH 值依赖和电中性载体介导的机制 [52]。硫胺素的另一个来源是大肠内的菌群，合成自由硫胺素供肠上皮细胞自身代谢，另外还补充机体的供给。长期呕吐和酗酒是维生素 B_1 缺乏的常见原因。

饮食和大肠内细菌来源的维生素 B_2（核黄素）的吸收与维生素 B_1 相似，是通过不依赖 Na^+ 的载体介导机制，而维生素 B_3 只能从饮食中吸收。维生素 B_5（泛酸）和维生素 B_6（吡哆醇）水解后在小肠内被吸收。

共轭维生素 B_9（叶酸）多聚谷氨酸盐带有多个负电荷，分子大并且具有疏水性，这些都是妨碍吸收的因素。因此，刷状缘的叶酸水解酶在吸收前将其水解为单谷氨酸盐。此外，大肠菌群局部供应叶酸到结肠黏膜并维持其结构的完整性。细菌来源的叶酸缺乏与结肠黏膜的恶性疾病有关[52]。

维生素 B_{12}（钴胺素）的吸收需要胃的酸性环境将其从食物中分离出来，使其能与内因子结合。内因子是一种由胃的壁细胞分泌的糖蛋白，因此胃的细胞和功能完整性对于钴胺素 - 内因子复合物的形成至关重要。该复合物在小肠内被 cubam 受体识别，与之结合并内化进入肠上皮细胞。内因子缺乏（如萎缩性胃炎、幽门螺杆菌感染）或胃酸分泌减少（如长期服用抗酸剂）会使患者缺乏维生素 B_{12}。在这些患者中，应限制使用强效和非可逆的甲硫氨酸合成酶抑制剂 NO，因为它可以引起急性维生素 B_{12} 缺乏性神经病变与高同型半胱氨酸血症。

维生素 C 完全来自饮食，没有大肠内细菌来源。肠腔内的摄取和通过基底外侧膜的排出都涉及浓度、载体介导、Na^+ 依赖机制[52]。

胃肠道的血流量

该部分讨论的是胃肠道内局部血流量的控制和内脏血管内血液量的调节问题。

解　剖

腹腔干、肠系膜上动脉和肠系膜下动脉起源于主动脉，为胃肠道器官供应动脉血（图 21-7）。腹腔干供应胃、十二指肠的近端部分、部分胰腺，并通过肝动脉供应肝。肠系膜上动脉将动脉血供给胰和十二指肠的其余部分、空肠、回肠和结肠。肠系膜下动脉供应血液到结肠的其余部分和直肠，直肠较远端部分是由来自髂内动脉的直肠下动脉供应。

胃肠道有丰富的血供。胃中每 100g 组织的血流量约为 11ml/min，小肠中每 100g 组织的血流量为 30 ~ 70ml/min[1]，结肠中每 100g 组织的血流量为 8 ~ 35ml/min。作为对比，静息状态下每 100g 骨骼肌的血流量为 2 ~ 5ml/min，而每 100g 大脑的血流量约为 55ml/min。

胃肠道的基础氧耗量比较低，每 100g 组织为 1.5 ~ 2ml/min[53]。作为对比，肝的基础氧耗量每

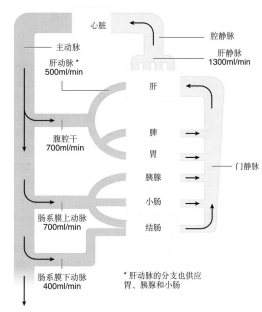

图 21-7　内脏循环的示意图。该图显示的是每个胃肠道器官的血流量 (Redrawn with permission from Barrett KE: Gastrointestinal physiology: Lange physiology series. New York, 2005, McGraw-Hill.)

100g 组织高达 6ml/min；每 100g 大脑组织为 3.5ml/min；在心脏，基础氧耗量取决于心率和机体活动，每 100g 组织可达 7 ~ 9ml/min。

胃的血流量

腹腔干发出较小的动脉，然后分出细动脉进入肌层和黏膜下层。黏膜下小动脉发出分支进入胃腺基底的毛细血管，然后去往黏膜的腔面，形成毛细血管网。黏膜毛细血管流入静脉，在黏膜下层形成静脉丛。肌肉和黏膜的血流量分别根据组织代谢来调节。胃总血流量的 75% 分布于黏膜层，25% 分布于肌层，但在某一特定的时刻，肌层和黏膜层之间的血流分布则完全取决于它们各自的功能。

小肠的血流量

前文提到的三支大的动脉（参见图 21-7）分支为

较小的动脉，形成动脉弓，彼此吻合形成侧支循环。这就是阻塞动脉弓中的一根动脉通常不会引起胃肠道内组织坏死的原因。这些弓发出分支到黏膜下和黏膜层。血液通过黏膜下层内的小动脉丛流到肠壁各层（黏膜层、黏膜下层和肌层）。血液流入动脉和毛细血管并且通过毛细血管壁交换代谢产物后，流经小静脉和大静脉。这些静脉进入肠系膜，与动脉弓内的肠系膜动脉平行，最终形成三支门静脉前的静脉：脾静脉、肠系膜上静脉和肠系膜下静脉。脾静脉收集脾、胃和胰腺的血液，肠系膜上静脉收集小肠、部分结肠和胰腺的血液，肠系膜下静脉收集降结肠、乙状结肠和直肠上段的血液。这三支门静脉前静脉汇合形成门静脉，然后流经肝，再通过肝静脉和下腔静脉进入体循环。

胃肠道血流量的调节

胃肠道血供的主要目的是输送营养物质和激素，清除代谢废物，并维持黏膜屏障，以防止抗原、毒性化学物质和病原微生物跨过上皮迁移进入体内[54]。胃肠道的血流量根据需求有很大的变化范围。消化器官周期性地需要大量的氧气和血流量，如食物消化期间胃肠器官内的血流量增加。另一方面，胃肠器官的血流量会大幅减少以满足体育锻炼时肌肉活动所需，或在失血状态下维持重要脏器（脑和心脏）活动所需。这样的需求需要大量的血流量和复杂的调控。胃肠道的血流量是由包括肠道神经系统在内的外源性和内源性机制所调节。

内脏循环的外来控制是通过激活交感神经系统而实现的。交感节前神经元主要位于脊髓胸腰段 $T_1 \sim L_2$ 水平。交感神经节前突触的轴突位于腹腔神经节、肠系膜上神经节和肠系膜下神经节[53]。消化器官的血管上分布有丰富的交感神经和副交感神经纤维，释放神经递质，影响血管张力和血流。交感神经放电增加通常引起血管收缩和血流量减少。虽然副交感神经系统没有直接参与胃肠道血流量的调节，但是扩血管神经递质会通过 ACh 直接和间接激活相应的受体。副交感神经纤维会释放化合物，如 ACh、VIP 和神经肽 P 物质，并通过 NO 介导血管舒张。副交感神经纤维通过刺激胃肠器官的功能间接扩张血管。许多血管舒张和收缩物质影响胃肠道的血流量。主要的血管舒张因子包括前列腺素、腺苷、NO、缓激肽、VIP 和 P 物质。血管收缩因子主要包括激活 α 肾上腺素能受体的儿茶酚胺、肾素 - 血管紧张素系统和血管升压素。

胃肠道血流的内在调节包括压力引起的血流自动调节、对急性静脉内压力增加的反应、反应性充血、功能性充血、低氧性血管扩张和其他内在因素。总体来说，血流的内在调节负责通过肌源性、代谢性或激素机制随时按需调整血流。

血流量的自动调节是器官在血压变化的情况下维持相对恒定血流量的能力。心脏和大脑的这种调节能力很强，但胃肠器官则弱很多。例如，血压下降 50% 时肠道血流变化很小，但肠道的血流下降约 25%。

静脉压升高常用于实验模型，以确定血流量的调节在本质上为肌源性还是代谢性。如果静脉压升高引起动脉张力，血管阻力和毛细血管前括约肌张力增加而毛细血管密度降低，则认为调节是肌源性的；否则就认为调节是代谢性的[55]。

反应性充血是指短时间阻断动脉再开放，血流量增加超过基线水平。它可能是为了偿还短暂缺氧后的氧债，至少部分是由先前缺氧产生的扩血管代谢产物（如腺苷）蓄积引起的。

交感神经刺激或动脉内输注去甲肾上腺素可导致严重的血管收缩和肠血流量减少。但是，不管输注或刺激是否继续，数分钟后血流会部分恢复至基线水平。这个所谓的"自动调节逃避"仅见于动脉而非静脉平滑肌，不受 β 肾上腺素能受体拮抗剂或毒蕈碱能拮抗剂的影响。引起这种现象最有可能的机制是低灌注期间各种扩血管因子的蓄积。腺苷和 VIP 比其他扩血管物质与该现象的关系更为密切。

血流量调节的代谢性机制认为氧需求的增加或氧输送的减少或两者一起可降低组织中的氧张力并释放血管舒张物质。动脉血氧含量的减少与胃肠道血流量及毛细血管募集的增加有关，即使在失神经支配的肠道也是这样。血细胞比容降低也会增加组织血流量。缺氧导致细胞内 ATP 分解和腺苷释放，引起血管扩张。腺苷已被证明是小肠内的强效血管扩张剂[53]。

功能增强与耗氧量增加和随后的血流量增加有关。例如，五肽促胃液素诱导的胃酸分泌增加与门静脉血流量和氧摄取的增加有关。类似的反应也见于胃肠道的其他器官[53]。摄食后功能性（餐后）充血可以使小肠内的血流量增加 230%，可以根据食物的性质和数量持续 $4 \sim 7h$[53]。肠壁内的血流会重新分布到黏膜层和黏膜下层。调节血液流向肠黏膜的许多因素是代谢性的，包括氧气、pH、二氧化碳和腺苷。其他介质包括血管升压素、儿茶酚胺、NO、VIP、P 物质、组胺、前列腺素和缓激肽[53]。

肠蠕动的增加（耗氧量相应增加）显著降低因静脉压升高而增加的血管阻力。这意味着代谢因素在调节胃肠道血流方面发挥着比肌源性机制更为重要的作用[55]。

肠道神经系统（作为内在调节的一部分）对胃肠道血流量，特别是肠壁内血液分布的调节也起着很重要的作用。静息状态下胃肠道黏膜的血供约占肠道全部血供的80%[54]，它需要如此高的血流量以满足肠道运动、分泌和吸收的需求。黏膜下神经丛是肠道血流量的主要控制因素，血管收缩主要来自交感传出神经的激活。肾上腺素主要通过激活 β₂ 肾上腺素能受体来增加胃肠道的血流量。

黏膜内血管扩张由三不同类型的神经细胞来控制：

1. 外来的初级传入神经元
2. 副交感神经系统的传出神经元
3. 黏膜下神经丛内的肠神经元[56]

主要的传入神经递质是 CGRP、P 物质和 NO。它们在传入途径中的释放与黏膜下层小动脉扩张有关。这些血管舒张信号通过神经节内交感神经系统进行传导，其中 ACh 是主要的神经递质。

副交感舒血管途径（位于迷走神经内）包括胆碱能机制，其作用相对来说可能比较小：刺激迷走神经后引起的胃血管扩张在给予阿托品后保持不变[56]。副交感神经介导的血管舒张是通过肠肌神经丛（其中 ACh 也是主要的神经递质）实现的，经过突触后，信号传递到小动脉，此处主要的神经递质是 VIP 和 ACh[56]。乙酰胆碱通过激活毒蕈碱受体引起血管舒张，刺激它们会引起小动脉内皮细胞中 NO 的释放[56]。

最后，在肠道神经元信号的作用下黏膜下层和黏膜层内动脉和小动脉扩张，这些神经元起源于黏膜下层但不是肠肌神经丛。失去外来神经支配和去除肠肌神经丛都不会改变这些血管舒张效应，这些效应是由血清素（5-羟色胺，5-HT）介导的。在黏膜下神经丛，传入信号传递到传出反射支，后者由胆碱能血管舒张神经元组成。这种反射介导的黏膜下小动脉的舒张可被阿托品阻断。

肠道神经元和血管运动性交感神经元之间有很多相互作用[6, 56]。锻炼时，门静脉血流可能减少80%，只有基础值的20%。这种下降能被摄食所抵消。锻炼时，肠系膜上动脉血流减少43%，摄食时则增加60%。锻炼和进食同时进行时，血流量实际增加40%，表明代谢和体液的需求通常超过其他影响因素[57]。

胃肠道微循环

肠系膜微循环由单独的小的微循环单位组成。这些单位来自边缘动脉，后者本身是肠系膜动脉弓的分支。来自小动脉微血管内的血液进入毛细血管，然后回流到低血流量的静脉，随后流入直径较粗、血流量较高的静脉。有些高流量静脉与其他高流量或低流量静脉之间有直接吻合支[58]。功能性毛细血管的密度取决于两个互相协同的因素：血流量的增加和细胞代谢终产物的积累。

内脏血容量

内脏血管好比是一位忠诚的员工：充满热情并全身心地为老板（机体）工作，有时会牺牲自身的需要。某一系统中血流量的变化通常是为了适应某一特定器官的需要。但是，内脏血管中血流量的变化是为了适应整体血流动力学而不是胃肠道器官本身。胃肠道器官和肝的血流调节在此处单独描述，并且在第 22 和23 章也分别进行描述。胃肠器官和肝血容量的调节有一个共同的目的：维持全身血流动力学的稳定。因此，本章将内脏血容量的调节作为一个整体来全面描述。

全身血容量的70%位于静脉内[59]。内脏系统接受25%的心排血量，约包含全身血容量的1/3[59-60]。如有需要，内脏血管内约有1L的血液可以进入体循环（表21-2）。因为静脉的顺应性是动脉的30倍，内脏静脉内血容量急剧变化时静脉压变化相对较小。此外，内脏静脉可以蓄积或丢失大量血液，而不会引起全身血流动力学参数（如血压和心排血量）的明显变化。

为了理解具有顺应性的（内脏）静脉在血容量调节中的作用，需要定义至少两个生理学变量：非应力性容量是指跨壁压等于 0 时的血容量。应力性容量是

表 21-2　器官内的血容量分布和能够募集到体循环的血容量

	总血容量（ml）	能被动员的血容量（ml）
肝	600	300
脾	700	600
肠道	350	150
总量	**1650**	**1050**
肺	500	50
皮肤	100	50
肌肉	850	250
总量	**3100**	**1400**

Adapted from Greenway CV, Lister GE: Capacitance effects and blood reservoir function in the splanchnic vascular bed during non-hypotensive haemorrhage and blood volume expansion in anaesthetized cats, J Physiol 237:279-294, 1974

指跨壁压超过 0 时的静脉内血容量。这两个容量无法直接测定，而是通过外推法将压力 - 容量直线延伸到压力为零得出来的[60]（图 21-8）。总容量和非应力性容量之间的差值等于应力性容量。静息时总血容量中约 1/3 为应力性，约 70% 为非应力性，主要位于内脏静脉系统。用一个水桶进行比喻有助于理解应力性和非应力性容量之间的关系（图 21-9）。

　　应力性和非应力性容量之间的关系解释了为什么患者的失血量达 10% ~ 12% 时仍能维持全身血流动力学稳定，心率、血压或中心静脉压（central venous pressure, CVP）没有显著变化。但是，如失血量进一步增加，相对少量的出血也会导致血流动力学恶化。第一个 10% 的血容量丢失时，主要通过将非应力性容量转变为应力性容量来代偿。如果非应力性容量转变为应力性容量的机制已被耗竭（非应力性容量已被用光），进一步的血液流失将会导致失代偿。

　　让我们设想心脏停搏，血液停止流动。届时全部循环系统的压力都相同，称为循环系统平均充盈压（mean circulatory filling pressure, MCFP）[61]。当心脏又开始泵血，主动脉、动脉、毛细血管和毛细血管远端的小静脉（最后）内的压力增加，推动血液回到心脏。因为动脉阻力高（与脉管系统的其他部分相比），这些小静脉内的压力成为静脉回流的驱动力，被称为"关键的压力"。已证明该压力等于 MCFP[59-60]。

　　在需要的情况下，非应力性容量中的血液被动员进入循环（应力性容量）。在生理条件下，应力性容量是决定 MCFP（关键的静脉压）和（间接）静脉回流的主要因素。反过来说，应力性容量是由总血容量和内脏血管系统内动静脉的张力所决定的。静脉系统的两室模型有助于解释应力性容量、非应力性容量、MCFP 和静脉回流之间的关系[60]（彩图 21-10）。

　　交感神经受刺激时，血管平滑肌收缩引起血管收缩，从而减少动脉血流。当动脉收缩时，经过毛细血管流入静脉的血流减少，降低了这些静脉内（腔内）的压力。静脉内压力的降低导致静脉壁被动回缩，产生短时间的静脉流出增加和静脉回流增加。从内脏血管转移出来的血容量留在主要的基本循环回路内（图

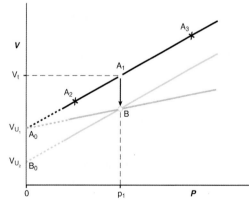

图 21-8 静脉容量和顺应性、应力性和非应力性容量。点 A_1 代表壁内压 P_1 对应的静脉内血容量。点 A_2 和 A_3 代表静脉内压力变化引起的容量变化。黑色实线代表基础顺应性。点 A_0 通过将黑色实线延长至与 y 轴相交得到，该点代表壁跨压等于 0 时的血容量，这是非应力性容量（V_u）。总容量（V_t）和 V_{u_1} 之间的差值等于应力性容量（Vs）。当一定量的血液被动员出来时，点 A_1 移到点 B，在壁内压 P_1 相同的情况下静脉内血容量减少。移走点 A_1 和点 B 之间的血容量可能不会改变压力 - 容积关系（蓝线）的斜率，这意味着静脉顺应性没有改变，但容量确实变了。点 B_0（将蓝线延长直到与 y 轴相交）代表非应力性容量减少（从 V_{u_1} 到 V_{u_2}）。但是，静脉内压力 - 容积之间的关系可能看上去是灰色的线。动员相同容量的血液（从点 A_1 到 B），但是 Vu 没有变化。灰线与 y 轴的相交点同样是 A_0；血液的动员是通过顺应性的降低而不是 Vu 的降低 *(Redrawn with permission from Gelman S: Venous function and central venous pressure. A physiologic story. Anesthesiology 108:735, 2008.)*

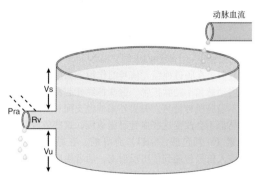

图 21-9 应力性和非应力性容量——水桶模型。桶内的水代表总血容量。位于水表面和水桶底部之间的桶壁上的孔将总容量分为应力性容量（Vs）和非应力性容量（Vu），分别是位于孔以上和以下的容量。桶内的水以一定的流速经孔流出，其流速取决于孔的直径［这反映的是静脉阻力（VenR）］和孔水平以上水面的高度，流出的水代表 Vs。Vs 越大，经过孔的流速越快。在孔水平和水桶底部之间的水代表 Vu，对流速没有影响。这部分是被隔绝的容量，不会直接流出水桶（静脉回流）。水桶内的水（静脉系统中的总血容量）不变，孔的位置向上或向下移动会改变 Vs 和 Vu 之间的关系。孔位置向下移动代表静脉收缩，增加 Vs（和静脉回流）。与孔连接的导管远端代表中心静脉压（CVP）。远端越高，CVP 越高、静脉回流的压力梯度越小，反之亦然。进水的龙头代表动脉血流。水龙头和水桶之间水压的中断代表两者（动脉血流和静脉系统）之间由于动脉高阻力造成的功能性压力中断 *(Redrawn with permission from Gelman S: Venous function and central venous pressure. A physiologic story, Anesthesiology 108:735, 2008.)*

21-11，参见彩图 21-10），直到内脏动脉张力恢复至基础水平。很多情况下也会有主动的静脉收缩，将血液从静脉内挤出来（加强的动脉回缩）并且增加静脉回流和心排血量。

在犬模型中，诱导失血使血压降到 50 mmHg 以下，机体通过三个机制进行代偿：①不同组织内液体跨过毛细血管转移进入循环（占失血量的 1/3）；②静脉且主要是内脏静脉被动弹性回缩使血液进入循环（占失血量的 1/3）；③通过增加交感放电，主动收缩容量血管[59]。这意味着严重失血时约 2/3 的代偿机制来自静脉，主要是内脏静脉，无论是被动的静脉回缩或是交感介导的主动收缩。内脏静脉内血容量的被动变化更多见于肠道，而主动的静脉回缩更多见于肝[62]。

α 肾上腺素能和 β 肾上腺素能受体在血容量调节中的作用

内脏静脉上分布有大量的 α_1 和 α_2 肾上腺素能受体，与相应的动脉相比神经支配密集得多。这是静脉对交感刺激的反应比动脉积极得多的原因[60, 63]。内脏静脉系统由于顺应性高并且分布有丰富的 α 肾上腺素能受体，是体内最有效的储血库，能够动员（和容纳）大量血液。交感神经的低频刺激和 α 肾上腺素能激动剂的小剂量输注能引起静脉（特别是内脏静脉）收缩，使血液从内脏血管转移进入体循环。在失血、腹内压或胸内压增加、全身麻醉和正压通气等情况下，这种"自我输血"有助于维持血流动力学稳定。小剂量 α 肾上腺素能激动剂可能不会引起动脉收缩或损害组织

灌注。在很多情况下，这种治疗方法优于额外输注血容量[64]。

肝静脉在内脏血容量调节中的作用

内脏静脉系统远端阻力增加可能导致血液淤积在肝内和内脏静脉血管近端部分。因此，肝或肝静脉内血液回流阻力的降低会加速内脏血管内血容量进入下腔静脉和右心房，从而增加静脉回流。α 肾上腺素能受体的激活会增加血液回流的阻力[65]，而 β_2 肾上腺素能受体的激活会降低阻力，促进血液回流。较小剂量的 α 肾上腺素能受体激动剂引起的静脉容量（血液从内脏静脉转移出来）的降低比肝静脉内阻力的增加影响更明显（图 21-12）。但是，大剂量 α 肾上腺素能受体激动剂可使血液淤积在肝内，减少静脉回流[66]。联合应用 α 和 β 肾上腺素能受体激动剂有助于治疗正常血容量患者的低血压，因为它比单独应用 α 肾上腺素能受体激动剂能更有效地促进血容量从内脏静脉进入全身血液循环。这种联合用药会降低静脉容量、降低内脏静脉系统远端的阻力，并更有效地使非应力性容量补充到应力性容量中。在低血容量的情况下，非应力性容量的动员能力减弱（甚至消失，因为非应力性容量已经被耗竭），这时只能通过大剂量 α 肾上腺素受体激动剂来升高血压，这会使得动脉收缩，从而减少组织血供，导致组织缺血。因此，低血容量必须尽快解决。

反射在内脏血容量调节中的作用

颈动脉窦压力从 50 mmHg 升高到 200 mmHg 会使内脏血管内容量增加约 50%[60]。因此，当颈动脉窦

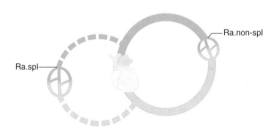

彩图 21-10 静脉系统的两室模型。两个圆环代表两个室，红色和蓝色实线代表动脉和没有顺应性的静脉（这是主要的基本循环回路）；红色和蓝色虚线代表动脉和具有顺应性的（内脏）静脉，这个室位于主要的循环回路之外。因此，这个室内动脉或静脉阻力的改变不会直接影响主要循环回路内动脉或静脉阻力。在正常情况下，线的粗细反映血管内的血流量。动脉和静脉结合处的大小反映两个回路内的血容量 *(Adapted with permission from Gelman S: Venous function and central venous pressure. A physiologic story, Anesthesiology 108:735, 2008.)*

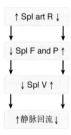

图 21-11 内脏动脉在内脏血容量（Spl V）调节中的作用。内脏动脉阻力增加导致内脏静脉血流减少和压力降低，从而使得内脏血容量减少，随后静脉回流增加。内脏动脉阻力降低导致相反的变化。Spl art R，内脏动脉阻力；Spl F and P，内脏血流和内脏静脉内压力

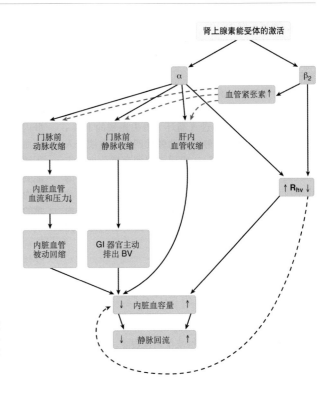

图 21-12 肾上腺素能受体的激活对内脏血流量调节的影响。↑，增加；↓，减少；α，α₁（包括外周 α₂）肾上腺素能受体。B₂，β₂肾上腺素能受体；BV，血容量；GI，胃肠道；Rₕᵥ，肝静脉阻力；Spl vasc，内脏血管系统

和其他动脉压力感受器"感知"到血压下降时，交感神经张力立即增加，导致整个身体的动脉阻力增加，包括内脏动脉。后者可被伴随出现的内脏静脉收缩增强。两者导致血液从内脏静脉系统被动和主动排出。这种血液的排出会使非应力性容量减少而应力性容量、MCFP（或关键的静脉压力）以及静脉回流和心排血量均增加，血压恢复到正常值。血压升高时发生相反的变化。这种反射在血压调节中发挥重要的作用。全身麻醉会损害这种反射，显著改变这种反应，降低机体对血压变化的代偿能力。

脾在内脏血容量调节中的作用

当心房壁受到牵拉时，心房的心肌细胞释放心房钠尿肽（atrial natriuretic peptide, ANP）。ANP 通过扩张入球血管和收缩出球血管来增加肾小球滤过率。通过这种方法来减少血浆容量和增加血细胞比容。这种效应几乎可以完全被脾切除术所消除，因此 ANP 的主要作用是通过脾实现的[67]。在 ANP 作用下，脾静脉血流低于动脉血流而且静脉血细胞比容高于动脉，提示脾血管床内发生了液体丢失。因此，ANP 直接作用

于脾微血管和脾内血流动力学，促进液体过滤。NO 与 ANP 一起影响内脏血流动力学，NO 降低脾微血管内小动脉的阻力，增加毛细血管内压力和液体滤过。总之，不同介质调节脾内血流和液体滤过，通常导致脾静脉内液体滤过增加和血细胞比容增加。

内脏循环病理生理学简介

主动脉阻断期间的内脏血容量

在膈肌水平钳夹主动脉会大大降低内脏器官的血流量。血流量的降低会使得内脏静脉被动回缩，内脏系统的血容量转移进入体循环。相关的手术应激和交感放电的增加会使得内脏静脉主动收缩。这可以解释实验条件下在膈肌水平钳夹主动脉时常会引起静脉回流和心排血量的增加[60, 68]。在临床上很少会引起这种增加，因为与试验时的情况不同，外科手术干预的过程中出现其他影响容量转移的情况。常见的一些例子包括不同深度的麻醉、失血和同时使用血管活性药物、硬膜外麻醉。

另一方面，在腹腔干和肠系膜动脉远端钳夹主动脉，通常不会引起静脉回流和心排血量的增加。首先

是因为腿部静脉没有顺应性，因此其中的血容量相对少。其次，这部分血容量通常会转移进入顺应性好的内脏静脉（增加非应力性容量），而不是进入心脏，从而不能增加静脉回流。因此，即使没有严重的失血，钳夹内脏器官供血动脉远端的主动脉也通常会减少心排血量（图 21-13）。

腹腔内压力升高对胃肠道血流和内脏血容量的影响

自主吸气会引起膈肌下移，压迫内脏血管，使得内脏系统内的血容量转移进入体循环[69]。同时，通过下腔静脉回流的下肢静脉血流减少。在呼气时会引起膈肌上移，内脏静脉回流减少，下肢静脉回流增加。在其他生理活动（如排便、咳嗽和体育锻炼）过程中，腹内压会出现更剧烈的增加。这些变化发生剧烈、持续时间短。在异常情况下，如失血、腹腔内空腔脏器穿孔、人工气腹等，腹内压会出现急性的非生理性改变。某些情况下，如妊娠、腹水增多，腹内压会相对缓慢增加。腹内压的急剧增加可能会引起腹腔间隔综合征，表现为循环不稳危及生命，常见于腹内压超过 25 mmHg 的情况下。腹腔镜手术引起的气腹会减少腹内器官的血流[70]。这种腹内压的增加会压迫胃肠道器官，挤压胃肠道血管内的血液使其进入体循环，增加应力性容量，直到腹腔内压力恢复正常。

内脏血管内的应力性容量维持肝静脉的血流。换句话说，内脏系统血管内压力必须要高于腹腔内压力（即血管周围的压力）。当腹腔内压力开始增加时，血管内压力随之增加，使得内脏系统内的应力性容量经过肝静脉流出循环，以 5 ml/cm 的透水性增加腹腔内压。肝静脉水平的下腔静脉内压力同时增加，会暂时阻断来自股静脉的血流。但是，腹腔内压力升高也会增加肝静脉的回流并且延缓下腔静脉受压。下腔静脉和右心房之间压力梯度的增加会增加下腔静脉的血流和静脉回流，有助于对抗下腔静脉的受压效应和可能

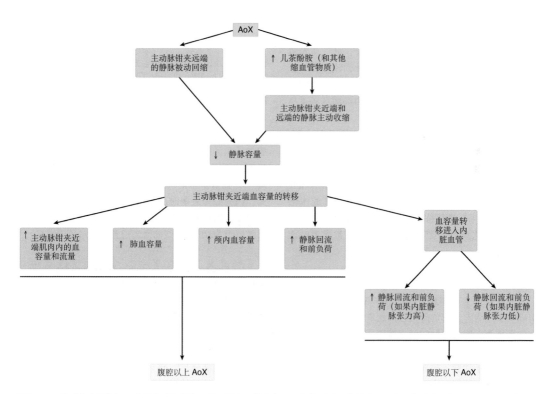

图 21-13 主动脉阻断期间血容量的重新分布。该图描述了静脉容量下降的原因，其导致了血液从主动脉阻断远端的血管转移进入阻断近端的血管。如果在内脏系统以上阻断主动脉，血容量回流进入心脏，前负荷增加而且阻断近端的所有器官和组织的血容量增加。而如果在内脏系统以下阻断主动脉，血容量会转移进入内脏系统或阻断近端的其他组织。血容量在内脏和非内脏血管系统的分布决定了前负荷的变化。↑，增加；↓，降低；AoX，钳夹主动脉 *(Redrawn with permission from Gelman S: The pathophysiology of aortic cross-clamping and unclamping, Anesthesiology 82:1026, 1995.)*

的前负荷降低[69]。

这些改变的最终效果取决于：①腹内压增加的程度（腹内压越高，静脉回流降低的可能性越大）；②基础血容量；③交感神经介导的血管反应能力。如果内脏静脉中没有足够的血容量，或腹内压太高以至于不能通过已有的应力性容量加以代偿，通过肝静脉的血流和静脉回流将会开始下降（图 21-14）。因此，应力性容量的增加需要克服静脉回流阻力的增加[69]。这种反应需要激活交感神经系统。也可观察到其他血管收缩物质（如血管升压素和内皮肽）浓度的增加以及肾素 - 血管紧张素系统的激活和醛固酮、促肾上腺皮质激素（adrenocorticotropic hormone, ACTH）、皮质醇的释放[70]。这些反应都体现在 CVP、肺动脉楔压、平均肺动脉压、体循环和肺循环血管阻力的增加。平均动脉压通常轻微升高或降低，心排血量可能下降或维持不变[71]。一项对 ASA Ⅰ 和 Ⅱ 级的患者进行的研究表明，腹内压增加到 15 mmHg 使左心室和右心室舒张末期面积分别增加 65% 和 45%。两个心室的射血分数下降约 18%[72]。头高脚低的体位可以改善血流动力学[72]。

释放气腹同时腹内压急剧降低导致血容量向相反的方向转移、血流动力学不稳定（血管扩张、血容量转移进入内脏静脉、应力性容量和静脉回流减少、低血压）和缺血再灌注损伤。后者可能会导致内脏内自由基产生增加、毛细血管通透性增强和细菌从肠道易位到血液中[70]。

CO_2 气腹过程中观察到的血流动力学变化是麻醉、手术损伤、患者的体位（头低脚高位或头高脚低位）、CO_2、腹内压增加（手术结束时腹内压降低）以及在总体反应中发挥重要作用的氧化应激之间复杂的相互作用的结果[73]。因此，有些作者使用更准确的术语"微小入路手术"来代替"微创手术"。幸运的是，腹内压增加未达到 12 ~ 15 mmHg 时，大多数患者都能很好地耐受。

充血性心力衰竭患者的内脏血容量

充血性心力衰竭患者大多数不表现出体重增加，但确实表现为容量超负荷和心排血量相应减少[74]。一些作者推测，因为静脉的肾上腺素能神经末梢密度超过动脉的 5 倍[63]，而且交感刺激引起的血管运动反应在静脉远大于动脉，故充血性心力衰竭的发病机制与交感神经放电增加、内脏血管收缩和血容量转移进入体循环有关[74]。上述研究者认为，这是引起充血性心力衰竭的主要机制。当心脏（心肌）能够应对前负荷的增加时，这种转移进入体循环的血容量不会引起心力衰竭。但是，当心肌无法应对多余的血容量，就会

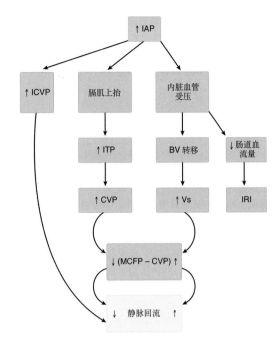

图 21-14　血流动力学对腹内压（IAP）增加的反应。↑，增加；↓，减少；BV，血容量；CVP，中心静脉压；ICVP，下腔静脉压；IRI，缺血再灌注损伤；ITP，胸腔内的压力；MCFP，循环系统平均充盈压；Vs，应力性容量

引起充血性心力衰竭。而且，这种前负荷的增加（交感神经激活的结果）可能是维持心排血量的一种代偿机制。不同类型的血管扩张剂可以用于治疗心力衰竭[75]。血管扩张剂（降低前负荷和后负荷）应小心用药，因为心力衰竭时应维持前负荷，以保证足够的心排血量。即可能需要增加一定量的应力性容量，使心脏维持于 Starling 曲线的恰当位置（正常范围右移）。

胃肠道血流量在胃十二指肠黏膜溃疡中的角色

胃内分泌的许多化合物会引起溃疡，其中最重要的是盐酸和胃蛋白酶。物理损伤或热创伤、休克、脓毒症和其他因素（包括情绪紧张）均可导致急性溃疡，这些被称为应激性溃疡。上述溃疡通常发生在分泌胃酸的胃近端部分[76]。该过程开始是微循环障碍和局灶性缺血。局灶性缺血时可观察到苍白和充血，然后是瘀点和浅溃疡，后者可发展成为黏膜应激性溃疡。应激性溃疡是表浅的，仅限于黏膜，通常能够治愈且没有严重后遗症。

药物相关性溃疡的病因和发病过程与应激性溃

疡相似。阿司匹林和其他非甾体消炎药可以启动该过程。这些药物引起舒血管和缩血管前列腺素之间的不平衡，扰乱黏膜内的微循环，导致发生溃疡。

在应激性溃疡和药物相关性溃疡中，主要致病因素是胃黏膜血流量暂时下降，引发并发症，如出血、内毒素血症和脓毒症。在应激性溃疡中血流的作用和总的发病机制已被很好地描述[76]。

脓毒血症患者的内脏循环

在脓毒血症和脓毒性休克的病理生理过程中，肠道血流总体减少（尤其是肠道黏膜血流减少）是最为关键的事件。对脓毒血症活体的微循环进行观察，可发现血管壁水肿、局部出血、动静脉分流、毛细血管和静脉内血液倒流、微单位内血液重新分布、白细胞 - 内皮细胞相互作用和通过毛细血管壁的转移[58]。小静脉内血流速度的降低与黏附于血管上皮的白细胞数量密切相关[58]。这种微循环障碍称为白细胞黏附性狭窄，因为它的特点是毛细血管内血流减缓和静脉内血流"走走停停"和没有血流。随着疾病的进展，小动脉管腔内白细胞黏附于内皮[58]。因此，微循环出现严重障碍和非均质性血流。某些区域高灌注而其他区域低灌注，血液的动静脉分流增加。这通常会使得总血流量相对正常或甚至增加，但是肠道壁特别是黏膜的营养性血流量严重降低。在脓毒血症的过程中，肠道的代谢性氧需增加，而营养性血流量减少，尽管有明显的血管扩张。

脓毒血症与严重的炎症反应有关，导致肠道通透性增加和免疫屏障功能受损。缺血、通透性增加和肠道屏障受损在随后扩大的远端器官功能障碍中发挥重要作用[77]。应用多巴胺和一些其他儿茶酚胺类药物可能会增加血压和心排血量，但是也会增加动静脉分流，对于胃肠道营养性血流和微循环没有任何改善。这样的治疗往往是无效的，实际上会加重脓毒血症[78]。尽管氧输送增加，但是作为组织氧合标志的胃黏膜内 pH 值却有所降低。"氧输送（oxygen delivery）"一词可能并不能准确反映动脉血和血流（心排血量）中的氧含量。"氧输出（oxygen output）"可能更准确，因为实际上这些氧气没有进入细胞，而是通过动静脉分流绕过了这些细胞。氧摄取不足可能不仅是动静脉分流的结果，还部分源于细胞内代谢受损导致的氧消耗无法进行。在这种情况下，"输送"的氧气无法被吸收。

脊椎麻醉和硬膜外麻醉对胃肠道的血流和血容量的影响

脊椎麻醉或硬膜外麻醉引起低血压的程度与阻滞的范围、局麻药的用量和基础血流动力学直接相关[79]。腰段硬膜外麻醉引起阻滞区域的动脉和静脉扩张。近端内脏血管系统的收缩使得内脏系统的血容量转移进入体循环，通常使应力性容量和血压得以维持。胸段硬膜外麻醉引起明显的肠系膜血管扩张和低血压，而肠道的血流量和氧消耗维持不变。应用标记红细胞进行的研究表明，硬膜外麻醉的感觉阻滞平面在 $T_4 \sim T_5$ 时会增加胸腔内和内脏血管的血容量[80]。使用缩血管药物会降低内脏血管的血容量，但是会增加胸腔内的血容量。作者估计，胸段硬膜外麻醉过程中使用缩血管药物会导致约 1L 的血液从内脏血管转移进入胸腔内血管和体循环[80]。

输液或使用肾上腺素能受体激动剂会明显增加应力性容量。输液会增加总的（应力性和非应力性）血容量，而肾上腺素能激动剂可使已有的非应力性容量转移进入应力性容量。在许多情况下，使用 α 肾上腺素能受体激动剂可能比输液更有益[64]。因为与动脉相比，静脉对肾上腺素能受体激动剂的刺激更敏感，小剂量的 α 肾上腺素能受体激动剂用于血容量正常的患者可收缩静脉（增加应力性容量）而不会影响动脉或损害组织灌注。

参 考 文 献

见本书所附光盘。

第 22 章　肝生理学与病理生理学

Phillip S. Mushlin • Simon Gelman

刘金锋 译　张延卓 审校

要　点

- 大约 30% 的心脏射血会流经具有双重血液供应的肝。门静脉提供 75% 的肝血流，其余由肝动脉提供，但二者为肝供氧各占 50%。

- 肝窦是肝的毛细血管。肝血管阻力主要源于窦后血管。肝有一套高顺应性的、可膨胀的脉管系统，这是它能发挥重要而快速的储血功能的主要原因。如果缺少了这种储血功能，则血管内容量的轻度丢失即可能导致严重的低血压。

- 肝是单核巨噬细胞系统的组成部分之一。库普弗细胞就存在于肝血窦中。它们可以对胃肠道回流的静脉血起滤过作用，有效去除其中含有的细菌及有害物质，避免其进入体循环。

- 腺泡是一个用于描述肝功能性微血管单位的概念。每个腺泡都有 3 个循环区域。1 区的血液灌注，富含氧和营养物质；而第 3 区肝细胞的供血来自第 1 区和第 2 区流出的血液，其氧含量相对较少。

- 肝动脉缓冲反应（hepatic arterial buffer response, HABR）能引起肝动脉血流代偿性的增加，即使在肝总血流下降的情况下，也能维持肝的氧供。HABR 的病理性紊乱增加了肝对低氧损害的敏感性。

- 肝可以将胆固醇代谢为胆汁酸，这是体内清除胆固醇的唯一途径。肝细胞分泌的胆汁酸流经一系列胆胆管后经胆总管排入十二指肠。

- 胆汁酸盐是有双亲合力的分子，具有去污剂样的特性。它可以乳化亲脂性物质，促进其肠道吸收。回肠末端的肠上皮细胞能够有效地吸收胆汁酸盐，并通过门静脉循环运输回肝细胞。肝细胞可以多次重复摄取和分泌胆汁酸分子，这种肠道与肝之间的联系称之为肠肝循环。

- 肝是进行中间代谢以及维持能量平衡的中心环节。例如，长期禁食期间出现的肝糖原耗竭可以促进肝的糖异生，使肝滋养依赖糖的组织。饥饿可以促进脂肪酸的氧化和酮酸的生成。它们从肝内释放后，可以被大多数肝外组织作为能量底物加以利用。

- 肝细胞通过细胞色素 P450 介导的反应氧化大量物质，也可以将内源性极性底物与疏水性的分子结合。与未结合状态的前体相比，这些产物的亲水性更高，更容易通过尿液或粪便排出体外。

- 肝细胞在氮的代谢中起到关键作用。氨对中枢神经系统具有强毒性，只能被肝清除。肝细胞具有将氨代谢为尿素所需的独特的尿素循环酶。尿素可以随时被排泄掉，且毒性比氨小。

- 肝可以产生除 γ 球蛋白之外的所有血浆蛋白，白蛋白是含量最丰富的血浆蛋白，是维持血浆渗透压的决定性因素，同时也是外源性物质和内源性化合物（如非结合胆红素和游离脂肪酸）的一种重要的血浆运载体。

要 点

- 肝细胞生成许多参与凝血途径的化学分子，它们也通过修饰维生素 K 依赖性蛋白（凝血因子 II、VII、IX、X 和 C 蛋白、S 蛋白）参与到凝血途径当中。
- 常规的肝功能化学检查对于发现和监测肝胆的异常是有用的，但对于肝胆疾病的诊断缺乏特异性和敏感性。肝胆疾病的确诊需要结合临床症状及影像学、内镜检查等信息。
- 肝硬化导致的门静脉高压引起循环高动力状态：体循环血压轻度降低，心排血量增加，总外周阻力降低。门体分流形成，损害肝的过滤机制，从而允许药物、含氮废物和毒素进入体循环。
- 肝硬化导致的门静脉高压是非常严重的问题，它表明肝正常生理储备衰竭，此阶段额外的肝损伤将导致致命的病理生理学紊乱。如静脉曲张出血、肝性脑病、肝肾综合征、肝肺综合征。终末期肝病的治疗只能寄希望于肝移植。

概 述

　　肝是人体功能最多、体积最大的内脏器官和腺体。其占健康成人体重的 2%，新生儿体重的 5%。肝是胃肠道重要的滤过部分，它能够滤过、分泌或修饰在胃肠内衍生的物质，同时也是单核巨噬细胞系统的重要组成部分之一，存在于肝血窦中的库普弗细胞能够有效地清除门静脉血液中的细菌及其他有害物质，避免其进入体循环。肝是人体内血液循环最为丰富的器官，具有双重血供（是唯一一个具有双重血供的器官），接受心排血量的 30%。由于肝血管良好的顺应性，肝具有储存血液和代偿循环血量波动的功能。除此之外，肝在中间代谢和维持机体供能中起核心作用。肝的独特功能使机体能够在饱食或饥饿时维持血液营养物质水平的稳定。肝在排泄内源性废物（尤其是氨和胆红素）以及外源性废物（药物及进入人体的毒素）方面起到了不可替代的作用。因而对肝生理基础知识的了解对于每一位医务人员都是非常必要的。肝病，尤其是晚期肝病一般都伴有广泛的临床并发症，在治疗的难度和复杂性上也极具挑战性。

肝 解 剖

传 统 解 剖

　　肝呈红褐色，外观呈不规则楔形，位于整个右肋下、上腹部大部和左肋下部。肝有高度的可塑性，临近脏器可以决定它的解剖位置。例如，在肝的背侧面有下腔静脉及横隔膜附件的压迹，例如在肝裸露区域的冠状韧带、三角韧带及间质基质。肝的上表面与横隔的底部相吻合。

　　依据传统解剖的核心——局部解剖标志，将肝分为四叶，分别是左叶、右叶、尾状叶、方叶。从肝的前面和上表面观察，只能看到右叶和左叶，这两叶被镰状韧带分开。在肝的背侧面的下部能更好地观察这四个叶的相对位置。在背侧面的表面，左矢状面窝（静脉韧带和肝圆韧带）将左叶和右叶分开。目前尚不能很好地描述方叶和尾状叶，但可以做以下设想：第一，中间线——肝门（横裂）形成了方叶的背侧边界和尾状叶的前缘边界；第二，右侧边界——对于方叶来说是胆囊窝，对于尾状叶来说是下腔静脉；第三，左侧边界——对于方叶来说是圆韧带（脐静脉窝），对于尾状叶来说是静脉韧带裂（静脉导管凹）[1]。

　　对于那些涉及肝的手术，表面解剖知识是必不可少的。最近肝手术的显著进步（特别是在肝移植方面）促进了肝解剖学的新分类系统的发展。这一章对局部解剖学的概念做了简单的概述，着重于血管和肝内胆管之间的空间关系。更具体地说，生理解剖学旨在辨认肝的单一部分（段），这些肝段在不影响邻近肝段活力的前提下可被切除[2-3]。

生理解剖学

　　生理解剖学（也叫功能解剖学或局部解剖学）将肝分为单一独立的节段。每一独立的节段有其自己的血流供应和静脉及胆汁流出通路（图 22-1）[4]。由于门静脉、肝动脉和胆管解剖变异较大，尚无被全面接受的生理解剖学系统。Couinaud 分类是目前临床上应用最为广泛的肝局部解剖分类体系，体现了肝段解剖的最基本原则。它和大多数肝分段方法相似，都是依据门静脉的三级分支将肝分为八个生理区段（图22-1）[2, 4]。

先进的影像技术（例如增强螺旋 CT 断层扫描）可以用来了解每个患者肝的实际解剖结构（图 22-2）[5]。这些影像学扫描可以用来准确地了解患者局部解剖学和独特的肝生理解剖学构造[4]。因此，外科医生可以据此了解到患者肝生理解剖结构，进行外科手术（如肝肿瘤切除、肝外伤修补），从而达到降低围术期发病率和死亡率的目的。

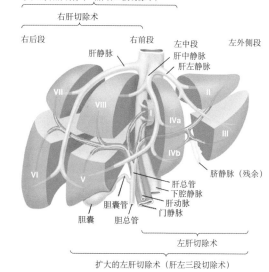

图 22-1　肝局部解剖的 Couinaud 分类法和门静脉结构模式图。括号中的文字表示肝部分切除术时被切除的

肝　结　构

肝门血流及胆汁循环

肝门是血管进入肝和胆管离开肝的部位。门静脉和肝固有动脉上行到肝门后分出一级分支——左右门

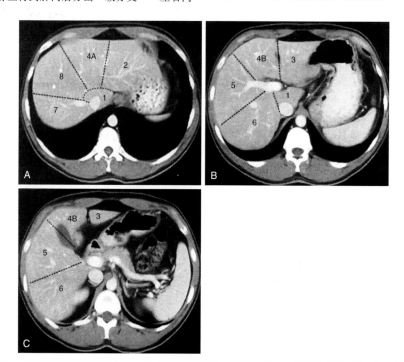

图 22-2　增强 CT 显示三个层面的节段性肝解剖。A. 在肝门静脉层面，尾状叶（段 1）从后面包绕腔静脉，段 2 和段 4A 被肝左静脉分开，段 4A 和段 8 被肝中静脉分开，段 7 和段 8 被肝右静脉分开。B. 在门静脉分叉层面，段 3 很明显地悬垂在下面并与段 4B 被脐隙分开。注意段 2 在这个层面看不到。段 4A、段 7 和段 8 在这个层面看不到。段 1 在肝静脉后面并包绕腔静脉。C. 分叉以下可看见段 3 和段 4B 的下面。肝中静脉终末分支和胆囊是段 4B 和段 5 的分隔标志。段 5 和 6 被肝右静脉的远端分支分开。注意右肝始终位于左肝的下方 *(From Townsend CM Jr, Beauchamp D, Evers BM, et al: Sabiston textbook of surgery, ed 19. Philadelphia, 2012, Saunders, Chap 54, Fig 54-6.)*

静脉和左右肝动脉。这些血管分支伴行进入肝内部。其终末支回流入肝窦（即肝毛细血管）。血液从肝窦流出进入叶内（中央）静脉，经一系列大的血管（即小叶下、小叶间和小叶静脉）流到右、中或左肝静脉。肝静脉连接下腔静脉。

肝小叶

肝的基本单位是肝小叶（图 22-3）。理想的典型肝小叶是一个包含位于中心的中央静脉和 6 个垂直门管的六棱体（图 22-3）。每个门管包括结缔组织基质、神经纤维、淋巴管和肝门三管系统，后者包括门静脉和肝动脉的终末支及一个胆小管。肝小叶很小，每个肝小叶周长在 3mm 左右，长度在几毫米左右。成人肝一般由 50 000 ~ 100 000 个肝小叶组成。

肝腺泡：肝的微血管单位

腺泡是肝的功能微血管单位。此结构于 1950 年被 Rappaport 定义。它是围绕着供应肝细胞的门静脉管和肝动脉的实质。腺泡有 3 个不同的循环区域[1]（图 22-4）：1 区是门静脉周围区，2 区为中间带，3 区为中心周围区。1 区靠近肝窦，其血液供应富含氧和营养物质。3 区在腺泡外周，其供血已经流过 1 区和 2 区的肝细胞，血液内氧含量低。

腺泡的微血管结构提高了底物利用和代谢废物清除的效率[6-7]。尿素循环酶存在于 1 区和 2 区。这些区域的肝细胞将氨基酸转化为酮酸和氨。乌氨酸循环（尿素循环）（高容量、低亲和力）提取氨并合成尿素。未进入尿素循环的氨遇到只在 3 区表达的谷氨酰胺合成酶，这种酶有利于从谷氨酰胺底物中捕获氨。如果谷氨酰胺底物出现在 1 区或 2 区，它将与尿素循环酶争夺氨，从而降低肝清除氨的能力。而 3 区拥有谷氨酰胺合成酶，可提高临近中心区域的肝细胞的血氨清除效率，否则氨将进入中心循环系统。

门静脉周围的肝细胞含有最高密度的线粒体，是氧化代谢和糖原合成的主要场所。而中心周围肝细胞含有丰富的滑面内质网、还原型烟酰胺腺嘌呤二核苷酸磷酸（NADPH）和细胞色素 P450（CYP），是无氧代谢和外源性物质生物转化的主要场所。显然，中央周围的肝细胞更易受到外源性物质代谢和低氧的损害。临床资料显示中心小叶区域的缺血损伤或坏死降低了肝清除多种药物和其他外源性物质的能力。

腺泡的另一种概念

依据肝的血管构造[8]衍生出的腺泡的另一种概念现在也得到普遍的认可[9]。这一概念将门静脉和肝静脉系统分为传导区（负责肝实质血液的供应及回流）和实质区（构成肝小叶的基本结构）。最近关于肝酶及肝病理学的研究指出，一个连续的门静脉周围网围绕

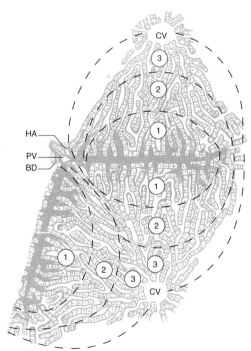

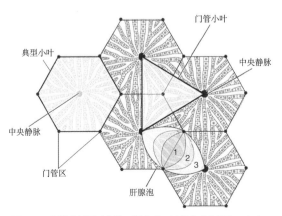

图 22-3 肝单位的图示分类：肝小叶、门管小叶和肝窦。小叶单位明显区别于中央结构（中央静脉或门管），而肝窦（1、2、3 区，见图 22-4）包含相邻两个典型小叶形成的中心柱

图 22-4 肝腺泡的血液供应。随着血液从 1 区流到 3 区，其氧分压和营养水平逐渐降低。图的下部显示 1、2 和 3 相邻的肝窦。BD，胆小管；CV，中央静脉；HA，肝动脉；PV，门静脉

在门管区和末端传入血管，并在中心脉周围有一个明显的向心性区域。诸如此类的结果都支持肝的结构更类似于肝小叶而不是腺泡[9]。

肝细胞的类型

肝窦内皮细胞　肝窦内皮细胞不同于人体其他部位的内皮细胞，细胞之间有直径为 100～200 nm 的肝窦内皮窗孔。这些窗孔能够允许相对较大的颗粒物质滤出血液，这些物质包括含结合配体的白蛋白，如脂质和脂蛋白。窗孔可阻止白细胞及红细胞透过肝窦内皮细胞。肝内皮的另一特点是肝窦内皮细胞不存在基底膜，这一特性增加了血液中溶质在内皮的通透性。因此肝内皮细胞对于白蛋白和其他大小的分子没有屏障作用[10]。

库普弗细胞　库普弗细胞的结构以及功能类似于巨噬细胞。库普弗细胞排列于肝窦内皮细胞的血流侧，作为宿主防御机制的第一道防线，库普弗细胞有着很高的吞噬活性。

肝上皮细胞　所谓的肝细胞即肝实质细胞，它们是高度极化的上皮细胞，主要起到肝"代谢工厂"的作用[11]。它们按照三个高度功能极化的区域分别具有异质性的质膜。例如，面向肝窦的细胞质膜（称为基底外侧膜或窦状隙膜）与窦周隙直接接触；相反，尖端区域的肝细胞质膜组成微小通道的管腔（胆小管），

汇入肝叶小胆管和胆管。

小叶或腺泡带是一个重要的概念，它解释了接近门区域和中央静脉的肝细胞之间的形态和代谢的差异。接近门区域的肝细胞称为 1 区肝细胞。它们接受氧含量相对较高的血液。这些细胞的主要功能为解毒和分泌功能。在肝功能受损时，2 区和 3 区的肝细胞会代偿，它们代表"解剖性储备"。不同区域决定了肝细胞对损伤的易感性。3 区的肝细胞对缺氧更敏感，而 1 区对缺血再灌注损伤的反应更剧烈。对肝样本的组织学分析有助于诊断肝损伤的来源。

肝细胞具有再生功能，当手术切除一部分肝组织后，残余的肝细胞通过丝分裂迅速增殖，在动物实验中，肝总体积的 70% 都可以再生[11]。

肝功能

肝的血容量储备和血液滤过功能

肝的脉管系统

肝是人体内血液循环最为丰富的器官。肝通过特有的双重血供系统接收约 1/3 的心排血量（每克肝组织 1ml 血液）。约占肝总血流量 75% 的血液由门静脉提供，其余 25% 的血液由肝动脉供应。它们各为肝提供一半的氧供[10]。肝动脉起自腹主动脉的腹腔干（图

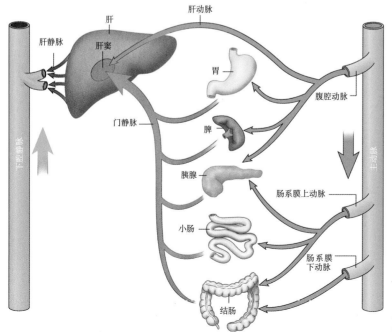

图 22-5　内脏循环 (*Redrawn from Gelman S, Mushlin PS: Catecholamine induced changes in the splanchnic circulation affecting systemic hemodynamics. Anesthesiology 100:434-439, 2004.*)

22-5）[1, 12]。

由肠系膜上静脉及脾静脉汇合而成的门静脉负责胃、肠道、胰腺、脾等内脏器官静脉血液的回流。换言之，门静脉接受入肝前的内脏血管床的全部静脉血[4, 13]。

肝血流

肝血流调节 内源性和外源性机制都对肝血流量的调节发挥重要作用。内源性机制［如肝动脉缓冲反应（HABR）、代谢调节和压力 - 流量自动调节］独立于神经体液因素之外发挥作用。

内源性调节

肝动脉缓冲反应 HABR 是最重要的内源性机制[14]。HABR 功能正常时，门静脉的血流量变化与肝动脉血流量改变成反比[13]，即当门静脉血流量下降，HABR 通过增加肝动脉血流量进行代偿，反之亦然。HABR 机制包括合成与清除门静脉周围区域的腺苷（一种血管扩张剂）[14-15]。当门静脉血流下降，门静脉周围区域的腺苷蓄积，小动脉阻力降低，从而使肝动脉血流量增加。相反，当门静脉血流量增加，门静脉周围区域的腺苷被清除，小动脉阻力增加，肝动脉血流量下降。HABR 最大可使肝动脉血流量增加 1 倍。因此，当门静脉血流量下降低于 50% 时，HABR 不能使肝血流量完全恢复正常。但由于肝动脉血携带的氧含量高于门静脉，与保护肝血流量相比，HABR 能够更有效地保证肝的氧供。多种紊乱（例如内毒素血症、

内脏低灌注）可以使 HABR 功能减弱甚至消失，导致肝更容易发生低氧损害[16-18]。

代谢调节 许多血液组分影响肝动脉和门静脉的血流量。氧分压或门静脉血 pH 下降可以显著增加肝动脉血流量。餐后血浆渗透压增高使肝动脉和门静脉血流增加。机体代谢或呼吸状态（如高碳酸血症、碱中毒或低氧血症）都可影响肝血流量的分布。

压力－流量自身调节 尽管体循环动脉压波动，但压力 - 流量自身调节可通过组织特异性调节器器官内的血流量。这种机制包括血管平滑肌对牵拉的肌源性反应。例如，血压增高使跨壁压增加，从而牵拉动脉平滑肌，使肌张力增加（即血管收缩），阻止可能发生的器官血流量增加。相反，暂时性的低血压降低跨壁压和肌张力（即血管扩张），从而有助于维持体循环低血压时的器官灌注。在常见的麻醉中体循环血压下降可明显引起门静脉血流成比例减少。麻醉中挥发性麻醉药物的应用会对这种反射产生抑制作用，两者之间存在剂量相关性。

外源性调节

神经调节 迷走神经、膈神经和内脏神经纤维（$T_5 \sim T_{11}$ 的交感神经节后纤维）由肝门进入肝，随肝血管和胆管分布。当交感张力下降时，内脏储血量增加。相反，交感张力增加时，血液从内脏储血库进入体循环。在犬实验中，内脏神经刺激可以在数秒内将多达 80% 的肝血量（400～500ml）排到体循环中。肝动脉血管壁含有 α_1、α_2 和 β_2 肾上腺素能受体，而门

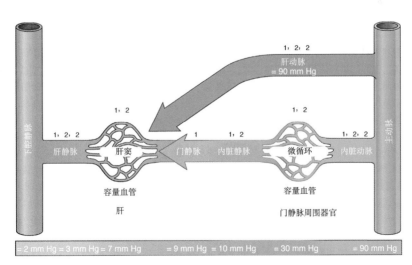

图 22-6 肾上腺素受体亚型（α_1，α_2，β_2）和内脏血液循环的血管内压力。内脏动脉代表全部门静脉周围器官的动脉血液供应，内脏静脉代表来自所有这些器官的混合静脉血

静脉只有 α 受体（图 22-6）[12, 19]。

体液调节 胰高血糖素可剂量依赖性松弛肝动脉平滑肌，并能够阻断各种生理性缩血管剂对肝动脉的影响。相反，血管紧张素Ⅱ可以收缩肝动脉、门静脉。药理剂量的血管紧张素Ⅱ可同时显著减少肠系膜动脉和门静脉血流量，从而导致肝血流量减少。另一方面，血管升压素在升高内脏动脉阻力时可以降低门静脉阻力，因此血管升压素可以有效治疗门静脉高压[4]。

肝的生化和生理功能

肝从门静脉血液中清除一些颗粒，包括在正常情况下穿过肠壁的很多结肠细菌。这种"血液净化"由库普弗细胞完成[10]。

肝也有很丰富的专用途径，可利用 CYP450 途径和其他酶来清除来源于内脏的毒性物质。使外源性物质、毒素和其他物质转化为无害的化合物。口服用药时很多药物的效应会减弱，因为他们被胃肠道（GI）吸收后，在血液中通过门静脉系统到达肝，在那里分解代谢。这种效价下降称为首关代谢。

肝代谢外源性物质经过两个阶段。第一阶段为代谢阶段，包括氧化和 CYP450 介导的一些反应。第二阶段包括酯化反应，将代谢产物与一些分子连接，包括硫酸盐、葡萄糖醛酸、氨基酸等。肝代谢并合成蛋白质、糖类、脂肪和一些其他化合物。

蛋白质代谢

肝在氨基酸、肽和蛋白质的合成与降解中起关键作用。肝细胞通过转氨基反应和氧化脱氨反应将氨基酸转换为酮酸、谷氨酰胺和氨。Krebs-Henseleit 循环是氨和其他含氮废物排出体外的主要途径。此途径以尿素形式排出氮。因此如果肝衰竭（肾功能正常），血中尿素氮保持在低水平，而含氮废物（如氨）会在血液和其他组织中蓄积。

肝合成的蛋白质影响机体各器官功能。这些蛋白质包括凝血因子、激素、细胞因子、趋化因子、急性期反应物和转运蛋白等。其中白蛋白含量最多，约占肝合成蛋白的 15%。健康成人每天合成白蛋白 12～15g，白蛋白总量约 500g[27]。白蛋白合成速率受血浆渗透压[28]、摄入氨基酸[29] 和激素等因素的影响。血管内白蛋白的合成主要受血浆胶体渗透压的调节。白蛋白结合并运输许多物质，如游离脂肪酸、非结合胆红素、激素、外源性异物和矿物质，以这样的方式影响多种物质的生物活性和排出[4]。

糖类（碳水化合物）代谢

肝是碳水化合物代谢的中心。肝生成还是消耗葡萄糖受许多因素影响，包括神经内分泌因素（胰岛素、儿茶酚胺类、胰高血糖素）和肝窦内血糖浓度。肝生成葡萄糖和合成糖原的过程相反。进食后肝将葡萄糖转化为糖原并以此形式储存，饥饿时肝分解糖原为葡萄糖并释放入血。肝糖原代谢过程受两个限速酶的控制：①糖原合成酶促进尿苷二磷酸（UDP）葡萄糖单体合成为多聚体，②糖原磷酸化酶使肝糖原降解为葡糖 1- 磷酸单体。

当肝糖原储备耗竭后，机体主要依赖肝糖异生补充血糖。糖异生的底物包括：①乳酸盐；②三酰甘油降解产生的甘油；③源于骨骼肌蛋白分解代谢产生的生糖氨基酸，如丙氨酸和谷氨酰胺[9, 45]。糖异生的内分泌调节因素包括胰高血糖素、儿茶酚胺类和胰岛素。胰高血糖素和儿茶酚胺类刺激糖异生。胰高血糖素通过依赖 cAMP 的蛋白激酶刺激糖异生，儿茶酚胺可通过 cAMP 依赖机制和 cAMP 非依赖机制刺激糖异生[46-47]。胰岛素通过阻断儿茶酚胺和胰高血糖素的刺激作用来抑制肝糖异生。

肝在碳水化合物代谢中的四个主要功能为：糖原贮积、半乳糖和果糖转化为葡萄糖、糖异生和从碳水化合物代谢的中间产物生成许多化合物。肝清除血液中多余的葡萄糖，并在需要时释放葡萄糖。这种功能叫作肝的葡萄糖缓冲功能[11]。

脂类代谢

肝生成、摄取、储存、释放和氧化脂肪酸受机体营养状态和激素含量的影响。食物中的脂肪酸经小肠吸收后主要以乳糜颗粒的形式通过血液和淋巴到达肝。当肝糖原饱和后，肝将葡萄糖转化为脂肪酸——也可能转化为三酰甘油（脂肪）。因此，肝内脂肪酸的主要来源包括：①血液内的游离脂肪酸；②新合成的脂肪酸；③细胞质中水解的三酰甘油；④肝细胞摄取和降解血液内脂蛋白。

肝主要通过酯化和 β- 氧化两个途径处理脂肪酸。甘油酯化和脂肪酸生成三酰甘油，它是游离脂肪酸的主要存储形式。肝可储存三酰甘油或者将其合成脂蛋白，主要是极低密度脂蛋白（VLDLs），并将其输送到其他组织。游离脂肪酸调节肝 VLDL 生成，而营养状态和激素调节 VLDL 的分泌。β- 氧化是脂肪酸分解代谢途径。胰高血糖激活这一途径，而胰岛素则抑制这一途径。β- 氧化持续地将脂肪酸降解为乙酰辅酶 A 单体（乙酰 CoA），它是脂类（三酰甘油、磷脂、胆固醇）合成的基本单元，同时也是脂肪酸氧化和碳水化合物代谢的产物。线粒体将乙酰基氧化为二氧化碳、水和腺苷三磷酸（ATP）。如果乙酰辅酶 A 生成超过了三羧酸循环的调控范围，过多的乙酰辅酶 A 被代谢为酮体，即乙酰乙酸、β- 羟丁酸和丙酮[7]。但由于缺少酮脂酰辅酶 A 转移酶（乙酰乙酸辅酶 A 转移酶），肝不能将酮体转化产生能量。肝以外的器官都有酮脂酰辅酶 A 转移酶。因此在分解代谢状态，尤其是饥饿状态下，酮体是重要的肝外能量来源。胰岛素通过抑制脂肪细胞的脂解作用调节酮体的生成。由于酮体可以刺激胰岛素释放，从而限制肝利用底物（脂肪酸）进行生酮作用，因此应激诱发的酮症具有明显的自限性[20]。如果缺乏胰岛素，这个反馈环就不存在，糖尿病性酮症酸中毒也会随之发生[77]。

综上，肝在脂类代谢中发挥重要作用，比如在脂肪酸的高速生物转化中充当主要角色，为整个机体发挥功能提供能量。另一方面，肝将氨基酸和糖代谢的中间产物转化为脂质并运送到脂肪组织。

肠道与肝的联系：肠肝循环

胆汁：胆汁的成分和在肠道吸收中的作用

胆汁由多种不同成分构成。主要成分为结合胆盐、胆固醇、磷脂、结合胆红素以及电解质溶液[21]。当胆汁经胆总管排入十二指肠后，胆汁碱化肠内容物，利用其类似洗涤剂的化学特性促进食物中疏水性脂类食物，包括饱和的长链脂肪酸和脂溶性维生素的乳化、消化和吸收。此外，胆汁在排泄内生的有毒物质和外来的有害物质方面起到不可替代的作用[22]。

胆汁是含有胆汁酸的胶体溶液，肝代谢胆固醇产生胆汁酸，其与磷脂酰胆碱结合形成胶体微粒[21]。这些胶体微粒能用来溶解亲水性差的物质，例如胆固醇以及各种外源性物质。胆汁除了能够起到代谢脂溶性物质的作用之外，对于饮食中脂类物质的消化和吸收也发挥重要作用。胆汁酸与脂质代谢的产物结合形成胶体微粒，提高了其在肠道水溶性环境中的扩散速率。尽管胆汁对于大多数水溶性脂肪酸的摄取并非必需，但是它可以显著提高此过程的效率。另一方面，胆汁淤积症患者往往会出现脂溶性维生素的缺乏[23]。

肝将胆固醇转化为胆盐并由肝分泌，其在脂肪的消化和吸收中起到运载工具的作用。胆盐对于外源性和代谢脂溶性废物均起到促进排泄的作用。胆汁酸每天会在回肠和肝之间进行数次的肠肝循环，结合型胆汁酸会在回肠末端主动重吸收，从而形成胆汁酸的回收池[23]。

胆汁的形成与肝内胆汁循环

胆汁由肝实质细胞产生并流经与肝窦平行的微小管道。肝窦周围的肝细胞分泌胆汁酸进入胆小管，此处胆汁流动方向与肝血流的方向相反。胆汁从胆小管流入小叶内胆管，再汇集形成较大的胆管。肝段的胆管汇集并最终流向左右肝总管。左右肝总管汇合到肝门，与胆囊管一起构成胆总管。

胆汁代谢和肠肝循环：胃肠道同肝的相互作用

肝每天以胆固醇作为底物产生 200 ~ 500mg 初级胆汁酸。鹅脱氧胆酸和牛磺酸是最重要的初级胆汁酸。这些胆汁酸在肝和肠道间循环。它们经过肠道中细菌酶的作用后代谢为次级胆汁酸，在回肠末端和结肠处被重新吸收。两种类型的胆汁酸进入肠系膜静脉经门静脉，回流入肝窦，通过肝细胞膜上特有的转运蛋白将胆汁酸转运入肝细胞内，与亲水性氨基酸（甘氨酸或牛磺酸）结合，这样可促进 ATP 依赖的分泌，使其进入胆小管。通过这样一系列过程，约有 95% 的胆汁酸能够通过肠肝循环得以再利用。

胆汁酸激活胆汁酸依赖性脂酶，促进脂肪微粒的形成。脂肪微粒有助于肠道吸收脂溶性维生素、胆固醇和其他脂类物质。胆盐也促进许多亲脂性物质的分泌，包括药物等外源性化合物和胆红素、胆固醇、类固醇激素衍生物等内源性分子。

胆盐是胆固醇合成的最终产物和脂类代谢的调节物。胆盐通过结合并活化 farnesoidX 受体（FXR）发挥其调节作用。激活后，激素核受体（如 FXR）从细胞质转运至细胞核，与 DNA 的激素效应元件结合，诱导特殊基因产物的表达或抑制。FXR 激活的重要作用是减少胆固醇 7α 羟化酶 (CYP7A1) 的转录，这是胆固醇转化为胆盐的限速阶段。胆盐通过调控脂蛋白受体的表达影响肝细胞清除血液脂蛋白胆固醇，从而调节血浆脂质水平。

胆固醇疏水性极强，在未先增强其水溶性的条件下不能被分泌。显然，肝细胞通过新陈代谢把胆固醇转化为非极性分子解决了两个问题：第一，非极性代谢产物更加容易在胆汁中排泄。第二，这种非极性代谢产物在保持胆固醇分子疏水基团的同时又拥有新的亲水基团。因此，胆固醇代谢产生的乳化剂可使肠道内脂类物质乳化，促进长链脂肪酸和脂溶性维生素等脂类物质的消化和吸收[11]。

凝血因子、抗凝物质和纤溶蛋白因子

除凝血因子Ⅲ（组织因子）、Ⅳ（钙）和Ⅷ（Willebrand 因子）外，肝合成大多数的凝血因子前体。此外肝还生成调节纤溶和凝血的蛋白质，包括C 蛋白、S 蛋白、Z 蛋白、纤溶酶原激活物抑制剂（PAI）和抗凝血酶Ⅲ。Z 蛋白促进凝血因子 Xa 降解，S 蛋白是激活 C 蛋白的辅助因子，活化的 C 蛋白可灭活Ⅷ a 和 Va 复合物，S 蛋白缺乏增加静脉血栓形成的风险。PAI-1 是间接的纤维蛋白溶解抑制剂。丝氨酸蛋白酶抑制剂阻断纤维蛋白酶原激活物，（如尿激酶型或组织型纤溶酶原激活物）的作用，抑制纤溶酶原转化为纤溶酶。PAI 缺乏可增加失控性纤维蛋白溶解的风险。总之，肝细胞合成绝大多数的凝血因子前体，以及调节凝血因子消耗的多种蛋白 [24]。

维生素 K 辅助因子和 γ- 羧化

维生素 K 依赖性蛋白包括凝血因子Ⅱ、Ⅶ、Ⅸ、Ⅹ及 C 蛋白和 S 蛋白。这些蛋白均经过维生素 K 依赖性翻译后修饰过程。此过程包括谷氨酸氨基端 γ 位置羧化，从而生成氨基酸谷氨酸羧化物 [20, 25]。这种修饰（称为 γ- 羧化）使凝血酶原与钙离子或其他二价阳离子形成复合物。因此 γ- 羧化的凝血酶原参与激活丝氨酸蛋白酶（例如通过肝外磷酸化），并参与凝血级联反应 [20, 26]。

γ- 羧化途径包括两个阶段，其解释了华法林发挥抗凝作用的原因 [26]。羧化的第一步为前体蛋白的维生素 K 依赖性 γ- 羧化，在该过程中，维生素 K 辅因子（萘酚对苯二酚）被氧化为 2, 3- 环氧化维生素 K。第二步是在 2, 3- 环氧化维生素 K 还原酶催化下再生成维生素 K 辅因子。华法林作用于第二步反应，抑制维生素 K 环氧化物还原酶，从而使维生素 K 处于环氧化物状态。最终耗竭维生素 K 辅因子，阻断 γ- 羧化途径。

华法林从肠道吸收后几乎立即抑制 γ- 羧化反应，但其抗凝作用需要 1 天以上才能出现。这种差异说明血清凝血酶原复合物清除率低（其半衰期约为 14h），利用凝血酶原时间（PT）检测血浆中凝血原因前体水平下降程度的敏感性差。通常血中凝血酶原复合物水平降至正常下限 70% 时，PT 仍可保持在正常范围。

治疗性应用维生素 K 有助于揭示无法解释的 PT 延长的原因。例如，营养不良或使用了华法林所致的 PT 异常可通过口服或肠道外应用维生素 K 纠正。当 PT 异常源于肠道吸收不良综合征，肠道外用药效果优于口服。但如果 PT 异常源于肝细胞功能异常（急性肝炎、肝硬化）时，肝内凝血因子合成不足，而非体内维生素 K 不足，此时使用维生素 K 治疗效果不佳。

亚铁血红素的合成和降解：细胞色素、卟啉和胆红素

亚铁血红素合成起始于甘氨酸和琥珀酰辅酶 A 的缩合，合成 δ- 氨基 -γ- 酮戊酸（ALA）。这一反应受 ALA 合酶催化，是亚铁血红素合成的限速步骤。亚铁血红素抑制 ALA 的合成，因此可调节自身合成。血红素合成于线粒体。ALA 从线粒体弥散到细胞质接触到 ALA 脱氢酶，该酶结合两个 ALA 分子合成胆色素原（PBG）。PBG 分子通过 PBG 脱氨酶线性排列生成羟甲基胆色素（HMB）。HMB 转换为粪卟啉原Ⅲ的前体——尿卟啉原Ⅲ。线粒体摄取粪卟啉原Ⅲ，并通过粪卟啉原氧化酶和原卟啉氧化酶将其转化为原卟啉Ⅸ。在合成的最后一步，亚铁螯合酶催化二价铁离子和原卟啉Ⅸ复合物生成血红素 [27-28]。

胆红素的产生和排泄

血清胆红素主要来源于血红素代谢。健康成人每天大约生成 300 mg 胆红素，80% 是源于脾、肝和骨髓巨噬细胞对衰老红细胞的吞噬作用。这些网状内皮细胞将血红蛋白的蛋白部分去除并将血红素转化为胆红素 [29-30]。第一步有限速作用。首先血红素加氧酶以 O_2 作为底物通过氧化作用分开血红素的卟啉环，产生胆绿素Ⅸα、一氧化碳（CO）和等摩尔游离二价铁离子。

绝大多数内源性 CO 来源于血红素加氧酶反应。因此血红素加氧酶的生物重要性可能不仅仅是分解血红素。CO 具有很多生理作用，包括血管张力调节（血管舒张剂）、血小板的聚集、血管平滑肌细胞的增生和神经递质的释放。另外，在机体器官中 CO 具有细胞保护、抗凋亡和抗氧化的作用。胆绿素也可对抗氧化应激作用 [31]，其可通过细胞质的还原酶迅速转化为胆红素 [32]。

从网状内皮细胞释放后，胆红素与血浆白蛋白紧密结合。肝细胞快速摄取与白蛋白结合的胆红素，生成结合胆红素（通过葡糖醛酸和胆红素 UDP- 葡糖醛酸基转移酶的作用），分泌到胆小管。大多数结合胆红素通过肠道排出，小部分经过肠肝循环再回到肝。因此，正常情况下，血液中含有少量的结合胆红素，可直接从肠肝循环或间接从胆道和淋巴途径进入血液。

卟啉病 暴露于 O_2 中的卟啉原易被氧化为相应的卟啉。卟啉在组织中蓄积导致卟啉病。卟啉病是比较罕见的遗传性血色素合成障碍性疾病。这种患者通常无明显症状，仅在一些外源性或内源性刺激下才表现为卟啉危象[33]。

卟啉病的临床症状包括反复发作、引人注目的、偶为致命性的神经病理性反应，有些还伴有腹痛（90%）和黑尿（80%）。最常见的卟啉病是急性间歇性卟啉病（AIP），普通人群患病率为 1/10 000，精神异常人群可达到 1/500。女性 AIP 的发病率比男性高 5 倍。卟啉危象的诱发物质包括性激素、糖皮质激素、吸烟和多种药物，最常见的是巴比妥类药物和细胞色素 P450（CYP）诱导剂[29, 34]。

血液中内分泌激素的调节

肝是人体最大的腺体，在激素和激素结合蛋白的代谢中起着重要作用[35]。肝合成许多内分泌物质，包括血管紧张素原、血小板生成素、胰岛素样生长因子 1（IGF-I）[36]。肝细胞摄取甲状腺分泌的主要产物甲状腺素（T4），并将其激活为三碘甲腺原氨酸（T3）或灭活。肝灭活许多其他激素，包括醛固酮、抗利尿激素、雌激素、雄激素和胰岛素。胰腺生成的胰岛素几乎一半被肝降解而不能到达体循环。

免疫和炎症反应的调节

肝是人体最大的网状内皮器官。肝巨噬细胞（库普弗细胞）约占肝的 10%。库普弗细胞保护机体免受外来物质的入侵。这些细胞对进入体循环前的内脏静脉血进行过滤，降解毒素、处理抗原和吞噬细菌[10, 37]。另外库普弗细胞对炎症反应发挥重要的调节作用[38]，可以通过清除血液中的刺激物质而减轻炎症反应。但库普弗细胞也可以通过生成和释放促炎症反应因子，增加肝白细胞聚集而诱发和强化炎症反应[38]。这些调节因子包括各种细胞因子、趋化因子、白三烯、蛋白酶、硝基自由基和还原氧自由基。如果控制不当，这些因子可以诱发或加重肝实质细胞和其他肝细胞的损伤[38-39]。例如，肝窦或肝静脉终末的内皮细胞谷胱甘肽含量低，易受氧化应激和药物诱导的血管损伤。肝星状细胞主要存在于窦状隙周围，是肝基质沉淀的主要细胞类型。由氧化应激或毒性化学物质激活的星状细胞可被转化为合成胶原的肌成纤维细胞，从而可引起肝的广泛纤维化（如甲氨蝶呤诱发的肝纤维化）。

内源性和外源性化学物质的代谢和排泄

肝清除药物的各种化学反应可分为三大类相。第一相代谢是通过 CYP 和混合功能氧化酶增加药物的极性，第二相代谢是通过与内源性亲水物质结合增加药物（或代谢产物）的极性，第三相是通过能量依赖性运载体将药物排到胆小管。肝清除药物至少包括上述类别中的一类[40-42]。

第一相代谢

第一相反应（如氧化、还原和水解反应）通过插入极性基团（如羟基、氨基、巯基）或移除非极性基团改变药物的极性。通常第一相代谢产物较其前体更易排入胆汁或尿中。这些代谢产物也可能是第二相结合反应的底物。

微粒体氧化酶和细胞色素 P450 90% 以上药物的生物转化涉及微粒体氧化酶和细胞色素 P450（CYP）基因家族的血红蛋白。人类肝有超过 20 种不同的 CYP 同工酶，这些同工酶通过不同的途径介导氧化还原反应，包括类固醇、脂质和胆盐等的代谢。肝腺泡 3 区（小叶中心）的肝细胞 CYP 含量最多。实际上，这些部位 CYP 的特殊同工酶可说明这些药物代谢与肝损害的关系。例如中毒剂量对乙酰氨基酚可引起典型的小叶中心坏死，可能的原因是对乙酰氨基酚由 3 区肝细胞中 CYP2E（CYP 的同工酶）进行代谢。

CYP 代谢产物有较高的活性和潜在的毒性。简要地说，CYP 反应循环始于氧与血红素铁的结合。氧分子从黄素蛋白还原酶—NADPH：血红素蛋白氧化还原酶（CYP）处接受一个电子后被活化。活化氧与亲脂性分子（如外源性化学物质）结合生成混合功能氧化酶底物。这些氧化酶从 O_2 中提取一个氧原子，将其转运到靶分子；另外的底物（如 NADPH）同时传递给剩余的氧原子一个电子，使其还原生成水。总之，氧化酶氧化反应过程中生成高活性化学物质，包括各种还原氧和可诱发或加重肝细胞损害的自由基中间产物[4]。

第二相代谢 第二相反应将外源性化学物质（或其代谢产物）与内源性亲水底物（如葡糖醛酸、醋酸盐、硫酸盐、氨基酸类和谷胱甘肽等）结合[40, 43]。许多结合反应都涉及葡糖醛酸和 UDP- 葡糖醛酸基转移酶。其他的结合反应被硫酸酯酶、谷胱甘肽 S- 转移酶、乙酰 N- 转移酶和氨基酸 N- 转移酶等催化。与其前体相比，这些结合的外源性化学物质效能更低、毒性更小、亲水性更强，也更容易通过胆汁或尿液排出。

第三相消除 第三相反应包括特殊的分子运输体——ATP 结合盒（ABC）转运蛋白，加快外源性化学物质和内源性复合物的排泄。这些蛋白通过 ATP 水解作用驱动分子运输。主要的 ABC 转运蛋白包括囊性纤维化跨膜通道调节因子、小管铜转运体和多重耐药蛋白（MDR）。MDR-1（以前称为 P 糖蛋白）存在于肝小管表面，使阳离子复合物（包括抗癌药物）通过胆汁排除[44, 45]。

ABC 蛋白的另一家族——多药耐药相关蛋白（MRP）分泌共轭分子。MRP-1 存在于肝细胞膜的侧面，将药物螯合物运送到肝窦。MRP-2 [以前称为小管多特异性有机阴离子运载体（cMOAT）] 存在于肝细胞膜上，将药物结合物和内源性废物（如胆红素二葡糖醛酸酯、白三烯 - 谷胱甘肽结合物）运输到胆小管。因此，ABC 运输蛋白功能失调会阻碍胆汁流通，损害外源性化学物质和内源性复合物的排泄，导致胆汁淤积性肝损害[46-47]。

影响代谢率及副产物的人口统计学因素

药物的剂量相关反应在个体和群体中常存在很大差异。这种差异主要是由于药物分布与代谢的异质性，这种异质性主要受遗传和环境因素影响。遗传控制 CYP 同工酶的表达。环境因素（例如药物或其他化学物质）影响基因表达，从而改变药物的生物转化[40-42]。许多条件和疾病能够改变 CYP 蛋白的产生。例如肥胖、禁食和糖尿病可导致 CYP2E1 上调[40-42]。另一方面，有些情况可导致 CYP 下调，包括全身炎症、发热、无氮或富氮溶液以及肝硬化。甲状腺功能减退和垂体功能低下也可以分别选择性地下调 CYP1A 和 CYP3A4[41-42]。

药动学

药物消除灌注模型通常关注三个主要参数，即肝固有清除率、肝血流和蛋白结合程度。摄取率（ER）等于药物的肝固有清除率与肝血流量之比，是肝摄取或清除某一药物相对有效性的一个指标[48]。框 22-1 列出摄取率较高和较低的一些药物[4, 49]。这些信息可以用来建立药理学分类和固有清除率的通用原则。例如肝细胞可以高效摄取钙通道阻滞剂、β 肾上腺素受体拮抗剂（阿替洛尔除外）、麻醉性镇痛药、三环类抗抑郁药和有机硝酸盐。另一方面，肝对华法林、阿司匹林、酒精和许多抗惊厥药物摄取率低。ER 低的药物，肝清除率具有容量限制性，可随肝固有清除率或蛋白结合程度的改变而改变，但对肝血流量的变化不敏感。ER 高的药物，肝清除率具有血流量依赖性。其肝清除率对肝血流量有高度依赖性和直接相关性，而不受蛋白结合率和药物代谢酶活性的影响（表 22-1）[4]。

肝 评 估

临 床 评 估

肝病的唯一线索可为轻微的非特异性症状，如食欲下降、易疲劳、身体不适，睡眠习惯改变或轻微的性格改变。通过既往史可以了解肝病的主要危险因素：①酗酒；②服用违禁药物；③性滥交；④输血；⑤职业性暴露于肝毒性环境；⑥暴发性黄疸，特别是麻醉后；⑦遗传疾病，如血色素沉积症、α_1- 抗胰蛋白酶缺乏（α_1-AT）和肝豆状核变性。与肝疾病相关的临床表现包括一些非特异性症状（如前所述）、瘙痒、腹痛、消化不良、大便和尿的颜色改变等。体格检查主要注意晚期肝病的体征，如黄疸、腹水、门静脉侧支循环、蜘蛛痣、肝性脑病、肝掌、黄斑瘤和肝病性口臭。

标准实验室检查

用于评估肝胆状态的标准检查模板常被称为"肝功能试验"（表 22-2）[4, 50-51]。确切地说，这种命名法是错误的，因为这些试验都不能测量出任何特异性肝功能。但它们表明了肝胆病理改变的大致分类：肝炎、

框 22-1 血液中肝摄取率高和摄取率低的药物	
摄取率高的药物	**摄取率低的药物**
阿米替林	对乙酰氨基酚
地昔帕明	异戊巴比妥
丙米嗪	安替比林
拉贝洛尔	阿司匹林
利多卡因	克林霉素
哌替啶	地西泮
美托洛尔	洋地黄毒苷
吗啡	乙醇
去甲替林	海索比妥
喷他佐辛	苯巴比妥
丙氧芬	苯妥英
普萘洛尔	甲苯磺丁脲
雷尼替丁	丙戊酸
维拉帕米	华法林
齐多夫定	

肝胆功能异常或蛋白合成不足。这些分类涵盖了疾病的许多亚型，如肝炎的各种病因。

肝细胞性损害的检测

转氨酶 肝细胞性损害是引起丙氨酸转氨酶（ALT）和天门冬氨酸转氨酶（AST）血清水平升高的最常见原因，这两种酶以前分别称为血清谷丙转氨酶（SGPT）和血清谷草转氨酶（SGOT）。两种酶都参与糖原异生过程，催化氨基转移到 α 酮戊二酸，生成谷氨酸和丙酮酸盐（通过 ALT）或草酰乙酸盐（通过 AST）。ALT 主要存于肝细胞质内，而 AST 同工酶广泛存在于肝外组织的细胞质和线粒体内，这些肝外组织包括心脏、骨骼肌、大脑、肾、胰腺、脂肪组织和血液。当肝功能正常时很少出现 AST 和 ALT 同时升高。偶见的 AST 和 ALT 同时升高很可能源于肌肉损伤[51]。

ALT 和 AST 的升高水平有时可进行定性描述：轻度（100 ~ 249IU/L）、中度（250 ~ 999 IU/L）、重度（1000 ~ 1999 IU/L）和极重度（>2000 IU/L）。任何引起肝细胞损害的病变都可引起 AST 和 ALT 轻度升高。常见原因包括脂肪肝、药物、嗜酒、血色素沉积症、胆汁淤积、慢性病毒性肝炎、肿瘤和肝硬化。AST 和 ALT 中度升高是急性病毒性肝炎、药物性肝损伤和慢性肝病（如病毒性肝炎和酒精性肝炎）恶化的特征。AST 和 ALT 重度升高，意味慢性活动性肝病基础上发生急性肝炎。AST 和 ALT 极重度升高提示大面积肝坏死。典型的原因是暴发性病毒性肝炎、严重的药物诱发性肝损害（如对乙酰氨基酚）、休克肝或低氧性肝炎和罕见的自身免疫性肝炎或急性胆道堵塞[51]。

转氨酶的比值在肝病的鉴别诊断中有一定的价值。当 AST 和 ALT 都增加且比值大于 4，表明是肝豆

表 22-1 流量依赖性与容量限制性肝药物清除

肝药物清除类型	摄取率（ER）	肝药物代谢率
流量依赖性清除	高 ER：在临床应用浓度，入肝血流中的药物通过肝的首关消除效应，大部分被清除。	快速：高 ER 的药物代谢非常快，因此其肝清除率约等于其到达肝的速率（即肝血流量）
容量限制性清除（即剂量依赖、非线性、可饱和或零级清除）	低 ER：药物在肝的清除依赖于药物的血浆浓度	缓慢：当肝清除药物的能力低于药物输入体内的速率，无法达到稳定状态。血浆药物浓度会持续升高，直到输入速率下降，这种情况下药物清除率没有实际意义

表 22-2 肝功能的血液学检查和肝胆疾病的鉴别诊断

| 血液化验 | 主要改变 | | |
	胆红素增加（溶血）	肝细胞损害	胆汁淤积
转氨酶	正常	增加，在晚期可能正常或降低	正常，在晚期可能增加
血清白蛋白	正常	降低，急性暴发性肝衰竭时可正常	正常，在晚期可能降低
凝血酶原时间 *	正常	延长	正常，在晚期可能延长
胆红素（主要存在形式）	未结合胆红素增加（结合胆红素也轻微增加）	结合胆红素增加	结合胆红素增加
碱性磷酸酶	正常	正常，可因肝浸润性疾病而增加	增加
γ - 谷氨酰转肽酶 5'- 核苷酸酶	正常	正常	增加
血液尿素氮	正常，肾功能障碍时可能升高	正常，可因严重肝病和肾功能正常而降低	正常
BSP/ICG(染料)	正常	染料留滞	正常或染料留滞

BSP/ICG，磺溴酞钠 / 吲哚菁绿
* 可与国际标准化比率互换

状核变性；比值介于 2 和 4 之间提示为酒精性肝炎；比值小于 1 提示为肝非酒精性脂肪变（无肝硬化）。当 AST 和 ALT 轻度升高，同时比值超过 2，可能的诊断为酒精性肝病或任何原因引起的肝硬化 [51]。当比值增加，而 ALT 正常，AST 的增加很可能是肝外原因造成。尽管 ALT 和 AST 的共同升高有助于明确肝细胞损害，但转氨酶水平很难揭示肝细胞损害的程度。例如严重肝衰竭的患者转氨酶水平可能正常，说明肝细胞损害范围广泛，以至于有活性的肝细胞残留很少，无法增加血中的 ALT 或 AST 水平。另外慢性无痛性肝病（如丙型肝炎）可以缓慢地、悄悄地破坏肝细胞，而 ALT 或 AST 没有明显增加。

乳酸脱氢酶　血清乳酸脱氢酶（LDH）水平升高提示可能有肝细胞损害和（或）肝外病变。LDH 极度升高提示肝细胞大面积损害，可见于暴发性病毒性肝炎、药物性肝衰竭或低氧性肝衰。LDH 和 AP 长时间同时升高提示肝恶性浸润性疾病。LDH 中度增加也可能发生在非肝性疾病，包括溶血、横纹肌溶解、肿瘤坏死、肾梗死、急性脑血管意外和心肌梗死。这些疾病在急性肝损害（如严重先兆子痫）患者会引起 LDH 显著升高。单纯由肝细胞损害引起的 LDH 升高常同时伴有 AST 和 ALT 的升高，因此 LDH 难以提供超过转氨酶所提示的信息 [51]。

谷胱甘肽 S- 转移酶　谷胱甘肽 S- 转移酶（GST）是测定药物性肝损害较为敏感和特异的指标。该酶的血浆半衰期较短（90min），肝细胞损害后被快速释放到循环中。连续测定血浆 GST 可以显示肝细胞损害从开始到消除的时程。AST 和 ALT 存留在 1 区；与之不同，GST 存在于 3 区（小叶中心区）[52]，该区的肝细胞群对缺氧和反应性药物代谢物的损害最敏感。因此在初期，作为小叶中心坏死的标记物，GST 可能比 AST 或 ALT 更敏感。

肝蛋白合成的评估

血清白蛋白　血清白蛋白能够提供关于肝细胞功能状态（即蛋白质合成）的信息，可用来评估慢性肝病，但有许多注意事项。首先低白蛋白血症除白蛋白合成率降低外，还有许多原因，包括白蛋白经肾丢失、白蛋白降解增加、血浆总量增加和白蛋白分布不均匀。实际上在肝硬化、腹水和低白蛋白血症时，机体在交换池中的总的白蛋白量通常正常 [53]。其次，由于血浆白蛋白半衰期大约为 3 周，血浆白蛋白和即时白蛋白合成率没有明确相关性。因此肝蛋白质合成突然且持久

地停止时，血清白蛋白降低的水平在最初几天内不能反映出这种病变。

凝血酶原时间　与血清白蛋白不同，肝生成的凝血因子半衰期比较短，从凝血因子Ⅶ的 4h 至纤维蛋白素原的 4 天不等。肝衰竭后这些凝血因子的血浆水平随即下降。因此 PT［或国际标准化比值（INR）］被广泛应用于评估和监测患者的急性肝功能异常。继发于肝衰竭的 PT 延长通常反映血液中凝血因子Ⅶ a 水平降低，凝血因子Ⅶ a 是肝凝血因子中血浆半衰期最短的 [51]。除诊断作用外，PT 还是预后的指标，是用来及时准确地决定是否需要肝移植的模型或算法的通用参数。在这一点上，PT 对于药物性肝衰竭、活动性肝病以及需要及时外科干预的患者具有价值。

胆汁淤积性疾病的检测

碱性磷酸酶　血清碱性磷酸酶（AP）用来筛选肝或胆道系统的疾病，包括肝炎、恶性肿瘤和胆汁淤积疾病。由于 AP 同工酶存在于全身的质膜上，因此血清 AP 对判定肝和胆道疾病缺乏特异性 [51]。在常规实验室检查中，1/3 的人有轻微短暂的 AP 升高。血清 AP 主要来源于骨、肠道、肾、粒细胞、妊娠晚期的胎盘和肿瘤新生物。一个或多个组织的代谢活性增强可引起血清 AP 升高。血清 AP 的升高通常说明 AP 生成或释放增加，而非 AP 清除率下降。

在胆汁淤积时，AP 的升高可提示胆汁酸盐对肝细胞质膜的作用。另一方面，胆道堵塞后数天后，AP 仍可以保持正常，直到肝细胞合成（和释放）更多的 AP。由于其半衰期约为 1 周，在胆汁流动恢复后，血清 AP 可保持升高数天 [51]。AP 极度增高提示：①胆汁流通严重堵塞，如原发性胆汁性肝硬化和胆总管结石；②有压迫肝内小胆管的肝恶性肿瘤（原发或转移瘤）。

血清胆红素　血清胆红素是评价肝分泌功能应用最广泛的指标。肝胆正常时，总胆红素通常低于 1mg/dl，但有 10% 的健康人可出现胆红素水平升高，主要是非结合胆红素。这些人通常患有良性病变（Gilbert 综合征），表现为遗传性胆红素 UDP- 葡糖苷酸转移酶水平低。血清胆红素高于 4mg/dl 时体检易于检出黄疸（机体组织变为淡黄色）。当胆红素为 3mg/dl 甚至低于 3mg/dl 时，自然光下可发觉巩膜黄疸 [51]。

胆红素通常由肝吸收，在肝与葡糖苷酸结合，并经胆小管运输。结合性胆红素被运送到胆汁中。结合性胆红素和非结合性胆红素都能够通过肝细胞进入血浆。结合性胆红素的水溶性增强，非结合性胆红素通

过结肠内的细菌作用后转化为尿胆原，也能够通过尿液排泄。

结合性高胆红素血症通常是由 1 个或 2 个基本问题引起：①肝胆管内胆汁淤积；②肝细胞生成过多的结合性胆红素，它们不能被有效地运输到胆管。大量的溶血引发非结合性和结合性高胆红素血症。非结合性胆红素增多是由于肝细胞产生的胆红素超过了其结合能力。当细胞生成结合性胆红素的速率超过其转运及分泌到胆小管的速率时，血浆结合性胆红素升高。尿中胆红素升高通常提示结合性高胆红素血症。肾易于分泌结合性胆红素，而与血浆白蛋白紧密结合的非结合性胆红素则不经正常肾滤过和排泄 [51, 54]。

临床上对于鉴别结合性或非结合性胆红素升高非常重要。尿液中存在的任何胆红素一定为结合性胆红素，因为只有结合性胆红素才能通过肾以尿液的形式排泄（通过观察尿液颜色易于诊断）。出现黄疸但没有胆红素尿，可能是由于胆红素产生过多，肝对胆红素摄取障碍，或者是生成结合性胆红素障碍。胆红素尿常提示肝胆病（即肝内或肝外胆汁淤积）或遗传性胆红素分泌障碍（图 22-7）。

因此，如果一个患者出现严重黄疸，但没有胆红素尿，提示血液循环中非结合性胆红素升高。这经常出现在胆红素产量增加超过了结合能力，或者结合过程受损时。对于这样的情况，溶血反应是最常见的原因之一。出现结合性高胆红素血症（黄疸和胆红素尿）是因为一些胆红素从白蛋白中游离，结合性胆红素相关的水溶解度增加导致它通过肾而从尿液排出。这就意味着胆红素在肝细胞内形成，但不能被运输到胆汁，胆汁淤积即是一个典型的例子。

特殊疾病的检查

诊断特定的肝或胆道疾病需要特定实验，实验包括①检测病毒、细菌和自身免疫病的血清学试验 [55-56]；②诊断遗传性代谢性疾病的遗传学试验；③确定肝恶性肿瘤的肿瘤标记物的检测。

识别病毒标记物——抗体、抗原和遗传物质，是诊断嗜肝病毒（A、B、C、E）和疱疹病毒（如巨细胞病毒和 EB 病毒）所致肝炎的关键。感染乙型肝炎和丙型肝炎病毒的患者通常有免疫病理学标记，包括抗平滑肌抗体、抗核抗体和混合性冷球蛋白 [57]。自身免疫性肝炎和甲型肝炎病毒（HAV）感染通常与抗无唾液酸糖蛋白受体抗体有关。自身免疫性胆管炎具有有鉴别意义的血清学特征 [58]。例如，抗线粒体抗体通常存在于原发性胆汁性肝硬化患者 [56, 59-61]，而原发性硬化性胆管炎患者则不出现此抗体，原发性硬化性胆管炎特征性抗体有抗平滑肌抗体和抗核抗体 [56, 62-63]。

肝恶性肿瘤的标记物包括甲胎蛋白（AFP）和脱 -γ- 羧基凝血酶原 [64-67]。检测肝细胞癌（HCC）时，依据人类群体不同，AFP 具有 90% 的特异性和 50% ~ 90% 的敏感性 [66]。检测 HCC 的另一指标是血浆 γ- 羧基凝血酶原水平。HCC 细胞产生凝血因子，但不能对它们进行 γ- 羧基 [64, 67]。因此 91% 的肝癌患者，胆 -γ- 羧基维生素 K 依赖性凝血因子水平增高。其中至少 2/3 的患者高于 300 ng/ml，远远高于肝硬化和急性肝炎时的改变程度。切除肝癌后，血中胆 -γ- 羧基维生素 K 依赖性凝血因子开始降低，如再次增加提示肿瘤复发 [68]。

肝定量试验

总的肝细胞数量可以通过测定可被肝摄取的物质的清除率进行评估，如磺溴酞钠和吲哚菁绿（ICG）。但由于有许多可知与未知的因素影响，这些试验只是粗略的评估。例如，摄取率高的物质的肝

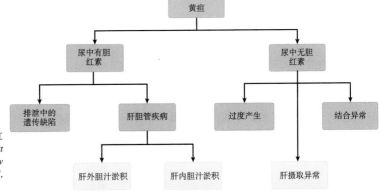

图 22-7　根据尿液中是否存在胆红素对黄疸进行鉴别诊断 *(From Barrett KE: Gastrointestinal physiology. New York, 2005, McGraw Hill Medical, chap 13, p 222.)*

清除率：①与肝血流量成正比改变；②可因这些物质的肝外潴留或清除而改变；③可能受肝胆功能异常影响。

多种试验都可测定肝的药物代谢能力，如咖啡因清除率、半乳糖清除能力、氨基比林呼吸试验（ABT）、安替比林清除率和一乙基甘油二甲基苯胺（MEGX）试验[51, 69-72]。也可用无创的方法来测定咖啡因，如受试者口服咖啡因（150～300mg）后24h，可测定唾液中咖啡因的代谢产物。MEGX是一种普遍用来测定重症患者肝血流量的有创检查，在静脉注射利多卡因（1mg/kg）15min后，即可在血中检测出利多卡因的主要代谢产物MEXG。目前定量测定基本限于试验研究。通常与常规生化试验相比，定量测定价格昂贵又耗时，在诊断和预后方面缺乏明显令人信服的优势。

肝血流量测定

肝血流量测定方法分为三类：清除率测定法、指示剂稀释测定法和直接测定量法。

清除率测定法

使用间接Fick定律的提取法可以粗略计算肝血流量，其适用于肝固有清除率和全身清除率都高的物质。这些物质包括ICG染料、普萘洛尔、利多卡因和胶体颗粒。持续输入ICG可能是利用摄取率测定肝血流量最可靠的方法之一。ICG几乎完全被肝细胞摄取，并以原形排放到胆汁中。清除率测定方法是以库普弗细胞大量吞噬有放射标记的胶体颗粒（如金198）的能力为基础的。

当网状内皮系统功能正常时，注入这些颗粒后测定曲线下面积（放射活性－时间曲线下面积），可以有效测定肝血流量[73]。但在严重肝病时，因不确定的疾病相关因素对肝血流和肝清除能力的影响，清除率测定方法不准确。肝细胞清除能力的下降和肝细胞损害程度成正比[74]。

指示剂稀释测定法

与清除率测定法不同，指示剂稀释法测定肝血流量不受肝病的影响。将放射性标记物（如碘标记的白蛋白）注入脾后，通过肝静脉持续采血或外置γ计数器确定指示剂稀释曲线来计算肝血流量。使用这种方法注射时指示剂应混合均匀，肝不能代谢清除指示剂[4]。

直接测定方法

电磁血流探头可以通过肝动脉和门静脉直接测定血流量。但是用来放置探头的外科操作也会改变肝血流量。探头常常在植入操作后固定在该处，然后可通过遥感技术测定肝血流量。

放射学和内镜检查技术

放射学和内镜检查技术可以替代外科治疗手段。内镜逆行胰胆管造影术（ERCP）和经皮肝胆管造影术（PTHC）可以评估肝胆疾病。ERCP提供了进入胆管和胰管的途径，主要用来诊断和治疗肝外胆管疾病，如胆道结石、肿瘤、炎性狭窄或术后吻合口瘘。成功的内镜下乳头括约肌切开术可代替外科手术治疗胆总管结石[75]。ERCP相对于外科手术来说，创伤性更小，但可引发严重并发症，最常见的是胰腺炎。放射性核素和超声扫描可检测肝胆占位性病变[75-76]。PTHC可评估不明原因的肝内胆汁淤积或黄疸患者的肝内胆管情况。PTHC中显示的扩张的肝内胆管可提示肝内胆管的机械性阻塞。如不存在阻塞，肝内胆汁淤积最常见于肝器质性疾病。

食管胃镜检查是评估和治疗肝硬化和门静脉高压患者黏膜下血管曲张的重要方法。脾门静脉造影术可提供脾静脉和门静脉的信息。通过脾门静脉造影术可显示脾和门静脉异常。门静脉造影技术使用有多排探测器的计算机断层扫描三维重建技术显示血管分布图，其质量优于传统的血管造影术[77]。这种技术显示门体循环侧支交通的程度和位置，包括胃、脐旁和腹壁静脉等的异常，食管静脉曲张，脾肾静脉和胃肾静脉分流。

肝病理生理学

肝病理学类型

胆汁淤积性疾病

胆汁淤积指胆汁流动障碍，其发病机制复杂[78]。遗传或后天获得性肝内胆汁淤积的常见原因是胆汁转运体功能异常[79-80]。而肝外胆汁淤积的主要原因是机械性胆道阻塞。胆汁淤积后胆汁组分的血中浓度增加，包括肝细胞的酶（AP、γ-谷氨酰转移酶、5'-核苷酸酶、白细胞碱性磷酸酶）、免疫球蛋白A、胆固醇、各种形式的胆盐和胆红素。胆汁中非结合性胆红素毒性最大，浓度较高时可造成细胞膜功能障碍，破坏主要的代谢途径，例如三羧酸循环和氧化磷酸化。胆汁淤积综合征的患者血清胆盐显著增加，而血清胆红素正常或轻度升高。胆汁淤积综合征的临床表现依赖于胆汁淤积的严重程度和发病机制。瘙痒主要由胆盐潴留造成的[81]，是胆汁淤积的标志性特点。胆汁淤积加重时出现黄疸。由于胆色素从胃肠道排泄转向经肾排泄，粪便颜色变淡，尿液颜色变深。一些其他的发病机制及症状往往类似于肝硬化。

肝内或胆道的远端可发生损伤[82]。原发性胆汁性肝硬化（PBC）和原发性硬化性胆管炎（PSC）是胆汁淤积的典型例子。PBC 使胆管上皮细胞发生进行性地炎症破坏，这种疾病女性比男性更常见。PSC 与炎症有关，并且肝内纤维化和肝外胆管纤维化在男性中更常见。它代表了一个严重的炎症过程，常合并炎性肠病。PBC 和 PSC 都与遗传和免疫缺陷有关。不论 PBC 和 PSC 之间的差异如何，最终的结果是相同的——胆管受损，阻碍胆汁从肝流出。

梗阻性黄疸

梗阻性黄疸的常见原因是胆结石。如果胆结石阻塞了一个肝管，其他的肝管将代偿性地产生所需的胆汁。如果肝管的梗阻不能及时去除，相应的肝细胞会由于滞留的胆汁的毒性作用而萎缩，如果胆结石阻塞的是胆总管，胆汁不能排除，则会出现黄疸。

细胞死亡机制

坏死

低氧或缺氧是肝细胞死亡的最常见原因。缺氧可引起细胞内 ATP 下降，刺激糖原分解和无氧酵解，导致乳酸堆积和细胞内 pH 值降低。ATP 突然迅速降低诱发一系列反应，最终引起肝细胞坏死。这些变化包括调节细胞内液体和电解质平衡的能量依赖性的离子泵突发功能衰竭。质膜功能失调，肝细胞迅速肿胀破裂。肝细胞坏死后释放各种物质进入周围组织，这些细胞残骸，包括肝细胞酶和反应性化学物质，如醛、脂质过氧化物和类花生酸类物质，可诱发炎症反应。释放的细胞因子和趋化因子对循环中的中性粒细胞具有趋化作用，可增强肝的炎性反应[83]。

细胞凋亡

与坏死不同，细胞凋亡需要能量[84]。多种肝致病因素（毒素、病毒、氧化剂）能通过细胞内凋亡信息通路或细胞表面凋亡受体触发细胞凋亡，这些受体包括 Fas、肿瘤坏死因子受体（TNFR）和肿瘤坏死因子受体超家族的其他成员。细胞凋亡过程伴有以下特有的超微结构特点：①细胞和细胞核萎缩；②细胞核染色体浓缩和边聚；③细胞膜空泡形成；④凋亡小体，由膜包裹的细胞碎片和完整的细胞器组成。上皮细胞和间质细胞吞噬这些凋亡小体，溶酶体帮助消化和重吸收凋亡小体内容物，如完整的线粒体和核酸。细胞凋亡和坏死可能是相互重叠又相互对立的形态性和机械性细胞死亡过程的终点[84-86]。

氧化应激和谷胱甘肽系统

肝细胞持续产生活性氧。有氧代谢中，线粒体持续将还原反应物的电子传送给氧分子（O_2）。这一过程包括氧分子经四价还原反应生成水。少量的氧经一价和二价还原反应生成过氧化物和过氧化氢。除肝实质细胞外，其他细胞——库普弗细胞、内皮细胞、多形核白细胞和巨噬细胞也能产生大量的还原氧和硝基[87]。

健康人肝细胞有多种机制保持细胞内氧化物的浓度在安全范围。这些防御氧化损伤的措施包括：①微量营养物质，如维生素 C 和维生素 E；②金属分离蛋白，如铁蛋白；③去除活性氧的酶类，如过氧化氢酶、超氧化物歧化酶；④解除脂质过氧化物毒性的酶类，如谷胱甘肽过氧化物酶；⑤富含巯基的肽类，尤其是谷胱甘肽（γ-谷氨酰半胱氨酸合成酶）。谷胱甘肽是细胞内唯一最重要的抗氧化剂。

肝是谷胱甘肽合成的主要部位。因此，肝细胞质内含有大量的谷胱甘肽，为 5 ~ 10mmol/L[40]。谷胱甘肽是清除氧化剂的主要酶类的辅助因子，特别是谷胱甘肽过氧化物酶和巯基化合物/二硫化物交换反应的辅助因子。谷胱甘肽过氧化物酶在解除有机过氧化物和自由基中毒中起着关键作用。另一种酶，谷胱甘肽 S-转移酶通过将毒性亲电子物质和还原型谷胱甘肽（GSH）的巯基相结合而清除有毒物质。GSH 也参加非酶性解毒反应，生成氧化谷胱甘肽（GSSG）、谷胱甘肽二硫化物和蛋白的混合物。

缺血-再灌注损伤

缺血-再灌注（I/R）损伤源于缺血期缺氧和再灌注期细胞毒性产物的生成[88-89]。再灌注刺激高活性化学物质生成，如过氧化物、过氧化氢和羟自由基，它们能够诱发细胞凋亡或坏死。相对短暂的缺血后，再灌注是细胞损害的主要原因。缺血时间越长，缺氧诱发的损伤占缺血-再灌注损伤的比例越大。

黄嘌呤脱氢酶 / 黄嘌呤氧化酶的作用

肝和肠道含有人体中大量的黄嘌呤脱氢酶 / 黄嘌呤氧化酶（XDH/XO）[90]。XDH 催化核苷酸降解的限速反应，XDH 用烟酰胺腺嘌呤二核苷酸（NAD）而不是 O_2 作为电子受体，因此健康组织不产生氧自由基。在缺血状态下，XDH 转化为 XO，因为 XO 反应时需要氧的参与，两者反应生成大量的自由基。再灌注时 XO 生成的氧化剂刺激白三烯 B_4 和血小板活性因子的生成与释放，从而促进中性粒细胞的黏附与迁移。中性粒细胞通过释放蛋白酶和破坏内皮屏障而损害微循环。无论肝损害的原因如何，由于损害的肝细胞释放 XO 和其他炎性介质，可造成肝外组织损害。XO 进入血液并与许多器官的血管内皮结合，使内皮细胞生成过氧化物，并与一氧化氮（NO）反应生成过氧化亚硝酸盐（$OONO^-$）[91]。过氧化亚硝酸盐是高活性分子，可加重肝和肝外组织损伤[91]。

能够对 I/R 引发的损伤起到保护作用的治疗性药物包括：①抗氧化剂；②氧自由基清除剂，如超氧化物歧化酶和二甲基亚砜；③白细胞黏附迁移抑制剂；④ XO 抑制剂。例如，实验研究显示，在 I/R 诱发前给予别嘌醇（抑制 XO）治疗可避免通常与 I/R 相关的微血管渗透性和上皮细胞坏死的增加[4]。

肝移植所致肝损伤

保存损伤 UW 溶液可保护供体肝 1 天，但如果用此溶液保存超过 24h，可引起肝移植后微循环紊乱（如白细胞和血小板黏附）。这是因为：①肝细胞内的抗氧化剂耗竭；②生化改变可导致移植肝再灌注后产生大量的活性氧化剂。低温保存液可以诱发内皮细胞凋亡样改变，可触发移植后损害。

缺血和再灌注损伤的发病机制很复杂[91-94]，特征性事件包括：①库普弗细胞激活；② XO 生成[95]；③氧化剂增多，如过氧化物、一氧化氮、过氧化亚硝酸盐和羟自由基；④促炎细胞因子释放入血；⑤内皮细胞破坏[96]。

细菌、病毒和免疫损伤

内毒素是组成革兰氏阴性菌外膜的脂多糖复合物。内毒素由共有的脂质部分（脂质 A）、核心 R 抗原和两个可变性多糖部分——细菌株特有的 O 抗原组成。脂质 A 与血液及其他组织中的高密度脂蛋白结合，介导通常针对内毒素的生物反应。内毒素与库普弗细胞结合力大于与肝实质的结合力。内毒素可以通过激活库普弗细胞和释放促炎因子（如细胞因子、类花生酸类物质），直接或间接引起肝细胞或胆汁淤积性损害。像内毒素一样，病毒也可直接或间接损害肝细胞。嗜肝病毒和疱疹病毒刺激细胞因子的生成，造成淋巴细胞或巨噬细胞依赖性细胞毒性。肝细胞膜抗原可能是细胞介导性损害的主要靶点。自身免疫性肝炎和原发性胆汁性肝硬化患者体内与这些抗原相对应的抗体常选择性增加。其他可能引起细胞介导的细胞毒性反应的可能的抗原聚集部位包括肝特异性脂蛋白和肝外凝集素。这些部位可能是乙型肝炎和其他肝病的靶部位[4]。

药物诱发的肝损伤

药物诱发的不良反应分为两大类：剂量相关性毒性和药物诱发的特异性损害。前者随着药物剂量的增加可以发生在所有人身上，具有可预测性；后者罕见，亚临床剂量的药物即可诱发，很可能是免疫介导性损害，只有很少一部分用药者出现这种情况。尽管药物反应的两种分类存在明显的差异，但也有惊人的相似性。例如，两类反应都涉及药物（或其代谢产物）与内源性大分子的共价结合。这种结合可使重要的酶类失活，使细胞内抗氧化剂耗竭和脂膜的过氧化。机体对这些分子干扰的反应决定了药物诱发损害的类型是药物依赖性还是特异性。当药物诱发的亚细胞损害引起免疫应答敏化，即使小剂量再次应用这些药物也会引起严重的肝损害（如氟烷性肝炎）[4]。

药物和环境物质的肝毒性与 CYP 介导生成的氧化剂有关，如还原氧、含碳自由基和硝基自由基。例子包括：①通过 CYP，四氯化碳生成可引起小叶中央细胞坏死的高毒性中间产物三氯甲基；②呋喃妥因和其他芳香族化合物代谢过程中生成的自由基等中间介质也引起肝损害。与滑面内质网的 CYP 相似，线粒体电子转移酶类可以将外源性化学物质转化成有活性的代谢产物。例如在可卡因或呋喃妥因代谢过程中生成的硝基自由基能够通过黄素蛋白还原酶还原 O_2，生成过氧化物和其他活性氧。使用蒽环类抗生素化疗或咪唑抗微生物剂治疗时发生的氧化还原反应是毒性氧化剂的另一来源。

药物代谢中生成的氧化剂通过减弱肝细胞内抗氧化防御机制造成肝损害。例如，对乙酰氨基酚和溴苯引发的剂量相关性肝细胞内 GSH 减少可引起广泛的肝坏死。这一反应通过激活蛋白激酶、磷脂酶和内切核酸酶，增加氧化剂对蛋白质和酶类、膜磷脂和核酸等的损伤。氧化反应也可通过增加肝细胞对 Ca^{2+} 的摄取，滑面内质网或线粒体对钙离子的释放使细胞溶质内 Ca^{2+} 病理性增加，从而导致细胞凋亡和（或）坏死 [4, 84]。

药物诱导的细胞凋亡

凋亡通路可被药物诱导的线粒体损伤激活 [84, 97]。细胞凋亡包括下列过程：①药物代谢产生氧化剂并耗竭 GSH；②氧化剂通过释放线粒体色素 C、改变线粒体膜通透性诱发线粒体损伤；③激活胱天蛋白酶并触发细胞凋亡。

酒精诱发的肝病

酗酒（每天饮酒 5g 以上）可引起多种类型的肝损害——显著的脂肪变性（脂肪肝）、酒精性肝炎和肝硬化。尽管几乎所有长期酗酒者都发展成脂肪肝，但只有 10%～20% 发展成肝硬化。与一般人群相比，酒精性肝病的患者更易出现与健康相关的疾病——营养不良、免疫功能低下、水和电解质失衡。这些患者术后继发出血、败血症或心肺功能失代偿（源于酒精性或肝硬化性心肌病）的风险增加。

酒精性肝炎的特征性病理变化包括：①乙醛引起的亚细胞损伤；②代谢紊乱；③微血管缺氧；④氧和氮自由基生成增加；⑤抗氧化剂耗竭。酒精的代谢是酒精性肝病的全部病理机制 [98-100]。乙醇脱氢酶（ADH）[101] 是乙醇代谢的限速酶，它是一种含锌的金属酶，有二十多种同工酶 [102]。尽管此酶存在于许多组织，但其中 95% 以上都在肝代谢。ADH 的遗传多态性可以解释乙醇消耗量（剂量）和肝病（反应）之间关系的变异性。例如酒精性肝硬化的危险度与 ADH2 基因位点的多态性直接相关（如 B 等位基因高频率出现）。酒精的氧化代谢形成还原型烟酰胺腺嘌呤二核苷酸（NADH），这种物质能够抑制脂肪酸的氧化和三羧酸循环，促进脂肪的生成。由库普弗细胞产生的肿瘤坏死因子 -α 在酒精性肝病的发生中起重要作用 [103]。

类似于酒精性肝损害的缺氧性肝损害

缺氧发作引起的肝损害和酒精引起的肝损害在诸多方面存在相似性。缺氧性肝损害促进促炎性细胞因子、肿瘤坏死因子 -α 及白细胞介素 -1 和白细胞介素 -6 的释放。这些信号分子增加黏附分子的表达，降低白细胞的流速，增加了白细胞的边聚和血小板的黏附，并减少肝血流量。肝脏缺血释放细胞因子和 XO，导致补体的激活。这增强了局部炎症反应，可引发全身性炎症反应，继而引起心肺损伤。

酒精相关性肝损伤促进促炎症反应介质的释放。

酒精摄入可显著增加肝的氧耗，易于诱发肝低氧性损伤。酒精诱导的肝损害的早期表现主要发生在 3 区（小叶中央区域），此区域 ADH 含量最高，氧供最少。

肝硬化和门静脉高压

肝硬化是正常肝组织被纤维瘢痕组织或再生结节取代的慢性疾病。尽管有许多原因可以引起肝硬化，但常见的病因包括酒精中毒、病毒性肝炎和家族遗传病，肝硬化可以以一种隐匿无痛苦的方式形成和发展。肝细胞的纤维化和血管的畸变导致持续不断的、累积的肝功能的丧失。可能在肝破坏 70% 时，患者才出现临床症状。此时肝固有的强大的生理储备能力被耗竭，此时机体已无法代偿更多的肝细胞的损失。

肝硬化和门静脉高压的早期临床表现包括厌食、腹部不适、乏力、虚弱、恶心、呕吐以及黄疸。这些症状会随着肝硬化的逐步加重而更加明显地显现出来。一个共同的严重的并发症就是门静脉高压，它会导致机体各组织出现普遍的功能异常。严重的并发症包括腹水、门体静脉分流，肾、肺功能异常，肝性脑病和食管静脉曲张。这些并发症能够引起大出血、脓毒症、肾衰竭、昏迷，甚至死亡。

门静脉高压产生的病理机制

肝硬化诱发的门静脉高压的特征包括肝内血流阻力增加，汇入门静脉的血流增加，门腔静脉侧支循环血流增加 [104]。

关于肝硬化诱发的门静脉高压的发病机制，目前存在"逆流理论"（backward theory）和"前流理论"（forward theory）这两种并不相互排斥的假说。"逆流理论"认为肝窦周围纤维组织增生导致门静脉血流阻力的增高，根据血流动力学（压力 = 流量 × 受力面积）的研究，持续稳步增加的门静脉血流使得门静脉压力增高。

另一方面，当门静脉高压是由门前因素引起的门静脉血流阻力增高引起（类似门静脉缩窄试验时的情况），出现的变化包括：①肠系膜血管阻力增加；②肠系膜血流减少；③内脏器官的静脉血氧饱和度下降；④肠系膜动静脉氧分压差增加。但这与肝硬化诱发的门静脉高压的变化截然相反，肝硬化患者表现为血液中内源性血管扩张剂的增加、广泛的动静脉分流形成、低的总外周血管阻力和高的心排血量。因此，以上理论可以解释一部分门静脉高压是由肝硬化导致的系统性和内脏性的动脉循环改变引起的。

肝硬化性门静脉高压是由于肝内血管阻力增高

（由于肝进展性的纤维化）以及门静脉和肝动脉血液回流增加所导致。肝中胶原蛋白的沉积是肝硬化导致肝内血管阻力增高的主要原因。换言之，肝窦的总横截面积的减少成为肝内血流阻力增高的直接原因[105]。纤维化和组织损伤导致肝内皮细胞功能失调和肝内血管收缩，从而引起肝内动静脉分流形成[106-107]。

门静脉压力的升高是使内脏器官和循环系统的内皮细胞功能活跃的重要原因。肠道的微循环系统能够最先感受到门静脉压力的升高。这种对门静脉压力升高的反应内脏动脉开始，逐步影响到体循环。内脏血流的增加是因内脏动脉（肠系膜动脉和脾动脉）阻力的减少导致[105]。局部或是系统性的神经或化学机制都会导致循环高动力综合征，这种综合征为血管阻力减少、心排血量增加和循环容量增加的总体表现。

NO 在肝硬化血流动力学紊乱的发生机制中有着公认的作用。长期应用一氧化氮合酶能够使高动力循环状态的检测指标回归正常水平，但是只能够部分减轻肠系膜血管舒张的程度[108-109]。这意味着其他血管舒张剂也参与降低肠系膜血管阻力。

前列腺素（PGI$_2$）是由内皮细胞及上皮细胞产生的一种有效的血管舒张剂。这种产物对肝硬化患者的作用已经被证实[105]。一氧化碳、内源性大麻素、神经肽 Y 和缓激肽都是内源性的血管舒张剂，这些血管舒张剂在肝硬化门静脉高压的患者中表现出极为重要的血管舒张功能。其他的内源性血管舒张物质还包括胰高血糖素、组氨、血管活性肠肽、P 物质、缩胆囊素、雄激素、氨、内毒素、腺苷以及胆汁酸，这些神经活性物质在肝硬化早期使血管持续舒张。内源性血管收缩物质的释放减少也会在血管舒张的发展中起作用，例如，已经证实在早期肝硬化患者中发现抗利尿激素减少[110]。

门静脉与体循环通过原本存在的及后来生成的交通血管构成侧支循环[111]，这些侧支循环使原本增加的门静脉血流进一步增加，加重了门静脉高压的症状[111]。

内皮一氧化氮合酶产生的一氧化氮的增多不仅有血管舒张作用，也能够使体循环的动脉管壁变薄。动脉管壁变薄是肝硬化发病机制当中的一个重要因素。应用一氧化氮合酶抑制剂能够增加动脉管壁厚度，减轻循环高动力综合征[112-113]。

总体来说，肝硬化患者的血流动力学紊乱不仅是由于血管舒张介质水平的升高，也因为血管收缩介质的增加。例如，低动力压使交感神经压力感受器的反应性增高，激活肾素 - 血管紧张素 - 醛固酮系统，促进抗利尿激素的释放。除此之外，环加氧酶 -1 的产生使 PGH$_2$ 和血栓烷 A$_2$ 的产生增多，作用于 α 受体起到

血管收缩作用[114]。激活的库普弗细胞释放的血栓烷 A$_2$ 及内皮肽 -1（由肝窦内皮细胞产生的有力的血管收缩物质）是引起门静脉压力升高的重要物质[115]。有趣的是，我们还发现内皮肽能作用于内分泌通路，起到抑制肝纤维化的作用。因此内皮肽拮抗剂作为治疗肝硬化的潜在药物可能弊大于利[105]。

硬化的肝的血管结构变化最早出现在肝窦（坏死后的结缔组织）以及病变的血管[116]。血管的再生沿着两个途径进行。第一个是典型的肝纤维化修复过程。它的特点是超表达细胞因子和生长因子，如血小板源性生长因子、转化生长因子 -β$_1$(TGF-β$_1$) 和成纤维细胞等。第二个是肝组织进行性缺氧刺激下的血管生成。这个机制是由于肝动脉对肝窦的供血增多导致的肝窦小动脉化而形成的，肝细胞对缺氧的耐受导致肝窦结构的变化，进而导致肝窦与肝细胞间的氧气弥散障碍，促进血管再生[117]。持续的肝细胞损伤最终导致了恶性循环——缺氧促进血管生成，然后肝纤维化和肝硬化反过来加重组织缺氧[118]。

肝静脉压力梯度是肝静脉楔压与肝静脉游离压之间的差距，其被认为是肝硬化与门静脉高压的最重要的决定性因素[118]。正常的肝静脉压力梯度是 3 ~ 5mmHg，高于 10 ~ 12mmHg 时慢性肝病发展成严重的系统性障碍，并有着潜在的威胁生命的并发症。在这种情况下，全身性和肝外侧支循环的形成足以让让肠道来源的抗原物质进入体循环。从而导致固有免疫系统激活，增加血管活性物质，尤其是一氧化氮的释放[119]。这一过程恶化下去将加重内脏血管系统的扩张，导致内脏血管床内的血液淤滞，致使内脏血容量过多而中央循环血量缺乏[118]。

上述改变与肝的一个最重要的功能——有害化合物的解毒功能障碍有关，这些有害物包括来自内脏和循环系统的细菌的最终分解产物[120]。

因此，内脏血管舒张由以下机制引起：①内脏动脉 NO 产生的增加；②其他血管扩张介质的释放（如内源性大麻素、CO、前列腺素、胰高血糖素及其他）；③内脏脉管系统收缩能力的降低；④血管上皮生长因子介导的肠系膜血管的生成；⑤原有血管的扩张导致的门体侧支循环增加、血管重塑和血管再生[111, 121]。这些侧支循环导致已经升高的门静脉血流量进一步增加，加重门静脉高压[111]。

心血管功能紊乱

内脏血管的病理生理学改变成为系统性血流动力学变化的基础。高动力循环（低血管阻力、高心排血量和高血容量）是肝硬化和门静脉高压的标志[122]。

一般表现为，体循环动脉压轻度下降，心率轻度升高，中心静脉充盈压正常。混合静脉血氧饱和度升高，动静脉氧分压差下降。总之，血流动力学特征类似于外周动静脉瘘。实际上，晚期肝病导致内脏器官、肺、肌肉和皮肤内动静脉交通支的广泛分布（侧支血管）。正如前面所讨论的，肝硬化引起的高循环状态使得内源性血管扩张物质增加[123-127]。这也解释了为什么严重肝病患者的心血管系统对血管收缩剂的生理性和药理性反应减弱。麻醉医生所需要掌握的主要的病理生理学特征是，这些患者处于持续的血管舒张状态，其血管收缩功能受损，且对血管收缩剂的反应性降低。患者同时表现为中央型低血容量（在大血管和腔室内）和内脏低血容量（次要的流速低的循环内），同时由非应力性容量至应力性容量的血液动员也会受损（见第21章，图 21-9 至图 21-11）。

对循环血容量和肾功异常的控制

肾功能不全通常发生于肝硬化和门静脉高压的患者中。在无明显的肾小球或肾小管损害的情况下，肾小球滤过率（GFR）稳定下降，肾小管钠潴留明显。尿检显示除尿钠浓度低外，其他无明显异常。

肝硬化和门静脉高压的病理生理都存在肾钠潴留。当容量受体感应到有效血容量下降时，可刺激交感神经系统，使肾释放肾素[128-130]，促进血管紧张素 II 和醛固酮的生成，进而增加肾小管对钠的重吸收。血中去甲肾上腺素水平与肾血流量成反比。去甲肾上腺素和血管紧张素 II 通过肾钠潴留作用来重新分配肾血流，增加钠潴留的其他因素还包括血管舒缓素 - 激肽系统，以及其他强效的肾血管收缩剂，如 $F_{2\alpha}$-isprostanes[131] 和内皮肽 -1。伴随肝硬化和腹水时，肾血管收缩剂很可能诱发肾功能异常[132]。这种情况下内源性血管扩张剂（如前列腺素）在对抗强烈的血管收缩、有效地保护肾血流量方面起着越来越重要的作用。因此，前列腺素合成抑制剂可减少肾血流量和 GFR，从而增加了急性肾损伤的风险。

肾前性肾衰竭和急性肾小管坏死（ATN）是急性肾衰竭（ARF）的主要原因。肾前性肾衰竭通常源于血容量不足、脓毒血症或 I 型肝肾综合征（HRS）[133-139]。肝病终末期出现全身血容量不足的原因包括：①大量腹水的生成[132]；②积极的利尿治疗；③胃肠道出血；④内脏血管内血容量增多。治疗肾前性 ARF 的关键是恢复肾血流量。ATN 最常见的原因是肾前性 ARF，当它持续存在且达到一定严重程度时，可引起缺血性肾小管损害。其他原因包括血管内造影剂和非甾体抗炎药等肾毒性物质。与肾前性 ARF 不同，ATN 没有特

殊治疗方法，主要是支持治疗[135, 140-141]。

继发于 I 型 HRS 的肾前性肾衰竭预后不良。在许多病例中，肝移植是唯一有效的治疗手段。可暂时性改善这类患者肾功能的措施包括：①静脉输入血管收缩剂，如特利加压素、去甲肾上腺素、米多君，并联合奥曲肽应用；②支持肝的方法或操作，如分子吸附循环系统（MARS）或经颈静脉肝内门体分流术（TIPS）[135, 140-143]。

因此，全身血管舒张导致有效循环血容量减少，心排血量的减少导致了抗利尿激素分泌增多、交感神经系统兴奋以及肾素 - 血管紧张素 - 醛固酮系统激活。所有这些因素都导致钠水潴留，形成腹水。更严重者会导致严重的肾动脉收缩，引起肾循环血量减少，导致肝肾综合征[144]。

肺功能不全

肝肺综合征表现为动脉氧合功能受损，是由肝硬化时肺血管床的扩张所引起[145]。

肺血管与体循环系统的血管发生了相似的变化。肺血管严重扩张、肺内动静脉分流、门静脉分流和缺氧性肺血管收缩反应的减少可以引起严重的肺通气 - 血流比例失调。肺血管扩张、肺内分流的肺血流量增加导致了由肺动脉到肺静脉的混合静脉血的通路增加。小静脉血管壁（尤其是毛细血管壁）增厚限制了肺泡 - 毛细血管扩散。由腹水和胸腔积液诱发的肺不张或限制性肺疾病会进一步使肺功能恶化。红细胞 2,3- 双磷酸甘油酸水平常会增加，氧离曲线出现右移。腹水和胸腔积液诱发的肺不张或限制性肺疾病导致肺通气 - 血流比例失调。

直立性低氧血症（站立时动脉血氧分压降低）是肝肺综合征的一种典型症状。分流难以快速通过交感神经系统适应压力感受器的激活，从而导致肺血流急剧降低并发生气促[145]。

血液系统异常

终末期肝病患者常有凝血功能障碍和其他血液学异常。许多原因可引发贫血，包括胃肠道出血、溶血、脾功能亢进、营养不良、维生素缺乏、骨髓抑制或血浆增多。随着肝衰竭，维生素 K 依赖性凝血因子合成不足。当凝血因子 VII 降低到正常水平的 70% 时，PT 延长。血小板减少和血小板功能紊乱的原因包括：①脾隔离综合征；②酒精或干扰素等药物引起的骨髓抑制；③和免疫介导的血小板相关的 IgG 引发血小板破坏。可能会出现异常纤维蛋白原血症（纤维蛋白溶解的激活）。典型的实验室检查包括 D- 二聚体水平升

高，纤维蛋白降解产物增加，但血纤蛋白原可以正常或接近正常。在判定肝衰竭的原因为纤维蛋白溶解异常之前，应彻底检查弥散性血管内凝血的所有可逆性的原因。

胃肠道并发症

胃肠道出血一直是令人担忧的并发症；几乎 1/3 的与肝硬化相关的死亡是由胃和食管曲张静脉破裂引起[146]。肝硬化和门静脉高压的患者很容易出现食管或胃的静脉曲张和门静脉高压性胃病[147]。食管曲张静脉出血多于胃部曲张静脉，但后者出血的严重程度通常超过前者。静脉曲张程度是预测其出血的重要指标。曲张静脉的扩张程度与肝病的严重程度相一致。诊断为肝硬化和门静脉高压的患者，在 2 年内曲张静脉出血的发生率为 20% ~ 30%[147]。约 7% 的患者首次为急性致命性出血，6 周内死亡率接近 30%。静脉曲张出血后未进行治疗的存活者，在 2 年内再出血的概率约为 60%，如果再次出血，死亡率可达 40% ~ 50%。

自发性细菌性腹膜炎

自发性细菌性腹膜炎是肝硬化的另一种并发症。肠道输送功能的损害导致肠道细菌过度繁殖，是引起自发性细菌性腹膜炎的重要原因[144, 148]。促进肠蠕动药物能减少肠道内细菌的繁殖可支持这一观点[149]。门静脉高压、血流淤滞、肠黏膜充血导致的肠黏膜低氧，以及免疫防御系统的改变导致细菌性腹膜炎的发生[144]。

内分泌疾病

由于肝能生成、处理和代谢许多内分泌物质，晚期肝病可造成一些内分泌异常。例如，在肝病患者血浆中胰高血糖素和生长激素增加，可导致胰岛素抵抗。肝病患儿的胰岛素样生长因子 I 降低，会影响其生长和发育。男性和女性都可因性激素代谢异常而导致性腺功能失调。男性女性化，出现乳房女性化发育、睾丸萎缩、不育和性无能。女性常见月经过少、闭经和不孕。

肝性脑病

肝性脑病是一种复杂的神经精神综合征，50% ~ 70% 的肝硬化患者会出现肝性脑病。引发此症状的病理生理学现象包括：①肝胆功能异常；②肝血流量减少；③门静脉血液经肝外侧支循环分流（如门 - 腔静脉分流）。多种肠道衍生的化学物质（包括硫醇、酚、血氨、短链脂肪酸和锰等）在肝性脑病的发病机制中起重要作用。中枢神经系统抑制可能源于假性神经递质（如章胺）或增加中枢抑制性递质的内源性配体（如 GABA 受体和苯二氮䓬受体激活剂）其他形成肝性脑病的可能因素有血脑屏障的破坏和脑的能量代谢机制缺陷。肝性脑病的发病机制与治疗原则将在其他部分做进一步详细叙述。

腹水的发病机制

肝硬化诱发的门静脉高压可引起全身含水量大量增加、水肿和腹水[150]。可能的原因是肾过度钠潴留（图 22-8）[1, 151]。但钠潴留的驱动机制尚不清楚。第一种看法是泛溢学说（overflow theory），它认为肝硬化释放刺激肾钠潴留的化学物质。第二种看法是充盈不足学说（underfill theory），认为肾钠潴留是有效循环血容量不足时的正常生理反应。

泛溢学说的实质是肾过度钠潴留引起血容量扩张，引发两个主要的直接结果：①肝不能产生足够的白蛋白以纠正低蛋白血症，降低了血浆胶体渗透压；②门静脉液体静水压增加（即门静脉高压）。门静脉高压和低胶体渗透压共同作用加速了水肿和腹水的形成。这一假说的核心是，尽管血管内容量已经过度充盈，但肝硬化产生的介质仍在增加正常肾的钠水潴留。目前还没明确发现有这样的介质（或过程）。

充盈不足学说认为稳态反射与肾协同密切调节血管内容量。按照充盈不足学说，肝硬化使有效循环血容量下降，刺激内环境稳态机制而保留水和钠离子。也就是说，无论是由于动脉扩张还是心排血量下降引起的动脉容量降低都可导致肾钠水潴留。肝硬化时，有效血容量减少或者有效动脉容量减少是由于动脉扩张或者由于血管内容量耗竭，或者两者都有。尽管后者的发生有许多原因，但 Starling 张力失衡引发的水肿和腹水可使血管内容量显著下降。泛溢学说和充盈不足学说并不互相排斥。肝硬化早期钠离子排泄不足是引起水肿和腹水的主要原因，而在肝病晚期，有效循环血容量不足则是更重要的因素。

参 考 文 献

见本书所附光盘。

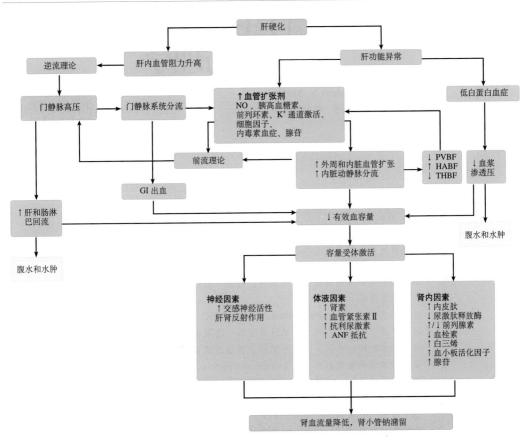

图 22-8 肝硬化诱发门静脉高压的路径示意图：前向血流学说和后向血流学说。肝硬化和门静脉高压引起循环改变，降低了有效循环血量。这种变化激活容量感受器，刺激神经反射的和肾内反射，从而减少了肾血流量，增加肾钠潴留。ADH，抗利尿激素；ANF，心房钠尿肽；HABF，肝动脉血流量；PVBF，门静脉血流量；THBF，肝总血流量

第23章 肾生理学、病理生理学和药理学

David Matroy • Robert N. Sladen

徐咏梅 译 郭悦平 审校

要 点

- 分子必须连续通过内皮细胞窗孔、肾小球基膜和内皮细胞裂孔，才能通过血浆与肾小管液体之间的滤过屏障。毛细血管内皮细胞能够限制细胞的通过，但基膜可以滤过血浆蛋白。这三层都含有带负电荷的糖蛋白，能阻止其他带负电荷的蛋白质通过。因此，滤过屏障具有分子大小和电荷双重选择性。

- 肾小球滤过率（glomerular filtration rate，GFR）的首要决定因素是肾小球滤过压，它不仅依赖于肾动脉灌注压，还取决于入球小动脉和出球小动脉张力之间的平衡。入球小动脉压力或血流量下降，或儿茶酚胺、血管紧张素及精氨酸升压素（arginine vasopressin，AVP）浓度下降时，会导致选择性出球小动脉收缩，以维持肾小球滤过压。计算出的滤过分数（filtration fraction，FF）增加可以体现这种适应性反应。FF 是 GFR 与肾血浆流量（renal plasma flow，RPF）的比值。高浓度的儿茶酚胺和血管紧张素（不是 AVP）能增加入球小动脉的张力，降低肾小球滤过压（和GFR），与 RPF 的变化不成比例，结果导致 FF 降低。

- 球管反馈可能是肾自身调节作用的主要机制。当 GFR 增加时，远端肾小管 NaCl 转运增强。致密斑感受到氯化物浓度增加，引起邻近的入球小动脉的颗粒细胞释放肾素，促进血管紧张素合成，继而小动脉收缩，降低 GFR。当髓袢升支粗段缺血时，NaCl 重吸收停止，肾小管浓缩尿液的能力丧失，理论上会发生难以控制的多尿。而流经致密斑的 NaCl 增加可以引起血管紧张素介导的小动脉收缩，从而使 GFR 下降，出现少尿，以保持血管内容量，防止机体脱水——即肾前性少尿。自身调节功能使肾在动脉血压大幅波动的情况下仍能调节水和溶质的平衡。值得注意的是，尿流率并不受肾自身调节功能的影响。与肾小管周围毛细血管静水压密切相关的肾小管对水的重吸收决定了尿流率。任何原因引起的低血压都可以导致尿流率下降，只有当动脉血压恢复接近正常水平时，尿流率才能被纠正。

- 肾小管有强大的重吸收水和 NaCl 的能力。肾每天能产生 180 L 不含蛋白质的肾小球超滤液，其中 99% 的水分和 99% 的 NaCl 被肾小管重吸收。很多其他滤过物可以被完全重吸收，但有些物质，例如葡萄糖，具有肾小管最大重吸收率（肾小管吸收极限量）。一旦超过此吸收率会导致糖尿，并相应地增加滤过负荷。肾浓缩尿液的能力至少取决于以下三个步骤的相互作用：①由逆流机制和尿素再循环产生高渗性的髓质

要　点（续）

间质；②小管液在髓袢中先浓缩再稀释；③抗利尿激素（现已知为 AVP）在远端小管后半部分和集合管中增加水分通透性的作用。球旁器由三个特殊组织构成：在入球小动脉处有改良的有窗内皮细胞，能产生肾素；并列的远端小管处的致密斑细胞是一种化学感受器；肾小球处的系膜细胞有收缩特性。它们共同为血压、盐和水的稳态提供重要的调控系统。

- 两个相互关联但作用相反的神经内分泌系统维持着血压、血管内容量和盐与水的稳态。交感 - 肾上腺轴、肾素 - 血管紧张素 - 醛固酮系统以及 AVP 通过增强血管收缩和水盐潴留，防止低血压和低血容量的发生。前列腺素类和利尿钠肽通过增强血管扩张和水盐排出防止高血压和高血容量。

- 下丘脑的渗透压感受器对血浆渗透压的增加极为敏感，血浆渗透压高于正常值的 1% 即可感知。AVP 分泌（和渴觉）的阈值是 280 ～ 290 mOsm/kg。即使轻度的脱水也会导致快速的抗利尿反应，且尿渗透压会由 300 mOsm/kg 增至 1200 mOsm/kg，血浆 AVP 水平会由 0 增至 5 pg/ml。血管内容量的降低刺激位于左心房和肺静脉的牵张感受器，通过迷走传入神经引起 AVP 的分泌。

- 血清肌酐反应肌肉产生肌酐和肾清除肌酐之间的平衡，这种平衡依赖于 GFR。肌酐产生率随着肌肉量、体力活动、蛋白质摄入和分解代谢而变化。当这些过程都均衡并且肾功能稳定时，血清肌酐是一个评估 GFR 有价值的指标。血清肌酐与 GFR 之间呈指数关系。血清肌酐增长一倍，GFR 减少一半。然而血清肌酐反映肾损伤的敏感性和特异性均有限，以及急性 GFR 减少后肌酐升高延迟，可能限制了其在临床上的应用。

- 由于肾损伤的传统标志物存在广为人知的局限性，近来人们主要感兴趣的是寻找能早期检测肾损伤的新型生物标志物。多个候选标志物目前都在研究阶段，以评估它们的有效性和实际临床应用。由于候选标记物仍处于试验阶段，血清肌酐仍然是诊断临床相关急性肾损伤不完美的金标准。

- 心脏手术后的围术期急性肾损伤 (acute kidney injury, AKI) 的发生率为 20% ~ 25%，术后 AKI 与包括院内死亡率在内的不良预后发生率增高有关。其发生机制复杂且因素较多，可能包括缺血 - 再灌注损伤、炎症级联反应的上调、内皮功能障碍、多源栓塞性损伤以及多种肾毒性物质，例如近期接触的放射性造影剂和心肺转流相关性溶血及合并的血红蛋白尿。

- 所有的麻醉方法和麻醉药物都有降低 GFR、减少术中尿量的倾向，一些药物还能降低肾血流 (renal blood flow, RBF)，但 FF 通常是增加的，这提示由血管紧张素引起的出球小动脉收缩可以限制 GFR 的降低。然而，这些作用与手术应激或夹闭主动脉相比显得微不足道，并且在麻醉苏醒后这些影响常很快消失。尽管肾自身调节能力依然存在（如通常麻醉中的病例），但任何导致低血压的麻醉方法都会由于改变管周毛细血管的静水压梯度，引起尿量减少。

- 在临床上，即使是先前存在中度肾功能不全的患者使用低流量七氟烷进行麻醉也未见有明显肾损害的报道。复合物 A 的产生、生物化学损伤与临床上肾功能障碍之间的关系仍不明确，也未被证实，但是仍应遵守美国食品药品监督管理局 (FDA) 的指南，指南建议应用 MAC 浓度的七氟烷超过 2h 的情况下，新鲜气流量至少要达到 2 L/min，以抑制复合物

要　点（续）

A 生成。无论主动脉夹闭部位在何处，当处理主动脉时 RBF 都会明显下降，可能是由于对肾动脉的直接压迫或肾动脉的反射性痉挛。开放肾上主动脉后，RBF 高出正常（反射性充血），但 GRF 仍为正常的 1/3，并持续 2h。24h 后 GRF 仍为对照值的 2/3。肾小管功能（浓缩能力、保水保钠）显著降低，但尿流量不变。然而，夹闭超过 50min 可引起 GRF 持续抑制和一过性氮质血症（见第 69 章）。

- 仍无有效的干预措施可以预防和治疗围术期 AKI。虽然一些选择性研究和 meta 分析显示多种治疗方法都是有益的（例如非诺多泮、靶向疗法），但是只有阐明这些干预措施作用的较大型试验才能得出有意义的结论。

肾约由 2×10^6 个肾单位组成，每个肾单位由肾小球和肾小管组成，它们排入集合小管。这些肾单位共同作用，使得肾即使在摄入液体和溶质大幅度波动的情况下，仍能维持非常稳定的内环境。它们一起调节血管内容量、渗透压、酸碱及电解质平衡，并排泄代谢和药物的终产物。尿液是经肾小球超滤、肾小管重吸收和分泌后形成的。肾单位还能分泌激素，这些激素与维持体液内环境稳定（肾素、前列腺素、激肽）、骨代谢（1，25-二羟胆钙化醇）及红细胞生成（促红细胞生成素）有关。肾单位的功能与肾的血液供应密切相关（图 23-1）。

肾小球（肾小体）

肾小球由五种不同成分组成：毛细血管内皮细胞、肾小球基底膜、脏层上皮细胞（三者共同组成滤过屏障）、壁层上皮细胞（Bowman 囊）和血管系膜（间质细胞）[1-2]。肾小球是一系列毛细血管袢高度卷曲的血管丛，两端分别与入球小动脉和出球小动脉相连（图 23-2）。

毛细血管内皮细胞能合成一氧化氮和内皮缩血管肽 -1，这两种物质分别通过控制血管舒张和血管收缩来调控肾血流量。基底膜总的横断面积约为 350 nm，位于其上层的毛细血管内皮细胞上有许多直径为 70 ～ 100 nm 的窗孔。位于其下层的脏层上皮细胞由具有丝状交错足突的足细胞构成，足突内含有有收缩活性的肌动蛋白丝，足突之间形成 25 ～ 60nm 不等的滤过裂孔。裂孔间覆有裂孔膜，裂孔的大小和通透性随足突的收缩而改变。

肾小管壁层上皮细胞囊围绕毛细血管丛内陷形成肾小囊，在肾小球血管极与脏层上皮细胞相连。肾小囊腔位于脏层细胞与壁层细胞之间，在肾小球尿极形成近端小管，壁层内皮细胞与近端小管的立方细胞相延续。

中心系膜细胞（或称间质系膜细胞）中含有肌动蛋白和肌球蛋白样肌丝，是一类具有众多功能的特殊外膜细胞，其功能包括结构支持、基质合成和吞噬作用。血管活性物质可以导致系膜收缩，例如，血管紧张素Ⅱ限制毛细血管袢的血流，因此系膜细胞能够调节肾小球的有效滤过面积，进而调节肾小球的通透性[3]。

肾小球超滤液的形成

分子必须连续通过内皮细胞窗孔、肾小球基膜和内皮细胞裂孔膜，才能通过血浆与肾小管液体之间的滤过屏障。毛细血管内皮细胞能够限制细胞通过，但基膜可以滤过血浆蛋白。这三层膜都含有带负电荷的糖蛋白，阻止其他带负电荷的蛋白质通过。因此，滤过屏障具有分子大小和电荷选择性[1]。有效半径小于 1.8 nm 的分子（如水、钠、尿素、葡萄糖和菊粉）可以自由滤过，大于 3.6 nm 的分子（如血红蛋白和白蛋白）不能滤过。介于 1.8 ～ 3.6nm 之间的分子是否能够滤过取决于其所带的电荷，阳离子可以自由滤过，而阴离子则不能。患肾小球肾炎时，滤过膜上带负电荷的糖蛋白被破坏，滤过大量带负电荷的蛋白，从而出现蛋白尿。

肾小球超滤作用受 Starling 力平衡机制的支配，调节通过滤过屏障的液体量[4]。肾小球滤过率（GFR）取决于滤过屏障的通透性和推动液体流向肾小囊腔的静水压与将液体保留于血浆中的渗透压之间的净差异：

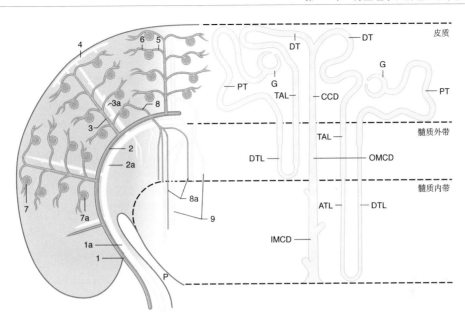

图 23-1　肾的血管系统和肾单位的解剖关系。图的左侧表示肾血管系统分布于内层髓质、外层髓质和皮质。动脉以实线表示，静脉以中空线表示。肾动脉分为叶间动脉 (1)、弓形动脉 (2)、小叶间动脉 (3)。入球小动脉 (5) 在外层皮质 (7a) 发出侧支形成肾小球毛细血管丛，出球小动脉 (6) 形成皮层毛细血管网（未表示）。在近髓区 (7b)，出球小动脉形成直小血管，与长的髓袢 (8、8a、9) 紧密伴行。静脉回流系统包括星状静脉 (4)、小叶间静脉 (3a) 和弓状静脉 (2a)。图的右边代表两个肾单位。左边的肾单位数量众多，位于皮质表层，有短的髓袢。右边的是近髓肾单位，髓袢长，深入内层髓质，形成尿液浓缩所需要的高渗间隙。ATL，髓袢升支细段；CCD，皮质集合管；DT，远端小管；DTL，髓袢降支细段；G，肾小球；IMCD，内层髓质集合管；OMCD，外层髓质集合管；PT，近端小管；TAL，髓袢升支粗段 *(From Kriz W: A standard nomenclature for structures of the kidney, Kidney Int 33:1-7, 1988.)*

$$GFR = K_{uf}\left[\left(P_{gc} - P_{bs}\right) - \left(\pi_{gc} - \pi_{bs}\right)\right] \quad [1]$$

其中 uf= 超滤，gc= 肾小球毛细血管，bs= 肾小囊腔。

超滤系数 K_{uf} 反映毛细血管通透性和肾小球表面积。肾动脉压决定了肾小球毛细血管的静水压 (P_{gc})，入球小动脉血液流速决定了血浆胶体渗透压 (π_{gc})。快速血流能冲走有效的渗透性分子并降低 π_{gc}，反之亦然。

血管球旁器

血管球旁器为肾小管和肾小球的结构和功能提供了显著的整合作用（图 23-3）。髓袢升支粗段的改良段——致密斑位于肾小球血管极入球小动脉与出球小动脉之间[1]。致密斑细胞是一种化学感受器，能够感受小管液中氯化钠（NaCl）的浓度。入球小动脉紧靠出球小动脉的部分包含一组能够产生肾素的改良平滑肌细胞（颗粒细胞）。小动脉由交感神经纤维支配，内含压力感受器，能够对血管内血压的变化产生反应。肾素促进血管紧张素的合成，而血管紧张素能调节出球小动脉和入球小动脉的张力和 GFR（见后述）。血管球旁器与交感肾上腺系统的关系将在后面肾功能的神经内分泌调控部分阐述。

入球小动脉与出球小动脉的调控机制

GFR 的首要决定因素是肾小球滤过压，它不仅依赖肾动脉灌注压，还取决于入球小动脉和出球小动脉张力之间的平衡。入球小动脉压力或血流量下降，或儿茶酚胺、血管紧张素及精氨酸升压素（AVP）浓度下降会导致选择性出球小动脉收缩，从而维持肾小球滤过压（图 23-4A）。计算出的滤过分数（FF）增加可以反映出这一点。FF 是 GFR 与肾血浆流量（RPF）的比值，即 FF=GFR/RPF。高浓度的儿茶酚胺和血管紧张素（不是 AVP）能增加入球小动脉的张力，降低肾小球滤过压（和 GFR），与 RPF 的变化不成比例，从而导致 FF 降低（图 23-4B）。这些机制将在接下来的部分详细阐述。

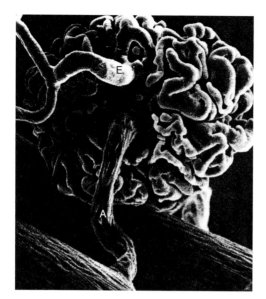

图 23-2 没有肾小囊的肾小球模型显微照片。在左下侧，入球小动脉 (A) 起源于小叶间动脉，进入肾小球形成许多毛细血管袢。在左上侧，出球小动脉 (E) 离开肾小球，发出分支形成小管周毛细血管丛 (放大倍数 ×300) *(From Tisher CC, Madsen KM: Anatomy of the kidney. In Brenner BM, editor: Brenner & Rector's The Kidney, ed 6, Philadelphia, 2000, WB Saunders, pp 3-67.)*

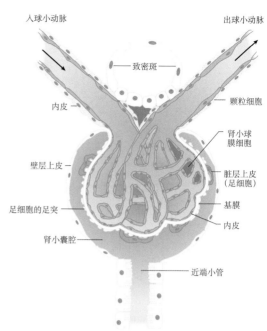

图 23-3 血管球旁器 *(From Stanton BA, Koeppen BM: Elements of renal function. In Berne RM, Levy MN, editors: Physiology, ed 4, St Louis, 1998, Mosby, pp 677-698.)*

球 管 反 馈

　　球管反馈是肾自身调节功能的重要组成部分[3]。GFR 增加时，远端小管 NaCl 增加，致密斑感受到氯化物浓度增加，引起邻近球小动脉的颗粒细胞释放肾素，促进血管紧张素合成，继而小动脉收缩，降低 GFR。

　　球管反馈可以防止急性肾功能不全时的多尿。髓袢升支粗段缺血时，NaCl 重吸收停止，肾小管浓缩尿液的能力丧失，理论上会发生难以控制的多尿。Thurau 和 Boylan[5] 认为流经致密斑的 NaCl 增加可以引起血管紧张素介导的小动脉收缩，从而使 GFR 下降，出现少尿，保持血管内容量，防止机体脱水——即肾前性少尿。

肾自身调节

　　自身调节功能让肾在动脉血压大幅波动的情况下仍能调节水和溶质平衡。1951 年，Shipley 和 Study[6] 的经典的犬实验证明，动脉血压在 80 ~ 180 mmHg 之间变化时肾能维持恒定的肾血流和 GFR（图 23-5）。

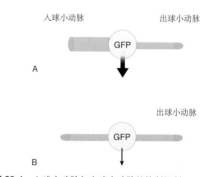

图 23-4 入球小动脉与出球小动脉的控制机制。GFP，肾小球滤过压力 *(From Sladen RN, Landry D: Renal blood flow regulation, autoregulation, and vasomotor nephropathy, Anesthesiol Clin North America 18:791-807, ix, 2000.)*

　　值得注意的是尿流率并不受肾自身调节功能的影响。与肾小管周围毛细血管静水压密切相关的肾小管对水的重吸收决定了尿流率。无论是控制性降压或不慎引起的低血压都可以导致尿流率下降，只有动脉血压恢复到正常范围，尿流率才能被纠正。

　　有相当多的证据支持肾自身调节的两种主要机制[3]。

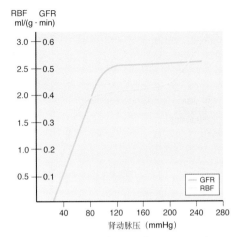

图 23-5　GFR 和 RBF 的自身调节，其基于 Shipley 和 Study 的原始结果 [5]。肾动脉血压在 80 ~ 180mmHg 之间变化时 GFR 和 RBF 保持不变 (From Pitts RF: Physiology of the kidney and body fluids, Chicago, 1974, Year Book Medical Publishers.)

肾血管的阻力可能由肾小球入球小动脉的阻力变化进行调节。平均动脉压降低时，肾血管阻力也下降，从而维持 RBF。最合理的解释是肌源性反应（即动脉压升高时小动脉收缩，反之亦然）。由血管球旁器引发的球管反馈也起作用 [3,4,7]。当动脉压增加超过自身调节范围时，流经致密斑上化学感受器的氯化钠增加，这会引起腺苷三磷酸（ATP）和腺苷刺激腺苷 A₁ 受体，从而引发入球小动脉收缩（图 23-6），使 RBF 和 GFR 降至先前水平。动脉压降低时与之相反。局部释放一氧化氮会减弱球管反射，释放血管紧张素 II 时会增强球管反射 [4]。

钙通道阻滞剂可以削弱自身调节，这说明钙依赖机制与自身调节有关，而大多数麻醉药物不会损害自身调节。在慢性高血压时，自身调节会重新设定，而糖尿病患者的肾可能会丧失自身调节。实验证据表明，急性肾衰竭时自身调节会丧失 [8]，这在某种程度上可能是由于过多的一氧化氮释放导致内皮细胞功能不全，因为缺血 - 再灌注损伤激活了诱导型一氧化氮合酶 [9]。在心肺转流（CPB）期间 [10] 和重症脓毒症 [11] 时能观察到 RBF 的压力依赖性，这可能只是由于血压低于自身调节的范围，而不是由于非正常的自身调节。在这些情况下，肾灌注压恢复正常可以改善 RBF，即使是通过血管收缩剂恢复肾灌注压，RBF 也可恢复正常。

肾 小 管

肾小管分为四个不同的部分：近端小管、髓袢、远端小管和连接段。髓袢自身又可以分为直部（近端小管的垂直部分）、降支细段、升支细段和升支粗段。每一个远端小管最终流入集合管，集合管贯穿肾皮质层、外层髓质和内层髓质，在肾乳头处注入肾盂（图 23-1）。

肾单位由两部分组成。皮质肾单位位于外层皮质和中层皮质，数量众多，接受 85% 的 RBF，髓袢较短。它们的出球小动脉流入肾小管旁毛细血管丛。近髓肾单位位于内层皮质，接受 10% 的 RBF，肾小球体积较大，髓袢较长，可直接到达内层髓质 [2]。出球小动脉形成伸长的血管，直小血管与髓袢紧密伴行。尽管直小血管只接受不到 1% 的 RBF，但它们在产生髓质的高渗透性和肾浓缩功能的逆流机制中起重要作用（见后述）。

肾小管重吸收与分泌

肾小管有强大的重吸收水和 NaCl 的能力。肾每天能产生 180 L 不含蛋白质的肾小球超滤液，其中 99% 的水分和 99% 的 NaCl 被肾小管重吸收。

很多其他滤过物可以完全被重吸收，但有些物质，例如葡萄糖，具有肾小管最大重吸收率（肾小管吸收极限量）。肾小管对葡萄糖的重吸收增加的速率等于滤过负荷的速率。如果 GFR 恒定，肾小管葡萄糖重吸收率直接与血糖浓度成正比，一旦血糖浓度超过肾小管吸收极限量（375 mg/dl），葡萄糖不会进一步被重吸收，而产生糖尿，此后，尿糖排出量随滤过负荷的增加而增加。

很多重要的内源性和外源性溶质从毛细血管分泌入肾小管管腔。其中一些物质也有肾小管分泌极限量，例如用于计算 RPF 的对氨基马尿酸盐（PAH）。这会在后面肾功能检测部分讨论。

肾小管不同部位的结构和功能之间存在明显的相关性（图 23-7）。肾小管代谢最为活跃的部分是近端小管、髓袢升支粗段和远端小管第一部分。

图 23-8 描述了一个髓袢升支粗段的肾小管细胞，其包括了重吸收和分泌的所有主要机制。肾小管管腔邻接顶端细胞膜，后者通过紧密连接与邻近细胞相连。从每个顶端细胞膜上突出一配有流量敏感性机械感受器和化学感受器的主纤毛，两种感受器都与控制肾细胞功能和凋亡的钙离子依赖性信号途径相连 [1]。细胞的剩余部分覆以基底外侧细胞膜，后者的两侧都接触细胞外侧间隙，肾小管旁毛细血管位于其基底部。

基底外侧膜上存在大量以蛋白质为基础的主动转

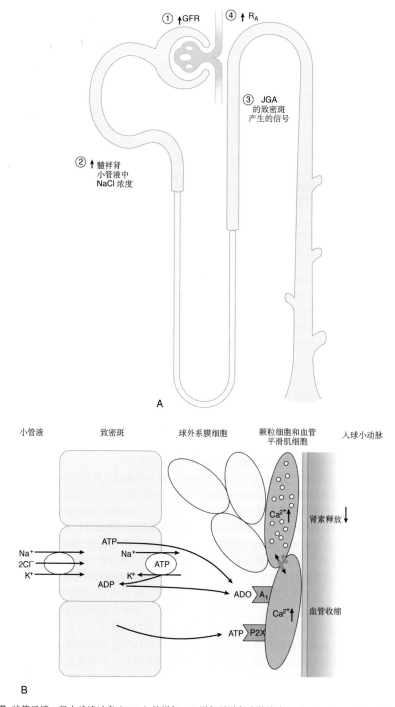

图 23-6　A 和 B. 球管反馈。肾小球滤过率（GFR）的增加：①增加髓袢肾小管液中盐（NaCl）的浓度，位于球旁器（JGA）致密斑改良远端小管细胞上的化学感受器能感受这一变化；②致密斑细胞产生腺苷三磷酸（ATP）和腺苷（ADO），后两者引起入球小动脉收缩，并增加其阻力（R_A）；③这使 GFR 回到之前的水平。GFR 下降则相反 *(From Koeppen BM, Stanton BA: Glomerular filtration and renal blood flow. In Koeppen BM, Stanton BA, editors: Renal physiology, ed 4, Philadelphia, 2007, Mosby, pp 31-46.)*

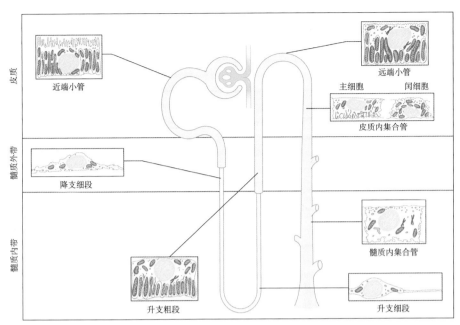

图 23-7 肾小管结构与功能的关系。肾小管代谢最活跃的部分是近端小管、髓袢升支粗段和远端小管第一部分。这些部分的细胞体积较大，其毛细血管表面（基底外侧膜）有很多富含线粒体的陷凹。近端小管细胞的管腔面有刷状缘（顶端细胞膜），而髓袢升支和降支细胞扁平，几乎没有线粒体。远端小管第二部分和集合管本质上介于二者之间，远端小管闰细胞内含有大量线粒体，而主细胞中几乎没有 *(From Stanton BA, Koeppen BM: Elements of renal function. In Koeppen BM, Stanton BA, editors: Renal physiology, ed 4, Philadelphia, 2007, Mosby, pp 677-698.)*

运系统，其中最重要的是位于基底外侧细胞膜的钠 - 钾 - 腺苷三磷酸（钠钾 ATP 酶）系统。它能够逆浓度梯度和电梯度把钠从肾小管细胞泵入组织间液中（及毛细血管中），作为交换把钾泵入小管细胞。细胞内钠浓度的降低有利于从肾小管腔内被动重吸收钠进入细胞。实际上，所有溶质的转运都与钠配对。

沿同一方向将溶质移入或转出细胞的主动转运系统称为同向转运系统，沿相反方向转运溶质的主动转运系统称为逆向转运系统。溶质通过主动或被动机制转运，而水分总是沿渗透梯度被动扩散。

近 端 小 管

通过钠同向转运系统，近端小管第一部分能 100% 重吸收被滤过的葡萄糖、乳酸盐、氨基酸，以及一些磷酸盐[12]。氢离子（H^+）通过 Na^+/H^+ 逆向转运系统与碳酸氢根交换，移入肾小管内，近端小管第一部分对有机阴离子和碳酸氢根的吸收使下游产生相对较高的氯离子浓度，从而促进氯离子被动重吸收。这使得小管液相对于血液而言带正电荷，这能进一步

促进钠从小管液中进入细胞内。

大部分 NaCl 通过顶端细胞膜上的 Na^+/H^+ 和氯化物逆向转运系统被肾小管细胞重吸收。Na^+-K^+-ATP 酶系统将 Na^+ 泵入组织间隙，K^+/Cl^- 同向转运系统将 Cl^- 泵入组织间隙。渗透浓度的升高也使水重吸收。总之，大约 2/3 被滤过的水、Cl^- 和 K^+ 受 Na^+ 重吸收的影响或直接与 Na^+ 重吸收相关而被近端小管重吸收[12]。

近端小管也是很多内源性阴离子（胆盐、尿酸盐）、阳离子（肌酐、多巴胺）和药物（利尿剂、青霉素、丙磺舒、西咪替丁）的重要分泌部位。有机离子之间互相竞争蛋白转运系统，因此，摄入丙磺舒能降低肾小管分泌青霉素并延长其作用时间。慢性肾功不全时有机酸堆积，与呋塞米之类的药物竞争分泌蛋白，因此对袢利尿剂产生明显的"耐药性"。

髓袢升支粗段

髓袢的代谢活性部位是升支粗段，能重吸收约 20% 滤过的 Na^+、Cl^-、K^+ 和 HCO_3^-。只有髓袢降支对水分具有通透性。不透水的髓袢升支粗段主动

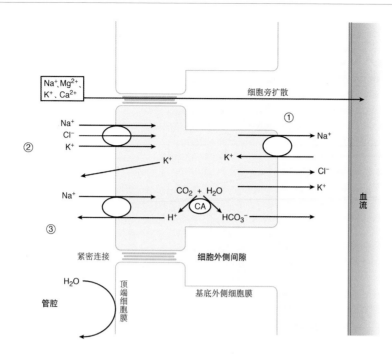

图 23-8 肾小管分泌和重吸收机制。髓袢升支粗段的肾小管细胞具有吸收和重分泌的主要机制。肾小管各部分都具有其中一种或多种机制。最普遍也是最重要的转运机制是位于基底外侧膜上的耗能 Na⁺-K⁺-ATP 酶泵 (1)，它能逆浓度梯度把 Na^+ 泵入组织间液中，保持细胞内较低的 Na^+ 浓度，利于小管腔内的 Na^+ 通过顶端细胞膜上的 NaCl 同向转运系统移入细胞 (2)，这一过程能产生足够的势能将 K^+ 逆浓度梯度移入细胞。这也是袢利尿剂发挥作用最重要的抑制点。顶端细胞膜上的 Na⁺-H⁺ 逆向转运系统 (3) 能够重吸收钠，排出 H⁺，因此促进 H_2O 与 CO_2 在碳酸酐酶（CA）的作用下发生反应，生成 H^+ 和 HCO_3^-。HCO_3^- 扩散进入毛细血管，因此 Na^+ 的重吸收与 H^+ 的丢失和 HCO_3^- 的重吸收密切相关。转运蛋白在小管腔内产生正电荷环境，促进阳离子（如 Na^+、Ca^{2+}、K^+ 和 Mg^{2+}，）利用细胞旁扩散被动通过紧密联接。髓袢升支粗段不具有水通透性，因此小管腔内渗透压浓度进行性下降至小于 150 mOsm/kg（"稀释段"）*(From Stanton BA, Koeppen BM: Elements of renal function. In Koeppen BM, Stanton BA, editors: Renal physiology, ed 4, Philadelphia, 2007, Mosby, pp 677-698.)*

重吸收 Na^+，而水分仍保留在小管腔内。在肾的"稀释段"，小管内液体的渗透浓度可以下降至小于 150 mOsm/kg H_2O。

像近端小管一样，基底外侧膜上的 Na⁺-K⁺-ATP 酶泵是升支粗段重吸收的动力[12]。Na^+ 通过被动扩散沿浓度梯度从管腔移走。顶端细胞膜上的 Na⁺/H⁺ 逆向转运系统分泌 H⁺ 并重吸收 HCO_3^-。

与 Na^+、Cl^-、K^+（后者逆浓度梯度）重吸收相关的重要的同向转运蛋白系统横贯顶端细胞膜。袢利尿剂的主要作用位点即阻断该系统，抑制 NaCl 在髓袢升支粗段的重吸收。

髓袢升支粗段的氧平衡

肾接受 20% 的心排血量但只摄取相对较少的氧。肾动静脉氧差（avO₂）只有 1.5 ml/dl，然而肾皮质和髓质在血流量、氧供和氧耗方面有明显的不同（图 23-9 和表 23-1）。髓质仅接受 6% 的 RBF，平均氧分压（PO₂）为 8 mmHg。因此，尽管有相对充足的总 RBF，髓质内仍有可能发生严重低氧。髓袢中具有代谢活性的升支粗段（mTAL）尤其敏感[13]。

髓袢升支粗段也可能是肾毒性损伤的部位，肾内血流量受内源性血管活性成分调节。在外层皮质，腺苷作用于腺苷 A_1 受体使血管收缩（而不同于在其他组织内的血管扩张作用）。在深部近髓区，内源性前列腺素和一氧化氮促使血管扩张，最终结果是尽可能直接为髓质区供应更多的血液。抑制前列腺素合成的药物，如非甾体消炎药（NSAIDs）能扰乱这种代偿机制，导致髓质缺血。

应激反应（疼痛、创伤、失血、低灌注、脓毒症、充血性心力衰竭）激活交感肾上腺系统，使肾皮质血管收缩并可能导致肾小管缺血。由于肾相对缺乏

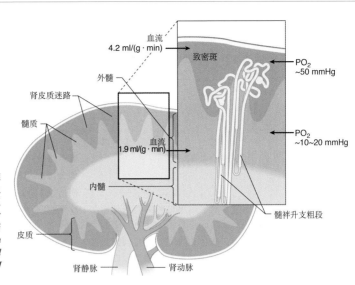

图 23-9 髓质血量不足。为了产生和维持逆流交换以发挥尿的浓缩作用，髓质血流必须缓慢，近髓和髓质区域是低血流区域且组织相对低氧。氧耗高的肾单位部分 [如髓袢升支粗段（mTAL）] 是发生氧供需不平衡和缺血性损伤的高风险区域 *(From Brezis M, Rosen S: Hypoxia of the renal medulla—its implications for disease, N Engl J Med 332:647-655, 1995.)*

表 23-1　肾血流量在皮质和髓质的分布

	皮质	髓质*
肾血流量	94%	6%
血流量 ml/(g·min)	5.0	0.03
PO$_2$ (mmHg)	50	8
O$_2$ 摄取率 (VO$_2$/DO$_2$)	0.18	0.79

Data from Brezis M, Rosen S, Epstein F: The pathophysiological implications of medullary hypoxia, Am J Kidney Dis 13:253-258, 1989.
PO$_2$，氧分压；VO$_2$，氧耗；DO$_2$，氧供。
* 肾髓质只接受总肾血流量中的一小部分，流速极慢。因此组织氧分压非常低，髓质几乎汲取氧供的 80%，即使总肾血流量或皮质肾血流量有轻度下降也可能导致髓质缺血和低氧

β$_2$ 受体，所以肾上腺素的释放导致血管收缩主要是通过激活 α 受体或血管紧张素。

　　血流动力学引起肾损伤时，肾低灌注的最初反应是在髓袢升支粗段增加 NaCl 的主动重吸收，这种吸收过程会在低氧供的情况下增加氧耗。随后作为代偿机制，交感肾上腺做出反应，肾皮质血管收缩，使血液重新分布于肾髓质。最终，ATP 储备耗竭，NaCl 主动重吸收停止，这一过程能增加远端小管流经致密斑的液体中 NaCl 的浓度，从而导致血管紧张素的释放和入球小动脉收缩（即球管反馈）。其结果是 GFR 下降，降低了髓质髓袢升支粗段溶质的重吸收和氧消耗，从而有利于肾的氧平衡 [13]。

　　这种假设提示，应用袢利尿剂或多巴胺能药物可以减轻肾小管缺血或中毒。这些药物能抑制髓袢升支粗段对钠的重吸收，因而降低氧耗，改善肾小管的氧平衡。但临床试验未能证实这些药物有明显的肾保护

作用 [14-17]。

远端小管和集合管

　　远端小管的近段在结构和功能上与升支粗段相似。顶端细胞膜上的 NaCl 同向转运系统介导 Na$^+$ 的重吸收，这里也是噻嗪类利尿剂的作用部位 [12]。

　　远端小管的末段由两种细胞组成，主细胞通过 Na$^+$-K$^+$-ATP 酶泵重吸收 Na$^+$ 和 H$_2$O 并分泌 K$^+$，闰细胞通过顶端细胞膜上的 H$^+$-ATP 酶泵分泌 H$^+$，重吸收 HCO$_3^-$。

盐和水重吸收的调节机制

渗 透 平 衡

　　肾浓缩尿液的能力至少取决于以下三个步骤的相互作用：①由逆流机制和尿素再循环产生高渗的髓质间质；②小管液在髓袢中先浓缩再稀释；③抗利尿激素（现已知为精氨酸升压素，即 AVP）在远端小管后半部分和集合管中增加水分通透性。

　　由于髓袢的逆流倍增作用，髓质间隙呈现高渗透性，主要机制在于髓袢升支对 NaCl 重吸收而对水分无通透性，使得溶质与水分分离开来（单一效应），从而使髓质间质内 NaCl 的浓度和渗透压升高。水分在髓袢降支可自由透过，沿渗透梯度扩散进入间质，肾小管液体的渗透压在髓袢转折处不断升高。

与近髓肾单位的长髓袢紧密伴行的直小血管通过髓质间质时不断移出水分，吸收溶质，维持渗透压，从而在皮质（300 mOsm/kg）、近髓区（600 mOsm/kg）和深部髓质（1200 mOsm/kg）之间建立了稳定的渗透梯度。尿素的被动再循环能增强这一过程，尿素从内髓集合管扩散进入髓质间质，而后进入远端髓袢，图23-10 总结了这一过程。

肾小管的浓缩和稀释作用

低血容量

低血容量引起的细胞外液容量不足激活一系列引起血管收缩和钠潴留的神经内分泌系统：交感肾上腺系统、肾素-血管紧张素-醛固酮轴和 AVP。起初，GFR 和钠滤过负荷下降，在交感神经系统激活、血管紧张素 II 以及肾血管收缩导致的肾小管周围毛细血管压下降的共同作用下，近端小管钠的重吸收由 66% 增加到 80%。流入髓袢升支粗段、远端小管和集合管的钠也相应减少，但醛固酮能促进这些部位对钠的重吸收。在 AVP 的作用下，集合管大量重吸收水分，使尿液高度浓缩（渗透压为 600 mOsm/kg），但几乎不含钠（10 mEq/L）。

利尿剂通过冲洗高渗的髓质阻断肾尿液浓缩能力。利尿剂利用渗透效应阻止水分的重吸收（如甘露醇），或在髓袢升支粗段（如呋塞米）和远端小管前半部分（如氢氯噻嗪）抑制 NaCl 的主动转运。急性肾损伤（AKI）早期的重要临床表现是由于髓袢升支粗段需能的 Na$^+$-K$^+$-ATP 酶泵的破坏而导致的尿液浓缩能力丧失。

血容量过多

血容量过多引起的细胞外液容量增加受一系列血

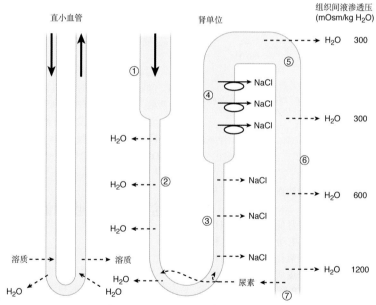

图 23-10 肾小管尿液浓缩。近髓肾单位的长髓袢与直小血管紧密伴行。虚箭头代表液体或溶质沿浓度或渗透梯度被动移动，实箭头代表主动转运。(1) 进入近端小管后半部分的肾小管液体与血浆等渗透压（300 mOsm/kg）。在髓袢降支 (2)，水分能迅速扩散进入渗透压不断增高的髓质，并通过直小血管转移，导致肾小管液体渗透压增高。主要是由于 NaCl 的浓缩，尿素从高渗透性的间质中扩散进入小管，进一步增加小管液的渗透压（1200 mOsm/kg）。在髓袢升支细段 (3)，NaCl 沿浓度梯度被动扩散进入间质，水分仍保留于不透水的肾小管中，逐渐降低小管液的渗透压。尿素被动扩散进入小管液（尿素的再循环）。在髓袢升支粗段（稀释段）和远端小管的前半部分 (4)，NaCl 主动的重吸收加速小管液的稀释，进入远端小管的液体渗透压很低（100 mOsm/kg）。集合管 (5) 中液体的渗透压恢复到与血浆相同（300 mOsm/kg），但其成分与近端小管内液体不同，溶质由大量的尿素、肌酐和其他分泌成分组成。血浆抗利尿激素（ADH）增加能提高皮质和髓质集合管 (6) 对水的通透性，使水分被动扩散进入高渗透压的髓质间质。尽管一部分尿素可以扩散进入髓质，浓缩尿液 (7) 的最大渗透压仍然可以与高渗透压的髓质间质相当，约为 1200 mOsm/kg。缺乏 ADH 时，集合管对水不通透，尿液被稀释 *(From Stanton BA, Koeppen BM: Control of body fluid osmolality and volume. In Koeppen BM, Stanton BA, editors: Renal physiology, ed 4, Philadelphia, 2007, Mosby, pp 715-743.)*

管扩张物质、盐分泌神经肽控制，其中最重要的是心房钠尿肽（artrial natriuretic peptide，ANP）。交感神经系统和血管紧张素 II 活性降低以及 ANP 释放的共同作用可以导致 GFR 和钠滤过负荷增加。随着肾小管周围毛细血管静水压不断增加，这些反应引起近端小管对钠的重吸收从 67% 降至 50%。血浆醛固酮浓度的下降使髓袢升粗段到集合管部分对钠的重吸收能力下降。ANP 分泌或 AVP 缺乏可以降低集合管对水分的吸收，产生富含大量钠（80 mEq/L）的稀释尿液（渗量浓度为 300 mOsm/kg）。

值得注意的是，即使在低血容量的情况下，袢利尿剂（抑制肾小管的重吸收能力）和急性肾损伤（完全损害肾小管的重吸收能力）也可以产生完全相同的尿液分析结果（低渗透压，高尿钠）。

肾功能评估

肾功能的临床指标

尿量

临床上对肾功能的评估仍然主要依赖尿量，少尿（"无尿"）是相对于预期尿量的一种状态，与 GFR 无关。

围术期少尿的定义是尿流量少于 0.5ml/(kg·h)，经常被认为是肾功能不全的标志。但在围术期，少尿几乎不可避免。它可由低血压引起，作为血管内容量不足的（适当的）肾前性反应发生，或是对手术应激的生理反应 [18]（见"肾功能的神经激素调节"）。当动脉血压和血管内容量恢复正常水平、术后应激减轻后，肾小管的刺激减弱，尿量恢复正常。

完全性、突发性的尿流中断提示是肾后性梗阻，这种梗阻可以发生在肾盂、输尿管、膀胱、尿道或尿管。如果不是完全性梗阻，即使发生了 AKI，仍会有一定的尿流。

过去，急性肾衰竭的定义是基于尿流率——无尿（0 流量）、少尿（<15ml/h）非少尿（15~80ml/h）或多尿（>80ml/h）。近来，将尿流率与血清肌酐结合起来共同定义 AKI，众所周知的有 RIFLE（风险、损伤、衰竭、丧失、肾病终末阶段）标准 [19] 和 AKIN（急性肾损伤网络）标准 [20]（表 23-2）。这两种标准都是根据少尿 [<0.5ml/(kg·h) 或 <0.3ml/(kg·h)] 持续时间划分 AKI 的前三级（RIFLE 的风险、损伤、衰竭，AKIN 的第 1、2、3 级）。

现今，关于肾前性少尿是一个独立的可逆的疾病还是 AKI 的早期阶段仍有争议。在一项将少尿作为

AKI 预测指标的研究中，低尿量几乎完全不能（94% 的情况下）预测 AKI，而且大部分 AKI 发生之前也没有出现少尿 [21]。只有血流动力学不稳定的情况下，少尿才能预测 AKI，而这种情况不包含在 RIFLE 和 AKIN 标准之内。相反，在一项包含 341 例重症患者的前瞻性观察性研究中，根据 AKIN 标准将少尿与血清肌酐升高结合起来诊断，AKI 的发生率从 24% 增至 50%，并且可以更早地诊断 AKI [22]。ICU 中未发生 AKI 的患者死亡率为 1.3%，存在少尿但无血清肌酐升高的患者死亡率为 8.8%，存在少尿并且血清肌酐也升高的患者死亡率为 10.4%，其死亡率随着少尿严重程度的增加和持续时间的延长而增加。

总之，围术期少尿常会发生，但通常为肾前性的。另一方面，没出现少尿并不能排除 AKI，但出现少尿则意味着肾损伤加重。

血尿素氮

尿素是在肝内由氨代谢产物持续合成的。肝脱氨基作用就是将酰胺基（-NH2）从氨基酸上脱去，转变成氨并进入精氨酸循环，转变成尿素。尿素是一种不带电的小分子，它不与蛋白质结合，很快就会通过肾小球滤过从血液中清除，接着通过肾小管重吸收，所以血尿素氮（BUN）与 GFR 没有直接相关性。

BUN 的正常范围是 5~10 mg/dl。在血清肌酐正常（0.5~1.0 mg/dl）的情况下，BUN 与血清肌酐的正常比约是 10:1。这个比例若升高到大于 20:1，提示肾前性综合征（肾前性氮质血症）。然而当蛋白质分解代谢或尿素氮合成增加时，BUN 会增加，与 GFR 的减少不成比例。血液从胃肠道吸收、皮质类固醇治疗、严重创伤和脓毒症时，这种情况就会发生。相反，当严重营养不良（蛋白质缺乏）影响产物合成或严重肝病（不能将氨合成尿素）时，BUN 可能会很低，容易误解。

表 23-2　急性肾损伤网络（AKIN）定义

AKI 分级	SCr 的变化	尿量
1	>0.3 mg/dl 升到（15~2）× 基础值	<0.5 ml/(kg·h) ×6 h
2	(2~3) × 基础值	<0.5 ml/(kg·h) ×12 h
3	>3 × 基础值 SCr 绝对值>4.0 mg/dl	<0.3 ml/(kg·h) ×12 h

Data from Mehta RL, Kellum A, Shah SV, et al: Acute Kidney Injury Network: report of an initiative to improve outcomes in acute kidney injury, Crit Care 11:R31, 2007.
AKI，急性肾损伤；SCr，血清肌酐

血清肌酐

血清肌酐反应出肌肉产生肌酐和肾清除肌酐之间的平衡，这种平衡依赖于 GFR。肌酐产生率随着肌肉量、体力活动、蛋白质摄入和分解代谢而变化。当这些过程处于平衡状态并且肾功能稳定时，血清肌酐是一个评估 GFR 有价值的指标。

血清肌酐与 GFR 之间呈倒指数关系。血清肌酐增长一倍，GFR 减少一半。血清肌酐从 0.8mg/dl 升至 1.6 mg/dl 时，可能不会引起过多的关注，但它却说明 GFR 减少了 50%。当血清肌酐从 4mg/dl 升至 8 mg/dl 时，也代表 GFR 减少了 50%，此时已形成了肾功能不全（图 23-11）。

血清肌酐较基础水平的增加值可用来判定 RIFLE 和 AKIN 标准定义的 AKI 前三个阶段（分别为基础值 ×1.5、2～3 和＞3）[19-20]。AKIN 标准非常重视血清肌酐的轻度增加，血清肌酐升高只要 >0.3mg/dl 即为 AKI 的第 1 阶段。事实上有证据表明，该指标可以单独预测 AKI 的预后（住院时间、透析率、死亡率），它和全部的 AKIN 标准一样准确[23]。

血清肌酐作为 GFR 指标的局限性　血清肌酐通常用 Jaffé 反应来测定，这是一个基于肌酐和碱性苦味酸结合变成红色的呈色反应。它也可以结合其他正常产生的色原物，比如葡萄糖、蛋白质、酮类和抗坏血酸，当肾功正常时，这些占总反应的 14%，血清肌酐水平升高时会明显减少。酮症酸中毒、巴比妥类和头孢类抗生素可能使血清肌酐水平假性升高近 100%，西咪替丁和甲氧苄啶会阻碍其从肾小管分泌。N-乙酰半胱氨酸是一种抗氧化剂，作为有肾保护作用的药物被提倡用于肾病[24]，能降低血清肌酐水平，这可能是它对肾功能有明显益处的部分原因[25]。

由于血清肌酐与 GFR 之间为非线性关系，当 GFR 大于 50 ml/min，血清肌酐的浓度不会超过正常范围，GFR 在此水平之上可能发生大幅度下降，但血清肌酐值不会相应增加。肌酐生成率对于特定个体来讲是相对恒定的，但是会随着肌肉量、分解速率、体力活动和蛋白质摄入发生变化[26]。恶病质患者肌肉量少，肌酐的产生很弱，以至于即使 GFR 小于 25 ml/min，血清肌酐水平仍然保持"正常"（<0.9 mg/dl）。

GFR 随着年龄的增长逐渐下降，健康 20 岁个体 GFR 是 125 ml/min，80 岁（或者有动脉硬化的 60 岁个体[25]）下降到 60 ml/min（见第 80 章）。由于此时 GFR 仍大于 50 ml/min，因此血清肌酐浓度不能反映年龄的影响。这说明 20 岁和 80 岁的个体有着相同的血浆肌酐水平，都在正常范围内，但年老患者与年轻

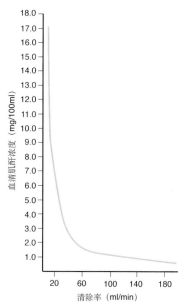

图 23-11　血清肌酐和肾小球滤过率间的关系。血清肌酐和肌酐清除率所测得的 GFR 呈倒指数关系。血清肌酐增长一倍，GFR 减少一半。在 GFR 低于 60 ml/min 以前，血清肌酐轻度增加，GFR 相对大幅度降低；当 GFR 继续降低，血清肌酐则大幅度增加 *(From Alfrey AC, Chan L: Chronic renal failure: manifestations and pathogenesis. In Schrier RW, editor: Renal and electrolyte disorders, ed 4, Boston, 1992, Little, Brown, p 541.)*

患者相比，GFR 和肾储备下降一半。

肌酐可溶于水，自由分布于全身体液中，输液或大手术后的液体潴留使全身总体液量增加 10%～15%，肌酐被稀释。术后第一天的血清肌酐浓度常常低于基础值（例如，从 1.2mg/dl 降到 0.9 mg/dl）。之后，液体流通和利尿引起全身水总量减少时，肌酐值会增加（例如，从 0.9mg/dl 升到 1.2mg/dl）。这不一定提示急性肾损伤和 GFR 下降，而只是代表血液浓缩和再次回至基础值。

稳态时，血清肌酐浓度代表肌酐生成率和肌酐清除率之间的平衡，肌酐生成率取决于肌肉量和代谢活动，而清除率取决于（并反映出）GFR。但当 GFR 快速变化时，血清肌酐就不是反映 GFR 的可靠指标了[26]。

一些干预措施能清楚地说明这一点，如肾上腹主动脉阻断会引起肾血流量、GFR 和尿肌酐排泄的突然中断，但测出的血清肌酐值可能还在基础水平，数小时内不会检测出升高。之后只要肌酐生成率超过清除率，血清肌酐就会持续升高。由于动脉开放后 GFR 恢复至基础值需要 48h，所以术后即使 GFR 正在恢复，血清肌酐值仍有可能升高[28]。已经出现少尿型急

性肾衰竭时，血清肌酐与肌酐生成率直接成正比，后者在 GFR 持续较低时仍能大幅度变化。

半胱氨酸蛋白酶抑制剂 C

人们对于确定更可信的、能更早反映出 GFR 变化的内源性血浆标志物很感兴趣，尤其急性肾损伤时[29]。其中一个引人注意的指标就是半胱氨酸蛋白酶抑制剂 C（一种半胱氨酸蛋白酶抑制剂），它由所有的有核细胞恒速释放入循环。它被肾小球完全滤过，肾小管上皮细胞既不分泌也不产生半胱氨酸蛋白酶抑制剂 C，因此它的血浆水平与血清肌酐和 GFR 有密切关系[30]。但血清半胱氨酸蛋白酶抑制剂 C 与肌酐不同的是，它不受肌肉质量、年龄或者性别这些非肾性因素的影响。在一定的临床条件下，半胱氨酸蛋白酶抑制剂 C 似乎是对低 GFR 更精确的指标[31-32]。由于半胱氨酸蛋白酶抑制剂 C 的半衰期短（约 2h），可以推测 GFR 发生急性变化后，半胱氨酸蛋白酶抑制剂 C 的升高比血清肌酐更快。事实上有证据表明，评估 GFR 时血清半胱氨酸蛋白酶抑制剂 C 优于肌酐[33-34]。

但更新的研究显示，多种人体测量指标与吸烟、炎症反应（C 反应蛋白升高）、类固醇药物和免疫抑制治疗一样，都会影响半胱氨酸蛋白酶抑制剂 C 和 GFR 之间的关系[35-36]。因此半胱氨酸蛋白酶抑制剂 C 仍是一种研究性的标志物，还没被作为血清肌酐的补充而应用于临床实践中。

肾小球滤过率的评估

估算 GFR 值

临床研究中，从种群研究中得到的基于血清肌酐的数据图常被用于估算肾小球滤过率估计值（estimated GFR，eGFR），因此避免了定时收集尿液的必要。

Cockroft –Gault 公式

Cockroft–Gault 公式是利用年龄、体重、血清肌酐浓度和性别得出的公式。

$$eGFR \ (ml/min) = (140 - 年龄) \times 体重 \ (kg) / (血清肌酐 \times 72) \qquad [2]$$

对女性，结果要乘以 0.85 以便得到衍生 GFR。

在这个算式中，体重可能会改变得出的 GFR 值。在肥胖或水肿患者中，其总体重大于用于推测肌酐清除率的瘦体重，这样就会过高估计 GFR。在恶病质患者中，其瘦体重很低，肌酐生成少，血清肌酐常低于 1.0 mg/dl，也会高估真正的 GFR。Robert 等[38]结合理想体重，调整了 Cockroft-Gault 方程，使用理想体重并且将血清肌酐纠正至 1.0 mg/dl（如果低于 1.0 mg/dl）。经过这一调整，他们发现，在血流动力学平稳的患者中，与 30min 或 24h 肌酐清除率相比，单次测得结果与菊粉清除率更相关。

肾病饮食改良（MDRD）公式

此公式基于一项名为肾病饮食改良的研究，其优点是无需考虑患者体重[39]。

$$eGFR \ (ml/min) = 175 \times 血清肌酐^{-1.154} \times 年龄^{-0.203} \qquad [3]$$

女性得出的 eGFR 要乘以 0.742，黑人患者要乘以 1.212。

MDRD 算出的 eGFR 是美国肾病基金会对慢性肾病（chronic kidney disease，CKD）[40]（表 23-3）进行分期的依据。在一项重大研究中，120 万名未经透析或肾移植的成年 CKD 患者中，年龄标准化后的全因死亡率、心血管事件和 CKD 进展期的入院率呈指数增加[41]（表 23-4）。在心脏手术中，术前为 3、4 或 5 期 CKD 的患者，其围术期死亡率的 OR 分别为 1.18、2.23 及 4.39[42]。

需特别说明的是，当肾功能迅速变化时，基于血清肌酐得出的 eGFR 与血清肌酐本身一样存在局限性（见上文）。

肾清除率的测定技术

清除率是测定 GFR 最常用的技术，它利用主要由肾小球滤过，并且不经肾小管分泌和重吸收的化合物[43]。以 Fick 原理为依据，肾排出 x 物质的数量等于动脉供应的量减去静脉回流中的量：

$$排出量_x = 供应量_x - 回流量_x \qquad [4]$$

因此

$$供应量_x = 回流量_x + 排出量_x \qquad [5]$$

流经肾的 x 物质的量等于动脉血浆浓度（Pa_x）和 RBF 的乘积。从肾回流的量等于静脉血浆浓度（Pv_x）和 RBF 的乘积。x 物质的尿排泄率等于尿浓度（U_x）与尿流率（ml/min）（V）的乘积，因此：

$$(Pa_x \times RBF) = (Pv_x \times RBF) + (U_x \times V) \qquad [6]$$

然而，实际中 RBF 和静脉回流率无法测量。肾从血浆中清除 x 物质用清除率的概念来表示。清除率（clearance，C）是指单位时间内肾完全清除 x 物质的血浆量（ml/min）。这一术语定义 x 物质的尿排泄率与其肾动脉血浆浓度相等：

$$Pa_x \times C = U_x \times V \qquad [7]$$

如果假设 x 物质的肾动脉血浆浓度相同，x 物质的清除率可以通过尿样、上肢静脉血样和尿流率计算得出：

$$C_x = U_x \times Pa_x \ / \ V \qquad [8]$$

表 23-3   慢性肾病的阶段

CKD 分级	eGFR [ml / (kg · 1.73m²)]	描述
1	>90	正常 GFR 的肾损伤
2	60 ~ 89	GFR 轻度下降
3	30 ~ 59	GFR 中度下降
4	15 ~ 29	GFR 严重下降
5	<15	肾衰竭

Data from Levey AS, Coresh J, Balk E, et al: National Kidney Foundation practice guidelines for chronic kidney disease: evaluation, classification, and stratification, Ann Intern Med 139:137-147, 2003.
CKD，慢性肾病；eGFR，肾小球滤过率估计值；GFR，肾小球滤过率

菊粉清除率

菊粉是一种无活性多聚果糖，它能够完全被肾小球滤过，而肾小管不能对其进行分泌和重吸收。可以用每分钟被清除的菊粉的血浆毫升数来表示 GFR（ml/min）。静脉给予负荷剂量的菊粉 30 ~ 50 mg/kg，然后持续输注，以维持稳定的血浆浓度（15 ~ 20 mg/dl）。通常用空气冲洗清除膀胱中的尿液。进行精确定时的尿液收集（可以短至 30 min 内）后，测量血浆和尿中菊粉的浓度（U_{IN}，P_{IN}），并计算菊粉清除率（C_{IN}）：

$$GFR = C_{IN} = U_{IN} \times V / P_{IN} \qquad [9]$$

菊粉清除率的正常值男性为 110 ~ 140 ml/（min · 1.73m²），女性为 95 ~ 125 ml/（min · 1.37m²）。

尽管菊粉清除率是测定 GFR 的"金标准"，但由于其精密的测定十分费力且对细节的要求过分严格，此方法很少用于临床。测定期间血糖的较大变化可干扰其测定。菊粉化验非常耗费时间，而且由于需求很少，其供应也缺乏。因此，虽然菊粉达到了一个理想滤过标志物的所有标准，但其反映 GFR 时的精确性无法直接评价，只能靠推断。同一个体在两个不同时间测得的菊粉清除率不同，估计变异性为 20%；而测定两个不同个体时变异性可能为 40% [43]。

碘酞钠是一种放射性造影剂，曾用来代替菊粉，在急性肾损伤时它便于更准确地评估 GFR 的迅速变化 [44]。

肌酐清除率

肌酐是磷酸肌酸代谢的内源性终产物，通常以恒定的速度由肌肉组织生成，再由肾以与菊粉相似的方式进行处理（图 23-12）。因此，肌酐清除率（C_{Cr}）是

表 23-4   CKD 的阶段对死亡率和发病率的影响*

EGFR ml/ (kg · 1.73 m²)	所有原因引起的死亡 （每 100 人年）	心血管事件 （每 100 人年）	住院 （每 100 人年）
>60	0.76	2.11	13.54
45 ~ 59	1.08	3.65	17.22
30 ~ 44	4.76	11.29	45.26
15 ~ 29	11.36	21.80	86.75
<15	14.14	36.60	144.61

Data from Go AS, Chertow GM, Fan D, et al: Chronic kidney disease and the risks of death, cardiovascular events, and hospitalization, New Engl J Med 351:1296-1305, 2004.
eGFR，肾小球滤过率估计值。
* 对 112 万名患有 CKD 但没经过透析或肾移植的患者进行风险分析。所有数据都经年龄标准化

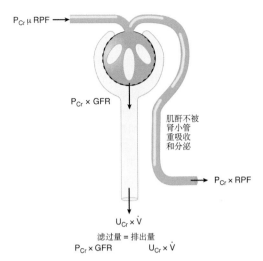

$P_{Cr} \mu$ RPF

$P_{Cr} \times$ GFR

肌酐不被
肾小管
重吸收
和分泌

$P_{Cr} \times$ RPF

$U_{Cr} \times \dot{V}$

滤过量 = 排出量
$P_{Cr} \times$ GFR　　　$U_{Cr} \times \dot{V}$

图 23-12　肾对肌酐的处理。肌酐被肾小球自由滤过，通常其被肾小管分泌或重吸收的量可以不计。因此滤过的肌酐量等于尿中排泄的肌酐量。更详细的说明见正文。P_{Cr}，血浆肌酐浓度；RPF，肾血浆流量；U_{Cr}，尿中肌酐浓度；$\dot{V}$，尿流率 *(From Koeppen BM, Stanton BA: Glomerular filtration and renal blood flow. In Koeppen BM, Stanton BA, editors: Renal physiology, ed 4, Philadelphia, 2007, Mosby, pp 31-46.)*

简单廉价的床边评估 GFR 的方法。单次血样的采集是在严格计时尿收集过程的中点进行的，尿和血浆肌酐（U_{Cr}、P_{Cr}）及以 ml/min（V）为单位的尿流率用来计算 GFR：

$$GFR = C_{Cr} = U_{Cr} \times V/P_{Cr} \qquad [10]$$

肌酐清除率在追踪 GFR 的迅速变化方面的精确程度要远高于单独应用血清肌酐，因为 GFR 的变化会立即改变肌酐的排泄率，即方程式的分子 $U_{Cr} \times \dot{V}$。

以往认为需要持续收集尿液（12～24h）才能消除自主排尿后残留于膀胱颈处的尿液引起的误差，这一观念限制了肌酐清除率的应用。这项操作冗长麻烦，并且当肾功能快速变化时它就不准确了。例如，从开始到 24h 尿液收集结束，血清肌酐从 1mg/dl 增加到 2mg/dl，在尿液收集过程的中点计算出的血清肌酐清除率可能会掩盖真实 GFR 的快速降低。

对尿收集的精确计时是关键点，而不是尿收集的持续时间[45]。如果通过利尿而使尿流顺畅并且注意排空膀胱，那么 1h 的尿收集和 24h 尿收集的肌酐清除率差别不大。在插尿管的患者中，当尿流量多于 15ml/h 时，2h 尿收集和 22h 尿收集所测得的肌酐清除率具有

相同的价值[46]。在前面的例子中，24h 的开始 2h 和最后 2h 测得的 2h 肌酐清除率可以真实的反应 GFR 减半［血清肌酐加倍（从 1mg/dl 增加到 2mg/dl）代表 GFR 减半］。对于重症患者，精确的短时尿收集的系列测定可以密切追踪 GFR 的变化（图 23-13 至图 23-15）。对于创伤患者，在术后 6h，即使没有少尿症状，1h 肌酐清除率低于 25ml/min 仍可预示术后急性肾衰竭的发生[47]。

肌酐清除率在正常范围内有较大波动。Tobias 等[45]报道健康人在 5 年中的肌酐清除率可在 88～148 ml/min 范围内变动，血清肌酐在 0.9～1.5 mg/dl 范围内变动。而且也有昼间变异，下午值较高，其改变最高可超过平均值的 25%[48]。应注意在每天同一时间获取短时收集的肌酐清除率，以减少这种昼间变异对结果的影响。"正常"肌酐清除率与体表面积和体重相关，因此在恶病质或水肿患者中测得的结果会有较大波动。

即使已认真避免收集尿时可能发生的错误，肌酐清除率的使用仍有诸多限制。首先有许多肌酐测量本身引起的局限性（见前文）。与菊粉不同，大约 20% 的肌酐由近端小管分泌，因此肌酐清除率会过高估计 GFR，肌酐清除率和菊粉清除率之比为 1.2:1。当 GFR 减少时，肾小管分泌肌酐增加。当 GFR 低于 40 ml/（min·1.73m²）时，肌酐 - 菊粉清除率之比可能会达到 1.81:1～2.51:1[49]。在肾功能正常的患者中，由 Jaffé 反应引起的对 GFR 的过低估测可与肾小管肌酐分泌造成的对 GFR 的过高估测相抵消，肌酐清除率可以合理反

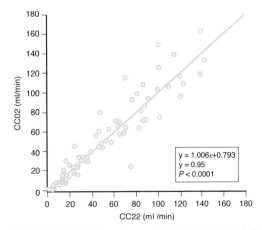

y = 1.006x+0.793
y = 0.95
P < 0.0001

CC02 (ml/min)

CC22 (ml/min)

图 23-13　肌酐清除率：2h 和 22h 的值。由 2h 和 22h 尿收集所估测的肌酐清除率密切相关。CC02，2h 尿收集；CC22，22h 尿收集 *(From Sladen RN, Endo E, Harrison T: Two-hour versus 22-hour creatinine clearance in critically ill patients, Anesthesiology 67:1013-1016, 1987.)*

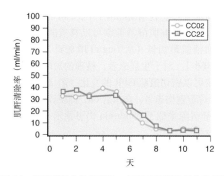

图 23-14 新发病的急性肾衰竭。在 ICU 逐渐发展为急性肾衰竭的患者，2h (CC02) 和 22h (CC22) 尿收集所测得的肌酐清除率均呈指数下降。但是，2h 尿收集要比 22h 尿收集的数据更容易获得

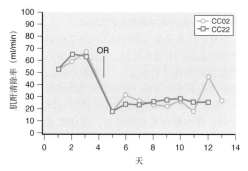

图 23-15 肾血运重建。肾血管性高血压和肾功能不全的患者入 ICU 进行术前监测和稳定病情。患者完成双侧血管成形术并由手术室返回后，发生明显的肾功能下降。这些改变通过 2h(CC02) 和 22h(CC22) 肌酐清除率均很好地反映出来

映 GFR。但是，广泛使用的药物，如甲氧苄啶、H_2 受体拮抗剂和水杨酸盐等会抑制肾小管分泌肌酐，可能增高血清肌酐，降低肌酐清除率。当血清肌酐水平非常高时，肌酐会排泄至肠道，并通过肠道进行肾外代谢。

由于这些限制，单独应用肌酐清除率测定不能揭示早期肾功能不全。但是，对肌酐清除率的连续测定可以为肾功能的改变及其预后提供有益的临床指导。术前肌酐清除率可作为基础值与手术后的变化进行比较，并对有效肾储备做出准确判定。在术后，每日测定肌酐清除率对指导经肾排泄的存在潜在肾毒性的氨基糖苷类抗生素（庆大霉素、妥布霉素、阿米卡星）和钙调磷酸酶拮抗剂（环孢素和他克莫司）的剂量是很有帮助的。因为在血清肌酐升高到超过正常范围之前，GFR 可能下降至不到正常的 50%，观察到的肌酐清除下降可能会允许我们在药物的肾毒性发挥作用和

药物进一步蓄积之前对这些药物的剂量进行下调。

当 GFR 降低时，肌酐清除率的变异性亦减小。事实上，变异性丧失提示肾功能恶化。如果 GFR 快速下降，肌酐清除率能比血清肌酐更早、更迫切地提示医生，因为肌酐清除率反映的是肌酐排泄的速度 [即尿液中的肌酐含量乘以尿流率（$U_{Cr} \times V$）]。肌酐清除率和菊粉清除率间的定向改变显示出很好的一致性 [49]。在低 GFR 水平，肌酐 - 菊粉清除率之比可高达 2 : 1（例如 12 ml/min : 6 ml/min），这在临床处理上不会引起实际上的差别。

血浆清除率

测定一种完全由肾小球滤过的物质的消失率（血浆清除率）是测量 GFR 的另一种方法，这种方法没有必要收集即时尿液。它涉及静脉输注负荷量和（或）输注标志物，接着要测量多次血浆水平以计算它的消失率。这种方法依赖于标志物的稳态血浆浓度，而这在 GFR 迅速变化时很难达到 [44]。

有很多标志物被采用，包括非放射性菊粉和碘肽酸盐，还有放射性同位素，如 Cr^{51}- 乙二胺四乙酸（EDTA）、Tc^{99m} - 二乙烯三胺五乙酸（DTPA）和 I^{125}- 碘酞酸盐。放射性同位素利用辐射衰减测量，在快速评估 GFR 上显示出很好的前景。

肾小管功能试验

肾小管功能试验主要测定尿浓缩能力和对钠离子以及尿素的处理能力。这些检测方法可区分少尿是由脱水（肾前综合征）所致，还是肾小管损伤（如急性肾小管坏死）所致。

肾前性少尿时，肾小管功能不仅得到保存，而且被激活以保留盐和水，生成低钠性浓缩尿。除了难治性肾前状态异常，例如重症脓毒症和晚期肝衰竭外（见后述），血流动力学状态恢复正常能逆转少尿和肾小管活动。强利尿剂的使用可能会超过肾小管的保钠作用，导致高盐的稀释尿（利钠作用），这不容易与急性肾小管坏死区分（见后述）。在这种情况下，尿素处理的分析是肾前状态的可靠指标。但是当血管内血容量不足足够严重时，即使使用低剂量多巴胺这样的利尿药物，肾小管保钠和尿中低盐可能还会持续 [50]。

在发生急性肾小管坏死后，其浓缩和保钠能力丧失，导致尿液稀释和尿液高盐，且肾血流正常后也无法恢复。但是，在非少尿型肾衰竭（在临床中约有 75% 的急性肾小管坏死病例属于此型 [51]），肾小管功

能的改变与肾前综合征区分不明显。

尿浓缩能力

尿浓缩能力是肾小管功能的一项敏感性指标。在肾前状态，尿渗透浓度明显增加。在急性肾小管坏死血清肌酐和血液尿素氮（BUN）增加前，尿浓缩功能可能已经丧失了 24 ~ 48h。

尿 - 血浆渗透浓度比

肾小管对脱水和低血容量的正常反应是浓缩尿液并增加尿渗透压至大于 450 mOs/kg，正常血浆或血清的渗透压是 280 ~ 300 mOs/kg。因此尿 - 血浆渗透浓度比（$U : P_{osm}$）大于 1.5 提示肾前综合征。存在少尿症状时，浓缩能力丧失或等渗尿（$U : P_{osm} = 1.0$）预示肾小管损伤和急性肾衰竭的发生。但是，当使用利尿剂时，等渗尿可发生于肾前状态（见前述）。

自由水清除率

自由水清除率（C_{H_2O}）是通过肾小管稀释或浓缩尿液对肾水调节的一种测量。实质上肾小管在血容量过多时清除自由水（正性自由水），在血容量过低时保留自由水（负性自由水）。肾调节水的能力很强大，每日的 C_{H_2O} 可以在 18 L 正性自由水到 8 L 负性自由水之间变化[52]。

C_{H_2O} 的计算法是从自由水清除率中除去溶质的肾清除率。溶质或渗透清除率（C_{osm}）通过标准方法计算，使用尿渗透浓度 mOsm/kg（U_{osm}）、血浆渗透浓度 mOsm/kg（P_{osm}）和尿流量 ml/min（V）：

$$C_{osm} = (U_{osm} \cdot V) / P_{osm} \text{（ml/min）} \quad [11]$$

然后尿流量减去渗透清除率得出自由水清除率：

$$C_{H_2O} = V - C_{osm} \text{（ml/min）} \quad [12]$$

上述公式表示当尿液被稀释，尿流大于渗透清除率时 C_{H_2O} 为正；当尿液被浓缩，尿流小于渗透清除率时 C_{H_2O} 为负。负性自由水清除率（即自由水潴留）也被称为肾小管保水（TC_{H_2O}），TC_{H_2O} 表示要使尿渗透浓度与血浆渗透浓度相等而应加入尿中的液体容量[52]。

急性肾小管坏死的发生和浓缩功能的丧失使尿成为等渗液，C_{H_2O} 接近 0（±0.25 ml/min）。但是，在区别肾前性和肾性少尿时，C_{H_2O} 并不能提供比 $U : P_{osm}$ 更多的有关浓缩能力的信息，此外前者还要求进行计时尿收集。

保 水 作 用

尿 - 血浆肌酐比

尿 - 血浆肌酐比（$U : P_{Cr}$）表示由肾小球滤过、远端小管重吸收的水的百分比。正常情况下，98% 的水被重吸收，尿肌酐远远多于血浆肌酐。在严重的肾前状态下，这一比率可增加百倍。当肾小管功能丧失时，这一比率可低于 20:1。

例如，假设两个少尿患者的血清肌酐值都上升至 2.0 mg/dl。患者 A 尿肌酐为 100 mg/dl，患者 B 尿肌酐为 20 mg/dl。那么患者 A 正处于肾前状态，因为肾小管水的重吸收高（$U : P_{Cr} = 50:1$）。患者 B 存在急性肾小管坏死，因为肾小管水重吸收被破坏（$U : P_{Cr} = 10:1$）。

保钠和保尿素作用

尿钠

脱水和低血容量能显著刺激肾小管在髓袢升支粗段和集合管处重吸收钠。肾前综合征时，少尿的特点是尿钠值（U_{Na}）非常低，小于 20 mEq/L。通常血管内容量的补充会逆转这一反应。但是在重症脓毒症和肝衰竭并发肝肾综合征这两种情况下，即使进行积极的液体复苏，低尿钠顽固性少尿还是会持续。发病机制是多因素的，但这两种综合征的共同之处都是内毒素血症，后者会引起肾血管收缩并增强肾小管对钠的重吸收。

已经发生急性肾衰竭时，肾小管保钠和维持血管内容量的能力丧失，尿钠超过 60 ~ 80 mEq/L。值得注意的是，最近使用过利尿剂治疗后，尿钠值高不能用肾小管损伤来解释，但持续的尿钠值低说明存在严重肾前状态（见前述）[50]。

排钠分数

排钠分数（FENa）是评估肾小管对低血容量和高血容量反应的另一种方法。FENa 将钠清除率表示为肌酐清除的百分比。它的含义是在低血容量时，钠清除率以及 FENa 降低以反映肾小管的保钠作用，反之亦然。

FENa 计算如下：

$$\text{FENa} = \text{（钠清除率 / 肌酐清除率）} \times 100\% \quad [13]$$

以前文中公式 7 所描述的关系为依据：

$$FENa = (U_{Na} \cdot V/P_{Na}) / (U_{Cr} \cdot V/P_{Cr}) \times 100\% \quad [14]$$

尿流率（V）在分子和分母中相同，因此可抵消：

$$FENa = (U_{Na}/P_{Na}) / (U_{Cr}/P_{Cr}) \times 100\% \quad [15]$$

因此，FENa 可用血和尿的即时样本计算出来，而无需进行计时尿收集。

在脱水和低血容量时，钠清除率和 FENa 低于肌酐清除率的 1%。在急性肾衰竭时，当肾小管保钠作用丧失，FENa 增加可超过 3%。但在利尿治疗后和术后钠动员期间，肾小管功能正常，FENa 也会增加。较之 FENa 的单独增高，FENa 的连续增加和肌酐清除率的降低是肾功能恶化的更确切指标。

尿素氮排出分数

与钠不同，髓袢升支和远端小管对尿素氮的处理受被动力量支配，几乎不受袢利尿剂影响。尿素氮排出分数（FE_{UN}）与水在近端小管的重吸收有关，其增加在肾前状态可代偿肾灌注的损害。尿素氮也被重吸收，导致 BUN：SCr 增加并降低 FE_{UN}。可能 FE_{UN} 对急性肾小管坏死引起的少尿和肾前综合征的区分比 FENa 更敏感、特异性更高，尤其在有袢利尿剂治疗的情况下[53]。FE_{UN} 的计算与 FENa 一样：

$$FE_{UN} = (U_{UN}/BUN) / (U_{Cr}/P_{Cr}) \times 100\% \quad [16]$$

其中 U_{UN} 表示尿尿素氮，U_{Cr} 代表尿肌酐，P_{Cr} 代表血清肌酐。

对于少尿的患者，FE_{UN} 小于 35% 提示肾前综合征，而 50%～65% 说明已经发生急性肾衰竭，即使在有袢利尿剂治疗时也是如此[53]。

FE_{UN} 主要的局限为近端小管利尿剂（如乙酰唑胺）和渗透性利尿剂（如甘露醇）的联合用药。这些药物影响水在近端小管的重吸收，并改善了 FE_{UN} 在肾前状态时的降低。高代谢状态下产生过多的尿素本身会引起渗透性利尿，并使得 FE_{UN} 不准确。

总之，肾前状态的明确诊断不能只依靠一项检查，FE_{UN} 反映近端小管的活动性，FENa 反映远端小管的活动性，U：P_{Cr} 反映通过肾小管的水分吸收。病情复杂时，多项检查联合使用要比单项检查更不容易出错。[53]

肾损伤的标志物

生物标志物与血清肌酐不同，血清肌酐是肾功能或肾功能不全的间接指标（如 GFR），而生物标志物是直接表示肾小管损伤的分子或复合物。传统的生物标志物包括 β_2-微球蛋白和 N-乙酰-β-葡萄糖苷酶。它们在早期准确检测肾损伤方面存在广为人知的局限性，这使得人们对新一代的生物标志物越来越感兴趣。功能基因组学和蛋白质组学为识别新的损伤标志物提供了可能，其精确性和特异性都是以前不可能做到的，多种候选标志物目前处于临床实验的各个阶段。但是要想在临床操作上取代血浆肌酐，新的肾损伤标志物必须能从临床人群的范围内可靠地识别出存在不良预后风险的患者，这个目标到现在仍然达不到。

β_2-微球蛋白

β_2-微球蛋白是几乎存在于所有细胞表面的主要组织相容性复合物的小分子蛋白成分，它一般被肾小球滤过之后部分被肾小管重吸收。血浆中与尿中 β_2-微球蛋白的比值可能有助于区分肾小球和肾小管损伤，尽管尿中 β_2-微球蛋白增加和随后的急性肾小管坏死的关系还不明确。

肾小球损伤时血清 β_2-微球蛋白升高而在尿中降低。这项评估被作为肾移植排斥反应的早期征象[54]。初期肾小管损伤时，β_2-微球蛋白的重吸收受损，因此其在尿中水平升高而在血清中的水平下降。在一项研究中，心肺转流术（CPB）使用搏动血流，血浆肾素活性明显降低，但无论 CPB 使用搏动或非搏动血流，尿中 β_2-微球蛋白都增加[55]。这说明虽然搏动血流能维持更好的肾灌注，但不能防止亚临床的肾小管损伤。

尿 N-乙酰-β-葡萄糖苷酶

N-乙酰-β-葡萄糖苷酶（NAG）是一种溶酶体酶，大量存在于近端小管上皮细胞内。NAG 在尿中浓度增加是识别亚临床肾小管损伤的一种确定的方法。尿 NAG 水平或其同工酶比例已用于移植患者排斥反应的早期检测或慢性肾病（如狼疮性肾炎）病程的跟踪[56]。从 20 世纪 90 年代开始，NAG 作为麻醉中与七氟烷和复合物 A 相关的肾小管损伤的亚临床标志物被广泛应用。但尿中 NAG 增加与组织病理学变化、血清肌酐升高以及临床不良预后之间的关系仍不明确。关于 NAG 的围术期意义和临床使用价值仍然不确定[35]。

中性粒细胞明胶酶相关脂质运载蛋白

中性粒细胞明胶酶相关脂质运载蛋白（NGAL）是一种小型 25kDa 多肽，它表达于近端小管细胞和集合管，在缺血性肾小管损伤时它的 mRNA 会发生显著上调[57]。在缺血 - 再灌注损伤发生后几分钟之内就可以检测到其上调，2～3h 内增加 3～4 倍，到 24h 时可增加 10 000 倍。NGAL 是一种蛋白酶抗体，在几乎刚发生肾损伤时就可以在微量（微升）的尿液中检测出来，比 NAG 和 β_2- 微球蛋白的出现更早。

已经证实尿 NGAL 在小儿或成年人行 CPB 的 2h 之内会显著升高，这类患者术后血清肌酐会继续升高 50%，峰值延迟至术后的 1～3 天[58-59]。在不同临床研究中，由于某些因素的影响，NGAL 对 AKI 的诊断性作用差异很大。正是由于血清肌酐的局限性迫使人们寻找更好的肾损伤诊断性测量方法，但矛盾的是，与新型标志物做对比的又是肌酐这一不可靠的金标准[60]。相反，新型标志物不仅要证明其正确性，还要证明其在临床上可以有效地识别出与肾损伤相关的临床预后不良的患者[61]。大量试验确定了 NGAL 与死亡率、肾替代治疗及住院时间延长等不良预后之间的关系。这些发现支持尿 NGAL 作为早期、敏感、无创的诊断缺血性和肾毒性肾损伤的生物指标的实际作用[62-63]。

白细胞介素 -18（IL-18）

IL-18 是一种促炎症细胞因子，作为 23kDa 的无活性前体，由多种类型的细胞合成，包括近端小管上皮细胞、巨噬细胞以及单核细胞[35, 64]。许多研究证实，尿 IL-18 水平增高与急性肾损伤相关[65-67]。但由于数据有限，有关 IL-18 和不良预后之间关系的结论各不相同，IL-18 在临床上作为潜在诊断标志物的作用也不明确。

其他候选生物标志物

还存在多种其他的急性肾损伤的可能标志物。肝脂肪酸结合蛋白（L-FABP）是近端小管细胞质的一种成分。它与脂肪酸结合，将其转运到线粒体。肾小管损伤后，它早期就会释放到尿液中，一些证据表明它的特异性可能比 NGAL 更高[68]。在一项针对 85 名行心脏手术的患者的研究中，AKI 被认定为 AKIN 标准的第一阶段，尿 L-FABP 的升高明显早于尿 NGAL，并且升高的幅度大[68]。

铁调素是肝产生的一种调节铁稳态的肽类激素。CPB 时铁调素合成上调，肾功能正常的患者尿液中的铁调素也增加。发生 AKI 时 24h 尿中铁调素和铁调素肌酐比下降，这使其诊断 AKI 的敏感性和特异

性更高[70-71]。

与其他标志物（如视黄醇结合蛋白质和谷胱甘肽 S- 转移酶的多种形式）一样，前面提到的生物标志物的真正作用有待更大规模的多中心研究来阐明它们的有效性和可能的临床实用性。考虑用一组生物标志物共同来诊断 AKI 进程中的阶段也许更可行（图 23-16）。

目前为止，尽管前面提到血清肌酐有种种局限性，但肌酐浓度增高仍然是定义 AKI 的金标准，它与临床不良预后一致并且可靠[72-75]。有一种新方法将血清肌酐（肾功能指标）和生物标志物（肾小管损伤指标）结合起来。据此，患者可以分为无损伤征象且功能未受损（正常）、有损伤征象但功能未受损（AKI 前期）、无损伤征象但功能已丧失（CKD）以及存在损伤征象并且功能丧失（AKI）。

肾血流动力学

肾血浆流量和肾血流量

将测定肾血流量的探头置入患者体内是不可行的。因此，肾血浆流量（RPF）和肾血流量（RBF）通常通过清除技术间接测量得出。

对氨基马尿酸清除率

对氨基马尿酸（PAH）是一种有机阴离子，流经肾循环一周后通过肾小球滤过和肾小管的排泄几乎可以完全从血浆中清除因此 PAH 的清除率（C_{PAH}）可代表 RPF。

和菊粉清除率相似，这个试验比较费力，需要静脉注射和导尿管，设定 PAH 输注以维持 PAH 的浓度在大约 2 mg/dl，同时还要准确地按时间收集尿管中的尿液[43]。由于有 10% 的 RPF 通过肾小管旁毛细血管，C_{PAH} 会低估真实的 RPF 水平，因此也被称为有效 RPF。

$$有效 RBF = C_{PAH} = U_{PAH} \times V/P_{PAH} \qquad [17]$$

年轻健康成人的有效 RPF 是 660ml/(min·1.73m²)。

如果血细胞比容（Hct）已知，并以小数表示（即 35%=0.35），有效肾血流量（RBF）可以通过计算得出：

$$有效 RBF= 有效 RPF / (1-Hct) \qquad [18]$$

例如，若有效 RPF 是 600 ml/min，Hct 是 30%

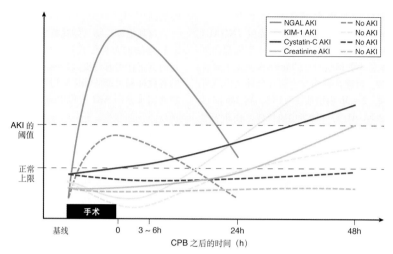

图 23-16　肾的生物标志物。该图显示的是检测成人心脏手术后急性肾损伤 (AKI) 的生物标志物水平变化的可能的时间进程。此变化模式代表的是理想状态下的情况，在临床研究中一直未得到证实。AKI，急性肾损伤；CPB，心肺转流术；creatinine，血清肌酐；cystatin-C，半胱氨酸蛋白酶抑制剂 C；KIM-1，尿液肾损伤分子 -1；NGAL，中性粒细胞明胶酶相关脂质运载蛋白 *(Modified from McIlroy D, Wagener G, Lee, HT: Biomarkers of acute kidney injury: an evolving domain, Anesthesiology 112:998-1004, 2010.)*

(0.3)，则有效 RBF 就是 600/0.7，即 860 ml/min。

　　遗憾的是，在外科应激期间 C_{PAH} 是 RPF 的一个不可信的指标，因为低血容量和少尿会引起 PAH 滞留于肾。令人感到讽刺的是，C_{PAH} 最主要的局限性就是急性肾损伤，因为 80% 的 PAH 由肾小管分泌。在近端小管损伤的情况下，PAH 分泌减少，C_{PAH} 就会低估 RPF[76]。

　　如果能采集肾静脉的血液（如腹部大血管手术期间），这种错误可以被纠正。通过动脉血和肾静脉血间 PAH 之差的测量，可以计算出 PAH 的肾提取率（E_{PAH}），后者是近端小管功能的一个指标。

$$E_{PAH}= 动脉 PAH- 肾静脉 PAH/ 动脉 PAH \qquad [19]$$

　　肾功能正常时，肾静脉 PAH 浓度接近于 0，E_{PAH} 的提取率近似于 100%（1.0）。如果近端小管功能下降，肾静脉中 PAH 浓度逐渐增加，E_{PAH} 逐渐下降。

　　真正的 RPF 等于 PAH 的清除率除以提取率：

$$RPF = C_{PAH} / E_{PAH} \qquad [20]$$

　　低血容量和少尿时，PAH 被滞留在肾中。即使采用提取技术，PAH 清除率反映的肾血浆流量仍有可能是错误的。尽管 PAH 清除率是一种相对方便的试验方法，但在麻醉和手术应激导致 RBF 波动时，它可能不是一项可靠的指标。

滤过分数

　　被肾小球滤过的 RPF 的部分被称为滤过分数（FF），可以间接通过 C_{PAH} 和 C_{IN} 计算出来：

$$FF = GFR / RPF = C_{IN} / C_{PAH} \qquad [21]$$

　　通常，GFR 约为 125 ml/min，RPF 约为 660 ml/min，故 FF 约为 125/660 或 0.2。FF 发生变化时，常表明近球小动脉张力发生了改变（见前述"入球小动脉和出球小动脉的调控机制"部分）。FF 增加说明 GFR 相对于 RPF 增加。这一增加可通过收缩出球小动脉或舒张入球小动脉来实现，在 RPF 下降时维持肾小球滤过压。相反，FF 减少时表明 GFR 相对于 RPF 减少，这可通过收缩入球小动脉或舒张出球小动脉来实现。

肾血流总量

　　除非术中有连接到肾动脉的直接通路，否则实时测量 RBF 是一项技术上的挑战，通常限于实验室中使用。

　　流量探测器　电磁流量探测器在血管周围建立一个磁场。这一磁场被血流干扰，并产生与血流速度成比例的电压输出。

　　超声流量探测器用高频率的声波穿过血管腔。血液移动引起音频的改变（多普勒效应），且与血流速度成比例。

$$流量（ml/min）＝血流速度（cm/min）$$
$$\times 血管截面积\left(cm^{2}\right) \quad [22]$$

流量探测器的放置方法是有创的，它要求直接将肾动脉暴露出来。在测量前后都需要在体外对探测器进行校准，但是这些探测器通常非常精确。

RBF 测量的研究方法　多种研究方法已经或正试图应用于测量 RBF。一些方法仅限于动物实验，比如通过直接肾静脉置管的热稀释法[77-78]。用超声处理的白蛋白微球体显影超声成像已在动物实验中用于测量 RBF[79]。最近这项技术应用微泡已经成功测量了健康志愿者的 RPF，这使其可用于患者的研究[80]。

经食管超声心动描记术（TEE）已用来测量儿童的 RBF，并且与腹部超声成像呈现出很高的一致性[81]。对于成人来说，TEE 在技术上更困难，但左肾动脉通过 TEE 可见且能被测量[82]。

正电子发射断层扫描（PET）可利用氧气 15 放射性标记水来测量慢性肾衰竭患者 RBF 的急性变化[83]。

磁共振成像（MRI）在 RBF 的实时、无创测量上有一定前景。封闭螺旋相位对比 MRI 可以在 6s 内测量出 RBF[84]。在依赖肾透析治疗 AKI 的脓毒症患者中，电影相位对比磁共振（CPC-MRI）已成功测量出作为心排血量的一部分的 RBF[85]。人体进入 MRI 设备前应除去所有金属物品，这种无创的方法在阐明生理或病理状态下患者的 RBF 变化方面显示出一定前景。

肾功能的神经激素调节

肾对内环境的调节作用由一套复杂的、相互作用的系统来调控。两个相互依赖但作用相反的神经激素系统维持着血压、血管内容量、盐、水及内环境的稳定（图 23-17）。交感肾上腺素轴、肾素 - 血管紧张素 - 醛固酮系统以及 AVP 通过促进血管收缩和保盐保水作用，防止低血压和低血容量的发生。前列腺素类物质、缓激肽和 ANPs 通过促进血管扩张和水盐的排泄，防止高血压和高血容量的发生（图 23-18）。

麻醉不会明显影响这些系统。对于完整的生物体，麻醉药物通过肾外循环的改变而非对肾的直接作用来影响肾功能[86]。另一方面，外科手术或创伤可引起明显的血管收缩和水盐潴留，这一过程会持续数天。临床后遗症包括术后少尿和水肿。肾血管的收缩使肾更易于发生进一步的围术期缺血和肾毒性损伤。心房

和心室牵张可诱导释放内源性利尿钠肽，这一现象强化了一个概念：维持正常或较高的血管内容量可以防止或减轻肾血管收缩。

促血管收缩和保盐系统

交感肾上腺轴

交感神经系统对肾的作用是通过循环内的肾上腺素和神经元释放的去甲肾上腺素进行调节的。肾皮质内含有密集的自主神经纤维丛，这些纤维丛从 T_{12} 至 L_4 节段发出，并经过腹腔丛。交感神经系统反射的主要刺激是位于主动脉弓、颈动脉窦和入球小动脉的压力感受器感知到的动脉压的降低。传入纤维通过迷走神经上行，降低了到达下丘脑调节中枢的冲动传递速度，从而导致了肾上腺素能神经活性的增高。肾没有副交感神经支配。

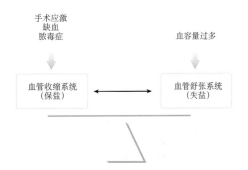

图 23-17　肾功能的神经激素调控。正常情况下，促肾血管收缩和保钠系统与促肾血管扩张和排钠系统间保持平衡。手术应激反应、缺血和脓毒症会使血管收缩和保钠。另一方面，血容量过多（或引起心房牵张）会使血管扩张和排钠

血管收缩系统	血管舒张系统
肾上腺交感神经系统	前列腺素
肾素 - 血管紧张素系统	激肽
醛固酮	心房钠尿肽（ANP）
抗利尿激素（ADH）	
↓肾血流量	↑肾血流量
↓肾小球滤过率	↑肾小球滤过率
↓尿量	↑尿量
↓排钠量	↑排钠量

图 23-18　肾神经激素调控系统。GFR，肾小球滤过率；RBF，肾血流量。↓，降低；↑，增加 *(Modified from Sladen RN: Effect of anesthesia and surgery on renal function, Crit Care Clin 3:380, 1987.)*

与 G 蛋白偶联的磷脂酶 C 受体位于血管平滑肌和肾小球系膜上，并对肾上腺素和去甲肾上腺素激活 α 受体的作用产生反应。它还可对其他激素和肽（如血管紧张素Ⅱ、升压素、内皮缩血管肽、血小板激活因子、白细胞三烯）引起的血管收缩进行调节[3]。位于细胞膜上的受体亚单位通过 Gq 蛋白与磷脂酶 C 结合，将磷脂酰肌醇 4,5- 双磷酸（PIP_2）水解为肌醇三磷酸（IP_3）和二酰甘油（DAG）。反过来，DAG 又激活蛋白激酶，开放位于细胞膜上的钙通道，而 IP_3 使钙离子从肌质网和内质网释放。二者均使细胞内钙离子迅速增多，并与肌钙蛋白结合增多，激活肌球蛋白轻链激酶，使平滑肌收缩。钙 - 肌钙蛋白复合物同时激活磷脂酶 A_2，促进扩血管物质前列腺素的生成（见后述）。

轻度 α 肾上腺素能神经兴奋可引起出球小动脉先收缩，从而维持 FF 值。强烈的 α 肾上腺素能兴奋主要引起入球小动脉收缩，导致 FF 的降低[87]。因此，肾灌注中度减少（例如全身麻醉）时肾上腺素能神经反应可维持 GFR。相反，休克时发生的肾上腺素能神经反应加剧了由肾低灌注而导致的 GFR 的降低（图23-4）。

肾上腺素能神经也支配近端小管、髓袢升支粗段、集合管，并增强这些位置对 NaCl 的重吸收。气体追踪研究指出，交感神经系统激活可通过肾内 RBF 由外层皮质向含盐较高的近髓肾单位的重分布，产生保钠作用，但这一作用尚未得到微球研究的证实[88-89]。

现已发现，交感神经系统的激动和肾素 - 血管紧张素系统的激活间存在着紧密联系。肾上腺素能兴奋可促使球旁器释放肾素，由其引起的血管收缩可被血管紧张素转化酶（ACE）抑制剂（如卡托普利）阻滞。

外源性肾上腺素能受体激动剂的效果主要取决于这种激动剂的活性。主要激动 α 受体的药物，如去甲肾上腺素、肾上腺素、去氧肾上腺素和高剂量多巴胺[>10 mg/（kg.min）]，增强了内源性交感神经系统对低血压的反应。主要激动 β_1 和 β_2 受体的药物，如多巴酚丁胺、异丙肾上腺素，可引起明显的心排血量和 RBF 的增加，但很难确定它们的肾内作用。多巴胺受体激动剂（表 23-5）选择性增加 RBF，还可对抗 α 受体激动的缩血管作用[78]。

肾素 - 血管紧张素 - 醛固酮系统

肾素和血管紧张素

球旁器由三组特殊的组织构成。在入球小动脉处，改良的有孔内皮细胞可产生肾素；并行的远端肾小管

表 23-5　多巴胺及其同型物

受体	DA_1	DA_2	β_1	β_2	α_1
多巴胺	+++	++	+++	±	+++
多巴酚丁胺*	0	0	+++	++	±
多培沙明*	++	+	±	+++	0
非诺多泮*	++++	0	0	0	0

DA_1, 多巴胺 1 受体；DA_2, 多巴胺 2 受体；β_1, β_1 受体；β_2, β_2 受体；α_1, α_1 受体。
多巴酚丁胺、多培沙明和非诺多泮是多巴胺的所有药理学同型物。但是，多巴酚丁胺缺乏多巴胺能活性，多培沙明只有多巴胺的多巴胺能活性的 1/3，非诺多泮是纯的选择性 DA_1 受体激动药

处，致密斑细胞可作为化学受体；在肾小球内，肾小球膜细胞有收缩的特性（图 23-3）。总之，这些细胞是血压、水、盐、内环境稳定的重要调节系统[90]。

实际血容量低（出血、利尿、钠丢失或摄入受限）或有效循环血容量低（正压通气、充血性心力衰竭、脓毒症、有腹水的肝硬化）可引起肾素的分泌。肾素的分泌受数个机制调控。肾动脉灌注压的降低触发位于入球小动脉的压力感受器。交感神经系统激活，循环内儿茶酚胺类物质作用于入球小动脉上的 β 受体。远端小管内氯离子浓度的增加激动致密斑细胞，从而引起入球小动脉释放肾素。在肾功能正常和异常情况下，通过连续的反馈环，球管反馈机制对 GFR 发挥调节作用[4-5]。

肾素作用于血管紧张肽原（肝释放入循环的一种大分子糖蛋白），使其分解为一种十肽——血管紧张素Ⅰ。在肾和肺内，血管紧张素Ⅰ由位于内皮基底的 ACE 分解成一种八肽——血管紧张素Ⅱ，它是强有力的血管收缩剂（图 23-19）。肾素是生成血管紧张素Ⅱ的限速酶[91]。

少量血管紧张素Ⅱ的激活可引起肾皮质血管的收缩，主要在出球小动脉水平（图 23-4）。当 RBF 或灌注压轻至中度降低时，这一缩血管作用可维持肾小球的 FF。在低血压、肾功能不全、单侧肾动脉狭窄的患者中使用 ACE 抑制剂时，若发生 GFR 的恶化，则更要强调这一保护性机制的重要性[92-93]。严重的应激反应可引起血管紧张素Ⅱ的高水平释放，这会使肾小球系膜细胞收缩并降低肾小球的 FF。血管紧张素Ⅱ可使全身血管收缩，其效果为对肾效果的 1/10。但 ACE 抑制剂（如卡托普利、依那普利或赖诺普利）或血管紧张素受体拮抗剂（如洛沙坦）可明显降低全身动脉压和血管阻力。血管紧张素Ⅱ的保水保盐作用可通过促使肾皮质释放醛固酮、垂体后叶释放 AVP、近端小

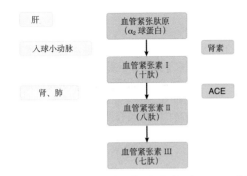

图 23-19 肾素 - 血管紧张素系统。解释见正文。ACE，血管紧张素转化酶

管重吸收 NaCl 而加强 [90]。

血管紧张素 Ⅱ 可激动与其作用一致或相反的许多反应。它还可通过负反馈机制抑制肾素的分泌。使用 ACE 抑制剂阻止血管紧张素的形成可使血管扩张，但会增加血浆肾素的水平。血管紧张素 Ⅱ 激活磷脂酶 A₂，引起肾内前列腺素类物质的合成。扩血管性前列腺素物质可调节血管紧张素 Ⅱ 的活动，使其在低血容量下时优先作用于出球小动脉 [91]。血管紧张素引起的血管收缩可增加心房压并释放 ANP，ANP 与肾素 - 血管紧张素 - 醛固酮系统的作用恰好相反。

ACE 抑制剂对肾功能的作用与患者的容量状况、全身血流动力学、肾灌注基线有关。在对高血压和充血性心力衰竭、特别是糖尿病的长期治疗中，使用 ACE 抑制剂可降低肾血管阻力并对肾功能有益。应用卡托普利进行短期预治疗可防止 CPB 期间 RBF 和 GFR 的降低以及维持钠排泄 [94]。但是，已有报道显示在有低血压、肾功能不全、单侧肾动脉狭窄的患者中使用 ACE 抑制剂会发生肾功能的恶化和高钾血症，这很可能与代偿性血管紧张素介导的出球小动脉收缩受到抑制有关 [93]。应注意的是，对于围术期血流动力学不稳定的患者，应避免使用 ACE 抑制剂。

醛固酮

醛固酮是皮质类固醇，在高钾血症或低钠血症时，由肾上腺皮质的球状带分泌。血管紧张素 Ⅱ 和促肾上腺皮质激素（ACTH）也可促使其释放。醛固酮作用于髓袢升支粗段、远端小管的主细胞和集合管，增加钠的主动重吸收和水的被动重吸收，直至血容量扩张。管壁的钠潴留可增强它们对血管收缩物质的反应。

与交感神经性血管紧张素 Ⅱ 对低血容量的迅速反应不同，醛固酮从分泌到发挥钠重吸收的作用会延迟

1 ~ 2h。如图 23-20 所示，醛固酮与位于远端小管主细胞膜上的受体形成复合物。醛固酮 - 受体复合物进入细胞核，引发胞质内 mRNA 转录。这一转录过程合成了构成顶端细胞膜上钠离子通道的蛋白，增强了基底外侧细胞膜上 Na⁺-K⁺-ATP 酶泵 [95]。钠离子与钾离子交换，由小管液转运至管周的毛细血管。慢性腹水导致血管内容量减少，造成长期的醛固酮分泌，最终引起钾缺乏和低钾性碱中毒。

精氨酸升压素（AVP）

精氨酸升压素（AVP）曾被称为抗利尿激素（ADH），能调控尿量和渗透压，并控制利尿和抗利尿。它是一种九氨基酸肽——8- 精氨酸升压素，由下丘脑前部的视上核和室旁核合成 [95]。这些神经核是神经元的细胞体，神经元的轴突下行延伸至垂体后叶的神经末梢，共同组成垂体神经部（图 23-21）。当 AVP 合成后，经过神经轴突转运到达垂体后叶，并贮存在

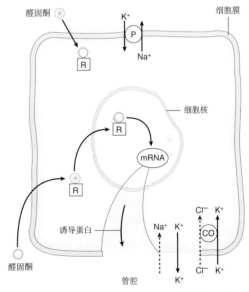

图 23-20 醛固酮的作用。醛固酮进入远端小管的胞质，与受体结合，转移至细胞核，在这里引发 mRNA 的转录。mRNA 又合成能增强顶端细胞膜对钠钾离子的渗透性的蛋白。钠的重吸收激活位于基底外侧膜的 Na⁺-K⁺-ATP 酶泵，细胞内钾离子浓度增高，然后，钾离子顺浓度梯度进入管腔。醛固酮作用的纯效果是钠离子的重吸收和钾离子的丢失。Cl⁻，氯离子；K⁺，钾离子；mRNA，信使核糖核酸；Na⁺，钠离子；CO，协同转运蛋白；P，Na⁺-K⁺-ATP 酶泵；R，受体 (From Wingard LB, Brody TM, Larner J, Schwartz A: Diuretics: drugs that increase excretion of water and electrolytes. In Wingard LB, Brody TM, Larner J, Schwartz A, editors: Human pharmacology: molecular-to-clinical, London, 1991, Wolfe Publishing Ltd, p 249, Fig 19-4.)

该处的小颗粒内。细胞体的神经激活使 AVP 经胞吐作用由末梢的囊泡进入循环。

AVP 作用于集合管上特异的 V_2 受体，引起水的重吸收和浓缩尿流量的降低。还可增加 NaCl 从髓袢升支粗段重吸收回髓质间质，从而维持髓质的高渗性，并使水顺浓度梯度移出集合管。重吸收的水和自由水均保留下来（即负自由水清除率）。最终结果为 AVP 增加了尿的渗透压，降低了血浆渗透压，而溶质的排出无明显改变。

位于集合管基底外侧细胞膜上的 V_2 受体通过与 β- 肾上腺素能受体相似的受体机制，与 AVP 发生作用[95]。通过激活与 G 蛋白偶联的腺苷酸环化酶，ATP 转化成环腺苷酸（cAMP）。cAMP 反过来又可激活一种蛋白激酶，后者可使含有水通道蛋白 -2 型水通道的囊泡移至顶端细胞并与其细胞膜融合。这使细胞膜对水的通透性急剧增加，水重吸收回细胞，再进入肾小管周的毛细血管。AVP 的血浆半衰期很短，为 5 ～ 15min，当血浆 AVP 水平下降时这一过程会迅速发生逆转。

AVP 分泌的调控

下丘脑的渗透压感受器对血浆渗透压的增加很敏感，即使血浆渗透压高于正常值的 1% 也能感知。如图 23-22A 所示，AVP 分泌的阈值（有口渴感）是 280 ～ 290 mOsm/kg。一旦超过这一阈值，分泌的速度会迅速增高[96]。即使轻度的脱水也会导致快速的抗利尿反应，且尿渗透压会由 300 mOsm/kg 增至 1200 mOsm/kg，血浆 AVP 水平会由 0 增至 5 pg/ml（图 23-22B）。

血管内容量的降低通过位于左心房和肺静脉的牵张感受器及迷走传入神经引起 AVP 的分泌。低血容量引起的 AVP 分泌超过了渗透性反应，并引起手术期间抗利尿激素分泌失调综合征（SIADH）：液体潴留，低渗透压，低钠血症[97]。输注大量低渗溶液会加重这一情况，因为它们会降低血清的渗透压。精神性应激反应经皮质传入，超过了渗透压和容量感受器的作用，引起 AVP 的释放。

到目前为止，AVP 释放的最强刺激因素是由主动脉弓和颈动脉窦压力感受器介导的全身低血压状态。它超过其他的激动因素，可使血浆 AVP 水平超过正常值的 10 ～ 1000 倍（图 23-22C）。在此高浓度

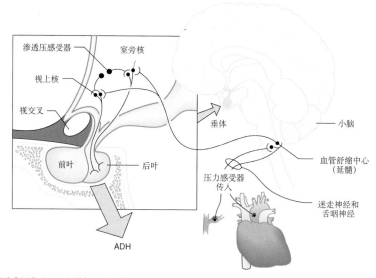

图 23-21　精氨酸升压素（AVP）的加工和调控。渗透性调控：下丘脑视上核和室旁核神经元上的渗透性感受器能感受血清渗透压的升高。AVP 颗粒被加工并运送到垂体后叶。从那里它们被释放入循环中，到达远端小管的 V_2 受体，在此其发挥保水和维持血清渗透压的作用。血流动力学调控：位于动脉和大静脉的牵张感受器能感受静脉内血容量的减少。位于主动脉弓和颈动脉窦的压力感受器能感受动脉压力的降低。传入弧通过迷走和舌咽神经传入到延髓的孤束核（血管舒缩中心）。传出弧由血管舒缩中心至下丘脑核，引起 AVP 释放。低浓度（＜5 pg/ml）AVP 激活 V_2 受体能引起不适宜的水潴留。高浓度（＞ 20 pg/ml）AVP 激活 V_{1a} 受体引起血管收缩并参与压力感受器反射 *(From Koeppen BM, Stanton BA: Regulation of body fluid osmolality: regulation of water balance. In Koeppen BM, Stanton BA, editors: Renal physiology, ed 4, Philadelphia, 2007, Mosby, pp 71-90.)*

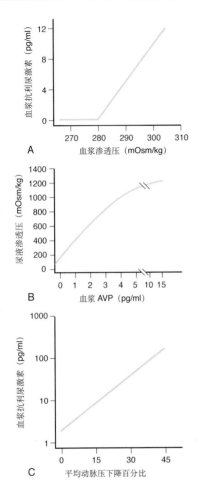

图 23-22　A、B 和 C. AVP 的生理调控。解释见正文 (From Landry DW: Vasopressin deficiency and hypersensitivity in vasodilatory shock: discovery of a new clinical syndrome, P & S Med Rev 3:3-7, 1996.)

下，AVP 成为血管收缩剂，特别是对肾外层皮质作用最强。AVP 可激动位于血管平滑肌细胞、肾小球系膜细胞和直小血管细胞上的 V_{1a} 受体，并通过磷脂酰肌醇途径促使血管收缩[96]。AVP 是出球小动脉的极强效收缩剂，因而它可有效维持肾小球滤过压，与儿茶酚胺和血管紧张素不同，AVP 的血浆浓度即使处于高水平，也几乎对入球小动脉无作用[98]。

麻醉药物除了通过引起动脉血压、静脉容量、血清渗透压的改变影响 AVP 分泌外，对 AVP 的分泌无直接作用。外科创伤是 AVP 分泌的主要激动因素。这一应激性反应无论是由疼痛引起还是由血管内容量的改变引起，都具有很大影响，并会在外科手术后持续

2 ~ 3 天。

促血管扩张和排盐系统 前列腺素和激肽

前列腺素

肾内前列腺素类物质通过扩张近髓血管和维持内层皮质的血流量在内源性肾保护作用中有重要地位[99]。前列腺素又称为自体有效物质 (autocoids)，因为不同于真正的激素，它们的生成量很小，只在局部起作用且作用时间较短。前列腺素属于类花生酸类物质，其结构基础是二十碳脂肪酸。前列腺素也被称为 eicosanoids，eicosa 在希腊语中表示数字二十。肾内前列腺素类物质的合成概要见图 23-23。

磷脂酶 A_2 位于细胞膜内脂质层，它可通过前列腺素的前体花生四烯酸的形成控制前列腺素的生成。缺血和低血压、去甲肾上腺素、血管紧张素 II 和 AVP 都可激活磷脂酶 A_2。因此，引发和介导应激反应的因素可同时激活前列腺素，后者可对抗上述因素对肾的作用。环加氧酶 -1 作用于花生四烯酸生成前列腺素 G_2，前列腺素 G_2 是扩血管前列腺素类物质家族的前体，包括前列腺素 D_2、前列腺素 E_2 和前列腺素 I_2（前列环素）。它们激活 CAMP，引起血管扩张，从而抑制了远端小管对钠的重吸收，拮抗了去甲肾上腺素、血管紧张素和 AVP 的作用。血管紧张素 II 可作用于入球小动脉和肾小球系膜细胞，引起血管的收缩，而前列腺素类物质在降低其血管收缩活性中非常重要[91]。前列腺素促进肾血管扩张，维持肾内血流动力学，增强钠水的排泄。低灌注时甘露醇引起的肾血管扩张是由前列腺素的激活所介导[100]。同时，前列腺素还可促使肾素分泌，因此两系统间存在着不断的"阴阳"平衡[101]。

环加氧酶 -2 可形成引起炎症反应和肾血管收缩的花生四烯酸的衍生物，这些衍生物在病理状态下非常重要。血栓素 (TXA$_2$) 通过血栓素合成酶的作用，由环内过氧化物生成。它可引起血管收缩和血小板聚集，在肾还可引起肾小球系膜细胞收缩。这使有效肾小球表面积和滤过系数 (K$_f$) 降低，从而使 GFR 下降。在急性肾衰竭和脓毒症的实验中，肾内血栓素的水平增高。在动物实验中，应用一种特殊的血栓素合成酶抑制剂可防止注射内毒素引起的肾功能恶化[102]。另一种缩血管前列腺素类物质 PGF$_2$ 可作用于血栓素受体，是在急性炎症反应时因白细胞淤滞释放的自由基氧化花生四烯酸后生成的。在脂加氧酶作用下生成的白细胞三烯、花生四烯酸的衍生物也可由内毒素激活的白

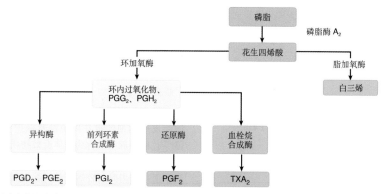

图 23-23　肾前列腺素类的合成。缺血、去甲肾上腺素、血管紧张素 Ⅱ 可激活磷脂酶 A_2，后者可使花生四烯酸从其与细胞膜上磷脂的结合体上脱离。环加氧酶作用于花生四烯酸，生成环内过氧化物（PGG_2 和 PGH_2）。异构酶和前列环素合成酶的作用是生成扩血管前列腺素类物质，如 PGD_2、PGE_2 和 PGI_2（前列环素），这些物质可拮抗肾素 - 血管紧张素系统对肾的作用并防止缺血性应激反应。非甾体消炎药对环加氧酶的抑制使肾易于遭受损伤。在低氧或缺血情况下，环内过氧化物会减少作用于血栓素受体的缩血管物质 PGF_2。内毒素可增加白细胞脂加氧酶和血栓素合成酶的活性。白细胞三烯（特别是 C_4 和 D_4）和血栓素（TXA_2）可使肾血管收缩，并与脓毒症时的血管运动性肾病相关

细胞释放。与血栓素一样，白细胞三烯 C_4 和 D_4 也可使肾小球系膜细胞收缩和 GFR 降低。

激肽

激肽是一种血管扩张剂，它与前列腺素相互作用并加强其作用，调节肾素 - 血管紧张素系统[103-104]。例如，激肽激活磷脂酶 A_2，刺激前列环素及内皮一氧化氮的生成。激肽酶调节肾内激肽的浓度。而 ACE 抑制剂可抑制激肽酶的作用，引起缓激肽浓度上升，这对糖尿病、高血压等疾病来说可能是有益的。肾内两种重要的激肽——缓激肽和胰激肽可减轻由肾上腺素能激素和血管紧张素 Ⅱ 引起的血管收缩。另一方面，这也解释了服用 ACE 抑制剂的患者为什么会偶发血管性水肿。

利 尿 钠 肽

在发现 ANP 以前的很多年，人们就已经开始假设内源性利尿激素可能的作用。1972 年，Gorfinkel 等[105]证实犬肾对休克的反应差异依赖于伴发于休克的心房压变化。低血容量性休克导致 RBF 迅速降至对照值的 10%，而心源性休克时，RBF 可维持在对照值的 75%。最主要的区别是，心源性休克时心房压升高，提示心房扩张可引起一种肾保护激素的分泌。1981 年，de Bold 等[106]从鼠心房组织提取出引起钠排泄的物质，证实了 ANP 的存在，并描述了 ANP 对肾血流动力学和钠排泄的重要作用[107-108]。

后来，具有相似前体、拥有同样的 25～32 个氨基酸核心的肽的完整系列得到证实。它们包括：ANP（心钠尿肽或 A 型利尿钠肽），它在局部牵拉心房壁和心房容量增加时由位于心房肌的密电子颗粒细胞释放；BNP（脑钠肽或 B 型利尿钠肽），心室扩张时释放；CNP，由大血管内皮释放（C 型利尿钠肽）；尿舒张肽，下尿路生成的一种利尿钠肽[109]。人类重组类似物已经生产，供外源性补充，包括阿那立肽（源于 ANP）和奈西立肽（源于 BNP）。所有这些复合物可引起动静脉的扩张，增加 RBF 和 GFR，抑制去甲肾上腺素、血管紧张素和内皮缩血管肽的作用[110]。

利尿钠肽可激活鸟苷酸环化酶，生成环鸟苷酸（cGMP），从而舒张血管平滑肌。在磷脂酶 C 结合的受体处，利尿钠肽可竞争性抑制去甲肾上腺素，非竞争性抑制血管紧张素 Ⅱ，从而使血管平滑肌收缩过程逆转。即使在 RBF 未升高或动脉压降低时，利尿钠肽仍可引起 GFR 和肾小球滤过分数的迅速持续增高。这一作用说明，利尿钠肽可引起入球小动脉的扩张，伴或不伴出球小动脉的收缩。GFR 的增加也使钠盐的滤过负荷增多，但利钠作用可能是由于髓质血流量增多消除了浓度梯度的结果。

利尿钠肽与内皮缩血管肽有相互拮抗作用，内皮缩血管肽是一种内源性血管收缩肽，由血管内皮生成[91]。利尿钠肽可通过几个方面来对抗肾素 - 血管紧张素 - 醛固酮系统（图 23-24）。其抑制肾素分泌，并减少由血管紧张素引起的醛固酮释放。利尿钠肽还可直接抑制肾上腺皮质球状带释放醛固酮，并抑制醛固酮在远端小管和

集合管处的保钠作用。通过 cGMP 的激活，利尿钠肽还可抑制集合管髓质部对 NaCl 的重吸收[12]。其还可通过抑制垂体后叶释放 AVP，并对抗 AVP 对集合管利尿 V_2 受体的作用来促进利尿作用。

Shannon 等[111] 已深入阐明了内源性 ANP 的肾保护作用。他们注意到，已进行二尖瓣置换手术的患者尿排出量少于进行主动脉瓣置换或冠状动脉血运重建的患者。他们还发现，术后平均左心房压较术前值降低超过 7 mmHg（常见于二尖瓣疾病术后）的患者，术后钠钠排泄和流速均有显著的降低。此外，左心房压的降低和术后循环内 ANP 水平的降低有着直接的相关性（图 23-25）。换句话说，有二尖瓣疾病和左心房高压的患者，ANP 可连续释放。瓣膜置换或修补使左心房压降低，ANP 减少，因而减少了钠盐的排泄，降低了尿流率。

接受全人工心脏（TAH）手术的患者心室被切除，由假体泵代替，此时 BNP 对于生成正常尿液的作用更加重要。对于全人工心脏的患者，虽然血流动力学稳定并且对外源性输注的奈西立肽有反应，但其肾流量仍然降低[112]。约 8 周后可以停用奈西立肽，说明机体上调了心室外生成的 BNP。

多巴胺能系统

多巴胺能（DA）受体至少有两个亚型[113]。在终末器官，DA_1 受体既可见于肾和内脏的脉管系统，还

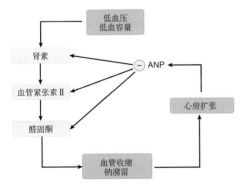

图 23-24　ANP 和肾素 - 血管紧张素 - 醛固酮系统的相互作用。低血压或低血容量可使入球小动脉释放肾素，促使血管紧张素 II 的形成，后者又促使肾上腺皮质释放醛固酮。血管紧张素 II 和醛固酮引起血管的收缩和钠潴留，最终导致血容量的再扩充，从而引起心房扩张，引发 ANP 释放。ANP 抑制肾素的释放、肾素促进血管紧张肽原转化成血管紧张素的作用、血管紧张素引起的血管收缩、血管紧张素 II 刺激醛固酮分泌的作用以及醛固酮对集合管的作用。因此，ANP 的作用是促进血管的扩张和钠排泄。治疗性输入液体使心房扩张和 ANP 释放是减轻肾血管收缩和钠潴留的重要干预措施

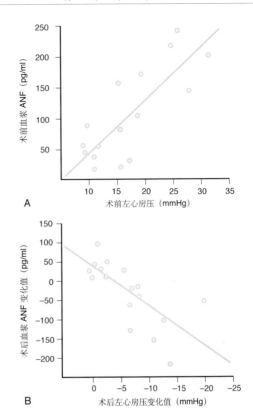

A

B

图 23-25　在一组心脏手术患者中，左心房压和血浆 ANP 的相关性。A. 术前左心房压和血浆 ANP 水平显著相关（$r = 0.8$，$P < 0.001$）。B. 术后左心房压降低和血浆 ANP 水平降低显著关联（$r = 0.72$，$P < 0.002$）。ANF，心房利钠因子（与 ANP 同义）；Δ，变化

可见于近端小管[114]。激动 DA_1 受体可激活 cAMP，引起肾血管舒张、RBF 和 GFR 增加、利钠以及利尿。但是，利钠作用可不依赖 RBF 和 GFR 的增加，并可被特异 D_1 受体拮抗剂抑制[115]。在近端小管，多巴胺抑制刷状缘膜上的 Na^+/H^+ 反向转运体系。在髓质的髓襻升支粗段，多巴胺还可抑制基底外侧膜上的 Na^+-K^+-ATP 酶泵[115]。

神经元 DA_2 受体位于节后交感神经的突触前末梢。它的激活抑制突触前小泡内去甲肾上腺素的释放，这一机制与突触前 α_2 肾上腺素能受体的激活类似。通过对去甲肾上腺素释放的抑制，DA_2 受体的激动使血管扩张。

多巴胺能系统起到整合内源性血管扩张 - 尿钠增多系统的作用，还维持正常血压。内源性多巴胺主要激活 DA_2 受体，协同增强 DA_1 受体的活性[116]。多巴胺可通过抑制肾小管的 Na^+-K^+-ATP 酶活性（特别是

钠摄取增多时），发挥自分泌和旁分泌利钠因子的作用[117]。多巴胺还可对抗去甲肾上腺素、血管紧张素Ⅱ和醛固酮的抗利钠作用。有证据显示，内源性 ANP还可通过肾多巴胺系统从细胞内质膜补充"静息的"DA₁ 受体发挥作用[117]，并增强多巴胺的积聚[118]。

盐负荷时尿中多巴胺的排泄增加；多巴胺能活性降低是特发性水肿的发病机制，表现为直立位水盐潴留[119]。有证据显示内源性多巴胺系统在代偿性肝硬化时被激活，并帮助维持肾的钠排泄[120]。

一 氧 化 氮

内源性一氧化氮的生成是由一氧化氮合酶（NOS）控制的。NOS 催化非必需氨基酸 L- 精氨酸羟基化为 L- 瓜氨酸[121]。一氧化氮的大部分作用由水溶性鸟苷酸环化酶的激活介导，鸟苷酸环化酶催化鸟苷三磷酸（GTP）转化为 cGMP（图 23-26）。cGMP 有两个主要的作用：使血管平滑肌舒张，抑制炎症反应。它还能抑制白细胞的黏附、血小板的激活和聚集以及细胞增殖。磷酸二酯酶 Ⅰ 和 Ⅴ 使 cGMP转化成 GMP。因此，可使用选择性磷酸二酯酶 Ⅴ 抑制剂（如西地那非）来增强一氧化氮的局部作用。一氧化氮与细胞内血红素和血红素蛋白（氧合血红蛋白、氧合肌红蛋白、鸟苷酸环化酶、环加氧酶、细胞色素 P450）结合后迅速失去活性。

一氧化氮合酶 （NOS）

NOS 有数个不同的亚基，可决定一氧化氮合成的位置及其功能（见第 104 章）。结构型 NOS 依赖钙离子和钙调蛋白，并短时释放小剂量一氧化氮（"紧张性"释放）。结构型 NOS 有两个亚型：神经元型 NOS，可作为外周神经递质并引起脑血管的扩张；内皮型 NOS，位于血管内皮，介导以前认为的内皮细胞源性血管舒张因子（EDRF）的活性。内皮细胞源性 NO 是全身和肺血管阻力的重要调节物。

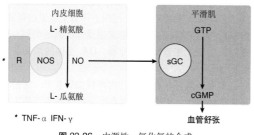

内皮细胞　　　　　　　平滑肌

L- 精氨酸　　　　　　　GTP

* R　NOS　NO　→　sGC

L- 瓜氨酸

cGMP

血管舒张

* TNF-α IFN-γ

图 23-26　内源性一氧化氮的合成

在肾，内源性一氧化氮可维持血量少的近髓皮质和髓质的血流量，并对缺血和肾毒性髓质损伤起内源性保护作用[122-124]。

诱导型 NOS 不依赖钙离子和钙调蛋白，且由炎细胞（巨噬细胞、粒细胞）和血管平滑肌细胞的细胞因子诱导。在低活性水平，诱导型 NOS 可增强对感染的应答，促进炎症反应和伤口愈合。在严重的脓毒症时，诱导型 NOS 可长时间生成大量一氧化氮（阶段性释放），导致特征性严重的全身血管扩张，去甲肾上腺素难以纠正[125]。高水平的一氧化氮及其反应性产物二氧化氮和过氧亚硝酸盐可引起脂质过氧化反应和蛋白质变性，从而导致全身炎症反应综合征（SIRS）并伴有急性肾损伤。

一氧化氮在肾功能和肾损害中的双重性

Goligorsky 等[126] 提出假设，结构型和诱导型NOS 的表达和活性的不平衡性在急性肾衰竭的病理生理学中起重要作用。在脓毒症的实验模型中，结构型和诱导型 NOS 的非选择性抑制剂均可改善血压，但会引起全身灌注的恶化，包括肾灌注。诱导型 NOS 的选择性抑制剂可以抑制严重的炎症反应和血管扩张，维持重要脏器（包括肾）的充分灌注[127]。

肾的腺苷系统

腺苷受体

腺苷是内源性的 ATP 降解产物，每一种哺乳动物细胞均可产生，通常被认为是一种强有力的血管扩张剂。然而在肾，腺苷却可通过收缩外层皮质血管保持近髓的灌注，从而起到调节肾内血流的作用。腺苷受体至少存在 4 种亚型：A₁、A₂a、A₂b 和 A₃ 腺苷受体（表 23-6），因此功能不同。激活 A₁ 腺苷受体可引起外层皮质血管收缩，还可减少肾素的释放，抑制利尿和利钠作用。相反，A₂a 腺苷受体可增加髓质的 RBF，增强肾素释放，促进利尿和利钠作用。

缺血预处理和腺苷

在一系列活体鼠缺血性急性肾衰竭模型中，LEE和 Emala[128] 阐明了腺苷及其受体亚型在缺血预处理中的作用。缺血前给予腺苷和选择性 A₁ 腺苷激动剂可以保护肾免受全肾性缺血 - 再灌注损伤。A₃ 受体可能具有多种效应，在鼠类缺血损伤模型中预先选择性激活 A₃ 受体可加重肾损伤；但在鼠类脓毒症腹膜炎模型中，激活 A₃ 受体似乎通过减轻超急性炎症反应来保护肾[129]。即使延迟至肾缺血恢复后再灌注的早期才给

表 23-6　腺苷受体的亚型及其功能

受 体	激动剂功能	缺血损伤
A_1	外层皮质血管收缩 减少肾素释放 抑制利尿和利钠作用	高度保护作用
A_{2a}	近髓血管扩张 增加肾素释放 促进利尿和利钠作用	高度保护作用
A_{2b}	不清楚	
A_3	不清楚	可能的损伤作用

From Fozard JR, Hannon JP: Adenosine receptor ligands: potential as therapeutic agents in asthma and COPD, Pulm Pharmacol Ther 12:111-114, 1999

药，选择性 A_{2a} 腺苷受体激动剂仍具有很强的肾保护作用[130]。

可以想象 A_1 腺苷受体的激活通过减少皮质血流量、降低 GFR 和交感神经活性，使肾耗氧量降低，这一过程由细胞保护性鞘氨醇激酶和鞘氨醇-1-磷脂酶的合成介导[131]。腺苷具有细胞保护特性并能促进保护性热激蛋白的合成[132]。腺苷是心脏和脑的缺血预处理时最为重要的介质，其可提高这些器官中细胞的抗缺血能力。安全的、特异性的 A_{2a} 腺苷受体激动剂的药理学发展也许能为肾免受缺血性损伤提供特异性保护。

围术期缺血和肾毒性损伤

这一部分将回顾围术期可能影响正常肾生理的药物和事件。如果干扰足够严重或发生在易感个体，也许会引起缺血或肾毒性急性肾小管坏死（ATN），这是围术期急性肾损伤最严重的形式。但许多研究表明，即使是轻度的 AKI（AKIN 标准的第 1 阶段或 RIFLE 标准的 R 阶段）也会增加院内死亡率、住院时间、资源利用以及随后的慢性肾病发病率和远期死亡率[72-73, 75, 133-137]。

发病机制

缺血-再灌注损伤

在许多临床情况下（如低血容量性休克、肾上主动脉阻断），肾可遭受包含数个不同阶段的经典缺血-再灌注损伤[138]。肾小管上皮和血管内皮的急性损伤会引起 GFR 的迅速下降。上皮和内皮细胞的凋亡和坏死会使损伤扩大。在持续阶段，损伤会变得稳定并伴随细胞重组的开始，细胞重组在恢复阶段达到顶峰。起始阶段通常短暂，所以扩大阶段是最重要的"时机之

窗"，治疗性干预可能逆转急性肾损伤。但肾缺血-再灌注的时程可能比上述例子更精细。这就强调了对迅速下降的 GFR 早期敏感检测的重要性[44]。

肾毒性损伤

肾毒性肾小管损伤的可能机制之前已经讨论过（见"髓袢升支粗段的氧平衡"）。肾毒性急性肾损伤的风险与肾毒性处置的数量呈指数相关[13]。肾灌注良好时，单独一种肾毒性物质（如放射性造影剂）不太可能引起急性肾损伤。在动物肾毒性肾小管坏死模型中，只有当肾事先已经由脱水、LMMA（一氧化氮合酶抑制剂）和吲哚美辛（一种前列腺素合酶抑制剂）三种损伤连续"致敏"时，注射放射性造影剂才会如预想的那样损伤超过 50% 的肾髓袢升支粗段[139]。

麻 醉 药

为了保护术中及术后肾功能，所选择的麻醉方法应能满足以下要求：保持肾血流量和灌注压，抑制血管收缩与手术刺激和术后疼痛引起的钠潴留，避免或减少肾毒性损害。但目前还没有一种麻醉药物能满足上述标准（见第 69 章和第 74 章）。

区 域 麻 醉

蛛网膜下腔麻醉或硬膜外麻醉可以阻断 $T_4 \sim T_{10}$ 节段的交感神经，能有效地抑制交感肾上腺素反应，阻断儿茶酚胺、肾素及 AVP 的释放（见第 56 章）。在大手术中，只要维持足够的肾灌注压，就能维持 RBF 和 GFR[140-142]。这就必须仔细调节阻滞平面，尤其是对于有心血管疾病的老年人，同时在手术过程中有必要将静脉输液量增加 $25\% \sim 50\%$ [143]。但是，Gamulin 等[144]发现，硬膜外麻醉虽可引起肾交感神经阻滞，但它并不能抑制因肾下主动脉夹闭所引起的肾血管阻力的增加，也不能防止术后肌酐清除率的下降。与全身麻醉相比腰硬联合麻醉用于活体供肾切取术似乎能增加移植肾的血流量，但是两者对受体的肾功能和预后没有差别[145]（见第 75 章）。一项较大的随机对照试验通过观察行腹部大手术的患者，比较了全身麻醉复合围术期硬膜外镇痛和全身麻醉复合围术期阿片类药物镇痛。此研究也未发现肾预后存在差别[146]。

全 身 麻 醉

所有全身麻醉药物都会降低心排血量和动脉血

压，其结果是导致 GFR 降低和术中尿量减少[86]。一些药物还能降低 RBF，但滤过分数通常是增加的，这提示由血管紧张素引起的出球小动脉收缩可以限制 GFR 的降低。然而，这些作用与手术应激或夹闭主动脉相比显得微不足道，并且在麻醉结束后这些影响常很快消失。尽管肾自身调节能力依然保持（在麻醉中和正常时一样），但任何导致低血压的麻醉方法都会改变管周毛细血管的静水压梯度，从而引起尿量减少。除非术前就存在肾功能异常，或长时间血容量不足、肾毒性损伤加重，否则永久性肾损伤很少发生。

挥发性麻醉药物复合氧化亚氮引起 RBF 和 GFR 轻至中度减少，主要是由于它们对中心循环（心肌抑制）的影响[147]。预先扩容可以削弱这些作用。

使用大剂量阿片类药物（如芬太尼或舒芬太尼）不会抑制心肌的收缩性，对 RBF 和 GFR 影响很小。与挥发性麻醉药相比，术中使用阿片类药物能更明显地抑制儿茶酚胺、血管紧张素 II、醛固酮及 AVP 的释放。然而在 CPB 时，即使用大剂量阿片类药物麻醉[148]，AVP 和儿茶酚胺水平也会显著增加（见67 章）。静脉麻醉药，如硫喷妥钠和地西泮可引起肾功能轻微改变，与对照组相比改变 10% ~ 15%。氯胺酮可增加 RBF 但尿流率减少，可能是交感神经兴奋的结果；在失血性低血容量时，它可以维持 RBF[149]。

挥发性麻醉药的肾毒性

吸入麻醉药的潜在肾毒性（见第 26 章）主要是由于其对游离氟离子的代谢性降解。游离的氟离子可以引起肾小管损伤，从而降低肾的浓缩能力，产生多尿性急性肾衰竭[150]。肾毒性可因氨基糖苷类药物或先前存在的肾功能障碍而加重。氟化物的峰值低于 $50\mu m/L$ 时很少引起损伤，但当 $>150\mu m/L$，则与多尿性急性肾衰竭的高发病率相关[151]。甲氧氟烷的吸入浓度超过 1MAC（最低肺泡有效浓度）并维持 2h 以上时，氟化物的峰值将超过 $100\mu m/L$，故现在已不再使用甲氧氟烷进行麻醉。恩氟烷代谢很快，大部分研究表明其氟化物的峰值很少超过 $25\mu m/L$。抗结核药物异烟肼能增强氟化物的产生，但关于恩氟烷引起的肾毒性的报道只有一篇。异氟烷产生的氟化物峰值低于 $4\mu m/L$，而氟烷则根本不代谢产生氟化物[152]。

七氟烷是否有潜在的肾毒性还存在争议。虽然其代谢产生的氟化物比恩氟烷多，但临床上并未发现其有明显的氟化物引起的肾毒性。在大鼠模型中，低流量七氟烷通过二氧化碳吸收剂降解为一种乙烯醚，即复合物 A，后者可以产生肾损害。虽然人类使用七氟

烷未见有急性肾衰竭的报道，但 Eger 等报道，志愿者吸入 2 L/min、1.25 MAC 七氟烷，持续 8h，可出现一过性肾损伤（蛋白尿、肾小管酶尿）[153]，但尿浓缩能力、血肌酐和血尿素氮（BUN）没有变化。此后，Eger 等[154] 描述了肾小球及肾小管损伤的生化标志物（尿白蛋白、α- 谷胱甘肽 -S- 转移酶）与复合物 A 之间的剂量反应关系，以每小时百万分率（ppm/h）表示。Eger 等对吸入 2 L/min、1.25 MAC 七氟烷 4h 生化标志物的变化进行了观察。基于此，他们认为七氟烷引起肾损伤的复合物 A 阈值为 80 ~ 168 ppm/h，而在吸入 2h 七氟烷或吸入地氟烷时未见上述改变。

其他一些实验结果与 Eger 等的结论不同。Bito 等给患者吸入 6h 低流量和高流量七氟烷，与吸入低流量异氟烷相比，术后 3 天的 BUN、肌酐及肾小管中的酶未见差异[155]。Kharasch 等[156] 给 73 例患者吸入流量为 1 L/min 的七氟烷或异氟烷，持续 2h 以上，也得出相似结论，即与低流量异氟烷相比，进行低流量七氟烷麻醉时只要时间得当，即使形成复合物 A，也一样安全。Ebert 等[157] 在两个地方采取双盲的实验分析方法，对志愿者重复进行了 Eger 的最初实验模型（吸入 8h 七氟烷）。实验表明生化指标有轻微异常，而且是一过性的，同时 BUN、肌酐或肌酐清除率也未见明显改变。与 Eger 的实验相比，虽然实验设计类似，但复合物 A 的平均水平降低约 25%，平均动脉压升高约 10%，这可能是结果不同的原因。

总之，在临床上，即使是先前存在中度肾功能不全的患者使用低流量七氟烷进行麻醉，也未见有明显肾损害的报道。复合物 A 的产生、生物化学损伤与临床上肾功能障碍之间的关系仍不明确，也未被证实。虽然如此，仍须谨慎遵循目前的 FDA 标准，它建议新鲜气流量至少要达到 2 L/min，这样才能抑制复合物 A 的形成和重复吸入，并增强其洗出。

挥发性麻醉药和缺血 - 再灌注损伤

与前述争论完全不同的是，有实验证据证明，挥发性麻醉药能缓解肾缺血 - 再灌注损伤。在一个鼠类模型中，Lee 和 Emala 发现用地氟烷、七氟烷、异氟烷和氟烷麻醉与苯巴比妥和氯胺酮相比，能显著减少血清肌酐的增加[158]。其机制与 K^+-ATP 通道无关，而是诱导了细胞保护因子，并抑制了缺血 - 再灌注损伤导致的促炎性细胞因子和趋化因子的活化。对于人工培养的肾小管细胞，七氟烷引起细胞保护性激肽磷酸化，上调热激蛋白，并能减少促炎性转录因子 NF-κB，其部分原因在于转化生长因子 -β₁（TGF-β₁）的释放[159]。

异氟烷具有相似的保护作用，在鼠类模型中，它能保护肝和肠免受缺血 - 再灌注 AKI 引起的损伤[160]。与前述的腺苷受体激动剂一样，异氟烷最主要的保护机制可能是激活鞘氨醇激酶 -1 并生成鞘氨醇 -1- 磷酸酯。

这些观察与如下观点一致：只有在缺血和再灌注期间给予挥发性麻醉药物才能提供保护作用，而预处理没有作用[161]。

机 械 通 气

机械通气和呼气末正压通气（PEEP）可能引起 RBF、GFR、钠分泌和尿流率减少，甚至急性肾损伤[162]。这些效应的机制有多种（见第 103 章）。

最常见的是血流动力学介导的变化。增加的气道压和胸膜内压力传递至血管管腔，导致静脉回流减少，跨壁（即有效）心脏充盈压和心排血量降低。急性肺损伤时由于肺顺应性较差，这种压力传递实际上被削弱。平均气道压过高可压缩肺动脉循环，增加右心室后负荷，使室间隔左移，减少左心室充盈和心排血量[163]。正压通气可增加下腔静脉压力和肾静脉压力，并通过增加管周毛细血管压力促进肾小管对钠的重吸收。

心排血量和体循环动脉压力的降低可通过颈动脉和主动脉压力感受器使肾交感神经张力增强，引起肾血管收缩、抗利尿、抗利钠作用。心房容量受体通过减少 ANP 分泌，对心房充盈压的下降做出反应，引起交感神经张力增加，激活肾素和 AVP。

通气治疗时的水钠潴留最初被认为是 AVP 的作用[164]，但现在认为是交感神经反应起主要作用，钠潴留则主要是由于传送到肾小管的钠量减少所致。毫无疑问，肾素 - 血管紧张素 - 醛固酮系统增强了肾对正压通气的反应。Annat 等[165]发现，PEEP 为 15 cmH₂O 时，可使心排血量、RBF、GFR 及尿量减少 20% ~ 30%，并伴有肾素、醛固酮的增加，而 AVP 不增加。通过扩容[166]或使用多巴胺[167]保持正常的循环状态，都可以避免或逆转通气治疗时引起的肾功能损害。

虽然从理论上讲，肾功能抑制的程度取决于平均气道压，但无论容量控制通气还是压力控制通气，肌酐清除率和 FENa 似乎都没有差别[168]。允许性高碳酸血症或允许性低氧血症等用于重症急性肺损伤的治疗手段可能会增强肾血管收缩[162]。

最后，在肺损伤实验中，有证据显示损伤性通气模式可引起与肾上皮细胞凋亡和功能不全有关的急性炎症反应[169]。这些发现似乎与有急性呼吸窘迫综合征的多器官功能不全患者的临床观察一致，与应用机械通气的肺保护策略时急性呼吸窘迫综合征的改善也一致[162]。

控制性降压

麻醉中使用控制性降压时，GFR 和尿流率明显下降是很常见的。然而，即使是老年患者，只要低血压不超过 2h，就不会产生永久性肾损害[170]。控制性降压时使用的血管扩张剂对 RFB 的影响不同。给予硝普钠可降低肾血管阻力，但会引起肾血液分流。此外，给予硝普钠可引起肾素 - 血管紧张素激活、儿茶酚胺释放，此时如果突然停药，将引起反跳性高血压。硝酸甘油降低 RBF 的作用比硝普钠弱[171]。选择性 DA₁ 受体激动剂非诺多泮在降低血压的同时不会引起 RBF 显著下降[172]。

主动脉阻断

有人研究了进行大血管手术时阻断肾上主动脉和肾下主动脉（见第 69 章）对患者肾功能的相对影响[28]。无论主动脉夹闭部位在何处，当处理主动脉时，RBF 都会降至正常的 50%，可能是由于对肾动脉的直接压迫或肾动脉的反射性痉挛缘故。开放肾上主动脉后，RBF 高出正常（反射性充血），但 GRF 仍为正常的 1/3，并持续 2h。24h 后 GRF 仍为正常的 2/3。肾小管功能（浓缩能力、保水保钠）显著降低，但尿流量不变。Myers 和 Moran[173] 观察发现，这些改变与轻微急性肾小管坏死相似。在这项研究中，所有患者事先都接受了甘露醇治疗，这可能限制了肾小管损伤，因为罕见少尿且恢复相对较快。夹闭超过 50min 可引起 GRF 持续抑制和一过性氮质血症[28, 174]。

在动物模型中，肾上主动脉阻断引起肾内皮细胞一氧化氮的减少，通过应用其底物精氨酸，一氧化氮合酶和皮质血流量增加[175]。这种手段能否减轻阻断后肾损害有待进一步研究。

夹闭肾下主动脉可使体循环血管阻力增加，从而引起心排血量降低，因此可以降低 RBF 和 GFR[176]。在主动脉斑块密集的部位夹闭或进行操作可引起肾动脉粥样栓塞。还可发生部分或完全性皮层坏死，通常是不可逆的。

主动脉阻断期间的肾保护

在主动脉阻断时使用甘露醇来保护肾已有 40 多年的历史[177]（见第 69 章），其保护作用在缺血性急性肾小管坏死（ATN）的动物模型中已得到明确的证实[178]，但几乎没有对人类的前瞻对照研究。在大血管手术中，通常使用小剂量多巴胺。在一项犬胸主动脉夹闭模型中，动脉开放后很长一段时间内，RBF、GFR 和尿流量都下降。预防性给予多巴胺并不能防止这种延迟性损害[179]。在一项人肾下主动脉夹闭研究中，Paul 等[112]比较了甘露醇复合多巴胺的利尿治疗和液体负荷实验[输注盐水使肺动脉楔压（PAOP）维持在 12～15 mmHg]治疗。尽管夹闭时甘露醇和多巴胺可显著增加尿流量和钠排泄，但在开放后并不能减轻仍存在的 GFR 抑制，与盐水相比无差异。

非诺多泮是一种人工合成的含碳酸的多巴胺同型物，它选择性激动 DA_1 受体，剂量依赖性地增加肾血流量[181]。已证实注射非诺多泮在实验性肾上主动脉阻断时有肾保护作用[182]。在一个有 28 例行肾下主动脉阻断的患者的随机对照单盲试验中，在手术切皮前静脉给予非诺多泮 0.1 μg/(kg·min) 或安慰剂，持续输注，直到主动脉阻断松开[183]。非诺多泮显著削弱了肌酐清除率的降低，接受安慰剂输注的患者血浆肌酐上升。

但在另一种肾缺血模型中，一项随机双盲研究显示，77 名孤立肾患者行部分肾切除术时，24h 内输注非诺多泮 0.1μg/(kg·min) 不能减轻术后血清肌酐的增加[184]。有必要进行关于这种药物更大的研究。

心脏手术和心肺转流

术前肾功能正常的患者在行非复杂心外科手术后急性肾衰竭并需肾替代治疗的发生率很低（<2%）。但根据公认标准诊断的 AKI 发生率为 20%～30%[186-187]。已经确定有多种高危因素，包括术前肾功能不全、高血压、糖尿病、心脏功能受损、术前贫血、围术期输注红细胞、联合手术操作、心肺转流时间延长以及高龄（见第 67 章）[188-189]。无论发病机制如何，心脏术后需要进行肾替代治疗的 AKI 对死亡率有很大影响，即使为轻度 AKI，也与死亡率、住院时间以及住院花费的增加都有密切关系[73, 75, 134, 186]。心脏手术相关肾损伤潜在机制很复杂并且是多因素的。

术前高血压是心脏术后 AKI 最主要的危险因素。先前存在的收缩期（宽脉压）高血压会增加此风险。脉压差超过 40mmHg 后，每升高 20mmHg，AKI 的风险约增加 50%[190]。术中血压变异性增大似乎也是一个危险因素[191]。

大多数行心脏手术的患者术前准备时都会接受血管造影，这种已知的肾毒性操作和手术之间的时间间隔也被视为围术期 AKI 的一项风险[192]。

心肺转流术期间出现急性贫血（血红蛋白 < 9g/dl）与 AKI 的风险增加有关，当血红蛋白 >8g/dl[193]时应输注红细胞（见第 61 章）。除非合并贫血，否则患者可以较好地耐受平均动脉压的降低。另一方面，患者因素和手术因素共同导致累积性微粒、气栓、微小或肉眼可见的栓子，这也能引起 AKI。

CPB 期间，非搏动血流时发生低血压能促使肾血管收缩并降低 RBF。转流期间去甲肾上腺素的浓度逐渐升高，肾素－血管紧张素系统激活。急性肾衰竭与血浆肾素水平的持续升高有关[173]。体外循环期间激活的血小板释放的血栓素和血管内皮缩血管肽会促使肾血管收缩。

心肺转流术期能持续观察到管形酶尿和微蛋白尿，它们是肾损伤的亚临床指标[194]。CPB 能进一步放大手术引发的炎症级联反应，同时 CPB 系统的损伤引起溶血，伴随具有肾毒性的游离血红蛋白释放入血[195]。溶血的另一个后续反应是释放不稳定的自由铁，这些铁可激活活性氧自由基，引起炎症反应和 AKI[196]。AKI 时释放的很多肾小管生物标志物都与铁代谢有关：NGAL 参与铁的转运，L-FABP 是一种高亲和力的血红素结合蛋白，铁调素（似乎是保护性的）隔离自由铁[197]。一项胸腹主动脉瘤修补手术的研究特别关注了 CPB 期间的溶血情况，结果发现游离血红蛋白、NAG 的血浆峰值与围术期 AKI 直接相关[198]。

遗憾的是，尽管前面阐述了所有假设的机制，但目前仍不明确 CPB 本身对心脏手术期间的 AKI 有多大影响。个体对 CPB 的反应差异很大，这可能是基因多态性的结果，这种多态性能调节对炎症的反应和血管舒缩过程[199]。

心肺转流术期间的肾保护

CPB 期间的搏动灌注

在动物和人的研究中，CPB 期间搏动血流增加肾皮质血流并且降低循环中儿茶酚胺、内皮缩血管肽和细胞因子的浓度（见第 67 章）[200-201]。虽然搏动灌注抑制了血浆肾素活性，但肾小球损伤的证据（此时为微量蛋白尿）仍然存在[55]。在一项随机前瞻性、实验对象为 215 例行先天性心脏病修补术的儿科患者的试验中，在 CPB 期间应用搏动血流降低了变力性药的需要，缩短了重症监护治疗病房的停留时间和住院时间，并增加了尿量。但是血清肌酐值没有变化[202]。在一项对象为 100 例行心外科手术的成年患者的随机前瞻性试验中，使用主动脉球囊反搏，以便在 CPB 期间提供搏动血流[203]。搏动血流减轻 GFR 的下降，但是对尿流量和肾的预后没有差别。在一个大的非随机观察性研究中，对 1820 例患者中的 915 例在 CPB 期间提供搏动血流，但是似乎没有为围术期肾损伤提供更多的保护 [204]。总之，CPB 非搏动灌注的临床研究结果并不一致，对于搏动血流的组成缺乏一个明确的、广为接受的定义。这使得上述研究结果进一步复杂化。目前 CPB 常规使用搏动灌注以降低肾损伤的风险，近期的证据尚不足以建议我们应该支持或反对这一观点 [205]。

避免使用 CPB

非体外循环下冠状动脉旁路移植术（OPCAB，又称不停跳心脏手术）对肾功能的益处尚不明了。低风险的患者无论使用 CPB 与否，急性肾损伤的发生率几乎没有差别 [206]。目前大多数已发表的研究样本都很小（<60 例患者）。虽然 OPCAB 与急性肾损伤（表现为血清肌酐、半胱氨酸蛋白酶抑制剂 C、微量蛋白尿和 NAG 水平降低）有关的证据很少，但也未明确证明其对肾预后、发病率和死亡率有益 [207-208]。近期一项对随机试验的 meta 分析发现有证据支持非体外循环能降低 AKI，但是并未降低透析或死亡率 [209]。然而纳入的研究质量差异较大，对于 AKI 的定义，各个实验之间存在较大不同，结果可能被一项研究曲解了。需要高质量的证据来界定临床相关的终点，以证实非体外循环下的心脏手术对肾有潜在的益处。

心肺转流术期间的灌注压

动物心肺转流术实验中发现 RBF 依赖于肾的灌注压，并且在低压的情况下输注多巴胺不增加 RBF [10]。这表明在 CPB 期间自身调节可能受损。而 Hilberman 等 [210] 发现低血流量 [<50ml/（kg·min）] 和低平均动脉压（<50 mmHg）与术后急性肾衰竭无关，但术后肾功能不全的程度以及预后与 CPB 后心功能不全的严重程度有关 [211]。

更新的研究也支持上述观点，除非低血压合并严重贫血，否则心肺转流术期间平均动脉压和 AKI 无关 [193]。也许轻度贫血引起的血流稀释能在较低的灌注压水平维持 RBF，但严重贫血时，氧供缺乏超过了这一效应的作用（见第 61 章中贫血和输血指南相关内容）。

多巴胺和利尿药

一项研究在心脏手术后使用同等变力剂量的多巴胺和多巴酚丁胺，发现它们对 GFR、RBF、肾血管阻力和肾滤过分数具有相同的作用，但是多巴胺引起尿流率增加，尿钠增多，FENa 和钾的分泌增多，这些都表明多巴胺的利尿作用不依赖于 RBF 和 GFR 的改变 [212]。但没有证据表明在那些肾功能正常 [213-214] 或者肾功能受损的患者行 CPB 过程中预防性使用低剂量的多巴胺有保护作用 [206, 215]。

这种保护作用缺失的部分原因是多巴胺药动学的不稳定。在一个健康志愿者研究中，McGregor 等发现血浆中的多巴胺水平个体间差异可达 30 倍 [216]。一些受试者输注小剂量多巴胺，血浆中多巴胺的水平和那些使用达到 α- 肾上腺素能效应的大剂量多巴胺的受试者的血浆水平是一致的。甚至低剂量的多巴胺就能引起我们不希望的心动过速，术后输注可能使室上性和室性心律失常发生率增加 [217]。

和多巴胺相比，在心脏手术期间输注小剂量非诺多泮有肾保护作用 [(0.1 ~ 0.3μg/（kg·min）] [218]（见第 67 章）。一项应用多普勒技术进行超声心动成像的研究表明，使用此剂量范围的非诺多泮时肾血流会呈剂量依赖性的增加，尤其是肾皮质部分的血流 [219]。对 13 项随机配对研究的 meta 分析（包括 1059 例患者）显示，输注非诺多泮可以显著降低透析需求以及在重症监护治疗病房停留的时间和住院死亡率 [16]。大多数有关非诺多泮的研究样本相对较小，证明可以改善血清肌酐和肌酐清除率，而不是肾的预后 [220-221]。迄今最可信的证据是 Cogliati 等的 193 例高风险患者的随机双盲研究 [222]。危险因素包括术前血浆肌酐升高（> 1.5 mg/dl）、年龄大于 70 岁、糖尿病和既往心脏手术史。应用非诺多泮的患者发生急性肾损伤（12.6% vs.27.6%，P = 0.02）和需要透析的概率降低（0 vs.8.2%，P =0.004）。

在 CPB 期间预防性应用利尿剂实际上是有害的。在一项 126 例行择期手术的患者的研究中，围术期使用呋塞米 [0.5μg/（kg·min）] 与使用低剂量的多巴胺和安慰剂相比，血浆中的肌酐值偏高 [213]。

利尿钠肽

外源性阿那立肽（人重组 ANP）通过扩张动脉和静脉会降低全身的血压。人们对输注阿那立肽逆转已经形成的急性肾衰竭（"肾复苏"）的能力产生了相当大的兴趣。缺血和肾毒性急性肾小管坏死动物实验 [223-224] 以及前期的临床研究 [225] 都为我们提供了希望。一项大型前瞻性研究证明对于少尿性急性肾衰竭使用阿那立肽会显著增加无需透析患者的存活率，然而在非少尿性急性肾衰竭患者，死亡率会增加 [51]。紧接着在一个随机双盲的安慰剂对照试验中，222 例少尿的急性肾衰竭患者中使用阿那立肽和安慰剂，结果显示，在透析的需求、无需透析的存活率以及 60 天的死亡率方面没有区别[226]。但接受阿那立肽的患者用药期间低血压发生率增加。

关于在 CPB 期间使用阿那立肽的研究已经开展[227]，与对照组相比，接受阿那立肽的患者血浆中肾素、血管紧张素 Ⅱ 以及醛固酮明显降低，同时具有高的 GFR 和尿量。最近一篇关于 ANP 疗法的 Cochrane 综述得出结论：尽管有证据支持低剂量的 ANP 作为保护性策略可降低 AKI 后需要透析的风险，但这些证据尚不足以得出任何建设性意见[228]。

奈西立肽（人重组 BNP）已经被 FDA 批准作为胃肠外药治疗进展期失代偿性充血性心力衰竭。奈西立肽能降低已经升高的心脏前负荷和后负荷、增强心功能、利尿、缓解肺充血和水肿的症状[229]。最主要的不良反应是剂量依赖性低血压，如果过量将会损害肾功能[230]。一项 meta 分析表明，进展期失代偿性心力衰竭患者使用奈西立肽会导致血清肌酐的增高[231]。但是一项大型前瞻性安慰剂对照研究指出，奈西立肽不会使进展期失代偿性心力衰竭患者的肾功能恶化[232]。与硝酸甘油[223]或硝普钠[234]相比，也发现了相似的结果。

但有证据表明，行心脏手术的高危患者围术期输注低剂量的奈西立肽 [0.01μg/（kg·min）] 具有肾功能保护作用[235]。在一项前瞻随机单盲研究中，279 例左心功能不全行冠状动脉旁路移植或者二尖瓣手术的患者（EF< 40%）使用奈西立肽后尿量增加，术后的血清肌酐值升高程度降低，术后 6 个月的生存率增加。

一项 meta 分析纳入了 15 项心血管手术时输注 ANP 或 BNP 的实验，结果发现多方面可受益，包括尿量和 GFR 增加、利尿剂的使用减少、术后血清肌酐的峰值和透析的需要降低以及进入 ICU 和住院的时间减少[236]。这些发现还有待大型多中心前瞻性随机对照研究来证实。

N- 乙酰半胱氨酸

N- 乙酰半胱氨酸是一种抗氧化剂，能直接清除活性氧，并广泛地用于预防造影剂性肾病（见后文）。另一方面，没有证据表明在心脏手术的围术期给予 N- 乙酰半胱氨酸有预防 AKI 的作用。在两项前瞻性单盲试验中，无论是间断注射[237]还是持续给予[238]N- 乙酰半胱氨酸，对心脏手术后肾功能或者预后都没有影响。一项关于 254 例慢性肾功能不全（GFR < 60 ml/ min）患者间断注射 N- 乙酰半胱氨酸的研究同样不能证明任何保护作用[239]。最近，一项随机对照研究观察了超过 2300 例行冠状动脉或外周血管造影的患者，

结果发现给予 N- 乙酰半胱氨酸不能带来任何益处[240]。

碱化尿液

如前所述，CPB 期间经常发生溶血，释放出的不稳定的自由铁激活了活性氧自由基，在此情况下 AKI 可以被视为色素性肾病的一种形式[195]。在这样的环境下，碱化尿液可以防止高铁血红蛋白和小管管型的形成、减少胞吞血红蛋白的摄取，减轻近端肾小管的坏死。碳酸氢盐可以清除自由铁激活的活化氧自由基，如羟基离子和亚硝酸盐[196]。事实上，一项小型随机双盲实验中，100 名行心脏手术、围术期 AKI 风险较高的患者输注碳酸氢钠 24h 以碱化尿液，术后 SCr 增高 25% 的概率从 52% 降至 32%，并伴有尿 NGAL 的下降[241]。这些初步观察结果及其对预后的影响仍需大型前瞻性研究来确认。

肾毒性损伤

药物引起的肾毒性

除非有危险因素共同存在，否则药物或造影剂很少能引起肾毒性损伤[13]。这些危险因素可以是急性的（如休克、低血容量、充血性心力衰竭）或慢性的（高龄、糖尿病、慢性肾功能不全）。随着危险因素增多，肾毒性损伤的发生概率呈指数增加。

肾毒性急性肾衰竭通常是非少尿性的，伴有尿浓缩能力减弱和进行性氮质血症。由于 GFR 降低，除非仔细监测药物水平同时反复调节药量，否则肾排泄药物的蓄积会加重肾毒性。但是如果能及时停药并且无其他脏器衰竭存在，则肾功能恢复的预后较好[242]。

氨基糖苷类

氨基糖苷类（庆大霉素、妥布霉素、阿米卡星）是多聚阳离子复合物，可滤过进入近端小管，并在此处与阴离子的刷状缘膜磷脂结合。其肾毒性与其多聚阳离子的状态直接相关，因此新霉素（6 个阳离子位点）比庆大霉素（5 个位点）或链霉素（3 个位点）更具危害性[243]。通过胞吞作用，它们被吸收到细胞内的溶酶体中，然后被释放到细胞质。在细胞中引起活性氧代谢物生成，后者可损伤溶酶体、质膜及线粒体，尤其是抑制高能量磷酸复合物（如 ATP）的氧化磷酸化及合成。在动物实验中，给予褪黑素等抗氧化剂能减轻肾毒性[244]。

氨基糖苷类引起的肾毒性与其持久的高血浆水平直接相关，尤其是在老年人、先前存在肾病、肾血管

处于收缩状态（脓毒症、低血容量、肝病、充血性心力衰竭）、辅助药物治疗（袢利尿剂、万古霉素、头孢菌素、NSAIDs、环孢素、两性霉素 B）及电解质紊乱（低钾血症、低镁血症、高钙血症及代谢性酸中毒）时，更易出现肾毒性[245]。

预防氨基糖苷类的肾毒性应维持充分的容量，尽早避免或清除上述危险因素并仔细监测血浆中氨基糖苷的水平。每天 2h 肌酐清除率的测定对于及早发现氨基糖苷类引起的肾毒性是有帮助的，另外还可据此适当调节药物剂量，以维持 GFR。氨基糖苷类按每天一次给药即可以达到较高的治疗浓度，又能有充分的药物浓度消退期，使肾功能恢复，从而限制肾毒性的发生[246]。小剂量多巴胺能增强肾对氨基糖苷类药物的清除，但尚不清楚能否防止肾小管损伤。

非甾体消炎药

非甾体消炎药（NSAIDs），如吲哚美辛、甲氯灭酸钠和酮咯酸可以抑制环加氧酶 -1，并能维持 8 ~ 24h（见第 32 章）。单次剂量的阿司匹林可引起不可逆性的环加氧酶 -1 乙酰化。在血小板中，这种影响可持续整个细胞生命周期（7 ~ 10 天），但肾可在 24 ~ 48h 内再合成环加氧酶。损伤"启动"前列腺素的肾功能保护作用，NSAIDs 对缺血肾而不是正常肾产生肾毒性可以证明这一事实。应激状态时，前列腺素活性减弱，导致 RBF 和 GFR 降低、肾血管阻力增加、利尿反应削弱和高钾血症。

动物模型证实，NSAIDs 和阿司匹林可引发出血、内毒素血症、静脉压力升高和低心排出量等不良反应；而在人类则可引起轻度、潜在的肾功能不全，还可伴有充血性心力衰竭、腹水或系统性红斑狼疮[247]。但对于个体患者而言，NSAIDs 引起的肾毒性的风险主要取决于所处的环境。对于较年轻、健康、补液充分的患者，给予单一药物（如酮咯酸）进行短期术后镇痛不会产生肾毒性损伤。对于存在急性或慢性心血管不稳定的患者，如果同时应用了肾毒性物质（如造影剂、氨基糖苷类），肾毒性损伤的危险性将呈指数增加。

对环加氧酶 -2 具有选择性抑制作用的 NSAIDs（塞来昔布、罗非昔布、伐地考昔）很少引起胃部刺激和糜烂。然而迄今为止没有研究表明，与非选择性环加氧酶抑制剂相比，它们可以降低肾毒性损害的危险[248]。在临床试验中，心血管不良反应事件增加的报告严重限制了这些药物的应用。

钙调磷酸酶拮抗剂（环孢素、他克莫司）

环孢素是一种强效免疫抑制剂，与类固醇和硫唑嘌呤一起常规用于预防器官移植后的排斥反应。实际上，自从 1981 年允许使用环孢素后，心脏、肺和肝移植手术呈指数增多。它能引起交感神经的高反应性、高血压和肾血管收缩，这是其导致肾损伤的部分原因。先前存在的肾功能不全、低血容量及其他肾毒性损害都可加重其肾毒性作用。许多移植患者为获得充分的免疫抑制剂必须耐受中度血浆肌酐增加（1.5 ~ 2 mg/dl）。

在某种程度上钙调磷酸酶免疫抑制剂他克莫司（FK560）被认为肾毒性比环孢素要小，并已经广泛替代环孢素。但胰腺移植患者肾活检研究表明，他克莫司和环孢素的肾毒性风险性没有差别[249]。他克莫司经肝 CYP450 酶系统的代谢和免疫抑制的药效学作用存在明显的基因多态性，因此肾毒性的风险性也明显不同[250]。例如表达 CYP3A5*1 等位基因的患者需要更大剂量的他克莫司才能达到治疗水平，肾毒性的风险也增加[251]。

同时给予钙通道阻滞剂会竞争 CYP450 代谢，并导致环孢素和他克莫司的水平升高。大多数移植免疫学专家都会避免这样的药物相互作用，但事实上这又有可能是有益处的。对于进行尸体肾移植手术的患者，将钙通道阻滞剂地尔硫䓬加入移植物保存液中，灌注供体 48h，然后再口服地尔硫䓬[252]。移植后肾小管坏死的发生率可从 41% 降至 10%，当发生 AKI 时，很少需要进行血液透析。地尔硫䓬可削弱环孢素的代谢，因此血浆中环孢素的水平较高，这使得早期急性排异反应很少出现，钙通道阻滞剂能防止环孢素的肾毒性[253]。环孢素的用量可以减少 30% 而达到相同的药物水平，对患者来说也可以节省费用。

另一种引人注意的方法是用非钙调磷酸酶药物西罗莫司代替环孢素或他克莫司，西罗莫司有相同的免疫抑制作用，但引起肾损伤的可能性显著减少[254]。

造影剂引发的肾毒性

造影剂的肾毒性可能是由于强烈的肾血管收缩导致髓质缺氧联合氧化应激造成的（见第 90 章）。因为造影剂是水溶性的，能轻易进入肾小球和肾小管的尿液里，所以几乎可以确定直接细胞毒性也起了作用[255]。经动脉给药或使用大剂量造影剂可能增加肾毒性。在糖尿病性肾功不全、低血容量、充血性心力衰竭和骨髓瘤患者中，造影剂引起的肾毒性（contrast-induced nephrotoxicity，CIN）的风险会增高[256]。

放射性造影剂是高渗的，可引起渗透性利尿，这给人以安全的错觉，但实际上会加重低血容量和肾损害。放射性造影剂的潜在毒性与它的渗透压直接相关。然而 meta 分析并未发现与一组低渗造影剂相比，等渗造影剂对肾保护有益[257]。进一步的分析发现不同的低渗造影剂引发的肾毒性不尽相同，这说明造影剂导致的肾毒性不是单纯由渗透压造成，还与其他因素有关。

发生 CIN 时，氮质血症将在接触造影剂后 24 ~ 48h 发生，3 ~ 5 天达高峰。这强烈提示医师应推迟择期手术，以降低围术期急性肾衰竭的风险。另一方面，若手术紧随放射线检查之后，或术中进行放射性检查，CIN 则可能会被忽视。

预防 CIN 最重要的是充分的补液，例如在应用放射性造影剂至少 4h 前开始输注生理盐水 1ml/kg，并在造影后持续 12h[258]。

许多种药物都曾被认为具有保护和减轻 CIN 的希望，但最终均宣告希望破灭。目前仍没有其他措施能够代替水化成为一线保护措施。静脉输注甘露醇已应用多年，但它通过大量渗透性利尿引起的脱水可能会加重损伤。近十年来，人们的兴趣主要集中在抗氧化剂和多巴胺能激动剂上。

N- 乙酰半胱氨酸

Tepel 等报道，对 83 例慢性肾功能不全（平均血清肌酐为 2.4 mg/dl）进行 X 线造影照相术的患者预防性给予抗氧化剂 N- 乙酰半胱氨酸（600 mg 口服，一天 2 次）可以减轻 CIN[259]。仅有 2% 接受 N- 乙酰半胱氨酸治疗的患者血清肌酐增加 >0.5 mg/dl，平均血清肌酐浓度实际上是降低的，而用盐水安慰剂治疗的患者中有 21% 血清肌酐增加超过 0.5 mg/dl。

接下来的研究要么没有证实这些结果[260]，要么发现 N- 乙酰半胱氨酸只有在应用低剂量造影剂时才比盐水能提供更好的保护[261]。N- 乙酰半胱氨酸本身就能降低血清肌酐水平，与 GFR 的改变无关[25]。一项随机对照研究表明，N- 乙酰半胱氨酸具有保护作用，此实验研究纳入的 2300 例患者至少具有一项造影剂引发 AKI 的危险因素（年龄 > 70 岁、CKD、糖尿病、心力衰竭或低血压）[240]。给予放射性造影剂之前和之后，都给予标准的 N- 乙酰半胱氨酸疗法或是安慰剂，CIN 的发生率相同（约 13%）。

非诺多泮

注射非诺多泮能防止放射性造影介质引起的 RPF 下降[262]。但是一个更大的多中心随机对照研究中，针对 315 例原有肾功能不全（肌酐清除率 <60 ml/min）

患者的试验显示，与安慰剂相比，它对肾功能并没有益处[263]。更新的一个回顾性研究发现，行冠状动脉造影和经皮血管重建的高危患者直接将非诺多泮输注到肾动脉，结果 CIN 的发生率从 31% 下降到 12%[264]。与其他措施一样，此方法尚需正式的前瞻性随机双盲试验来测试。

色素性肾病

色素性肾病是一种由血红素肌红蛋白、血红蛋白和胆红素的肾毒性导致的 AKI。

横纹肌溶解和肌红蛋白尿

在直接性创伤（包括大面积挤压伤和烧伤）中，肌肉坏死（横纹肌溶解）是很常见的，但也可发生在血管疾病、损伤或长时间制动引起的急性肌肉缺血。间隔综合征可加重横纹肌溶解。间隔综合征特别好发于肢体大出血或血管功能障碍和组织水肿并存时（例如取静脉后，经股动脉放置主动脉内气囊）。代谢率显著增加（剧烈运动、持续发热、癫持续状态或肌阵挛）、严重低磷酸盐血症或直接蛋白酶解作用（急性胰腺炎）都可能会引起横纹肌溶解[265]。

肌红蛋白是肌肉中携氧的血红素色素，它释放到血液中（肌红蛋白尿），血浆阈值达 0.03 mg/dl 时迅速经肾排出。在肌肉完好、GFR 正常的人中，到达近端小管的肌红蛋白比低 GFR 的恶病质患者多。在尿 pH 值低于 5.6 时，肌红蛋白转化成高铁血红素，后者在近端肾小管沉淀[266]。血容量不足（即低小管流量）和酸性尿加重肾损伤。由于高分解代谢状态，少尿且伴有急性高钾血症、低钙血症、阴离子间隙代谢性酸中毒、急进性氮质血症。血清肌酐和 BUN 增加很快 [分别为 1.0 ~ 1.5 mg/（dl·d）和 20 ~ 30 mg/（dl·d）]。

横纹肌溶解最重要的辅助诊断就是具有高度可疑指征。受累肌肉明显缺血或肿胀、疼痛及水肿。尿肌红蛋白试验阳性，但尿液可不为红色。由于肌红蛋白排泄的肾阈值较低，血清是澄清的，而血红蛋白血症时较大的血红蛋白不滤过并在血清中积聚，使血清呈粉红色。连续的总肌酐激酶测定（creatinine phosphokinase，CPK）有助于确定横纹肌溶解的严重程度（即 CPK-MM 释放）[267]。当总 CPK 超过 10 000 U/L，很容易发生肾损害。

防止肌红蛋白诱导的 AKI 的关键在于维持 RBF 和小管流量在较高水平。通过静脉输注甘露醇（每 6h 输注 6.25 ~ 12.5g）进行渗透性利尿，根据需要，静脉给予或不给予 10 ~ 20mg 的呋塞米，从而使尿量维持在 100 ~ 150ml/h [268]。可根据需要经静脉给予碳酸氢钠 50 mEq，和（或）每 6h 给予 250 mg 的乙酰唑胺，以使尿液的 pH 值维持在 5.6 以上。然而，因为没有前瞻性数据证明尿液碱化可产生有益作用，不应该以引起严重的酸碱失衡为代价来提高尿液的 pH 值。只有在治疗高钾血症才给予钙制剂。

溶血和血红蛋白血症

CPB 能引起溶血，导致游离血红蛋白释放入血，并与触珠蛋白形成复合物。该复合物太大以至于不能被肾滤过，并在肝代谢。当游离血红蛋白生成过多，会超过触珠蛋白系统的负荷并在血浆中积聚。血红素分子很小，足以被肾小球滤过进入肾小管，在肾小管中与内皮源性一氧化氮结合，随后释放铁并导致肾小管被血红蛋白管型物堵塞。释放的游离铁通过活性氧自由基的作用产生肾毒性 [195]。

初步证据显示，尿液碱化能减轻 CPB 期间的 AKI（见前述）[241]。由错误输血（ABO 血型不相容）引起的急性血管内溶血可产生直接强烈的肾损伤。但是引起肾损伤的物质主要是红细胞基质而不是游离的血红蛋白。肾保护性措施本质上与横纹肌溶解相同（例如积极的持续补液、使用或不使用渗透性利尿剂以及尿液碱化）。

黄疸和胆红素血症

已发现术前梗阻性黄疸程度与术后肾功能不全直接相关 [269]，胆汁淤积使直接胆红素升高到 8 mg/dl 以上，胆盐分泌停止，肝门败血症和肾损害相继发生。这种状况与肝肾综合征和脓毒症相似，循环中产生的内毒素引起肾血管收缩和损伤（血管运动性肾病）。

严重梗阻性黄疸患者在术前口服胆盐（如牛磺胆酸钠）或静脉给予甘露醇可以保护围术期肾功能。在一项前瞻性随机研究中，Plusa 和 Clark [270] 发现对于梗阻性黄疸并进行手术的患者，以上两种方法对肾的预后没有差别。但甘露醇组可以产生强渗透性利尿作用，适当补液以补充尿量丢失很重要。利尿引起的血容量不足会减弱甘露醇的保护性作用 [271]。

脓 毒 症

脓毒症是术后新发急性肾衰竭的最常见原因（见第 101 章）。脓毒症通过低血压、血管收缩及内毒素的直接和间接作用导致肾损害，并且没有明确的低血压发生，肾功能也会逐渐恶化。此外，脓毒症使肾容易

发生进一步缺血性和肾毒性损伤（例如同时应用氨基糖苷类药物）[272]。急性肾衰竭本身及血液透析都可通过激活白细胞而使脓毒症持续存在。

肾的自身调节在脓毒症时可受损害，RBF 和 GFR 与全身血管阻力和平均动脉压按同一比例下降。低血压引发神经激素级联反应（交感肾上腺激活，肾素 - 血管紧张素、抗利尿激素和血栓素活化），导致 RBF、GFR、钠排泄和尿流量减少。肾功能不全的严重程度与脓毒症的严重程度及血浆肾素的活化有直接关系 [273]。

脓毒症时肾功能不全的特点是血管运动性肾病，这提示全心指数增加时肾血管收缩。脓毒症时内毒素和激活的复合物可使肾血管收缩、肾小球系膜细胞收缩、超滤系数降低和 GFR 下降 [274]，这些复合物包括内皮缩血管肽、类花生酸类物质（如血栓素、PGF_2、白三烯 C_4 和 D_4）。PGF_2 与血栓素作用相似，在白细胞淤滞、花生四烯酸被氧自由基氧化时形成。

内毒素促使白细胞花生四烯酸进行脂质氧化形成白三烯，同时减少其胆汁清除。此外，实验性输注脂多糖（内毒素）能直接降低 RBF、GFR 和肾小管的浓缩能力，并使肾小管酶经尿液的丢失增加。内毒素使白细胞聚集在肾小球旁毛细血管中，通过释放中性粒细胞源性弹性蛋白酶引起内皮细胞损伤（再灌注损伤会加剧此反应）并加重肾缺血，以致短暂的血流动力学不稳定即可导致肾功能快速丧失。它能加重肾毒性。内毒素引起的变化与肿瘤坏死因子 α 相似。

接受氨基糖苷类抗生素治疗的脓毒症患者中，有 10% ~ 26% 发生中毒性肾功能不全 [245]。当氨基糖苷类药物与发热、肾血管收缩、低血容量和内毒素并存时，肾毒性加重。当存在以上或其他危险因素（见前述）时，应考虑使用没有肾毒性的抗生素，以控制革兰氏阴性菌感染，包括青霉素类（替卡西林）、头孢菌素类（头孢他啶）、碳青霉烯（亚胺培南）或单酰胺菌素（氨曲南）。

感染性休克的肾保护

抗炎药

Cumming 等 [275] 对患有腹膜炎并进行容量负荷的绵羊进行开腹手术，发现选择性血栓素合成酶抑制剂（U63557A）可明显保护肾功能。在术前或术后 30min 给予选择性抑制剂可以阻止肌酐清除率、排钠及尿量的减少。应用抑肽酶也有益作用，可能是由于它的抗炎作用 [122]。相反，NSAIDs 对 COX 的非选择性抑制通过降低肾血管扩张剂前列环素的合成，会加重脓

毒症患者的肾功能损害[276]。

两项大规模多中心研究发现，感染性休克时使用药理剂量的甲泼尼龙对预后并没有益处[277-278]。此外，接受类固醇药物的患者 BUN 增加而血清肌酐不增加，这提示是一种蛋白质分解增加的肾前状态[279]。大剂量类固醇的其他不良反应还包括损伤线粒体功能、破坏白细胞功能和抑制磷脂酶 A_2 的作用，导致肾内血管扩张剂前列腺素的合成降低。

超常的氧供

在过去的 10 年中，关于组织超常供氧以克服感染组织用氧障碍这一说法存在很大争议[280]，这一方法包括变力性支持和输血，使全部氧供（DO_2）达到三个终点之一：①在幸存者中发现 DO_2 水平维持在 600 ml/（min·m²）；②达到全身氧耗（VO_2）不再随着 DO_2 增加而增加时的水平；③血中乳酸水平开始下降时。超常氧供对预后的益处仍存在争议，大剂量变力性支持和升压素本身就存在副作用。而且，肾的 VO_2 和 DO_2 显著不同于全身指标。肾的 VO_2 由肾小管代谢功能决定，受体液和电解质变化的调节。在容量负荷的脓毒症猪模型中，多巴酚丁胺的变力性支持可以增加全身的 VO_2 和 DO_2，但却不能增加肾的 VO_2 和 DO_2[77]。此外，全肾 DO_2 降低并不能引起肾小管损害，可能是因为 GFR 下降时肾小管做功和 VO_2 也下降[281]。

多巴胺能药

小剂量的多巴胺 [1~3μg/（kg·min）] 经常用于脓毒症患者，因为其可使肾血管舒张或可抑制 Na^+-K^+-ATP 酶泵功能，使肾小管的 VO_2 降低，从而对肾具有保护作用。

脓毒症时，小剂量多巴胺与更强的缩血管药物（多巴酚丁胺、肾上腺素以及去甲肾上腺素）联合应用，希望增加肝、肾和肠系膜的灌注。支持这种做法的动物实验数据有限。在一项非脓毒症犬的实验中用热稀释法测量 RBF 发现，在输注去甲肾上腺素 0.2~1.6μg/（kg·min）的基础上加用小剂量的多巴胺可使 RFP 增加 40%~50%。但之后的一项研究发现，输注肾上腺素再加上小剂量的多巴胺可以使健康绵羊的 RPF 增加，但在腹膜内感染脓毒症模型中并未发现有益处[282]。小剂量多巴胺能增加肝的 DO_2，但可能牺牲了内脏的氧合。

对于感染综合征的患者（有感染的体征，但无低血压），小剂量的多巴胺可以使尿量加倍，肌酐清除率提高 60% 却不改变全身血流动力学[283]。但在给予多

巴胺 48h 后，肾对多巴胺的反应显著下降，可能是由于肾内多巴胺受体下调，也可能是利尿后引起血管内容量减少。而需给予儿茶酚胺维持血压的感染性休克患者，给予小剂量多巴胺并不能改变其全身血流动力学或肾功能。

澳大利亚和新西兰重症监护协会（ANZICS）发起的大规模前瞻对照研究认为应停止预防性给予脓毒症患者小剂量多巴胺。他们随机选取了 328 例有全身炎症反应综合征（SIRS）体征和早期肾功不全（少尿或血清肌酐增加）的患者，给予 2 μg/（kg·min）的多巴胺或安慰剂，发现血浆肌酐、透析需求、ICU 停留或住院时间及总死亡率并没有差别[284]。

多培沙明在感染性休克中的治疗作用还不明确。大多数研究是探讨它对内脏和肝灌注的作用，而不是对肾的保护作用。在脓毒症动物模型中，多培沙明可以提高内脏和肝的 DO_2，但它的 β_2 肾上腺素能作用可引起心动过速和低血压，因此限制了它在脓毒症中的临床应用。Smithies 等[285]给予脓毒综合征、急性呼吸衰竭以及至少有另一个器官系统衰竭的患者多培沙明，发现心脏指数增加，胃黏膜 pH 值（内脏灌注指标）显著提高。

相反，至少有初步证据显示，脓毒症时输注小剂量非诺多泮可能有肾保护作用。一项随机双盲安慰剂对照研究发现，300 位脓毒症患者输注非诺多泮 0.09μg/（kg·min）可明显减少 AKI（定义为 SCr > 150mmol/L）和 ICU 停留时间，但不能降低死亡率[286]。这些令人鼓舞的结果有待大型的多中心研究来证实。

去甲肾上腺素

在严重的血管扩张型休克时，并未证实输注去甲肾上腺素会由于 α- 肾上腺素能引起的血管收缩而影响肾动脉血流。感染性休克患者有显著低血压和少尿，给予去甲肾上腺素可以通过提高肾灌注压而改善肾功能。Desjars 等[11]评价了一组脓毒症患者，虽然经过液体复苏并使用了剂量为 15 μg/（kg·min）的多巴胺，但患者仍少尿，给予去甲肾上腺素并降低多巴胺用量能使平均动脉压从 50 mmHg 增加到 70 mmHg，尿量增加 3 倍，肌酐清除率增加 2 倍。去甲肾上腺素可以增加体循环阻力（SVR）而心指数或 DO_2 改变甚微。随后的研究证实，使用去甲肾上腺素维持平均动脉压大于 60 mmHg 可改善心功能（每搏量增加和心率减慢）和 GFR，而对心指数、氧摄取或 VO_2 无不良作用[287]。

因为在感染性休克中外周血管抵抗去甲肾上腺素

的血管收缩作用，所以需使用大剂量去甲肾上腺素才能达到上述目标。其原因是大量诱导型一氧化氮释放和升压素不足（见后述）。然而，这些发现强有力地证明了如下观点：在脓毒症中肾的自身调节受到损害，维持足够的肾灌注压对肾保护至关重要。

精氨酸升压素

血管扩张型休克患者血浆中精氨酸升压素（AVP）水平不适当地降低，且对低剂量外源性该物质非常敏感[288]。血管扩张型休克是指低血压、心指数增加和全身血管阻力降低，对血管收缩剂（如去甲肾上腺素）无反应。感染性休克是其最常见的表现，但它也是由 CPB 或心室辅助装置引起的表面激活综合征的特征[289]。

Landry 等[290] 发现，尽管感染性休克和显著低血压患者输注儿茶酚胺效果不明显，但对 AVP 的血管收缩作用仍有特殊的敏感性。输注 AVP［剂量为 2.4 U/h（低于治疗食管静脉曲张出血剂量的 1/10）]引起收缩压急剧升高，从 92 ± 4 mmHg 升至 146 ± 4 mmHg（均数 ± 标准差，$P < 0.001$），此时可以停止儿茶酚胺输注（图 23-27）。在相关研究中[291]，作者发现有 3/5 的患者平均尿量从 30 ml/h 增加至 100 ml/h。

血浆中 AVP 水平显著降低（3.1 ± 1.0 pg/ml），并且明显低于接受儿茶酚胺治疗的心源性休克患者（22.7 ± 2.2 pg/ml，$P < 0.001$）[290]。推测"AVP 缺乏"可能是由于长时间低血压导致的大量压力感受器介导的 AVP 释放。一个犬实验证实，失血性休克发生 1h 后其神经垂体放射标记的 AVP 几乎完全耗竭，这一动物实验有力证实了上述推测[288]。在一项人类试验中发现，血管扩张型休克患者的内源性血浆 AVP 水平很低（< 2pg/ml），按 1 ~ 4U/h 输注 AVP 后其浓度可上升至 20 ~ 30 pg/ml（表 23-7）。

脓毒症患者对 AVP 敏感的第二个机制是其对 ATP 敏感性钾（K^+_{ATP}）通道的影响[288]。细胞内酸中毒、乳酸堆积、ATP 耗竭都可使血管平滑肌肌膜中的 K^+_{ATP} 通道关闭。促使钾离子移出细胞，从而使细胞膜超极化，后者又使钙通道关闭，而钙通道是去甲肾上腺素引起血管收缩的关键。AVP 与 K^+_{ATP} 通道结合使其开放，逆转细胞膜的超极化状态，恢复对去甲肾上腺素的敏感性。

应用 AVP 改善脓毒症患者肾功能的部分原因在于它能使肾的低灌注压升至自动调节范围内。另一个重要的因素是 AVP 和去甲肾上腺素不同，即使 AVP 局部浓度较高，也优先收缩出球小动脉，因而改善滤过分数和 GFR[292]。但是一个包含 778 例患者的大样本前瞻性随机单盲试验表明，与输注去甲肾上腺素（5 ~ 15μg/min）相比，低剂量的 AVP（0.01 ~ 0.03 U/min）不会降低死亡率，也不会降低透析的需求[293]。但是对数据的事后分析发现，根据 RIFLE 定义的 AKI 标准选入试验的 R（风险）级患者中，随机分到 AVP 治疗组的患者与分配到去甲肾上腺素治疗组的患者相比，进展为 F（衰竭）级、L（丧失）级的比例（21% vs.40%）或需要透析的比例（17% vs.38%）均明显下降[294]。

■ 肾 串 扰

AKI 通过器官的"串扰"现象可能会导致其他的多器官系统急性损伤，包括肺、脑、肝和心脏，这种观念受到越来越多的关注[295]。AKI 引发的器官串扰由急性炎症、氧化应激和活化氧自由基介导，导致白细胞和细胞因子激活，并引起远端器官的凋亡和坏死。ICU 中出现 AKI 的患者常发生多系统器官功能障碍，这也解释了为什么其发病率和死亡率高于单独存在 AKI 的患者的预计值。

串扰作用是双向的。例如，不只是 AKI 能导致急性肺损伤，急性肺损伤引起的炎症过程本身也可能引起或加重 AKI。肾 - 心之间的相互作用涉及的内容不仅是单一的炎症反应途径，还包含多种神经激素相互作用，引发一系列疾病，即心肾综合征（cardiorenal syndromes，CRS）[296]。肾 - 脑之间最明显的相互作用是尿毒症脑病，但也似乎是毒素引起的结构性神经损伤，尤其是 NMDA 受体处的兴奋前体 NOS 调控的胍类复合物[297]。重症 AKI 时可发现急性肝损伤和转氨酶炎[298]。反之，严重的肝衰竭和血管活性复合物失调也可导致肾功能损害（如肝肾综合征）。

■ 参 考 文 献

见本书所附光盘。

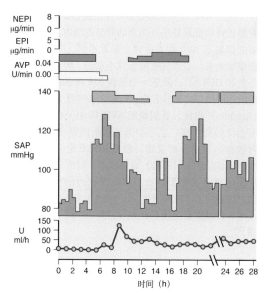

图 23-27　血管扩张型休克时输注 AVP 的作用

表 23-7　血管扩张型感染性休克患者中血浆升压素浓度

	升压素浓度（pg/ml）	
	T0 *	T1
AVP（$n=12$）	1.84 ± 0.59	32.3 ± 7.69
安慰剂（$n=11$）	1.72 ± 0.72	1.5 ± 0.5

From Kinster C, Germann P, Ullrich R, Landry D, Sladen RN: Infusion of arginine vasopressin (AVP) enhances blood pressure and renal function while preserving cerebral and splanchnic perfusion in patients in septic shock. Presented at Annual Meeting of American Society of Anesthesiologists (ASA), Orlando, FL, 2002.

AVP，精氨酸升压素。

* T0 代表 23 例血管扩张型感染性休克患者（需输注去甲肾上腺素才能维持平均动脉压 > 65mmHg，心指数增加，全身血管阻力下降，存在三个或三个以上全身炎症反应的诊断标准）升压素基础值的平均数。血浆平均升压素浓度均低于 2 pg/ml。

将患者按随机双盲法分入升压素组（1～6U/h）和安慰剂组。达到下列条件时将停止输注：不必输注去甲肾上腺素即可维持平均动脉压 > 65mmHg，已达到最大输注剂量 6U/h，输注时间达 2h。

升压素组可以降低去甲肾上腺素用量的 65%，安慰剂组无此作用。正如此项研究的观察终点 T1 所提示的：输注升压素达到治疗作用时的平均血浆 AVP 浓度为 32 pg/ml，这个浓度在人类对低血压能产生有效生理反应的升压素浓度范围之内。

此类研究支持如下概念：血管扩张型感染性休克患者由于缺乏下丘脑升压素，机体对低血压的正常反应受损。输注外源性升压素可使患者对低血压的正常反应得到恢复。

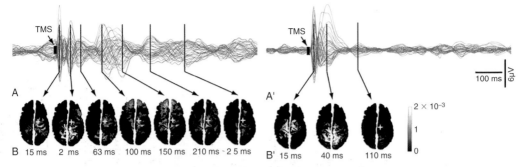

彩图 13-3 有效连接及麻醉相关的意识消失。有效连接检测不同脑区之间的相互影响。在本例研究中，检测了 6 名志愿者清醒时和咪达唑仑致意识消失时的高密度脑电图和经颅电刺激（transcranial magnetic stimulation，TMS）。A 和 A'表示清醒（A）和意识消失（A'）时由 TMS 诱发的脑电位。B 和 B'表示清醒（B）和意识消失（B'）时响应 TMS 的皮层电流（暗红色，最弱；白色，最强）。观察到咪达唑仑引起皮层电位抑制和电流减少，并且维持时间少于 120ms。在人类非快速眼动睡眠状态也有类似发现。重要的是，在麻醉（或者睡眠）时会发生皮层电活动，但是皮层间的连接和相互影响（即有效连接）受到抑制 *(Figure reproduced from Ferrarelli, et al: Breakdown in cortical effective connectivity during midazolam-induced loss of consciousness, Proc Natl Acad Sci U S A 107:2681-2686, 2010.)*

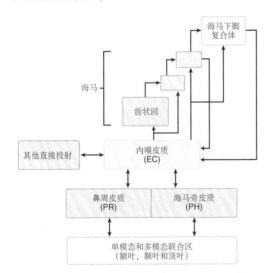

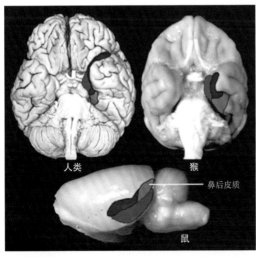

彩图 13-4 内侧颞叶记忆系统。A. 负责陈述记忆的内侧颞叶记忆系统示意图，包括下丘脑、鼻周皮质、内嗅皮质和海马旁皮质。除了此处所述的连接外，还有从鼻周和海马旁皮质到 CA1-下托边缘的较弱投射。B. 人类大脑（左上）和猴大脑（右上）的前面观图及鼠大脑（下面中间）的侧面观图。内侧颞叶的主要皮质区域已经被加亮并标注。海马在大脑表面无法看到，人类海马位于内侧颞叶下，前端位于内嗅后（红色）和鼻周皮质（紫色）下，海马主体位于海马旁回皮质下面。鼠的海马旁回皮质叫作鼻后皮质。EC，内嗅皮质；PH，海马旁皮质（深黄色）；Por，鼻后皮质；PR，鼻周皮质 *(From Squire LR, Wixted JT: The cognitive neuroscience of human memory since H.M., Annu Rev Neurosci 34:259-288, 2011.)*

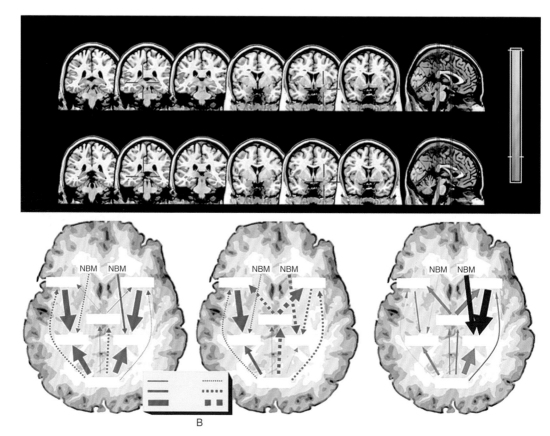

彩图 13-5 人类中 GABA 能麻醉药物对杏仁体 - 海马轴的作用。顶部图片表示的是人类暴露于抑制觉醒的药物和中性药物时的对比，分别接受安慰剂（第 1 行）或者丙泊酚 0.90μg/ml（第 2 行）。选择 6 个海马（最左边的 3 个，y 轴坐标以 -36、-33 和 -30 标注）和杏仁体（以 0、3 和 6 标注）的冠状切面，右边的是矢状面。在安慰剂组，左右两侧的杏仁体和左右两侧的海马均存在明显的电活动（负面影响＞中性）。在丙泊酚组，左右两侧杏仁体存在相似的电活动，而海马没有观察到明显的电活动。标尺显示由统计参数绘图得到的 groupwise *t* 值着色区。着色阈值为 |t| ≥ 3.37。底部图片是人类在静息、没有应用麻醉药物（A）或接受 0.25% 的七氟烷（B）时应用正电子发射断层扫描进行结构方程建模分析（连通性）。一个区域对于其他区域的正向影响应用实线，负向影响应用虚线，线的宽度代表影响的强度。根据比例尺可以看出，宽带越大，影响越大。C. 不同情况下各种路径加权值的差异。对安慰剂组的网络模式贡献大于麻醉药物组的路径被标亮，其他路径标为灰色。可以观察到应用七氟烷时，因为对杏仁核和海马 Meynert 基底核的影响，路径加权值产生很大变化。Amyg，杏仁核；Hipp，海马；LC，蓝斑；NBM，Meynert 的基底核；Thal，丘脑 *(Top from Pryor KO, Root JC, Mehta M, et al. Propofol amnesia is predicted by a loss of hippocampal and amygdala activation: fMRI evidence. Anesthesiology 2010; 113:A369; Bottom from Alkire MT et al: Neuroimaging analysis of an anesthetic gas that blocks human emotional memory, Proc Natl Acad Sci U S A 105:1722-1727, 2008.)*

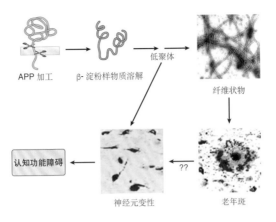

APP 加工　　β- 淀粉样物质溶解　　低聚体　　纤维状物

认知功能障碍　　神经元变性　　??　　老年斑

彩图 15-9　β- 淀粉样物质的瀑布学说。淀粉样前体蛋白 APP 被分泌酶及其他酶水解成大量片段，β- 淀粉样物质是其中的水解产物。这些单体一旦达到一定的浓度阈值，就会聚集成低聚体，一个低聚体由 2～20 个单体构成。这些低聚体通过尚不明确的机制引起细胞毒性和炎症反应，最终导致细胞死亡和认知障碍。除此之外，低聚体还能重组成纤维状物，后者结合一些细胞外成分形成老年斑——阿尔茨海默病的病理标志物。老年斑是否对于神经变性有影响，或者说它仅仅是其一个次要的标志物，目前还不明了

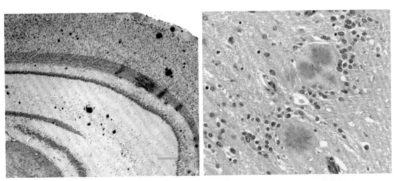

彩图 15-10　脑淀粉样变性。两张图片上都可见细胞外的淀粉样斑块。左图（放大 30 倍）是取自于抗淀粉样物质抗体染色的阿尔茨海默病老鼠模型，右图（放大 150 倍）取自于苏木精 - 伊红染色的人类脑细胞

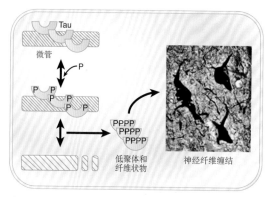

彩图 15-12 Tau 蛋白病通路。τ 蛋白与微管可逆性结合并且增加了微管的稳定性。τ 蛋白上有多个磷酸化位点可以调节与微管的亲和力。高度磷酸化使 τ 蛋白从微管上解离并聚结成低聚体、纤维状物，最终形成有细胞毒性的神经纤维缠结（NFTs）。功能性的 τ 蛋白耗竭，微管失去了稳定性。而微管失活，NFTs 的细胞毒性是否与细胞功能异常有关，目前还不明确。P，磷酸化位点

PET 扫描

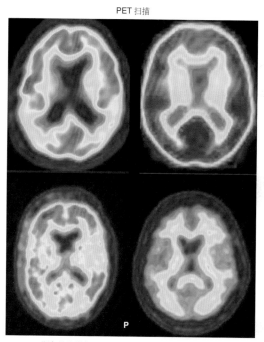

阿尔茨海默病   正常的淀粉样物质阴性

彩图 15-15 PET 图像。这种形式的"生物标志物"已证明能有效评估大脑的易损点。氟脱氧葡萄糖（FDG）成像可显示葡萄糖摄取及利用活跃的脑区。因此，阿尔茨海默病患者的大脑（左侧）所显示的全脑信号要远低于正常大脑（右侧），可能是由神经元丧失和神经元功能紊乱共同导致的。B 型匹兹堡复合物（PIB）是一种很小的含碳 13 的放射性配体，与淀粉样物质纤维沉积物（主要为斑块）高度亲和。因此，阿尔茨海默病患者大脑的信号要比正常大脑高得多。这些影像学生物标记物有望用于明确易损点及追踪患者对治疗（或手术）的反应

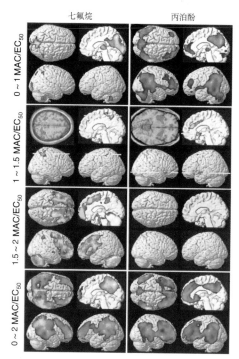

彩图 17-13 在人类中与剂量相关的脑血流量（CBF）再分布。PET 扫描证实七氟烷（左）和丙泊酚（右）麻醉引起剂量相关的 CBF 下降。七氟烷麻醉时从 1.5 增加到 2.0MAC 导致皮层下（特别是小脑）的 CBF 增加。随七氟烷麻醉浓度的增加，平均动脉压（MAP）逐渐下降，对 MAP 没有处理。如果使 MAP 维持在正常范围内，CBF 增加更明显。因此本图显示的 CBF 比七氟烷麻醉时真正的 CBF 低。丙泊酚麻醉时 CBF 在大脑各部位均一下降，没有观察到 CBF 的再分布。EC$_{50}$：半最大效应浓度 *(From Kaisti K, Metsähonkala L, Teräs M, et al: Effects of surgical levels of propofol and sevoflurane anesthesia on cerebral blood flow in healthy subjects studied with positron emission tomography, Anesthesiology 96:1358-1370, 2002.)*

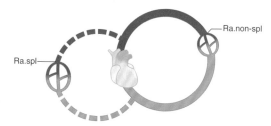

彩图 21-10 静脉系统的两室模型。两个圆环代表两个室，红色和蓝色实线代表动脉和没有顺应性的静脉（这是主要的基本循环回路）；红色和蓝色虚线代表动脉和具有顺应性的（内脏）静脉，这个室位于主要的循环回路之外。因此，这个室内动脉或静脉阻力的改变不会直接影响主要循环回路内动脉或静脉阻力。在正常情况下，线的粗细反映血管内的血流量。动脉和静脉结合处的大小反映两个回路内的血容量 *(Adapted with permission from Gelman S: Venous function and central venous pressure. A physiologic story, Anesthesiology 108:735, 2008.)*